DIE PHYSIOLOGISCHE ENTWICKLUNG DES KINDES

VORLESUNGEN ÜBER FUNKTIONELLE PÄDOLOGIE

LECTURES ON FUNCTIONAL PAEDOLOGY

HERAUSGEGEBEN

VON

FRIEDRICH LINNEWEH

MIT 236 ABBILDUNGEN

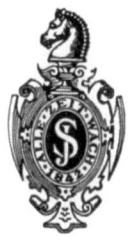

SPRINGER-VERLAG

BERLIN · GÖTTINGEN · HEIDELBERG

1959

ISBN-13: 978-3-642-86338-7   e-ISBN-13: 978-3-642-86337-0

DOI: 10.1007/978-3-642-86337-0

Vorwort

Die Pädiatrie hat sich erst im letzten Jahrhundert zu einer selbständigen Fachdisziplin entwickelt. Die Notwendigkeit der Abtrennung von der internen Medizin und ihre spezifische Entwicklung ergaben sich aus den Besonderheiten der Physiologie und Pathologie des Kindesalters. Eine wichtige Aufgabe war es nicht nur, vom Erwachsenenalter abweichende klinische Beobachtungen zu sammeln und für eine pädiatrische Nosologie zu verwenden, sondern auch die physiologischen Grundlagen besonders des Säuglingsalters zu erforschen; denn die Humanphysiologie hat sich dieser Fragen bis in die Gegenwart wenig angenommen.

Während die Klinik der Säuglings- und Kinderkrankheiten von Beginn systematisch gefördert wurde, haben die Kenntnisse über die Physiologie des Entwicklungsalters wohl nicht in gleichem Maße zugenommen. Wer sich mit dem Wesen der Pädiatrie vertraut machen will, muß jedoch auch den altersabhängigen Funktionswandel studieren. Gleichwohl findet sich darüber in der Literatur kaum eine gesammelte Übersicht. Die funktionelle Pädologie darzustellen, kann nicht als eine Aufgabe der pädiatrischen Lehrbücher angesehen werden. Aber selbst dem wissenschaftlich Arbeitenden fällt eine entsprechende Orientierung schwer, weil zusammenfassende Darstellungen der Originalliteratur fehlen. Dies ist um so erstaunlicher, als funktionelle Vorgänge im jungen Kindesalter häufige Krankheitsursachen darstellen.

Die Aktualität der Gerontologie hat die Meinung aufkommen lassen, daß dieses Fach eine neue Betrachtungsweise in die Medizin eingeführt habe, nämlich die Funktionen in Abhängigkeit vom Lebensalter zu sehen. Von BÜRGER wurde der Begriff der Biomorphose geprägt und auf alle Altersstufen angewendet, so daß auch der aufsteigende Schenkel der Lebenskurve, das Kindesalter, darin einbezogen ist. Dazu ist zu sagen, daß die Pädiatrie diese Gesichtspunkte von jeher berücksichtigen mußte und pädiatrisches Denken ohne die Grundlage der Pädologie gar nicht möglich ist. Die Lebensvorgänge in Abhängigkeit vom Lebensalter zu betrachten, war eine Konzeption, die die Pädiatrie als eine besondere Fachdisziplin überhaupt entstehen ließ.

In den Vorlesungen über die Physiologie des Kindesalters soll versucht werden, die Daten über den altersabhängigen Funktionswandel zu sammeln, zu ordnen und im Zusammenhang mit Krankheitsabläufen zu betrachten. Sie mögen helfen, dem Kinderarzt die Grundlagen seines Faches zu vermitteln, den pädiatrischen Lehrer zu einer Intensivierung des studentischen Unterrichtes auf diesem Gebiet anzuregen und die übrigen Ärzte noch mehr als bisher von der Sonderstellung des gesunden und kranken Kindes zu überzeugen. Die kritische Übersicht möge aber auch Anlaß geben, die Lücken dieses Wissenszweiges durch weitere experimentelle Forschung zu schließen. Die erfolgreiche Bekämpfung der Säuglings- und Kindersterblichkeit, insbesondere die weitere Senkung der perinatalen Sterblichkeit, setzt voraus, daß die Kenntnisse über die funktionellen Vorgänge der ersten Lebenszeit in Forschung und Lehre noch mehr gefördert werden. Solange es die Pädiater als ihre Aufgabe betrachten müssen, die Physiologie kindlicher Altersstufen zu erforschen, sollten sie immer bemüht sein, die bewährtesten Arbeitsmethoden anzuwenden und in ständigem Kontakt mit den theoretischen Fachdisziplinen zu bleiben.

Bei dem Versuch die Pädologie darzustellen, erscheint es so lange zweckmäßig, die Materie in Form von Vorlesungen zu behandeln, als die Kenntnisse auf diesem Gebiet im Vergleich zur Physiologie des erwachsenen Menschen noch so lückenhaft sind. Die auf einem Symposium über die funktionelle Entwicklung des Kindes gehaltenen Referate wurden dazu herangezogen. Das Symposium wäre ohne die großzügige Unterstützung durch Herrn Direktor A. KELLER, Deutsche Nestle-AG., Frankfurt/Main, nicht möglich gewesen, so daß ihm der Dank aller Benutzer des Buches gewiß sein wird. Die in englischer Sprache verfaßten Beiträge wurden im Originaltext abgedruckt, um außerhalb des deutschen Sprachgebietes Interessierten die Lektüre zu erleichtern; für die Überarbeitung dieser Beiträge bin ich Herrn Doz. Dr. BICKEL und Frau STELLA BICKEL zu großem Dank verpflichtet. Mein besonderer Dank gilt den Mitarbeitern, die es durch Beiträge aus Ihrem Forschungsgebiet ermöglicht haben, die Darstellung der Materie so umfassend zu gestalten.

Marburg a. d. Lahn, Januar 1959

FRIEDRICH LINNEWEH

Preface

In the course of the last 100 years it has become necessary to separate paediatrics from internal medicine as it became evident that the physiology and pathology of childhood had its own peculiarities and problems. The principal object was not merely to list the points of difference between diseases of childhood and those of adult life, but to undertake a basic study of physiology in childhood, which had so far received scant attention.

One of the basic features of paediatrics is the change of functions seen in the growing child. Yet there appears to be no survey of functional paedology to which the student or research worker can turn for a thorough review of this important field. This is all the more astonishing as many disorders of childhood are functional in origin.

The purpose of this book is to collect information concerning the functional changes in the growing child and to relate them to clinical pathology. They are intended to provide the paediatrician with the foundations of his specialty,to stimulate the teacher of paediatrics to intensify his student instruction in this field, and to convince other doctors still further of the special needs of the child in health and disease. A critical review of the subject may further stimulate new research much needed in this field. To overcome infant and child mortality, in particular among the newly born, a renewed effort is required in research and teaching in the field of functional development in early life. As long as the study of the physiology of childhood rests on the shoulders of the paediatrician, he must have recourse to the most proven research methods and keep in contact with the theoretical disciplines.

In this attempt to survey the field of paedology we have decided to present the subject in the form of lectures read at a symposium on functional development in childhood. The authors names are given in the table of contents of the volume. The English contributions have been printed in the original so that the subject matter may be more easily accessible to non-German readers.

Marburg a. d. Lahn, January 1959

FRIEDRICH LINNEWEH

Inhaltsverzeichnis

ALLGEMEINER TEIL

1. Die Faktoren des postnatalen Funktionswandels

Von

Friedrich Linneweh

Mit 1 Abbildung

Alle Lebewesen sind sowohl in der pränatalen Lebenszeit als auch nach der Geburt einem ständigen Funktionswandel unterworfen. Die Vorbereitung auf das extrauterine Leben bedeutet für den Feten die Entwicklung aller Funktionen, die für die selbständige Existenz des Lebewesens nach der Geburt erforderlich sind. Einige dieser Funktionen treten schon intrauterin in Tätigkeit, andere müssen nach der Geburt unverzüglich aufgenommen werden, obwohl sie vorher keiner Bewährungsprobe ausgesetzt waren. Über die pränatale Funktionsentwicklung ist wenig bekannt; z. T. können wir sie an Frühgeborenen studieren. Der Kreislauf arbeitet in seinen besonderen Modifikationen schon in den ersten Fetalmonaten, selbst die Harnbereitung und die Sekretion endokriner Drüsen schon einige Zeit vor der Geburt. Andere Funktionen wie die Atmung, die Verdauung, die Temperaturregulation und die Infektabwehr nehmen nach der Geburt ihre Tätigkeit auf. Die meisten dieser Funktionen haben zu Beginn nur eine geringe Leistungsreserve; bis zur Geburt wird aber bei allen Lebewesen das ihnen adäquate Entwicklungsstadium erreicht. Wäre das nicht der Fall, würde die Art längst ausgestorben sein. Was nach der Geburt hinzugewonnen wird, dient dem Zweck, den wachsenden Belastungen gerecht zu werden.

Es liegt nahe, die Ursache des postnatalen Funktionswandels vorwiegend in einer Anpassung an die steigenden Anforderungen des extrauterinen Lebens zu sehen. Eine solche *Adaptation* wäre die Folge eines differenten Milieus, indem exogene Einflüsse das Reifungspotential beschleunigen; Infektabwehr und Verdauung geben entsprechende Hinweise. Da die exogenen Faktoren erst vom Zeitpunkt der Geburt einwirken, ist anzunehmen, daß die schon vorher stattfindende genetisch bedingte *Reifung*, die autonome Differenzierung, nach der Geburt auch ohne die exogene Stimulation eine überwiegende Bedeutung hat. Es bestehen in der Wirkungsintensität dieser Faktoren aber Unterschiede bei den einzelnen Funktionen. Die Frage, welchen Funktionszustand das Frühgeborene zum Zeitpunkt termingerechter Geburt erreicht hat, kann entsprechende Hinweise geben. Weitere Aufklärung müßte die Ausschaltung stimulierender exogener Reize bringen, die teils bei Tieren möglich ist. Die Erfahrungen der Zoologen können vielleicht dazu beitragen, die Fragen einer Lösung näherzubringen.

Ein dritter Faktor, der am postnatalen Funktionswandel mitwirkt, ist der *Geburtsstress*; Hypoxie (S. 18) und andere Einflüsse rufen ihn hervor. Er scheint von schnell vorübergehender Wirkung zu sein und sich im wesentlichen auf die Neugeborenenzeit zu beschränken; seine Abgrenzung gegenüber den obengenannten Adaptationsvorgängen bereitet Schwierigkeiten. Es muß in diesem Zusammenhang darauf hingewiesen werden, daß der Ausdruck Adaptation hier eine andere

Bedeutung hat als bei der Reaktion des Neugeborenen auf den Geburtsstress (vgl. S. 11).

Die *Neugeborenenperiode* dürfte durch den postnatalen Funktionswandel, hauptsächlich die vorübergehenden Vorgänge der Adaptation und Stressheilung charakterisiert sein; sie sollte durch den Ablauf physiologischer Vorgänge definiert werden, denn klinische Daten sind Folgen dieser Merkmale. Die Tatsache, daß die Neugeborenenperiode vielerorts mit 4 Wochen angegeben wird, erklärt sich wohl vorwiegend dadurch, daß klinische Eindrücke in Zusammenhang mit den postnatalen Morbiditätsverhältnissen als Anhaltspunkt gedient haben. Berücksichtigt man neuere Kenntnisse des postnatalen Funktionswandels, könnte die Neugeborenenperiode auf 7—10 Tage beschränkt werden, wie das in einigen europäischen Ländern üblich oder die Tendenz ist. Die Diskrepanzen sollten Anlaß sein, die abweichenden Definitionen zu prüfen und die durch den postnatalen Funktionswandel am besten begründete zu verallgemeinern.

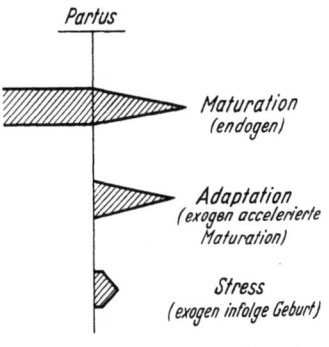

Abb. 1. Schematische Darstellung der Faktoren des postnatalen Funktionswandels

Wenn versucht wird, die Wirkungsintensität der 3 genannten Faktoren des Funktionswandels, nämlich Reifung, Adaptation und Stressheilung, in zeitliche Beziehung zu dem Geburtstermin zu setzen, so ergibt sich etwa folgendes Bild (Abb. 1).

In den beiden folgenden Abschnitten werden diese Faktoren teils weiter erläutert, in anderen noch im Zusammenhang mit bestimmten Einzelfunktionen erwähnt.

2. Die funktionelle Entwicklung im Lichte der Verhaltensforschung

Von

O. KOEHLER

Mit 1 Abbildung

Die vergleichende Verhaltensforschung oder Ethologie begann im wesentlichen vor etwa 30 Jahren mit Arbeiten von K. LORENZ vor allem an Vögeln und breitete sich in der Folgezeit rasch aus. Der Sache nach steht sie zwischen Natur- und Geisteswissenschaften, d. h. zwischen Physiologie und Psychologie. Die Physiologie ist die für sie verbindliche Grundwissenschaft; wo die Physiologie noch nicht helfen kann, muß die Psychologie einspringen, es sei denn, man täuscht sich selbst, indem man physiologisch klingende Worte prägt, hinter denen kein konkretes physiologisches Wissen steckt. Fast immer aber wird der Neuroethologe am gesunden, lebenden Organismus arbeiten müssen, nicht an verstümmelten Tieren oder überlebenden Organen, so wertvoll derart gewonnene Erkenntnisse immer sind.

Die Grundfrage vergleichender Verhaltensforschung ist dieselbe wie überall in der Biologie: Welche Merkmale sind angeboren und welche sind erworben, welche beruhen auf Erbfaktoren, welche auf Außeneinwirkungen, also in unserem Zusammenhange: Welche Verhaltensweisen sind ererbt und welche erlernt? Angeboren soll hier nicht heißen, daß sie zu dem stark wechselnden Zeitpunkt der Geburt fertig ausgebildet sein müßten; denn noch fehlende Strukturen, wie Federn zum Fliegen, Muskeln, nervöse Bahnen oder anderes müssen erst wachsen; oder es muß erst eine bestimmte hormonale Veränderung erfolgen; in diesem engen Sinne reden wir von Reifen. Trotzdem ist z. B. das gesamte Geschlechtsverhalten voll angeboren; nichts davon braucht erlernt zu werden, es bedarf keiner Erfahrung und keiner Übung, wie es am klarsten die Tiere zeigen, die sich nur einmal im Leben paaren, z. B. Eintagsfliegen oder frischgeschlüpfte Schmetterlinge, die doch als Raupen oder gar unbewegliche Puppen gewiß nicht haben üben können. Sehr viele Vögel und Säugetiere zeigen als unreife Junge in sog. pränuptialen Phasen Geschlechtsverhalten; manch eine Teilhandlung desselben kann jederzeit im Übersprung auftreten, auch ist es zur Unzeit durch Hormonbehandlung erzielbar.

Was man angeboren kann, das braucht man nicht zu lernen, es muß höchstens wachsen oder reifen, bedarf aber keiner Übung: Angeboren sind, wie es TINBERGEN in seiner Instinktlehre näher ausführt, alle Sinne, die ganze Muskel- und Neurophysiologie, alle artgemäßen Gangarten, Schwimmen, Fliegen, Kriechen, Hüpfen usw., alle dem Weg-Finden dienenden Orientierungsmechanismen (Taxien), die Instinkte, die Stimmungen und Affekte, die angeborenen Auslösemechanismen (AAM), das Lernvermögen und das Vermögen, unbenannt zu denken. Das gilt für höhere Tiere und ebenso für uns; alles das ist bei allen Artgenossen gleich und bei jeder Art anders, aber doch in Strenge homologisierbar oder konvergent.

Abb. 1 zeigt die sog. Instinkt- bzw. Zentrenhierarchie nach TINBERGEN am Beispiel der Balz des Stichlingsmännchens. Ein Instinkt erster Ordnung ist „Fortpflanzung"; die zugehörige Appetenz ist das Wandern, bis es flaches Süßwasser mit Pflanzen findet. Diese Außenfaktoren passen zum angeborenen Auslösemechanismus des Revier-Instinktes zweiter Ordnung; der Fisch hört auf zu wandern und hat neue Appetenzen: Nach Gegnern, sie zu bekämpfen, nach Niststoffen oder nach einem Weibchen, das ihm Eier ins Nest legt, die er befächeln kann. Zu

jedem dieser vier Instinkte dritter Ordnung gehört wieder je ein AAM. Vierter Ordnung sind
dann die ebenfalls auf je einen besonderen AAM ansprechenden Erbkoordinationen bzw.
„Endhandlungen", beim Kampf z. B. den Gegner „anzuimponieren", zu beißen und zu verfolgen; sie verbrauchen die Kampf„stimmung", so daß er, je nach den Außenreizen, weiter
Nest bauen, balzen oder brutpflegen kann. Soweit die Ethologie. Unter dem Strich mitten durch
Abb. 1 ist nur für eine der etwa 15 Endhandlungen, die dieses Schema enthalten müßte, im
oben schon angedeuteten Sinne v. HOLSTs die zentrenhierarchische Folge dargestellt: Das
Zusammenspiel aller Flossen, der Strahlen einer Flosse, der beiden antagonistischen Muskel-
paare, die einen Strahl pendeln machen, und endlich die der motorischen Neurone eines solchen
Muskels. Nur sollte man dieses Schema weniger dichotomisch als vielmehr netzförmig fassen.

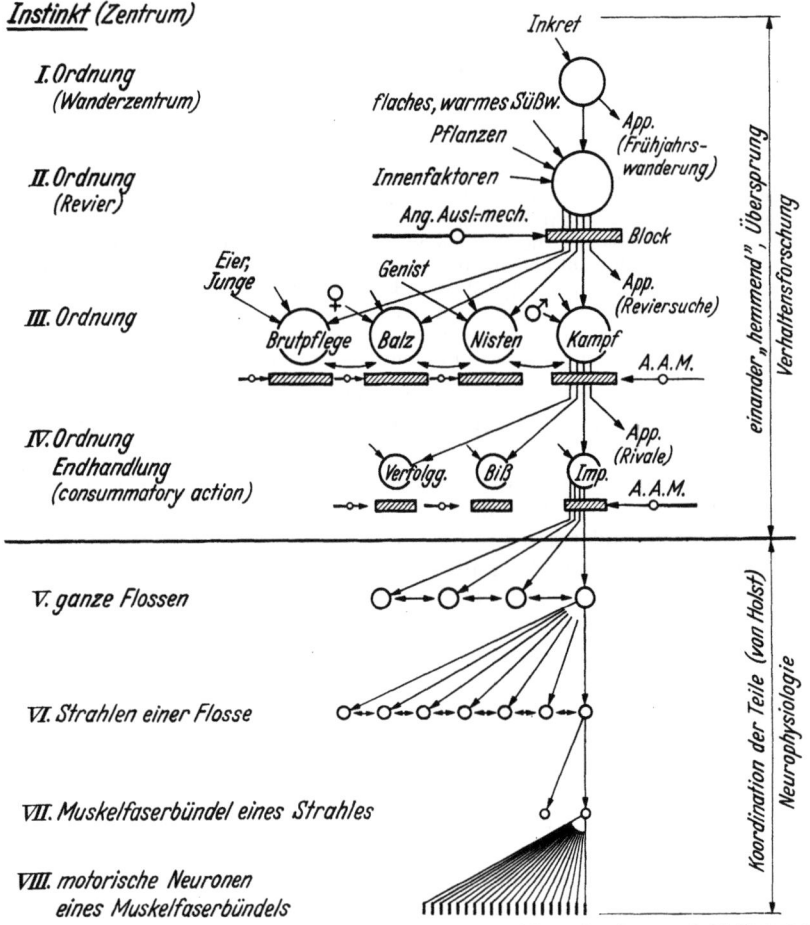

Abb. 1. „Zentrenhierarchie" des Fortpflanzungsverhaltens des Stichlingsmännchens, nach N. TINBERGEN

In den Rahmen der funktionellen Entwicklung gehört das Wachsen von Strukturen, das Reifen spezifischer Handelnsbereitschaften, vor allem auf hormoneller
Grundlage, und drittens, leider noch besonders wenig erforscht, das Zusammen-
schleifen einzeln angeborener Erbkoordinationen mit Taxien und mit mehr oder
weniger viel Erlerntem, was heute auf englisch *organisation*" oder *integration*"
heißt. Denn alle Handlungen höherer Stufen sind mehr oder weniger verwickelte
„Verschränkungen" aus vielen dieser Elemente.

So übt sich das Jungtier vor allem im Spiel und lernt dabei an Motorik, wie
schon gesagt, meist sehr wenig oder gar nichts, um so mehr aber in seine AAMs

hinein. Psychologisch ausgedrückt stellt der AAM die erbliche Variationsbreite alles dessen dar, was man hineinlernen kann; physiologisch gehört er zu einer bestimmten Instinkthandlung und der dazugehörigen Stimmung. Immer muß man also hinzufügen, welche Handelnsweise die zu erlernenden Außenreize auslösen sollen.

Es ist eine vereinfachende, kurze Redeweise, wenn man sagt, dies Merkmal sei angeboren und jenes erlernt. Überall wird eine Variationsbreite vererbt, innerhalb welcher Außenfaktoren den Ort bestimmen, für den das Merkmal sich im Einzelfall entscheidet. Das zeigt am schönsten folgender Versuch von H. SPEMANN:

Verpflanzt man aus einer jungen Molchsgastrula, was Bauchhaut werden soll, in eine andere ebenso junge Gastrula dorthin, wo ihr Mund durchbrechen soll, so bildet die prospektive Bauchhaut dort wirklich einen Mund. Jetzt kann sie mehr, als sie normalerweise tut: Sie gehorcht dem Befehl ihrer Umgebung, sie entwickelt sich ortsgemäß: Dort wäre sie zu Bauchhaut geworden, hier wird sie Mund. Aber wenn man 24 Std. später an der jungen Neurula solch eine Verpflanzung vornimmt, dann entwickelt sich das Implantat herkunftsgemäß und gehorcht nicht mehr dem Umweltbefehl.

Die erbliche Variationsbreite nennt der Entwicklungsphysiologe *prospektive Potenz*; sie ist größer als die prospektive Bedeutung, d. h. größer als das, was normalerweise aus einem Keimesteil wird. Vor der Determination kann alles daraus werden, was erblich möglich ist, Bauchhaut, Mund und anderes. Doch nach der Determination, die die prospektive Potenz auf die prospektive Bedeutung einschränkt, ist nur noch dieses eine möglich. — Als SPEMANN nun vor der Determination prospektive Bauchhaut eines Froschkeimes einer Molchsgastrula dorthin einpflanzte, wo später der Mund durchbrechen sollte, bildete die Bauchhaut ortsgemäß Mund, aber artgemäß Hornplatten, wie die Kaulquappe sie hat, während die Molchslarve schon echte Zähne besitzt wie der erwachsene Molch. Hier war ein Froschmund im Molche entstanden: Frosch bleibt Frosch, auch wenn er auf Molchsbefehle hört; alles was man angeborenermaßen kann, bleibt artgemäß. Genauso wirken im Verhalten Erb- und Außenfaktoren zusammen, und die Methoden, beides auseinanderzuhalten, die uns die Genetik und Entwicklungsphysiologie, vergleichende Anatomie und vergleichende Physiologie und alle anderen biologischen Disziplinen gelehrt haben, bewähren sich ebenso auch in der Ethologie.

Zwischen dem Gen und dem fertigen Merkmal liegt die *Ontogenie*. Die Parallelen zwischen ihr und der Stammesgeschichte hat E. HAECKEL unter der etwas bombastischen Bezeichnung „biogenetisches Grundgesetz" stark simplifiziert, aber zugleich viele Ausnahmen selbst als cänogenetisch, als sekundäre Anpassungen vorübergehender Entwicklungsstadien gekennzeichnet. Noch heute leben und atmen alle Fische mit Kiemen und entwickeln sie ebenso, wie der menschliche Embryo Kiemenspalten entwickelt. Das sind palingenetische Merkmale, wie HAECKEL sie nannte. Cänogenetisch dagegen nannte er solche, die offensichtlich in Anpassung an die besondere Lebensweise eines Entwicklungsstadiums entstanden sind. Ein Tier mit heraushängendem Dottersack oder über den Kopf gestülpter Allantois könnte gewiß niemals ein freies Leben führen, und eines, das in ein Amnion eingeschlossen lebte, könnte sich darin nicht paaren. Schon lange vor HAECKEL hat es C. E. VON BAER in seinen Corollarien zur Entwicklungsgeschichte des Hühnchens viel besser gesagt, und immer wieder hat es sich bewährt, daß sich Arten auch ontogenetisch immer weiter auseinanderentwickeln. Die ontogenetischen Stadien verschiedener Arten gleichen einander um so mehr, je jünger sie sind.

So liefern uns auch die Menschen in ihrer Verhaltensentwicklung wertvolle stammesgeschichtliche Aufschlüsse. Jeder Säugling wird als ein tierähnliches Wesen geboren und entwickelt uns die Menschwerdung vor, indem er zu sprechen beginnt.

Anno 1740 erwähnt der Hamburger Pfarrer REIMARUS in dem seiner Zeit weit vorauseilenden Buche „Von den Kunsttrieben der Tiere" jene Gaukler, die damals auf den Jahr-

märkten das Volk unterhielten, indem sie mit einer Gesichtshälfte lachten und mit der anderen
zugleich weinten. Ebenso wie das halbseitige Lächeln der Neugeborenen, ja von Sechs- und
Siebenmonatsfrühgeborenen, und der spiegelbildlich symmetrisch verschiedene Gesichtsaus-
druck älterer Kinder im Stimmungsumschlag beweisen jene Gauklerkünste, daß für diese
unsere angeborenen Ausdrucksbewegungen je zwei getrennte spiegelbildlich symmetrische
Zentren vorhanden sein müssen, die erst sekundär in mehr oder weniger zwangsläufigem
Magneteffekt zusammenspielen.

Das halbseitige Lächeln wirkt als Grimasse, aber schon ein Frühgeborenes
mens VII hat PRECHTL halbseitig lächeln gesehen, insbesondere nach dem Trinken
und Trockenlegen, und wir sehen mehrmals in seinem Film, der uns ebenso wie der
von PEIPER eine Fülle von angeborenen Bewegungsweisen zeigt, zentralnervöse
Automatismen im Sinne v. HOLSTs. Und gerade der Zwang, zwei Lächel- und zwei
Schmollzentren für die Mimik beider Gesichtshälften annehmen zu müssen, wie es
ja aus den obigen Befunden folgt, paßt ausgezeichnet in unsere Vorstellungen von
der Zentrenhierarchie. Wie alle Lebewesen von der ersten Zelle, die dereinst, unbekannt wie, auf dieser Erde entstanden sein muß, ihr Protoplasma, ihren Kern
und ihre Chromosomen überkommen haben, so könnte die artgemäße Begrüßung
z. B. unser Lächeln, das Sichanklappern der Störche oder das Schwanzwedeln der
Hunde vergleichbare Gefühle erregen.

Nehmen wir einen Säugling hoch und schaukeln ihn in den gestreckten Armen, so lächelt
er; schaukeln wir weiter, so lacht er, und schaukeln wir noch stärker, so jauchzt er. Genauso
folgen einander bei Buntbarschen, deren Kampflust ansteigt, Anlegen des Prachtkleides, Imponieren, Breitseitsstellen und Schwanzschlagen und als höchste Stufe Rammen oder Maulzerren,
Handlungen, die voneinander viel verschiedener sind als die drei Äußerungen steigender Lust
des Säuglings, deren dritte bei uns Erwachsenen nicht mehr üblich ist.

Müßte man lernen, alle die Tausende von Muskeln, die bei einem Atemzuge in sinnvoller
Weise zusammenarbeiten, so zu koordinieren, daß der erste Atemzug glückt, so wären wir alle
erstickt, ehe wir zu lernen begonnen hätten. Und das Lachen, Weinen, Husten, Niesen,
Schlucken usw., ja Singen und Sprechen sind doch lauter zum guten Teile angeborene Ab-
wandlungen des Grundrhythmus der Atmung.

Die Kinderstube, in der ja nach einer beachtlichen Ansicht die Erziehung mit dem zweiten
Jahre im wesentlichen beendet sein sollte, lehrt bekanntlich, gewisse angeborene Verhaltensweisen bis zu passender Gelegenheit aufzuschieben und andere nach herrschender Sitte zu
ritualisieren. Aber kann man es für Zufall halten, daß alle Wirbeltiere vom Hai bis zum Menschen dieselben gleich innervierten Augenmuskeln haben und damit dieselben Koordinations-
bewegungen binocularen Einfachsehens ausführen, z. B. ein Seelöwe hinter dem in seiner
Todesangst zickzackschwimmenden Fisch her, wobei der seiner Sache sichere Räuber zur Erhöhung des Vergnügens ständig um seine Längsachse rollt? Kein noch so Weiser könnte sich
ausdenken, wann jeder unserer zwölf Augenmuskeln was tun muß, damit ein Wirbeltier, z. B.
unser Säugling, binocular fixieren „lernt". In Wirklichkeit lernt er gar nichts, sondern tut es in
dem Augenblick, wenn die Mechanismen gereift sind.

Aber die Sache ist noch verwickelter; denn es gibt neben dem Angeborensein
und dem Lernenmüssen noch eine dritte Möglichkeit, die *Prägung*. Frischgeschlüpfte Graugössel folgen gewöhnlich der Mutter; aber wenn sie im Brutschrank
schlüpfen und man sie von der Graugans führen lassen will, darf man sich ihnen
vorher nicht zeigen, sonst folgen sie dem Menschen, auch wenn danach die Grau-
gansmutter noch so lockt. Sie haben sich auf das erste, was sich vor ihnen bewegte,
geprägt. Anfangs kann sie jeder Mensch führen, der sich passend verhält, aber nach
einigen Tagen nur noch der eine, an den sie sich gewöhnt haben. Die Prägung wäre
ein augenblickliches Lernen, dank einmaliger Erfahrung, wie bei der Liebe auf den
ersten Blick, zudem in womöglich zeitlich eng begrenzter sensibler Phase, so wie
uns das aus der Entwicklungsphysiologie tausendfach bekannt ist. Bei jungen Ent-
lein erlischt die Prägbarkeit spätestens 48 Std. nach dem Schlüpfen. In Versuchen
von FABRICIUS sind sie einer Schuhschachtel gefolgt, die man langsam über die
Wiese zog. Das Prägungsergebnis sollte ferner irreversibel so lange anhalten, wie
die betreffende Reaktion; Enten folgen einige Wochen, Gänse unter Umständen

ein volles Jahr und mehr. Die Forschung ist hier in vollem Gange, und die Kinderpsychologie täte gut, sich darum zu bekümmern. Denn wenn einmal sensible
Phasen gar zu lange verpaßt sind, könnte es schwer, ja unmöglich sein, das Ver-
säumte nachzuholen. Sollte es dabei bleiben, daß zwischen Prägung und Lernen
mehr als graduelle Unterschiede bestehen, so sind stets die drei Möglichkeiten zu
erwägen: Angeboren entwickelt, erlernt oder durch Prägung erworben.

Zum Beispiel hat Schüz aus seinem Essener Verfrachtungsversuch geschlossen, den östlich
der Weser nistenden Störchen sei die Herbstzugrichtung nach SO zum Bosporus angeboren,
dagegen den Weststörchen die nach SW auf Gibraltar zu. Aber um Prägung nach Himmels-
merkmalen auszuschließen, die in Ostpreußen und Essen verschieden sein mögen, hätte er statt
der zwei Monate alten Jungstörche Eier verfrachten müssen, so wie man es bei Lachsen getan
hat. Die wanderten dann von dem Quellfluß, in dem sie aufgewachsen waren, ins Weltmeer,
und von dort nach Jahren zurück, nicht etwa dorthin, wo sie geboren, sondern zu jenem Flüß-
chen, in dem sie aufgewachsen waren.

Hat nun der Mensch alle seine angeborenen Verhaltensweisen, natürlich immer
artverschieden, aber in Strenge homologisierbar bzw. konvergent mit Tieren gemeinsam, also stammesgeschichtlich von ihnen ererbt, so hat er eines ihnen allen
allein voraus, seine *Sprache*. Sie hat ihn zum Menschen gemacht, und indem unser
Kind zu sprechen beginnt, wird es Mensch und hört sein Leben lang nicht auf, immer menschlicher zu werden, je mehr sich seine Sprache verfeinert und je gründ-
licher sie sich mit dem allen, was es von Tieren überkommen hat, in ständigem
Geben und Nehmen auseinandersetzt. Wie die nähere Betrachtung lehrt, haben
wir auch alles, was zum Sprechen gebraucht wird, von Tieren ererbt, nur nicht von
einem; sondern jede Tierart hat von allen Vorbedingungen und Vorstufen unserer
Sprache die eine oder andere. Alle zusammen besaß offenbar nur der Vormensch,
der als einziger irgendwann begonnen haben muß zu sprechen. Säugetiere z. B.,
außer dem Menschen und einigen Affen, sind den Vögeln phonetisch weit unterlegen,
aber viele übertreffen sie, wie es am eindrücklichsten W. Köhlers Schimpansen zeigen, im Umfange ihres unbenannten Denkens. Von den vielen Vorbedingungen und
Vorstufen unserer Sprache bei Tieren deuten wir hier nur diejenigen an, die uns im
Hinblick auf das noch nicht sprechende Menschenkind am nächsten angehen.

F. Sauer ist es als erstem geglückt, kleine Singvögel aus dem Ei aufzuziehen, und zwar
jedes Ei isoliert für sich in einer schalldichten Kammer, so daß die Dorngrasmücke zeitlebens
nur sich selber hören konnte. Am sechsten Tage sagten zwei solche Kaspar Hausers, am 7. auch
der dritte, jeder in seiner Kammer „tsieb", am 12. Tage alle drei „idat" genau wie die draußen
gemeinsam im Nest aufwachsenden auch; weiterhin kam ein Laut nach dem andern hinzu, bei
allen dreien in gleicher Reihenfolge, bis es deren 21 waren. Jeder gehörte zu einer bestimmten
Stimmung, „tsieb" und „idat" zum Hunger, „dscharp" zum Erschrecken und so fort. Lehr-
man wendete ein, sie könnten das bei sich selbst gelernt haben. Ich habe zwar noch nie gehört,
daß ein Mensch, und sei er noch so klug, bei sich ohne Vorbild oder Lehrbuch eine Sprache
gelernt hätte; aber trauen wir dergleichen einer Dorngrasmücke einmal zu, so fragt man weiter,
warum deren drei jede bei sich alle dasselbe gelernt haben sollten. Wenn sich aus Dorngras-
mückeneiern gerade immer Dorngrasmücken entwickeln, nennt man das ja auch nicht Lernen,
sondern Vererbung. Demnach ist der Dorngrasmücke das gesamte Lautinventar ihrer Art angeboren, und dazu auch noch das Kompositionsvermögen. Denn schon am 12. Tage fängt sie
an, aus ihren ersten beiden Lauten ein ständig wechselndes Lied zu singen, das mit jedem neu
hinzutretenden Laut reicher und vielfältiger wird. Das ist der sog. Jugendgesang, dem
Herbstgesange ähnlich, ein leises Vorsichhindichten, das man im Herbst überall hören kann.
Im Frühling, wenn sie aus der Winterherberge kommen, fangen sie zwar noch einmal ebenso an,
aber je ernster die Revierkämpfe werden, um so lauter und kürzer wird die Strophe; zuletzt
bleibt nichts mehr übrig als ein erstarrtes Kürzel des Jugendgesanges, das nach absoluter
Tonhöhe, Rhythmus und Tempo von Mal zu Mal genauer übereinstimmend erklingt, als es der
beste Musiker je fertigbrächte. Daher kann man jeden solchen Sänger in aufeinanderfolgenden
Jahren an der Stimme wiedererkennen, was im Jugendgesang völlig unmöglich wäre. Dieser
kurze Kriegsruf bedeutet: Hier ist mein Revier, Männern Eintritt verboten, ein Weibchen
willkommen!

Auch die Kaspar Hauser-Dorngrasmücken haben jede in ihrer Kammer ein Motiv gebildet.
Einer hat mit Sauers Hand gekämpft, ein anderer hat sie angebalzt und begattet und dazu

das Paarungsliedchen gesungen. Diesen Grasmücken sind also alle ihre Gesangsweisen rein
angeboren, und doch können auch sie ins Angeborene Gehörtes hineinlernen, was besser an
Amseln gezeigt werden soll:

Wie E. und I. MESSMER in gleicher Weise feststellen, ist auch Amseln der volle Jugendgesang angeboren und entsteht ebenso aus einzeln in gleicher Reihenfolge auftretenden Lauten.
Selbst ein sog. Kaspar Hauser nullter Ordnung, der als 19 tägiger die zweite Schnecke ein-
gebüßt hatte und deshalb nicht einmal sich selber hören konnte, entwickelte denselben voll-
tönenden, wohllautenden Jugendgesang. Die sich selber hörenden Kaspar Hausers hatten
Amselmotive gebildet, aber nicht so viele und schöne wie frei aufwachsende Amselhähne, die
im ersten Herbst oft genug alten Hähnen andächtig zuhören. Dann fügen sie manchmal im
nächsten Jahr Stücke des Vorbildmotives in ihren Gesang ein. THIELKE hat auf dem Orni-
thologenkongreß in Kiel 1958 durch Tonaufnahmen belegt, daß nur zwölfmaliges Anhören eines
Motivs vom Magnetophonband genügt, um es z. B. nach einem halben Jahre durchaus erkennbar nachzuahmen. Ein reiner Buchfinken-Kaspar Hauser steht noch aus; doch hat W. H.
THORPE gezeigt, daß solche, die im Geburtsjahr nur Mitnestlinge, also nur Jugendgesang
hörten, im Frühjahr einen Schlag bringen, den man buchfinkenhaft nennen darf. Aber um im
Ortsdialekt zu schlagen, wie es alle ortsansässigen freilebenden Buchfinken tun, muß der Ein-
jährige im Frühjahr wenigstens ein paar Mal das ortsübliche Vorbild gehört haben. Die Frage
nach sensiblen Phasen ist noch keineswegs geklärt; doch liegt hier offensichtlich der Verdacht
auf Prägung nahe, wobei z. B. Buchfinken vorzugsweise auf ihresgleichen hören, obwohl es
doch ringsherum an anderen Stimmen nicht fehlt. Die sog. Spottvögel dagegen, bei uns vor
allem der Gelbspötter, Sumpfrohrsänger und Neuntöter, ahmen ungefähr alle Vogelarten nach,
die rund um sie nisten. Auch Einzelrufe des Buchfinken, vor allem der Regenruf, sind nach
Gegenden dialektisch verschieden. In ihren Rufen und Liedern zeigen Vögel echte Tradition,
unserer sprachlichen Überlieferung vergleichbar.

Die sog. Lallmonologe des Säuglings, das heißt freie, ständig wechselnde
Kompositionen aus den einzelnen Lall-Lauten, scheinen mir, wie immer natürlich
artverschieden, mit dem Jugendgesang der Vögel unmittelbar vergleichbar zu sein.
Folgende Fragen sind in diesem Zusammenhang von Interesse:

Wie weit variieren die Einzellaute, etwa das ä oder ö, mit dem es meist anfängt, später
das r, beim einzelnen Säugling und bei allen zusammen? Treten sie überall, wie bei Vögeln einer
Art, in gleicher oder verschiedener Reihenfolge auf? Letzteres scheint weitgehend der Fall zu
sein, aber das stört die Vergleichbarkeit nicht; denn Domestikation (LORENZ 1940) erhöht die
Erbvariabilität ins Ungemessene, und dank seiner extremen Selbstdomestikation ist der Mensch,
insbesondere infolge der medizinischen Wissenschaften, die jeden Schwächling, der draußen
natürlicher Auslese erliegen würde, bis ins fortpflanzungsfähige Alter durchzubringen gestattet,
das weitaus spalterbigste Lebewesen. Drittens fragt es sich, ob die Säuglinge aller Sprachen
und Völker gleich oder verschieden lallen, die babylonische Sprachverwirrung also die Säuglinge noch nicht mitbetroffen hat, und viertens, ob und wie Säuglinge lallen, die sich selbst
nicht hören würde. KAMPIK hat 1930 durch eine Rundfrage feststellen zu können geglaubt,
daß taubgeborene Kinder ebenso lallen wie hörende, was den Befund von E. und I. MESSMER
an ihrem Kaspar Hauser nullter Ordnung entspräche. Dann würden die zentralnervösen Rück-
meldungen der intendierten Lallbewegungen, die Vibrationsreize, die besonders das m und n
ganz vorne setzen, und die Kinaesthetik hinreichen, um die angeborenen Lall-Laute artrichtig
hervorzubringen. Aber KAMPIKS wahrlich entscheidend wichtige Angabe beruht allein auf
Aussagen der Eltern, die jahrelang nach der Zeit, zu welcher sie hätten beobachten sollen,
befragt worden sind; zudem könnten manche damals noch nicht gewußt haben, daß ihr Kind
nicht hören würde.

Der Lallmonolog des Säuglings dient dem Einfahren lauterzeugender Muskelkoordina-
tionen und zentralnervöser Verbindungen; mitteilenden Wert hat er offenbar ebensowenig
wie der Jugendgesang der Vögel. Beide komponieren, weil es sie freut. Die Erwachsenenlaute
unserer Tiere dagegen wirken nachweislich mindestens stimmungsübertragend; ob sie
darüber hinaus auch dem Hörer mitteilen können, was der Rufer weiß und der Hörer nicht,
das können wir bisher nur bei einem Tiere bejahen, das nicht ruft, sondern tanzt, nämlich
KARL V. FRISCHS Honigbiene.

Beim Sprechenlernen des Kindes möchte ich drei Phasen unterscheiden, die
sich meistens allerdings so stark überschneiden, daß man sie nur schwer aus-
einanderhalten kann. Am deutlichsten werden sie dort, wo lange Pausen zwischen
ihnen liegen. Die erste ist die des ausschließlich unbenannten Denkens. Der ältere
Lall-Säugling kann durch den Tonfall seines Lallens, durch sein Lachen und Weinen wie jedes soziale Tier Stimmungen übertragen, Hilfe anrufen, aber nicht sagen,

was ihm fehlt. Gedächtnis und Erinnerung wird ihm jedoch gewiß niemand absprechen, um so weniger, je mehr er seinen Aktionsradius erweitert. Materialsammlungen zu der wichtigen Frage, wie lange im soundsovielten Lebensmonat Erlebtes durchschnittlich behalten wird, sind mir nicht bekannt. Die ersten persönlichen Erinnerungen des sprechenden Älteren, die meist anschauliche Momentbilder darstellen und kaum weiter als ins dritte Lebensjahr zurückreichen dürften, sind ganz etwas anderes und tun hier nichts zur Sache.

Nur ein Beispiel möge zeigen, was ich meine:
Als der Sohn eines Zoodirektors noch kein Wort verstand oder sprach, trug ihn die Mutter auf dem Arm ins Affenhaus; ein Affe stahl ihm durchs Gitter den Fausthandschuh, und das Kind weinte vor Schrecken. Als es gut ein Jahr später an der Hand seines Vaters, der von jenem Erlebnis nichts wußte, erstmals wieder diesen Raum betrat, zeigte der Junge auf den Dieb mit den Worten: „Der da hat mir den Handschuh gestohlen" und floh. Was er unbenannt erlebte, hat er so lange behalten, und nun konnte er es sagen. Jeder aufmerksame Beobachter von Kindern, die nicht zu früh zu sprechen beginnen, wird Ähnliches erlebt haben.

In der zweiten Phase lernt ein Kind, das selber spät zu sprechen beginnt, ebenso situationsgebunden solche Erwachsenenworte verstehen, die sich oft genug wiederholen, besonders Namen von Spielzeug, Eßbarem und von Personen.

Mein Enkel sagte mit gut anderthalb Jahren noch kein Wort, und daß er schon mehr verstand als nein, pfui oder dergleichen, war nicht bekannt. Als nun einmal die Großmutter auf gut Glück sagte: „Hol's Bärle", ging er fort und kam nach einiger Zeit mit seinem Spielzeug zurück. „Hol's andere Bärle", sagte die Großmutter, und er holte auch das, und fortan so viele Dinge, wie er — was sich erst jetzt herausstellte — mit Namen kannte. Schon in diesem Stadium hat das noch stumme Kind jedes Tier, soweit wir wissen, übertroffen. An unbenanntem Denken würde es ihm bis dahin ein Affe vielleicht noch gleichtun, aber bestimmt nicht in der sprachlichen Verknüpfung. Wohl kann ein Hund einige Wortbefehle behalten und ohne weitere Hilfe unterscheiden, wie „Setz dich!", „Faß!" usw., ein Arbeitselefant nach RENSCH gar 21, aber meines Wissens hat auch kein Tier einen aus zwei Worten, die es getrennt erlernt hatte, neu gebildeten Satz verstanden oder gesprochen. So bedeutet eines jener Elefanten-Kommandos: Spritz das Wasser über den Rücken! und ein anderes: Leg dich auf den Bauch! Gewiß würde sich das Tier weder Wasser unter den Bauch spritzen noch sich auf den Rücken legen, wenn ihm jemand erstmals die beiden übers Kreuz vertauschten Zweiwortbefehle vorsagte.

Es ist grundfalsch zu sagen, das Wort allein gestatte, Begriffe zu bilden, d. h. zu abstrahieren. Nein, genau umgekehrt, ohne unsere von Tieren ererbte Fähigkeit, sensorisch zu abstrahieren, getrennt angeborene Handlungen oder getrennt Erlebtes und Erinnertes unbenannt neuartig zu kombinieren, kurz *unbenannt zu denken*, wäre niemals Sprache entstanden. Sie ist geworden, indem Inhalte unbenannten Denkens benannt wurden. Und Sprache paßt zu ihrem Gebrauch deshalb und insoweit, weil bzw. wie das unbenannte Denken zu seinem Gebrauch paßt.

Die dritte Phase, die des Selbersprechens, beginnt nach Papageienart. Oft ist es bloßes Nachplappern wie bei den Spottvögeln und hilft zu nichts; aber sinnvoll und folgeträchtig wird es dann, wenn es situationsgebunden auftritt wie im Fall des Bärle-Beispiels. Vom ersten neuverstandenen oder selbstgesprochenen neuen Zweiwortsatz aufwärts ist dann alles Weitere auf wunderbare Weise gleichsam selbstverständlich, und das große, uralte Rätsel, wie Sprache tauglich wird, Erlebtes auszusagen und mitzuteilen, gemeinschaftliches Handeln zu planen, zu fragen und Antwort zu erhalten, löst sich zum einen Teile durch den Hinweis auf die Brauchbarkeit des unbenannten Denkens zu seinem Gebrauche, so wie vor uns die höheren Tiere es in jahrmillionenlanger Auseinandersetzung mit ihren Umwelten durch Mutation und Auslese stammesgeschichtlich entwickelt haben.

Das unbenannte Denken währt lebenslang. Jede Wahrnehmung, fast jedes Erinnern ist primär unbenannt. Manch ein Kind, das im späteren Leben ganz unauffällig war — ja manche von ihnen haben es weit gebracht —, sagte bis ins vierte Jahr hinein kein einziges Wort; seine Eltern sorgten sich nicht darum: „Er versteht ja alles"; und tatsächlich, eines Tages tut er den Mund auf und redet, wie wenn er es von Anfang an getan hätte.

Bekanntlich werden Dialekte und fremde Sprachen von drei- bis sechsjährigen Kindern besonders leicht erlernt, und was sie in dieser Zeit erwerben, klingt in allen Einzelheiten so völlig natürlich wie die Muttersprache. Nie wieder werden sie später etwas auch nur annähernd so vollkommen nachahmen können. Um diese Zeit sollte man Kinder am besten mit Gleichaltrigen aller der Nationen spielen lassen, deren Sprachen das Kind später braucht; dann lernt es sie spielend und behält sie, so lange es Gelegenheit hat, sie zu sprechen. Die Schule beginnt damit viel zu spät und muß deshalb auf entsprechende Erfolge verzichten. Sie täte gut, sich um sensible Phasen, prägungsfähige und besonders lernbereite Altersstufen zu kümmern.

Mit der Zeit setzt sich die Ethologie immer mehr durch. Das Interesse der Pädiatrie für ethologische Denkweise schlägt die Brücke zur Verhaltensforschung bei Tieren. Wie gezeigt wurde, kann die Verhaltensforschung bei Menschen und Tieren zur Klärung der Frage entscheidend beitragen, in welcher Weise und bis zu welchem Grade die autonome Differenzierung und von außen wirkende Faktoren die Entwicklung beeinflussen.

Literatur

FABRICIUS, E.: Zur Ethologie junger Anatiden. Acta zool. faun. Soc. fauna et flora fenn. **68**, 1—175 (1951). — FRISCH, K. v.: Aus dem Leben der Bienen. Verständliche Wissenschaft, Bd. 1. Berlin-Göttingen-Heidelberg: Springer 1959. — FRISCH, K. v.: Erinnerungen eines Biologen. Berlin-Göttingen-Heidelberg: Springer 1957.

HOLST, E. v.: Zentralnervensystem. In: Fortschr. Zool. **11**, 245—275 (1958).

KAMPIK, A.: Das Lallen beim taubstummen Kinde. Z. Taubstummenbild. **43**, 354—356 (1930). — KOEHLER, O.: Das Lächeln als angeborene Ausdrucksbewegung. Z. menschl. Vererb.- u. Konstitut.-Lehre **32**, 390—398 (1954). — KOEHLER, O.: Tierische Vorstufen menschlicher Sprache. In: Erste Arbeitstagung über zentrale Regulation der Funktionen des Organismus. S. 1—15, Diskussion S. 26—38. Berlin: Verlag Volk u. Gesundheit 1955. — KOEHLER, O.: Sprache und unbenanntes Denken: In Fondation Singer Polignac. Vol.: l'instincte dans le comportement des animaux et de l'homme, p. 647—675. Paris: Masson & Cie. 1956. — KÖHLER, W.: Intelligenzprüfungen an Menschenaffen. Berlin: F. Springer. 1921.

LORENZ, K.: Beobachtungen an Dohlen J. Ornithol. **75**, 511—519 (1927). — LORENZ, K.: Beiträge zur Ethologie sozialer Corviden. J. Ornithol. **79**, 67—127 (1931). — LORENZ, K.: Betrachtungen über das Erkennen der arteigenen Triebhandlungen der Vögel. J. Ornithol. **80**, 50—98 (1932). — LORENZ, K.: Der Kumpan in der Umwelt des Vogels. J. Ornithol. **83**, 137—213, 289—413 (1935). — LORENZ, K.: Durch Domestikation verursachte Störungen arteigenen Verhaltens. Z. Psychol. **59**, H. 1/2 (1940). — LORENZ, K.: Vergleichende Bewegungsstudien an Anatinen. J. Ornithol. Ergänzungsbd. **3**, Festschrift für HEINROTH, 194—293 (1941). — LORENZ, K.: Er redete mit dem Vieh, den Vögeln und den Fischen. Wien: Borotha-Schoeler (1950). — LORENZ, K.: Ethologie der Graugans. Hochschulfilm C 560 des Instituts für Film und Bild, Göttingen 1950.

MESSMER, E. u. I.: Die Entwicklung der Lautäußerungen und einiger Verhaltensweisen der Amsel. Z. Tierpsychol. **13**, 341—441 (1956).

PEIPER, A.: Instinkt und angeborenes Schema beim Säugling. Z. Tierpsychol. **8**, 449—456 (1951). — PEIPER, A.: Die Eigenart der kindlichen Hirntätigkeit. 2. Aufl. 1956. — PRECHTL, H. F. R.: Die Entwicklung frühkindlicher Motorik: 3 Filme C 651, 652 und 653 des Instituts für den wissenschaftlichen Film, Göttingen 1953.

RENSCH, B., u. R. ALTEVOGT: Zähmung und Dressurleistungen indischer Arbeitselefanten. Z. Tierpsychol. **11**, 497—509 (1954).

SAUER, F.: Die Entwicklung der Lautäußerungen vom Ei ab schalldicht gehaltener Dorngrasmücken. Z. Tierpsychol. **11**, 10—93 (1954). — SCHÜZ, E.: Vom Vogelzug. Frankfurt a. M.: Verlag Schöps 1952.

THORPE, W. H.: The song learning in the chaffinch as studied by means of the sound spectrograph. Nature (Lond.) **173**, 465 (1954). — TINBERGEN, N.: Instinktlehre. 2. Aufl. Berlin: Parey 1954. — TINBERGEN, N.: Tiere untereinander. 150 S. Berlin: Parey 1955.

3. Über den Anteil der Stressreaktion am Funktionswandel der ersten Lebenszeit

Von

K. H. Schäfer

Mit 6 Abbildungen

Der von Selye (*15*) aus der Physik in die Biologie übernommene Begriff "Stress" soll „das Ergebnis der gegenseitigen Einwirkung zwischen einer Kraft und dem Widerstand gegen diese Kraft" bezeichnen. Gemeint sind hier die dem Organismus eigenen und durch die Stereotypie ihres Ablaufes durchaus charakteristischen Anpassungsvorgänge (Adaptation) an ätiologisch sehr verschiedene, darum unspezifische Belastungen — letztlich also mit dem Ziel, die alarmartig mobilisierten Abwehrkräfte zum Zwecke der Überwindung der Gefahr planvoll ins Feld zu führen. Hieraus ergibt sich die bekannte Unterteilung des *allgemeinen Adaptationssyndroms* in die 3 Stadien: 1. *Alarmreaktion,* 2. *Stadium des Widerstandes* und 3. *Stadium der Erschöpfung.*

Bekanntlich hat Selye die Aktivierung der hormonalen Reaktionskette Hypophysenvorderlappen-Nebennierenrinde ganz in den Mittelpunkt dieser Vorgänge gestellt (Abb. 1).

Es kommt also im Verlaufe des Stress zu einer vermehrten Ausschüttung von ACTH aus dem Hypophysenvorderlappen und als dessen Folge zu einer Aktivierung der Nebennierenrinde, die sich morphologisch in einer Vergrößerung dieses Organs und funktionell u. a. in einer meßbar erhöhten Produktion von Glucocorticoiden äußert. Letztere bedingen wenigstens z. T. die bekannten Erscheinungen der Adaptation, auf die gleich noch etwas näher eingegangen werden soll. In diesem Augenblicke sei unter ihnen nur der antiphlogistische Effekt erwähnt. Die

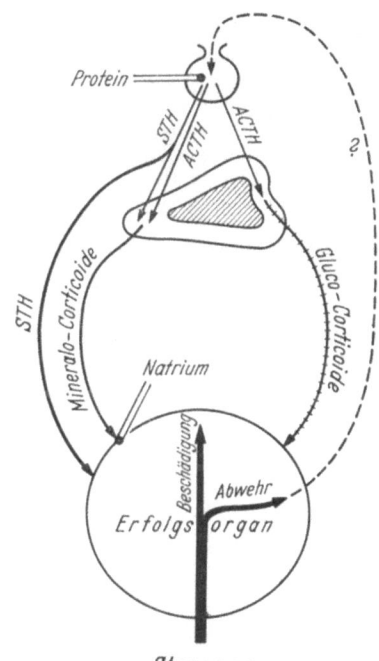

Abb. 1. Das Schema zeigt die hauptsächlichen Beziehungen zwischen der Hypophyse, der Nebennierenrinde und den peripheren Erfolgsorganen während des allgemeinen Adaptations-Syndroms (aus Hoff, leicht geändert nach Selye)

Annahme Selyes einer antagonistischen, also phlogistischen Wirkung der Mineralocorticoide, die in seinem hier gezeigten Schema noch eingezeichnet sind, ist heute — nach experimentellen Erfahrungen mit dem physiologischen Mineralocorticoid Aldosteron — nicht mehr zu halten, die Rolle des ebenfalls vermerkten STH ist noch noch nicht klar zu überschauen. *So bleibt also als bisher wesentlichste Erkenntnis aus der Selyeschen Konzeption von der allgemeinen Adaptation die ver-*

mehrte Absonderung von *ACTH* aus dem *Hypophysenvorderlappen* und von *Gluco-corticoiden* — vor allem *Cortisol* — aus der *Nebennierenrinde* bestehen. Selye erblickt hierin den Kernvorgang dieses Reaktionsgeschehens. Offen bleibt dagegen — s. das Fragezeichen in dem Selyeschen Schema (Abb. 1) —, wie dieser Mechanismus in Gang gesetzt wird, auf welche Weise also und von woher der HVL den Reiz zu einer erhöhten Aktivität empfängt.

Tabelle 1. *Schema der vegetativen Gesamtumschaltung* (nach Hoff)

1. Phase	*2. Phase*
Fieberanstieg, Fieberhöhe	Fieberabfall
Leukocytenanstieg	Leukocytenabfall
Myeloische Tendenz	Lymphatische Tendenz
Anstieg des Stoffwechsels und der Aktivität der einzelnen neutrophilen Zellen	Abfall des Stoffwechsels und der Aktivität der einzelnen neutrophilen Zellen
Abfall der Eosinophilen	Anstieg der Eosinophilen
Reticulocytenanstieg	Reticulocytenabfall
Abfall der Alkalireserve (Acidose)	Anstieg der Alkalireserve
Anstieg des Gesamtstoffwechsels	Abfall des Gesamtstoffwechsels
Anstieg des Serumeiweißes	Abfall des Serumeiweißes
Abfall des $\dfrac{\text{Albumin}}{\text{Globulin}}$-Quotienten	Anstieg des $\dfrac{\text{Albumin}}{\text{Globulin}}$-Quotienten
Anstieg des Blutzuckers	Abfall des Blutzuckers
Abfall des Blutfettes	Anstieg des Blutfettes
Abfall des Blutcholesterins	Anstieg des Blutcholesterins
Anstieg der Blutketonkörper	Abfall der Blutketonkörper
Anstieg des Blutkreatins	Abfall des Blutkreatins
Abfall des K/Ca-Quotienten	Anstieg des K/Ca-Quotienten
Abfall des Properdins	Anstieg des Properdins
Anstieg der fibrinolytischen Aktivität	Abfall der fibrinolytischen Aktivität
Abfall des Plasmaeisens	Anstieg des Plasmaeisens
Anstieg des Plasmakupfers	Abfall des Plasmakupfers
Übergewicht des Sympathicus	*Übergewicht des Parasympathicus*

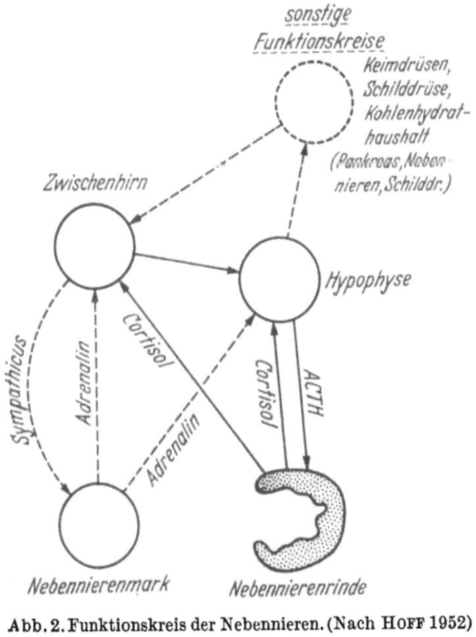

Abb. 2. Funktionskreis der Nebennieren. (Nach Hoff 1952)

Spätestens an diesem Punkte der Diskussion sollten die Verdienste von Hoff und seiner Schule um die Klärung der hier zur Erörterung stehenden Frage der unspezifischen Abwehrvorgänge erwähnt werden. Lange vor Selye nämlich hat Hoff (8) sie als ein einheitliches und nach einem bestimmten, vorgezeichneten Plan ablaufendes Reaktionsprinzip erkannt und unter dem Begriff der „vegetativen Gesamtumschaltung" zusammengefaßt. Nach seiner ursprünglichen Auffassung wird der phasenartige Ablauf ganz vom autonomen Nervensystem beherrscht.

Auf eine flüchtige vagotone Vorphase, die hier nicht mit aufgeführt ist, folgt die erste Hauptphase des Sympathicusüberwiegens und dann die zweite Hauptphase mit Überwiegen des Parasympathicus (Tab. 1). Wir erkennen eine ähnliche Phaseneinteilung wie bei Selye, Phasen, die bis zum gewissen Grade einander entsprechen, wie Hoff ausdrücklich betont: die Vorphase z. B. der Alarmreaktion und die erste Hauptphase dem Stadium des Widerstandes, während die zweite Hauptphase nach Hoff wohl im wesentlichen Gegenregulationscharakter hat und im Selyeschen Schema fehlt. Jedenfalls ist sie nicht identisch mit dem Stadium der Erschöpfung, das ja nur den Sonderfall des Verlustes der bereits erworbenen Anpassung in der allzu starken und allzu lang anhaltenden Stressreaktion darstellen soll (Selye 1951, Hoff 1957). Die biologischen Auswirkungen der neurovegetativen Reaktionen sind entsprechend und finden sich in einer Zusammenstellung, die Hoff schon vor vielen Jahren gemacht und kürzlich auf diesen neuesten Stand gebracht hat. Wir sehen hier unter der ersten Hauptphase viele Phänomene aufgeführt, die auch für die Stressreaktion charakteristisch sind. Ich greife hier nur die neutrophile Leukocytose, die Eosinopenie, die Reticulocytose, den Anstieg des Blutzuckers und den Abfall des Plasmaeisens heraus (Tab. 1).

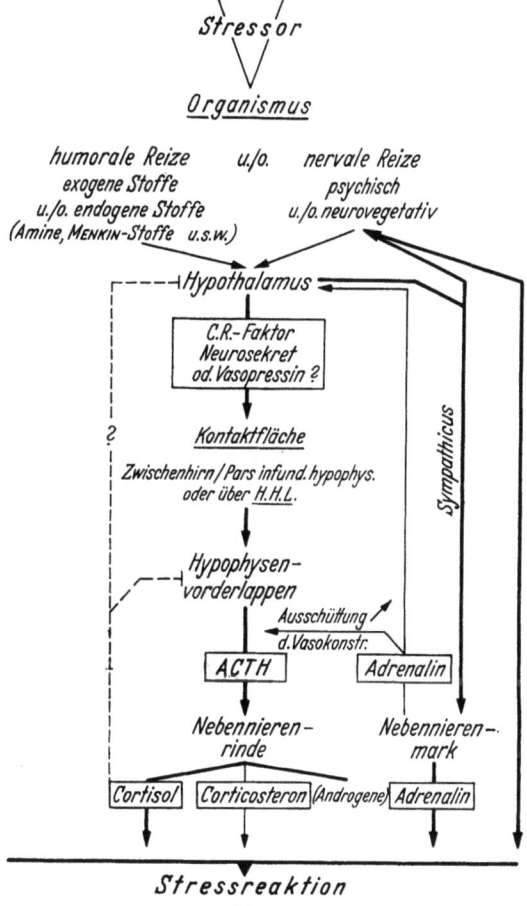

Abb. 3.

Nach dieser Klarstellung der Vorgänge und Gegenüberstellung der gebräuchlichen Begriffe wenden wir uns wieder der Pathogenese der unspezifischen Abwehrvorgänge zu. Während also Selye bei seiner Stresstheorie praktisch ausschließlich die hormonale Funktionseinheit Hypophysenvorderlappen-Nebennierenrinde berücksichtigte, setzte Hoff den Akzent des Geschehens auf das vegetative Nervensystem, baute aber die hormonalen Funktionskreise — wie er es nannte — in dieses Schema ein. Unter Würdigung der Selyeschen Arbeiten entstand dabei 1952 das nachfolgende Schema (Abb. 2) des in diesem Zusammenhange wichtigsten Funktionskreises der Nebennieren.

Man bemerke die wichtige Rolle, die Hoff der Adrenalinausschüttung zumißt. Neueste Untersuchungsergebnisse machen wiederum Korrekturen und Ergänzungen an dem Hoffschen Schema notwendig. Wir möchten den augenblicklichen Stand unserer Kenntnisse von der Stressreaktion in der folgenden, stark vereinfachenden schematischen Skizze zur Darstellung bringen (Abb. 3).

Aus allem ergibt sich, daß wir mit unserem Schema der Hoffschen Gesamtschau der Vorgänge am nächsten kommen. Weder der Auffassung von der autonomnervalen Reaktionsweise, wie sie von Cannon, von Reilly und von Decourt vor allem vertreten wurde, noch der Selyeschen Konzeption vom hormonalen Reaktionsablauf gebührt in diesem Geschehen ein absoluter Vorrang, sondern die Synthese beider im Sinne von Hoff dürfte den tatsächlichen Vorgängen am besten gerecht werden. Allerdings will es uns zweifelhaft erscheinen, ob dem Adrenalin bei der humoralen Ingangsetzung des ganzen Reaktionsablaufes eine so entscheidende Rolle zufällt, wie es Hoff annimmt. Tatsächlich macht Adrenalin beim Menschen zwar eine Eosinopenie, aber keine Erhöhung der Blutcorticosteroide (11, 19) (vgl. S. 443).

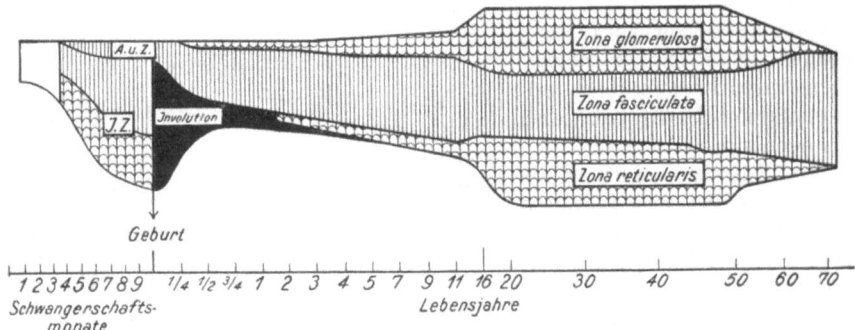

Abb. 4. Die Lebenskurve der Nebennierenrinde. (Nach Rotter)

Nach dieser notwendigen und grundsätzlichen Erörterung des Ablaufes von Stressreaktionen kommen wir zu der Betrachtung des Anteiles solcher Vorgänge am Funktionswandel der ersten Kindheit. Hier ist zunächst festzustellen, daß das Kind schon nach sehr kurzer Zeit eine Reaktionsbereitschaft erlangt, die derjenigen des Erwachsenen nahe zu kommen scheint. Das mag im Widerspruch stehen zu der Auffassung von Erbslöh (6), der die Funktion der Säuglingsnebenniere vom Morphologischen her betrachtete.

Wie dieses Schema von Rotter (13) (Abb. 4) zeigt, verfällt die gesamte Innenzone der fetalen Nebennierenrinde — das sind 80% der fetalen Rinde — nach der Geburt der Involution. Dieses Gewebe produziert kein Cortisol, sondern Androgen, wie in Abschnitt 5b ausgeführt wird. Nur die 20% ausmachende Außenzone bleibt übrig und wird im postnatalen Leben zur allmählich sich entfaltenden Zona fasciculata, der Produktionsstätte des Cortisols (vgl. S. 431 ff.). Aus diesen regressiven Veränderungen schließt Erbslöh beim Säugling auf die „physiologische Notlagesituation" bezüglich seiner Nebennierenrindenfunktion. Tatsächlich erlangt aber bereits der junge Säugling nach Ablauf der ersten Lebenswochen die Fähigkeit, auf ACTH-

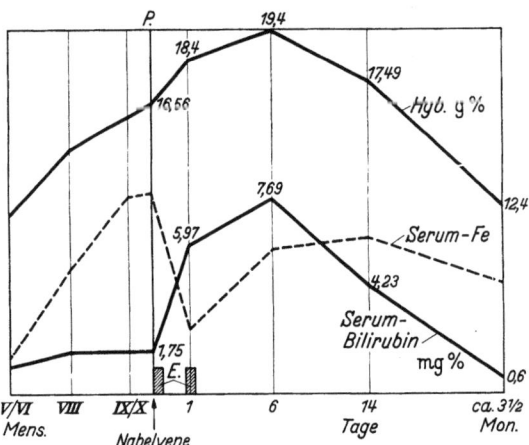

Abb. 5. Hämoglobinkonzentration, Serumeisen- und Serumbilirubinspiegel des Kindes während der letzten Schwangerschaftsmonate, im Augenblick der Geburt und in den ersten Lebenswochen. „P" bedeutet Partus und die beiden Säulen den Serumeiweißwert im Nabelschnurblut und am Ende des 1. Lebenstages, (von Schäfer nach Tabellen von Vahlquist zusammengestellt)

Injektionen mit ausreichender Cortisolproduktion — gemessen am Anstieg des Cortisolspiegels im Blute — zu reagieren, wie wir heute wissen (*9, 10*). Er ist also zumindest einer akuten Stressreaktion fähig. Welche Reserven allerdings dieser Reaktionsfähigkeit zu Gebote stehen, wie groß also umgekehrt die Gefahr der Erschöpfung ist, bedarf noch der Klärung mit neueren Untersuchungsmethoden. ERBSLÖH ist der Auffassung, daß erst am Ende des 1. Lebensjahres, nämlich mit der vollen anatomischen Entwicklung der Reservefelder in der Nebennierenrinde die Notlagesituation überwunden ist.

Das bisher Gesagte zusammenfassend ist also festzustellen, daß das Kleinkind und Schulkind in dem gleichen Maße zur Stressreaktion befähigt ist wie der Erwachsene. Auch schon der junge Säugling besitzt diese Fähigkeit zur akuten Reaktion; doch ist noch ungeklärt, wie schnell sich diese Möglichkeit erschöpft.

Ganz zweifellos steht aber, wie erwähnt, das *Neugeborene* im Zeichen der Nebenniereninsuffizienz. Sie wird allerdings zunächst noch ausgeglichen durch den Übertritt der mütterlichen Blut-Corticosteroide, die in der 2. Hälfte der Schwangerschaft und darüber hinaus noch unter der Stresswirkung der Entbindung beträchtlich erhöht sind. Es ist erwiesen, daß die Placenta für diese Hormone durchlässig ist und daß die Höhe des mütterlichen Corticosteroidspiegels im Plasma mit der Schwere der Entbindung korreliert. Außerdem wird das in dem fetalen Cortex gebildete und dort zunächst deponierte Corticosteroid entspeichert. Es kommt also in den ersten Lebensstunden zu einer Überschwemmung des Neugeborenen mit Cortisol, das

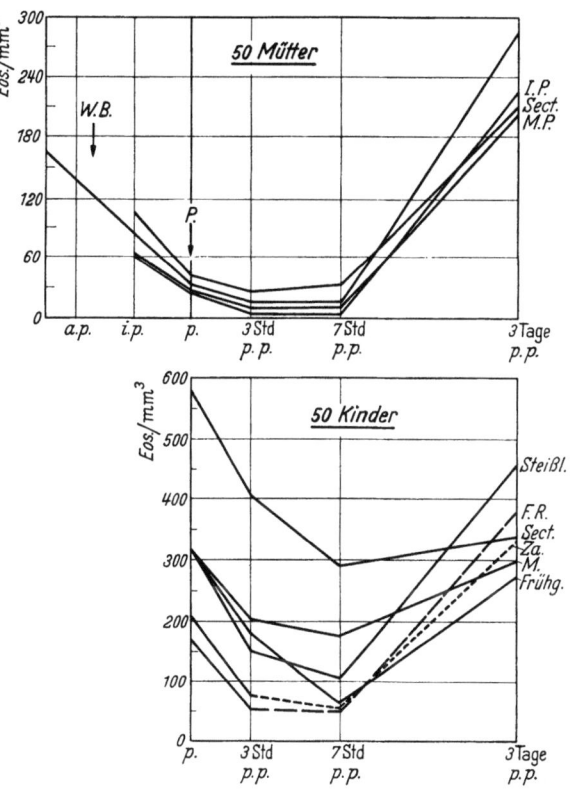

Abb. 6. Die Eosinophilen des Blutes bei Mutter und Kind unter dem Einfluß der Geburt (Durchschnittskurven). Oberer Teil: W.B. Wehenbeginn, P. Geburt des Kindes, I.P. = Erstgebärende, M.P. = Mehrgebärende, Sect. = Schnittentbindung, ohne Zeichen = Durchschnittskurve von 9 Spontangebärenden, deren Eosinophilenwerte schon vor dem Wehenbeginn erfaßt wurden. Unterer Teil: F.R. = fast reife Kinder, Sect. = schnittentbundene Kinder, Za. = durch Zange entbundene Kinder, Frühg. = frühgeborene Kinder, M. = 2. und spätere Kinder, Steißl. = aus Steißlage entbundene Kinder. (Nach SCHÄFER)

aber nur zum geringen Teil aus eigener Produktion stammt. Die Auswirkungen dieser, z. T. „passiven" Stressreaktion sind unverkennbar. Der Autor wurde zuerst bei seinen Eisenstoffwechseluntersuchungen auf diese Vorgänge aufmerksam.

Ganz gesetzmäßig kommt es nämlich in den ersten Lebensstunden und für die Dauer von wenigen Tagen zu einer tiefen Depression des Plasmaeisens (Abb. 5). Nachdem sich das gleiche beim Infekt, bei der allergischen Antigen-Antikörper-Reaktion, nach Histamininjektionen produzieren ließ, glaubten wir hierbei an die

Auswirkung des Geburtsschocks auf das Neugeborene (1948). Die postnatale Ein-
dickung des Blutes sprach in dem gleichen Sinne (Abb. 5). Später wählten wir dann
den kennzeichnenderen Begriff des Geburtsstress hierfür, nachdem sich uns bei
Mutter und Kind nach Wehenbeginn bzw. nach der Geburt eine für den Stress sehr
charakteristische Eosinopenie gezeigt hatte (s. Abb. 6). Es ist anzunehmen, daß
diese erste postnatale stressartige Reaktion des Neugeborenen wohl nur zum geringen Teil vom kindlichen Organismus, zum größeren Teil vom mütterlichen
Organismus her über die Placenta induziert ist. Die Corticosteroide sind in diesen
ersten beiden Tagen im Harn erhöht (16, 20, 2), und sie werden auf diesem Wege
schnell eliminiert. Dann aber, vom 3. bis zum 5./6. Lebenstage, wird die Nebenniereninsuffizienz manifest. Die Harn- und Plasma-Corticosteroide sinken stark ab
(vgl. S. 429). Eosinophilenzahl und Plasmaeisen sind jetzt so hoch wie während
der ganzen übrigen Säuglingszeit nicht, und die Ansprechbarkeit der Nebennierenrinde bzw. der Eosinophilenzahl auf ACTH ist gegenüber später deutlich herabgesetzt (10, 17, 7, 1). Innerhalb weniger Tage jedoch ist diese kritische Phase der
Nebenniereninsuffizienz überwunden. Offenbar bildet diese selbst — wie z. B. beim
plötzlichen Absetzen länger durchgeführter Cortisontherapie — einen kräftigen
Reiz auf den Hypophysenvorderlappen und beschleunigt so die Entfaltung des
permanenten Cortex. Die Stimulation durch den Geburtsstress selbst, welcher
durch die Steroidentspeicherung der fetalen Außenzone bewiesen ist, reicht hierzu
offenbar nicht aus, weil der permanente Cortex noch nicht entsprechend zu reagieren vermag, und — vor allem — weil der Cortisolüberschuß mütterlicher Pro-
venienz die volle Stresswirkung verhindert. Trotzdem ist er aus diesem Geschehen
nicht fortzudenken; denn er führt zur Corticoidentspeicherung des fetalen Cortex
und damit zur Mobilisation der letzten Reserven im Dienste der Adaptation des
Neugeborenen an das postnatale Leben.

Literatur

(1) BERGSTRAND, C. G., B. HELLSTRÖM and B. JONSSON: The effect of ACTH on the circulating Eosinophiles in infants. Acta paediat. (Uppsala) 41, 393 (1952). — (2) BIERICH, J. R.:
Die Funktion der Nebennierenrinde im Kindesalter unter besonderer Berücksichtigung der
ersten Lebenszeit und der Pubertät. Habil. Schrift, Hamburg 1956. — (3) BIERICH, J. R.,
G. VOSS u. E. OTTO: Untersuchungen zur postnatalen Involution der Nebennierenrinde und
ihrer klinischen Bedeutung. Vortr. 57. Tagung d. Dtsch. Ges. f. Kinderheilk. Graz 1958.

(4) CANNON, W. B.: Die Notfallsfunktion des sympathico-adrenalen Systems. Erg. Physiol. 27, 380 (1928).

(5) DECOURT, PH.: Études et documents. I. Phénomènes de Reilly et syndrome général
d'adaption de H. SELYE. Tanger: Éditions internat, Hesperis 1951. — DECOURT, PH.: Syndrome général d'adaption de H. SELYE et phénomènes de REILLY. Presse méd. 60, 532 (1952).

(6) ERBSLÖH, F.: Über die normale und pathologische Histologie der Säuglingsnebenniere.
Ein Beitrag zur morphologischen Funktionsanalyse der Nebenniere. Klin. Wschr. 1947, 622.

(7) FARQUHAR, J. W.: The evaluation of the eosinopenic response to corticotrophin and
cortisone in the newborn infant. Arch. Dis. Childh. 30, 133 (1955).

(8) HOFF, F.: Blut und vegetative Regulation. Ergebn. inn. Med. Kinderheilk. 33, 195
(1928). — HOFF, F.: Zusammenhänge zwischen Blutmorphologie und den humoral-chemischen
Verhältnissen des Blutes. Ergebn. inn. Med. Kinderheilk. 46, 1 (1934). — HOFF, F.: Klinische
Probleme der vegetativen Regulation. Stuttgart 1952. — HOFF, F.: Fieber, unspezifische
Abwehrvorgänge, unspezifische Therapie. Stuttgart 1957 (hier ausführl. Schrifttum).

(9) KLEIN, R., J. FORTUNATO and C. PAPADATOS: Free blood corticoids in the newborn
infant. J. clin. Invest. 33, 35 (1954). — (10) KLEIN, R., and J. HANSON: Adrenocortical
function in the newborn infant as measured by ACTH-Eosinophile response. Pediatr. 6, 192
(1950).

(11) MEYER, R. J.: Relative insensitivity of the hypothalamic-pituitary-adrenal System to
activation by epinephrine. J. clin. Endocr. 13, 123 (1953).

(12) REILLY, J., E. RIVALIER, A. COMPAGNON et R. CAPLANE: Hémorrhagic lésions vascu-
laires et lymphatiques du tube digestif, déterminées par injection périsplanchnique des substances toxiques diverses. C. R. Soc. Biol. (Paris) 116, 24 (1934). — (13) ROTTER, W.: Die Entwicklung der fetalen und kindlichen Nebennierenrinde. Virchows Arch. path. Anat. 316, 590

(1949). — ROTTER, W.: Die Strukturen der fötalen und kindlichen Nebennierenrinde. Verh. dtsch. Ges. Path. **1950**, 170, 276.

(*14*) SCHÄFER, K. H.: Einfluß allergischer Vorgänge auf das Serumeisen. Mschr. Kinderheilk. **96**, 18 (1949). — SCHÄFER, K. H.: Eisenstoffwechsel. Ref. 48. Kongr. dtsch. Ges. Kinderheilk. Mschr. Kinderheilk. **97**, 142 (1949). — SCHÄFER, K. H.: Die Geburt als Eingriff auf den kindlichen Organismus. Mschr. Kinderheilk. **101**, 158 (1952). (*15*) SELYE, H.: Das allgemeine Adaptionssyndrom als Grundlage für eine einheitliche Theorie der Medizin. Dtsch. med. Wschr. **1951**, 965 u. 1001. — SELYE, H.: Stress. Montreal 1952. — SELYE, H.: Einführung in die Lehre vom Adaptionssyndrom. Stuttgart: Georg Thieme 1953. — SELYE, H.: What is stress? Metabolism **5**, 525 (1956). — (*16*) STAEMMLER, H. J.: Untersuchungen über die Funktion der fetalen und Neugeborenen-Nebennierenrinde. Arch. Gynäk. **182**, 521 (1953).

(*17*) VENNING, E., J. RANDALL and P. GYÖRGY: Excretion of glucocorticoids in the newborn. Endocrinology **45**, 430 (1949).

(*18*) WIEGAND, A.: Das Verhalten der eosinophilen Zellen bei Frauen vor, unter und nach der Geburt sowie bei Neugeborenen. Inaug.-Diss. Hamburg 1952. — (*19*) WOLFSON, W. Q.: Inadequacy of epinephrine as an activator of the pituitary-adrenal system. J. clin. Endocr. **13**, 125 (1953).

(*20*) ZANDER, J., u. K. SOLTH: Die Ausscheidung der C_{21}-steroide bei Neugeborenen. Klin. Wschr. **31**, 317 (1953).

4. Über den perinatalen Sauerstoffmangel

Von

U. STAVE

Unter der Geburt kommt es im fetalen Blut zu einem Abfall der Sauerstoffspannung, der für das Neugeborene nur dann klinische Folgen hat, wenn die Hypoxie höhere Grade erreicht und besonders lange einwirkt. Die Anwendung des Begriffes „Hypoxie" setzt die Kenntnis sowohl von Minimalwerten der Sauerstoffversorgung der Gewebe als auch der besonderen Reaktionsweisen des Stoffwechsels fetaler und jugendlicher Gewebe voraus. Außerdem bestehen während der Perinatalperiode besondere Verhältnisse des Sauerstofftransportes bezüglich äußerer und innerer Atmung (2, 5, 29, 31). Im fetalen Kreislauf wird das in der Placenta arterialisierte Blut so geleitet, daß zwei Organe erheblich bevorzugt werden, die Leber und das Gehirn (vgl. S. 112). Nach Messungen in Schaffeten ist das Blut in Nabelvene und Leber zu 80%, in der Arteria carotis zu 62% und in den übrigen Körperarterien meist unter 58% mit Sauerstoff gesättigt (7). Nach tierexperimentellen Messungen sinkt die Sauerstoffsättigung des fetalen Blutes gegen Ende der Gestationszeit deutlich ab (2). Die Sauerstoffversorgung wird schließlich unter der Geburt so schlecht, daß dem Feten in dieser Krise „nur die Alternative zwischen Tod und Überleben" bleibt. Diese Formulierung BARCROFTs mag übertrieben sein, sie charakterisiert aber die Situation des Naturus bezüglich der Sauerstoffversorgung.

Im Nabelschnurblut Neugeborener ist die *Sauerstoffspannung* oft gemessen worden (8, 17, 21, 27, 41, 48, 51).Trotz exakter Meßmethoden schwanken auch nach völlig normalem Geburtsverlauf die O_2-Sättigungswerte erheblich. In der Nabelvene beträgt die O_2-Sättigung im Mittel 61% (10—90%!) und in der Nabelarterie um 20% (0—50%). Die Sauerstoffspannung im Nabelschnurblut kann durch jeden die Geburt komplizierenden Faktor vermindert werden; auch die Narkose der Mutter beeinflußt die Werte (21). Die Höhe der O_2-Spannung im Nabelschnurblut steht in keiner strengen Relation zu dem klinischen Zustand des Neugeborenen (1, 4, 21). Unabhängig vom Ausgangswert nimmt die Sauerstoffspannung im Blut nach der Geburt schnell zu, 1 Std. nach der Geburt haben $^4/_5$ aller unkompliziert geborenen Säuglinge Sättigungswerte von über 90% erreicht (32). Die durch Sectio geborenen Kinder zeigen etwa die gleichen Sauerstoffsättigungswerte wie normal geborene, wenn die placentare O_2-Versorgung nicht gestört ist. Die Differenz der O_2-Spannung zwischen mütterlichem und fetalem Blut beträgt etwa 20 mm Hg, bei Präeklampsie oder vorzeitiger Placentalösung kann diese Differenz bis unter 1 mm Hg absinken (34).

Trotz umfangreicher Analysen bei Neugeborenen kann über die Dauer des noch ohne nachhaltige Zellschädigung tolerierbaren Sauerstoffmangels keine sichere Angabe gemacht werden. Nach Erfahrungen der Geburtshelfer überlebt das Neugeborene eine etwa bis zu 15 min dauernde Anoxie (31). Tierexperimentell wurden im Anoxie-Versuch erhebliche Unterschiede verschiedener Species gefunden (Tab. 1).

Tabelle 1. *Überlebenszeit Neugeborener in Stickstoff-Atmosphäre* (nach FAZEKAS, ALEXANDER und HIMWICH)

	Ratte	Hund	Katze	Kaninchen	Meerschw.	erw. Tiere
Überlebenszeit in Minuten	50	43	25	17	7	1,5—3

Diesen unterschiedlichen Toleranzzeiten gegenüber Anoxie entsprechen verschiedene Reifegrade der Gehirne dieser Tierspecies, das Meerschweinchen wird also mit reiferem Gehirn geboren als die Ratte (*11, 31*). Bezüglich des Menschen kann nach diesen Tierexperimenten, aber auch nach den Erfahrungen der Geburtshelfer, vermutet werden, daß Frühgeborene gegenüber Sauerstoffmangel weniger empfindlich sind als reife Neugeborene. Das Zentralnervensystem hat im Vergleich mit anderen Organen und Geweben die kürzeste Überlebenszeit bei Absperrung der O_2-Versorgung, wodurch es bei allgemeinem Sauerstoffmangel zum begrenzenden Faktor für das Überleben des Gesamtorganismus wird (*9, 12, 18, 22, 31, 37, 38*). Auch in der Leber können Zellschäden auftreten, noch bevor irreversible Hirnläsionen den Tod herbeiführen. Die bevorzugte Versorgung von Gehirn und Leber im fetalen Kreislauf bietet eine gewisse Sicherung gegenüber Sauerstoffmangelschäden.

Der *Sauerstoffverbrauch* jugendlicher Gewebe ist mehrfach untersucht worden, es konnte aber bisher keine einheitliche Auffassung über die Frage erzielt werden, ob diese Daten im Vergleich mit Sauerstoffverbrauchsmessungen an erwachsenen Geweben signifikant unterschiedlich sind (vgl. *30*). Bei Messungen des Q_{O_2} (mm³O/mg Gewebstrockengewicht/Std.) (*46*) verschiedener Gewebe von jüngeren und älteren Feten und Vergleich dieser Werte mit entsprechenden Messungen an Geweben junger und erwachsener Tiere sind z. T. Übereinstimmung, aber auch Differenzen erkennbar (Tab. 2); schon bei Betrachtung des O_2-Bedarfs pro Organ als Anteil des Gesamt-O_2-Verbrauchs ergeben sich neue Gesichtspunkte (*2*). Bei Schaffeten z. B. ist der O_2-Verbrauch pro Körpergewichtseinheit bis über die

Tabelle 2. *Sauerstoffverbrauch und Lebensalter.* Nach Untersuchungen an Organschnitten (Warburg-Technik)

Tier	Organ	Substrat	pränatal (Gestationsalter) 78 Tage	pränatal (Gestationsalter) 144 Tage	postnatal Neugeb. (1—6 Tg.)	postnatal erw. Tiere	Bezugswert für O_2 in mm³
Schaf (*2*)	Leber	ohne[1]	10,8	7,3	5,8	3,6	mg TG/h
	Muskel	ohne[1]	2,4	0,7	0,6	1,2	
	Lunge	ohne[1]	2,3	2,8	5,2	3,0	
	Gehirn	ohne[1]	3,4[2]	8,3	13,6	2,9	
Kaninchen (*43*)	Leber	Glucose	—	—	3,5	2,3	mg TG/h
	Niere	0,2%	—	—	3,7	4,4	
	Leber	Glucose	—	—	19,9	11,3	g FG/min
	Niere	0,2%	—	—	10,1	16,3	
	Leber	Glucose	—	—	0,85	0,42	mg N/min
	Niere	0,2%	—	—	0,48	0,55	
Ratte[3] (*6*)	Leber	ohne	—	—	1,75	1,27	mg N/min
	Niere	ohne	—	—	2,10	2,10	

[1] Keine Angaben über Substrat.
[2] 99 Tage.
[3] Nach verschiedenen Tabellen der Autoren zusammengestellt und aus den Mittelwerten der ersten 60 min errechnet. TG = Trockengewicht, nicht entfettet; FG = Feuchtgewicht.

Mitte der Gestationszeit höher als zu jeder anderen Lebenszeit, gegen Ende der
Fetalzeit fällt dieser Wert ab und bleibt dann von der Perinatalzeit an bis zum
Erwachsenenalter fast konstant (2).

Eine weitere Schwierigkeit für die Interpretation der in vitro gemessenen
Q_{O_2}-Werte ergibt sich bei Änderungen des Milieus (47) oder der Bezugsgröße [z. B.
Stickstoff (6)].

Zusammenfassend lassen die Bestimmungen der Sauerstoffspannung im Blut
der Feten und Neugeborenen erkennen, daß alle Gewebe in der Perinatalperiode
eine sehr geringe O_2-Versorgung haben. Die fetalen Gewebe können jedoch auch
bei geringen O_2-Sättigungsgraden des Blutes den Sauerstoff fast vollständig aufnehmen. Die während einer normalen intrauterinen Entwicklung und unkompliziert
verlaufenden Geburt bestehenden Sauerstoffspannungen im Blut der Kinder
müssen als physiologisch angesehen werden, die Vulnerabilität des Gewebs-
stoffwechsels durch Sauerstoffmangel ist perinatal vermindert (s. unten). Wenn die
Arterialisierung im Placentarkreislauf aus irgendeinem Grunde gestört ist, können
irreparable Gewebsschäden je nach Dauer der Hypoxie auftreten. Wenn nach
Beendigung einer komplizierten Geburt die Erregbarkeit des Atemzentrums nicht
gestört ist, kann sich das Kind durch Ingangsetzung der Lungenatmung selber
helfen, vorausgesetzt, daß die Atemwege frei sind. Kommt die Spontanatmung
erst später in Gang, sind irreversible Schädigungen am Zentralnervensystem (und
anderen Organen) mit großer Wahrscheinlichkeit zu erwarten.

Nachuntersuchungen apnoisch geborener Kinder haben ergeben, daß Intelli-
genzdefekte und neurologische Erkrankungen im Vergleich mit unkompliziert
geborenen häufiger auftreten (10, 14). Bei diesen Untersuchungen blieb jedoch die
Frage offen, ob genetische, kongenital oder pränatale erworbene Erkrankungen des
Zentralnervensystems *beides* bedingt haben können, die perinatale Hypoxie und
den Hirnschaden. — Im Tierversuch (Meerschweinchen) wurde nachgewiesen, daß
bei experimenteller Anoxie nach Geburt die Überlebensrate ansteigt, wenn die
neugeborenen Tiere eine Zeitlang hypotherm (um 20° C) gehalten werden (28).
Die klinischen Erfahrungen bei der Frühgeborenenaufzucht in Hypothermie sind
jedoch nicht besonders günstig (vgl. S. 47f.).

Neben den Besonderheiten der Sauerstoffversorgung müssen auch die qualitativ
und quantitativ abweichenden Prozesse des *Intermediärstoffwechsels* und die
Reaktionsweisen des Feten und Neugeborenen auf Sauerstoffmangelzustände in
Rechnung gestellt werden. Als Ursache der größeren Resistenz fetaler Gewebe
gegenüber Anoxie wurde vor allem durch Tierexperimente eine größere Aktivier-
barkeit der anaeroben Glykolyse nachgewiesen. Nach dem von WARBURG aufgestell-
ten Schema unterscheidet sich fetales Gewebe vom erwachsenen vor allem dadurch,
daß es unter anaeroben Bedingungen eine hohe Glykolyserate aufweist, erwachsenes
Gewebe zeigt bei Anoxie nur minimale Glykolyseaktivität (46, 47). Nach Blockierung einzelner glykolytischer Fermente (Injektion von Jodacetat oder Fluorid)
sinkt die Überlebenszeit neugeborener Tiere im Anoxie-Versuch auf Werte der
Erwachsenen ab (18). Besonders für das Gehirn wurde dieser Frage nachgegangen
und ein höherer Anstieg der Milchsäure im Gehirn neugeborener Tiere gegenüber
erwachsenen gefunden (5, 9, 18, 19, 31, 36). Bei diesen Untersuchungen sind auch
Zusammenhänge zwischen Blutzuckerspiegel, Glykolyse der Leber und Milchsäure-
bildung aufgedeckt worden; dabei ist wichtig, daß ein künstlicher Anstieg des
Blutzuckerspiegels die Anoxie-Toleranzzeit verlängert (19, 26, 31). Das unreife
Hirngewebe geht während des O_2-Mangels eine geringere Energieschuld ein als
das Gehirn erwachsener Tiere (5, 31); diese Fähigkeit wird als eine Form der
Adaptation des fetalen Gewebes betrachtet, um die Gefahr der Erstickung unter
der Geburt zu vermindern (31) (vgl. auch S. 59).

Umfangreiche Untersuchungen intermediärer Stoffwechselprozesse in menschlichen Feten durch VILLEE (45) haben neue Aspekte für das Problem des Energiestoffwechsels eröffnet. Es wurde gezeigt, daß die schon frühzeitig (mens II) hohe Aktivität der anaeroben Glykolyse im Laufe der Fetalzeit im ganzen gesehen kaum absinkt, in den einzelnen Organen aber recht unterschiedlich verläuft (geringer Abfall in der Leber, in der Niere ist eine zunehmende Aktivität gefunden worden). Die Berechnung der Energiegewinne aus verschiedenen exergonischen Prozessen ergab, daß bei Anoxie nur ein Teil der zur Verhinderung von Zellschädigungen notwendigen Energie aus der aktivierten anaeroben Glykolyse gewonnen werden kann (45). Dagegen kann der Lipoidabbau wesentlich größere Energiemengen liefern. Die relativ großen und schon früh in der Fetalzeit angelegten Lipoiddepots (33) und die über den Lipoidumsatz gewonnenen Daten (33, 35, 45) lassen vermuten, daß das Neugeborene im Notfall auch Lipoide als Energiequelle ausnutzen kann (vgl. auch S. 170).

Neben der Sauerstoffsättigung sind auch CO_2-Spannung, p_H-Wert und Gesamtbasen im Nabelschnurblut des Menschen bestimmt worden; ein Vergleich dieser Werte mit dem klinischen Zustand bei kompliziert geborenen, apnoischen Kindern hat ergeben, daß besonders p_H-Wert und Gesamtbasen einen besseren Gradmesser für die „Notsituation" des Kindes darstellen als die O_2-Bestimmungen (15, 21, 49, 51). Hypoxie führt zu raschem Anstieg der CO_2-Spannung im fetalen Blut, gleichzeitig sinken p_H und Gesamtbasen ab. Bei kurzzeitiger Hypoxie steigt die CO_2-Spannung und es resultiert eine respiratorische Acidose mit kaum veränderten Basenäquivalenten. Länger anhaltender Sauerstoffmangel geht mit einem Absinken der Gesamtbasen einher, so daß die Zeichen der metabolischen Acidose auftreten.

Die hohe Aktivität der anaeroben Glykolyse bei Feten und Neugeborenen läßt erwarten, daß im Nabelschnurblut höhere Milchsäure (Ms)- und Brenztraubensäure (Bts)-Werte gefunden werden als bei älteren Kindern (3, 13, 44, 50). 24 Std. alte Neugeborene haben um 50% höhere Werte der gesamten organischen Säuren als Erwachsene, auch bei jungen Säuglingen werden noch deutlich über der Erwachsenennorm liegende Ms- und Bts-Werte im Blut gemessen (13, 16, 20, 25, 35, 39, 40, 43, 44). Nach neueren Untersuchungen ist die α-Ketoglutarsäure im Nabelschnurblut 3fach höher als im Venenblut der Mutter (23); im Säuglingsalter sind ebenfalls noch höhere Blutspiegel als später vorhanden (43).

Da die unterschiedliche Reaktionsweise auf Sauerstoffmangel der Gewebe von Neugeborenen und Erwachsenen weiterhin geklärt werden muß, haben wir Untersuchungen über die Altersabhängigkeit einiger *Gewebsenzyme und -metabolite* nach hypoxämischen Zuständen im Tierexperiment durchgeführt (43).

Für diese Untersuchungen an neugeborenen und ausgewachsenen Kaninchen wurden folgende Enzyme in Leber und Niere für einzelne Altersgruppen bestimmt: Glucose-6-Phosphat-Dehydrogenase, (=Zwischenferment: ZF), Aldolase (ALD), Milchsäure-Dehydrogenase (MDH), Glutaminsäure-Dehydrogenase (GlsDH), Glutamat-Oxalacetat-Transaminase (GOT) und Glutamat-Pyruvat-Transaminase (GPT). Die Werte sind S. 192 (Abb. 8—12) dargestellt. Außerdem wurden folgende Metabolite bestimmt: Glucose-6-phosphat (G 6 P), α-Glycero-Phosphat (α GP), Dioxyacetonphosphat (DAP), Brenztraubensäure, Milchsäure und α-Ketoglutarsäure (αKgs).

Für diese Untersuchungen wurden in Äthernarkose eine Niere und ein Leberlappen entnommen, das Gewebe in flüssiger Luft pulverisiert und in Perchlorsäure aufgenommen. Die Konzentrationsbestimmungen erfolgten im optischen Test nach WARBURG mit hochgereinigten Enzymen.

In der Leber steigen die Ms- und Bts-Konzentrationen während des Wachstumsalters an und sind bei den ausgewachsenen Tieren etwa doppelt so hoch wie bei den Neugeborenen. G6P und α-GP steigen mit zunehmendem Alter gleichmäßig an und sind bei erwachsenen Tieren in vierfacher Konzentration vorhanden. Die α Kgs zeigt die höchsten Konzentrationen bei 10—14 Tage alten Kaninchen und ist bei erwachsenen Tieren am niedrigsten. Das DAP ist in sehr geringen Mengen vorhanden, die höchsten Konzentrationen werden bei den erwachsenen Tieren gefunden.

In der Niere ist im Verhalten der Konzentrationen von Ms, Bts und α-GP kein Unterschied gegenüber der Leber festzustellen, das Niveau liegt jedoch etwas höher als in der Leber [vgl. die S. 193 (Abb. 10—11) angegebenen Daten für die in der Niere höheren Aktivitäten glykolytischer Fermente als in der Leber]. Die Konzentration des G6P beträgt im Wachstumsalter in der Niere nur etwa die Hälfte der von der Leber; bei erwachsenen Tieren sinkt die Konzentration in der Niere auf $1/_{10}$ der Leberkonzentration ab. α-Kgs ist in der Niere in gleicher Größenordnung wie in der Leber nachweisbar. Für das DAP gilt das gleiche wie bei der Leber.

Für das Studium des Funktionswandels in den Reaktionen nach hypoxämischen Zuständen haben wir neugeborene (1.—5. Lebenstag) und erwachsene Kaninchen 4mal innerhalb von 4 Std. in eine Kammer gesetzt, durch die Stickstoff in konstantem Strom geleitet wurde. Nach etwa 10 min trat eine Schleimhautcyanose auf, nach weiteren 5—10 min kam es zum Atemstillstand; diesem ging bei den neugeborenen Tieren eine völlige Erschlaffung der Muskulatur voraus, bei den ausgewachsenen Kaninchen traten tonische Zustände, gelegentlich auch Krämpfe auf. 1 bis höchstens 3 min nach dem Eintritt des Atemstillstandes wurde Sauerstoff in die Kammer mit kräftigem Strom geleitet; wenn die Spontanatmung nicht sofort einsetzte, wurde der Thorax einige Male komprimiert. 30 min nach dem letzten hypoxämischen Anfall wurden die Tiere in Äthernarkose laparotomiert und die Organe für die Enzym- und Substratbestimmung entnommen. In den vor und nach den Hypoxämien gewonnenen Blutproben wurden außerdem 4 Serumenzymaktivitäten bestimmt. Die geringen Aktivitätsanstiege betrafen alle untersuchten Serumenzyme, die höheren Werte lagen jedoch noch im Streubereich der Normalwerte, so daß selbst dem Anstieg der ALD-Aktivität bei erwachsenen Kaninchen um 50% des Ausgangswertes keine Bedeutung zukommt.

Nach Hypoxie steigt bei Neugeborenen die Aktivität der glykolytischen Fermente (MDH, ZF und ALD) in beiden Organen an; in der Niere ist dieser Anstieg noch stärker als in der Leber ausgeprägt. Bei den erwachsenen Tieren werden nach Hypoxie überwiegend Aktivitätsverminderungen beobachtet. Das Verhalten der Transaminasen ist nicht einheitlich, jedoch ergeben sich Differenzen in den beiden Altersgruppen bis zu 44% vom Ausgangswert. Die GlsDH steigt nach Hypoxie bei allen Tieren in Niere und Leber an, bei den Neugeborenen überwiegt der Anstieg in der Niere (+ 52%) und bei den ausgewachsenen Tieren in der Leber (+ 125%).

Die Metabolitgehalte in Leber und Niere nach Hypoxie zeigen bei neugeborenen und erwachsenen Tieren gleichsinnige, aber unterschiedlich starke Veränderungen. Die gefundenen Differenzen deuten auf eine besondere Dynamik in der Verarbeitung und dem Umsatz von Kohlenhydraten während der Perinatalperiode hin. Die Anhäufung von Ms nach Sauerstoffmangelzuständen ist obligatorisch und schon oft nachgewiesen worden (24, 30, 46), bei Neugeborenen ist der Anstieg höher als bei erwachsenen Kaninchen. Dem Ms-Anstieg geht eine Konzentrationszunahme der Bts fast parallel. Hervorzuheben ist noch, daß die α-Kgs bei Neugeborenen weniger stark ansteigt als bei Erwachsenen und die Konzentration des G6P nach Hypoxie in der Leber absinkt, während es in der Niere ansteigt. Wegen der geringen Konzentrationen des DAP sind Änderungen nur mit Vorbehalt zu bewerten. Auf eine weitergehende Interpretation dieser nach Hypoxie gefundenen Metabolitwerte muß hier verzichtet werden da deren Konzentrationsänderungen von den verschiedensten Faktoren abhängig sind (Daten und Diskussion bei 43). Die stärkere oder zumindest nachhaltigere Aktivierung der anaeroben Glykolyse nach Sauerstoffmangelzuständen bei den neugeborenen Tieren steht in Übereinstimmung mit anderen Untersuchungen an jugendlichen Geweben, wie oben diskutiert wurde.

Literatur

(1) APGAR, V.: Anesth. et Analg. **32**, 260 (1953).

(2) BARCROFT, J.: Researches on prenatal life. Springfield/Ill. 1947. — (3) BREHME, T.: Mschr. Kinderheilk. **34**, 456 (1929).

(4) CALDWELL, B. M., F. K. GRAHAM, M. M. PENNOYER, C. B. ERNHART and A. F. HART-MANN sr.: J. Pediat. **50**, 434 (1957). — (5) CHESLER, A., and H. E. HIMWICH: Amer. J. Physiol. **141**, 513 (1944). — (6) CUTTING, M., and R. A. McCANCE: J. Physiol. **104**, 288 (1946).

(7) DAWES, G. S.: In Lectures on the scientific basis of medicine. Vol. 5, 53 (1955/56) London 1957.

(8) EASTMAN, N. J.: Bull. Johns Hopk. Hosp. **47**, 221 (1930). — (9) ELLIOTT, K. A. C., and M. ROSENFELD: Canad. J. Biochem. Physiol. **36**, 721 (1958). — (10) ERNHART, C. B., F. K. GRAHAM and D. L. THURSTON: Referat Amer. Psychol. Ass. 28. VIII. 1958.

(11) FAZEKAS, J. F., F. A. D. ALEXANDER and H. E. HIMWICH: Amer. J. Physiol. **134**, 281 (1941).

(12) GLASS, H. G., F. F. SNYDER and E. WEBSTER: Amer. J. Physiol. **140**, 609 (1944). — (13) GONZALES, R. F., and L. I. GARDNER: Pediatrics **19**, 844 (1957). — (14) GRAHAM, F. K.: Referat Amer. Psychol. Ass. 28. VIII. 1958. — (15) GRAHAM, F. K., B. M. CALDWELL, C. B. ERNHART, M. M. PENNOYER and A. F. HARTMANN: J. Pediatrics **50**, 556 (1957). — (16) GYÖRGY P., T. BREHME u. M. B. BRAHDY: Jb. Kinderheilk. **118**, 178 (1928). —

(17) HASELHORST, J., u. K. STROMBERGER: Z. Geburtsh. Gynäk. **98**, 49 (1930); **102**, 16 (1932). — (18) HIMWICH, H. E., A. D. BERNSTEIN, H. HERRLICH, A. CHESTER and J. F. FAZE-KAS: Amer. J. Physiol. **135**, 387 (1942). — (19) HOLMES, B. E., and E. G. HOLMES: Biochem. J. **21**, 412 (1927).

(20) IVADY, G., u. P. EBREY: Ann. paediat. (Basel) **189**, 170 (1957).

(21) JAMES, L. S., I. M. WEISBROT, C. E. PRINCE, D. A. HOLADAY and V. APGAR: J. Pediat. **52**, 379 (1958).

(22) KABAT, H.: Amer. J. Physiol. **130**, 588 (1940). — (23) KYANK, H.: Zbl. Gynäk. **80**, 585 (1958).

(24) LANG, K.: Der intermediäre Stoffwechsel. Berlin-Göttingen-Heidelberg 1952. — (25) LEOPOLD, J. S., and A. BERNHARD: Amer. J. Dis. Child. **41**, 758 (1931).

(26) McFARLAND, R. A., and W. H. FORBES: J. gen. Physiol. **24**, 69 (1940). — (27) McKIN-NEY, L. C., I. D. GOLDBERG, F. E. EHRLICH and K. C. FREYMANN: Pediatrics **21**, 555 (1958). — (28) MILLER, J. A.: Effects of variations in body temperature upon resistance to asphyxia in the neonatal guinea pig. In Cold Spr. Harb. Symp. quant. Biol. **19**, (1954).

(29) OPITZ, E.: Zbl. Gynäk. **71**, 113 (1949). — (30) OPITZ, E., u. D. LÜBBERS: In Handbuch der Allgemeinen Pathologie. Bd. IV/2. Berlin-Göttingen-Heidelberg 1957. — (31) OPITZ, E., u. M. SCHNEIDER: Ergebn. Physiol. **46**, 126 (1950).

(32) PENNOYER, M. M., F. K. GRAHAM and A. F. HARTMANN: J. Pediat. **49**, 685 (1956). — (33) POPJAK, G.: The origin of fetal lipids. In Cold Spr. Harb. Symp. quant. Biol. **19** (1954). — (34) PRYSTOWSKY, H., and N. J. EASTMANN: Bull. Johns Hopk. Hosp. **101**, 45 (1957).

(35) RÄIHÄ, C.-E.: Tissue metabolism in the human fetus. In Cold Spr. Harb. Symp. quant. Biol. **19** (1954). — (36) REISS, M.: Z. ges. exp. Med. **79**, 345 (1931). — (37) REISS, M., u. F. HAUROWITZ: Klin. Wschr. **1929**, 743.

(38) SCHMIDT, C. G.: Gehirn und Nerven. In Handbuch der Physiologischen Chemie. Berlin-Göttingen-Heidelberg 1956. — (39) SCHÖNFELD, H.: Jb. Kinderheilk. **128**, 351 (1930). — (40) SCHREIER, K.: Z. Kinderheilk. **66**, 415 (1949). — (41) SHIELDS, L. F., and E. S. TAYLOR: Amer. J. Obstet. Gynec. **73**, 1011 (1957). — (42) SMITH, C. A., and E. KAPLAN: Amer. J. Dis. Child. **64**, 843 (1942). — (43) STAVE, U.: Habilitationsschrift Marburg/L. 1959.

(44) TALLQUIST. H.: On pyruvic acid in fetuses, children, and adults with special reference to the role of prematurity. Helsingfors 1952.

(45) VILLEE, C. A.: The intermediary metabolism of human fetal tissues. In Cold Spr. Harb. Symp. quant. Biol. **19** (1954).

(46) WARBURG, O.: Über den Stoffwechsel der Tumoren. Berlin 1926. — (47) WARBURG, O., K. GAWENN u. A.-W. GEISSLER: Z. Naturforsch. **11** b, 657 (1956). — (48) WATTS, J., H. HENDER-SON, D. H. KAUMP and R. M. DAVIS: Amer. J. Obstet. Gynec. **61**, 1025 (1951). — (49) WEIS-BROT, I. M., L. S. JAMES, C. E. PRINCE, D. A. HOLADAY and V. APGAR: J. Pediat. **52**, 359 (1958). — (50) WILSON, J. L., H. S. REARDON and M. MURAYAMA: Pediatrics **1**, 581 (1948). — (51) WULF, H.: Klin. Wschr. **1958**, 234.

SPEZIELLER TEIL

5. Motorik und Reflexe

Von

Johannes Oehme

Zur Erkennung der Hirnentwicklung des Menschen sind mehrere Untersuchungsverfahren möglich: Grundlegende Erkenntnisse verdanken wir den neurologischen Untersuchungen Frühgeborener und junger Säuglinge (*18*) sowie den tierexperimentellen Untersuchungen (*11*). Außerdem brachten wichtige Beiträge:

a) histologische Untersuchungen,

b) biochemische Untersuchungen (vgl. S. 54),

c) elektroencephalographische Untersuchungen (vgl. S. 29),

d) planmäßige — freie und experimentelle — Beobachtungen kindlichen Verhaltens,

e) vergleichende Verhaltensforschungen (*14*).

Zur Analyse zentralnervöser Vorgänge wird von den Physiologen seit langem der Tierversuch angewandt (*11, 16, 23*) und zwar entweder am Spinaltier, dem das Hirn entfernt oder am Thalamustier, dem das Großhirn entfernt ist. So wurden im Tierversuch durch Abtragung oder Vergiftung entsprechender Hirnteile (*16*) die gleichen statischen Reflexgruppen hervorgerufen, wie wir sie beim jungen Säugling finden. Diese Untersuchungen brachten wichtiges Vergleichsmaterial und ergaben für die Entwicklung tierischer Feten das Gesetz von der cephalocaudalen Entwicklungsrichtung: Danach reift die motorische Funktion stufenweise vom Kopf abwärts bis zum Schwanz (vgl. S. 28). Dennoch enthalten die experimentellen Ergebnisse Fehlerquellen, weil die Tiere durch den Operationsschock und seine Folgen in ihrem Verhalten verändert sein können. Es erscheint deshalb gefährlich, von diesen Untersuchungsergebnissen unmittelbar auf die Neurologie des Neugeborenen zu schließen.

Zu a) Lange Zeit wurde die Entwicklung nach der Markscheidenreifung beurteilt (*6*). Die Markscheiden bilden sich in der Leitungsrichtung der Nervenbahn. Bei der Geburt ist ihre Bildung noch nicht vollendet. Wahrscheinlich erfolgt die Myelinisation bei funktioneller Inanspruchnahme schneller, so daß neben der Reifung die auf Übung und Provokation beruhende Adaptation eine Rolle spielt:

So bildete sich bei blinden neugeborenen Tieren, denen für längere Zeit das eine Augenlid geöffnet wurde, während das andere geschlossen blieb, die Markscheide nur in dem Sehnerven des geöffneten Auges deutlich aus (*1*).

Neuere Untersuchungen bezweifeln, ob man die Funktionsfähigkeit der Nervenbahn auf Grund ihres anatomischen Baues beurteilen kann; denn schon markscheidenlose Nerven sind imstande, Erregungen hirnwärts zu leiten. So sind Frühgeborene mit noch markscheidenlosem Nervensystem bereits für Sinnesreize empfänglich.

Das Gehirn des Neugeborenen befindet sich nicht nur funktionell, sondern auch histologisch in einem unreifen Entwicklungsstadium. Dabei sind die entwicklungs- und stammesgeschichtlich jüngsten Hirnteile auch histologisch am wenigsten gereift. Erst im 2. bzw. 3. Lebensjahr ist dieser Prozeß beendet, so daß zu dieser Zeit histologisch keine Unterschiede zwischen dem Hirn des Kleinkindes und dem des Erwachsenen nachweisbar sind.

Zu d) Zu den Erkenntnisquellen der Kinderpsychologie gehört die Tagebuch- methode. Besonders sorgfältige Beobachtungen hat PREYER in dem Buch „Die Seele des Kindes" niedergeschrieben. Außerdem dienen Testaufgaben und auf- gabenfreie Beobachtungen unter bestimmten, möglichst natürlichen Bedingungen zur Erkennung der funktionellen Entwicklung des Kindes (*26*).

Zu e) Einen ähnlichen Weg beim Tier beschritt LORENZ in der vergleichenden Verhaltensforschung. Bei seinen Tierbeobachtungen kannte er die automatische Reizerzeugung. Der Instinktbegriff hat nahe Beziehungen zu den Untersuchungen von HOLSTS, der an enthirnten Knochenfischen die automatisch-rhythmischen Reizerzeugungen beschrieben hat (*13*). Dabei kommt es *ohne äußeren Anlaß zu Reaktionen*, die ohne Beteiligung von sensiblen Erregungsleitungen entstehen. Durch diesen Nachweis wurde der Reflex als allein mögliches „Element" aller neuralen Erscheinungen entthront.

Bei den Beobachtungen der Tierpsychologen im Isolationsversuch ist die Ver- gleichssituation viel günstiger als bei den unglaubwürdigen Schilderungen von sog. „Wolfskindern" (wie Romulus und Remus).

Auch der zuletzt erschienene Bericht von SINGH und ZINGG über 2 Wolfskinder ist trotz der Gutachten amerikanischer Gelehrter (*8*) selbst für die Beantwortung einfacher Frage- stellungen wie die Entwicklung der Motorik nicht brauchbar. Ein wissenschaftlicher „Kaspar- Hauser-Versuch" (artefizielle Entwicklungshemmung) am Menschen verbietet sich von selbst.

In dieser Situation bedeutet es eine große Erleichterung, daß uns die Natur im Neugeborenen ein funktionell großhirnloses, besser subcorticales Wesen bietet, das sich zum Studium der funktionellen Entwicklung der Motorik und Reflexe eignet. Grundlegende Untersuchungen auf diesem Gebiet verdanken wir PEIPER, der eine umfassende Darstellung in seinem Werk „Die Eigenart der kindlichen Hirn- tätigkeit" gegeben hat (*18*). Dabei konnte er sich auf die Arbeiten von MAGNUS (*16*) und RADEMAKER (*23*) stützen. Neuere Beiträge stammen aus den USA (*9*), Frankreich (*2*), der Schweiz (*21, 25, 27*) und Israel (*17, 24*).

Wie bei anderen Organsystemen ist auch eine Gleichsetzung des Nerven- systems des Kindes mit dem des Erwachsenen nicht erlaubt. Dabei erfolgt die Leistungssteigerung, die sich bei der funktionellen Entwicklung einstellt, durch Neubildung höherer Zentren, die die älteren, primitiven Zentren hemmen (*auf- steigende* Entwicklungsrichtung innerhalb des Gehirns). Die vom Großhirn aus- gehenden Hemmungen sind beim Neugeborenen noch nicht nachweisbar, da sein Großhirn noch nicht arbeitet; die Motorik des Neugeborenen ist durch un- koordinierte Massenbewegungen gekennzeichnet. Deshalb wurde das Neugeborene auch als „Pallidumwesen" bezeichnet (*7*). Die Inaktivität des Corpus striatum zeigt sich beim Neugeborenen in der bekannten Schlafhaltung des Säuglings, bei der die Arme neben dem Kopf auf der Unterlage liegen. Diese Schlafhaltung bleibt bei schwachsinnigen Kindern auch über die ersten Lebensjahre bestehen und kann sich bei Kindern mit Hirnhautentzündung wieder einstellen. Nach dieser Zeit ver- schwinden die vom Pallidum gesteuerten Massenbewegungen, weil sie nunmehr durch das Striatum gehemmt werden.

Vor der Darstellung der motorischen Entwicklung sollen einige *Reflexe* der Lage und Bewegung besprochen werden. Zuerst ist es notwendig, daß das Neu- geborene den Kopf im Raume richtig hält: Labyrinth-Stellreflex auf den Kopf =

Scheitel oben, Mundspalte waagerecht. Dann werden die Stellung der einzelnen
Glieder zueinander und das Gleichgewicht des ganzen Körpers durch tonische
Reflexe geregelt. In schwierigen Gleichgewichtslagen vereinigen sich die einzelnen
Reflexe unter der Führung des Labyrinth-Stellreflexes auf den Kopf zu *Ketten-
reflexen* von erstaunlicher Zweckmäßigkeit. Die Zentren dieser Reflexe befinden
sich zwischen oberem Halsmark und vorderer Vierhügelgegend.

Zu den Körperstellreflexen gehören auch die tonischen Halsreflexe auf die
Glieder; dabei streckt der Säugling nach passivem Drehen des Kopfes die
dem Gesicht zugekehrten Glieder (Arm und Bein), während die anderen
gebeugt werden. Dieser Reflex findet sich bei etwa 25% aller Neugeborenen.

Die Stellreflexe ermöglichen dem Körper aus den verschiedensten Lagen die
Normalstellung zu gewinnen.

Zu den Haltungsreflexen gehört auch der Handgreifreflex (*18*). Dieser tonische
Reflex nach ROBINSON bezweckt das Festhalten an der Mutter; mit seiner Hilfe
kann ein junger Säugling minutenlang an einer Leine frei schweben. Demgegenüber
hat der sog. Morosche Reflex (Erschütterungsphänomen) mit einer Umklammerung
und dem Festhalten am Leibe der Mutter nichts zu tun. Niemals könnte sich ein
Kind mit Hilfe dieser rasch abklingenden Bewegung wirklich festhalten, ganz
abgesehen davon, daß bei der 2. Phase der Abduktion der Arme die Hand sich
nicht schließt.

Der sog. Morosche Reflex, der dadurch ausgelöst wird, daß man mit beiden Händen auf die
Unterlage des Kindes schlägt und das Kind dabei beide Arme, weniger die Beine, auseinander-
fahren läßt, beruht auf einer Vestibularis-Reaktion durch die Erschütterung des Kopfes (*18*).
Legt man nämlich das Kind auf eine harte Unterlage, so bleibt der Reflex aus, weil der Schlag
auf die Unterlage den Kopf nicht erschüttert.

Für den schichtweisen Aufbau des Nervensystems spricht auch das Verschwinden dieser Reflexe und ihre Wiederkehr unter pathologischen Bedingungen.
Der Moro-Reflex verschwindet etwa mit 4 Monaten, die tonischen Halsreflexe
früher. Bei angeborener cerebraler Kinderlähmung können die tonischen Halsreflexe erhalten bleiben, wobei sich die Arme allerdings oft umgekehrt wie die
Beine verhalten; bei Intoxikation junger Säuglinge treten diese Reflexe als Zeichen
einer geschädigten Hirntätigkeit in Form der „Fechterstellung" wieder auf.

Auch die sog. Schreit- (*19*) und Steigbewegungen (*20*), wie sie beim Neugeborenen noch nachweisbar sind, verschwinden im 4.—5. Lebensmonat. Diese
reflektorischen Bewegungsrhythmen kommen in 58—75% (*11*) der untersuchten
Neugeborenen vor. Die Schreit- und Steigbewegungen, auch «Marche automatique»
(*2*) genannt, stehen zeitlich nicht in Zusammenhang mit dem selbständigen Gehen-
lernen. Diese Bewegungen stellen tiefstehende Reflexe dar, die unabhängig von
der Vestibularis-Reaktion (*18*) sind. Im Hinblick auf die reflektorisch ausgelösten
Bewegungsmechanismen verhalten sich eineiige Zwillinge gleich (*24*); nicht das
Geburtsgewicht, sondern das Befruchtungsalter bestimmt die Reifung des Nervensystems. Der Versuch, durch Übung das Verschwinden dieser Schreitbewegungen
aufzuhalten und vielleicht das selbständige Gehen dadurch zu beschleunigen, ist
gescheitert (*3*).

Diese Beobachtungen stehen in Übereinstimmung mit den Ergebnissen von
Tierversuchen.

Nimmt man nämlich jungen Tauben jede Möglichkeit sich im Fliegen zu üben, so fliegen
diese Tauben in dem Augenblick, da ihnen das Fliegen erlaubt wird, ebensogut wie ihre Alters-
genossen, die sich vorher im Fliegen schon geübt hatten (*12*). Die Fähigkeit zum Fliegen entwickelt sich also als ein Reifungsvorgang, der der äußerlichen Entwicklung entsprach, aber
nicht durch Übung und Provokation beschleunigt werden konnte. Wir müssen also KOEHLER
recht geben, wenn er schreibt: „Müßte der Vogel das Fliegen erlernen, würde er beim ersten
Versuch am Boden zerschellen". Die Fähigkeit des Fliegens wird nicht durch Adaptation erworben, sondern entwickelt sich endogen durch Reifung (vergl. S. 3ff.).

Beim Menschen liegen verständlicherweise nur wenige Beobachtungen über den Anteil von Reifung und Adaptation auf dem Gebiete der Motorik vor.

Bei einem Mädchen, das wegen doppelseitiger angeborener Hüftgelenksluxation ein Jahr in Gips lag, ohne daß ihm Stehen oder Gehen möglich war, wurde mit 1¹/₂ Jahren der Gipsverband durch eine Schale ersetzt (18). An diesem Tage fiel das Kind aus dem Bett und erschien allein aufrecht gehend im Nebenzimmer. Es konnte also mit 1¹/₂ Jahren gehen, ohne jemals das Stehen oder Gehen geübt zu haben.

Eine andere Beobachtung stammt von eineiigen Zwillingen (10). Der eine Zwilling übte täglich während 6 Wochen eine Treppe zu ersteigen. Der andere Zwilling erstieg die 4 Treppenstufen gleich bei der ersten Gelegenheit.

Demnach gibt es keinen schlüssigen Beweis dafür, daß Übung das Auftreten von motorischen Reaktionsformen wie Treppensteigen beschleunigt. Wann die Reaktionsformen auftreten, wird grundsätzlich durch unbeeinflußte Reifungsvorgänge bestimmt.

Die wenigen Beobachtungen am Menschen und die zahlreichen Tierversuche lassen erkennen, daß die Reifung an sich oft einen wichtigeren Einfluß auf die Entwicklung neuer Fähigkeiten ausübt als die Adaptation.

Die ersten zentralnervösen Bewegungen sind nicht reflektorischer Natur, sondern träge, ruckhafte Bewegungen, sog. Impulsivbewegungen (22), der Physiologe spricht von Erregungsmustern, der Zoologe auch von angeborenen endogenen Automatismen (vgl. S. 3). Dazu gehören auch die Atem- und Schluckbewegungen (vgl. S. 256). Die Reifung besteht darin, daß die vorhandenen fragmentarischen Bewegungsmuster sich in immer größere Zusammenhänge einordnen (5). Die ersten intrauterinen Kindsbewegungen spürt die Mutter im allgemeinen im 4. Schwangerschaftsmonat; diese Bewegungen gehören zu den ungezielten Massenbewegungen wie die von Neugeborenen. Weder die Rindenzentren noch die Pyramidenbahnen üben zu dieser Zeit eine Tätigkeit aus. Später treten intrauterine Kindsbewegungen als echte Reflexbewegungen d. h. durch äußeren Anlaß hervorgerufen auf. Im weiteren Verlauf zeigen sich statische Reflexgruppen; diese verschwinden, wenn ihre Tätigkeit durch höhere Hirnzentren gehemmt wird. Athetotische Bewegungsformen und die periodische Atmung (vgl. S. 80f.) sind bei reifen Neugeborenen nur noch angedeutet, während bei Frühgeborenen beides noch ausgeprägt ist. Motorisch bestehen beim unreifen Frühgeborenen eine Hypotonie, Hyperkinese und Athetose, während bei Kindern über 2000 g eine Hypertonie mit Massenbewegungen und bei einem Teil der Neugeborenen eine Neigung zu Tremor nachweisbar sind. Nach Verschwinden der reflektorischen Schreit- und Steigbewegungen wird das Kind bei der Gewinnung des aufrechten Ganges durch eine Reihe weiterer Reflexgruppen, die ihm zumindest anfangs ganz unbewußt sind, unterstützt. Diese Reflexgruppen entwickeln sich nacheinander in gesetzmäßiger Reihenfolge, so daß während der statischen Entwicklung immer wieder die gleichen Stufen durchlaufen werden.

Beim Tier konnten MAGNUS und RADEMAKER nachweisen, daß das Stehen wesentlich durch Stützreaktionen zustande kommt, die beim Vierfüßler reflektorisch in den Vorder- und Hinterbeinen entstehen, sobald er in die geeignete Stellung kommt. Diese Stützreaktionen verwandeln die Glieder durch eine gleichzeitige Zusammenziehung der Beuger und Strecker in eine starre Säule, die die Last des Körpers zu tragen hat.

Die gleichen Stützreaktionen lassen sich beim Säugling in Bauchlage an den Armen und beim Stehen an den Beinen nachweisen. Dabei wird der Oberkörper zuerst auf die gebeugten (Prävalenz der Beuger) und dann auf die gestreckten Arme erhoben. Nach PEIPER können vier Stufen der selbständigen Fortbewegung unterschieden werden; diese werden beim gesunden Kind gelegentlich übersprungen, so daß das Kind mit dem aufrechten Gang beginnt. Die 4 Stufen sind Robben (Krabbeln), Kriechen, Rutschen und Gehen.

Beim Robben (Krabbeln) werden nur die gebeugten Arme zur Fortbewegung benutzt, der Bauch wird nicht von der Unterlage abgehoben, sondern über die Unterlage geschleift; die Beine werden nachgezogen, ohne die Bewegung zu unterstützen.

Beim Kriechen werden meist die Arme ausgestreckt und die Beine in Knie und Hüfte gebeugt.

Grundsätzlich — schon in der Fetalzeit — sind die Arme den Beinen in der Entwicklung voraus (cephalocaudale Entwicklungsrichtung). Beim aufrechten Gang schließlich werden die Beine gestreckt wie vorher die Arme, während diese überhaupt nicht mehr zur Fortbewegung dienen.

Eine Zwischenstufe, die man gelegentlich auch noch beim jungen Affen beobachten kann, ist das Rutschen auf dem Gesäß, bei dem die Beine und Arme die Fortbewegung unterstützen.

Ebenso wie es reflektorische Schreit- und Steigbewegungen gibt, so wurden auch reflektorische Schwimmbewegungen (15) und reflektorische Kriechbewegungen (4) beobachtet, die im 4. Monat schwinden, während das selbständige Kriechen ab 7 Monaten erlernt wird. Zwischen den reflektorischen Bewegungen und den später selbständigen statischen Bewegungen besteht also kein zeitlicher Zusammenhang.

Die Frage nach der biologischen Bedeutung der genannten Bewegungsrhythmen für den jungen Säugling läßt sich nicht mit Sicherheit beantworten. Vielleicht besteht ein Zusammenhang mit der Nahrungssuche (18). Um die Mutterbrust mit dem Maul zu erreichen, muß das Junge sich dorthin bewegen können. Dabei könnten ihm die reflektorischen Bewegungen und die damit verbundenen Stützreaktionen der Beine behilflich sein. Übereinstimmend damit ist die Feststellung, daß diese Reaktionen am hungrigen Säugling leichter auszulösen sind als am satten.

Die Entwicklung des aufrechten Ganges verläuft gesetzmäßig und läßt in ihrem Ablauf vielfach alte stammesgeschichtliche Vorgänge wieder sichtbar werden. Dabei reift die Entwicklung vom Hirnstamm zum Großhirn und macht aus dem „Neugeborenen-Pallidumwesen" das einzige Geschöpf, das aufrecht geht. Daß vielleicht das Denken des Menschen aus der Motorik im „vorgestellten" Raum seinen Ursprung genommen hat, macht die Kenntnis der funktionellen Entwicklung der Motorik nur noch interessanter.

Literatur

(1) Ambron, H., u. H. Held: Arch. Anat. u. Physiol.; zit. nach (18). — (2) André-Thomas u. Autgaerden: Presse med. **61**, 582 (1953); **62**, 41 (1954). — (3) André-Thomas, u. St. Anne-Dargassies: Zit. nach Peiper (18).

(4) Bauer, J.: Klin. Wschr. **5**, 1468 (1926); Kinderärztl. Prax. **2**, 256 (1931).

(5) Ebbecke, W.: Mschr. Kinderheilk. **99**, 401 (1951).

(6) Flechsig, P.: Die Leitungsbahnen im Gehirn und Rückenmark. Leipzig: W. Engelmann 1876. (7) Foerster, O.: Z. Neurol. **70**, 1 (1912).

(8) Gesell, A.: Zit. nach O. Koehler: Z. Tierpsychol. **7**, 148 (1950). — (9) Gesell, A.: The Embryology of Behavoir: New York u. London: Harper Brothers Publ. 1945. — (10) Gesell, A., u. H. Thompson: Zit. nach Peiper (18). — (11) Goltz, Fr.: Beiträge zur Lehre von den Funktionen der Nervenzentren des Frosches. Berlin 1869. — (12) Grohmann, J.: Z. Tierpsychol. **2**, 132 (1939).

(13) Holst, E. v.: Ergebn. Physiol. **42**, 228 (1939).

(14) Lorenz, K.: Z. Tierpsychol. **5**, 235 (1943); Naturwissenschaften **25**, 298 (1937).

(15) McGraw, M. B.: J. Pediat. **15**, 485 (1939); **18**, 385 (1941). — (16) Magnus, R.: Körperstellung, Berlin 1924.

(17) Nassau, E., u. A. Bortnik: Ann. Pediat. (Basel) **181**, 371 (1953).

(18) Peiper, A.: Die Eigenart der kindlichen Hirntätigkeit. 2. Aufl. Leipzig: G. Thieme 1956 (Literatur!). — (19) Peiper, A.: Mschr. Kinderheilk. **45**, 444 (1929). — (20) Peiper, A.: Arch. Kinderheilk. **147**, 137 (1953). — (21) Portmann, A.: Vom Ursprung des Menschen, 4. Aufl. Basel 1944. — (22) Preyer, W.: Die Seele des Kindes. 5. Aufl. Leipzig 1900.

(23) Rademaker, G. G. J.: Das Stehen. Berlin 1931. — (24) Rosenbaum, S.: Dtsch. med. Wschr. **83**, 1128 (1958).

(25) Stirnimann, F.: Schweiz. med. Wschr. **68**, 1374 (1937). — (26) Stutte, H.: In J. Brock, Biologische Daten für den Kinderarzt. Berlin: Springer 1954.

(27) Willi, H.: Et. néo-natal. **1**, 25 (1952).

6. Electroencephalography in infancy

By

C. Dreyfus-Brisac

With 8 Figures

Introduction

The study of the electrical activity of the brain in newborn animals and children is, at present, the object of much investigation and has provoked considerable interest. Such research can be done from a purely clinical point of view, attempting to find electro-clinical correlations; or from a physiological point of view, the ontogenesis of spontaneous or provoked potentials in newborn animals suggesting new ideas on the mechanism of the more or less mature nervous system.

In animals, an attempt has been made to find correlations between the maturative aspects of neurochemistry (especially enzymes), cytology, architectony, motility and EEG (20, 42, 70). Electrophysiological studies have been made in different animal species of varying nervous maturity at birth, in guinea-pigs (36), chickens (22, 23) and rabbits (54). Recording of evoked potentials has revealed special characteristics of immature structures (long latency, slow responses, diffusion, difficulty in obtaining repetitive phenomena) (5, 26, 35, 48, 62, 63).

In the study of premature and newborn children, LINDSLEY (43) and SMITH (66, 67, 68) were pioneers. LINDSLEY was the first to record the EEG of a VII month old foetus through the mother's abdominal wall (44). He and HENRY (28, 43) showed the evolution of the occipital rhythm in the first years of life. Since then, some reviews have been published (29, 39, 49). We will try to indicate our general conclusions and their interpretation in the light of existing knowledge of the anatomical, histochemical and neurological development of children. Our own experience is based on 3500 recordings of children under 3 years[1].

Method

Our recordings were made on an 8 channel movable electroencephalograph (Alvar) with a technique specially adapted to newborn and premature children which does not disturb them in any way (16). It is essential to record their EEGs in different physiological states if one wishes to study the EEG complexity (15). It is in the light of the recordings of wakefulness, drowsiness, sleep and awakening with their progressive variations that the general organisation of cerebral activity appears, revealing the diversity of the structures involved. Reactivity in wake-

[1] Made in collaboration with the Centre de Recherches Biologiques Néonatales du Centre Claude-Bernard (Dr. MINKOWSKI), Clinique Baudelocque (Pr. LACOMME) where the main part of the work has been done. Recordings have also been made in the Hôpital de la Pitié (Dr. H. FISCHGOLD), and the Maternity Dept. of Hôpital St. Antoine (Pr. Ag. M. MAYER).

fulness and sleep must also be studied systematically. It is only if these investigations are carefully made, the child being constantly watched, that the discordance between the diffcrent results can be analysed; discrepancies are often due to the fact that the study of the tracing of the newborn child has been made at different depths of sleep. Repeated observations show definite correlations between the modifications of the EEG and the depth of sleep and reveal the different patterns which must be appreciated in normal and pathological maturation.

In our opinion the frequency of cerebral rhythm is but one of a number of factors which must be analysed in electroencephalographic tracings. In any objective assessment of maturation, many other factors must be borne in mind: continuity or discontinuity of the electrical activity, localisation of the activities, interdependence of the hemispheres and the tendency to interhemispheric isosynchronism, rhythmicity.

Regular and systematic neurological and clinical examinations of the child's development and behaviour are necessary. Neurological research carried out on the children studied electroencephalographically has added considerably to the understanding of maturation of the nervous system already known neurologically (1, 9, 41, 45, 57). Longitudinal studies have shown that the neurological and electroencephalographic development go hand in hand, and this is particularly striking in prematures, newborns and infants in their first year of life (13). Correlation between the EEG and various pathological conditions such as oedema and anoxia were also revealed (50).

Results

The premature's EEG before theVIIIth month[1] of foetal life

Studies of animals have revealed some activity on the 45th day of the guinea-pig's foetal life (36) and on the 13th day in chicks (22). Transamniotic fast activity was detected on the 50th day of human foetal life (52). Vaginal records have also been made (4).

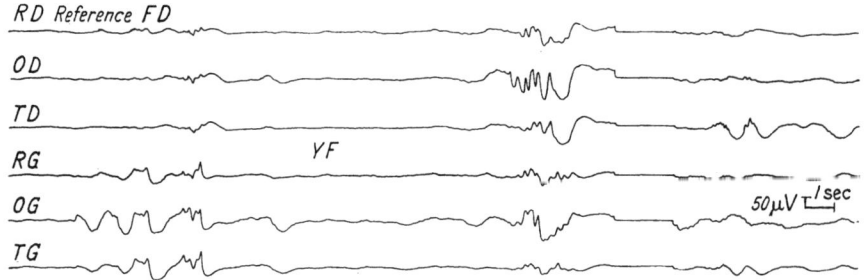

Fig. 1. Premature born at V months — 720 g — 20 hr. F frontal, R rolandic, O occipital, T temporal, D right, G left (see text), YF eyes closed

Our systematic recordings of prematures at the limit of viability (IV$^1/_2$—V months) up to VIII months of foetal age enable us to distinguish certain characteristics of this period, the tracing being always active except in dying children (12, 59):

A paroxystic pattern in the tracing is very clear at V and VI months and becomes less so at VII months. [This paroxystic pattern was also noted in chicks (23).] We also see an absence of regular periodicity. There is no differentiation between sleeping and waking records (15). At V—VI months there is a complete

---

[1] Conceptional age will be expressed in roman and legal age in arabic numerals.

independence of the hemispheres; this becomes less at VII months, with habitual asymmetry. We also note a partial or complete lack of reactivity (15).

In spite of these characteristics peculiar to prematures before the end of the VIIIth month of gestation, we have seen an extremely rapid evolution of the tracing between the Vth and VIIIth month of foetal life; the spatial organisation of activity on each hemisphere and the basic frequencies are rapidly modified. The tracing of the non-viable (and always more or less anoxic) V month premature

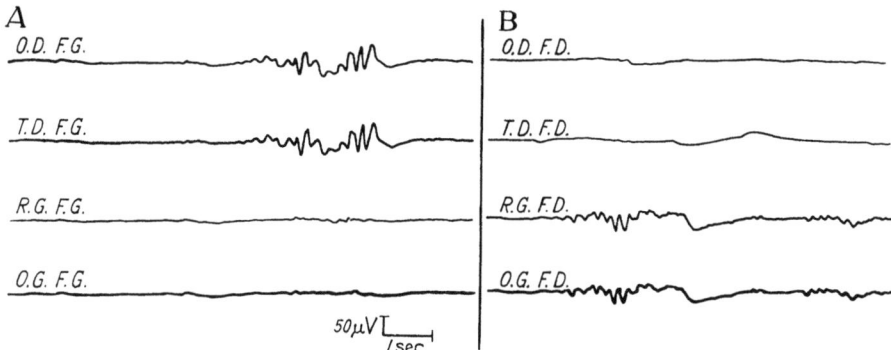

Fig. 2. Premature born at VI months — 1000 g — 8 days (for derivations, see Fig. 1). Note the isosynchronism when the 2 electrodes are on the same hemisphere — (see text)

(18 cases, Fig. 1) is remarkable for its spatio-temporal anarchy, its high voltage and slow potentials of 0.5 c/s, its sporadic often frontal spikes and the low voltage bursts of 5 and 8 to 10 c/s. It may be contrasted with the simplicity of the tracing of the VI month premature (20 cases) studied after 8 days of life, viable and already adapted to extrauterine life (Fig. 2). Sequences of about 1 sec mode of 5 c/s

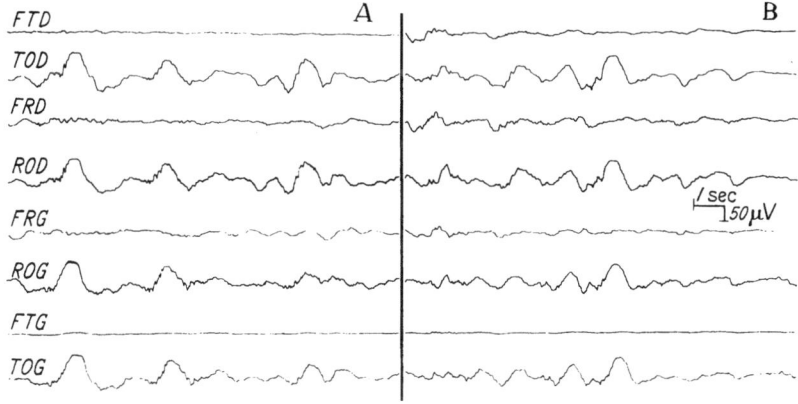

Fig. 3. Premature born at VI months age + 1½ month = VII ½ months conceptional age — (see text). A waking record, B sleeping record (for derivations see Fig. 1)

frequencies are synchronous on different points of one hemisphere. They cancel out, simulating an inactive record, on each hemisphere; they are revealed, however, by interhemispheric derivations because of the continuing independence of the two hemispheres. A few biooccipital slow waves are sometimes found (12).

At VII months (Fig. 3) discontinuity is less marked and for the first time a spatial organisation of activity appears on each hemisphere. Slow waves (1 c/s), with 10—14 c/s and 10—20 microvolts rapid frequencies superimposed, appear in rolando-occipital and in all interhemispheric derivations except the bifrontals. They are accentuated in bursts without regular periodicity.

The VIII month premature and the newborn up to 3 months

The first important maturative stage is that of the VIIIth foetal month (Table 1). It is from the end of the VIIIth month and up to the normal date of birth that prematures have been the object of most research (2, 6, 8, 31, 32, 33,

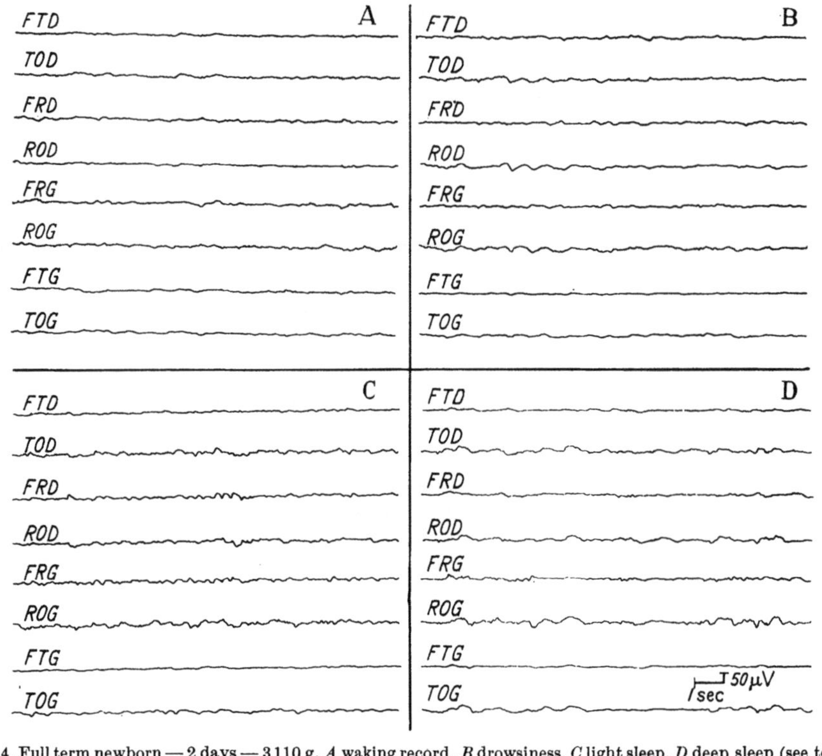

Fig. 4. Full term newborn — 2 days — 3110 g. A waking record, B drowsiness, C light sleep, D deep sleep (see text), (for derivations see Fig. 1). No difference between the two records

34, 46, 47, 55, 60, 61, 64, 65, 69). The EEG shows the signs of organisation which it will maintain more or less modified until the age of 3 months after the normal date of birth, when new phenomena will appear.

From the VIIIth foetal month (or sometimes VII$^1/_2$ month) to the end of the third month after normal full-term birth (XII months after conception), the tracing is characterised by its continuity, its poor rhythmicity and spatial organisation, the development of an interdependence between the hemispheres and of a clear difference between the EEG tracings of sleep and wakefulness with a characteristic reactivity during sleep (Fig. 4). The differences in recordings of sleep and wakefulness have been stressed (15, 32, 34).

Some points must be emphasised concerning the waking record: It is difficult to define a topographical organisation and a definite frequency, 4—8 c/s being predominant. The existence at VIII months of rapid occipital bursts of 10—12 c/s, is reminiscent of fast bursts characteristic of the preceding months (59). The study of the reactivity of the waking record on photic stimulation (*17*) has revealed occipital evoked potentials in full-term newborns during the first days of life. The voltage and rhythmicity increase gradually from birth to 3 months.

In contrast to the waking record, the sleep record between VIII months and 3 months shows quite distinct stages, as if the mechanisms which underly the EEG activity of sleep were gradually differentiated without a parallel evolution of the cortical activity of wakefulness. This suggests clearly the part played by different structures at different levels (*13, 15*).

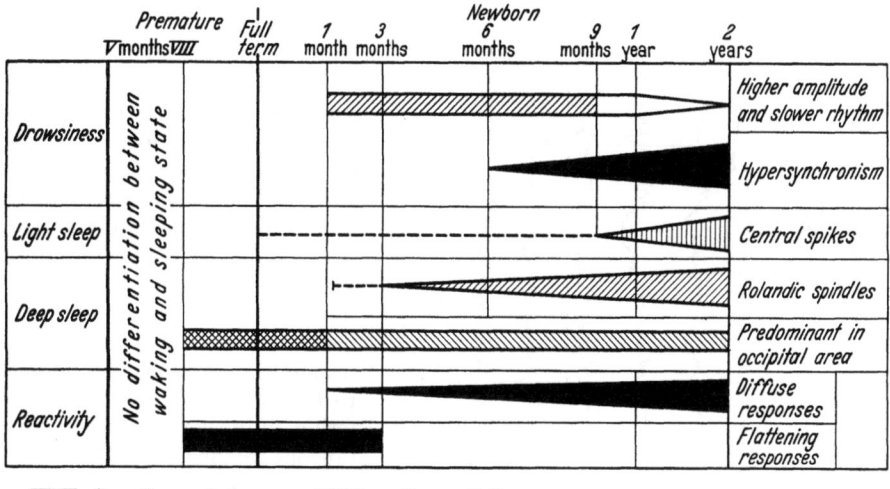

discontinuous Delta   *continuous Delta*

Fig. 5. Evolution of EEG patterns of sleep and reactivity from V months to 2 years — (see text)

At VIII months the record of light sleep reminds one of the record of VII months, and that of deep sleep is paroxystic, sometimes with a certain independence of the hemispheres recalling earlier stages.

After the normal date of birth the record of light sleep is not very different from that of wakefulness (Fig. 4). A rhythmic rolandic activity appears as a forerunner of the richer rolandic patterns of later stages. The "tracé alternant" (*59*) of deep sleep is characterised by sequences of delta waves, with a more or less distinct occipital predominance. After the 1st month, this activity tends to become continuous (Fig. 5) and its occipital topography becomes clearer. Up to 3 months, sleep reactivity to auditory and somesthetic stimuli remains diffuse and poorly differentiated (bursts, or flattening reactions, sometimes flattening preceded by a burst) (*15*). Sommation and habituation are similar to phenomena found in some adult comas (*18*).

The 3 months old to 3 years old child

The second important stage in the EEG maturation of the young child is reached at 3 months. A number of studies have been devoted to this period (*3, 6, 13, 25, 28, 29, 43*). The waking EEG (Fig. 6) is characterised by a topographical organisation of activity with occipital predominance. This activity already rhythmic and of 2—4 c/s at 3 months, becomes sinusoidal, very regular and of 4—5 c/s at 5 months. Reactivity is also apparent (*15*).

The 5 months basic rhythm of 4—5 c/s, with an amplitude of 75 microvolts, gradually accelerates, but with a certain range of variations, and reaches 7—9 c/s

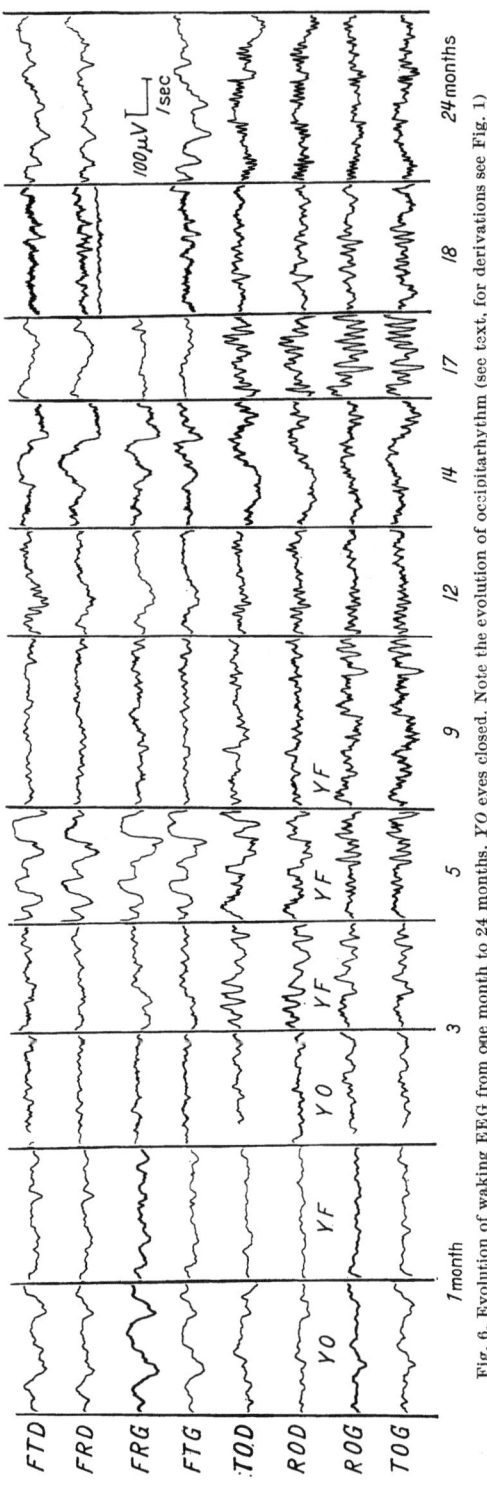

FTD FRD FRG FTG TOD ROD ROG TOG

YO YF YO YF YF YF YF YF

1 month 3 5 9 12 14 17 18 24 months

100μV / 1sec

Fig. 6. Evolution of waking EEG from one month to 24 months. *YO* eyes closed. Note the evolution of occipital rhythm (see text, for derivations see Fig. 1)

at 3 years. By degrees, the voltage decreases. It has been particularly stressed (*56*) that the acceleration of rhythms coincides with a reduction in amplitude. The waking rhythm, in fact, varies little between 5 and 18 months.

The reactivity of the waking record is often difficult to assess with the usual criteria of the adult tracing. An occipital rhythm often persists with open eyes; spontaneous closing of the eyes may be due to drowsiness. We have sometimes noted with Brandt (*6*) that the waking record which immediately follows sleep shows a slower occipital activity. Reactivity to intermittent light, discreet at 3 months, becomes clearer at 5 months, but responses will long be limited to θ frequencies equal to or differing only slightly from spontaneous frequencies (*17*).

Sleep patterns have been the subject of several studies (*13, 15, 24, 38, 39, 51, 53, 68*). The importance of drowsiness and the ifficulty of analysing it clinically and electrically have often been stressed (*6*). In our opinion the 3—7 month period is one of progressive elaboration of sleep patterns (Fig. 5) and of more and more complex reactivity (*13*).

Drowsiness (Fig. 7) is characterised by high voltage diffuse 3—4 c/s activity well drawn and characteristic after 7 months, continuous before 2 years, becoming paroxystic between 2 and 3 years. The beginning of sleep shows a decrease of amplitude. Rolandic humps and spindles are characteristic of satisfactory sleep. Irregular occipital δ rhythm only appears in deep sleep, while spindles often persist. At this period three stages can already be distinguished in sleep records. The arousal reactions are generally diffuse, sometimes localised but with no specific topography, whatever the stimulus may be. These responses are slow spikes, often diphasic, which become faster and more repetitive between 3 months and 3 years (*15, 24, 39*). They have a certain similarity to generalised secondary responses. The awakening record often resembles that of falling asleep. Variations in the lability of sleep and of its reactivity are important as a means of recognising discreet anomalies in convulsive children (*14, 24*).

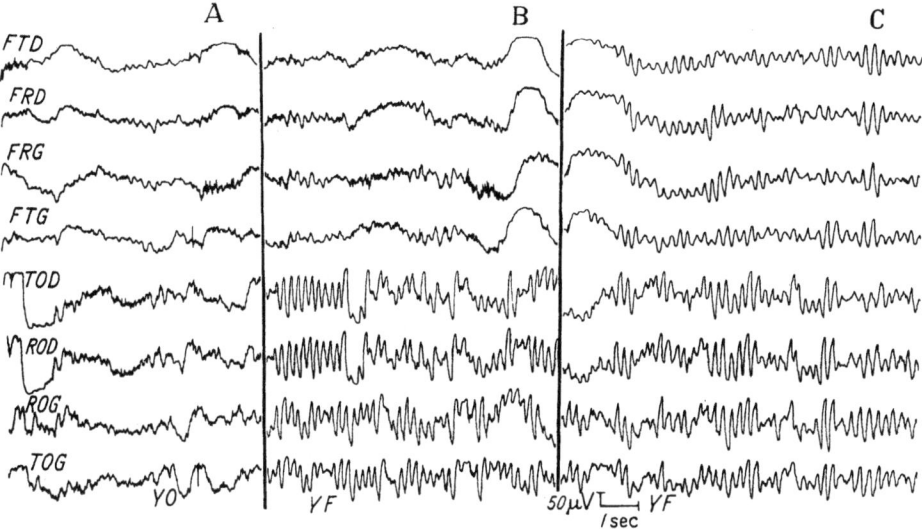

Fig. 7. Drowsiness at 18 months (in *C*). Compare to waking record eyes open (*YO*) in *A*, and eyes closed, by artificial closing of the eyes (*YF*) in *B*. In *C* the eyes were closed spontaneously by drowsiness. Note the diffusion of the activity (see text)

The **third stage of EEG maturation is reached at 3 years** of age, beyond which we will not go. An essential phenomenon arises at this age: children's sleep records then look like those of sleeping adults. Sometimes drowsiness hypersynchronia remains only paroxystic.

Discussion and interpretation

From these facts certain conclusions can be drawn:

a) Clinical correlations

There are electroencephalographic maturative stages (*15*). They are characterised by the simultaneous development of different patterns of the normal record (spontaneous activity, reactivity). Our opinion is that pathological electrical phenomena also appear at about the stages already described and this is particularly manifest in the VIIIth foetal month. A delay or advance can, of course, always occur without being pathological; but generally the convergence of phenomena is nevertheless apparent (the assessment of the exact foetal age is often difficult).

These EEG maturative stages correspond to neurological maturative stages (*13*). It is once more necessary to underline the importance of the end of the VIIIth foetal month in neurological and electroencephalographic maturation. At this period, when the brain has the same appearance as that of the full term newborn child's, when the cortex has acquired a considerable thickness, the premature is very similar to the full term newborn child. Muscular hypotonia has receded, waking and sleeping states are clearly differentiated, and the reactivity is comparable to that of a full term child. This date represents a maturative step of the utmost importance. On the other hand, the IXth month of gestation is not notable for any important change in the child, who has already acquired the fundamental characteristics one month before the full term.

The stages of 3 and 5 months, which represent an important step in the organisation of the occipital rhythm, correspond to essential dates in the child's development (1, 9, 41, 45). It is indeed at 3 months that primary reflexes have completely disappeared and that a good control of the tonus of the head, a good scanning of space through oculo-motor coordination, a voluntary control of motility, the first hand play exist. At 5 months, the dominant characteristic of development is the occurence of voluntary prehension, which requires true coordination between visual perception and directed motility. It is from 5 months on that for the first time the waking record can really be differentiated by its occipital rhythm of a type much slower but comparable to that of adults.

Prematurity does not apparently modify electroencephalographic maturation, either by causing deterioration or by stimulating anticipated adaptation to extra-uterine life. Certain studies of conditioned reflexes (vestibular and auditive) in normal and premature infants (37) showed that the first conditioned reflexes are acquired in both groups around the age of 2 months, indicating advanced acquisition in prematures. This is not borne out by the study of electroencephalographic maturation; nine months after conception, there seems to be little difference in the serial EEGs of prematures born at the VIth month, and of infants born at VII, VIII and IX months; we think that the cerebrum matures in much the same way whether in utero or in an incubator (15, 59); the fundamental electrical phenomena are the same. If premature birth does not stimulate the rate of EEG maturation, it does not, on the other hand, appear to result in nervous equipment of lesser quality, apart, alas, from the frequent intercurrent complications to which prematures are prone. The date at which an organised occipital rhythm appears in prematures has not yet been firmly established, as the number of cases investigated is too small. Nevertheless our studies and those of GALDO (21) permit the view that an occipital rhythm appears at 7 months, with an appropriate delay in a premature born at VII months (conceptional) as compared to the full term infant.

Birth does not alter the EEG tracing in any remarkable fashion. A tracing made in the first hours of life is practically identical, when delivery is normal and spontaneous, to those made during the following days. We were able, in a control child, to record a characteristic sleep tracing, different to the waking tracing, half an hour after birth (15). The term is more important than the weight, which seems to be a secondary factor. In malformations of the CNS such as anencephaly, the maturation of the brain is generally disturbed. We do not think that the study of such anomalies can help us very much in the evaluation of EEG development. Cerebral lesions (oedema, anoxia, haemorrhages) teache more, sometimes causing in full term infants anomalies of EEG similar to those seen in prematures. In such cases the record cannot be allocated to a clear maturative stage (58). Some authors (27) think that ontogenetic studies of electrical fits and repetitive spikes can be used to interpret abnormal epileptic potentials of adults.

b) Neuro-physiological aspects

The contrast between the EEG of a V month premature and that of a full term newborn suggests a rapid maturation of nervous structures (12). We know that at

V months the basal ganglia are already mature, but the cortex is thin. It then grows thicker and at VIII months is comparable to that of a full term infant. During the same period the scissures appear and the sylvian fossa becomes a scissure. We know nothing of the reticular substance.

The profound differences between the EEG recordings at intervals of one month in prematures (Fig. 8) suggest to us that the electrical activities are not due to the maturation of only one structure, i. e. the cortex. The anarchy of the V month premature's EEG might suggest that it is caused by the activity of independent nuclei. The role of anoxia must be born in mind, but records of

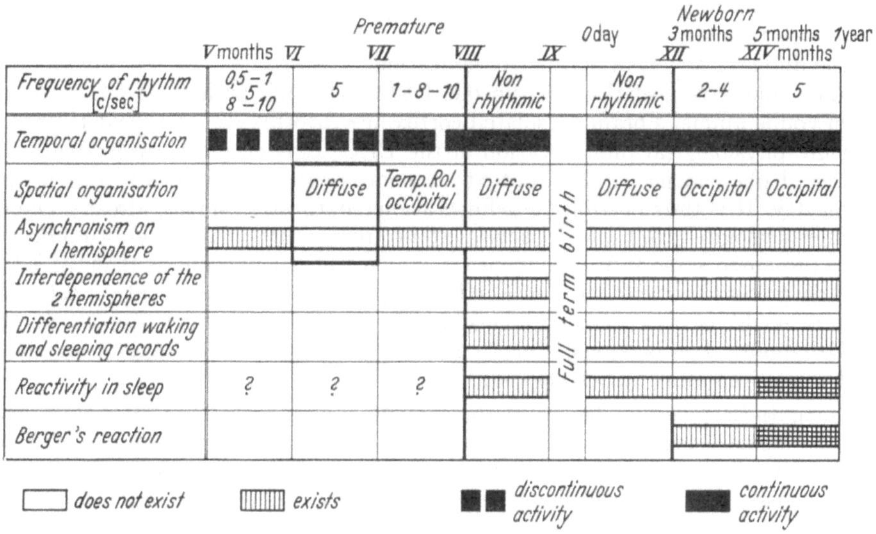

	V months VI	VII (Premature)	VIII	IX	0 day	XII (3 months)	XIV months (5 months)	1 year
Frequency of rhythm [c/sec]	0,5–1 / 8–10	5	1–8–10	Non rhythmic	Non rhythmic	2–4	5	
Temporal organisation	discontinuous / continuous activity					continuous activity		
Spatial organisation		Diffuse	Temp. Rol. occipital	Diffuse		Diffuse	Occipital	Occipital
Asynchronism on 1 hemisphere								
Interdependence of the 2 hemispheres								
Differentiation waking and sleeping records								
Reactivity in sleep	?	?	?					
Berger's reaction								

does not exist   exists   ▪▪ discontinuous activity   ■ continuous activity

Fig. 8. Schematic evolution of the main characteristics of EEG from V months to 1 year (see text)

anoxic or anencephalic full term newborns are quite different to those of the early premature. The effects of anoxia on more or less mature structures can vary (30) and its influence cannot yet be fully assessed.

The simplification and the hemispheric isosynchronism which occurs at VI months is perhaps partially due to good oxygenation. But we think that the activity of the grey nuclei become synchronous on each side of the brain without interhemispheric synchronisation. The constancy of the rhythm must be stressed. We have already emphasised (12) the similarity of the record pattern at VI months with that of the decorticate thalamus of monkeys (40).

The simultaneous changes which occur at the beginning of the VIIIth month suggest an important developmental advance of the central nervous system. We know that the cortex grows thicker and we could imagine that the differentiation between waking and sleeping records and the increased reactivity are due to cortical maturation. But this is probably only a part of the new phenomena. For, at the same period, synchronism between the two hemispheres appears; it is essentialy a function of the reticular system (7) and independent of the commissures, even of the corpus callosum.

Anatomical studies of the reticular system of the human foetus should be of great help. Such studies have been made on the thalamus of the foetus (11) and the cortex of the newborn (10).

The partial independence of the evolution of the waking and sleeping records must be stressed; some stages appear in sleep only (13, 39), That is evident between

5 and 12 months, when the modification of the sleep record is obvious with the appearance around 7—8 months of the hypnagogic hypersynchrony, which suggests new mechanisms. At an earlier stage, the resemblance of the VIII month sleeping record is striking, and has not been found at other periods.

The θ occipital rhythm of the second half of the first year seems to be a precursor of the α rhythm, with the same characteristics apart from frequency. EEG recordings show a later response to visual than to somesthesic or acoustic stimuli.

In conclusion the EEG in infancy has revealed hitherto unknown aspects of the electrical maturation of the nervous system (Fig. 8), of which some knowledge is necessary to interpret the pathological EEG. Moreover it gives a functional view of the different stages of nervous organisation.

The comparison of the spontaneous EEG of infants with the EEG recorded from young animal's brain or isolated cortex or subcortex would appear to permit a neuro-physiological interpretation of the EEG. It is necessary to evaluate the electrical phenomena in the context of neuro-anatomy, neurology and neuro-chemistry. It is thus possible to define various maturative stages, already known from neurological (57) and to some extent from neuro-anatomical studies. We have presented some further evidence in support of our hypothesis that the EEG of early prematures represents subcortical electrical activity, and that the reticular system could be essentially responsible for the changes which appear at the VIIIth month. It was also possible to gain some insight into the role of anoxia or oedema in immature structures (50).

Longitudinal studies begun in the first days of life are most important and involve special organisation. Movable EEG apparatus must be available in maternity clinics, and close collaboration between obstetricians, pediatricians, neurologists, electro-encephalographists and anatomists is necessary (19).

References

(1) André-Thomas et S. St. Anne-Dargassies: Etudes neurologiques sur le nouveau-né et le jeune nourrisson. Paris: Masson 1952. — (2) Arfel-Capdevielle, G.: Activité électrique cérébrale du nouveau-né. Thesis Paris 1950.

(3) Bernhard, C. G., et C. R. Skoglund: Recherches sur la fréquence alpha de l'EEG chez l'enfant. Acta psychiat. (Kbh.) 14, 223 (1939). — (4) Bernstine, R. L., et W. J. Borkowski: Foetal electroencephalography. The journal of obstetrics and gynaecology. 63, 275 (1956). (5) Bishop, E. J.: The strychnine spike as a physiological indicator of cortical maturity in the post-natal rabbit. EEG clin. Neurophysiol. 2, 309 (1950). — (6) Brandt, S., and H. Brandt: The EEG pattern in young healthy children from 0 to 5 years of age. Their practical use in daily clinical electoencephalography. Acta psychiat. (Kbh.) 30, 77 (1955). — (7) Bremer, F.: La synergie interhémisphérique, Strasbourg med. 533 (1956).

(8) Canova, G., et E. Cossandi: EEG del neo nato immaturo. Minerva pediat. (Torino) 49, (1956). — (9) Carmichael, L.: Manual of child psychology. New York: J. Wiley 1946. — (10) Connel, L.: The post natal development of human cerebral cortex. Vol. 1 and 2, Cambridge Mass.: Harvard Univ. Press 1941.

(11) Debakan, A.: Human thalamus. An anatomical developmental and pathological study. II Development of the human thalamic nuclei. J. comp. Neurol. 100, 63 (1954). — (12) Dreyfus-Brisac, C.: Activité électriqué cérébrale du foetus et du très jeune prématuré. IV. Intern. meeting of EEG and clinical neurophysiology. Proceedings. Bruxelles, Acta med. Belg. 163, (1957). — (13) Dreyfus-Brisac, C., and C. Blanc: EEG et maturation cérébrale. L'encéphale. 45, 205 (1956). — (14) Dreyfus-Brisac, C., C. Blanc et P. Kramarz: L'EEG de sommeil chez les enfants présentant des convulsions avant 3 ans. Rev. neurol. (sous presse). — (15) Dreyfus-Brisac, C., H. Fischgold, D. Samson, S. St. Anne-Dargassies, N. Monod et C. Blanc: Veille, sommeil et réactivité sensorielle chez le prématuré et le nouveau-né. Activité électrique cérébrale du nourrisson. EEG clin. Neurophysiol. suppl. 6, 418 (1956). — (16) Dreyfus-Brisac, C., D. Samson and H. Fischgold: Technique de l'enregistrement de l'EEG du prématuré. EEG clin. Neurophys. 7, 429 (1955).

(17) ELLINGSON, R. J.: EEG of normal, full term newborn immediately after birth, with observations on arousal and visual evoked responses. EEG clin. Neurophysiol. 10, 31 (1958).
(18) FISCHGOLD, H., et G. C. BOUNES: Exploration electroencéphalographique des états comateux. Sem. Hôp. Paris 22, 1245 (1946). — (19) FISCHGOLD, H., et F. BERTHAULT: EEG de l'épilepsie du nouveau-né et du nourrisson. Et. néo-natal. 59, (1953). — (20) FLEXNER, L. B., D. B. TYLER and L. G. GALLANT: Biochemical and physiological differentiation during morphogenesis, onset of electrical activity in developing cortex of foetal guinea pig. J. Neurophysiol. 13, 427 (1950).
(21) GALDO, A., D. GABRERIZO et R. CRUZ: Estudio electroencefalografico del prematuro. Rev. esp. Pediat. 10, 607 (1954). — (22) GARCIA-AUSTT, J. R.: Development of electrical activity in cerebral hemispheres of chick embryos. Proc. Soc. exp. Biol. (N. Y.) 86, 348 (1954)— (23) GARCIA-AUSTT, J. R.: Ontogenic evolution of EEG in human and animals. IVth Intern. meet. of EEG and clin. neurophysiol. Proceedings Bruxelles, Acta med. Belg. 173, (1957). — (24) GIBBS, F. A., and E. L. GIBBS: Atlas of electroencephalography. Vol. I. Cambridge Mass. 1950. — (25) GIBBS, F. A., and J. R. KNOTT: Growth of the electrical activity of the cortex. EEG clin. Neurophys. 1, 223 (1949). — (26) GROSSMAN, G. C.: Electro-ontogenesis of cerebral activity. Forms of neonatal responses and their recurrence in epileptic discharges. Arch. Neurol. Psychiat. (Chicago) 74, 186 (1955). — (27) GROSSMAN, G. C.: Topic ontogenic evolution of the EEG in human and animals. IVth Internat. meeting of EEG and clin. neurophysiology. Proceedings Bruxelles. Acta med. Belg. 157, (1957).
(28) HENRY, CH. E.: EEG of normal children. Soc. for res. in child development. Washington 9. 3. 1944. — (29) HILL, D.: Electroencephalographic evidence of cerebral maturation in „Biochemistry of the developing nervous system". Ed. by Waelsch, H. page 110, Proceedings. Ist Intern. neuroch. Symposium. New York: Acad. Press. Inc. 1955. — (30) HIMWICH, H. E.: Brain metabolism and cerebral disorders. Baltimore: Williams & Wilkins 1951. — (31)HUGHES, J. G., B. C. DAVIS and M. L. BRENNAN: Electro-encephalography of the newborn infant. VI studies on premature infants. Pediatrics 7, 707 (1951). — (32) HUGHES, J. G., B. EHEMANN and U. A. BROWN: EEG of newborn, I studies on normal, full term sleeping infant. Amer. J. Dis. Child. 76, 503 (1948). — (33) HUGHES, J. G., B. EHEMANN and U. A. BROWN: Electroencephalography of newborn. II. Brain potentials of babies of mother given seconal sodium. Amer. J. Dis. Child. 76, 626 (1948). — (34) HUGHES, J. G., B. EHEMANN and F. S. HILL: EEG of newborn. III studies on normal, full term infant while awake and while drowsy. Amer. J. Dis. Child. 77, 310 (1949). — (35) HUNT, W. E., and S. GOLDRING: Maturation of evoked response of the visual cortex in the post-natal rabbit. EEG clin. neurophysiol. 3, 465 (1951).
(36) JASPER, H. H., L. CARMICHAEL and C. S. BRIDGMAN: An ontogenetic study of cerebral electrical potentials in the guinea pig. J. exp. Psychol. 21, 63 (1937).
(37) KASATKINE, N. I.: Ontogenese précoce de l'activité réflexe chez l'enfant. J. Vysch. Nervu. Deiateln. 7, 805 (1957). — (38) KELLAWAY, P.: EEG diagnosis of cerebral pathology in infants during sleep. I. rational technique and the characteristic of normal sleep in infants. J. Pediat. 41, 262 (1952). — (39) KELLAWAY, P.: Ontogenetic evolution of the electrical activity of the rabin in man and animals. IV. Intern. meeting of EEG and clin. neurophysiology. Proceed. Bruxelles. Acta med. Belg. 141, (1957) — (40) KENNARD, M. A., and F. NIMS: Electroencephalogram of decorticate monkeys. Neurophysiol. 6, 233 (1943). — (41) KOUPERNIK, C.: Development psycho-moteur du premier âge. Paris: Presses Univ. France 1954. — (42) KREBS, E. M., Z. D. PIGAREVA, D. A. TCHETVERKOF et L. F. POMASANSKAIA: Evolution biochimique du névrax et de l'activité nerveuse dans l'ontogénèse. Cah. Méd. soviét. 1, 20 (1953); (Trad du J. de l'act. nerv. sup. 1952).
(43) LINDSLEY, D. B.: Electrical potentials of the brain in children and adults. J. gen. Psychol. 19, 285 (1938). — (44) LINDSLEY, D. B.: Heart and brain potentials of human fetus in utero. J. Psychol. 55, 412 (1942).
(45) MACGRAW, M. B.: The muscular maturation of the human infant. New York: Columbia Univ. Press. 1942. — (46) MAI, H., E. SCHULTZE u. H. W. MÜLLER: Über das Elektroencephalogramm von Frühgeburten. Z. Kinderheilk. 69, 251 (1951). — (47) MAI, H., u. G. SCHAPER: Elektroencephalographische Untersuchungen an Frühgeborenen. Ann. paediat. (Basel) 180, 345 (1953). — (48) MARTY, R., J. SCHERRER et F. CONTAMIN: Phénomènes electrocorticaux provoqués chez l'animal par la stimulation d'afférences somesthésiques. Rev. Franc. Et. clin. et biol. 2, 686 (1957). — (49) MELIN, K. A.: EEG in infancy and childhood. EEG clin. Neurophysiol. suppl. 4, 202 (1953). — (50) MINKOWSKI, A., et S. SAINT-ANNE DARGASSIES: Le retentissement de l'anoxie foetale sur le système nerveux central. Rev. franc Et. clin. biol. 1, 531 (1956).
(51) NEKOROCHEFF, M. I.: L'EEG dans le sommeil spontané et le sommeil provoqué chez l'enfant. Rev. neurol. 83, 575 (1950).
(52) OKAMOTO, Y., and T. KIRIKAE: EEG studies on brain of foetus of children of premature birth and newborn. Together with a note on reactions of foetus brain upon drugs. Folia psychiat. neurol. jap. 5, 461 (1951).

(53) Passouant, P.: Sémiologie EEG du sommeil normal et pathologique. Rev. neurol. 83, 545 (1950). — (54) Pentzik, A. S.: Ontogenesis of bioelectrical activity and cellular structure of the cortex in rabbits (as quoted in electroencephalography). In J. D. N. Hill and G. Parr, page 208. London: MacDonald and Co. 1950. — (55) Pichot, F.: Contribution á l'étude de l'EEG normal et pathologique du nouveau-né. Thèse, Toulouse 1953.

(56) Sagaguchi, S.: On the age variation in the EEG of normal children Acta paediat. jap. 61, 1216 (1957). — (57) Saint-Anne Dargassies, S.: La maturation neurologique du prématuré. Et. néo-natal. 4, 71 (1955). — (58) Saint-Anne Dargassies, S.: A propos d'un enfant né au 6éme mois de la gestation. Et. néo-natal. 6, 11 (1957). — (59) Samson-Dollfus, D.: L'EEG du prématuré jusqu'à l'âge de 3 mois et du nouveau-né à terme. Thèse. Paris: Foulon 1955. — (60) Schaper, G.: Zum Hirnstrombild bei schlafenden Frühgeborenen. Msch. Kinderheilk. 101, 149 (1952). — (61) Schaper, G.: Das Hirnstrombild des schlafenden Säuglings im 2. Trimenon. Mschr. Kinderheilk. 101, 258 (1952). — (62) Scherrer, J.: Intégration des systemes sensitifs et sensoriels au cours du developpement. Conférence au colloque sur l'integration sensorielle. Paris 1958 (à paraître). — (63) Scherrer, J., et D. Oeconomos: Réponses corticales somesthésiques du mammifère nouveau-né, comparées à celles de l'animal adulte. Et. néo-natal. 3, 199 (1954). — (64) Schroeder, C., u. H. Heckel: Zur Diagnose des Geburtstraumas beim Neugeborenen. Klin. Wschr. 31, 808 (1951). — (65) Schroeder, C., u. H. Heckel: Zur Frage der Hirntätigkeit beim Neugeborenen. Geburtsh. u. Frauenheilk. 12, 992 (1952). — (66) Smith, J. R.: EEG during infancy and childhood. I. Rhythmic activities present in neonates and their subsequent development. J. genet. Psychol. 53, 431 (1938). — (67) Smith, J.R.: EEG during infancy and childhood. II) The nature of the growth of alpha wave. J. genet. Psychol. 53, 455 (1938). — (68) Smith, J. R.: III) Preliminary observations on the patterns sequences during sleep. J. genet. Psychol. 53, 471 (1938).

(69) Tangheroni, W., et L. Pardelli: L'EEG nell'età neonatale. I. Indagini sui prematuri e sugli immaturi. Lattante 29, 7 (1958).

(70) Waelsh, H.: Biochemistry of the developing nervous system. p. 537. New York: Acad. Press. 1955.

7. Die Temperaturregelung in den ersten Lebenstagen

Von

K. Brück

Mit 7 Abbildungen

Die Konstanz der Körpertemperatur homoiothermer Arten bei wechselnden Umgebungstemperaturen ist einem recht komplizierten Regelungsvorgang zu verdanken, der die abgeschlossene Entwicklung verschiedener Funktionssysteme voraussetzt. Umgekehrt besagt aber die größere Thermolabilität der Neugeborenen und insbesondere der Frühgeborenen nicht, daß eine Unreife dieser Systeme vorliegen müsse. Denn auch Unterschiede rein morphologischer Art (Fettpolster, Oberflächenvolumverhältnis) gegenüber dem Erwachsenen können eine größere Thermolabilität bewirken. Wegen dieser Verknüpfung morphologischer und funktioneller Faktoren kann aus dem Verhalten der Körpertemperatur nicht ohne weiteres geschlossen werden, ob sich bei einem Neugeborenen zum Zeitpunkt der Geburt schon thermoregulatorische Vorgänge abspielen oder nicht. Da es bislang an entsprechenden Analysen fehlte, ist es verständlich, daß heute bald kurzweg von einer Poikilothermie der Frühgeborenen gesprochen wird, oder andererseits die Thermolabilität ausschließlich auf die besonderen morphologischen Gegebenheiten bezogen wird.

Im folgenden soll die Temperaturregelung von Neugeborenen und Frühgeborenen anhand neuer Untersuchungsergebnisse unter besonderer Berücksichtigung der ersten Lebenstage dargestellt werden. Ein kurzer Abriß über das Prinzip der Temperaturregelung sei vorangestellt [ausführliche Darstellungen vgl. (15, 16)].

Die Temperatur des Körpers ist nicht an allen Stellen gleich. Die Temperatur der distalen Extremitätenteile sowie einer äußeren Schicht der proximalen Extremitäten und des Körperstammes schwankt bei Änderungen der Umgebungstemperatur erheblich. Man stellt deshalb die genannten Körperbezirke als poikilotherme Körperschale dem homoiothermen Körperkern gegenüber. Durch die Regelungsvorgänge wird nur die Temperatur des Körperkerns konstant gehalten. Gewöhnlich wird die Rectaltemperatur als repräsentativ für die Körperkerntemperatur angesehen. Genau genommen bestehen aber auch innerhalb des Körperkerns noch kleine Temperaturunterschiede. Entscheidend für die Regelungsvorgänge ist wahrscheinlich die Temperatur des Hypothalamus (Regelungszentrum).

Einer Abweichung der Kerntemperatur vom „Sollwert" (beim Menschen etwa 37° C) kann durch eine Steigerung der *Wärmebildung* und durch eine Beeinflussung der *Wärmeabgabe* entgegengewirkt werden. Die zusätzliche Wärmebildung erfolgt durch Steigerung der Stoffwechselprozesse teils in inneren Organen, insbesondere der Leber („regulative Wärmebildung im engeren Sinne"), teils in der Muskulatur. Die Beteiligung der Muskulatur läßt sich durch Messung der Aktionspotentiale nachweisen, noch bevor Muskelzittern einsetzt. Unter extremen Bedingungen (1 stündiges Bad in Wasser von 6° C) kann die Wärmebildung des Erwachsenen auf etwa das Fünffache des Grundumsatzes gesteigert werden, d. h. auf etwa 5—6 kcal/kg Körpergewicht und Stunde (2).

Die Wärmeabgabe wird beim Menschen im wesentlichen durch Hautdurchblutungsänderungen und Schweißsekretion beeinflußt. Durch Vasodilatation der Hautgefäße wird der Wärmetransport vom Körperkern zur Körperoberfläche erhöht; Körperschale und Haut werden wärmer. Damit vergrößert sich das Temperaturgefälle zwischen Haut und Umgebung, wodurch die Wärmeabgabe an die Umgebung zunimmt. Durch hohe Umgebungstemperaturen wird dieser Effekt allerdings begrenzt. Unter diesen Bedingungen erfolgt die Wärmeabgabe

vorwiegend oder ganz auf dem Wege der Schweißverdunstung. Durch Constriction der Hautgefäße wird umgekehrt der Wärmetransport zur Körperoberfläche und damit die Wärmeabgabe
eingeschränkt.

Die in kühler Umgebung gering durchblutete Haut stellt zusammen mit dem Subcutangewebe einen Wärmeisolator dar. Seine Wärmeisolationsfähigkeit ist abhängig von der absoluten Dicke dieser Gewebsschicht, insbesondere von der Stärke des Fettpolsters. Daher kann
bei Neugeborenen und Frühgeborenen nur ein verhältnismäßig geringer Effekt durch thermoregulatorische Hautdurchblutungsänderungen erwartet werden. Besonders wirksam ist dieser
Effekt beispielsweise bei Seehunden. Die Wärmeabgabe an die Umgebung kann bei ihnen so
stark vermindert werden, daß beim Aufenthalt in Eiswasser zur Konstanthaltung der Kerntemperatur nur geringe Steigerung der Wärmebildung notwendig sind. Wie beim Menschen
wird in warmer Umgebung die Wärmeabgabe durch Dilatation der Hautgefäße gesteigert (19).

Die Auslösung der beschriebenen Regulationsvorgänge erfolgt bei Änderungen der Umgebungstemperatur in erster Linie über die Thermoreceptoren der Haut. Diese vorgelagerten
Temperaturfühler sprechen schon unmittelbar nach Einwirkung einer Temperaturänderung
an, ehe überhaupt eine Änderung der Kerntemperatur eingetreten ist. Schon eine lokal begrenzte Kühlung der Haut löst eine Vasoconstriction, Erwärmung eine Vasodilatation entfernt liegender Körperstellen aus (reflektorische Vasoreaktionen). Auch die Wärmebildung
kann über die peripheren Thermoreceptoren erhöht werden, ehe es zu einem Abfall der Kerntemperatur gekommen ist.

Die Koordination der Regelungsvorgänge erfolgt nach den heutigen Vorstellungen im
Hypothalamus (Regelungszentrum). Eine Zerstörung des Hypothalamus führt daher zu
schweren Störungen der Temperaturregelung, wenn sich auch nach einiger Zeit wieder ein
gewisses Regulationsvermögen einstellen kann (29). Durch direkte Kühlung oder Erwärmung
bestimmter Bezirke des Hypothalamus können beim Tier thermoregulatorische Vorgänge ausgelöst werden (21, 28). Eine Vasoconstriction beispielsweise bleibt nach zentraler Kühlung
allerdings aus, wenn gleichzeitig die Haut sehr warm gehalten wird (21). Es zeigt sich darin
eine überwiegende Bedeutung der peripheren Thermoreceptoren. Die physiologische Bedeutung einer Reaktion auf Temperaturänderungen im Hypothalamusgebiet selbst ist in der
Auslösung von Entwärmungsmechanismen bei gesteigerter Wärmebildung, beispielsweise
während körperlicher Arbeit, zu sehen.

Die genannten funktionellen Faktoren sowie die morphologischen Gegebenheiten bestimmen den „Regelbereich" eines Individuums. Der Regelbereich gibt
die äußersten Grenzen der Umgebungstemperatur an, in denen bei maximaler
Anspannung der Regulationsvorgänge gerade noch eine störende Abweichung der
Körpertemperatur vom Sollwert verhindert werden kann. Selbst unter der Voraussetzung, daß das Neugeborene pro Körpergewichtseinheit gleich viel Wärme bildet
wie der Erwachsene und daß auch bei ihm in Kälte eine maximale Vasoconstriction
der Hautgefäße erfolgt, müßte sein Regelbereich schon wegen des ungünstigeren
Oberflächenvolumverhältnisses eingeschränkt sein. Eine quantitative Vorstellung ergibt die folgende Berechnung: Die Körperoberfläche eines Erwachsenen beträgt 1,8 m², der Oberflächenvolum-Quotient ist gleich 0,26 cm⁻¹. Bei
einem 3000 g schweren Neugeborenen mit einer Körperoberfläche von 0,21 m²
ergibt sich ein Quotient von 0,7 cm⁻¹. Die Oberfläche pro Gewichtseinheit beträgt
beim Neugeborenen danach das 2,7fache, bei einem Frühgeborenen von 1500 g
sogar das 3,5fache des Erwachsenen. Da die Wärmeabgabe eine Funktion der
Körperoberfläche ist, müßte das Neugeborene die 2,7fache und das Frühgeborene
die 3,5fache Wärmemenge pro Gewichtseinheit produzieren können, wenn es den
gleichen Regelbereich wie der Erwachsene haben sollte. Durch die geringere
Isolationsfähigkeit der Körperschale wird dieser Wert noch weiter erhöht. Ferner ist
zu berücksichtigen, daß bei kleinen Individuen wegen der kleineren Krümmungs-
radien der Körperteile der Wärmeübergang auf die Umgebung erhöht ist (24).

Kriterien zur Beurteilung der Temperaturregelung neugeborener Individuen

Nach dem Vorausgegangenen ist die Temperaturregelung neugeborener
Individuen nach folgenden Gesichtspunkten zu beurteilen.

1. Spielen sich zum Zeitpunkt der Geburt überhaupt schon thermoregulatorische Vorgänge ab?

2. Entsprechen diese Vorgänge auch quantitativ denen der ausgewachsenen Individuen? Beim Stoffwechsel wäre dazu von der auf die Gewichtseinheit bezogenen Stoffwechselgröße auszugehen.

3. Bis zu welchem Grade werden die ungünstigeren morphologischen Bedingungen durch eine größere Leistung des Stoffwechselsystems (höhere Wärmebildung pro Gewichtseinheit) kompensiert?

Nach bisherigen Untersuchungen über die Temperaturregelung neugeborener Individuen homoiothermer Arten kann man gemäß dieser Aufstellung zwei Gruppen von Tieren unterscheiden (12). Bei einer Gruppe, zu der Hund, Ratte (12) und Schwein (23) gehören, ist schon unmittelbar nach der Geburt das wesentliche Kennzeichen der Homoiothermie ausgebildet: die Stoffwechselprozesse steigen in kühler Umgebung an. Der Regelbereich ist bei den genannten Tieren allerdings noch erheblich eingeschränkt. Bei einer zweiten Gruppe, zu der z. B. Feldmaus und Ziesel (12) gehören, entwickelt sich die Fähigkeit zu regulativen Steigerungen der Wärmebildung erst im Verlauf von Tagen oder Wochen. Über das Verhalten der Hautdurchblutung, der bei den meist untersuchten Pelztieren eine geringere Bedeutung als beim Menschen zukommt, liegen keine Untersuchungsergebnisse vor.

Die Temperaturregelung bei Neugeborenen und Frühgeborenen

I. Das Stoffwechselverhalten bei Veränderung der Umgebungstemperatur

Aus älteren Untersuchungen (22), die sich allerdings auf Neugeborene und Frühgeborene vom 6. Lebenstag an beschränkten, geht bereits hervor, daß zumindest von diesem Zeitpunkt an die oxydativen Stoffwechselprozesse und damit die Wärmebildung bei Abkühlung gesteigert werden. Neuerdings wurde das Verhalten von der ersten Lebensstunde an in einer neu entwickelten klimatisierbaren Respirationskammer untersucht (4, 8, 9). Der O_2-Verbrauch, die CO_2-Bildung, Hautdurchblutung, Körpertemperatur und Kammertemperatur wurden fortlaufend registriert.

Zur Hautdurchblutungsmessung wurden Wärmeleitmesser nach HENSEL (17, 18) verwendet. Es wird damit die Wärmeleitzahl λ [cal cm^{-1} s^{-1} grad^{-1}] an der betreffenden Hautstelle gemessen. Bei Messung an den Extremitäten kann durch eine proximal von der Meßstelle angelegte Blutdruckmanschette der Blutstrom kurzzeitig unterbrochen werden. Der sich dabei einstellende Wert λ wird gleich Null gesetzt. $\Delta\lambda$ stellt die Differenz zwischen diesem und dem jeweils während des Versuchs gemessenen λ-Wert dar. $\Delta\lambda$ verhält sich nahezu linear proportional zur Hautdurchblutung (18).

Bei jedem Kind wurde eine Untersuchungsreihe durchgeführt, wobei die erste Untersuchung 15 min bis 2 Std. nach der Geburt begonnen wurde. Es folgten dann weitere Untersuchungen im Verlauf der ersten Lebenswoche, bei den Frühgeborenen auch in den folgenden Wochen. Im folgenden sollen die Ergebnisse dieser Untersuchungen dargestellt werden.

a) Das Stoffwechselverhalten bei ausgetragenen Neugeborenen. Die Abb. 1 zeigt eine Untersuchungsreihe bei einem 3320 g schweren Neugeborenen. Die Abkühlung erfolgte bei einer Kammertemperatur von 23° C. Diese Temperatur entspricht Bedingungen, denen das Neugeborene unter normalen Verhältnissen beim Wickeln, Waschen usw. mehrfach am Tage ausgesetzt ist. Zur Erwärmung wurde die Kammertemperatur auf 32—35° C erhöht. Bei dieser Temperatur stellte sich der Stoffwechsel auf einen Minimalwert ein. Man erkennt aus der Abbildung, daß in der Abkühlungsphase schon im ersten Versuch — ¹/₂ Std. nach der Geburt —

die Wärmebildung etwa 100% über dem bei warmer Umgebung gemessenen Minimalstoffwechsel liegt. Diese regulative Steigerung der Wärmebildung ist

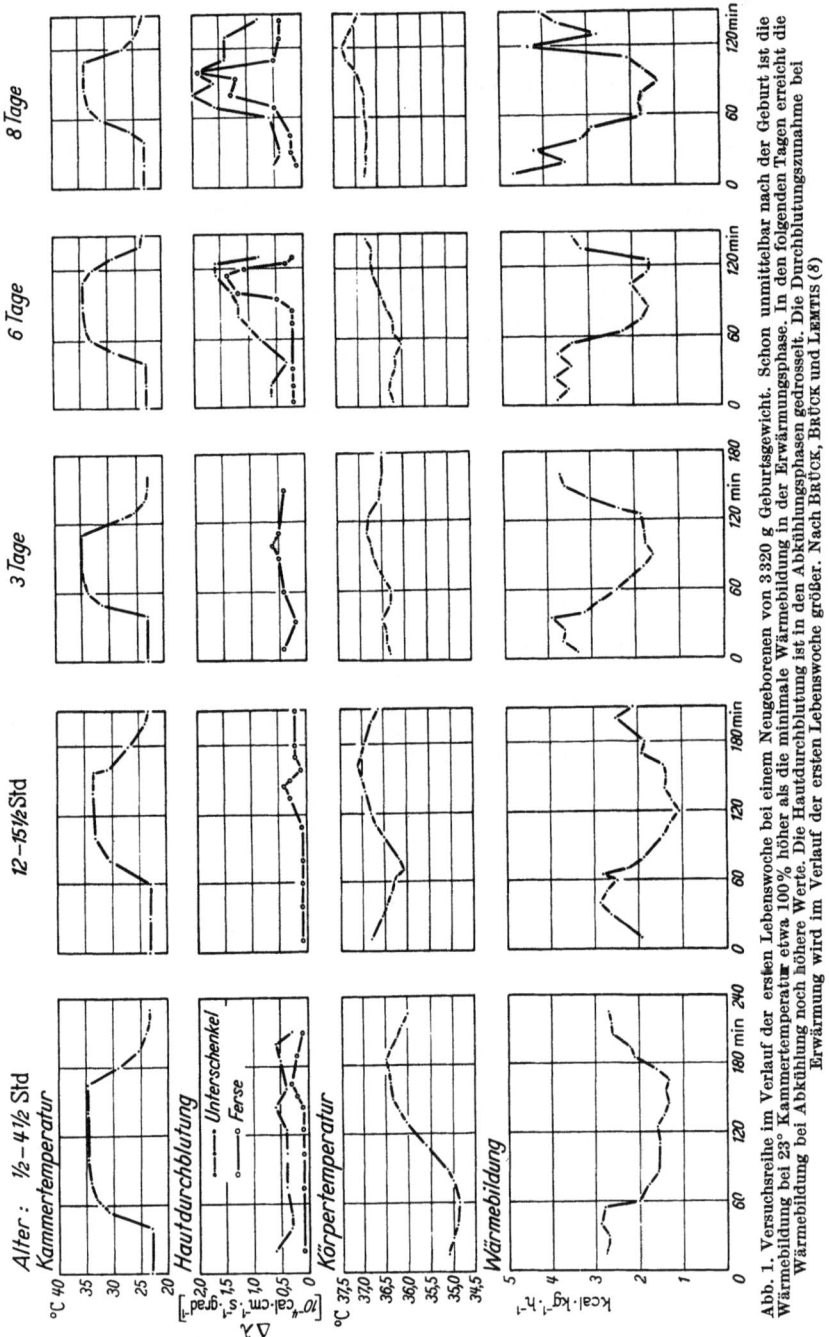

Abb. 1. Versuchsreihe im Verlauf der ersten Lebenswoche bei einem Neugeborenen von 3320 g Geburtsgewicht. Schon unmittelbar nach der Geburt ist die Wärmebildung bei 23° Kammertemperatur etwa 100% höher als die minimale Wärmebildung in der Erwärmungsphase. In den folgenden Tagen erreicht die Wärmebildung bei Abkühlung noch höhere Werte. Die Hautdurchblutung ist in den Abkühlungsphasen gedrosselt. Die Durchblutungszunahme bei Erwärmung wird im Verlauf der ersten Lebenswoche größer. Nach Brück, Brück und Lemtis (8)

im Vergleich mit dem Erwachsenen überraschend groß. Denn bei ihm treten unter den gleichen Bedingungen höchstens bis zu 25% betragende Stoffwechselsteigerungen auf. In der zweiten Hälfte des ersten Tages werden etwa gleich hohe Werte erreicht, am 3. Tag liegen sie noch höher, nehmen aber dann nur noch wenig weiter zu. Ein ganz entsprechendes Verhalten ergab sich bei 10 weiteren Neugeborenen (Abb. 2). Die große Leistungsfähigkeit des Stoffwechselsystems läßt sich erst richtig ermessen, wenn man beachtet, daß die auf die Körpergewichtseinheit bezogenen Absolutwerte von durchschnittlich 4 kcal/kg h (vgl. Abb. 2) schon recht nahe an die Werte herankommen, die beim Erwachsenen unter *extremer* Kältebelastung erzielt werden.

Die regulativen Steigerungen der Wärmebildung reichen vom 2.—3. Lebenstag an aus, um die Körpertemperatur bei 23° Kammertemperatur konstant zu halten, während sie besonders am ersten Tag infolge der geringeren regulativen Steigerung der Wärmebildung auf etwa 35° C abfällt. Die Steigerung der Wärmebildung setzt etwa vom 3. Tag an (vgl. Abb. 1) sprunghaft, noch vor einer Senkung der Körpertemperatur ein, woraus zu schließen ist, daß der Vorgang über die cutanen Thermoreceptoren und nicht durch eine Kühlung des Regelzentrums ausgelöst wird (vgl. S. 42). Umgekehrt kommt es bei einem Anstieg der Kammertemperatur schon durch die Erwärmung der Haut rasch zu einem Abfall des Stoffwechsels auf Minimalwerte, und zwar noch vor einem Anstieg der Körpertemperatur, auch wenn diese zuvor auf Werte von 34—35° C abgesunken war (Abb. 1, 1. Versuch). Dadurch bleibt eine einmal gesenkte Körpertemperatur (etwa nach der Auskühlung unter der Geburt) auch im gewärmten Bett noch längere Zeit erhalten. Da in der folgenden Zeit beim Wickeln,

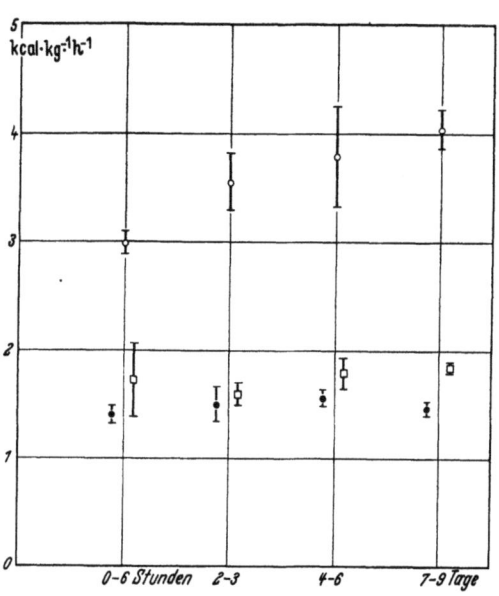

Abb. 2. Mittelwerte der bei verschiedenen Kammertemperaturen gemessenen Stoffwechselgrößen von 11 ausgetragenen Neugeborenen im Verlauf der ersten Lebenswoche. Bei den Kammertemperaturen von 28—30° C (□) und 32—35° C (●) sind die über 5 min integrierten Minimalstoffwechselwerte angegeben. Die Maximalstoffwechselwerte bei 23° C Kammertemperatur (○) sind über 10 min integriert. Nach BRÜCK, BRÜCK und LEMTIS (8)

Baden usw. immer wieder Auskühlungen erfolgen, die in den ersten Tagen wegen der geringeren Höhe des Stoffwechselanstieges zu stärkeren Senkungen der Körpertemperatur führen als in den folgenden Tagen, erklärt sich aus dem Stoffwechselverhalten der sog. initiale Temperaturabfall und die in den ersten Lebenstagen niedriger liegende Körpertemperatur.

In der Abb. 2 sind neben den bei 23° C Kammertemperatur gemessenen Maximalstoffwechselwerten die Minimalstoffwechselwerte in einer Umgebungstemperatur von 32—35° C und vergleichsweise bei 28—30° C angegeben. Die Maximalstoffwechselwerte sind durch Integration der Einzelkurven über 10 min nach Erreichung ihres Maximums gemessen worden. Die Minimalstoffwechselwerte stellen Integrationen über nur 5 min dar. Es war notwendig, hierbei kurze Zeiten zu integrieren, da jede kleine Bewegungsunruhe den Stoffwechsel etwas über den Minimalwert steigert. Aus der kurzen Integrationszeit erklärt sich wohl, daß die hier dargestellten Minimalstoffwechselwerte an der unteren Grenze des von Benedict und Talbot (*3*) früher an großem Zahlenmaterial erhobenen Minimalstoffwechselbereiches (etwa 1,3—2,2 kcal/kg h) liegen; die Autoren hatten bei ihren Untersuchungen über 30 min integriert. Die hier dargestellten Minimalstoffwechselwerte liegen rund 50% über dem Grundumsatz des Erwachsenen, bezogen auf die Körpergewichtseinheit. Auf die Körperoberflächeneinheit bezogen beträgt der Minimalstoffwechsel des Neugeborenen dagegen nur etwa die Hälfte des Erwachsenen. Der Minimalstoffwechsel verhält sich also nicht linear pro-

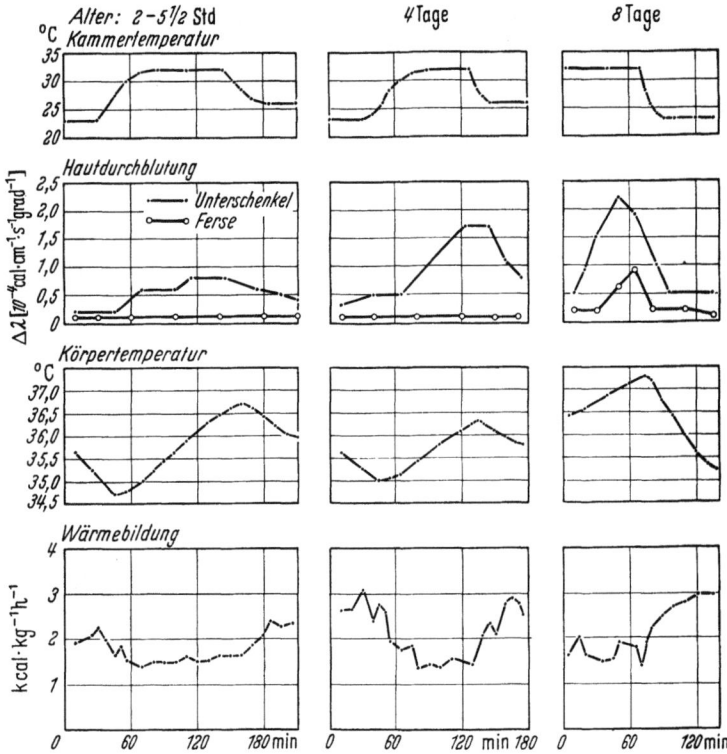

Abb. 3. Ausschnitt aus einer Untersuchungsreihe bei einem 7 Wochen vor dem normalen Termin geborenen Frühgeborenen von 1 640 g Geburtsgewicht. Nach Brück, Brück und Lemtis (unveröffentlicht)

portional zur Körperoberfläche. Das steht in Einklang mit neueren Tieruntersuchungen, aus denen ebenfalls hervorgeht, daß bei verschieden schweren Tieren einer Species die Minimalstoffwechselgröße in engerer Beziehung zum Körpergewicht als zur Körperoberfläche steht (*30*).

Der unbekleidete Erwachsene kann in einer Umgebungstemperatur von 26—28° C (= Indifferenztemperatur) ohne regulative Steigerung des Stoffwechsels seine Körpertemperatur konstant halten, Wärmeabgabe und Wärmebildung stehen im Gleichgewicht. Da beim Neugeborenen der Minimalstoffwechsel im Verhältnis zur wärmeabgebenden Körperoberfläche kleiner als beim Erwachsenen ist, muß seine Indifferenztemperatur höher liegen. Im Indifferenzbereich des Erwachsenen kann die Körpertemperatur des Neugeborenen nur konstant gehalten werden, wenn eine regulative Steigerung der Wärmebildung einsetzt. Das ist tatsächlich der Fall. Wie die Abb. 2 zeigt, liegen die Stoffwechselwerte sogar schon bei 28—30° C Kammertemperatur höher als die bei 32—35° C gemessenen Minimalstoffwechselwerte. Die Empfindlichkeit für die Auslösung regulativer

Stoffwechselsteigerungen ist demnach beim Säugling erhöht, worin wir eine Anpassung an die besonderen morphologischen Bedingungen sehen können (gemäß Punkt 3, S. 43). Im gleichen Sinne wirken sich die bei 23° C gemessenen im Vergleich zum Erwachsenen hohen regulativen Stoffwechselsteigerungen aus. Entsprechende Befunde haben sich aus Tierversuchen ergeben (1).

Der Regelbereich beim Neugeborenen ist dennoch eingeschränkt. Die bei 23° C gemessenen Stoffwechselsteigerungen stellen wahrscheinlich schon das maximal Mögliche dar. Jedenfalls konnte in 2 Versuchen bei 17,5° C Kammertemperatur keine höhere Stoffwechselsteigerung erzielt werden.

b) Stoffwechselverhalten bei Frühgeborenen. Unter den gleichen Bedingungen wie die ausgetragenen Neugeborenen wurde eine Reihe von Frühgeborenen untersucht (4). Die Abb. 3 zeigt einen Ausschnitt aus einer Untersuchungsreihe bei einem 7 Wochen vor dem normalen Termin geborenen Frühgeborenen von 1640 g Geburtsgewicht. Wie bei den Neugeborenen bewirkt eine Abkühlung auf 23° C schon unmittelbar nach der Geburt eine regulative Steigerung der Wärmebildung, die allerdings prozentual geringer als bei den Neugeborenen, jedoch immer noch größer als beim Erwachsenen ist. Die Größe der regulativen Stoffwechselsteigerung nimmt ebenfalls schon innerhalb der ersten Lebenstage rasch zu. Die Körpertemperatur zeigt entsprechend der geringeren Stoffwechselsteigerungen größere Schwankungen als bei den Neugeborenen. In der Abb. 4 sind die Stoffwechseldaten der bisher untersuchten Frühgeborenen von 1120—2100 g Geburtsgewicht der entsprechenden

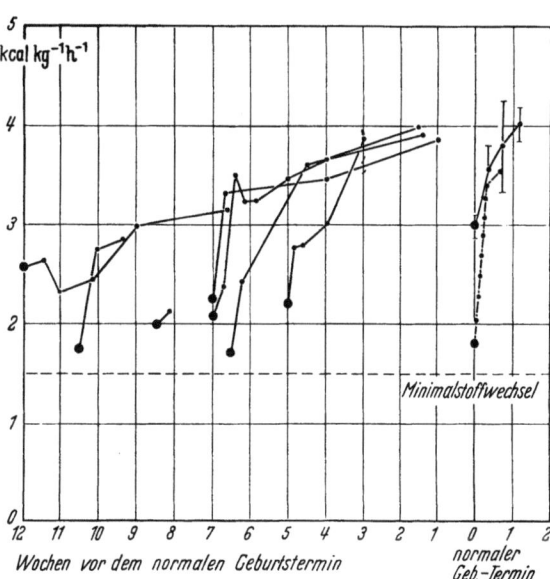

Abb. 4. Maximale Wärmebildung 7 Frühgeborener (1120—2100 g Geburtsgewicht) bei 23° Kammertemperatur und die entsprechenden Durchschnittswerte von 11 ausgetragenen Neugeborenen (bei diesen Werten ist der zweifache mittlere Fehler des Mittelwertes angegeben). Die Abszisse stellt die Zeit in bezug auf den normalen Geburtstermin dar. Die hervorgehobenen Punkte (●) geben jeweils den unmittelbar nach der Geburt ermittelten Maximalstoffwechselwert an; die übrigen durch Striche verbundenen Meßpunkte stammen aus Untersuchungen innerhalb der folgenden Tage oder Wochen. (————) Größenordnung des bei 32—35° gemessenen Minimalstoffwechsels (vgl. hierzu Text). (—·—·—·) Werte von einem Neugeborenen, das eine pathologische Geburt durchgemacht hat. Nach BRÜCK, BRÜCK und LEMTIS (unveröffentlicht)

Mittelwertskurve der Neugeborenen gegenübergestellt. Die Schwangerschaftsdauer wurde auf Grund der Regelangaben bzw. der Angabe des Konzeptionstermins bestimmt. Die bei 32—35° C Kammertemperatur gemessenen Minimalstoffwechselwerte wurden der Übersichtlichkeit halber in das Diagramm nicht aufgenommen. Diese Werte lagen innerhalb der gleichen Größenordnung (gekennzeichnet durch die gestrichelte Linie) wie die der Neugeborenen.

Das Diagramm (Abb. 4) zeigt, daß selbst bei den kleinsten Frühgeborenen schon unmittelbar nach der Geburt die Fähigkeit besteht, den Stoffwechsel regulativ zu steigern. Das Stoffwechselverhalten nach der Geburt läßt einen zweiphasigen Verlauf erkennen. Innerhalb der ersten Lebenstage nehmen die Stoffwechselwerte steil zu (1. Phase) — ähnlich wie bei den Neugeborenen. Daran schließt sich ein flacherer Kurvenanstieg an, der etwa parallel zur Gewichtszunahme verläuft. Zur Interpretation der 1. Phase (vgl. Abschnitt IV, S. 50) ist zu beachten, daß die unmittelbar nach der Geburt gemessenen Werte keine systematische Beziehung zur Schwangerschaftsdauer erkennen lassen. Gerade das kleinste Frühgeborene (Geburtsgewicht 1120 g, Länge 37 cm) steigerte seine Wärmebildung besonders stark; gleichzeitig mit einer Verschlechterung des Allgemeinbefindens fallen bei ihm die Werte dann allerdings vorübergehend ab.

Sowohl die ausgetragenen Neugeborenen als auch die Frühgeborenen zeigten bei den Abkühlungen zwar eine leichte Bewegungsunruhe, jedoch nie regelrechtes Muskelzittern, wie wir es vom Erwachsenen bei gleich großen regulativen Stoffwechselsteigerungen kennen. Man kann danach vermuten, daß die regulative Wärmebildung im engeren Sinne (vgl. S. 41) bei Neugeborenen von besonderer Bedeutung ist. Merkwürdigerweise scheint beim Erwachsenen und auch bei ausgewachsenen Tieren die Wärmebildung im engeren Sinne erst nach stärkerer Kälteakklimatisation in den Vordergrund zu treten, während nichtakklimatisierte Individuen bei Abkühlung mit einer erhöhten Muskelaktivität und damit verbundenem Muskelzittern reagieren (14). Es kann hier nicht näher auf diese noch weitgehend ungeklärten Probleme eingegangen werden. Es soll nur der Befund als solcher hervorgehoben werden, weil aus dem Fehlen des Muskelzitterns häufig geschlossen wird (20), daß zumindest bei Frühgeborenen durch Abkühlung keine Steigerung, sondern gemäß der RGT-Regel sogar eine Senkung des O_2-Verbrauches hervorgerufen werde. Diese Annahme stellte eines der Argumente für die Aufzucht von Frühgeborenen in kühler Umgebung dar. Daß dieses Argument nicht zutreffend ist, müßte bei der Erörterung über die optimale Aufzuchtstemperatur von Frühgeborenen berücksichtigt werden. Andererseits ist aber nicht zu befürchten, daß leichte und zeitweise auftretende Kältereize, die zu einer mäßigen Steigerung der Stoffwechselprozesse führen, schädlich seien. Es zeigte sich vielmehr, daß gerade auch die gleichförmig hohen Temperaturen, wie sie verschiedentlich in den Inkubatoren eingestellt wurden, ungünstige Wirkung haben können. Der Muskeltonus nimmt ab, die Atmung kann unregelmäßig werden und der Allgemeinzustand verschlechtert sich oft. Das liegt wohl daran, daß zur Aufrechterhaltung der Funktion von vegetativen Zentren ein gewisser Einstrom afferenter Impulse (26), vor allem auch aus den Thermoreceptoren, notwendig ist. Bekanntlich setzt ja bei einem apnoischen Neugeborenen die Atmung oft erst nach einem kalten Abguß ein. Auch Tierversuche sprechen dafür, daß keineswegs diejenige Umgebungstemperatur als optimal anzusehen ist, bei der sich die Stoffwechselwerte auf ein Minimum einstellen. So befördern Ratten ihr Nest mit den Jungen vorzugsweise in eine Umgebung von etwa 16° C, wenn man ihnen die Wahl zwischen höheren und niedrigeren Temperaturen läßt (13).

II. Das Verhalten der Hautdurchblutung

Aus früheren Untersuchungen (10, 25) geht hervor, daß bei Frühgeborenen (vom 4. Lebenstag an untersucht) bei Temperaturänderungen Vasoconstriction bzw. Vasodilatation einsetzt. Die Abb. 1 und 3 zeigen, daß auch unmittelbar nach der Geburt gleichermaßen bei einem Neugeborenen und einem Frühgeborenen die Fähigkeit vorhanden ist, bei Abkühlung den Wärmetransport zur Körperoberfläche durch Vasoconstriction maximal einzuschränken. Derartige Befunde wurden regelmäßig an einer großen Zahl von Kindern erhoben (5, 6, 7). Es ergab sich dabei kein Unterschied zwischen Neugeborenen und Frühgeborenen, selbst bei Kindern mit einem Geburtsgewicht von 800—1000 g fand sich in kühler Umgebung stets eine maximale Vasoconstriction.

Eine Besonderheit der Hautdurchblutung ergab sich allerdings insofern, als innerhalb der ersten Lebenstage, insbesondere den ersten Lebensstunden, eine Vasodilatation bei äußerer Erwärmung nur träge und erst bei höherer Körpertemperatur erfolgte (Abb. 5), wie auch schon aus den Abb. 1 und 3 hervorgeht („Dilatationshemmung").

Zur Auslösung von Vasoreaktionen genügen wie beim Erwachsenen schon lokal begrenzte Kälte- oder Wärmereize. So tritt nach Bewindung des Gesichtes mit einem Ventilator eine Vasoconstriction an der Ferse und anderen Stellen auf, umgekehrt kommt es bei Infrarotbestrahlung des Gesichtes zur Vasodilation. Diese reflektorischen Reaktionen waren bei Neugeborenen und Frühgeborenen regelmäßig auslösbar, sobald die anfängliche Dilatationshemmung überwunden war.

III. Schweißsekretion

Bei Neugeborenen und Frühgeborenen kann man bei Erwärmung von der Geburt an eine Perspiratio sensibilis beobachten. Bei Frühgeborenen soll allerdings die sezernierte Schweißmenge geringer sein als beim Erwachsenen (10).

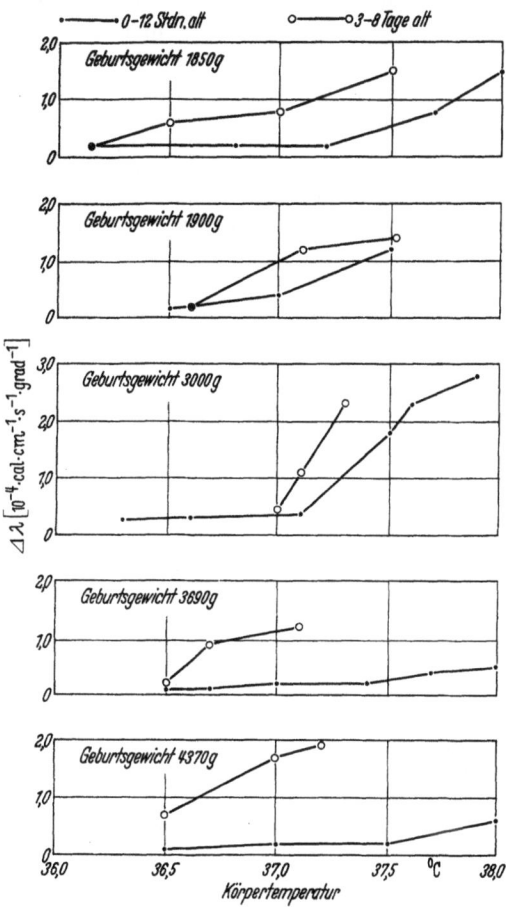

Abb. 5. Durchblutungszunahme bei äußerer Erwärmung. In 5 Einzelbeispielen ist jeweils ein Versuch innerhalb der ersten Lebensstunden einem Versuch zwischen dem 3. und 8. Lebenstag gegenübergestellt. In den ersten Lebensstunden erfolgt die Vasodilatation verzögert (Dilatationshemmung). Nach BRÜCK, BRÜCK und LEMTIS (7)

IV. Welche Faktoren bestimmen das Verhalten der Temperaturregelung in den ersten Lebenstagen?

Faßt man die dargestellten Befunde zusammen, so ergibt sich über das Verhalten der Temperaturregelung folgendes Bild: beim reifen Neugeborenen ist von der ersten Lebensstunde an die Temperaturregelung im Prinzip voll ausgebildet, lediglich der Regelbereich ist gegenüber dem Erwachsenen eingeschränkt. Durch die vergleichsweise größeren und schon bei geringer Abkühlung eintretenden regulativen Steigerungen der Wärmebildung werden die ungünstigeren morphologischen Bedingungen des Neugeborenen innerhalb eines begrenzten Temperaturbereiches kompensiert. Das hat andererseits zur Folge, daß die Temperaturregelung des Neugeborenen das Stoffwechselsystem stärker beansprucht als beim Erwachsenen.

Aber auch die Frühgeborenen werden keineswegs als poikilotherme Wesen
geboren. Auch bei ihnen wird von Anfang an die Wärmebildung regulativ gesteigert und der Wärmetransport zur Körperoberfläche durch Vasoconstriction
maximal eingeschränkt. Die hierzu notwendigen nervösen Verbindungen und
Zentren müssen demnach beim Menschen schon zu einem sehr frühen Zeitpunkt
ausgebildet und funktionsfähig sein.

In der postnatalen Phase vollziehen sich bei Neugeborenen und Frühgeborenen
nur noch quantitative Veränderungen, die die Wirksamkeit der Temperaturregelung verbessern. Welche Faktoren sind es, die diese Veränderungen bewirken?
Können sie als Ausdruck eines ontogenetischen Entwicklungsablaufes angesehen
werden? Die Kurvenverläufe der Abb. 4 sprechen offenbar dagegen: Die Stoffwechselkurven der Frühge-
borenen verlaufen in ihrer
ersten Phase so steil, daß
die Werte schon nach einigen
Tagen an diejenigen der
Neugeborenen herankom-
men. Außerdem besteht
keine systematische Beziehung der unmittelbar nach
der Geburt gemessenen Werte
zur Schwangerschaftsdauer.

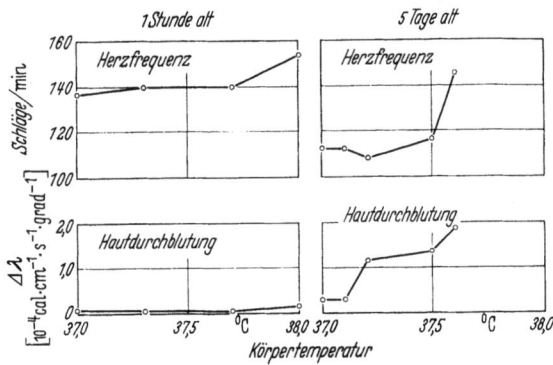

Abb. 6. Hautdurchblutung und Herzfrequenz bei einem 3230 g
schweren Neugeborenen nach pathologischer Geburt. Unmittelbar nach der Geburt starke Dilatationshemmung und Erhöhung
der Herzfrequenz. Nach Brück, Brück und Lemtis (7)

Um den steilen Kurven-
verlauf zu deuten, könnte
man annehmen, daß ent-
weder nach der Geburt durch
adaptative Prozesse die Leistungsfähigkeit des Stoff-
wechselsystemes gesteigert wird, oder daß die anfänglich niedrigeren Stoffwechselwerte Ausdruck einer durch die Geburtsbelastung verursachten Stoffwechsel-
depression sind.

Hinsichtlich der erstgenannten Möglichkeit ergibt sich zunächst die Frage, ob
Vorgänge eine Rolle spielen, die der vom Erwachsenen her bekannten Kälteakklimatisation vergleichbar wären.

Die Veränderungen, die durch Kälteakklimatisation ausgelöst werden,
bestehen in einer Zunahme der regulativen Stoffwechselsteigerungen und in einer
geringeren Einschränkung der Hautdurchblutung bei Abkühlung, wodurch die
Körperschale wärmer gehalten wird. Deshalb fühlt sich der Kälteakklimatisierte
in kalter Umgebung behaglicher als der Nichtakklimatisierte (27). Das Verhalten
bei den Neugeborenen und Frühgeborenen — auch bezüglich der Hautdurchblutung — zeigt also eine gewisse Ähnlichkeit zur Akklimatisation des Erwachsenen. Es bleibt allerdings zu berücksichtigen, daß die Akklimatisationsvor-
gänge beim Erwachsenen und auch bei Tieren längere Zeit beanspruchen [in den
zitierten Versuchen (27) 6 Wochen], während beim Neugeborenen schon nach 24
Std. eine signifikante Veränderung im Verhalten eintritt und außerdem innerhalb
dieser Zeit keine nennenswerte Kältebelastung stattfindet. Daß die in der Unter-
suchungskammer vorgenommenen Abkühlungen ohne Einfluß auf den weiteren Verlauf der Stoffwechselkurven sind, geht aus einer Untersuchung an gleich schweren
Zwillingen hervor. Der eine wurde im Verlauf von zwei Wochen achtmal in der
Respirationskammer abgekühlt, während der andere erstmals im Alter von
14 Tagen untersucht wurde. Zu diesem Zeitpunkt ergab sich bei beiden Kindern
keinerlei Unterschied im Stoffwechselverhalten.

Es muß somit als recht unwahrscheinlich angesehen werden, daß die Akklimatisation der entscheidende Faktor für das Verhalten der Temperaturregelung innerhalb der ersten Lebenstage ist. Welche Bedeutung Adaptationsvorgängen anderer Art zukommt, ist ungewiß.

Es bleibt zum Schluß die genannte zweite Möglichkeit zu erörtern. Steht das Verhalten von Hautdurchblutung und Stoffwechsel innerhalb der ersten Lebenstage in Zusammenhang mit der Geburtsbelastung?

Wir haben versucht, dieser Frage durch einige weitere Untersuchungen näherzukommen. Es ergab sich dabei zunächst, daß bei vier Kindern, die eine pathologische Geburt durchgemacht hatten, die Dilatationshemmung (vgl. S. 49) besonders stark ausgeprägt war (7). Ein Beispiel gibt die Abb. 6.

Es handelte sich um ein 3320 g schweres Neugeborenes einer 37jährigen Patientin, das nach 78stündiger Geburtsdauer wegen Geburtsstillstandes durch Sectio geboren wurde. Der Blasensprung war 20 Std. vor der Sectio erfolgt. Der Kopf des Kindes stand fest im Beckeneingang und konnte nur mit großer Schwierigkeit entwickelt werden. Das Kind war blau-asphyktisch und hatte eine auffallend große Kopfgeschwulst im Bereich des Hinterhauptes. Die Atemwege wurden abgesaugt und das Kind erholte sich dann im Verlauf der ersten Lebensstunden gut.

Die Abb. 6 zeigt, daß im Alter von einer Stunde die Durchblutung selbst bei Erwärmung auf 38° C Körpertemperatur kaum ansteigt. Am 5. Lebenstag setzt bei Erwärmung eine normale Vasodilatation ein. Die Herzfrequenz, die mit einem EKG-Gerät mitregistriert wurde, war in den ersten Lebensstunden schon bei niederer Körpertemperatur stark erhöht, während sie am 5. Tag zunächst wesentlich niedriger lag und erst bei stärkerer Erwärmung in physiologischem Maße zu steigen begann. Ein entsprechendes Verhalten von Hautdurchblutung und Herzfrequenz wurde in drei weiteren Fällen von pathologischer Geburt nachgewiesen; in einem Fall — bei einem 1600 g schweren Frühgeborenen, das 8 Std. nach der Geburt starb — wurde eine massive Ventrikelblutung festgestellt.

Dieses Verhalten nach pathologischer Geburt — Dilatationshemmung und Frequenzerhöhung — erinnert an ein beim Erwachsenen bekanntes Syndrom, das als „Zentralisation des Kreislaufs" beschrieben und als unspezifische Stressreaktion aufgefaßt wurde (11).

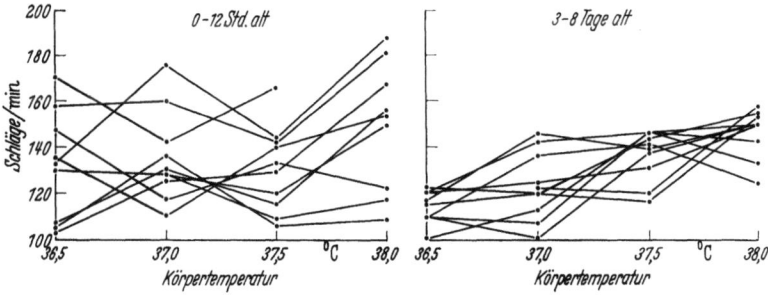

Abb. 7 a u. b. Herzfrequenz von 10 spontan geborenen Kindern bei Erwärmung. In den ersten Lebensstunden (links) ist in einem Teil der Fälle die Herzfrequenz schon bei niederer Körpertemperatur erhöht. Im Alter von 3—8 Tagen (rechts) steigt die Herzfrequenz in physiologischem Ausmaß mit zunehmender Erwärmung an. Nach BRÜCK, BRÜCK und LEMTIS (7)

Auch bei einem Teil der spontan geborenen Kinder wurde neben der mehr oder weniger stark ausgeprägten Dilatationshemmung eine erhöhte Herzfrequenz innerhalb der ersten Lebenstage festgestellt (Abb. 7), so daß man auch hier von einer Zentralisation des Kreislaufs sprechen kann. Bei 3 Kindern, die aus mütterlicher Indikation durch Sectio caesarea geboren wurden, war dagegen die Zentralisation merkwürdigerweise besonders gering. Die Narkose kann demnach wohl nicht zur Erklärung der Erscheinung herangezogen werden. Die Befunde lassen eher daran denken, daß die Geburtsdauer und vielleicht die Druckbelastung des Kopfes eine Rolle spielen.

Das Verhalten des Stoffwechsels konnte bislang in drei Fällen nach pathologischer Geburt untersucht werden. Es ergab sich dabei unmittelbar nach der Geburt eine ungewöhnlich geringe regulative Steigerung der Wärmebildung. Einer dieser Fälle ist in Abb. 4 dargestellt. Dieses Kind war durch Sectio geboren worden, nachdem nach 19 stündiger Wehentätigkeit die Geburt infolge engen Beckens zum Stillstand gekommen war. Das Fruchtwasser war stark mekoniumhaltig.

Eine weitere Kurve der Abb. 4 stammt von einem Frühgeborenen, das durch Zange entwickelt wurde. Der erste Stoffwechselwert liegt bei diesem Kind ($6^1/_2$ Wochen vor dem Termin geboren) besonders niedrig. Die Geburt des 12 Wochen vor dem Termin geborenen Kindes war dagegen sehr leicht verlaufen.

Diese Befunde scheinen dafür zu sprechen, daß (möglicherweise neben adaptiven Vorgängen) der „Geburtsstress" das Verhalten der Temperaturregelung in den ersten Lebensstunden beeinflußt. Die Frage, auf welchem Wege das geschieht, läßt sich gegenwärtig nicht beantworten.

Literatur

(1) ADOLPH, E. F.: Ontogeny of physiological regulations in the rat. Quart. Rev. Biol. **32** 89 (1957).

(2) BEHNKE, A. R., and C. P. YAGLOU: Physiological responses of men to chilling in ice water and to slow and fast rewarming. J. appl. Physiol. **3**, 591 (1950/51). — (3) BENEDICT, F. G., and F. B. TALBOT: The Physiology of the newborn infant. Character and amount of the katabolism. Carnegie Inst. Publ. Wash. 233 (1915). — (4) BRÜCK, K.: Das thermoregulatorische Verhalten von Energiestoffwechsel und Hautdurchblutung bei reifen und unreifen Neugeborenen. Deutsche Physiologentagung. Pflügers Arch. ges. Physiol. **268**, 7 (1958). — (5) BRÜCK, K., M. BRÜCK u. H. LEMTIS: Hautdurchblutung und Thermoregulation bei neugeborenen Kindern. Pflügers Arch. ges. Physiol. **265**, 55 (1957). — (6) BRÜCK, K., M. BRÜCK u. H. LEMTIS: Wärmeleitfähigkeit und Durchblutung verschiedener Stellen der Körperoberfläche bei reifen und unreifen Neugeborenen. Pflügers Arch. ges. Physiol. **266**, 518 (1958). — (7) BRÜCK, K., M. BRÜCK u. H. LEMTIS: Hautdurchblutung und Thermoregulation bei reifen und unreifen Neugeborenen. Arch. Gynäk. **190**, 512 (1958). — (8) BRÜCK, K., M. BRÜCK u. H. LEMTIS: Thermoregulatorische Veränderungen des Energiestoffwechsels bei reifen Neugeborenen. Pflügers Arch. ges. Physiol. **267**, 382 (1958). — (9) BRÜCK, K., u. H. HENSEL: Ein Gerät zur fortlaufenden Bestimmung des Energiestoffwechsels von Neu- und Frühgeborenen unter variablen Umgebungstemperaturen. Pflügers Arch. ges. Physiol. **266**, 556 (1958).

(10) DAY, R., J. CURTIS and M. KELLY: Respiratory metabolism in infancy and in childhood. XXVII. Regulation of body temperature of premature infants. Amer. J. Dis. Child. **65**, 376 (1943). — (11) DUESBERG, R., u. W. SCHROEDER: Pathophysiologie und Klinik der Kollapszustände. Leipzig: S. Hirzel 1944.

(12) GELINEO, S.: Développement ontogénétique de la thermorégulation chez le chien. Bull. Acad. Serbe Sci. **18**, 297 (1957), Cl. sci. mathémat. et natur. No 5. — (13) GELINEO, S., et A. GELINEO: La température du nid du rat et sa signification biologique. Bull. Acad. Serbe Sci. **4**, 197 (1952), Cl. sci. mathémat. et natur. — (14) GOLENHOFEN, K.: Die Reaktion der menschlichen Muskulatur in Kälte und Affekt unter dem Gesichtspunkt der Thermoregulation. Arch. physik. Therapie **11** (1959).

(15) HENSEL, H.: Mensch und warmblütige Tiere. In H. PRECHT, J. CHRISTOPHERSEN u. H. HENSEL, Temperatur und Leben. Berlin-Göttingen-Heidelberg: Springer 1955. — (16) HENSEL, H.: Temperaturregelung des Organismus. In H. MITTELSTAEDT, Regelungsvorgänge in der Biologie. München: R. Oldenbourg 1956. — (17) HENSEL, H.: Fortlaufende Bestimmung der Hautdurchblutung am Menschen mit einem neuen Wärmeleitmesser. Naturwissenschaften **43**, 477 (1956). — (18) HENSEL, H., u. F. BENDER: Fortlaufende Bestimmung der Hautdurchblutung am Menschen mit einem elektrischen Wärmeleitmesser. Pflügers Arch. ges. Physiol. **263**, 603 (1956).

(19) IRVING, L., and J. S. HART: The metabolism and insulation of seals as bare-skinned mammals in cold water. Canad. J. Zool. **35**, 497 (1957).

(20) KINTZEL, H.-W.: Zur Frage der Warm- oder Kalthaltung der Frühgeborenen. Arch. Kinderheilk. **154**, 238 (1957). — (21) KUNDT, H. W., K. BRÜCK u. H. HENSEL: Das Verhalten

der Hautdurchblutung bei Kühlung des vorderen Hypothalamus. Naturwissenschaften **44**, 496 (1957).

(*22*) MORDHORST, H.: Über die chemische Wärmeregulation frühgeborener Säuglinge. Mschr. Kinderheilk. **55**, 174 (1933). — (*23*) MOUNT, L. E.: The oxygen consumption of the newborn pig in relation to environmental temperature. J. Physiol. **142**, 37 (1958).

(*24*) PFLEIDERER, H., u. K. BÜTTNER: Methodik der thermoelektrischen Hauttemperaturmessung. In ABDERHALDEN, Handbuch der biologischen Arbeitsmethoden Abt. IV, Teil 13 (1937).

(*25*) SERAPHIN, R.: Zur Frage der Wärmeregulation der Säuglinge und Frühgeborenen. Z. Kinderheilk. **75**, 664 (1955). — (*26*) SCHAEFER, H.: Grundprobleme der vegetativen tonischen Innervation. Acta neuroveg. (Wien) **4**, 201 (1952). — (*27*) SCHOLANDER, P. F., H. T. HAMMEL, K. LANGE ANDERSEN and Y. LØYNING: Metabolic acclimation to cold in man. J. appl. Physiol. **12**, 1 (1958). — (*28*) STRÖM, G.: Vasomotor responses to thermal and electrical stimulation of frontal lobe and hypothalamus. Acta physiol. scand. (Stockh.) **20**, Suppl. 70, 83 (1950).

(*29*) THAUER, R., u. G. PETERS: Wärmeregulation nach operativer Ausschaltung des Wärmezentrums. Pflügers Arch. ges. Physiol. **239**, 483 (1938).

(*30*) USINGER, W.: Respiratorischer Stoffwechsel und Körpertemperatur der weißen Maus in thermoindifferenter Umgebung. Pflügers Arch. ges. Physiol. **264**, 520 (1957).

8. Metabolism and maturation in the developing brain

By

DEREK RICHTER

With 2 Figures

Metabolism of growth

During foetal life the brain is undergoing rapid growth, and its metabolism is characterized mainly by the high activity of the enzymes concerned in synthesizing the proteins and lipoproteins which together make up some 90% of the dry weight of the tissue. The brain is needed by the organism at an early stage of development as a controlling-centre for the vegetative functions of the body: its growth therefore proceeds ahead of most of the other organs, and in the chick embryo of 5 days the brain accounts for as much as 30% of the total body weight. Protein formation in the 23-day embryo, as indicated by the incorporation of glycine labelled with radioactive ^{14}C, is about twice as fast in brain as in liver tissue (11). This relatively high rate of protein synthesis in the brain gradually recedes, and in the adult the rate of amino acid incorporation in isolated brain tissue is intermediate between that of heart muscle and of the visceral organs of the body.

The synthesis of new protein must continue at a rapid rate during the first few years of life to keep pace with the rapid increase in size of the brain. The protein concentration in the brain on a wet-weight basis shows a gradual increase throughout life, with a corresponding decrease in the water content; but the course of this change is not even and there are fluctuations particularly at the 'critical period' in which the maturation of the cortical neurons occurs (4). The protein concentration is higher at first in the phylogenetically older parts of the brain, such as the medulla and hypothalamus, which are also the first to mature. The vascular bed of the different regions shows a similar order of maturation, starting with the medulla and ending with the cerebellum and cerebral cortex.

Experiments in which a labelled amino acid was introduced directly into the cerebrospinal fluid have confirmed that the rate of incorporation into the proteins of the brain *in vivo* is considerably higher in the newborn animal than in the adult (8, 25); there is a gradual falling off in the rate with increasing age, but it would appear that protein formation continues to be active in the brain throughout the whole of adult life. The high metabolic activity of the brain proteins *in vivo* is indicated by measurements of the half-life of the tissue proteins (8); estimates for the mixed proteins of the whole brain have indicated a mean half-life of the order of 14 days, which may be compared with corresponding figures of 6 days for the proteins in the liver and a much longer period for the carcass proteins (see p. 158f.). Estimates for partly purified protein fractions showed that the highest rate of incorporation is in a liponucleoprotein present in the microsomes and corresponding to the Nissl bodies in stained tissue sections. For this protein fraction the half-life is of the order of only 50—100 min (5). Protein formation is not uniform in different parts of the brain, but considerably higher in the grey matter than in the white. Studies by the autoradiographic method, using ^{35}S-methionine, have shown that the rate of protein formation is relatively high in the cerebellar cortex, and the observed rate generally corresponds to the density of nerve cell bodies in the region (6). The highest rates of protein formation observed are in the supra-optic nucleus and other hypothalamic nuclei; these are also the regions that are known to contain a high proportion of neurosecretory cells.

The changes occurring during the maturation of the brain include changes in the cell population of the tissue. The neurons reach their maximum numbers relatively early (in the human species before birth) and they are soon outnumbered by the cells of other types which eventually make up 90% or more of the total number present. The metabolic changes with age may therefore be attributed in part to changes in the relative proportions of neurons, glial and endothelial cells.

Changes have also been reported in the nature of the proteins that are present at different ages. The infant brain contains a higher proportion of proteins corresponding to the 'albumin' fraction of serum in their electrophoretic motility (15). It has been suggested by KIOTA (15) that these proteins are highly hydrophilic and so may account for the higher water content and the greater tendency to cerebral oedema, and hence

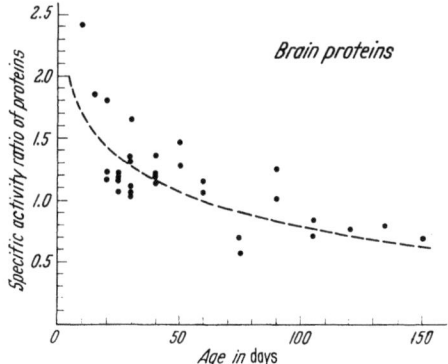

Fig. 1. The uptake of ^{35}S-L-methionine into the proteins of the rat brain *in vivo*. The methionine was administered by intracisternal injection [GAITONDE and RICHTER (8)]

to convulsions, in the infant. Changes with age have also been observed in the amino acid content of the proteins: the proteins of the infant brain contain a relatively higher arginine/histidine ratio than those of the adult. In this connexion it is of interest that a high ratio was found in the brain of a patient suffering from late amaurotic familial idiocy (2).

The effect of environmental factors on the growth and metabolism of the brain. Little is known about the conditions required for the optimal growth of the foetal brain. Emphasis has often been laid on the parasitic character of the foetus, which normally thrives with little regard for the mother; but a severe protein deficiency in the mother can lead to the death or deformation of the foetus, and a faulty environment is likely to be the cause of the changes that are seen in the small 'ill-finished' brain of the mongol child. The proteins of the brain are generally more resistant than those of other organs to depletion under conditions of starvation: but the effects of prolonged protein deficiency on the brain are indicated by the mental symptoms of apathy and deep depression that appear in *kwashiorkor*. Marked mental symptoms have also been produced experimentally by the deliberate omission of a single essential amino acid, such as methionine or lysine, from the diet (23). It was found that the symptoms of excessive fatigue and nervous irritability rapidly disappeared when the missing amino acid was restored, with or without the knowledge of the subject.

Protein formation is controlled by the growth hormone of the anterior hypophysis and it is influenced particularly by the levels of cortisone and thyroid hormone. Thyroid hormone has little effect on the metabolism of the adult brain, owing perhaps to the protective action of the blood-brain barrier in preventing the entry of the hormone into the brain; but it is needed for the functional maturation of the brain in the infant, and in the young developing animal it not only increases the rate of the oxygen consumption but it also increases the overall protein content of the brain (20). The precise way in which the thyroid hormone acts is not yet clear, but it has recently been shown that the enzymes succinic dehydrogenase and cholinesterase fail to develop in the cerebral cortex if an adequate level of thyroid hormone is not present (12).

The normal development of the nerve cells appears to depend also on their receiving a sufficient amount of physiological stimulation during growth. This has been shown very convincingly in some recent experiments of BRATT-GÅRD (3), in which he compared the retinal ganglion cells of the normal rabbit with those of animals born and reared in darkness (see p. 401). In animals kept for 10 weeks in darkness the retinal neurons failed to develop and the content of protein and ribonucleoprotein was considerably reduced. These observations may be relevant to the condition of *amentia sensoripriva*, in which a condition of mental retardation is found in children deprived of forms of sensory stimulation normal for their age.

Table 1. *The effect of physiological stimulation on the ribonucleoprotein and protein content of retinal ganglion cells in the rabbit.* Weight in $\mu\mu g/\mu^3$. [BRATTGÅRD (3)]

Treatment	Ribonucleo-protein	Proteins
Daylight 10 weeks	0,47	0,31
Darkness 10 weeks	0,0	0,16

Changes with age in enzymic activity

Until recently it was believed that tissues such as the brain are made up largely of structural proteins and that the quantities of the specific proteins with enzymic activity are relatively small; but it has become increasingly difficult to draw a distinction between the proteins with enzymic activity and those with a structural role. Work on the proteins of muscle and other tissues suggests in fact that enzymes may make up the main bulk of the proteins of the living cells of the brain.

The total number of enzymes present in the cell is still a matter for speculation, but estimates based on the number of genes in the organism, assuming the presence of at least one enzyme for every gene, lead to figures of the order of more than 20,000 for man (18). In view of the large number of enzymes that must be present the scope for individual variation in enzymic activity is clearly very great, and it is hardly surprising if it occasionally happens that for genetic or other reasons a particular enzyme is missing or deficient in the cell. A number of pathological conditions are now recognized in which the brain metabolism is affected owing to metabolic errors of this kind. They include such well known examples as phenylketonuria, porphyria and the congenital lipidoses or storage diseases, and recent work suggests that further investigation might reveal the existence of many more conditions of this kind.

If a large number of enzymes are present in the cell, it may be asked how the organism is able to adjust the activities of many different individual enzymes so as to achieve a balance of the overall metabolism in the tissue? A partial explanation of this problem may be found in the concept of 'adaptive enzymes', or the capacity of certain enzymes to adapt their activity according to the substrate level that is present at any time. It was first shown for the bacterial enzymes that the enzymic pattern of the organism can be changed by changing the nutrients added to the medium in which they are grown. More recently it has been found that the property of adaptation applies also to many of the enzymes that are present in animal tissues. Thus it has been shown that the activity of adenosine deaminase can be greatly increased by artifically increasing the concentration of the substrate adenosine in the tissues (10). An adaptive increase in the activity of an enzyme can also be induced by means of compounds other than the natural substrate of the enzyme. It would appear that the adaptive properties of enzymes might be utilized for therapeutic ends.

The enzymes of the mitochondria are present in the tissues from the time of fertilization of the ovum, but in the young embryo oxidation processes are limited owing to the absence of cytochrome oxidase and cytochrome C. At this stage the energy requirement of the cells is obtained mainly by glycolysis. The 6-day embryo contains ATP and all the enzymes of the Embden-Meyerhof cycle, and glycolytic activity is relatively high. The enzymic equipment and metabolic pattern in the developing brain are closely similar at first to those in the other primitive organs of the embryo, and carbohydrate is utilized exclusively as a fuel: but already at the stage of development when the neural tube is formed, the nervous tissue begins to give evidence of biochemical differentiation in showing the presence of cholinesterase as a counterpart to the morphological characteristics of the cells.

As differentiation proceeds and the corresponding genes mature, new enzymes appear in the different structures of the brain. With the appearance of the cytochrome oxidase and other enzymes concerned in the oxidative utilization of glucose, oxidation becomes the main process by which energy is produced. Oxidation is far more efficient than glycolysis as a means of obtaining energy from glucose, since it yields 5 times the energy obtained by glycolysis. Many of the organs of the body develop active enzyme systems for the utilization of lipids from the blood as a source of energy, but the brain continues to rely mainly on glucose as a fuel, and this characteristic of embryonic life is retained by the brain throughout the adult period of life. The selectivity of the brain in utilizing glucose depends partly on the lack of enzymes in the mitochondria for oxidizing lipids and other metabolites, but it is also due in part to the formation of the blood-brain barrier, which hinders the free passage of many metabolites from the blood into the brain. The adult brain is thereby protected from variations in the composition of the blood and from the entry of toxic compounds from the blood. It thus enjoys a degree of homeostasis unequalled by any other organ in the body.

With the maturation of neuronal function there goes an enormous increase in the energy requirement and a consequent rapid increase in the activity of the enzymes concerned in the oxidative utilization of glucose. This change begins in the lower centres such as the medulla and hypothalamus, which are the first to mature, and it extends later to the cerebral cortex and cerebellum. These phylogenetically newer structures show the highest oxygen requirement of any part of the brain, and they are consequently the most sensitive to anoxia and to agents such as narcotics which interfere with the metabolism of the brain. The adult brain is characterized by a high overall oxygen consumption and a high rate of blood flow (see p. 112). In the young child up to the age of 5 years the brain accounts for one-third to one-half of the total oxygen requirement of the whole body (14). It is significant that during the early formative years of life the brain occupies a central position as the chief energy-consuming and heat-liberating organ in the resting body. The reason for the high energy requirement of nervous tissue is not yet clearly understood, but from the situation of the mitochondria seen in electron micrographs, and from direct measurements of the oxygen uptake in the different cellular layers of the brain (16), it would appear that the energy requirement is not so much in the cell bodies as in the dendritic processes of the nerve cells. The oxygen requirement of the posterior root ganglia, where there are no synapses, is relatively small.

FLEXNER and his colleagues (*12, 19*) measured the activities of a number of different enzymes during the period of foetal development and they were able to relate the enzymic changes to the morphological and physiological changes that occur in the maturation of the brain. They found a sudden increase to the adult levels in the activities of a number of enzymes during a 'critical period' in which the neurones of the cerebral cortex become functionally mature. This applied for example to the cytochrome oxidase, ATPase, succinic dehydrogenase and other enzymes. The critical period is characterized by a number of concurrent changes which include (a) a change in enzymic activity to the adult levels, (b) changes in the numbers of glial cells, (c) the appearance of Nissl substance in the nerve cell bodies, (d) changes in the nuclei of the nerve cells and (e) the assumption by the neuroblasts of the characteristics of mature neurons, as indicated by the appearance of the electrical activity recorded by the electroencephalograph. The critical period is at about the seventh day of life in the rat, the eighteenth day in the mouse, and the thirty-fifth day of foetal life inthe guinea-pig. So far as can be judged from electroencephalographic recordings in the human foetus, the critical period would occur at about the sixth month of foetal life in man.

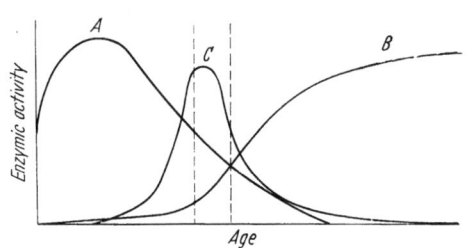

Fig. 2. Changes of enzymic activity with age. *A*, type of curve obtained for enzymes mainly concerned with growth. *B*, type of curve given by enzymes concerned in functional activity. *C*, type of curve given by enzymes mainly concerned in the changes occurring at the 'critical period': this is indicated by the vertical interrupted lines

Many enzyme systems, such as those concerned in the synthesis of cholesterol and of other lipids, disappear with the cessation of growth, and they are found to be absent or barely detectable in the adult brain. This is true for certain enzymes concerned in amino acid metabolism. Thus ^{14}C from ^{14}C-labelled glucose is readily incorporated even into essential amino acids such as histidine, cystine and lysine by brain homogenates from the one-day-old rat (*27*); but in the adult brain this property is missing and the isotope is incorporated only into amino acids such as glutamic and aspartic acids, which occupy a special position in view of their relation to the citric acid cycle. The activity curves of enzymes primarily concerned with growth correspond to type *A* shown in Fig. 2, while those mainly concerned in functional activity develop later and give curves similar to type *B*. A number of enzymes, such as the alkaline phosphatase, show a sharp peak in the activity-age curve at the critical period followed by a fall (*7*), which suggests that these enzymes may be specially concerned in effecting the morphological and other changes occurring at this time. Besides the changes in enzymic activity, maturation involves changes in the organization of the enzymes within the cell. Thus at the critical period the glutamic dehydrogenase leaves the soluble cytoplasmic fraction of the cell and becomes attached to the mitochondria (*26*). The glycolytic enzymes also become more closely associated with the mitochondria.

As development proceeds, successive changes in the activities of the individual enzymes take place. New enzymes appear, increase in activity, and later decline. The changes in metabolism may be considered in terms of ascending and descending curves of enzymic activity, which effect a gradual change from one metabolic pattern to another as the 'metabolism of growth' is replaced by that of the mature cells in the functionally active centres of the brain. The brain functions at first as a controlling-centre in regulating the relatively slow and diffuse humoral mechanisms of the neuroendocrine system. As development proceeds and the higher centres mature, the functions of the brain are seen to change as it becomes a centre for the rapid analysis of sensory data and the control of the muscular activity of the body. Here speed of action and accurate localization are of the greatest importance. For this purpose large myelinated high-speed axons are required, and metabolism is adapted to the synthesis of the special proteolipids and other complex substances needed for the laying down of myelin. A further stage of maturation is reached when the brain develops the cortical computer mechanisms required for adaptive behaviour at the adult level.

The metabolic activity of the brain is not constant *in vivo* but it varies to some extent with the state of functional activity. Thus the overall oxygen consumption is increased in states of anxiety or after the administration of adrenaline (*14*). There is also evidence of localized changes of metabolic activity in the regions concerned in sensorimotor activity, with a local increase in the requirement for oxygen and glucose as a result of sensory stimulation. While glucose is the main source of energy both for the resting and for the functionally active brain, recent work has suggested that the immediate source of the additional energy required for functional activity is probably different from that used in the resting state (*9, 22*). Thus stimulated nerve differs from resting nerve in showing a preferential utilization of the amino acids glycine, alanine and glutamic acid: during stimulation the consumption of glucose is reduced, but glucose is used again in the recovery process (*17*). These observations give evidence of a special 'metabolism of function' in which the amino acid and protein metabolism of the cell is involved, and this may be the reason for the active protein metabolism of the adult brain.

Resistance to anoxia

In the human, as in other animal species, the newborn can survive anoxia considerably longer than the adult, and this capacity is of some importance in the avoidance of injury to the brain through anoxia at the time of birth (see p. 19). The young foetus is adapted to obtain the energy it requires by glycolysis, and this mechanism still persists even into adult life, though the more efficient mechanism of oxidizing glucose is normally used. In the adult brain glycolysis is normally inhibited by a reaction known as the Pasteur reaction, but there is a rapid reversion to glycolysis under conditions of anoxia when the supply of oxidative energy fails: thus the brains of animals killed during anoxia show a high lactic acid content.

The energy requirement of the adult brain is relatively greater than in the child, since a larger part of the brain is functionally mature. It has been suggested that the greater sensitivity of the adult brain to anoxia may be due to the fact that glycolysis cannot provide the energy required by the adult brain (*13*), and in agreement with this the effects of anoxia can be offset to some extent by increasing the supply of glucose to the brain. Similarly, the resistance of animals to anoxia can be increased if the energy requirement is reduced by thyroidectomy or by lowering the temperature of the brain. ANDJUS and SMITH (*1*) have succeeded in keeping adult rats alive for as long as 50 min by reducing the temperature of the body to 0 to 2° C. In the newborn infant, which is still poikilothermic, the normal fall in temperature may play a significant role in avoiding injury through anoxia.

If the effects of anoxia were due simply to an insufficient energy supply, one would expect to find a depletion of the stores of high-energy phosphate in the brain; but it has been shown in several different laboratories that the impairment of cerebral function in anoxia, as indicated for example by the electrical activity, occurs long before there is any significant loss of phosphocreatine or ATP (21). A lowering of the acetylcholine content of the brain, which coincides with the onset of the change in electrical activity, may account for some of the effects of anoxia, and in particular for the inhibition of convulsive potentials: but this could hardly explain the far-reaching irreversible effects that quickly ensue. It would appear that the switch to glycolysis operates promptly, and glycolysis proceeds in anoxia even before the high-energy phosphates are significantly broken down. In the infant brain the lactic acid formed can quickly escape; but in the adult brain that may be considerably delayed by the blood-brain barrier, so that the lactic acid accumulates; and values as high as 82 mg lactic acid/100 g brain have actually been found (24). The accumulation of metabolites is indicated again by the cerebral edema that occurs in anoxia: an overall increase of 5 to 6% in the brain volume has been reported. On the other hand the accumulation of lactic acid is greatly reduced under conditions of hypothermia (24). It would appear that resistance to anoxia is not determined simply by the energy supply and demand. It is a relatively complex matter in which the breakdown of acetylcholine, circulatory changes, and the toxic effects of metabolites accumulating in the brain may also play a part.

References

(1) ANDJUS, R. K., and A. V. SMITH: J. Physiol. **123**, 66 (1954).

(2) BLOCK, R. J.: J. biol. Chem. **120**, 467 (1937). — (3) BRATTGÅRD, S. O.: Acta. radiol. (Stockh.) Suppl. **96**, 1 (1952).

(4) CLOUET, D. H., and M. K. GAITONDE: J. Neurochem. **1**, 126 (1956). — (5) CLOUET, D. H. and D. RICHTER: J. Neurochem. **3**, 219 (1958). — (6) COHN, P., M. K. GAITONDE and D. RICHTER: J. Physiol. **126**, 7 (1954). — (7) COHN, P., and D. RICHTER: J. Neurochem. **1**, 166 (1956).

(8) GAITONDE, M. K., and D. RICHTER: Proc. roy. Soc. B **145**, 83 (1956). — (9) GEIGER, A.: Metabolism of the nervous system. Edited by D. RICHTER. London: Pergamon Press. London: 1957. — (10) GORDON, M. W.: Neurochemistry. Edited by S. R. KOREY and J. I. NURNBERGER: London: Cassell & Co. 1956. — (11) GREENBERG, D. M., F. FRIEDBERG, M. D. SCHULMAN and T. WINNICK: Cold Spring Harb. Symp. quant. Biol. **13**, 113 (1948).

(12) HAMBURG, M., and L. B. FLEXNER: J. Neurochem. **1**, 279 (1958). — (13) HIMWICH, H.: Brain metabolism and cerebral disorders. Baltimore: Williams and Wilkins 1951.

(14) KETY, S. S.: Metabolism of the nervous system. Edited by D. RICHTER. London: Pergamon Press 1957. — (15) KIOTA, K.: Psychiat. Neurol. Jap. **58**, 191 (1956).

(16) LOWRY, O. L., N. R. ROBERTS, K. Y. LEINER, M. WU, A. L. FAN and R. W. ALBENS: J. biol. Chem. **207**, 39 (1954).

(17) MULLINS, L. J.: Amer. J. Physiol. **175**, 358 (1951).

(18) NEIL, J., and J. SHULL: Human heredity. Chicago Press, Ill. 1952.

(19) PETERS, V. B., and L. B. FLEXNER: Amer. J. Anat. **86**, 133 (1950).

(20) REISS, J. M., M. REISS and A. WYATT: Proc. Soc. exp. Biol. N. Y. **93**, 19 (1956). — (21) RICHTER, D.: Biochemistry of the developing nervous system. Edited by H. WAELSCH. New York: Academic Press 1956. — (22) RICHTER, D.: Metabolism of the brain. Edited by F. BRÜCKE. London: Pergamon Press 1959. — (23) ROSE, W. C., J. E. JOHNSON and W.. Haines: J. biol. Chem. **182**, 541 (1950).

(24) SCHNEIDER, M.: Metabolism of the nervous system. Edited by D. RICHTER. London: Pergamon Press 1957. — (25) SCHREIER, K., E. ZÖLLER and G. HARMANN: Ärztl. Forsch. **11**, 552 (1957). — (26) SOLOMON, J. B.: Proc. IV. Internat. Congress for Biochemistry, Vienna. Sect. **6**, 27 (1958).

(27) WINZLER, R. J., K. MOLDAVE, M. E. RAFELSON and H. E. PEARSON: J. biol. Chem. **199**, 485 (1952).

9. Permeabilität

Von

W. Rummel

Mit 7 Abbildungen

Membranen trennen und verbinden Räume. Diese Funktion erfüllen sie nicht nur als Wand zwischen dem Inneren eines Organismus und der Außenwelt, sondern auch intracelluläre Räume, z. B. Vacuolen (bei Einzellern) und Mitochondrien werden durch Membranen abgegrenzt.

Es ist nicht lange her, seit die Existenz einer strukturell vom übrigen Zellplasma sich absetzenden „Haut" auch morphologisch als erwiesen gelten kann. Eine so zurückhaltende Ausdrucksweise, wie sie in Streitigkeiten bis dahin von jenen Forschern gewählt wurde, die sich nur mit den funktionellen Eigenschaften der Zellmembranen beschäftigten: „Die Zelle verhält sich so, als ob sie eine Membran hätte", ist durch die Erschließung submikroskopischer Bereiche für das Auge überflüssig geworden.

Der Ausdruck Permeabilität ist ein sehr summarischer Begriff. Man meint damit das Verhalten von Membranen gegenüber den Inhaltsstoffen der angrenzenden Räume. Damit wird sowohl eine rein passive Durchlässigkeit, bei der physikalische Gesetze bestimmend sind, als auch ein aktives Durchschleusen mit Hilfe biochemischer Reaktionen umfaßt.

Die *Membranen*, an denen sich das abspielt, können in 3 Gruppen eingeteilt werden: 1. Multicelluläre Membranen (Capillarendothelien, Epithelien des Darmes, der Nierentubuli, des Plexus chorioideus usw.); 2. Zellmembranen (Erythrocyten, Muskelzellen, Nervenzellen usw.); 3. intracelluläre Membranen (Mitochondrien, Kerne usw.). Die verschiedenartigen Mechanismen, die für Durchtrittsvorgänge an diesen Membranen maßgebend sind, lassen sich am einfachsten an Hand einiger ausgewählter Beispiele beschreiben.

Die Eigenschaften einer multicellulären Membran können a) mehr durch ihren intercellulären oder b) mehr durch ihren cellulären Anteil bestimmt sein. Der Fall a) ist der einfachere. Der Durchtritt erfolgt gleicherweise in beiden Richtungen in Abhängigkeit vom Moleküldurchmesser und von der Konzentration nach den Gesetzen der Diffusion. Als treibende Kräfte kommen außerdem osmotische und hydrodynamische in Betracht. Diese Kriterien treffen für die Capillarmembran zu.

Komplizierter ist der Fall b). Eine bestimmte Richtung und bestimmte Moleküle — in gewissen Grenzen unabhängig von Größe und Konzentration — werden bevorzugt. Die Bewegung kann unter Umständen bergauf, d. h. entgegen einem Konzentrationsgefälle, erfolgen. Das nennt man „aktiven Transport". Hierbei sind enzymatische Reaktionen die treibenden Faktoren. Die Mucosa des Darmes kann dafür als Beispiel dienen.

A. Capillarmembran

An diese Membran werden 2 Forderungen gestellt: Einerseits soll sie so dicht sein, daß eine normale Hämodynamik durch Versickern von Flüssigkeit aus der Blutbahn nicht gefährdet ist, und andererseits soll sie so durchlässig sein, daß über den extracellulären Raum der Stoffaustausch in weniger als 2 sec (Verweildauer des Blutes in Capillaren) durchführbar ist und für die Zelle auch bei hohen Umsatzraten gewährleistet wird. Der Kreislaufschock und verschiedenartige Ödeme beweisen, daß diese beiden Forderungen nicht unter allen Umständen erfüllt werden.

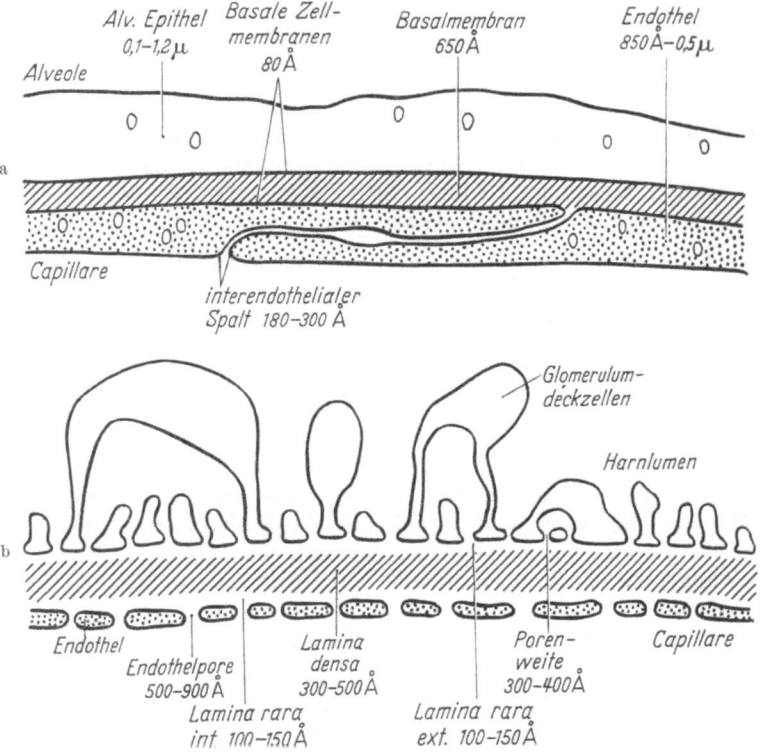

Abb. 1a u. b. Capillarmembran. a Blut-Luft-Weg (Rattenlunge) schematisch nach elektronenmikroskopischen Befunden. b Wand einer Glomerulumcapillare (Rattenniere) schematisch nach elektronenmikroskopischen Befunden. (Die Abb. 1a u. b wurden von Herrn Dr. H. SCHULZ, Pathologisches Institut, Düsseldorf, in dankenswerter Weise zur Verfügung gestellt.)

Wenn der Zellstoffwechsel die für den Stoffaustausch an der Capillarmembran maßgebliche Größe ist, dann darf man erwarten, daß beim Kind (2 Jahre) die Austauschraten etwa um 30% (errechnet aus Calorien pro m² und Std.) höher als beim Erwachsenen liegen (35 Jahre). Vergleicht man die Filtrationskoeffizienten verschieden großer Warmblüter, dann ergibt sich, daß bei Ratten nahezu 6mal mehr Flüssigkeit als beim Menschen durch die Capillaren austritt [Mensch (27): 0,0057; Hund (34): 0,014; Ratte (39): 0,033 ml/min/mm Hg und 100 g].

Erinnert man sich in diesem Zusammenhang der Tatsache, daß beim Kind das Volumen des extracellulären Wassers (29% des Körpergewichts) rund doppelt so hoch wie beim Erwachsenen (15%) ist (im Gegensatz zu dem nahezu gleichen Volumen an intracellulärem Wasser 6,24), dann könnte daraus geschlossen werden, daß beim Kind die Capillaren mehr oder größere Poren haben. Daß ein derartiger Schluß voreilig und nicht zwingend ist, wird sich aus der Beschreibung der Membran, der durchtretenden Moleküle und der treibenden Kräfte ergeben.

1. Struktur

Die beiden Schemata (Abb. 1 a und b) sind das Resultat submikroskopischer Untersuchungen an Lungen- und Glomerulumcapillaren (3, 30, 32, 36, 47). Sie geben die gemessenen Größenverhältnisse wieder und vermitteln gleichzeitig ein Bild von den beträchtlichen, baulichen Unterschieden einzelner Typen. Zwischen Endothelmembran und den angrenzenden Zellen (Alveolarepithelien bzw. Deckzellen der Glomerula) liegt eine homogene Schicht, die bisweilen ein Stück weit in den Spalt zwischen den Endothelzellen hineinragt, der im übrigen elektronenoptisch leer erscheint. Ob sie dort mit dem intercellulären Kitt zu identifizieren ist, dem eine große Bedeutung für die Durchlässigkeit der Capillaren zugeschrieben wird (9), bleibt zu entscheiden. Die Zungen, die von Ausläufern der Endothelzellen über dem intercellulären Spalt gebildet werden, könnten den Zufluß mehr oder minder behindern. Die beobachteten Vesikulationen kommen für langsamere Durchschleusungsvorgänge in Betracht (4, 47).

2. Funktionelle Eigenschaften

Die hier zusammengefaßten Zahlen sind aus Experimenten gewonnen, bei denen das Verhalten der Membran gegenüber durchtretenden Molekülen untersucht wurde (38). Wenn zunächst noch nicht in allen Teilen Übereinstimmung mit den submikroskopischen Angaben z. B. für die Porendurchmesser festzustellen ist, so fehlt es auf beiden Seiten wohl nicht an methodischen Gründen dafür.

Die gesamte Capillarfläche von 100 g Muskel beträgt 7000 cm². Für den Austausch von Wasser und kleinen lipoidunlöslichen Molekülen kommen aber nur 0,1% dieser Fläche in Frage. Für die Membran der Nierenglomerula ist diese Teilfläche mit 4,5% wesentlich größer. Es handelt sich hierbei wohl hauptsächlich um den intercellulären Teil der Membran. Die hingegen für lipoidlösliche Moleküle, Gase (O_2, CO_2 usw.) und Pharmaka verfügbare Fläche ist entsprechend 100- bis 1000mal größer.

Mit Testmolekülen bekannter Größe wurde ein Porenradius von 35 Å ermittelt (entspricht dem Radius von etwa 17 Wassermolekülen und beträgt $^1/_{1000}$ des Erythrocytenradius). Wie Tab. 1 zeigt, nimmt der Permeabilitätskoeffizient mit zunehmendem Molekülradius ab. Auch die Poren der Glomerulummembran sind nicht größer (18, 21), obgleich die Filtrationsrate mehr als das 100fache der von Muskelcapillaren beträgt. Die

Tabelle 1. *Permeabilität der Muskelcapillaren des Warmblüters gegenüber lipoidunlöslichen Molekülen abgestufter Größe (38)*

Molekülart	Mol.-Gewicht	Molekülradius[1] Å	Permeabilitätskoeffizient der Capillaren (k_p)[1] mol/cm²/sec mol/l × 10⁸
Kochsalz	58,5	2,44	31,0
Harnstoff	60	2,70	23,0
Glucose	180	3,57	9,0
Saccharose	342	4,40	4,9
Raffinose	595	5,64	3,8
Inulin	5500	14,8	0,5
Myoglobin	17000	19,5	0,05
Serumalbumin . . .	69000	35,5	(0,001)[2]

[1] Errechnet unter Zugrundelegung einer Capillaroberfläche von 7000 cm² je 100 g Muskel.

[2] Schätzungsweise errechnet aus der Austauschrate von J¹³¹-Albumin.

Zahl der Poren pro Flächeneinheit ist aber entsprechend rund 100 mal höher als beim Muskel, wo etwa $1-2 \times 10^9$ Poren pro cm^2 veranschlagt werden.

Die für den Austausch an dieser Membran verantwortlichen Kräfte sind nach STARLINGs Theorie (49) hydrodynamischer (Filtrationsdruck) und osmotischer Natur (kolloidosmotischer Druck der Bluteiweißkörper). Wenn diese beiden einander entgegengesetzten Kräfte sich die Waage halten, dann kommt es zu keiner Nettoverschiebung von Blut- bzw. Extracellularflüssigkeit. Der kolloidosmotische Druck der Plasmaproteine beträgt 30 cm H_2O, der entgegenwirkende Capillardruck liegt zwischen 32 und 35 cm H_2O. Die Kraft, mit der die Bluteiweiße extracelluläre Flüssigkeit in den Capillarraum im venösen Abschnitt hereinzuziehen, reicht aus für rund 93 % der zuvor im arteriellen Teil abfiltrierten Menge. Der Rest strömt über die Lymphwege ab. Hieraus ergeben sich bei unveränderter Membrandurchlässigkeit konsequent 3 pathophysiologische Ursachen für eine Zunahme der extracellulären Flüssigkeit, mit anderen Worten für die Ödementstehung (Ödeme auf Grund einer Erhöhung der intracellulären Flüssigkeit spielen praktisch keine Rolle):

1. Abnorm hoher Capillardruck bei venöser Stauung (kardiales Ödem);
2. Hypoproteinämie (nephrotisches Ödem);
3. Abflußbehinderung in den Lymphwegen.

Es ist demnach also sicher richtiger, die größere extracelluläre Flüssigkeitsmenge des Kindes mit der physiologischen Hypoproteinämie [5,5 g-% bei der Geburt; 6,3 g-% mit 6 Monaten gegenüber 7,2 g-% beim Erwachsenen (46)] in Verbindung zu bringen, als dabei etwa an weitere Poren zu denken.

An den bisher besprochenen Typen abnormer Flüssigkeitsverteilung war die Membran ganz unbeteiligt. Lediglich das Verhältnis der treibenden Kräfte war aus dem Gleichgewicht geraten. Jedoch beim entzündlichen Ödem (31), bei der Einwirkung von Vesicantien und bei Hypoxie (8) spielt die Membran die erste Rolle. Ihre Eigenschaften ändern sich so, daß sie für größere Moleküle wie Bluteiweiße durchlässiger wird. Über Änderungen der Membraneigenschaften bei Neugeborenen als Folge des Geburtsstress liegen keine Messungen vor, die Hypoxie könnte eine Bedeutung haben. In den ersten Lebenstagen ist die Darmmucosa für Eiweiß durchlässig, besonders die Resorption von Antikörpern konnte bei Neugeborenen nachgewiesen werden (vgl. S. 353). Während der Mechanismus der Neugeborenenproteinurie noch unklar ist, wurde die erhöhte Permeabilität der Blutliquorschranke für Proteine näher untersucht (vgl. S. 75 f.). Um feststellen zu können, ob die Durchlässigkeit der Capillarmembranen für Eiweiß allgemein höher ist, müßten Analysenwerte der Lymphe aus dem Duct. thoracicus gewonnen werden. Solche Messungen könnten eine größere Porenweite von Capillarmembranen in den ersten Lebensmonaten beweisen.

Von LANDIS (28) stammen ausgezeichnete Messungen der Filtrations- und Resorptionsgeschwindigkeit durch die Capillarwand bei verschiedenen Capillardrucken. Es besteht eine lineare Beziehung zwischen Capillardruck und Filtrations- bzw. Resorptionsgeschwindigkeit (Abb. 2). Der Schnittpunkt mit der Nullinie entspricht dem effektiven, kolloidosmotischen Druck. Nur bei genauen Angaben über den Capillardruck kann über den Grad der Durchlässigkeit der Membran etwas ausgesagt werden.

Unter O_2-Mangel ist schon bei niedrigerem Capillardruck die Filtrationsrate wesentlich höher und der effektive kolloidosmotische Druck liegt als Zeichen einer erhöhten Eiweißdurchlässigkeit ebenfalls tiefer. Interessanterweise ist diese Änderung der Membran reversibel.

Die normale *Eiweißdurchlässigkeit der Capillaren* erscheint zwar sehr gering. Für Serumalbumin beträgt sie rund $^1/_{10\,000}$ der Permeabilität für Glucose (s. Tab. 1). Aber sie ist nicht zu vernachlässigen. Wie Untersuchungen mit markierten Eiweißen ergaben, treten 0,1% des Plasmaproteins pro Minute aus, d. h., daß nach rund 17 Std. 100% die Blutbahn verlassen haben (5, 33, 52). Als Beispiel für die Bedeutung von Löslichkeitseigenschaften bei der Capillarpermeabilität kann das Bilirubin dienen. Das nicht eiweißgebundene Bilirubin als kleineres Molekül passiert die Membran schlechter als das an Eiweiß gekoppelte Bilirubin; der Moleküldurchmesser braucht also für

die Penetrationsfähigkeit keine entscheidende Rolle zu spielen.

Es erhebt sich nun die Frage, inwieweit die durch Filtration und Resorption entstehende hydrodynamische pericapilläre Strömung sich am Stoffaustausch beteiligt. Die hydrodynamische Strömung durch die Membran folgt dem Poiseuilleschen Gesetz, d. h. daß kleinste Änderungen der Porenweite z. B. durch Dehnung oder aktive Formänderung der Endothelzellen bereits zu beträchtlichen Zu- oder Abnahmen des Durchstroms führen, weil das Stromvolumen der vierten Potenz des Radius proportional ist. Wenngleich diese gesetzmäßigen Zusammenhänge für die Nettovolumenverschiebung von Flüssigkeit durch die Membran ausschlaggebend sind, so spielen sie für den Stoff-

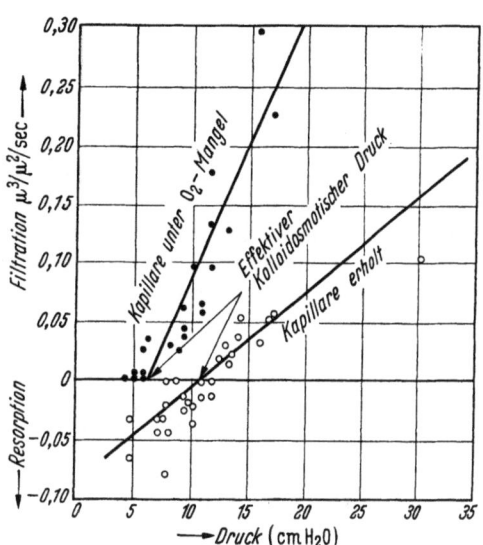

Abb. 2. Beziehungen zwischen Capillardruck und Filtration bzw. Resorption bei O$_2$-Mangel

austausch jedoch normalerweise eine untergeordnete Rolle (38). Ebenso wie in einem mehr oder weniger träge fließenden Bach, durch den ein grobmaschiges Netz gespannt wurde, die Strömung für die Anzahl der kleinen Fische, die in einer bestimmten Zeit dank ihrer eigenen mehrfach schnelleren Fortbewegung in beiden Richtungen das Netz passieren, nur von zweitrangiger Bedeutung ist, genauso kommt für den Austausch kleiner Moleküle an der Capillarmembran weniger die hydrodynamische Strömung als die Diffusion in Betracht.

Die *Diffusion* ist ein auf kurze Strecken sehr rascher Vorgang, deshalb erfolgt der Stoffaustausch mit hoher Geschwindigkeit. Anhand der Diffusionskoeffizienten lassen sich für die Austauschrate einiger Stoffe Zahlen errechnen, die einen Begriff von der Höhe der Geschwindigkeit vermitteln (38). Das Plasmawasser in den Capillaren von 100 g Gewebe wird 300mal in der Minute mit der extracellulären Flüssigkeit ausgetauscht, Kochsalz 120, Harnstoff 100 und Glucose 40mal. Die Austauschgeschwindigkeit beträgt also ein Mehrfaches der Geschwindigkeit des Antransportes mit dem Blut. Was hingegen nur auf Grund des abfiltrierten Volumens z. B. an Glucose den Muskelzellen angeliefert wird, deckt kaum 10% des Ruhebedarfs.

Die Diffusion ist also der für den Stofftransport durch die Capillarwand entscheidende Vorgang.

Von stofflichen und nervalen Einflüssen auf die Capillarwand wird zwar viel gesprochen, aber es gibt kaum Messungen, bei denen ausgeschlossen werden kann, daß Änderungen der treibenden Kräfte interferieren und eine Zu- oder Abnahme der eigentlichen Membrandurchlässigkeit vortäuschen.

Nur für Alkohol und Sublimat liegen exakte Angaben über eine erhöhte Membranpermeabilität vor (28). — Vom Calcium jedoch fehlen entsprechende Untersuchungen an Capillaren. Wenngleich eine abdichtende Wirkung an der Zellmembran von Muskelzellen als gesichert gelten darf (19), so wäre hier dennoch ein Analogieschluß verfrüht, weil im Falle der Capillarmembran der Einfluß auf den intercellulären Spalt, bzw. die Kittsubstanz im Mittelpunkt steht. CHAMBERS und ZWEIFACH (9) beschreiben allerdings bei calciumarmer Perfussionsflüssigkeit ein Erweichen der Kittsubstanz, als Zeichen dafür Anlagerung von Kohlestaub entlang der interendothelialen Linien und Ödementstehung. — Für die abnorme Durchlässigkeit unter Histamin ist der hohe Eiweißgehalt der Quaddelflüssigkeit ein eindeutiger Beweis. Wahrscheinlich führt dabei ein Schwellen der Endothelzellen bei gleichzeitig abnormer Wanddehnung zur Erweiterung der Poren (9). — Rutin hat keine unmittelbare Wirkung auf die Membran, sondern macht die präcapillären Sphincter, für die constrictorische Adrenalinwirkung empfindlicher (13), wodurch der Capillardruck sinkt und damit der Flüssigkeitsdurchtritt. Infolge des verminderten Druckes tritt auch eine etwa abnorm erhöhte Fragilität der Capillaren (Austritt von Erythrocyten) weniger in Erscheinung. — Ein besonderer Fall einer tatsächlichen Abdichtung der Capillarmembran beruht auf einer Adsorption von hochmolekularen Stoffen an der Membran nach Art einer Verkleisterung. DANIELLI (14) entdeckte eine derartige Wirkung für Serumeiweiße und Blutplättchen, und WEESE und HECHT (22, 54) fanden, daß Polyvinylpyrrolidon beim Histaminkollaps gleichartig wirkt.

Vasoneurale Faktoren treten bei einigen Ödemen als Ursache in den Vordergrund: Quinckesches Ödem, zentrales Lungenödem (26) bzw. Lungenödem nach Vagotomie (50). Ob dabei allerdings mehr ein Mißverhältnis zwischen Filtration und Resorption oder mehr eine gesteigerte Durchlässigkeit der Membran — vielleicht als Folge einer Formänderung der Endothelien — den Ausschlag gibt, kann vorerst nicht entschieden werden. Das experimentelle Lungenödem nach Vagotomie und wohl auch das zentrale Lungenödem wird durch ein Übergewicht adrenergischer Einflüsse verursacht (37). Die unmittelbare Ursache ist hier wahrscheinlich die Kontraktion der Alveolarepithelien, die auf Adrenalin hin erfolgt, und damit eine Entblößung der Capillaren (20), obgleich diese mikroskopischen Veränderungen der Alveolarepithelien möglicherweise nicht unabhängig von submikroskopischen Veränderungen der Capillarmembran entstehen (30).

B. Darmmucosa

Die Mucosa des Dünndarms ist beispielhaft für die Art multicellulärer Membran, bei der die Eigenschaften des cellulären Anteils der Membran mehr als die des intercellulären für den Stoffdurchtritt bestimmend sind. Da beim Capillarendothel der Stofftransport gleichsam auf breiten, mehrbahnigen Straßen in beiden Richtungen gleichermaßen erfolgt, kann man demgegenüber beim Darmepithel von einem für viele Stoffe streng regulierten Einbahnverkehr sprechen. Die Zellmembranen beteiligen sich aktiv an der Durchschleusung von Stoffen und leisten teilweise so hochspezialisierte Transportarbeit, daß z. B. nur der eine der beiden optischen Antipoden einer Aminosäure transportiert wird und der andere nur passiv diffundiert (17). Eine der wichtigsten Fähigkeiten dieses Membrantyps, zu dem auch das Tubulusepithel der Nieren gehört, besteht darin, den Stofftransport weitgehend unbeeinflußt von der angebotenen Konzentration zu bewerkstelligen.

Wie ein Importeur, der es versteht, durch geschickte Manipulationen den Inlands-
bedarf möglichst unabhängig vom schwankenden Angebot gleichmäßig zu
befriedigen.

1. Struktur

Die Zellmembran des luminalen Teils (Bürstensaum) der Mucosazelle besteht
aus einer 100 Å dicken Doppelschicht (60) (Abb. 3), das entspricht der Länge von

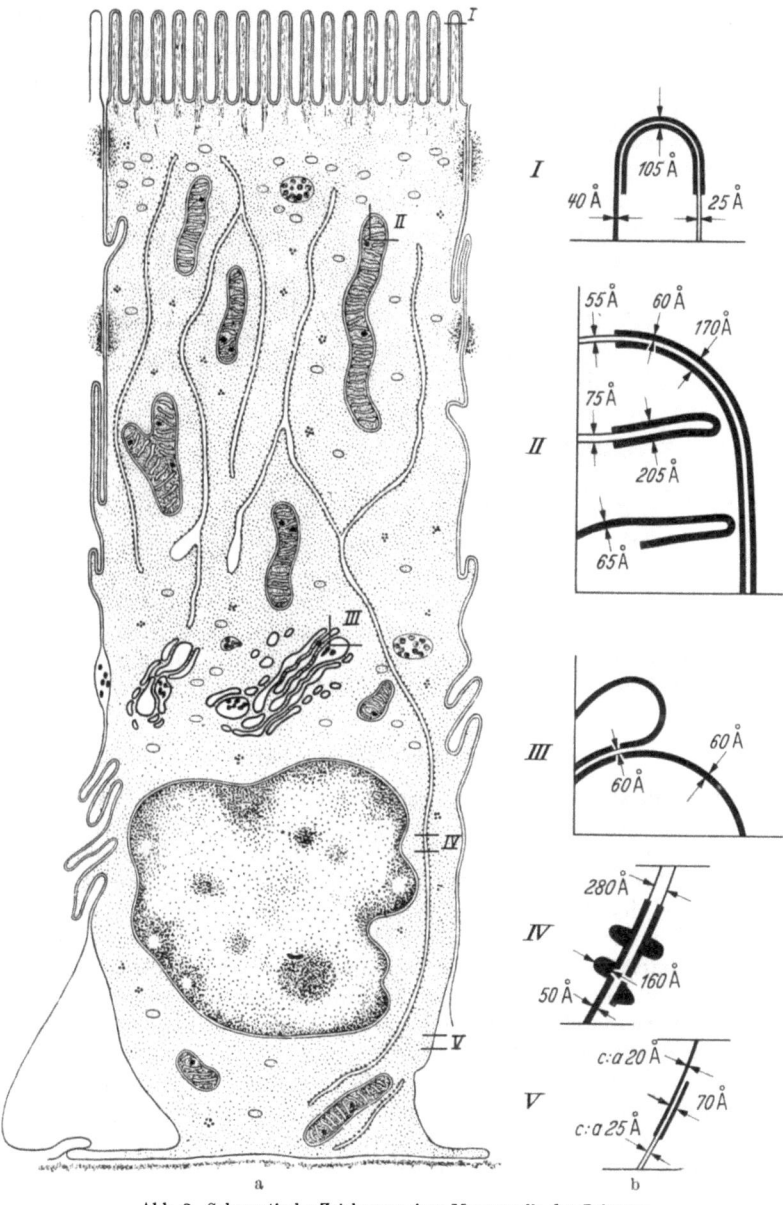

Abb. 3. Schematische Zeichnung einer Mucosazelle des Jejunum

15 aneinandergereihten Glucosemolekülen. Zwischen den Zellen geht diese Doppelmembran in eine einfache Membran über. Bei einer Auflösung von 30 Å lassen sich

5*

in der Zellmembran im Gegensatz zur Kernmembran vieler anderer Zellen (*29, 53*)
keine Poren feststellen. Der Abstand zwischen den Membranen zweier benach-
barter Zellen beträgt rund 100 Å. Der intercelluläre Spalt ist demnach kaum
kleiner als bei den Capillarendothelien, aber die intercelluläre Strecke beträgt bei
den zylindrisch geformten Zellen und der starken Faltung der Membran ein
Mehrfaches. — Die Mitochondrien sind gleichfalls mit einer Doppelmembran
umhüllt und liegen vorwiegend parallel zur Zellachse bis auf einen freien Streifen
unter dem Bürstensaum gleichmäßig über die Zelle verteilt. — Besonders beachtenswert sind Doppelmembranen, deren Abstand voneinander rund 300 Å
beträgt und die in Längsrichtung die Zelle durchziehen (α-Cytomembran). Man
ist versucht anzunehmen, daß sie möglicherweise wie ein Drainagesystem wirken,
und da diese intracellulären Membranen außerdem mit Granula besetzt sind, die

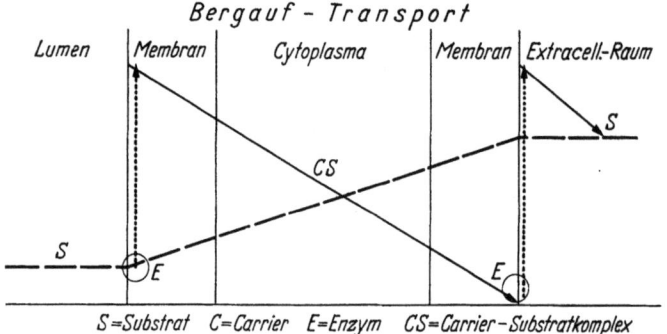

Abb. 4. Schema eines enzymatisch bedingten Bergauf-Transportes

mit den Mikrosomen identisch sein sollen, so kann man an ein canaliculäres System
unter besonderer enzymatischer Kontrolle denken. Diese Erscheinungen sind
jedenfalls so auffällig, daß man daran erinnert wird, die Rolle der inneren Organisation der Zelle beim Stofftransport durch die Zelle nicht außer acht zu lassen (*44*).

2. Funktionelle Eigenschaften

Die Zellmembran ist bedingt kationenundurchlässig (*15, 57*). Was das bedeutet,
wird klar, wenn diese Eigenschaft, die offenbar vom Energiestoffwechsel abhängt
(*7, 35, 42, 43, 44*), verloren geht. Es kommt dann infolge der hohen Konzentration an Makromolekülen in der Zelle zu einer kolloidosmotischen Cytolyse.
Wilbrandt (*56*) hat für Erythrocyten diesen Mechanismus der Cytolyse dadurch
bewiesen, daß er die kolloidosmotische Differenz durch Saccharose kompensierte,
für die auch nach Verlust der Kationenundurchlässigkeit die Zellmembran im-
permeabel bleibt. Die Mitochondrienmembran scheint sich ganz ähnlich zu verhalten, was die erfolgreiche Verwendung von Saccharose bei der Präparation zur
Verhütung von Schwellung beweist (*10*).
Wenn die Zellmembran nicht beliebig für Kationen durchlässig ist, so schließt
das nicht aus, daß — wie Versuche mit radioaktiven Isotopen zeigen — an der
Membran zwischen extracellulärem und intracellulärem Raum dennoch ein
Ionenaustausch stattfindet. Die an Muskel-, Nerven-, Blutzellen u. a. vorgefundene
K/Na-Verteilung (Kalium innen, Natrium außen) beweist, daß hierbei aber ein
selektiver Prozeß im Spiele ist. Der Vorgang hängt vom Stoffwechsel ab. Die
Bewegung der beiden Kationen erfolgt entgegen einem bestehenden Konzen-
trationsgefälle, gleichsam bergauf.

Wie kann ein derartiger *Bergauf-Transport*, der zu den wichtigsten Leistungen der Tubulusepithelien der Nieren gehört (vergl. S. 252f.) und der auch am Darm, z. B. für Glucose (*2*) und Aminosäuren (*1, 59*) bewiesen ist, funktionieren, ohne mit den thermodynamischen Gesetzen gleichsam in Konflikt zu geraten? Das Schema (Abb. 4), das die wichtigsten Elemente zur technischen Lösung der Aufgabe enthält, schließt sich eng an Überlegungen von ROSENBERG und WILBRANDT an (*41, 58*). (Mit Rücksicht auf den asymmetrischen Bau der resorbierenden bzw. sezernierenden Epithelien, d. h. die Verschiedenartigkeit der luminalen und basalen Membranen und die mögliche Rolle intracellulärer Membranen wurden im Unterschied zu ROSENBERG und WILBRANDT die Verhältnisse schematisch so vereinfacht, als ob die ganze Zelle gleichsam nur eine Membran mit zwei ungleichwertigen Seiten darstelle.)

Das Substrat *S* soll auf ein höheres Konzentrationsniveau angehoben werden. Es vermag die Membran nicht ohne weiteres zu durchdringen. Es fehlt ihm an Lipoidlöslichkeit. Unter dem Einfluß eines Enzyms wird *S* an der Membran mit einem Carrier (Träger) *C* gekoppelt und so in eine lipoidlöslichere Form übergeführt. Der entstandene Carriersubstratkomplex kann nun die Membran leicht passieren und diffundiert entlang seinem Gradienten zur anderen Seite der Zelle. Dort wird in der Membran durch

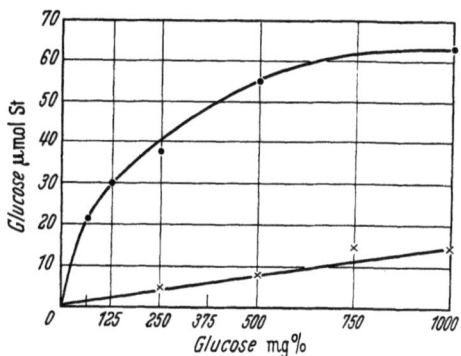

Abb. 5. Glucosedurchtritt unter aeroben (●) und anaeroben (×) Bedingungen in Abhängigkeit von der Konzentration. Nach RIKLIS und QUASTEL (1958)

ein anderes Enzym der *CS*-Komplex wieder gespalten. Das Substrat wird freigesetzt und der Carrier diffundiert zurück oder wird durch einen anderen metabolischen Prozeß verbraucht. Auf diese Weise kann *S* im extracellulären Raum angehäuft werden und von dort aus ins Blut abdiffundieren. Zurückdiffundieren kann es kaum, da seine minimale Lipoidlöslichkeit es die Membran nur schwer durchdringen läßt.

Entscheidend für den Mechanismus ist die Funktion der beiden Enzyme. Sie ändern die Membranlöslichkeit des Substrats und stellen das Konzentrationsgefälle her, mit dem das Substrat, an den Carrier gebunden, zur anderen Seite diffundiert. Möglicherweise werden die α-Cytomembranen (s. Abb. 3) als schnellere Straßen benutzt, und vielleicht wird der Verkehr dort auch noch enzymatisch im Fluß gehalten. Wenngleich die Verhältnisse in Wirklichkeit freilich viel komplizierter sind, so vermittelt das Schema doch wohl einen Begriff von der Rolle biochemischer Reaktionen beim Stofftransport.

Woran erkennt man, ob ein Durchtrittsvorgang mehr durch biochemische Reaktion als durch physikalische Gesetzmäßigkeiten bestimmt wird? Es gibt 5 wichtige Kriterien für die Enzymabhängigkeit eines Stofftransportes, die mit entsprechenden Beispielen versehen, der Beantwortung der Frage dienen.

1. Eine nichtlineare Beziehung zwischen Konzentration und Durchtrittsrate: Die Abb. 5 zeigt (*40*), daß tatsächlich von 375 mg-% Glucose an die Transportrate durch die Mucosa bei weiterer Steigerung der Konzentration kaum mehr zunimmt. HÖBER und HÖBER (*23*) wiesen dasselbe auch für einige Aminosäuren nach. Genau dieselbe Sättigungskurve ergibt sich für die Glucoseresorption in den Nierentubuli (*48*). Ein derartiges Verhalten ist zu erwarten bei einem Trägermechanismus mit beschränkter Ladekapazität. Erst unter Ausschaltung der maß-

gebenden biochemischen Reaktionen z. B. unter anaeroben Bedingungen wird die Konzentrationsabhängigkeit für den Glucosedurchtritt linear (s. Abb. 5).

2. Eine Konkurrenz zwischen gleichzeitig penetrierenden ähnlichen Stoffen um denselben Carrier und damit gegenseitige Resorptionsbehinderung: Glucose hemmt die Galaktoseresorption um rund 50% (12, 16), gleicherweise behindern sich z. B. Alanin und Glycin bei der Resorption (11).

3. Hohe strukturelle Spezifität: Verzar fand bei vergleichenden Untersuchungen über den Zuckerdurchtritt nur für Glucose, Galaktose und Fructose Sättigungskurven (51). Bei Sorbose, Mannose und Xylose ergab sich eine direkte Proportionalität zwischen angebotener Konzentration und durchgetretener Menge, wie das für Diffusionsprozesse typisch ist. Es läßt sich also eine sterische Spezifität feststellen (12), die bei Aminosäuren ganz besonders eindrucksvoll in Erscheinung tritt, wo nur die L-Form aktiv transportiert wird und die D-Form nur passiv diffundiert (17).

Tabelle 2

| Zucker | Resorbiert in einer Stunde | | Verhältnis vergiftet zu normal |
| | % der injizierten Zuckermenge | | |
	ohne Jod-essigsäure	mit Jod-essigsäure	
Galaktose	84,3	39,6	2,1
Glucose	73,3	24,3	3,0
Fructose.	32,5	27,5	1,2
Mannose.	23,9	18,6	1,3
Xylose	21,8	22,8	1,0
Arabinose	21,0	21,5	1,0

4. Beeinflußbarkeit durch Stoffwechselinhibitoren und -Aktivatoren: Mit Monojodessigsäure zum Beispiel läßt sich, wie die Tab. 2 (55) zeigt, herausfinden, daß nur die Resorption bestimmter Zucker hemmbar ist, und so nachweisen, ob der Durchtritt biochemisch kontrolliert wird oder nicht. Darüber hinaus kann durch Inhibitoren der unmittelbar mit dem Transport gekoppelte metabolische Teilabschnitt eingeengt werden. Die Beobachtung zum Beispiel, daß die durch Adenosintriphosphatase—Aktivatoren wie Dinitrophenol, gehemmte Glucoseresorption durch Adenosintriphosphatase—Inhibitoren wie NaF reaktiviert werden kann, spricht dafür, daß die Verfügbarkeit von ATP für den Transport eine entscheidende Rolle spielt (45). — Mit Inhibitoren läßt sich auch beispielsweise entscheiden, ob 2 Durchtrittsvorgänge miteinander zusammenhängen. Für die Phosphatresorption wurde unter anderem vermutet, daß sie über die Glucosephosphorylierung mit der Glucoseresorption eng verknüpft sei. Mit Phlorrhizin ließ sich aber klären, daß kein direkter Zusammenhang zwischen Glucose- und Phosphatdurchtritt besteht. Phlorrhizinkonzentrationen, die die Glucoseresorption hemmen, lassen den Phosphatdurchtritt unbeeinflußt und in höheren Konzentrationen wird der Phosphatdurchtritt sogar gesteigert [s. Abb. 6 (25)].

5. Hohe Temperaturabhängigkeit: Auch durch Bestimmen der Temperaturabhängigkeit läßt sich, wie Abb. 7 beweist, z. B. für 2 Anionen wie Rhodanid und Phosphat feststellen, ob der Durchtritt von biochemischen Reaktionen abhängt. Der Rhodaniddurchtritt besitzt die für Diffusionsprozesse charakteristisch niedrige und der Phosphattransport die für biochemische Reaktionen typisch hohe Temperaturabhängigkeit (25).

Wenn auch nicht jedes einzelne der aufgezählten Kriterien für sich die Abhängigkeit eines Durchtrittvorgangs von biochemischen Reaktionen zwingend beweist, so erlaubt doch das Vorhandensein mehrerer derartiger Charakteristica die Unterscheidung echter Transportvorgänge von reinen Diffusionsvorgängen.

Abschließend sei erwähnt, daß lokale Reaktionen, zu denen z. B. allergische Prozesse oder pH-Änderungen gehören, sekundär die Permeabilität der Darmschleimhaut verändern können.

Zahlreiche Erscheinungen an Membranen lassen sich allein mit der Poren-
theorie erklären und andere mit der Lipoidtheorie. Beide aber erfassen nur einen
Teilaspekt, nämlich den physikalischen oder physikochemischen. Die oft hoch
spezialisierten Transportleistungen von Zellmembranen können aber nur unter
Einbeziehung des biochemischen Aspekts analysiert und verstanden werden.

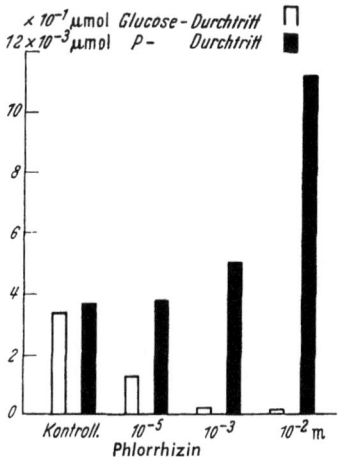

Die in diesem Abschnitt dargestellten Permeabilitätsprobleme lassen die
Berücksichtigung altersabhängiger Veränderungen fast vollständig vermissen.

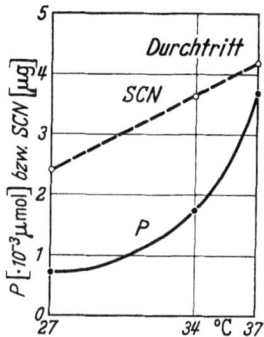

Abb. 6. Einfluß von Phlorrhizin auf Phosphat- und
Glucosedurchtritt

Abb. 7. Temperaturabhängigkeit des Durchtritts eines
biochemisch abhängigen und eines biochemisch
unabhängigen Anions durch die Darmwand

Der Grund ist in der Tatsache zu suchen, daß mit zuverlässigen Methoden gewonnene Resultate über diese Frage kaum vorliegen. Es wurden daher mehr die Grundlagen der Permeabilitätsforschung dargestellt, um sie für weitere Arbeiten auf
diesem Gebiete leichter zugänglich zu machen.

Literatur

(1) AGAR, W. T., F. J. R. HIRD and G. S. SIDHU: J. Physiol. 121, 255 (1953).
(2) BARANY E. H., u. E. SPERBER: Skand. Arch. Physiol. 81, 290 (1939). (3) BARGMANN,
W., A. KNOOP u. TH. H. SCHIEBLER: Z. Zellforsch. 42, 386 (1955). — (4) BENETT, H. ST.:
J. biophys. biochem. Cytol. 2, Suppl., 99 (1956). — (5) BERSON, S. A., R. S. YALOW, S. S.
SCHREIBER and J. POST: J. clin. Invest. 32, 746 (1953). — (6) BLAND, J. H.: Disturbances of
body fluids. Philadelphia: Saunders Comp. 1956. — (7) BRUNS, F., W. RUMMEL et A. THIE-
LEKE: Arch. int. Pharmacodyn. 89, 258 (1952). — (8) BÜCHNER, F.: Allgemeine Pathologie.
S. 197. München: Urban & Schwarzenberg 1950.
(9) CHAMBERS, R., and B. W. ZWEIFACH: Physiol. Rev. 27, 436 (1947). — (10) CLELAND,
K. W.: Nature (Lond.) 170, 497 (1952). — (11) CORI, C. F.: Proc. Soc. exp. Biol. (N. Y.) 24, 125
(1926). — (12) CORI, C. F.: J. biol Chem. 66, 691 (1925). — (13) CRISMON, J. M., R. R. BEREZ,
J. D. MADDEN and F. A. FUHRMAN: Amer. J. Physiol. 164, 391 (1951).
(14) DANIELLI, J. F.: J. Physiol. 98, 109 (1940). — (15) DAVSON, H.: Cold. Spr. Harb.
Symp. quant. Biol. 8, 255 (1940). — (16) FISHER, R. B., and D. S. PARSONS: J. Physiol. 119,
224 (1953).
(17) GIBSON, Q. H., and G. WISEMAN: Biochem. J. 48, 426 (1951). — (18) GIEBISCH, G.,
H. D. LAUSON and R. F. PITTS: Amer. J. Physiol. 178, 168 (1954). — (19) GOSSWEILER, N.,
K. KIPFER, G. PORETTI u. W. RUMMEL: Pflügers Arch. ges. Physiol. 260, 154 (1954).
(20) HAYEK, H. v.: Klin. Wschr. 22, 637 (1943); Experientia (Basel) 4, 11 (1948); Z. Anat.
115, 436 (1951). — (21) HECHT, G.: Naunyn-Schmiedebergs Arch. exp. Path. Pharmak. 226, 46
(1955). — (22) HECHT, G., u. H. WEESE: Münch. med. Wschr. (1943), 1. — (23) HÖBER, R.,
and J. HÖBER: J. cell. comp. Physiol. 10, 401 (1937). — (24) HUNGERLAND, H.: „Wasserhaushalt" in Biol. Daten f. d. Kinderarzt. Berlin-Göttingen-Heidelberg: Springer 1954.
(25) JACOBI, H., W. RUMMEL u. K. PFLEGER: Naunyn-Schmiedebergs Arch. exp. Path.
Pharmak. 234, 404 (1958). — (26) JARISCH, A., H. RICHTER u. H. THOMA: Klin. Wschr. 18,

1440 (1939); **19**, 76 (1940). — JARISCH, A., M. HENZE u. A. AMANN: Arch. Kreislaufforsch. **7**, 301 (1940).

(*27*) KROGH, A., E. M. LANDIS and A. H. TURNER: J. clin. Invest. **11**, 63 (1932).

(*28*) LANDIS, E. M.: Amer. J. Physiol. **83**, 528 (1928); **82**, 217 (1927). — (*29*) LINDNER, E.: Z. Zellforsch. **45**, 702 (1957).

(*30*) MEESEN, H., u. H. SCHULZ: Lungen und kleiner Kreislauf. Bad Oeynhausener Gespräche I, 54 (1956). — (*31*) MENKIN, V.: Biochem. Mech. in Inflammation. Springfield, Ill.; Thomas 1956. — (*32*) MILLER, F., u. A. BOHLE: Klin. Wschr. **34**, 1204 (1956). — (*33*) MILLER, L. L., W. F. BALE, C. L. YUILE, R. E. MASTERS, G. H. TISHKOFF and G. H. WHIPPLE: J. Exp. Med. **90**, 297 (1949).

(*34*) PAPPENHEIMER, J. R., and A. SOTO-RIVERA: Amer. J. Physiol. **152**, 471 (1948). — (*35*) PAU, H., u. W. RUMMEL: Pflügers Arch. ges. Physiol. **254**, 281 (1951). — (*36*) PEASE, D. C., and R. F. BAKER: Amer. J. Anat. **87**, 349 (1950). — (*37*) PLESTER, D., et W. RUMMEL: Arch. int. Pharmacodyn. **85**, 431 (1951).

(*38*) RENKIN, E. M., u. J. R. PAPPENHEIMER: Ergebn. Physiol. **49**, 59 (1957). — (*39*) RENKIN, E. M., and D. ZAUN: Amer. J. Physiol. **180**, 498 (1955). — (*40*) RIKLIS, E., and J. H. QUASTEL: Canad. J. Biochem. Physiol. **36**, 347 (1958). — (*41*) ROSENBERG, TH.: Acta chem. scand. **2**, 10 (1948). — (*42*) RUMMEL, W.: Naunyn-Schmiedebergs Arch. exp. Path. Pharmak. **208**, 214 (1948); Arch. int. Pharmacodyn. **78**, 268 (1949). — (*43*) RUMMEL, W., u. F. BRUNS: Naunyn-Schmiedebergs Arch. exp. Path. Pharmak. **212**, 93 (1950). — (*44*) RUMMEL, W.: Naturwissenschaften **40**, 277 (1953). — (*45*) RUMMEL, W., K. PFLEGER u. H. JACOBI: Naunyn-Schmiedebergs Arch. exp. Path. Pharmak. **234**, 414 (1958).

(*46*) SCHMIDT, G. W.: Z. Kinderheilk. **71**, 476 (1952). — (*47*) SCHULZ, H.: Z. Zellforsch. **46**, 583 (1957). — (*48*) SHANNON, J. A., and S. FISHER: Amer. J. Physiol. **122**, 765 (1938). — (*49*) STARLING, E. H.: J. Physiol. **19**, 312 (1896).

(*50*) TSCHERMAK-SEYSENEGG, A. v.: Med. Klin. **1933**, 7.

(*51*) VERZÁR, F.: Biochem. Z. **276**, 17 (1935).

(*52*) WASSERMAN, K., and H. S. MAYERSON: Amer. J. Physiol. **165**, 15 (1951); Cardiologia (Basel) **21**, 296 (1952). — (*53*) WATSON, M. L.: Biochim. biophys. Acta **15**, 475 (1954); J. biophys. biochem. Cytol. **1**, 257 (1955). — (*54*) WEESE H.: Dtsch. med. Wschr. **76**, 757 (1951). — (*55*) WILBRANDT, W., u. L. LASZT: Biochem. Z. **259**, 398 (1933). — (*56*) WILBRANDT, W.: Helv. physiol. Acta **6**, 234 (1948). — (*57*) WILBRANDT, W.: Naunyn-Schmiedebergs Arch. exp. Path. Pharmak. **212**, 9 (1950). — (*58*) WILBRANDT, W.: Symp. Soc. exp. Biol. **8**, 136 (1954). — (*59*) WISEMAN, G.: J. Physiol. **120**, 63 (1953).

(*60*) ZETTERQVIST, H.: The ultrastructural organisation of the columnar absorbing cells of the mouse jejunum. Stockholm 1956.

10. The blood-brain barrier system

By

ROLF ZETTERSTRÖM

With 9 Figures

The clinical observation that kernicterus only occurs in newborn infants provides some evidence that the blood-brain barrier system is less efficient in the neonatal period than in later life. In heavily jaundiced newborns bilirubin may pass from the blood to the nuclear grey matter of the brain and into the cerebrospinal fluid. On the other hand, this pigment cannot be recovered from the brain of icteric adults. The phenomenon of kernicterus, however, provides one of the very few grounds for the view that the blood-brain barrier system is underdeveloped at birth and that there is a postnatal maturation. The limitation of our knowledge within this field is due to many factors. One of the great difficulties which arises when studying these problems is how to define the blood-brain barrier.

The concept of a barrier has arisen from repeated demonstrations that some substances pass very slowly from the blood into the brain. Since, however, the rate for the passage varies with the material exchanged, a differential rate phenomenon rather than an absolute barrier exists. What also makes the problem very complex is that several so-called barriers can be postulated, i.e. between blood and nerve cells, between blood and the cerebrospinal fluid and between cerebrospinal fluid and the boundary of the brain (11). Furthermore, the efficiency of each of these systems seems to vary markedly within different parts of the central nervous system (6). Another difficulty arises from the fact that the rates of permeation of various substances may be widely divergent even if their chemical constitution is rather similar. The differences of various sulphonamides in this respect are familiar to every clinician. Such divergencies may be attributable to variations of the charge or to the solubility in lipids. Whether test substances pass through pores in a membrane or through the endothelial cells may also influence the results obtained.

From what has been said it may be concluded that very many factors must be taken into account when the functional development of the blood-brain barrier system is studied. The experimental findings may vary according to what particular so-called barrier is studied. The efficiency of a certain barrier may vary in various parts of the brain. Furthermore, the characteristics of the test substance must be considered.

Experimental evidence for a postnatal maturation of the blood-brain barrier in animals:

From animal experiments it has been definitely established that the efficiency of the barriers varies with age. (4) BEHNSEN, the pioneer in this field, was able to demonstrate in experiments with trypan blue in mice that the areas taking the dye were relatively larger in newborn and young animals than in older ones. From these results he concluded that the permeability of the barrier is locally increased at an early stage of life. This defect of the blood-brain barrier, which is manifest in the young mouse but disappears at an age of about five weeks, was considered essentially as an exaggeration of what is observed in the normal adult animal. The correctness of this statement has later on been repeatedly confirmed by the use of other test substances and techniques.

By following the rate of uptake of intravenously injected labelled phosphate by the brain, the gradual maturation of the blood-brain barrier of foetal and growing rabbits was clearly demonstrated (3) (Fig. 1), though differences may exist between various animal species (18). Thus in the guinea pig the barrier to ferrocyanide is fully established at birth, whereas the permeability to this ion is high in the newborn mouse, rat, rabbit, cat and dog, but decreases rapidly during the first days of life.

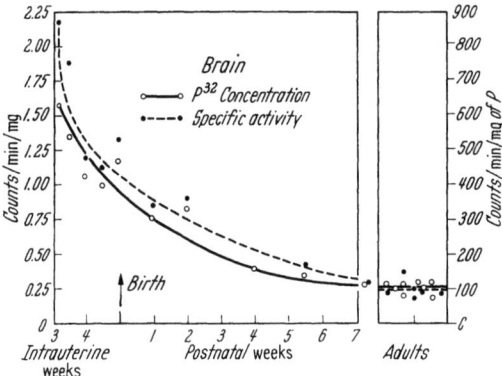

Fig. 1. Rate of uptake of intravenously injected labelled phosphate by the brain of foetal and growing rabbits (3). The variations with age are clearly demonstrated. According to this method the barrier reaches its adult level at about six weeks. The isotope was injected 24 hr prior to the measurements

Evidence for a postnatal maturation of the blood-brain barrier in human infants:

Studies within this field have produced some conflicting results, but most data available support the view that the barriers are under-developed at birth and that there is a postnatal maturation. Thus intravenously injected uranine passes over to the cerebrospinal fluid in infants below 12 month of age, whereas the cerebrospinal fluid remains uncoloured in children above that age (13). The permeability of bromide from blood to cerebrospinal fluid is highest in the neonatal period and then decreases (12). On the other hand, from studies of the staining of the brain by dyes injected into the blood stream immediately after the death of human infants who had died at or shortly after birth, it was concluded that even in the newborn infant there

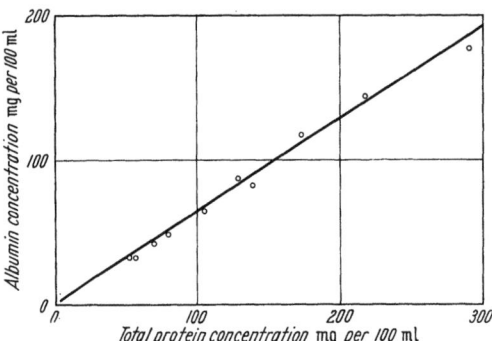

Fig. 2. Relationship between the concentration of albumin and of total protein in cerebrospinal fluid from 10 newborn infants with haemolytic disease of the newborn (2). The diagram clearly demonstrates that the relative concentration of albumin is constant despite wide variations of the total protein content

is an effective block between blood and central nervous system (10). The conclusion which may be drawn from these experiments is that there is in newborn infants an increased permeability from blood to cerebrospinal fluid but not from blood to brain. Since, however, the infants were dead before the injection of the dye, the permeability of the brain might have suffered alteration, and it is possible that his results might not be valid for the living baby. The fact that kernicterus only occurs in newborns speaks in favour of such a hypothesis.

Investigations of the maturation of the blood-cerebrospinal fluid barrier in human infants:

The techniques now available permit only very limited studies of the haemato-encephalic barriers in humans, and in fact only the blood-cerebrospinal fluid barrier can be investigated. Even from such restricted studies, however, some information may be obtained, particularly if the problem is simplified by the postulation that the cerebro-spinal fluid constitutes the extra-cellular fluid of the central nervous system. Since the experiments with labelled phosphate (3) seem to justify the conclusion that the blood-brain and blood-cerebrospinal fluid barriers develop simultaneously in the newborn, still more far-reaching conclusions may be drawn from studies of the exchange between blood and cerebrospinal fluid.

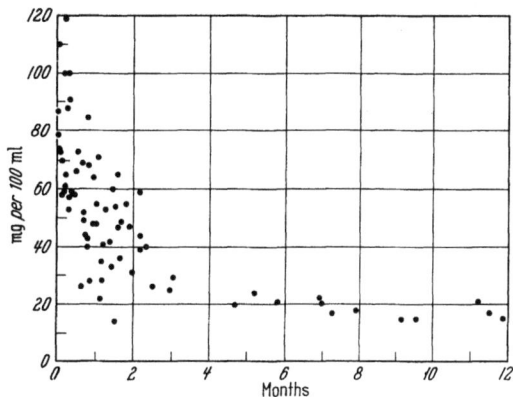

Fig. 3. Individual values for the total protein concentration of cerebrospinal fluid from normal children during the first year of life (19)

In newborn infants the concentration of protein in cerebrospinal fluid is usually much higher than in later life, although extreme individual variations may exist (16). Studies of the relationship between the concentrations of the individual protein fractions in serum and cerebrospinal fluid have shown that they are fairly constant (except in infants with certain diseases of the central nervous system) and similar to that reported for other ages (2). The constancy of the relative concentration of albumin is shown in Fig. 2. Since there were no significant variations despite great individual differences in the total protein concentration in cerebrospinal fluid it was sugge-

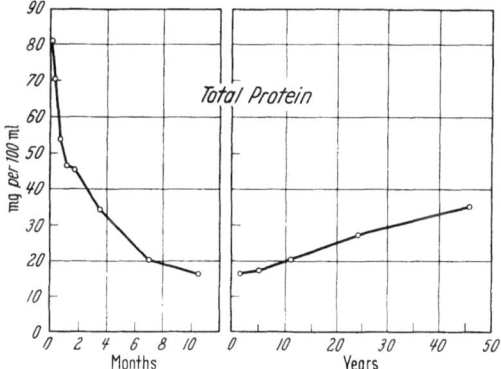

Fig. 4. Total protein concentration of cerebrospinal fluid from normal subjects of different ages (19)

sted that the total protein concentration directly reflected the functional state of the blood-brain barrier system and that all fractions penetrated this barrier at the same rate. Thus the rapid decrease of the protein concentration in cerebrospinal fluid could imply a rapid maturation with a corresponding decrease in permeability after birth.

The protein concentration in cerebrospinal fluid reaches the level of later life at about 3—4 months of age (19) (Fig. 3). The minimum level is, however, reached towards the end of the first year, as is shown in Fig. 4, and there is an increase later. The first question which arises is whether the full maturation of the blood-cerebrospinal fluid barrier to serum proteins occurs at the age of 3—4 months or at the end of the first year of life, i. e. when the minimum level is reached. Another question is how to explain the gradual increase of the protein concentration after

2 years of age. That the permeability of the blood-cerebrospinal fluid barrier should decrease with age is rather unlikely; another explanation seems more logical. Electrophoretic analysis of the protein fractions in cerebrospinal fluid from normal subjects of different ages has provided evidence that the composition of the cerebrospinal fluid proteins is most different from that of serum when the protein concentration of cerebrospinal fluid is lowest, i.e. in the age groups of 9 months to 2 years (*19*). The percentage albumin and β_2-globulin of the total protein of cerebrospinal fluid and of serum at different ages is shown in Fig. 5 and 6. When the protein content of cerebrospinal fluid is at its minimum level the relative concentration of low-molecular proteins is lowest and that of those with a higher molecular weight at its peak. These findings may indicate that another process than an increased permeability is the cause of the gradual elevation of the protein concentration in the cerebrospinal fluid after the age of 2 years. Since the production of cerebrospinal fluid by the choroidal plexus seems to decrease with increasing age (*5*) the apparently increased admixture of serum proteins after the age of 2 years might be explained on the basis of concentrations of proteins in the fluid of the lumbar subarachnoidal space due to resorption of the fluid.

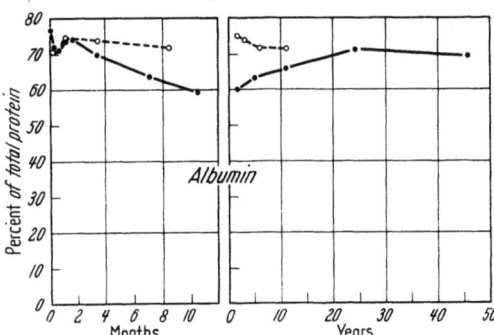

Fig. 5. Electrophoretic estimation of the relative concentration of albumin in cerebrospinal fluid (●——●) and in serum (○----○) from normal subjects of different ages (*19*)

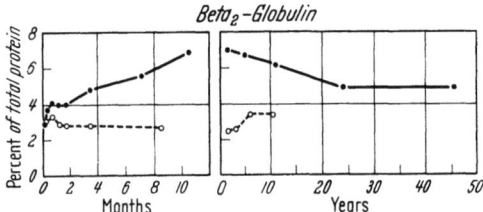

Fig. 6. Electrophoretic estimation of the relative concentration of β_2-globulin in cerebrospinal fluid (●——●) and in serum (○----○) from normal subjects of different ages (*19*)

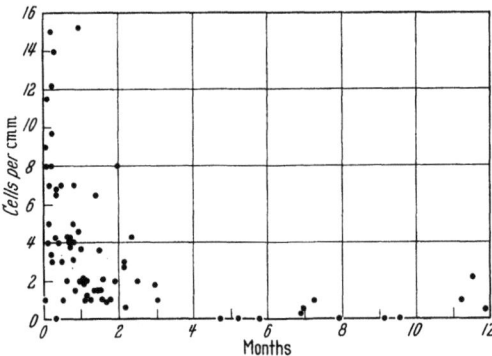

Fig. 7. The cell content of cerebrospinal fluid from normal children during the first year of life (*19*)

The most logical conclusion seems to be that there is a maturation of the blood-cerebrospinal fluid barrier as long as there is a decrease of the absolute concentration of albumin in the cerebrospinal fluid, i. e. until the age of about 12 months. The maturity of this barrier is extremely variable at birth. Since the protein concentration in the cerebrospinal fluid is usually much higher in prematurely born infants than in those born at term (*14*) the permeability is particularly high in this group of newborns.

From the data presented it follows that estimation of the protein concentration in the cerebrospinal fluid may give some information about the functional state of the blood-cerebrospinal fluid barrier. It must be emphasized, however, that other factors besides the permeability of the barrier may influence the concentration of proteins in the cerebrospinal fluid, such as the rate of secretion and resorption of the fluid. The efficiency of the barrier may also vary according to what test substance is used for the examination of the functional state of the barrier. In this connection it may be of interest that the cell content of the cerebrospinal fluid roughly decreases parallel to the maturation of the blood-cerebrospinal fluid barrier as evidenced from the concentration of albumin in the cerebrospinal fluid (Fig. 7).

The clinical bearing of the functional state of the blood-brain barrier system: Since there is a correlation between the spinal fluid indirect bilirubin and the spinal fluid total protein in cases of haemolytic disease of the newborn (Fig. 8) and since the increase of concentration of bilirubin in the cerebrospinal fluid of adult hyperbilirubinaemic rabbits with deranged

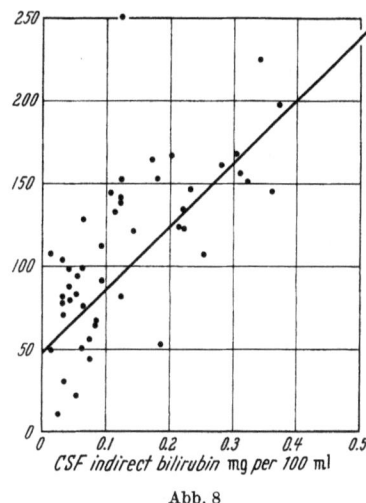

CSF indirect bilirubin mg per 100 ml

Abb. 8

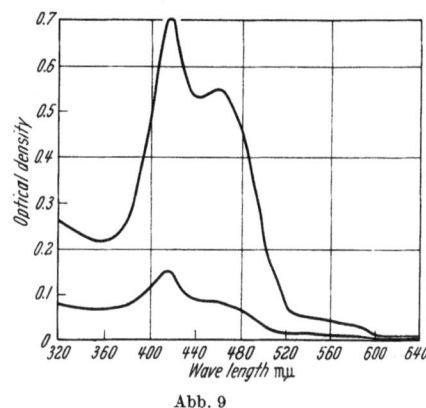

Wave length mμ

Abb. 9

Fig. 8. Spinal fluid total protein versus spinal fluid indirect bilirubin in 48 pairs, from 23 infants with haemolytic disease of the newborn and 1 infant with so-called physiologic jaundice. The correlation is statistically significant (p = < 0.001) (17)

Fig. 9. Spectrophotometric absorption curves of serum and spinal fluid from a 2-day old infant with haemolytic disease of the newborn. In the presence of an active haemolytic process there was haemoglobinaemia and the consequent transfer of the haemochromogen to the spinal fluid as indicated by the existence of a predominating 415 mμ peak in both serum and spinal fluid (17)

blood-brain barrier system is paralleled by an equal increase in the total concentration of protein (8), bilirubin most likely enters the cerebrospinal fluid along with protein, possibly as an albumin bilirubin complex. Thus, the penetration of bilirubin, the toxic agent which is involved in the production of kernicterus (8), into the central nervous system probably depends upon the permeability of the barrier system to albumin.

With regard to the development of kernicterus in newborns, repeated observations reveal a wide individual variation in the susceptibility to hyperbilirubinaemia. This might be explained by variations in the permeability of the brain to bilirubin, i. e. by the functional state of the blood-brain barrier system. It would be of great value to obtain more definite information as to whether the total protein content of the cerebrospinal fluid might serve as an indication of the risk of kernicterus developing in infants with hyperbilirubinaemia.

It seems reasonable to suppose that the functional state of the blood-brain barrier has other clinical implications than in the pathogenesis of kernicterus.

Substances other than bilirubin attached to proteins, such as heme compounds (Fig. 9), may accumulate within the central nervous system when the blood-brain barrier system is immature. That this may be of clinical significance is demonstrated by an abnormally high intracranial pressure in an infant with a high concentration of methemalbumin in plasma (9). Due to immaturity of the barrier system other substances, whether of endogenous or exogenous origin, may also penetrate into the central nervous system more easily in early infancy than in later life. The fact that the brain of very young infants with galactosaemia or with phenylpyruvic acid oligophrenia is particularly sensitive during the first period of life may partly have such an explanation. It is also to be suspected that more studies of infants with hitherto unexplained manifestations of abnormalities of the central nervous system may shed additional light on similar problems.

The immaturity of the blood-brain barrier system in newborns may also have therapeutic implications. Thus, the concentration of penicillin in cerebrospinal fluid in relation to that of serum has been found to be much higher in the newborn period than in later life (1). Finally it may be stressed that the functional state of the blood-brain barrier system in the newborn does not only depend upon the state of maturation. Such factors as hypoxia or the administration of such a drug as gantrisin (15) may seriously damage the barrier.

In summary, our present knowledge of the postnatal maturation of the blood-brain barrier system is reviewed. Determinations of the protein content of the cerebrospinal fluid may serve as an indication of the functional state of the barrier system, although with some restrictions. The clinical implications of this problem are discussed.

References

(1) Aguilo, S., and F. Germany: Estudio sobre la permeabilidad de las meninges del nino a la penicilina inyectada por via intramuscular. Rev. Chil. Pediat. **23**, 1 (1952). — (2) Arnhold, R. G., and R. Zetterström: Proteins in cerebrospinal fluid in the newborn. An electrophoretic study including hemolytic disease of the newborn. Pediatrics **2**, 279 (1958).

(3) Bakay, L.: Studies on blood-brain barrier with radioactive phosphorus. III. Embryonic development of the barrier. Arch. Neurol. Psychiat. **70**, 30 (1953). — (4) Behnsen, G.: Über die Farbstoffspeicherung im Zentralnervensystem der weißen Maus in verschiedenen Alterszuständen. Z. Zellforsch. **41**, 515 (1927). — (5) Bourdillon, R. B., M. Fischer-Williams, H. V. Smith and K. B. Taylor: The entry of radiosodium and of bromide into human cerebrospinal fluid. J. Neurol., Neurosurg., Psychiat. **20**, 79 (1957). — (6) Broman, T.: The permeability of the cerebrospinal vessels in normal and pathological conditions. Copenhagen: E. Munksgaard 1949.

(7) Davson, H.: Physiology of the ocular and cerebrospinal fluids. London: J. & A. Churchill 1956.

(8) Ernster, L., L. Herlin and R. Zetterström: Experimental studies on the pathogenesis of kernicterus. Pediatrics **20**, 647 (1957). — (9) Escardó, F. E., P. Karlberg, R. Stempfel and R. Zetterström: Transient hemoglobinemia associated with hemoglobinuria and methemalbuminemia in the neonatal period. Acta paediat. (Uppsala) **45**, 259 (1956).

(10) Gröntoft, O.: Intracranial haemorrhage and blood-brain barrier problems in the newborn. Acta path. scand. Suppl. 100, (1954).

(11) Herlin, L.: The existence of a barrier between the cerebrospinal fluid and the boundary of the brain; including experimental investigations on rabbits, using bilirubinaemia. Ciba Foundation Symposium on the Cerebrospinal Fluid. page 209. London: J. & A. Churchill 1958.

(12) Kruse, F.: Untersuchungen über die Blut-Liquor-Permeabilität im Säuglingsalter mittels der Walterschen Brommethode. Arch. Kinderheilk. **86**, 254 (1929).

(13) Leonow, W. A.: Meningeale Permeabilität (Durchlässigkeit der Blut-Hirnschranke) bei Kindern. Mschr. Kinderheilk. **37**, 112 (1927).

(14) Otila, E.: Studies on the cerebrospinal fluid in premature infants. Acta paediat. (Uppsala) **35**, Suppl. 87 (1948).

(*15*) SILVERMAN, W. A., D. H. ANDERSEN, W. A. BLANC, and D. N. CROZIER: A difference in mortality rate and incidence of kernicterus among premature infants alotted to two prophylactic antibacterial regimens. Quart. Rev. Pediat. **11**, 152 (1956). — (*16*) SPIEGEL-ADOLF, M., H. W. BAIRD, E. G. SZEKELY and H. T. WYCIS: Cerebrospinalfluid studies in infant children with cerebral palsy and other neurologic disorders. Pediatrics **14**, 215 (1954). — (*17*) STEMPFEL, R., and R. ZETTERSTRÖM: Concentration of bilirubin in cerebrospinal fluid in hemolytic disease of the newborn. Pediatrics **16**, 184 (1955). — (*18*) STERN, L., and R. PEYROT: Le fonctionnement de la barrière hématoencéphalique aux divers stades de developpement chez diverses espèces animales. C. R. Soc. Biol. (Paris) **96,** 1124 (1927).

(*19*) WIDELL, S.: On the cerebrospinal fluid in normal children and in patients with acute abacterial meningo-encephalitis. Acta paediat. (Uppsala) **47,** Suppl. 115 (1958).

(*20*) ZETTERSTRÖM, R., and L. ERNSTER: Bilirubin, an uncoupler of oxidative phosphoryation in isolated mitochondria. Nature (Lond.) **178,** 1335 (1956).

11. Zentrale Atmungsregulation

Von

Johannes Oehme

Mit 4 Abbildungen

Atemmechanisch gesehen unterscheiden wir eine Zwerchfellatmung, eine Brustkorbatmung sowie die Mitbeteiligung der Bauchmuskeln. Die Zwerchfellatmung ist stammesgeschichtlich älter als die Brustkorbatmung. Auch beim jungen menschlichen Säugling weiten sich die Lungen vorwiegend durch Tiefertreten des Zwerchfelles. Erst vom 2. Halbjahr an senkt sich der Brustkorb; in der Folgezeit beteiligt sich der Brustkorb immer mehr an der Atmung. Etwa vom 7. Lebensjahr wird überwiegend mit dem Brustkorb geatmet. Die Senkung des Brustkorbs und die Mitbeteiligung der Zwischenrippenmuskeln an der Atmung erfolgt auch bei den Kindern, die durch Erkrankungen (neuromuskuläre Krankheiten, Cerebralschäden) ständig auf dem Rücken liegen müssen, so daß dafür der Gewinnung des aufrechten Ganges keine ursächliche Bedeutung zukommt.

Die Regulierung der Atmung erfolgt zentral (6). Eine Verletzung des verlängerten Markes führt bei Warmblütern im allgemeinen unter Aussetzung der Atmung zum Tod. Doch gelang es im Tierversuch (3) spinale Atemzentren nachzuweisen, so daß das Atemzentrum als physiologische aber nicht als anatomische Einheit aufgefaßt wurde. Diese Anschauung hat sich in der Folgezeit allgemein durchgesetzt; sie wurde erhärtet durch Tierversuche zahlreicher Forscher, die verschiedene Reihenschnitte durch das vitale Hirn legten und dabei verschiedene Atemformen auftreten sahen. So widerspruchsvoll auch die einzelnen Ergebnisse sind, es läßt sich aus diesen Versuchen ableiten, daß das *Atemzentrum der höheren Säugetiere sich stammes- und entwicklungsgeschichtlich aus verschiedenen Teilzentren aufgebaut hat.* Dabei sind die älteren Zentren nicht verschwunden, sondern werden nur durch die höheren Zentren gehemmt, solange diese tätig sind. Diese höheren Zentren sind stammesgeschichtlich jünger und liegen zentraler als die älteren Zentren. Der stufenweise Aufbau des Atemzentrums (6) bewirkt eine Sicherung, wenn die Atmungsregulation geschädigt wird, weil dann als Hilfsmaßnahme tiefere Zentren eingeschaltet werden. Eine Störung der zentralen Atmungsregulation tritt je häufiger auf, desto unreifer das Tier ist. Beim Menschen bieten die Atemstörungen der Frühgeborenen eine Gelegenheit das Atemzentrum kennenzulernen, und erlangen damit eine Bedeutung, die über das Gebiet der Kinderheilkunde hinausragt (6).

Wir unterscheiden nach Peiper vier wesentliche *Atemformen*, für die bestimmte Zentren vorhanden sein müssen: Das Schluckzentrum für die Schluckatmung, das Schnappzentrum für die Schnappatmung, das Periodenzentrum für die periodische Atmung und den höchsten Teil, der die rhythmische Atmung bewirkt. Das Hauptatemzentrum des Menschen befindet sich im verlängerten Mark.

Dabei unterscheiden die Physiologen 3 genau zu lokalisierende Bestandteile: Das inspiratorische Zentrum im ventralen Teil, das exspiratorische im dorsalen Teil der Formatio reticularis der Medulla oblongata. Diese an der Katze bestimmten Lokalisationen haben wahrscheinlich auch für den Menschen Gültigkeit (zit. nach *9*). Mit dem inspiratorischen und exspiratorischen Zentrum steht das pneumotaxische Zentrum in Verbindung, das eine rhythmische Folge von Ein- und Ausatmung bewirkt.

Die *höchste* Atemform besteht also aus rhythmisch aufeinanderfolgenden Atemzügen von gleicher Länge und Dauer. Diese normale Atemform des Erwachsenen ist schon bei reifen Neugeborenen zu finden; bei der überwiegenden Zahl der Frühgeborenen wird sie etwa zur Zeit des errechneten Geburtstermins nachweisbar (*2*).

Eine Stufe tiefer in dem Schichtbau des Atemzentrums steht die *periodische* Atmung. Diese besteht aus Perioden von langsam an- und abschwellenden Atem-

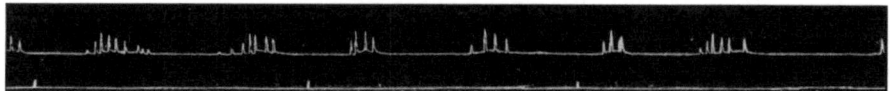

Abb. 1. Periodische Atmung eines sterbenden Frühgeborenen 4 Std. vor dem Tode. Zeit in Minuten (untere Kurve) Aus A. PEIPER, Die Eigenart der kindlichen Hirntätigkeit 1956. Mit freundlicher Genehmigung des G. Thieme-Verlages Leipzig

zügen mit einer dazwischenliegenden Pause (Abb. 1). Diese Atemform ist für viele tieferstehende Tiere (Amphibien, Reptilien) physiologisch. Beim Menschen kommt sie im Schlaf und bei Frühgeborenen vor. Wenn man unterstellt, daß bei Frühgeborenen das Atemzentrum unreif, d. h. noch nicht vollständig aufgebaut ist, dann ist damit die Tatsache gut in Einklang zu bringen, daß die periodische

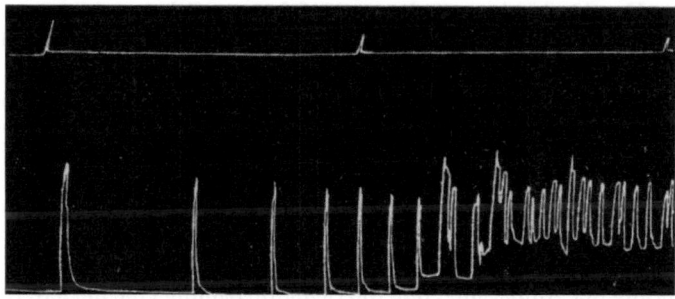

Abb. 2. Erstickungsanfall im Abklingen. Erst schnappende Atemzüge mit unregelmäßigen Atemstillständen, dann Übergang in die höchste Atemform, wobei einige Allgemeinbewegungen die Atemkurve stören. Zeit in Minuten. Aus A. PEIPER, Die Eigenart der kindlichen Hirntätigkeit 1956. Mit freundlicher Genehmigung des G. Thieme-Verlages Leipzig

Atmung beim Frühgeborenen um so häufiger nachweisbar ist, je unreifer das Kind ist. Auch wird bei solcher Betrachtungsweise verständlich, daß beim Menschen die intrauterinen Atembewegungen periodisch sein können (*1*). Im Tierversuch sind intrauterine Atembewegungen in Form der periodischen Atmung schon lange bekannt. Aber nicht nur der Aufbau, sondern auch der Abbau des Atemzentrums, wie er bei Erkrankungen z. B. Meningitis, toxischer Diphtherie und Herzkrankheiten auftritt, bestätigt die Annahme von dem schichtweisen physiologischen Aufbau und dem pathologischen Abbau des Atemzentrums.

Sinkt das Atemzentrum auf eine noch tiefere Stufe als die der periodischen Atmung, dann zeigt sich *Schnappatmung*. Dabei treten schnappende Atemzüge auf, die wesentlich tiefer und kürzer als normale sind; diese „Schnapper" sind voneinander durch Atemstillstand von ungleicher Dauer getrennt (Abb. 2). Die

Pausen können minutenlang dauern. Während der Schnappatmung wird der Mund geöffnet, die Zunge zurückgezogen und der Kopf zurückgebeugt.

PEIPER u. Mitarb. haben die Schnappatmung in dem Film „Aufbau und Zerfall des Atemzentrums" eingehend dargestellt. Im Gegensatz zu der höchsten und der periodischen Atmung zeigen sich bei der Schnappatmung sichtbare Mitbewegungen des Unterkiefers, der Zunge und des Kopfes (die kinematographisch gut darstellbar sind).

MINKOWSKI (4) beobachtete Schnappatmung schon bei unreifen menschlichen Früchten im 4. Schwangerschaftsmonat. Frühgeborene zeigen während der ersten Lebenswoche sehr häufig Zustände von Schnappatmung. Diese in der Geburtshilfe fälschlicherweise als „asphyktische Anfälle" bezeichnet, sind in Wirklichkeit, wie sich auch kymographisch nachweisen läßt, Anfälle von Schnappatmung („apnoische

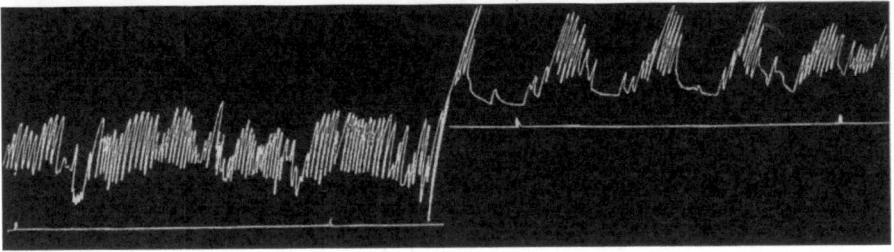

Abb. 3. Atmung vor und nach der Nahrungsaufnahme durch die Flasche. Zeit in Minuten. Aus A. PEIPER, Die Eigenart der kindlichen Hirntätigkeit 1956. Mit freundlicher Genehmigung des G. Thieme-Verlages Leipzig

Anfälle"). Die Unreife des Atemzentrums (6) führt zur Schnappatmung, wenn die Hemmungen des Periodenzentrums und des Zentrums der höchsten Atemform ausfallen.

Im Gegensatz zu anderen biologischen Vorgängen scheint bei der Funktion des Atemzentrums eine wesentliche Bedeutung Hemmungen zuzukommen. Um welchen Vorgang es sich physiologisch dabei handelt, ist unbekannt. Auch wissen wir nicht, ob die verschiedenen Hemmungen den gleichen Vorgängen folgen.

Das Auftreten von periodischer Atmung (Abb. 3) und Schnappatmung wird begünstigt, wenn zusätzliche Belastung wie Nahrungsaufnahme sowie infektiöse und metabolische Störungen im frühesten Säuglingsalter sich zeigen.

Zur Sicherung der Auffassung, daß die Schnappatmung eine niedere Atemform darstellt, wurden Kaninchen mit CO_2 erstickt und die dabei stets auftretenden Bewegungen der Schnappatmung kymographisch dargestellt (7). Dabei verhielten sich die Tiere genauso wie Frühgeborene im Erstickungsanfall.

Unter natürlichen Bedingungen führt schon der Geburtsvorgang zu kurz dauernden mehr oder weniger starken Erstickungszuständen. In Übereinstimmung damit steht das Auftreten von Schnappatmung bei Beginn der extrauterinen Atemzüge Neugeborener als Ausdruck der fortschreitenden Erstickung des Kindes durch die Geburt. Dem ersten Schrei des Kindes geht also stets der „erste" Atemzug in Form von Schnappatmung voraus. Sofern es sich um ausgetragene Neugeborene handelt und die Mutter nicht unter der Geburt Narkotica erhielt, wird diese kurz dauernde Schnappatmung bald durch die höhere Form der rhythmischen Atmung ersetzt.

Im Tierversuch wird ein O_2-Mangel von *jungen* Tieren besser vertragen als von älteren, die unter anderem nicht in diesem Maße auf anaeroben Stoffwechsel zurückgreifen können (vgl. S. 19 ff.).

So konnten neugeborene Mäuse fast 1 Std. in Leuchtgas zubringen ohne zu ersticken, während ältere Mäuse darin schon innerhalb 1 min starben (8). In Übereinstimmung damit steht die Beobachtung (5), daß eine längere Unterbrechung der Blutzufuhr zum Gehirn von jungen Säugetierefrüchten ohne Schaden überstanden wird.

Beim Gesunden kommt Schnappatmung nur noch nach länger dauerndem willkürlichen Atemstillstand vor. Ist die Schnappatmung Folge einer unwillkürlichen Apnoe, so besteht Lebensgefahr. Auch kann noch bei älteren Kindern und Erwachsenen der Zerfall des Atemzentrums während des Sterbens durch das Auftreten von Schnappatmung deutlich werden.

Als Vorstufe der Schnappatmung gilt die Mundbodenatmung (6), die je nachdem, ob sich der muskuläre Mundboden allein hebt bzw. senkt oder zugleich Unterkieferbewegungen nachweisbar sind, in eigentliche Mundbodenatmung und Unterkieferatmung getrennt werden (6).

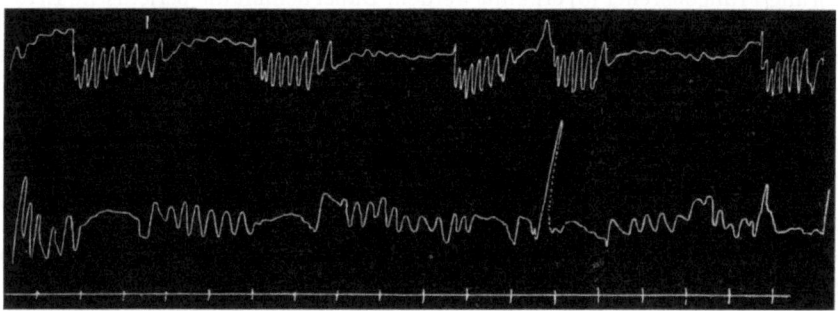

Abb. 4. Pendelinduktion zwischen Atemzentrum und Saugzentrum. Während der Saugbewegungen (oben) erlöschen die Atembewegungen (unten) und umgekehrt. Die niedrigen Wellen der Saugkurve während des Stillstandes der Saugbewegungen sind Atembewegungen, die vom Brustkorb auf die Gummiblase unter dem Kinn übertragen wurden. Zeit in 5 sec. Aus A. PEIPER, Die Eigenart der kindlichen Hirntätigkeit 1956. Mit freundlicher Genehmigung des G. Thieme-Verlages Leipzig

Wenn ältere Kinder Durchlüftungsstörungen der Lunge haben, z. B. bei schwerer Lungenentzündung, dann können sich bei ihnen die Unterkieferbewegungen als Notatmung einstellen. Das gleiche ist der Fall bei jüngeren Säuglingen. Wenn ein solcher Zustand eintritt, ist die Prognose bei älteren Kindern deutlich schlechter.

Auch das Singultuszentrum ist eine Unterabteilung des Schnappzentrums (6), da es die zur Schnappatmung gehörenden Zwerchfellbewegungen steuert. Bei dem erstickenden Tier geht der Schnappatmung ein Singultusanfall voraus.

Phylogenetisch und ontogenetisch bestehen zwischen Atmen und Schlucken enge Beziehungen. Beim Menschen tritt die *Schluckatmung* während des Erstickens und Sterbens auf; aber auch während der Entwöhnung aus der Eisernen Lunge ist Schluckatmung beobachtet worden. Die Schluckatmung ist die tiefste Atemform und bildet damit die letzte Sicherung vor dem durch langsame Erstickung verursachten Tod.

Insgesamt ergibt sich, daß das Atemzentrum des Menschen aus verschiedenen Teilzentren entsprechend der Stammesgeschichte stufenweise aufgebaut ist. Die älteren Zentren sind aber nicht verschwunden, sondern werden nur durch die Tätigkeit der neugebildeten höheren Zentren gehemmt. Werden diese nun durch irgendeinen Vorgang ausgeschaltet oder sind sie noch unreif, so fallen auch die von ihnen ausgehenden Hemmungen fort. Dann treten die tieferen, jetzt enthemmten Zentren hervor und halten in der ihnen eigentümlichen Form eine Notatmung aufrecht, bis die höheren Zentren sich erholt haben oder der Tod eingetreten ist. Dieser schichtweise Aufbau des Atemzentrums wird noch neben den Beobachtungen am Tier und den Beobachtungen an unreifen Frühgeborenen gestützt durch die Tatsache, daß zwei Teilzentren *gleichzeitig* die Atemregulation führen können. Dieser Zustand wird in Analogie zum Herzblock als „Block im Atemzentrum" bezeichnet (6); dieser kommt zwischen Perioden- und Schnappzentrum wie auch als Block innerhalb der Unterabteilungen (s. o.) des Schnapp-zentrums vor. Hierher gehört u. a. auch der oben erwähnte Singultus.

Wenn auch das Atemzentrum des Menschen schon intrauterin aktionsfähig ist, so reift es doch erst nach der Geburt bei ausgetragenen Säuglingen zur höchsten Atemform, bei Frühgeborenen etwa zur Zeit des erwarteten Geburtstermins. Verschiedene Autoren nehmen für die periodische Atmung (10) und für die apnoischen Anfälle (11) einen peripheren Ursprung an. Demgegenüber kann die zentrale Regulation an den experimentellen Untersuchungsergebnissen, aber auch durch klinische Beobachtungen, insbesondere dem Cheyne-Stokesschen Symp-tomenkomplex und der als Pendelinduktion bezeichneten Saug- und Atem-störung Frühgeborener (6) erkannt werden. Dabei hemmt die periodische Erregung des Saugzentrums jedesmal das Atemzentrum; während der Saugbewegung erlöscht die Atembewegung (Abb. 4). Läßt die Erregung des Saugzentrums nach, dann gibt das Saugzentrum das Atemzentrum wieder frei.

Die funktionelle Entwicklung der zentralen Atmungsregulation ist für die lebenswichtige Atmung nach der Geburt bei Neugeborenen ausgereift, nur unter pathologischen Bedingungen und im Schlaf werden die Stufen dieses Reifungs-vorganges noch sichtbar. Dabei erfolgen Aufbau und Zerfall des Atemzentrums über die gleichen entwicklungs- und stammesgeschichtlichen Stufen. Diese sehen wir bei Frühgeborenen als Ausfallerscheinungen, bei Erstickung und anderen schweren Störungen (z. B. Meningitis) als Abbauerscheinungen auftreten.

Der schichtweise Aufbau kann als Sicherungsmaßnahme einer lebenswichtigen, aber ontogenetisch jungen Funktion gegenüber der lebensbedrohlichen Apnoe angesehen werden.

Literatur

(1) AHLFELD, F.: Verh. dtsch. Ges. Gynäk. 2, 203 (1888).
(2) DIETEL, V.: Z. Kinderheilk. 73, 463 (1953).
(3) LANGENDORFF, O.: Arch. Physiol.; zit. nach (6).
(4) MINKOWSKI, M.: Zit. nach PEIPER (6).
(5) OPITZ, E., u. M. SCHNEIDER: Erg. Physiol. 46, 126 (1950).
(6) PEIPER, A.: Die Eigenart der kindlichen Hirntätigkeit, 2. Aufl., Leipzig: G. Thieme. 1956 (Literatur). — (7) PEIPER, A., u. O. CAMANN: Jb. Kinderheilk. 136, 165 (1932).
(8) REISS, M., u. F. HAUROWITZ: Klin. Wschr. 8, 743 (1929). — (9) ROSSIER, P. H., A. BÜHL-MANN u. K. WIESINGER: Physiologie u. Pathophysiologie der Atmung. Berlin: Springer 1956.
(10) SALMI, T., u. A. YLPPÖ: Zit. nach PEIPER (6). — (11) STENGER, K.: Mschr. Kinderheilk. 98, 462 (1950); 100, 435 (1952).

12. The lung function

By

P. KARLBERG

With 15 Figures

The main purpose of respiration is to increase the oxygen content and decrease the carbon dioxide content of the blood in the pulmonary circulation to levels suitable for metabolism in the body. This is done by breathing a gas mixture, usually the atmospheric one. In this paper I shall refer to the whole gas transport as the lung function. In reviewing the development of this complex phenomenon during childhood the following components will be considered[1]:

Lung volumes,

mechanical factors involved during a single breath,

alveolar ventilation,

diffusion,

gas exchange (as a criterion of the functional demand on the lungs).

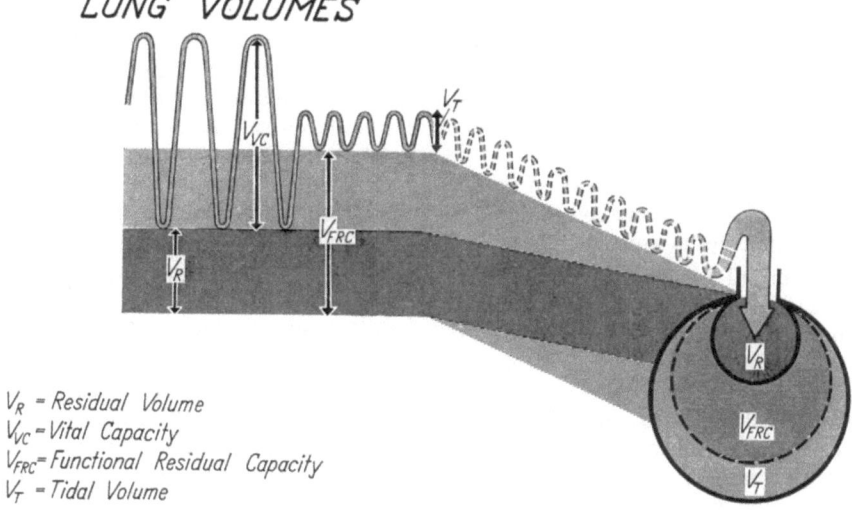

V_R = Residual Volume
V_{VC} = Vital Capacity
V_{FRC} = Functional Residual Capacity
V_T = Tidal Volume

Fig. 1. Schematic diagram of the lung volumes (14)

The various lung volumes, V_{FRC}, V_{VC}, V_R and V_T[2] are usually schematically shown as on the left in Fig. 1. In discussing the function of the lungs it seems more

---

[1] For a more detailed discussion see (2, 17, 19) and (22).

[2] Throughout this paper the symbols employed to denote respiratory variables are those suggested in 1950 for purposes of standardization by a group of clinical and research respiratory physiologists headed by J. R. PAPPENHEIMER (21).

comprehensible to use a diagram like that on the right in Fig. 1. The lung volumes are measured by spirometry, usually with a closed circuit method using helium as the test gas. They are related to the lung size, i. e. to the body size of the subject.

To understand the mechanical factors involved during a single breath it is important to remember that the respiratory movements are based on two elastic systems, the lungs tending to decrease in volume and the surrounding thoracic cage tending to increase in volume (see Fig. 2). The two systems are connected with each other, due to the cohesion that exists between the two wet layers of the pleura.

At the end of a normal expiration there is an equilibrium between the two systems and a certain negative intrapleural pressure is created. The gas volume in the lungs and the communicating respiratory tract at that moment is equal to the functional residual capacity.

During inspiration the inspiratory muscles increase the volume of the thoracic cage and indirectly that also of the lungs. The elastic tension of the lungs (which tends to decrease the lung volume) will increase, and this increase is directly related to the increase of lung expansion. The relationship between an increase in lung expansion and the force necessary to counterbalance the corresponding increase in elastic tension of the lungs is called the lung compliance and is expressed as the ratio $\Delta V/\Delta P$ (ml/cm$_{H_2O}$). This shows how compliant the lungs are in relation to the unit of pulling force. This measurement is related to the elastic properties of the lungs and also to the size of the lungs, i. e. to the body size.

The forces causing an inspiration must also overcome friction, mainly due to the air flow through the respiratory tract and into the alveoli, but also to the motion of non-elastic tissue in the lungs. This friction is called the pulmonary flow friction and is directly related to the velocity of the motion, i. e. to the air flow rate. The ratio between the force used to overcome the friction and the air flow rate is called air way resistance (or air flow resistance, pulmonary flow resistance, flow resistance or only resistance) and is expressed in cm H_2O/ liter/ sec. This measurement shows how much the lungs resist volume changes due to friction.

At the end of the inspiration there is again an equilibrium between the elastic tension of the lungs on the one hand and the elastic tension of the thoracic cage and the contractile muscular force on the other hand.

In normal breathing expiration starts when the inspiratory muscles relax and the elastic tension of the lungs becomes dominant. The lung volume decreases as pulmonary friction (now manifested in the opposite direction when compared to inspiration) is overcome. Expiration will stop when an equilibrium is again reached between the decreasing elastic tension of the lungs and the increasing elastic tension of the thoracic cage. The lungs have then reestablished their functional residual capacity. The mechanics of breathing are studied by simultaneous recording of oesophageal pressure changes (indicating the intrapleural pressure changes) and pulmonary volume changes.

The aim of consecutive breaths is to produce a satisfactory ventilation of the alveoli (see Fig. 3), which is related not only to the volume changes per breath but also to the number of breaths per unit of time. The tidal volumes during one minute added together $V_{T_1} + V_{T_2} + V_{T_3} +$ etc. will give the minute volume ($\dot{V}$), or if the minute volume and respiratory frequency per minute (f) are recorded the mean tidal volume can be calculated $\left(V_T = \dfrac{\dot{V}}{f} \right)$.

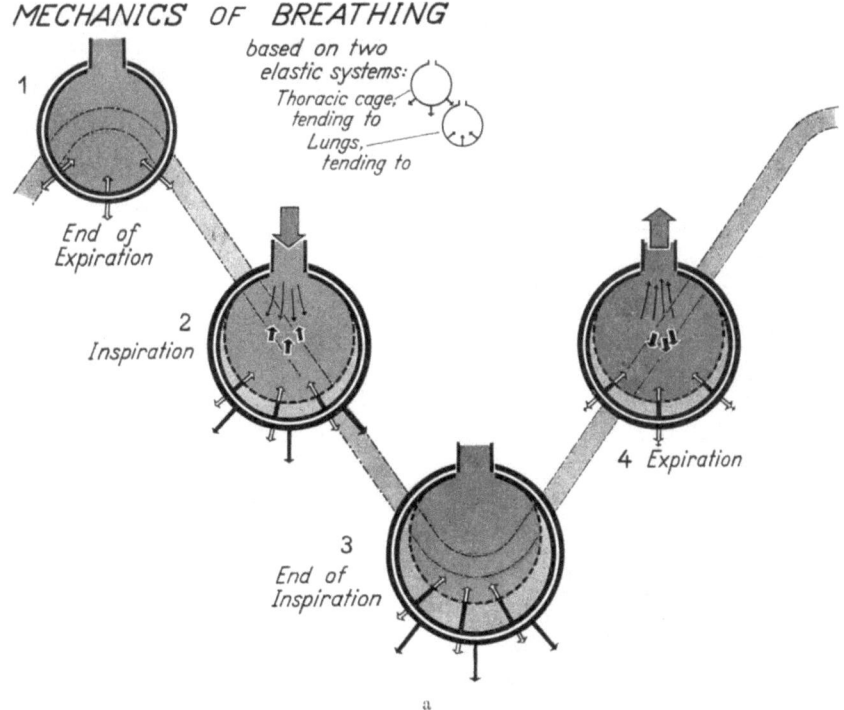

MECHANICS OF BREATHING

based on two
elastic systems:
Thoracic cage,
tending to
Lungs,
tending to

1

End of
Expiration

2
Inspiration

3
End of
Inspiration

4 Expiration

a

Mechanical Forces of

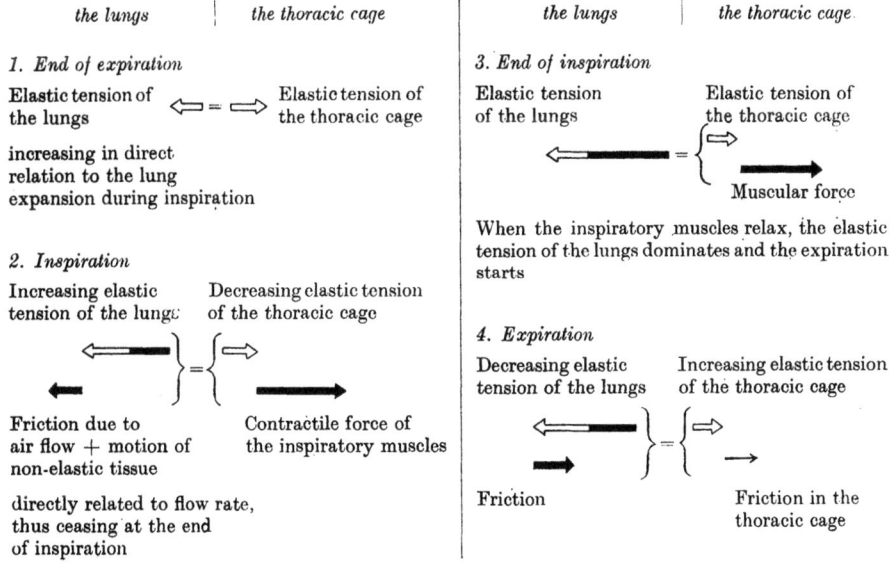

| the lungs | the thoracic cage | | the lungs | the thoracic cage |

1. End of expiration

Elastic tension of the lungs

Elastic tension of the thoracic cage

increasing in direct relation to the lung expansion during inspiration

2. Inspiration

Increasing elastic tension of the lungs

Decreasing elastic tension of the thoracic cage

Friction due to air flow + motion of non-elastic tissue

Contractile force of the inspiratory muscles

directly related to flow rate, thus ceasing at the end of inspiration

3. End of inspiration

Elastic tension of the lungs

Elastic tension of the thoracic cage

Muscular force

When the inspiratory muscles relax, the elastic tension of the lungs dominates and the expiration starts

4. Expiration

Decreasing elastic tension of the lungs

Increasing elastic tension of the thoracic cage

Friction

Friction in the thoracic cage

b

Fig. 2a and b. Schematic diagram of the mechanics of breathing (*14*)

The whole tidal volume of each breath will not be used for ventilation of the alveoli. The last part of the inspired air will not reach the alveoli, staying in that part of the respiratory tract where no gas exchange takes place, i. e. the functional dead space (V_D). The difference between V_T and V_D is the alveolar tidal volume. The ratio $\dfrac{V_T - V_D}{V_T}$ will show the utilization of each breath. The ratio alveolar tidal volume to functional residual capacity $\dfrac{V_T - V_D}{V_{FRC}}$ will show the effectiveness of

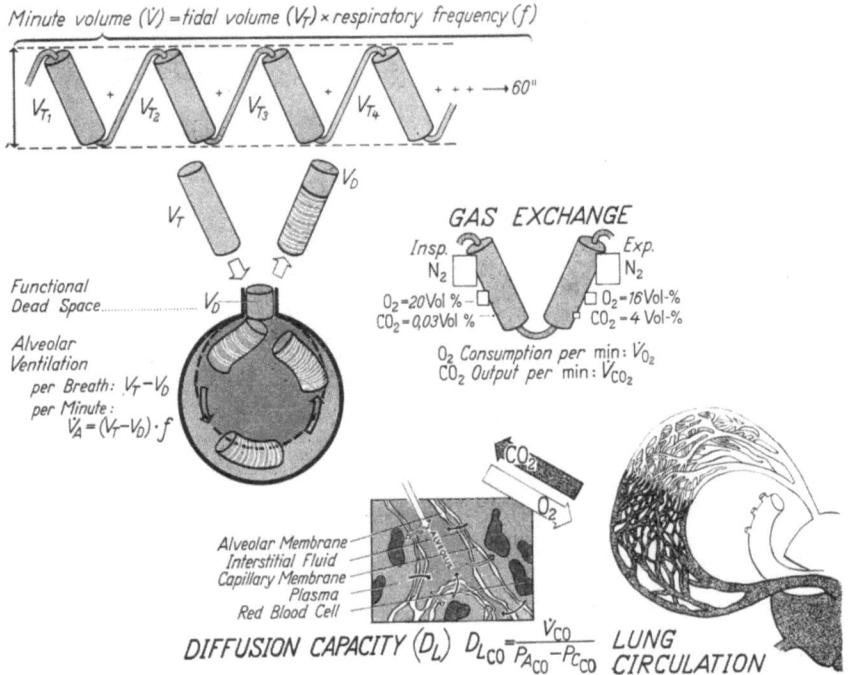

Fig. 3. Schematic diagram of the alveolar ventilation, diffusion and gas exchange (14)

each breath in ventilating the alveoli. The relationship between the alveolar ventilation ($\dot{V}_A$ = alveolar tidal volume × respiratory rate) and the gas exchange (O_2 consumption = $\dot{V}_{O_2}$ and CO_2 output = $\dot{V}_{CO_2}$) will demonstrate the effectiveness of alveolar ventilation.

The gas exchange in the lungs is based on the diffusion of the gases between the alveoli and the pulmonary capillary blood. The gases have to pass through several layers (see Fig. 3). The ratio between the amount of a gas passing from the alveoli to the pulmonary capillaries per minute (or vice versa) and the pressure gradient across the alveolo-capillary "membranes" of the actual gas is called the diffusion capacity (D_L) and is a function which is related to the size of the surface between functioning alveoli and capillaries, the thickness and quality of layers between alveolar air and capillary blood, and the solubility of the gas.

I will now discuss the application of these terms and their relationship to the development of lung function in childhood.

The figures of the various functions in a healthy adult man with a body weight of 70 kg (3, 7) are shown in Table 1. In a full-term baby, not yet delivered, several of these functions are not yet applicable, or not known. We do, however, know

Table 1

Lung function		Fullterm intrauterine	Newborn 1—2 days 2.5 kg	Adult 70 kg
Funct. recid. cap.	V_{FRC} ml	(+)	70	2700
Tidal vol.	V_T ml	(+)	15	500
	$\dfrac{V_T}{V_{FRC}}$		0.21	0.18
Compl.	$\dfrac{\Delta V}{\Delta P}$ ml/cm H_2O	?	5	165
Funct. dead space	V_D ml	—	5	155
	$\dfrac{V_D}{V_T}$		0.32	0.31
	$\dfrac{V_T - V_D}{V_{FRC}}$		0.13	0.13
Resp. freq.	f per min	irregul.	34	12
Min. vol.	$\dot V$ ml/min	+	500	6000
Alveolar vent.	$\dot V_A$ ml/min	+	355	4140
Resp. work	gcm/min	?	1450	16900
Diff. cap.	$D_{L_{CO}}$ ml/min/mm Hg	?	1.2	16
O_2 consump.	$\dot V_{O_2}$ ml/min		17	232
	$\dfrac{\dot V_{O_2}}{\dot V_A}$		0.062	0.067
CO_2 output	$\dot V_{CO_2}$ ml/min		12	200
BMR	Cal/24 hr	—	115	1610

that there are some irregular respiratory movements, that the respiratory tract and the alveoli are filled with amniotic fluid (to what extent is disputed) and that there is no real specific respiratory function of the lungs for purposes of gas exchange, at least none of any importance.

In the rapid transition from intra- to extra-uterine life, which occurs at the time of delivery, the child must, within a very short period of time, establish a lung function adequate for oxygenation and disposal of carbon dioxide from the blood.

From the age of some hours up to the age of one week a reasonable number of representative figures for the various components of the lung function are available for newborns with different birth weights. Fig. 4 shows the functional residual capacity (V_{FRC}) (1, 14),

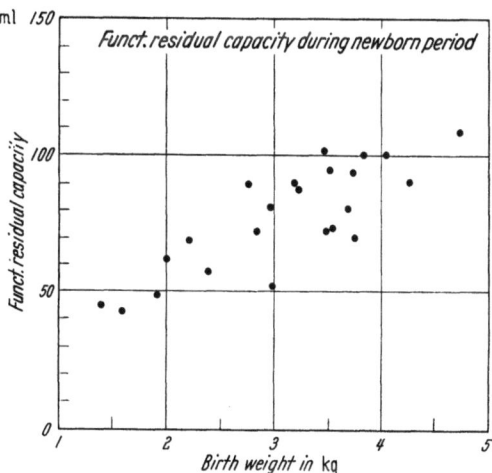

Fig. 4. The functional residual capacity in relation to birth weight in normal newborns of some hours to 7 days of age

Fig. 5 the minute volume ($\dot V$), respiratory frequency (f) and tidal volume (V_T) (3), and Fig. 6 the alveolar ventilation ($\dot V_A$) and the functional dead space (V_D) (13).

All these functions, except for the respiratory frequency, show a direct correlation to birth weight. From these data the mean values in a newborn of 2.5 kg
birth weight have been compiled in Table 7 [The value of the diffusion capacity

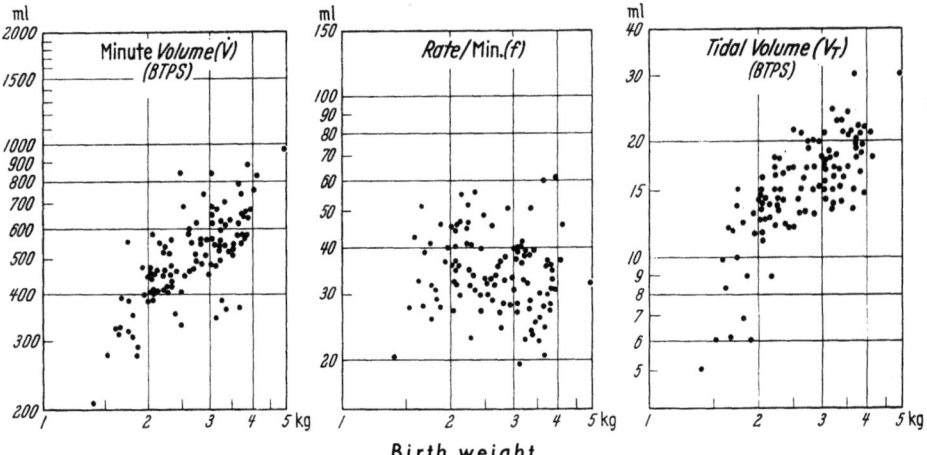

Fig. 5. Minute volume, respiratory frequency and tidal volume in relation to birth weight in normal newborns,
aged from 3 hr to 7 days

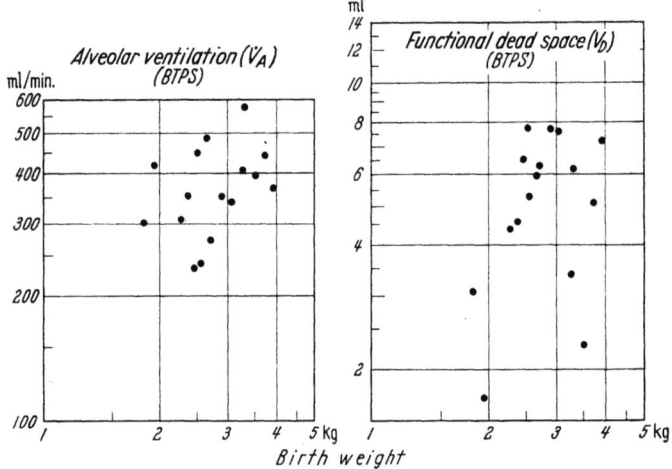

Fig. 6. Alveolar ventilation per minute and functional dead space in relation to birth weight in normal newborns
aged from 11 hr to 7 days

has been taken from STAHLMAN's work (*23*)]. All absolute figures are naturally
much smaller than those of adults but the various functional ratios as

$$\frac{V_T}{V_{FRC}}, \quad \frac{V_D}{V_T}, \quad \frac{V_T - V_D}{V_{FRC}} \quad \text{and} \quad \frac{\dot{V}_{O_2}}{\dot{V}_A}$$

appear to be of the same order and amazingly similar to those of adults.

While the ventilation during each breath in the newborn seems to be performed in about the same way as in adults, the main difference in lung function of
the newborn is that the respiratory frequency is much higher, a well known clinical
fact. One reason for this is shown by the diagrams in Fig. 7 comparing the various
absolute figures in relation to body weight (in double logarithmic scale) (*9*). Lung

volumes: functional residual capacity (V_{FRC}), tidal volume (V_T) and functional dead space (V_D) increase proportionally to increasing body weight. On the other hand, functional values such as basal metabolism (BMR), minute volume ($\dot{V}$), alveolar ventilation ($\dot{V}_A$) and diffusion capacity ($D_{L_{CO}}$) are proportionally greater per kg body weight in newborns than in adults. The functional demand on the lungs during the newborn period is thus greater in relation to the lungs' dimensions than in later life. The lungs must be utilized more intensively, thus the respiratory frequency must be higher.

Another explanation of the necessity of the high respiratory rate of newborns and infants is found in the law formulated by Otis, Fenn and Rahn (20), who state that in adults to maintain adequate alveolar ventilation, tidal volume and respiratory rate adjust at levels requiring the least amount of respiratory work. Using the available data from newborns, Cook et al. (5) have shown that this law is valid for newborns and that the increased respiratory frequency requires less work than would an increase in depth (see Fig. 8). The respiratory work per minute volume in the newborn is approximately the same as in the adult (see Table 1, Fig. 7) (3).

Unfortunately we do not have complete knowledge of all the different functions

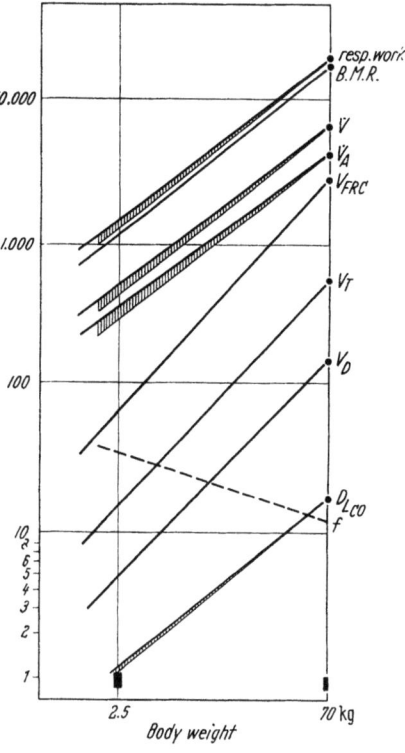

Fig. 7. A comparison of various lung functions to each other and to a body weight of 2.5 kg and 70 kg

in all age groups, particularly not at the age of six months to 2 years. For the ages of 6 to 14 years some data are available. With increase of age and body size

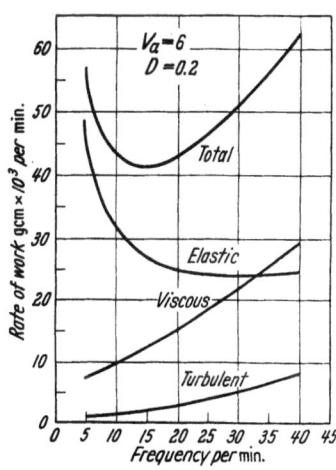

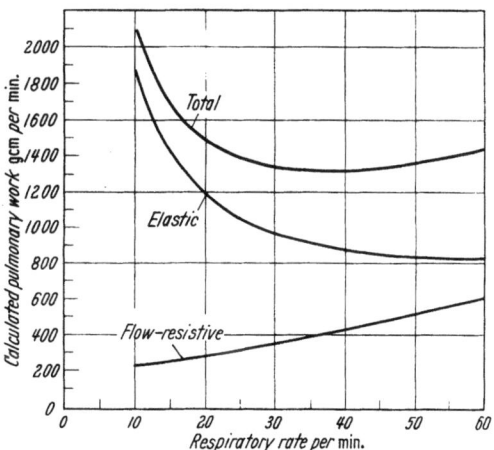

Fig. 8. Calculated respiratory work versus respiratory frequency at maintenance of a constant alveolar ventilation. On the left in adults, according to Otis-Fenn-Rahn (20) and on the right in newborns, according to Cook et al. (5)

the lung volumes increase *(6, 8)* and thus also the lung compliance *(4, 8)*. We and some other authors *(6, 8, 18)* have found that the height cubed (Ht³) is a very valuable correlation factor for the body size, which is shown in Fig. 9, where the values of newborns and of older children are compared in relation to height in double

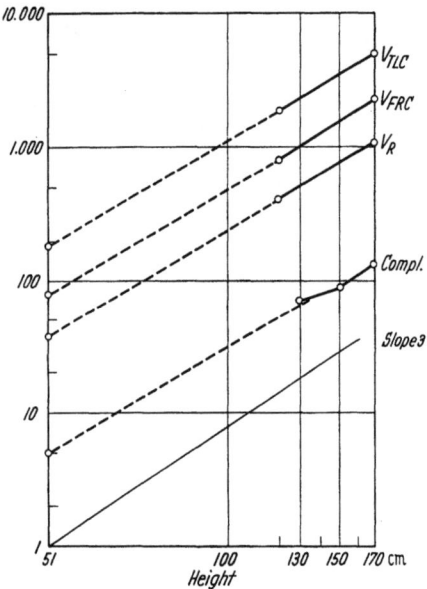

Fig. 9. Various lung volumes and lung compliances in relation to length-height in newborns and children aged 6—14 years

logarithmic scale. The diagram shows that lung volumes and mechanical factors (the elastic properties of the lungs) are developed in direct relation to physical growth. A relationship between V_{FRC} and compliance has been demonstrated in adults *(16)* and recently by HELLIESEN et al. *(8)* in children over 6 years of age. Ventilation and gas exchange in a single breath seem to function in a similar way in a newborn some hours old and in an adult. Thus there is no particular reason to assume that this is not so during all infancy and childhood.

The well-known decrease in respiratory frequency, which occurs progressively during infancy and childhood, can then be explained by the progressive decrease in demand of lung function in relation to lung dimension.

The most dramatic period in the lungs' functional development must be from birth to an age of some hours. How and when is an adequate lung function established? This appears clinically to take place as the child starts to breathe. To try to increase our knowledge of how this phenomenon is performed we have

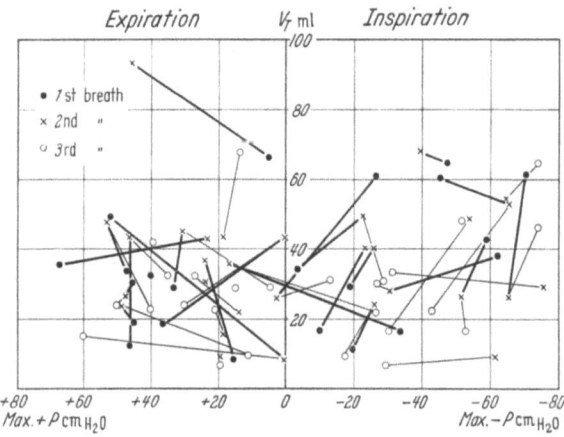

Fig. 10. Tidal volume range and corresponding intra-oesophageal pressure changes during the first breaths in normal newborns

done some studies of the lung ventilation and the mechanics of breathing of the first breaths during the first half minute of extrauterine life, at the age of 2—3 min, ¹/₂ hr, 1—2 hr, 1 day and 1 week *(9, 10, 11, 12, 14, 15)*.

Recording of first breaths showed various types of onset of breathing, from very regular ones to slow and iregular ones. Independent of the start, all clinically visuable first breaths studied have started with a negative intra-oesophageal (intra-pleural) pressure, which corresponds with cinema x-ray

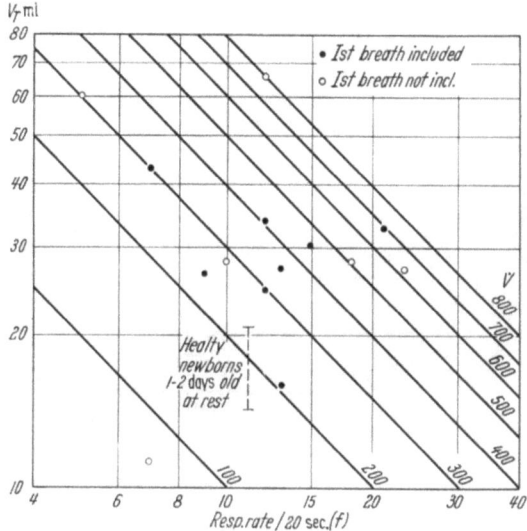

Fig. 11. Pulmonary ventilation during the first 20 sec counted from the onset of the first breath

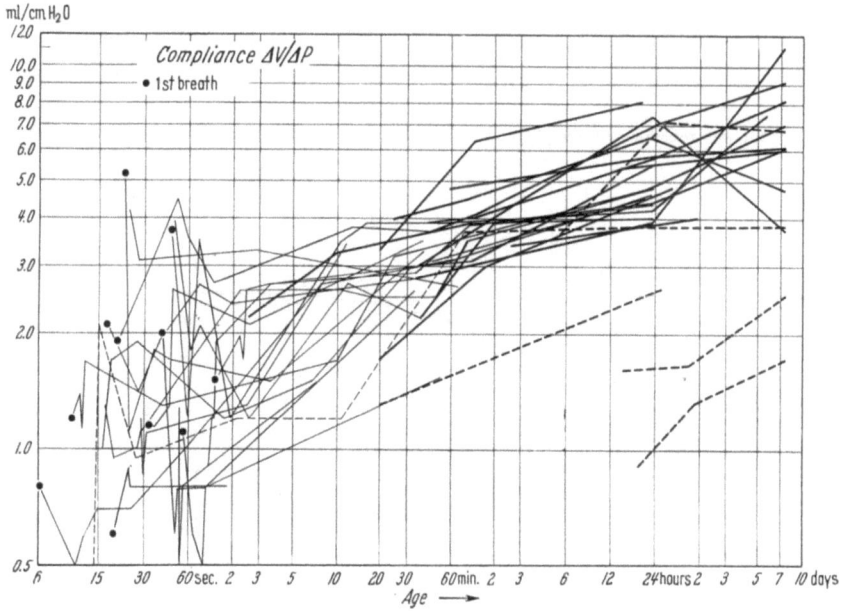

Fig. 12. The lung compliance during the first week of life, a longitudinal study (in double logarithmic scale)

studies (12). Fig. 10 shows that in the first three breaths the inspiratory tidal volume range was between 40—80 ml, and that the pressure required varied between 20—60 cm H_2O (which values were higher than previously expected). Fig. 11 shows the pulmonary ventilation during the first 20 sec counted from the beginning of the first breath. If these values are compared with those found in resting newborns some days old (see Fig. 5) it is evident that the pulmonary ventilation in normal alert infants starts very well right after birth.

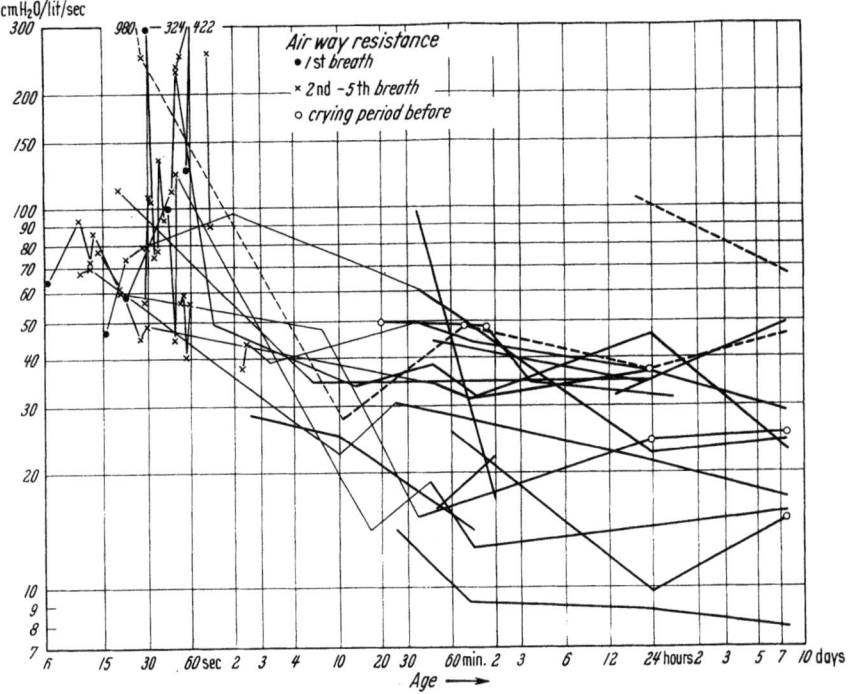

Fig. 13. The air way resistance during the first week of life, a longitudinal study (in double logarithmic scale)

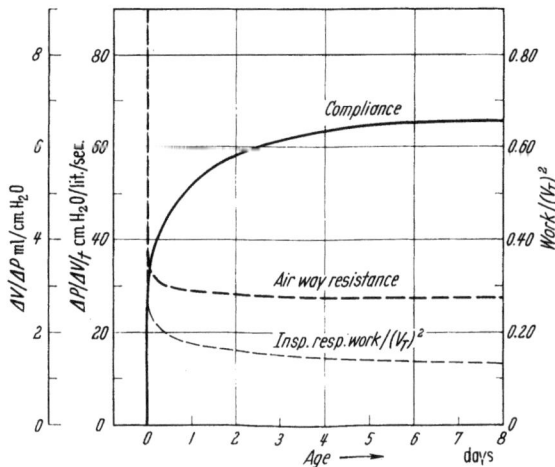

Fig. 14. A summary diagram of the longitudinal study of the mechanics of breathing during the first week of life (in metric scale)

As regards the lung volumes, there cannot be any residual gas in the lungs before the delivery. In some newborns we have been able in the volume recording to show a residual volume of 20—30 ml after the first breath, constituting about one-fourth of the functional residual capacity at an age of 1—2 days (see Fig. 4). In some other newborns the residual volume after the first breath has been much smaller or not recordable. Using a closed circuit helium method we have been able to show how the V_{FRC}, i. e. the aeration of the lungs, increases from the age of 10—15 min to $^1/_2$—1 hr of life and then remains fairly constant (14). Unfortunately this determination takes some minutes to perform and we are not able to follow very rapid changes. But as we have found a close relation between V_{FRC} and lung compliance even during this period of life (14), changes in compliance (which can be continuously recorded) will indicate the aeration of the lungs.

Our longitudinal studies of the mechanics of breathing (see Fig. 12 and 13) show that the most rapid changes occur during the first few breaths and the following minutes. The compliance increases and the airway resistance decreases, which means that the respiratory work decreases.

These studies show that in healthy newborns lung function is developed very rapidly during the first minutes of life and then significantly more slowly (readily noticeable in the summary diagram in Fig. 15, with metric scale). In cases with large areas of atelectasis, or who have developed hyaline membrane, lung function evolves differently, as shown in Fig. 15 (14).

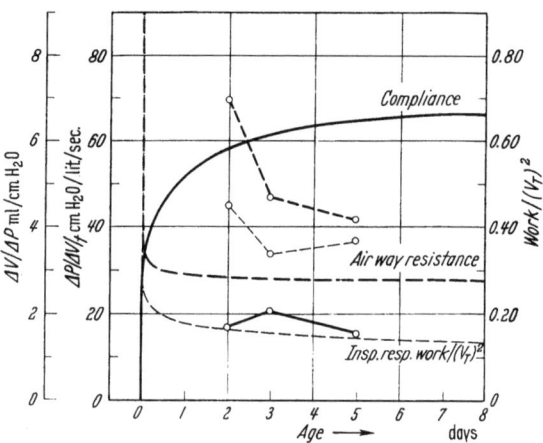

Fig. 15. The mechanics of breathing in a newborn infant with large areas of atelectasis

Before and during the first breaths, however, there is evidence that several factors may have an influence on the development of an adequate lung function, all of which cannot be discussed here. One of these is the adaptation of the foetal circulation to extrauterine life, which will be discussed on p. 105 ff.

Summing up, the normal lung function seems to get off to a "kick start" through the birth stress during the first seconds or minute of life, and then adjusts itself to the environment during the first hours of life. After the child has reached the age of 1—2 days, the lung function develops along with the general growth and development of the child.

References

(1) BERGLUND, G., and P. KARLBERG: Determination of the functional residual capacity in newborn infants. Preliminary report. Acta paediat. (Uppsala) 45, 541 (1956).

(2) COMROE, I. H. Jr., R. E. FORSTER, A. B. DuBois, W. A. BRISCOE and E. CARLSON: The lung: Clinical physiology and pulmonary function tests. Chicago: The Year Book Publ. Inc. 1955. — (3) COOK, C. D., R. B. CHERRY, D. O'BRIEN, P. KARLBERG and C. A. SMITH: Studies of respiratory physiology in the newborn infant. I. Observations on normal premature and full-term infant. J. clin. Invest. 34, 975 (1955). — (4) COOK, C. D., J. HELLIESEN and S. AGATHON: Relation between mechanics of respiration. Lung size and body size from birth to young adulthood. J. appl. Physiol. 13, 349 (1958). — (5) COOK, C. D., J. M. SUTHERLAND, S. SEGAL, R. B. CHERRY, J. MEAD, M. B. McILROY and C. A. SMITH: Studies of respiratory physiology in the newborn infant. III. Measurements of mechanics of respiration. J. clin. Invest. 36, 140 (1957).

(6) ENGSTRÖM, I., P. KARLBERG and S. KRAEPELIN: Respiratory studies in children. I. Lung volumes in healthy children, 6—14 years of age. Acta paediat. (Uppsala) **45,** 277 (1956)

(7) FILLEY, G. F., D. J. MacINTOSH and G. W. WRIGHT: Carbon monoxide uptake and pulmonary diffusing capacity in normal subjects at rest and during exercise. J. clin. Invest. **33,** 530 (1954).

(8) HELLIESEN, P. J., C. D. COOK, L. FRIEDLANDER and S. AGATHON: Studies of respiratory physiology in children. I. Mechanics of respiration and lung volumes in 85 normal children 5 to 17 years of age. Pediatrics **22,** 80 (1958).

(9) KARLBERG, P.: Breathing and its control in premature infants. Physiology of prematurity. Transactions of the Second Conference March 25, 26 and 27, 1957. Ed by J. T. Lanman. Madison Printing Company, Inc., Madison, New Jersey 1958, p. 77. Sponsored by Josiah Macy, Jr. Foundation, New York. — (10) KARLBERG, P., R. B. CHERRY, F. ESCARDÓ and G. KOCH: Respiratory studies in newborns. I. Apparatus and methods for studies of the pulmonary ventilation and the mechanics of breathing. Principles of analysis in mechanics of breathing (to be published). — (11) KARLBERG, P., R. B. CHERRY, F. ESCARDÓ and G. KOCH: Respiratory studies in newborns. II. Pulmonary ventilation and mechanics of breathing in the first minutes of life including the onset of respiration (to be published). — (12) KARLBERG, P., R. B. CHERRY, F. ESCARDÓ, J. LIND and C. WEGELIUS: Studies of respiration of the newborn in the first minutes of life. Exhibition, VIII International Congress of Paediatrics, Copenhagen, 1956, p. 22. — (13) KARLBERG, P., C. D. COOK, D. O'BRIEN, R. B. CHERRY and C. A. SMITH: Studies of respiratory physiology in the newborn infant. II. Observations during and after respiratory dis tress. Acta paediat. (Uppsala) **43,** Suppl. 100, 397 (1954). — (14) KARLBERG, P., F. GEUBELLE, G. KOCH and G. WALLGREN: Respiratory studies in newborns. Exhibit. The proceedings of the XII Northern Pediatric Congress, Helsingfors, June 29 — July 2, 1958. Acta paediatr. (Uppsala) (in print). — (15) KARLBERG, P., and G. KOCH: Respiratory studies in newborns. III. Pulmonary ventilation and mechanics of breathing during the first week of life. A longitudinal study (to be published).

(16) MARSHALL, R.: The physical properties of the lungs in relation to the subdivisions of lung volume. Clin. Sci. **16,** 507 (1957). — (17) MEAD, J., and J. L. WHITTENBERGER: Lung elasticity and airway resistance. J. appl. Physiol. **6,** 408 (1954). — (18) MORSE, M., F. W. SCHLUTZ and D. E. CASSELS: Lung volume and its subdivisions in normal boys 10—17 years of age. J. clin. Invest. **31,** 380 (1952).

(19) OTIS, A. B.: Review. Work of breathing. Physiol. Rev. **34,** 449 (1954). — (20) OTIS, A. B., W. O. FENN and R. J. RAHN: Mechanics in man: work of breathing; concept of minimum work. J. appl. Physiol. **2,** 592 (1950).

(21) PAPPENHEIMER, J. R., et al.: Standardization of definitions and symbols in respiratory physiology. Fed. Proc. **9,** 602 (1950).

(22) ROSSIER, P. H., A. BÜHLMANN and K. WIESINGER: Physiologie und Pathophysiologie der Atmung. Berlin-Göttingen-Heidelberg: Springer 1958.

(23) STAHLMAN, M. T.: Pulmonary ventilation and diffusion in the human newborn infant. J. clin. Invest. **36,** 1081 (1957).

13. Funktionelle Anatomie des kindlichen Herzens

Von

A. J. Linzbach

Mit 9 Abbildungen

Das Herz besitzt eine *funktionelle* Struktur im Sinne von Benninghoff. Das heißt, seine makroskopische Form und sein inneres Gefüge sind bis in die submikroskopischen Bereiche hinein der Funktion optimal angepaßt, wobei die geforderte Leistung mit einem Minimum an biologischen Strukturen und Kraftstoff vollbracht wird. Die morphologische Beschreibung der Strukturwandlungen des Herzens während der fetalen und postnatalen Entwicklungsperiode ist deshalb bereits in gewissem Sinne eine anschauliche Physiologie.

Die enge Verzahnung von Struktur und Funktion des Herzens entspricht einem komplexen biologischen Gleichgewicht. Über seine Entstehung wissen wir folgendes: Im embryonalen Herzen bilden sich auf Grund bestimmter genotypisch verankerter Informationen contractile Zellelemente aus, die nach Beobachtungen an Hühnern und Ratten ihre Funktion bereits aufnehmen, ehe die Zirkulation des Blutes einsetzt. Sie trainieren sich auf ihre zukünftige schwere Aufgabe ein. Mit zunehmender Vermehrung der Herzmuskelzellen und Ausdifferenzierung der Myofibrillen gerät gegen Ende des ersten Schwangerschaftsmonates die Blutflüssigkeit, der sich die ersten frisch gebildeten Blutzellen beimischen, in Bewegung (Patten, 1946, 1953).

Von diesem Zeitpunkt an greift die Funktion auch ihrerseits in die weitere Ausbildung der Strukturen ein. In Abhängigkeit von der Funktion nimmt im syncytialen Schwammwerk der Ventrikelmuskulatur die parallele Ordnung und Schichtung der Muskelfasern zu. Aus der Mißbildungslehre wissen wir, daß vermehrte oder verminderte funktionelle Anforderungen an das Herz bereits in der Fetalzeit mit einer Wachstumsbeschleunigung oder Verlangsamung des Myokards beantwortet werden. In späteren Stadien werden nervöse und hormonale Glieder in das komplexe Gleichgewichtssystem zwischen Struktur und Funktion einbezogen. So wies z. B. Sjöstrand eine ziemlich genaue lineare Korrelation zwischen Herzgewicht und Gesamthämoglobingehalt eines Organismus nach.

Nach Schätzung von Patten (1953) beginnen die ersten Kontraktionen des menschlichen Herzens zwischen der dritten und vierten Embryonalwoche. Etwa 1 Woche später wachsen die Herzsepten aus und die Gliederung des Herzens in 4 Höhlen wird im 2. Schwangerschaftsmonat abgeschlossen.

Die nunmehr folgende Entwicklungsperiode des Herzens wird bis zum Ende des 20. Lebensjahres im wesentlichen vom Wachstum beherrscht. Die Form- und Strukturveränderungen sind weniger auffällig und können teilweise nur durch sehr mühsame quantitativ-anatomische und gewebsgeometrische Untersuchungen analysiert werden.

Das Wachstum des fetalen und kindlichen Herzens

a) Makroskopisch. Auf Abb. 1 ist das Gewichtswachstum des Herzens im doppelt logarithmischen Raster im Vergleich zum Körpergewicht nach der allometrischen Methode dargestellt. Der sog. allometrische Exponent (α) ist kleiner als 1 und hat den Wert 0,9; d. h. das Herzgewicht wächst etwas langsamer als das Körpergewicht. Am Ende des 2. Schwangerschaftsmonates beträgt das relative Herzgewicht 1% des Körpergewichtes, bei der Geburt 0,7% und beim Erwachsenen nur 0,4—0,5%.

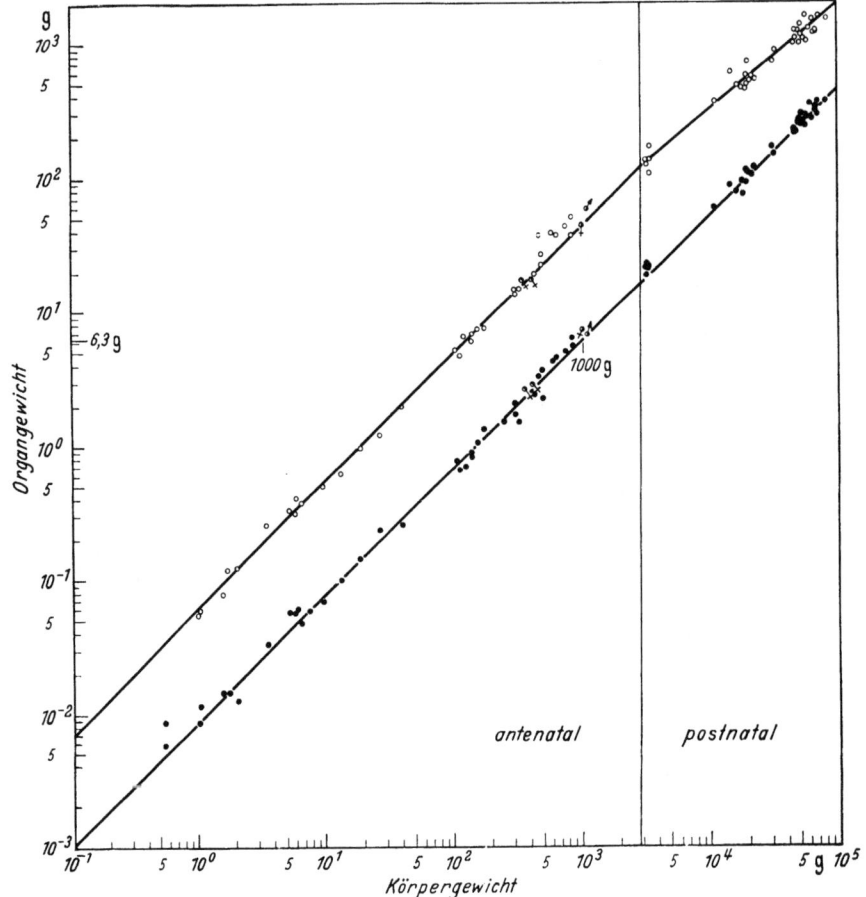

Abb. 1. Allometrisches Wachstum von Herz (unten) und Leber (oben). Vor der Geburt eigene Wägungen, nach der Geburt, Musterfälle aus RÖSSLE und ROULET (1932). Allometrischer Exponent der Leber vor der Geburt $\alpha = 0,9$, nach der Geburt $\alpha = 0,8$. Allometrischer Exponent des Herzens vor und nach der Geburt $\alpha = 0,9$. (LINZBACH, A. J. 1955)

Es ist sehr unwahrscheinlich, daß diese Retardierung des Herzwachstums mit einer entsprechenden Verlangsamung des Leistungszuwachses des Herzens einhergeht. Sowohl in der antenatalen als auch in der postnatalen Entwicklungsperiode sind Differenzierungsprozesse im Myokard nachweisbar, die dafür sprechen, daß die einzelnen Muskelfasern leistungsfähiger werden. So nimmt in der Fetalzeit die Dichte der Myofibrillen in den blasigen glykogenreichen Herzmuskelzellen immer mehr zu. Nach der Geburt verschiebt sich die Kernplasmarelation in den Muskelzellen von $^1/_{10}$ auf $^1/_{70}$ zuungunsten der Kerne (LINZBACH, 1955), wodurch weiterer

Raum zur Ausdifferenzierung von contractilen Elementen in den Muskelzellen frei wird. Diese Befunde sprechen dafür, daß die relative Wachstumsverzögerung des Herzens im Hinblick auf die Funktion durch gleichzeitige Differenzierungsprozesse kompensiert wird.

Auf unserer Abb. 1 beträgt das absolute Herzgewicht gegen Ende des 2. Schwangerschaftsmonats nach Ausbildung der 4 Herzhöhlen bei einem Körpergewicht von 1 g etwa 10 mg. Seine Größe entspricht ungefähr einem gläsernen Stecknadelkopf. Bis zu einem Geburtsgewicht von 20 g muß dieses kleine Herz 2000 mal schwerer werden. Nach der Geburt nimmt das Herzgewicht nur noch um den 15 fachen Betrag zu und erreicht am Ende der Wachstumsperiode den Wert von 300 g. Dabei bleibt der allometrische Exponent über 5 Zehnerpotenzen (!) konstant.

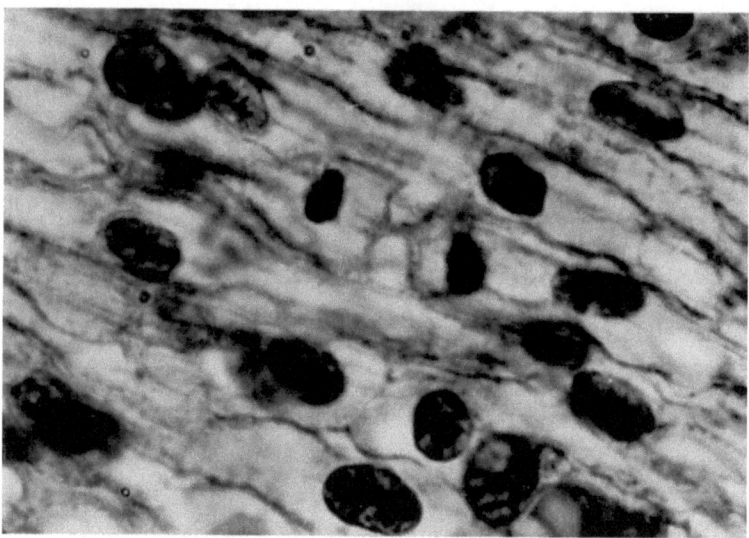

Abb. 2. Mitose (Telophase) einer fetalen Herzmuskelzelle mit Einschnürung des Sarkolemmschlauches. Die Muskelzellen sind glykogenreich und enthalten wenige Myofibrillen. Die Periodenlänge der Querstreifung ist ebenso groß wie im Myokard des Erwachsenen. Länge des Feten: 10 cm. Gewicht des Feten: 26,8 g. Herzgewicht 0,24 g.

b) Mikroskopisch. Mikroskopisch lassen sich am Herzen 3 verschiedene Wachstumsmechanismen unterscheiden.

1. Das mitotische Vermehrungswachstum der Herzmuskelzellen in der Fetalperiode.

2. Das amitotische Wachstum der Herzmuskelzellen in der Säuglingsperiode.

3. Das postmitotische Größenwachstum der Herzmuskelzellen und ihrer Kerne in der Klein- und Schulkindperiode.

Zu 1: Das mitotische Wachstum mit Zellvermehrung ist der Grobtrieb des Wachstums. Durch 11 Mitosewellen wird bei gleichbleibender Größe der Herzmuskelzellen der 2000 fache Gewichtszuwachs in den letzten 8 Schwangerschaftsmonaten bewerkstelligt. Die Mitosen gehen mit einer queren Durchschnürung der Herzmuskelzellen einher (Abb. 2). Die hierdurch hervorgerufene Kontinuitätslockerung der Muskelfasern bewirkt eine gewisse Plastizität des Myokards, die eine Änderung der gegenseitigen Lagebeziehungen der Herzmuskelfasern gestattet, so daß sich die neugebildeten Muskelzellen nicht immer nur hintereinander, sondern auch nebeneinander oder in radiärer Staffelung anordnen können.

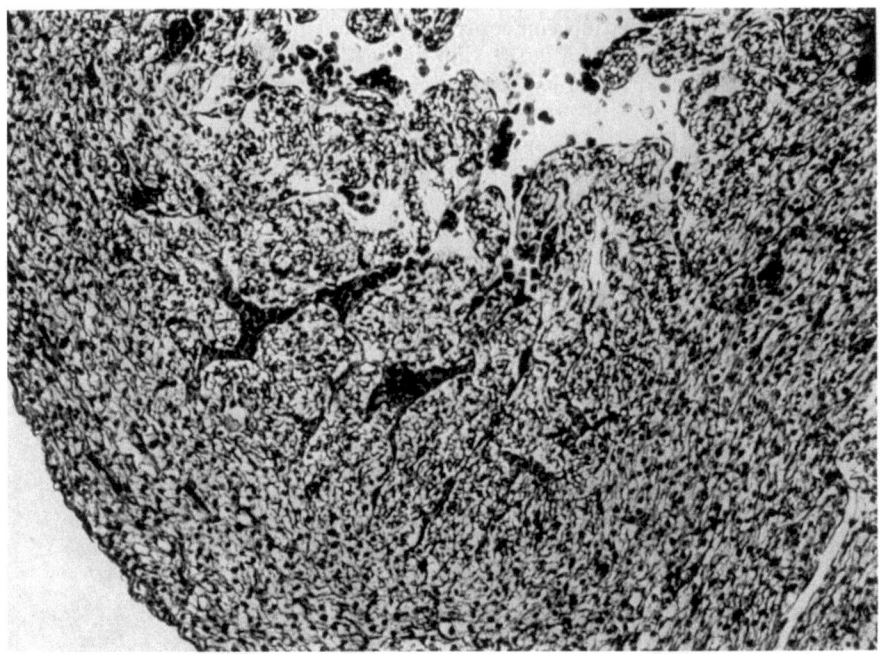

Abb. 3. Innere Vascularisation des Myokards. Wand der linken Herzkammer mit tiefen Trabekelsinus, die kern-
haltige rote Blutkörperchen enthalten. Oben im Bilde die Kammerlichtung. Gewicht des Feten: 1,59 g.
Scheitel-Steißbeinlänge: 2,4 cm. Herzgewicht: 0,015 g

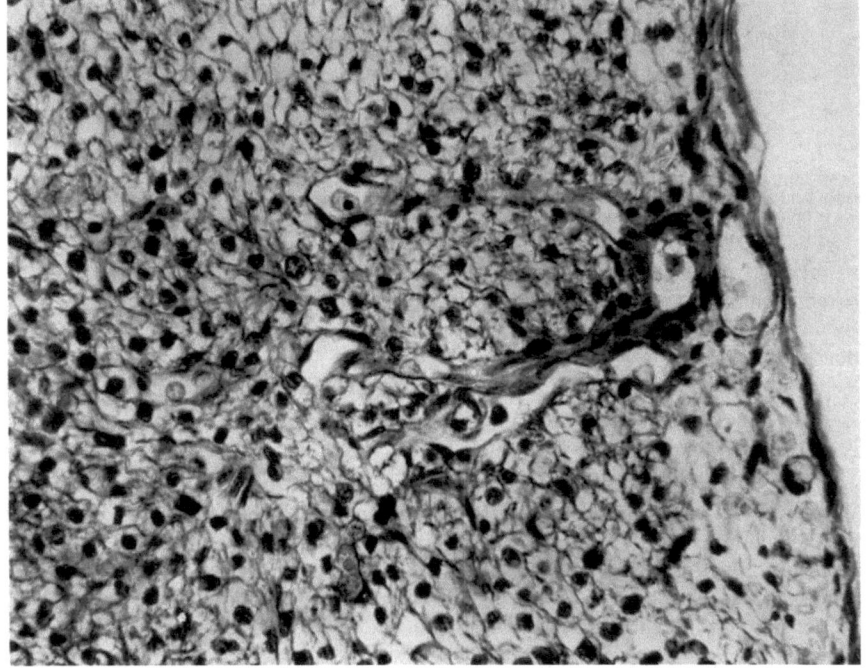

Abb. 4. Äußere Vascularisation des Myokards. Vom Epikard aus (rechts im Bilde) wachsen junge Coronar-
arterienäste in das Myokard ein. Gewicht des Feten: 1,75 g. Scheitel-Steißbeinlänge: 3 cm. Herzgewicht: 0,015 g

K. Goerttler (1956) wies am embryonalen Hühnerherzen nach, daß die Mitose-raten nicht in allen Myokardbezirken gleich groß sind.

Die wachsende Herzmuskelmasse wird bis zur 7. Fetalwoche von der Herz-höhle aus über tiefe Trabekelsinus ernährt, deren Abstände etwa 60 μ betragen (Abb. 3). Von der 7. Woche an reicht diese Versorgung nicht mehr aus. Vom Epikard her dringen dann die ersten Coronaräste in das Myokard ein (Abb. 4) und entwickeln einen myokardialen Capillarraster, der parallel mit den Herz-muskelzellen verläuft und dessen mittlere Maschenweite schließlich 25 μ beträgt.

Zu 2: Das mitotische Wachstum der Herzmuskelzellen ist mit der Geburt beendet. In den ersten Lebensmonaten verdoppelt sich die Anzahl der Herzmuskel-kerne noch einmal durch eine Amitosewelle (Abb. 5).

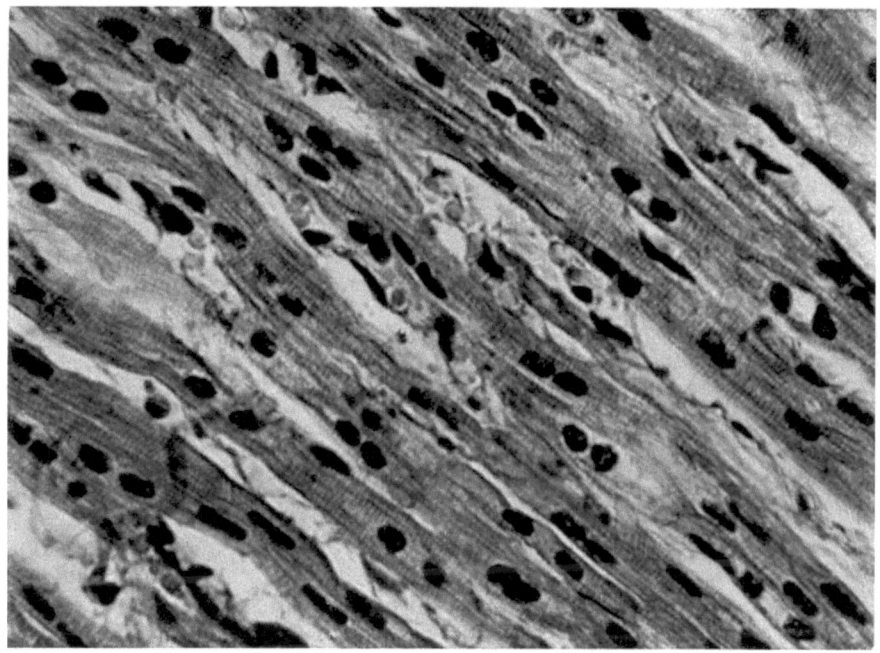

Abb. 5. Verdoppelung der Anzahl der Herzmuskelkerne durch quere Amitose. 9 Monate alter Säugling

Zu 3: Bei der Analyse des kindlichen Wachstums wurden für normale Herzen folgende Annahmen gemacht.

1. Nach der Säuglingszeit besitzen alle menschlichen Herzen gleich viel Herz-muskelzellen und Kerne.

2. In rechter und linker Kammerwand ist die Anzahl der Herzmuskelzellen und Kerne gleich groß.

3. Die statistische Verteilung der Proportionen von Länge zu Breite der Herzmuskelzellen ist in normalem Herzen angenähert gleichartig.

4. Das postnatale Wachstum des Herzens kommt durch eine angenäherte harmonische Vergrößerung der Herzmuskelzellen bei Zellkonstanz zustande.

Die in 1. bis 4. gemachten Annahmen lassen sich durch eine einfache Wachs-tumsfunktion ausdrücken, die je nach verschiedenen Fragestellungen modifiziert werden kann.

In mehreren größeren Untersuchungsreihen wurden im Laufe der letzten Jahre an den Herzmuskelzellen und Kernen die Längen, die Querschnittsflächen und Volumina mit ihren Größenverteilungen gemessen sowie die Anzahl der Muskelzellen, der Kerne und Capillaren bei verschiedenen Herzgewichten bestimmt. In allen Untersuchungen ergaben die empirischen Werte eine gute Übereinstimmung mit der theoretischen Wachstumsfunktion, so daß die unter 1. bis 4. genannten Annahmen der Wirklichkeit entsprechen.

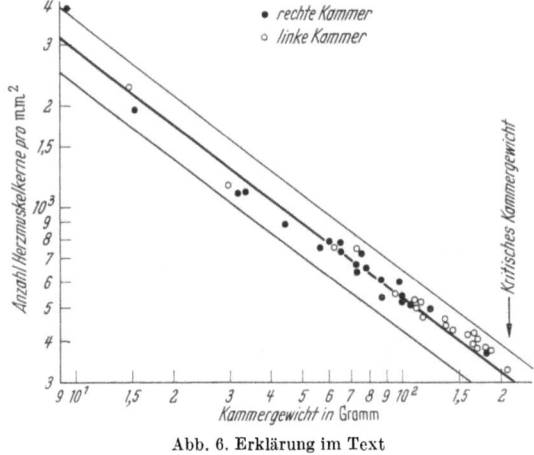

Abb. 6. Erklärung im Text

Als Beispiel sei hier nur das Verhalten der Herzmuskelkerne pro Flächeneinheit in histologischen Querschnittspräparaten des Myokards bei verschiedenen Gewichten der linken und rechten Herzkammerwand gezeigt. Wenn die Vorstellung des harmonischen Wachstums der Herzmuskelzellen bei Zellkonstanz richtig ist, dann müssen die Kernzahlen pro Flächeneinheit auf der in der Abb. 6 eingezeichneten absteigenden Geraden liegen. Man erkennt, daß die Übereinstimmung gut ist.

Die Ergebnisse dieser Untersuchungen sind in dem folgenden Schema (Abb. 7 a—c) dargestellt. Wir verfolgen eine Gruppe von 12 Muskelfasern mit Capillaren

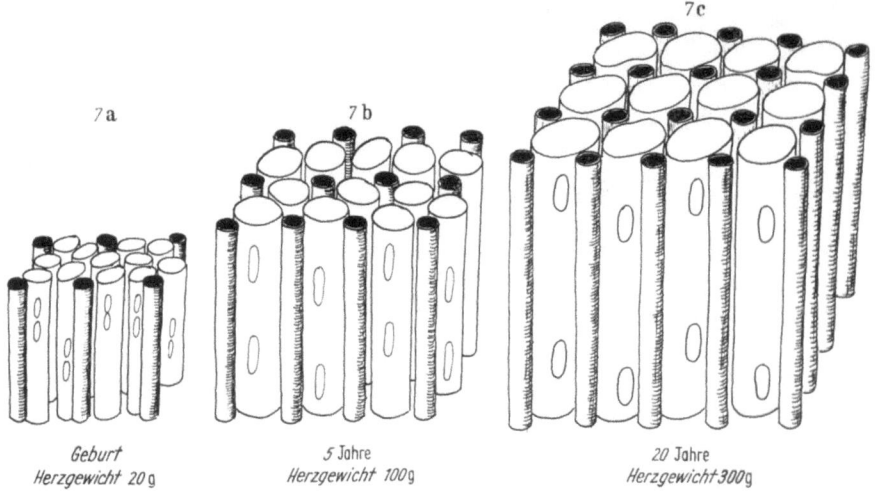

Abb. 7. Das postmitotische Größenwachstum der Herzmuskelfasern und ihrer Kerne. Vermehrungswachstum der Capillaren. Die Maschenweite des Capillarrasters (25 µ) bleibt angenähert konstant

von der Geburt bis zum 20. Lebensjahr. Wenn man die Muskelfasern des Säuglingsherzens auf das Volumen von Streichhölzern vergrößert, so würden die Herzmuskelzellen beim Erwachsenen die Größe von 10 cm langen Bleistiften erreicht haben. Das Längenwachstum kommt dadurch zustande, daß zwischen den Kernen neue Muskelfächer gebildet werden, die bei mittlerer Totenstarre eine Länge von 1,4 μ haben. Das Längenwachstum ist aber im Vergleich zum Dickenwachstum ein wenig verzögert, weil die Muskelfasern im Bereich ihrer Kerne nicht entsprechend mitwachsen.

Die Auszählungen von Roberts und Wearn (1941), wonach im Säuglingsherzen 4—6 Muskelfasern je eine Capillare zugeordnet ist, im Myokard des Erwachsenen aber jede Muskelfaser eine Capillare besitzt, konnte Hort (1955) bestätigen. Die Zahl der Capillaren nimmt also während des postnatalen Wachstums um das 5fache zu. Der Abstand der Capillaren bzw. die Maschenweite des Capillarrasters bleibt dadurch konstant. Der mittlere Abstand der Capillaren beträgt etwa 25 μ. (Literatur: A. J. Linzbach, 1947, 1950, 1952, 1955, 1956, 1958; A. J. Linzbach u. Mitarb., 1951; W. Hort, 1951, 1953, 1955, 1955.)

Die Formveränderungen des kindlichen Herzens

Unsere quantitativen Untersuchungen haben auch eine genauere Analyse der Formveränderungen des kindlichen Herzens ermöglicht.

Infolge des strukturell-funtionellen Gleichgewichtes hängt die Muskelmasse der Herzkammern von der geforderten Leistung bzw. von der geforderten systolischen Spannkraft der Herzmuskelfasern ab (Bohnenkamp, 1929; Wezler, 1942; Linzbach, 1958). Bei vermehrter funktioneller Belastung geht die strukturelle Anpassung mit einer Vergrößerung, bei verminderter Belastung mit einer Verkleinerung der Herzmuskelzellen einher. Die mit Vergrößerung oder Verkleinerung der Muskelzellen einhergehende strukturelle Anpassung ist dann abgeschlossen, wenn die entwickelte Spannkraft pro Einheit Muskelfaserquerschnitt wieder einen normalen Mittelwert erreicht.

Da bis zur Geburt infolge der Kurzschlußverbindungen über das Foramen ovale und den Ductus Botalli die funktionelle Belastung

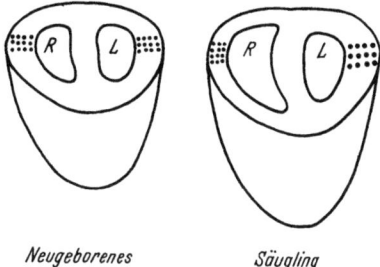

Neugeborenes   *Säugling*

Abb. 8. Schematische Darstellung der physiologischen Gefügedilatation der rechten Herzkammer während der postnatalen Kreislaufumschaltung. Die Punkte in der Kammerwand sollen im Prinzip die Dicke und die Anordnung der Muskelfasern zeigen

der linken und rechten Kammer fast gleich groß ist, kann man verstehen, daß das Gewichtsverhältnis der linken zur rechten Kammerwand in der Fetalzeit etwa 1:1 beträgt (W. Müller, 1883) (Abb. 8).

Nach der Geburt wird die Lungenstrombahn voll eröffnet, während die Querverbindungen über das Foramen ovale und den Ductus Botalli verschlossen werden. Bei angenähert gleichbleibendem Schlagvolumen sinkt der Druck in der rechten Kammer um etwa $^2/_3$ ab. Infolge dieser Arbeitsentlastung der rechten Herzkammer stellt sich ein neues Gewichtsverhältnis zwischen rechts und links ein, dergestalt, daß nach einigen Monaten die rechte Kammerwand nur noch halb so viel wiegt wie die linke. Das Gewichtsverhältnis von rechter zur linken Kammerwand wie 1:2 ändert sich im Laufe des Lebens dann nicht mehr wesentlich (Abb. 8).

Diese Gewichtsverminderung der rechten Kammerwand während der postnatalen Kreislaufumschaltung wird nicht nur durch eine relative Wachstumsverzögerung der rechten Kammerwand bei gleichzeitig beschleunigtem Wachstum der linken verursacht. In den ersten Lebenswochen wurde auch eine absolute Gewichtsverminderung der rechten Kammerwand von etwa 20% nachgewiesen (Literatur: W. Müller, 1883; Boellaard, 1952; Hort, 1955; Keen, 1955). Der Gewichtsverlust der rechten Kammerwand geht mit einer entsprechenden Verschmälerung der Herzmuskelzellen einher (Hort, 1955).

Im Verlauf dieser Atrophie entstehen im Myokard der rechten Kammer Gefügeverschiebungen, wobei die Muskelzellen einer Myokardschicht in die Lücken einer benachbarten Schicht eintreten. Die Wand der rechten Kammer wird also nicht nur deshalb dünner, weil die Muskelzellen atrophisch werden, sondern gleichzeitig vermindert sich auch infolge der Gefügeverschiebungen die Schichtzahl der Muskelzellen in der Kammerwand, ohne daß die äußere Oberfläche der Kammer im gleichen Maße kleiner wird (Abb. 8). Man kann somit von einer „physiologischen Gefügedilatation der rechten Kammer" sprechen (Linzbach, 1950).

Die makroskopischen Formveränderungen des Herzens während des kindlichen Wachstums sind im wesentlichen dadurch gekennzeichnet, daß die Vorhöfe, die

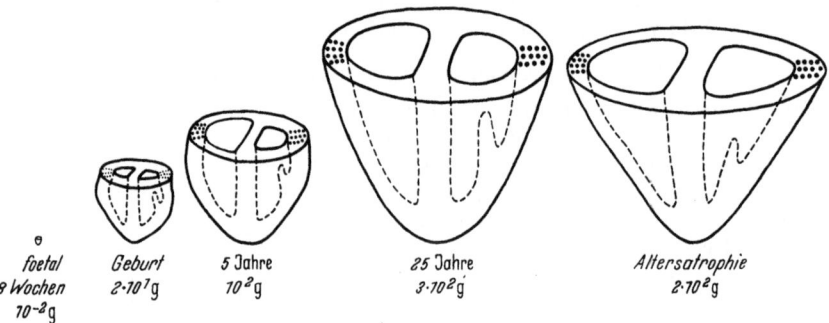

foetal	Geburt	5 Jahre	25 Jahre	Altersatrophie
8 Wochen	$2 \cdot 10^1$ g	10^2 g	$3 \cdot 10^2$ g	$2 \cdot 10^2$ g
10^{-2} g				

Abb. 9. Schematische Darstellung der Größen und Formveränderungen des Herzens. Die Punkte sollen im Prinzip die Dicke und die Anordnung der Muskelfasern zeigen

Umfänge der atrioventricular Ostien sowie die Flächen und Gewichte der Mitral- und Tricuspidalklappe etwas schneller wachsen als die Ventrikel, wodurch die Herzbasis breiter wird. Diese bereits von Kirch (1921) erhobenen Befunde konnte Plate (1957) an unserem Institut mit der allometrischen Methode bestätigen (Abb. 9).

Unsere Untersuchungen über die quantitative Anatomie des kindlichen Herzens wurden durchgeführt, um eine Grundlage für die Beurteilung pathologischer Veränderungen zu schaffen.

Literatur

Benninghoff, A.: Lehrbuch der Anatomie des Menschen. Band 1. München-Berlin 1939. — Boellaard, J. W.: Z. Kreislaufforsch. **41**, 101 (1952). — Bohnenkamp, H.: Klin. Wschr. **1929**, 433.

Goerttler, K.: Die Stoffwechseltopographie des embryonalen Hühnerherzens und ihre Bedeutung für die Entstehung angeborener Herzfehler. Verh. dtsch. Ges. Path. **40**, 181 (1956).

Hort, W.: Virchows Arch. path. Anat. **320**, 197 (1951); **323**, 223 (1953); **326**, 458 (1955); **327**, 560 (1955).

Keen, E. N.: J. Anat. **89**, 484 (1955). — Kirch, E.: Z. Anat. Konstitut.-Lehre **7**, 235 (1921).

Linzbach, A. J.: Virchows Arch. path. Anat. **314**, 534 (1947); **318**, 575 (1950); Z. Kreislaufforsch. **41**, 641 (1952); Quantitative Biologie und Morphologie des Wachstums. In: Handbuch der allgemeinen Pathologie Bd. 6, Teil 1, S. 180. Berlin-Göttingen-Heidelberg: Springer 1955; Virchows Arch. path. Anat. **328**, 165 (1956); Struktur und Funktion des gesunden und kranken Herzens. Fünftes Freiburger Symposion S. 94. Berlin- Göttingen-Heidelberg: Springer 1958. — Linzbach, A. J., u. Mitarb.: Klin. Wschr. **1951**, 621.

Müller, W.: Die Massenverhältnisse des menschlichen Herzens. Hamburg 1883.

Patten, B. M.: Human embryology, Philadelphia 1946; The development of the heart. In: S. E. Gould, Pathology of the heart. p. 20, Springfield, Ill. 1953. — Plate, C.: Das Wachstum der Artrioventrikularklappen und seine Beziehung zum Wachstum der Herzkammern. Inaug.-Diss. Marburg 1957.

Roberts, J. T., u. J. T. Wearn: Amer. Heart J. **21**, 617 (1941). — Rössle, R., u. F. Roulet: Maß und Zahl in der Pathologie. Berlin und Wien 1932.

Sjöstrand, T.: Verh. dtsch. Ges. Kreislaufforsch. **22**, 143 (1956).

Wezler, K.: Z. Altersforsch. **3**, 199 (1942).

14. The human foetal circulation and its changes following birth

By

John Lind

With 16 Figures

In 1628 William Harvey (*17*) introduced the first account of the foetal blood flow. In this account he integrated the best available anatomical data about the cardiovascular system with his own dynamic concept of the circulation. He makes the following statement:

"It is, however, to be noted that these matters are otherwise arranged in the embryo, and there is not the same degree of difference between the ventricles, which are arranged almost equally, like twin kernels in a double nut. The cone of the right ventricle reaches to the tip of the left ventricle, so that the heart in the foetus is like a cone with two tips. This is so (as I have already stated) because in the foetus the blood is not passing through the lungs from the right ventricle into the left one. On the contrary, these two chambers are both busy with a single task (namely, the transference of blood from the vena cava into the aorta, though one does it through the foramen ovale, and the other through the artery-like passage, as I have already stated), and have identical parts to play in the propulsion of the blood to the whole of the body. Hence the identity in their dispositions. When, however, it is time for the lungs to function and for the above-mentioned unions to be occluded, the ventricles begin to differ in strength and in the other respects noted, because the right ventricle now propels the blood through the lungs only, but the left ventricle propels it through the whole of the body."

William Harvey unquestionably realized that in the foetus the two ventricles work parallel instead of in series like in adults. He also recognized the significance of the foramen ovale and the ductus arteriosus. In the centuries following Harvey, the course of the foetal circulation was a subject for speculation and controversy among anatomists. In 1907 Pohlman (*30*) initiated the period of experimental study of living foetuses. Not until thirty years ago, however, were the necessary techniques developed to a point at which the course and distribution of oxygenated blood within the foetal circulation could be successfully explored.

Huggett (*18*) observed that the oxygen content of carotid arterial blood was greater than that of umbilical arterial blood. In the years 1937—1939, Barcroft and Barron cooperated with Barclay, Franklin and Pritchard, experienced in cineradiographic technique (*4—7*). Together this group obtained the first direct objective records of the course of the blood flow in the intact sheep foetus, delivered near term by Cesarean section. Their studies were followed by a series of beautiful experiments, conceived by Dawes and his co-workers (*12*), using advanced catheterization technique in the foetal and newborn lamb. In these studies new observations with conclusions of great importance were added to the data presented by BARCROFT and co-workers.

The extent to which the findings in lower animals can be applied to humans is difficult to assess. It has been assumed that the circulation in all mammals must be fairly similar in its basic aspects. BARCLAY and his co-workers stressed, however, the difficulty of applying the findings established in animal experiments to the human foetal circulation and have pointed out the obvious anatomical differences between the sheep and goat foetuses and the human subject. They stressed the desirability of further angiocardiographic studies on human foetuses. BARCROFT (5) and YOUNG (33) have also pointed out the danger of generalizing similarities from species to species in view of the quite different stages of development at birth. A newborn baby is quite helpless but a newborn lamb rises to his feet shortly after birth and starts to walk around.

Human foetal circulation

While a number of different species of mammals have been investigated, the studies have not included human foetuses and newborns until recently. All the diagrams of the human foetal circulation to be found in the text books are hypothetical in the sense that there are no direct records to serve as a basis of their construction. They are based partly on anatomical measurements in human foetuses and partly on experimental findings in the living foetuses of animals.

LIND and WEGELIUS (24) have been able to perform direct radiographic angiocardiography on living human foetuses obtained at legal abortions. 24 human foetuses with a body weight between 50 and 500 g were examined.

Method

The foetus with intact membranes was removed by Cesarean section under ether anesthesia and angiocardiography was performed immediately. The angiocardiographic table was placed so that the examination could be completed within 1 or 2 min. In the actual procedure, the membranes were incised, the foetus placed in position, and the contrast material injected fairly slowly, about 1 ml/sec into the umbilical vein as far as possible from the foetus, in order not to interfere seriously with the circulatory conditions.

The foetus was kept warm by means of an infrared lamp and manipulated as little as possible. In the first part of the series, 70% Umbradil (Astra) was employed as contrast medium, but later 70% Isodyne (Astra), a contrast medium which has the same streaming properties as the blood, was used. The amount used was 1—5 ml in the foetuses and 3—5 ml in newborn infants.

Roentgenographic technique

The roentgenological analysis of the circulation in the foetus and the circulatory and respiratory changes in the thorax at birth in connection with the aeration of the lungs presupposes, of course, serial examinations.

The choice of the X-ray method has to be determined by the kind of information desired. Direct radiography is preferable for the study of the anatomy. There is not only the advantage of conveniently interpretable primary material in the form of full size roentgen film, which does not require the projective enlargement of the fluorographic film, but also of the better reproduction of detail in the direct photograph, which is superior in both contrast and clarity. The smaller the object, the greater the importance of this factor. The series included human foetuses of

50—500 g body weight, where the great vessels, the aorta, the pulmonary artery and the ductus arteriosus have a caliber of approx. $^1/_2$—1 mm and lie adjacent to each other. The need for meticulous reproduction of detail is naturally great in these subjects.

Synchronous biplane radiography is of importance in the morphologic and functional study of the heart. In no single view is it possible to avoid overlapping of the various chambers. The use of 2 projections provides information valuable in the study of cardiac dynamics. The two views must be taken simultaneously, however, in order to localize accurately the contrast medium in the individual chambers of the heart.

The method must give an exposure frequency sufficiently rapid to follow the dynamic processes: the direction and rate of flow of the contrast loaded blood and the morphologic changes of the heart. In these respects 10—12 exposures per sec produce comparatively good results.

To get a more complete and detailed study of the dynamic changes, a more or less cinematographic X-ray serial recording must be used. At the same time, the problem of the irradiation dosage will arise, since the doses will be in direct proportion to the exposure rate.

In their examinations, LIND and WEGELIUS (24) used serial roentgen photography in large size, as well as indirect cineradiography with image intensification. For the first purpose, they used the Schönander AOT film changer taking up to 12 exposures per sec in two planes. The cineradiographic recording was carried out with the aid of the Philips' image intensifier with an 11 cm primary picture field and the Arriflex optics for 35 mm cinefilm (Gevaert Scopix G). The problem of the irradiation dosage is very important in the investigations of the newborn.

The X-ray examinations were carried out with a careful coning of the primary X-rays. At the same time, the gonads of the children were protected by covering the pelvic region with lead rubber corresponding to 2 mm of lead. According to measurements carried out by the Radiofysiska institutionen in Stockholm (Radiophysics Institution), during the procedure the skin doses were found to be:

A. By direct serial photography in large size:

15 exp. — 560 mmr — total dose, corresp. to abt 0.6 "r" units
30 exp. — 1120 mmr — total dose, corresp. to abt 1.1 "r" units

B. By cineradiography with image intensification:

30 sec. exposure time, 20/sec. exp. 60 kV — 250 mmr corresp. to abt 0.25 "r"
30 sec. exposure time, 20/sec. exp. 70 kV — 290 mmr corresp. to abt 0.3 "r".

These values seem to show that both methods used are quite safe, especially if the coning and the lead protection are taken into account. The irradiation doses on the gonads seem to be minimal.

The umbilical vessels, the liver and the ductus venosus

In the earliest stages of development the vena umbilicalis impar passes from the placenta to the umbilical orifice where it divides into the left and right umbilical veins. The right umbilical vein disappears entirely at an early stage of development. The left umbilical vein persists until birth and conveys the blood from the placenta to the liver. Shortly after entering the liver, the umbilical vein gives off numerous small branches delivering blood mainly to the left side of this organ, according to the text books. The portal blood supplies the right side of the liver. Recently reports have appeared of a number of newborn and stillborn infants with degenerative changes in the liver, more severe on the right side than on the left. This difference might be attributed to the difference in the oxygen supply of both sides of the liver (*16*).

There is also a direct communication between the umbilical vein and the vena cava inferior, i.e. the ductus venosus. Unlike the hepatic branches of the umbilical

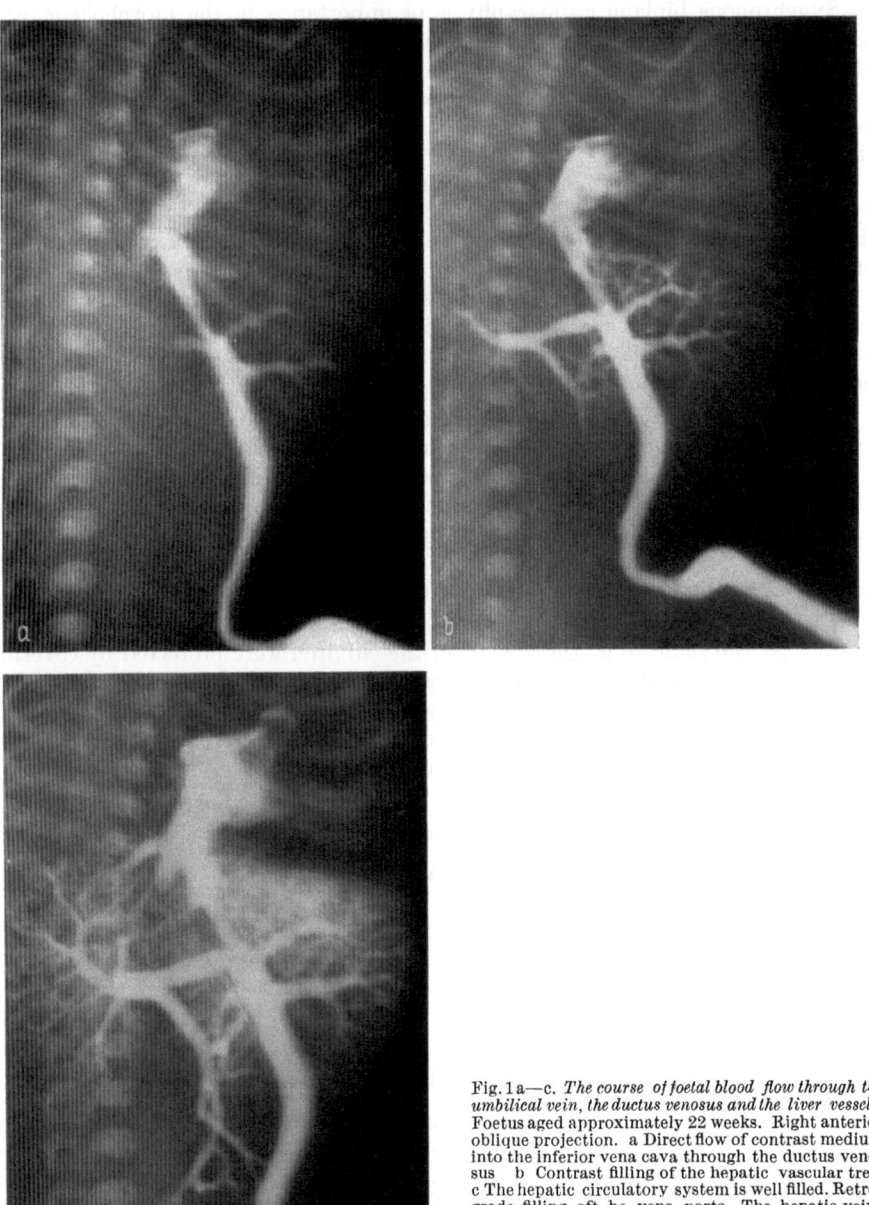

Fig. 1a—c. *The course of foetal blood flow through the umbilical vein, the ductus venosus and the liver vessels.* Foetus aged approximately 22 weeks. Right anterior oblique projection. a Direct flow of contrast medium into the inferior vena cava through the ductus venosus   b Contrast filling of the hepatic vascular tree. c The hepatic circulatory system is well filled. Retrograde filling oft he vena porta. The hepatic veins appear to be converging into the inferior vena cava

and portal vessels, it usually gives no branches to the liver substance. There is a smooth muscle sphincter at its junction with the umbilical vein.

The umbilical vein conveys large amounts of oxygenated blood, which is also rich in nutritional elements, from the placenta to the growing liver. The blood that passes through the liver circuit enters the inferior vena cava by way of the hepatic veins, but a part of the umbilical flow is shunted directly to the vena cava through

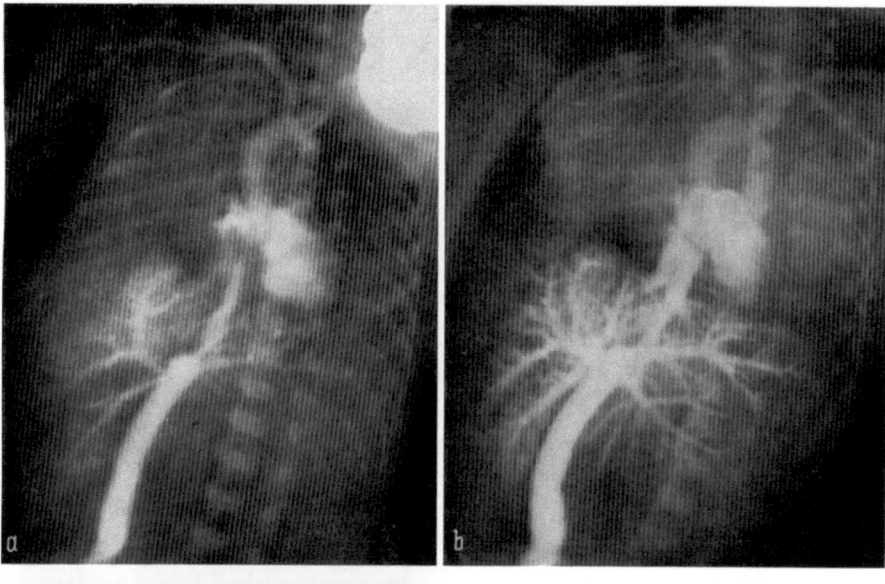

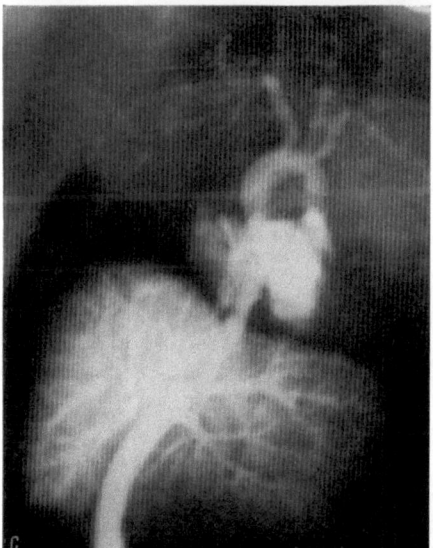

Fig. 2 a—c. *Course of the main flow from the inferior vena cava.* Foetus about 18 weeks old. Left anterior oblique projection. Contrast injection into the umbilical vein. a The contrast medium has passed through the ductus venosus and the inferior vena cava. The greater portion of the contrast medium remains in the left side of the heart, and the ascending aorta, the arch of the aorta and its branches are seen. b The liver vessels are well visualized. The small vessels of the right half as of the liver are well visualized as those of the left half. In the atrial systole the inferior vena cava broadens. c In the following ventricular systole the aorta and its branches are filled with contrast medium. Still, there are only small amounts of contrast medium in the right heart, and the pulmonary artery is not seen

the ductus venosus. Although recognized many years ago as one of the distinguishing features of the foetal circulation, the exact physiological significance of the ductus venosus has never been satisfactorily explained. The smooth muscle sphincter at the distal end of this structure is so placed that were it to function during foetal life a greater proportion of umbilical blood flow could be diverted through the hepatic branches of the umbilical vein.

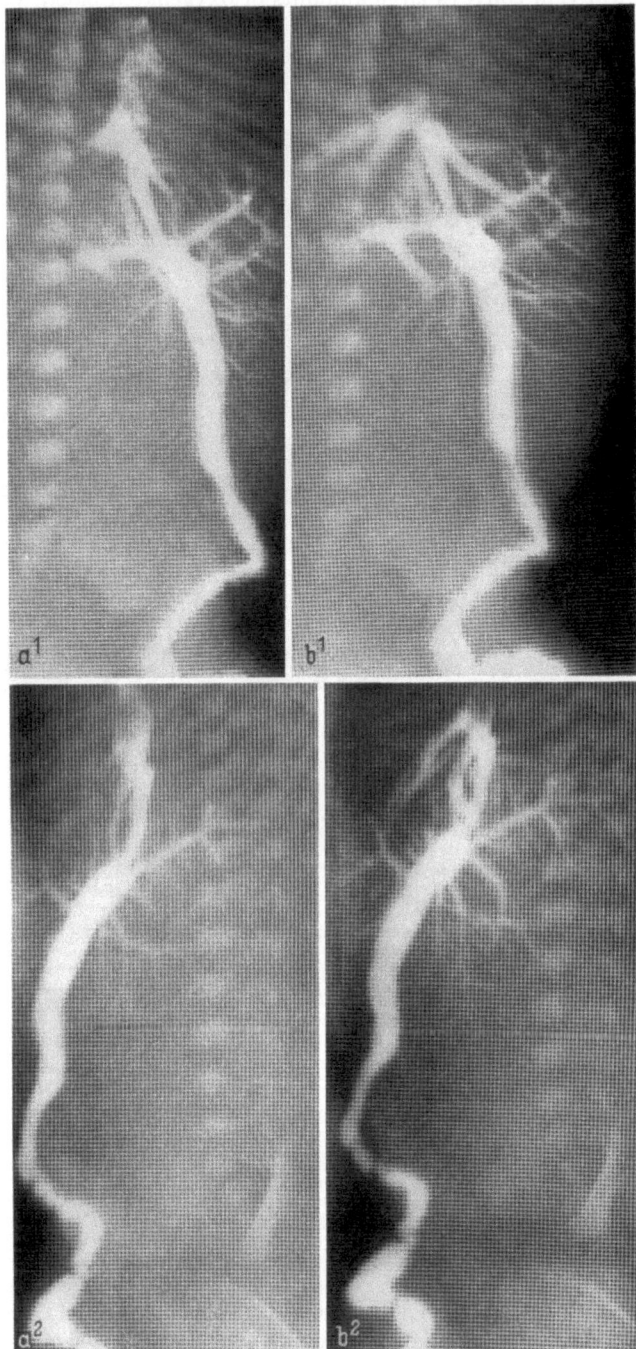

Fig. 3a—d. *Division of the caval blood stream on the free, curved, caudal edge of the interatrial septum (crista dividens).* Foetus approximately 21 weeks old. Right (a¹—d¹) and left (a²—d²) anterior oblique projections. Contrast injection into the umbilical vein. a¹, a² The contrast medium passes directly from the umbilical vein to the inferior vena cava

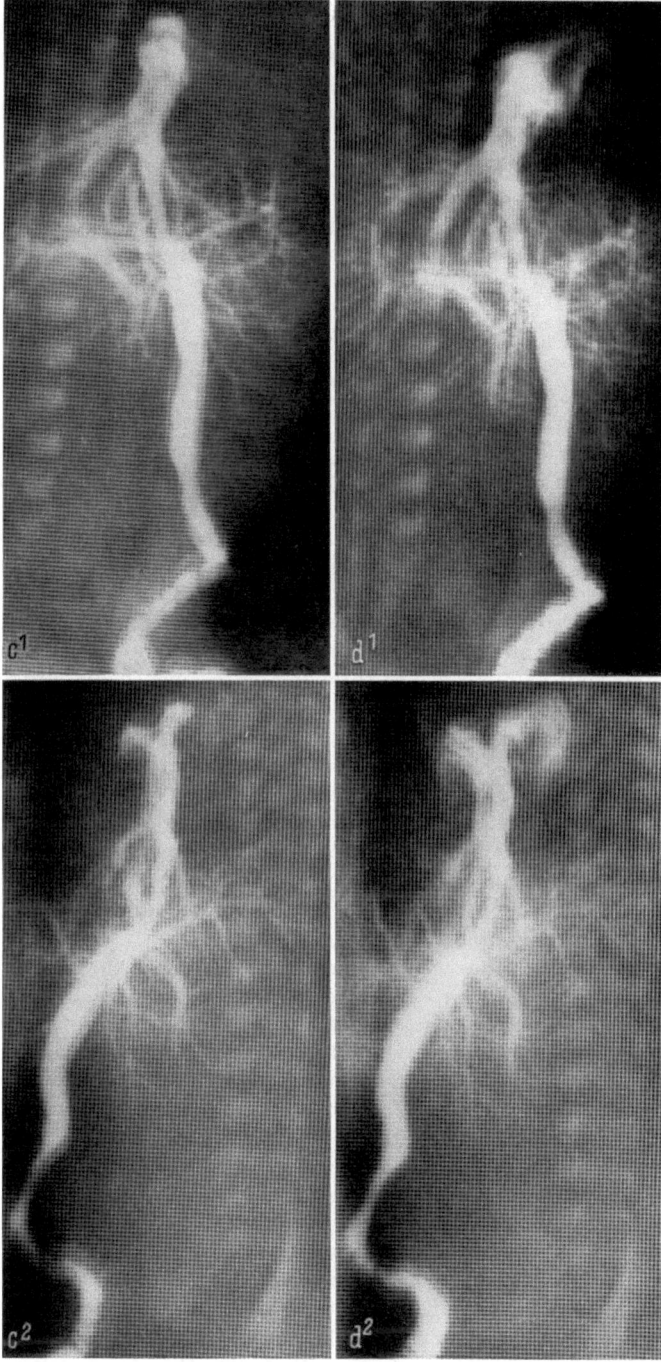

through the ductus venosus. b¹, b² In atrial systole there is a retrograde filling of the hepatic veins. c¹, c² At the entrance into the heart the contrast medium is divided into two streams. d¹, d² No contrast medium has yet passed down into the ventricles. There is more contrast material in the left atrium

By injection of contrast material it can be seen how the umbilical vein enters the liver and how the contrast medium is distributed via a number of branches to the liver parenchyma lying on either side of the vessel (Fig. 1). The umbilical vein is continued functionally as the ductus venosus, which acts as a short circuit between the umbilical vein and the inferior vena cava. Some of the contrast material injected regularly passes over to the portal vein, suggesting that some umbilical venous blood flow may enter the portal vein from time to time under normal conditions. In this way, the right side of the liver might not be supplied only by the right branch of the portal vein, which carries poorly oxygenated blood, but will also get well oxygenated blood from the placenta, carrying nutritional elements as well.

The course of the blood through the foetal heart

The course of the blood through the foetal heart has been the subject of a lively controversy. The principal question has been the degree of separation and mixing of the two caval streams coming into the foetal right atrium. The inferior vena cava contains blood from the placenta, the most highly oxygenated blood coming to the heart, in spite of the admixture with venous blood from the lower part of the body. The superior vena cava, on the other hand, brings a poorly oxygenated, unmixed venous blood from the head and the upper portion of the body.

There are two principal theories as to the course of the blood through the human foetal heart. One holds that the two streams entering the right atrium are mixed. The resulting mixture goes two ways; some enters the right ventricle but approximately half or more passes through the foramen ovale into the left side of the heart (20, 30). Consequently, the aorta and the pulmonary artery are considered to have the same oxygen content and the upper part of the body, including the foetal heart itself, receives no better oxygen supply than the lower parts of the body and the placenta. If there should be a significant quantity of reduced blood entering the left atrium from the foetal lungs, the heart muscle and the brain would get less oxygen than the lower part of the body and the placenta.

According to the other theory, the oxygenated blood, which is brought from the placenta, goes through the ductus venosus and the inferior vena cava to the right atrium and through the foramen ovale into the left atrium. Thus, this stream retains its relative arterial character by crossing the flow of the venous blood from the superior vena cava, which is delivered to the right atrium and right ventricle (18). Therefore, the foetal heart and brain receive more highly oxygenated blood than the lower portion of the body and the placenta. This conclusion implies that most of the blood from the inferior vena cava crosses directly over to the left atrium. That this theory holds true for foetal lambs has been convincingly proven by BARCROFT and others.

Angiocardiography in human foetuses provides a striking demonstration of the partial separation of the two caval streams in the foetal heart. In the left anterior oblique view, the two sides of the heart are seen separately, but on each side the ventricle is superimposed on the atrium. In Fig. 2 the contrast medium can be seen to pass through the umbilical vein, the ductus venosus, and the inferior vena cava up to the orifice into the right atrium. Here the contrast medium is split into two streams: some goes on to the right atrium, but the larger portion goes through the foramen ovale into the left atrium, then to the left ventricle and the aorta. Fig. 2 clearly demonstrates the large stream of contrast medium flowing into the left atrium. This finding is quite consistent and demonstrates that in the human foetus, the foramen ovale is functionally not situated between the two atria, but lies between the inferior vena cava and the left atrium. Earlier it had always been difficult to understand how two streams of blood could cross each other in the right atrium without mixing.

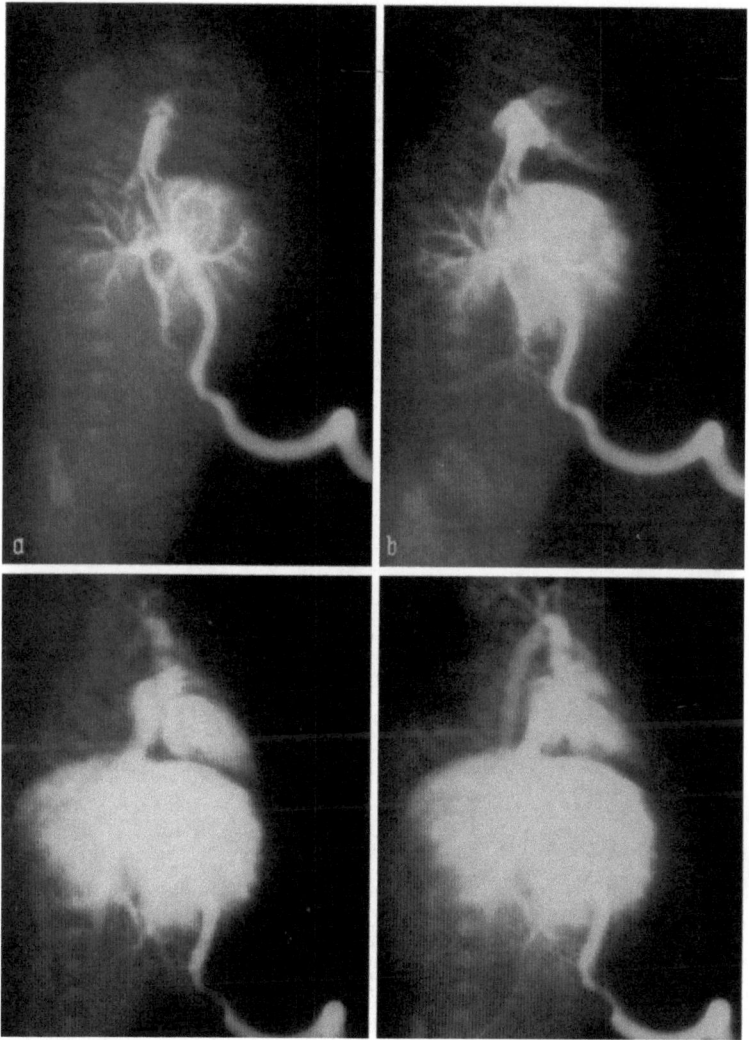

Fig. 4 a—d. *The movements of the foetal heart.* Foetus aged approximately 19 weeks. Contrast injection into the umbilical vein. Right anterior oblique projection. a The contrast medium spreads out in the liver vessels and at the same time enters the inferior vena cava through the ductus venosus. b The hepatic veins are seen to empty into the inferior vena cava. The atria fill in diastole, the atrial appendage is round and big. Contrast medium starts to flow into the left ventricle. c End of atrial systole. The left ventricular cavity is well seen, cigar shaped as in adults. The ascending aorta, the arcus and its branches are faintly visualized. The right ventricle and the pulmonary conus are not seen. Note the local constriction of the umbilical vein. d During ventricular systole the left ventricle contracts mainly around a longitudinal axis. Relatively much residual contrast loaded blood is left in the ventricle. The a—v septum has moved against the apex. The aorta is widened and the ductus arteriosus is seen to cross over the ascending aorta

From Fig. 3 it can be seen that the contrast medium, on entering the heart, divides on the free edge of the interatrial septum (crista dividens) into a large left and a small right stream. The former passes through the foramen ovale and apparently does not become significantly diluted to any considerable extent by the pulmonary venous return. When contrast medium injected into the umbilical vein

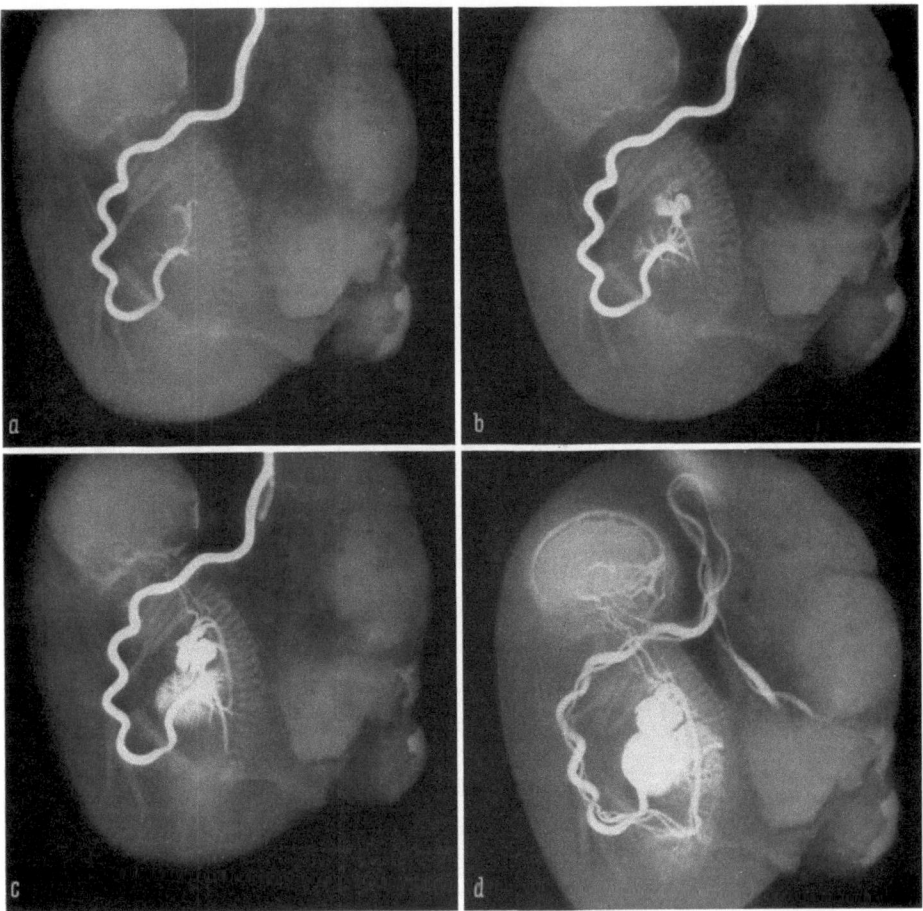

Fig. 5 a—d. *The human foetal circulation visualized in the intact egg delivered by Cesarean section.* Foetus about 14 weeks old. Contrast injection through the membranes into the umbilical vein, one minute after the Cesarean section under ether narcosis. a The contrast medium passes through the umbilical vein and the ductus venosus into the inferior vena cava. Reaching the heart, it is divided into two streams. b The liver branches are visualized. The heart is well contrast filled and the aorta faintly opacified. c The aorta, the pulmonary trunc and the ductus arteriosus are clearly seen as are the branches of the aortic arch. Note that there is no contrast medium seen in the lung fields except for the reflux into the vena pulmonalis. d The contrast medium has passed through the umbilical arteries and reached the placenta. It has also passed through the cerebral vessels and is now opacifying the large venous sinuses of dura mater. Note the large subarachnoid space

fails to pass through a closed ductus venosus, it reaches the heart only indirectly through the liver. The same division of the stream is seen, indicating that the division is not artificially created by the injection (Fig. 10).

The right anterior oblique projection is well suited to the study of the dynamics of the heart. In this view, the two sides of the heart are superimposed, but the atrium and ventricle are viewed separately. It is impossible to observe the stream of contrast medium from the right atrium into the left, but the amount entering

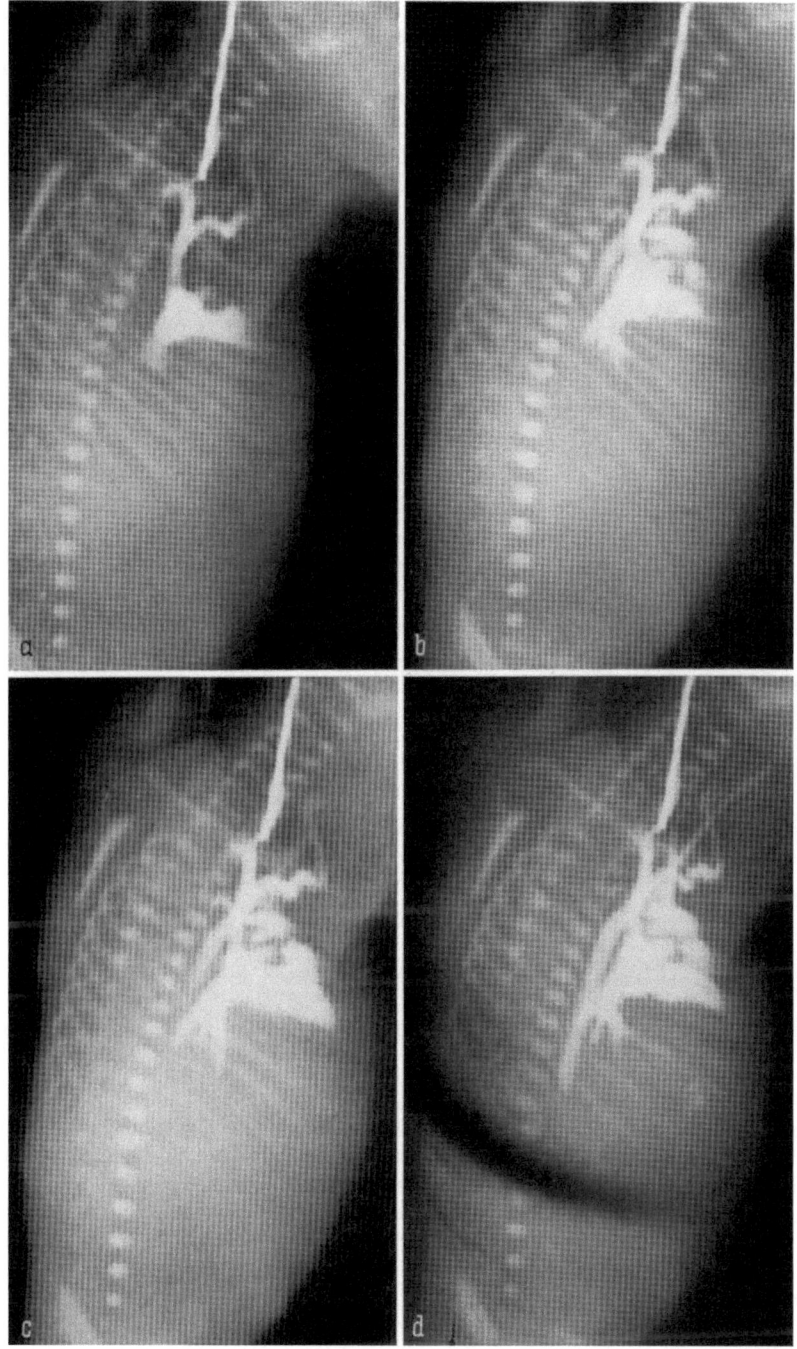

Fig. 6a—d. *The course of the flow from the superior vena cava.* Foetus about 14 weeks old. Right anterior oblique projection. Contrast injection into the internal jugular vein. a The contrast medium enters the right atrium and flows into the right ventricle. b Ventricular systole with visualization of the pulmonary conus and the pulmonary trunk from which the contrast medium passes through the ductus arteriosus down into the descending aorta. c Atrial systole with contrast filling of both ventricles. d In the following ventricular systole the ascending aorta appears as well as the branches of the aortic arch. The descending aorta increases in calibre. Note that there is no contrast medium seen in the branches of the pulmonary artery

the right ventricle will be seen. Figs. 4—5 show the opaque material entering the umbilical vein and flowing through the ductus venosus into the inferior vena cava and into the hepatic circulatory system. In this projection, the left atrium is superimposed on the right, making it impossible to observe the mechanism of filling of the atrium. With the first ventricular systole, following the filling of the atria, the aorta is well filled with contrast material. The ascending aorta, the arch, and the large arteries originating from it are well opacified, but the descending

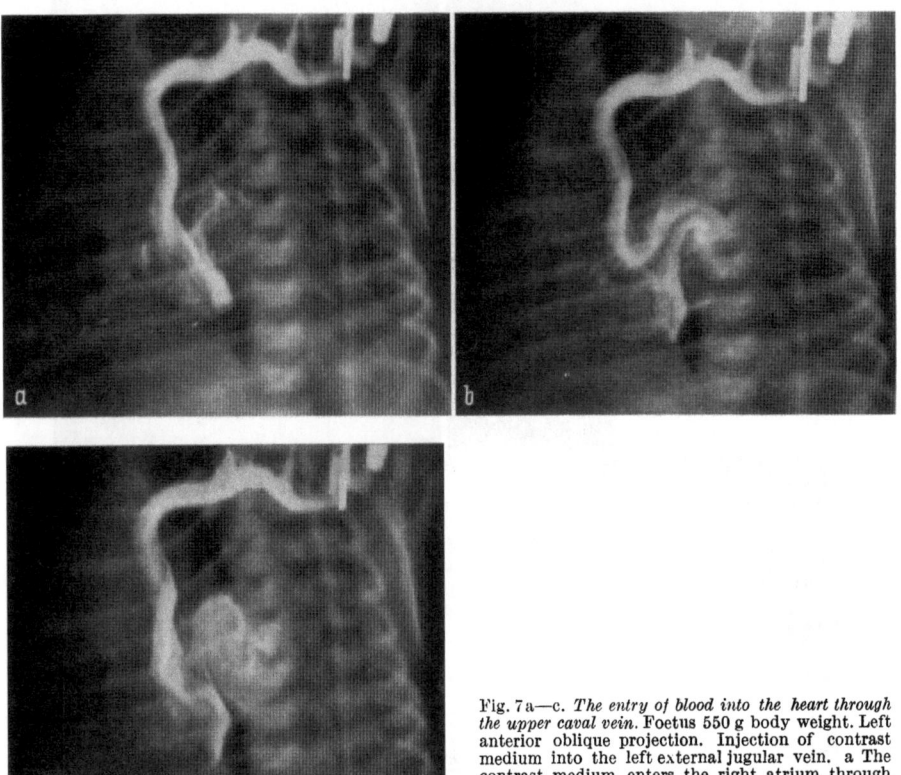

Fig. 7a—c. *The entry of blood into the heart through the upper caval vein.* Foetus 550 g body weight. Left anterior oblique projection. Injection of contrast medium into the left external jugular vein. a The contrast medium enters the right atrium through the superior vena cava and follows the wall of the septum. b In the following atrial systole contrast medium is shunted into the left atrium. c The left atrium is well visualized

aorta, below the entrance of the ductus arteriosus, is only faintly opacified. This is because most of the contrast material leaving the left ventricle is directed up to the brain but, also, because the contrast medium becomes diluted by the only slightly opacified blood reaching the aorta from the pulmonary artery through the ductus. The pulmonary arteries and the lung vessels are only faintly opacified. This gives an estimate of the proportion of blood flowing through these two great vessels.

The injection of contrast material through the internal jugular vein is techni-cally difficult. The vein is thin and fragile and the injection must be made slowly in order to prevent overfilling of the right atrium and retrograde filling of the inferior vena cava. In three foetuses, contrast material was injected within 3 min after Cesarean section and in all three cases the greater part of the flow passed through the right side of the heart to the pulmonary artery (Figs. 6—7). Some of this blood was distributed to the lungs, but a much greater quantity was carried via the ductus arteriosus directly into the descending aorta. The descending aorta is opacified through the ductus before the contrast from the left side of the heart visualizes the ascending aorta. A smaller portion of the flow from the superior vena cava bypasses the right ventricle and is shunted into the left atrium. This result must, however, be interpreted cautiously, as the separation of the placenta from the uterus might be followed by a rapid decrease in the flow through the inferior vena cava and the physiological foetal haemodynamic conditions are disturbed.

Retrograde aortography

To compare the calibre of the aorta and the great vessels originating from the aorta in vivo, retrograde aortography was performed in some cases. In the foetus, the umbilical arteries are the end arteries of the aorta, and are much larger than the iliacs. The carotid arteries are strikingly large, as are the coronary arteries, and the ductus arteriosus is only slightly smaller than the aorta and the pulmonary artery. The renal arteries were not clearly visualized in any case. Fig. 8 and 9 demonstrate the contrast medium filling the aorta up to the semilunar valves. The contrast material reaches the pulmonary artery via the ductus arteriosus. In a young foetus (Fig. 8), the isthmus of the aorta, the portion between the left subclavian artery and the entrance of the ductus arteriosus, was found to be definitely narrow.

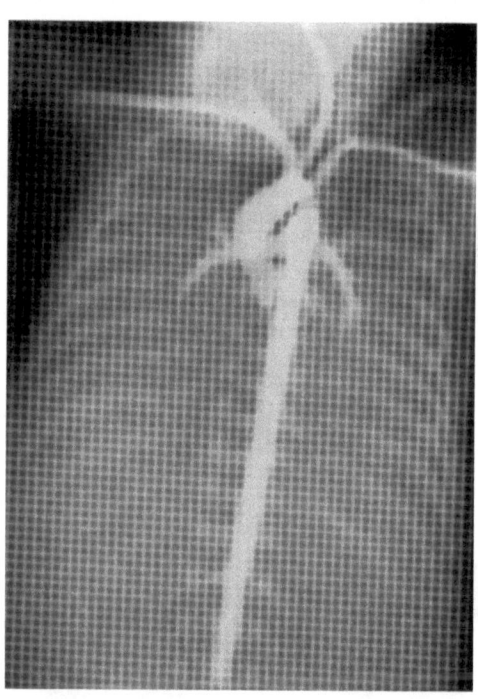

Fig. 8. *Retrograde aortography*. Human foetus, 12 weeks old. Antero-posterior projection. Contrast injection into the common carotid artery. The aorta and its branches and the pulmonary arteries are well shown. There is a marked narrowing of the calibre of the aorta at the site of the entrance of the ductus arteriosus

Alterations in the circulation at birth

There is no other time throughout life when such profound and dramatic changes in the circulatory-respiratory system occur as at the time of birth. As about half of the combined ventricular output passes through the umbilical arteries, the interruption of the blood flow through the cord causes an increase in the peripheral vascular resistance and an abrupt increase in the systemic pressure. At one moment, the placenta, functioning as both lungs and kidneys for the foetus, ceases its action and is separated from the foetus. The lungs must instantly begin to function for the first time as the only source of oxygen and the most important pathway for the excretion of carbon dioxide.

Closure of the umbilical vessels and the ductus venosus

Immediately after birth there is a sudden marked decrease in the total umbilical flow as well as a sharp decrease in the total oxygen supply. The major portion of blood flowing to the liver changes from highly oxygenated umbilical arterial blood to poorly oxygenated portal venous blood. That the liver cells should be able to withstand this drastic change quite uneventfully seems unlikely and the circulatory changes might contribute significantly to the development of functional liver disturbances in the newborn period.

The vessels of the cord are devoid of innervation but they are quickly closed by the contraction of their muscular walls. The musculature of the vessels and the umbilical cord has a general tendency to contract on exposure to mechanical, thermal, and chemical stimuli. This immediate functional closure is followed by an anatomical obliteration which takes place during the first few weeks or months of life. After birth it may take some minutes only for this closure to be effected.

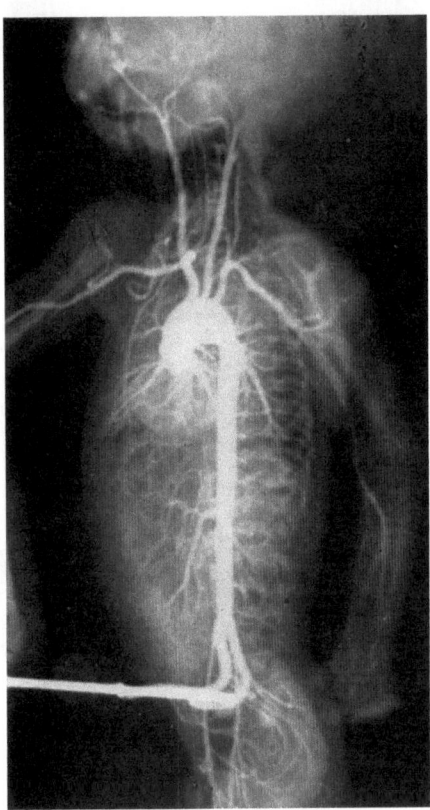

Fig. 9. *Retrograde aortography through an umbilical artery.* Foetus aged approximately 19 weeks. Left anterior oblique projection. Intensive contrast filling of the aorta, the ductus arteriosus and the great arteries departing from the arch and the descending aorta. The pulmonary artery and its branches appear filled. Note the difference between the markedly larger calibre of the arteries of the upper as compared to the lower half of the body. The small calibres of the hepatic as well as the mesenteric arteries are striking. The aorta terminally divides into the two large sized umbilical arteries. The passage of contrast medium through the coronary circulation produces a shadow of the whole heart

Also the intra-abdominal umbilical vein undergoes partial contraction soon after birth and its lumen is reduced by about one half. Subsequent anatomical obliteration is incomplete and a tiny residuum of the original lumenpersists. This opens into the left branch of the portal vein and extends for a varying distance along the ligamentum teres. These observations show why it is possible to use the intra-abdominal vein as a transfusion route in the early days of life. The sealing off of the umbilical end of the ductus venosus is effected soon after delivery by a sphincter, which is of considerable size. The closure might help to prevent back bleeding after severance of the umbilical cord at birth. The ductus venosus is innervated by branches of the vagi (7). It may close by neurogenic stimuli elicited at birth or it may be closed by the sudden lowering of the pressure in the umbilical vein. Anatomical closure is not effected for some days or weeks later (32).

LIND and WEGELIUS (24) have studied the closure of the umbilical vessels and the ductus venosus by angiography. In full-term newborn infants 2 or 3 ml of 70% contrast medium was injected through the umbilical vein 5—10 min after delivery. In every case there was a significant resistance to the injection. A marked contraction of the sphincter of the ductus venosus was seen (Fig. 10). In one case the sphincter of the ductus could be seen to contract rhythmically, indicating an intermittent constriction, and the umbilical vein showed alternate areas of constriction and dilatation. It is well known (from exchange transfusion) that a soft catheter may be passed from the umbilical vein through the ductus venosus for a few days after birth. A resistance is felt, however, due to the sphincter and commonly the catheter is directed down into the portal vein.

In normal births the cord ceases to pulsate within about 5—10 min and the arterial segments in it become thin hard cords. In cases of precipitate birth the pulsations fade out quickly. The umbilical vein, which is well filled at birth,

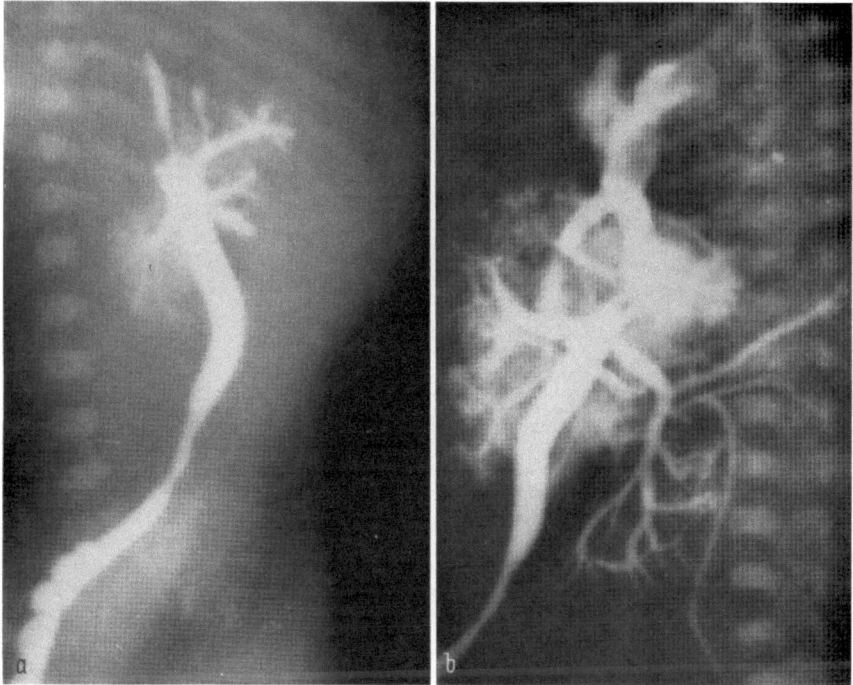

Fig. 10a and b. *Closure of the ductus venosus.* Injection into the umbilical vein immediately after birth in a full-term newborn infant. a) (right anterior oblique projection). The umbilical vein is heavily opacified and the proximal portion of the ductus venosus is thread-thin in diameter where the sphincter is located. b) (left anterior oblique projection). The contrast medium has passed through the liver circuit and the veins are well seen. The flow of contrast medium through the inferior vena cava is divided into two streams, one of which is directed to the left atrium through the foramen ovale

sometimes seems to collapse with the first deep inspiration of the baby as if its contents of blood was sucked into the lungs by the large negative pressure occurring in the thorax on the first breath.

The first breath

When a baby is born its first efforts are those of breathing; and its first breath is the necessary start of life in the new environment. Babies do not all commence breathing the same way (see p. 80 ff.). According to BARCROFT (5) the type of respiratory pattern is dependent upon the sensitivity of the nervous system at birth and this sensitivity is affected either by anaesthesia or by asphyxia, the higher parts being more readily affected than the lower ones. The more normal the condition of the brain, the earlier respiration will appear and the more normal will be the respiratory pattern, while the greater the degree of asphyxia, the greater the abolition of function in the higher parts of the brain, and the greater the approximation to gasping in the respiratory pattern. Three obvious patterns have been described by BARCROFT, viz. the rhythm, the longdrawn inspiration, and the gasp. The respiration may start as a shallow gentle respiration, the longdrawn inspiration is an inspiratory effort which seems to be built up of a number of single inspirations without any corresponding expiration. Finally, there is the simple, deep gasp, where the inhibitory stimuli caused by the expansion of the chest have no effect at all on the inspiratory effort.

DAWES et al. have measured the pulmonary flow in foetal lambs by inserting a flow meter in the left pulmonary artery. When the lungs were ventilated artificially

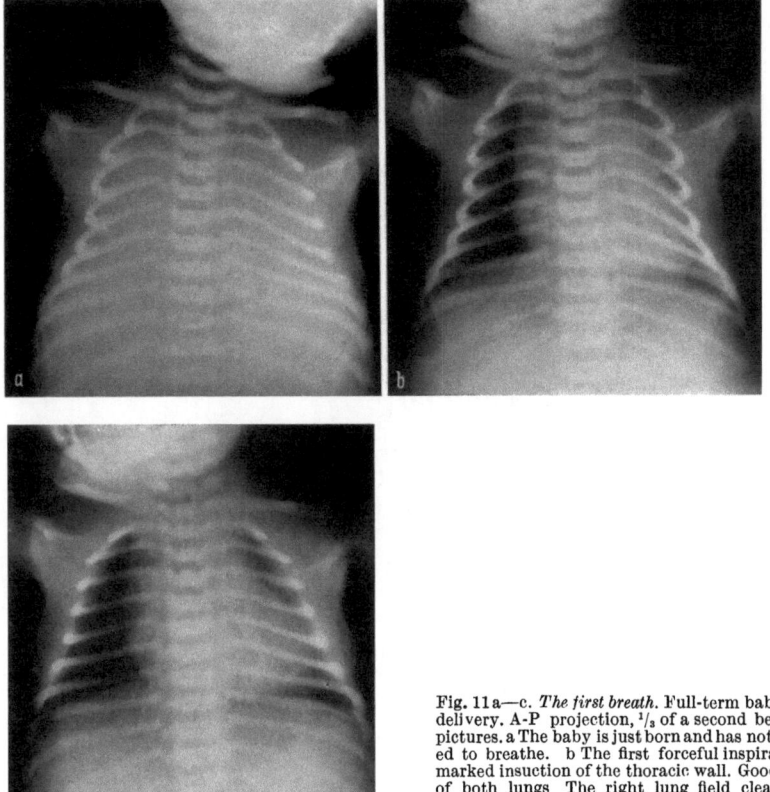

Fig. 11a—c. *The first breath.* Full-term baby, normal delivery. A-P projection, ¹/₃ of a second between the pictures. a The baby is just born and has not yet started to breathe. b The first forceful inspiration with marked insuction of the thoracic wall. Good aeration of both lungs The right lung field clear. c The following expiration. The ribs now have a more horizontal course. Still good aeration of the lungs

by positive pressure, the pulmonary vascular resistance decreased to about one-tenth of its initial size, the pulmonary flow quadrupled and there was also a large fall in pulmonary arterial blood pressure. According to REYNOLDS (31) this rapid decrease in pulmonary resistance may be due to dilatation of the alveolar arteries or capillaries, which in the unexpanded foetal lung are convoluted and compressed.

KARLBERG et al. (19) measured the first breath in human infants (see p. 92). The inspiratory pressure changes occuring in the oesophagus with the first breath are often large, up to $40-80$ cm H_2O. The volume of the first inspiration was also large and in some instances it reached 80 ml. The initial pressure needed to bring about an inspiration is greater in the original atelectatic lung than is necessary once a lung has been expanded. Obviously the physical cohesion of the walls of the potential air spaces, wet with amniotic fluid as they are at birth, produces a marked resistance to initial expansion.

FAWCITT, LIND and WEGELIUS (14) have made roentgen studies of the first breath. A striking finding was the great variation in the degree of the first breath. An almost certain finding was that a good cry from the infant generally expanded the lungs adequately. A more or less pronounced collapse of the ribs before the first aeration was a constant finding, indicating a varying degree of the respiratory effort necessary to overcome the original atelectasis.

If there is a strong inspiration there is complete or almost complete radiological aeration of both lung fields and the cardiac outlines become sharply delineated. The heart is relatively big at birth and does not change strikingly in size during the first minute of life. If, however, the umbilical cord is clamped before the first breath this is accompanied by a striking stepwise diminution of the heart size during the first 3—4 systoles followed by a corresponding cyclic increase in size. Apparently this transient decrease in heart size can be explained by the opening of the pulmonary vascular bed at the same time as the venous return through the umbilical vein is strangled. When the flood of blood has passed the lung vessels, which takes 3—6 heart cycles, and arrives at the left side of the heart, the heart fills again with new blood and a haemodynamic equilibrium of inflow and outflow is established.

The heart has a tendency to increase somewhat during the first minutes after birth, probably as a reflection of the extra burden imposed on the cardiovascular system at birth (24). The heart volume then decreases during the first week of life (21, 24). In view of the finding of a significantly large left to right shunt of blood through the ductus arteriosus, even after the first three days of life, ADAMS and LIND (2) suggest that the changes in the heart volume are likely to be related to the presence and magnitude of the left to right shunt through the ductus.

Several authors (20, 28, 29, 30) have suggested that the changes in circulation which occur after birth are more gradual than has been assumed. Neither ligation of the umbilical cord nor expansion of the lungs by the first breath should produce any abrupt changes.

According to LIND and WEGELIUS (24) the pulmonary blood flow increases dramatically with the expansion of the lungs. They studied these changes by angiocardiography and in one case they were able to inject contrast medium in the umbilical vein in a newborn infant before and immediately after the first breath. Of the first 3 ml of contrast medium injected, most of it passed along the vena sinistra into the left side of the heart through the foramen ovale and only traces of it went into the right atrium. After the first breath, however, the great majority of opaque material went the other way — via dextra — to the right atrium and the right ventricle, and the pulmonary artery appeared well visualized. This time only traces of the contrast medium passed through the foramen ovale indicating a functional closure of the valve, taking place immediately after aeration of the lungs.

In newborns who have not started to breathe or where the efforts to breathe have been ineffective, the via sinistra is open. There is thus a direct way to reach the anoxic medulla. This direct passage of blood may explain the beneficial effect of gastro-intestinal oxygen therapy according to YLPPÖ-ÅKERRÉN. This suggests that in cases of anoxia in newborn infants, blood transfusion with oxygenated blood through the umbilical vein would then combine oxygenation with the anti-shock effect of a blood transfusion (23).

Closure of the foramen ovale

It has long been known that the foramen ovale closes shortly after birth completing the arrangement by which all the blood returning from the body goes to the lungs. There is still, however, a difference of opinion as to how promptly this opening closes. Here again it is necessary to distinguish between anatomical and functional closure.

The best known anatomical analysis of the closure of the foramen ovale is published by PATTEN (27). According to him, the progressive reduction in looseness of the valvular foraminis ovalis starts after birth with a consequent diminution of the interatrial communication to a progressively narrower slit between the valvula and the septum. Several months later a probe can still be passed freely behind the valvula. Then follows a second phase of 6—8 months in which the conversion of an originally moveable clip-like valve is converted into a fixed septal structure.

Functionally the foramen ovale seems to close with the first deep breath according to the observations just mentioned. Visualization of the heart by injection of contrast medium through the umbilical vein can seldom be obtained as the ductus venosus closes immediately after birth. The state of patency of the foramen ovale after birth has, therefore, to be studied angiocardiographically by contrast injection into a peripheral vein, preferably the vena malleolaris, as it is shown that it is principally the inferior caval flow which is shunted into the left atrium.

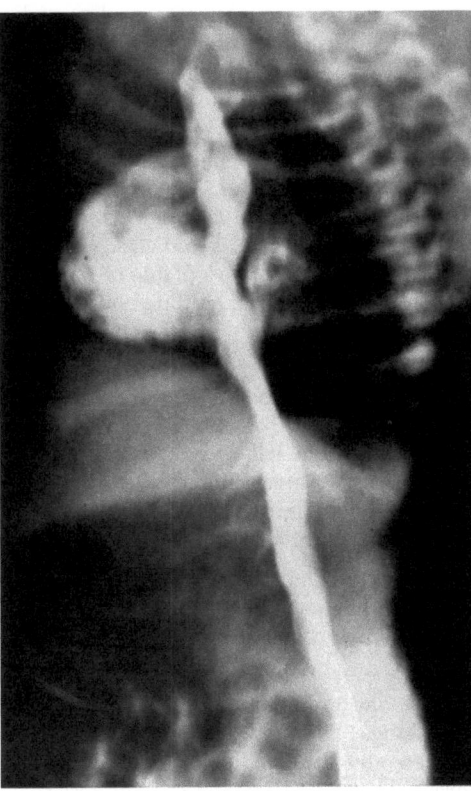

Fig. 12. *Patency of the foramen ovale in a newborn infant without any signs of congenital heart disease.* Contrast injection into a malleolar vein. Left anterior oblique projection. Small amounts of contrast material are shunted into the left atrium. Refluxes up into the superior vena cava

In newborn infants examined this way within twelve hours after delivery an atrial septal patency with an insignificant but distinct right to left shunt could be demonstrated (Fig. 12). The valve is still slightly patent. In newborns, 7—12 days old, such a shunt could be shown only exceptionally. The closure of the foramen ovale is reversible in the first days of life balancing the atrial intake and helping to accomplish a smooth transition from the prenatal to the postnatal circulation.

Closure of the ductus arteriosus

About a hundred years ago LANGER (22) recognized the histologic difference between the ductus arteriosus and the vessels it unites. The wall is mainly muscular and the intima is proportionally thicker with considerable variations in thickness. Because of its muscularity and the special arrangement of the muscle bundles, the ductus has been compared with a sphincter (9). In 1900 GERARD (15) suggested a theory of primary occlusion and secondary obliteration of the ductus. The second phase of physiologic postnatal closure of the ductus is a slow anatomical obliteration. The lumen is gradually occluded by an overgrowth of intimal tissue, a process recognizable even in the last months of foetal life. According to data compiled by SCAMMON and NORRIS (32) the obliterative process is very slow during the first two weeks of life and does not reach a maximum until the second month. CHRISTIE (10) has presented the findings of an anatomical study of 558 infants in which the ductus was still patent in 65% at the age of two weeks, in 44% at four weeks, in 12% at eight weeks, and 3% at twenty weeks, in 2% in thirtytwo weeks, and in more than 1% at the age of one year.

In human foetuses investigated by injection of contrast medium through the umbilical vein, the ductus was always visualized simultaneously with the pulmonary artery and with the same degree of opacification. The opacification of the ductus, however, was less than that of the aorta and its main branches, which is indirect evidence that the contrast medium is passing through the ductus from the pulmonary artery to the descending aorta. In one of the foetuses examined this way the calibre of the ductus could be seen to widen and narrow intermittently (23). Angiocardiography by peripheral intravenous injection in newborn infants within 12 hr of delivery showed no sign of patency of the ductus arteriosus. As this method alone must be considered inadequate for the demonstration of small left to right shunts with dilution of the contrast medium in the pulmonary arterial, this investigation was completed by cardiac catheterization in normal newborns (2). The results of these studies in normal newborn infants, ranging in age from 7 hr to 14 days, demonstrated right ventricular and pulmonary hypertension of moderate degree and a significantly large left to right shunt of blood through the ductus arteriosus even beyond the third day of life. In 3 infants determinations of oxygen consumption were carried out during the cardiac catheterization (Table 1).

Table 1. *Blood flows based on actual consumption of oxygen*

Patient	Sex	Age	Weight g	Length cm	Oxygen Consumption ml/min	Systemic Blood Flow ml/min	Systemic Blood Flow ml/min/ kg	Pulmonary Blood Flow ml/min	Shunt ml/min
G. B.[1]	F	9 hr	2650	45	19.5	286	107	325	39
G. O.	F	6 days	3090	49	17.5	547	170	547	—
B. L.	M	7 days	3465	53	20.5	277	79	336	59

[1] This patient had a pressure of 40/30 mm of mercury in the pulmonary artery and a systemic pressure of 38 mm of mercury by the flush technique.

Ability of response of the neonatal cardiovascular system

The effects of various drugs and gas mixtures on the cardiovascular system of newborns have been examined (3). It was demonstrated that acetylcholine produced no significant decrease in the right ventricular or pulmonary arterial pressure, and no bradycardia. Adrenaline caused a tachycardia with extrasystoles; whereas noradrenaline frequently produced an early bradycardia of short duration. Administration of 100% oxygen or 10% oxygen by a hood produced no consistent changes in the right ventricular or pulmonary arterial pressure. 100% oxygen caused a slowing of the heart rate, whereas 10% caused an increase of the heart rate. The response elicited in the newborn infants was not exactly similar to that which was obtained by ADAMS, HIRVONEN, LIND and PELTONEN (1) (Table 2) in newborn animals. In spite of the results of these studies it is difficult to make any positive statements regarding the nature of the pulmonary hypertension found in the normal newborn infant. The inability of acetylcholine to lower the pulmonary arterial pressure and therefore the pulmonary vascular resistance would be in favour of its origin on an anatomical basis. This is not an entirely unreasonable concept since definite differences between the pulmonary arterioles of the newborn infant and the adult have been shown, which would favour such a

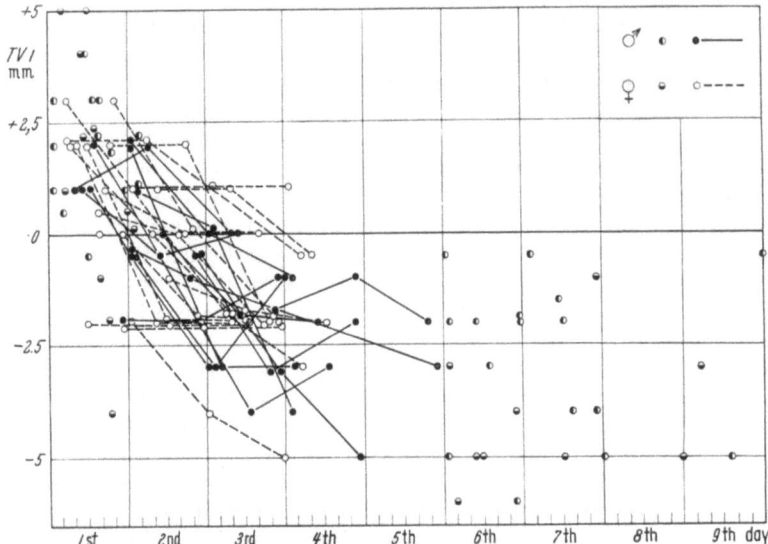

Fig. 13. Individual changes in the TV₁ ECG measurement with increasing infant age: thrice repeated series, males (●—) and females (○— — —) 1st and 5th—9th day series, males ◑, females ◓

pulmonary hypertension. However, such anatomical differences are known to last until the infant is several months of age, whereas the pulmonary hypertension lasts only several days.

The methods used to determine the above mentioned effects and observations are complex and expensive, others should be developed. For these reasons, it seemed of interest to evaluate the role of the electrocardiogram in such studies. ZIEGLER (35) has recently reported the electrocardiographic changes during the first few hours and days of life as part of an overall survey of the electrocardiographic findings in normal infants and children.

The electrocardiographic changes in the normal newborn infant during the first 10 days of life were investigated by our group (see also p. 138). Thirty infants were studied longitudinally and seventy-two were studied cross-sectionally. The physiologic response of certain of the later group of infants to administration of 10% and 100% oxygen by mask and to adrenaline and noradrenaline was measured by recording unipolar lead V_1.

Changes with age reported earlier by ZIEGLER were confirmed. Alteration of the T wave in V_1 took place over the same time interval that the pulmonary hypertension normally disappears. In older infants administration of adrenaline produced changes in the T wave of V_1 similar to those found in younger infants who normally have pulmonary hypertension (Figs. 13 and 14).

Administration of 100% oxygen to the younger infants and 10% oxygen to the older infants produced no significant alteration in the electrocardiographic tracing of V_1, other than minor changes in the rate. Likewise, administration of acetylcholine to the younger infants produced no significant change in the pattern.

YOUNG and HOLLAND (34) have studied some physiological responses of neonatal arterial blood pressure and pulse rate. To assess the extent to which the neonatal vascular system is capable of responding under physiological conditions, the influence of alterations in posture and of crying on the arterial blood pressure and pulse rate was observed during the first twelve days of life. During the first four days of life there was no change in systolic pressure on tilting into the feet down position nor did crying alter the systolic blood pressure. During the succeeding 10 days there was always a small rise of systolic pressure after tilting or crying. There was usually an acceleration of the heart rate in response to tilting in both age groups. Considering their findings YOUNG points out that the venous pressure during the first 24 hr of life is relatively high (8, 26, 33) and until it is adjusted to adult levels it may influence the arterial blood pressure response to tipping. Another difference between the newborn and adult circulation is likely to be the degree of vasomotor activity. Since the pattern of the response was the same with respect to the

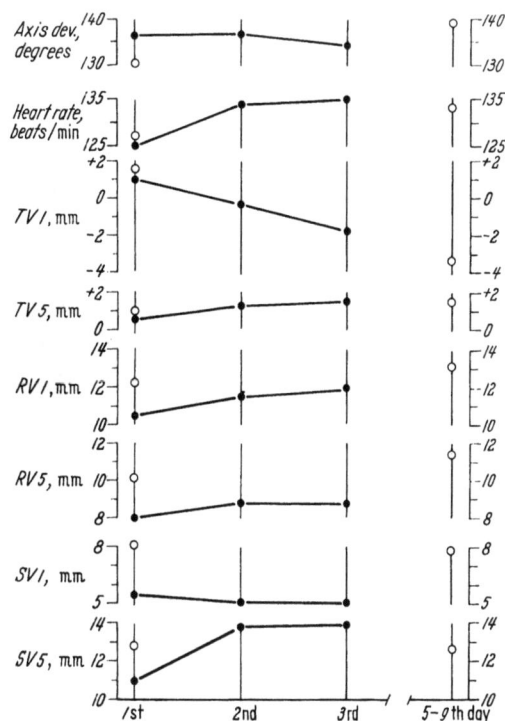

Fig. 14. The changes in ECG measurement with increasing infant age. Mean values of 1st and 5th—9th day series (O ———) and thrice repeated series (● ———)

age of the infant both for crying and tilting, YOUNG suggests a common mechanism for the responses and that there is some fundamental change in the circulation occurring four to five days after birth.

Disturbances of the postnatal closure of foetal channels

The postnatal closure of the foetal channels is functional during the first weeks of life and permanent anatomical closure occurs gradually by tissue growth over a period of several months. Deterioration of the condition of the newborn infant may presumably lead to a persistence or a renewal of patency of some or all of these channels.

When respiration starts at birth the resistance in the pulmonary circuit becomes reduced and the blood from the right ventricle passes through the lung vessels rather than through the ductus arteriosus. At the same time ligation of the umbilical cord raises the systemic arterial resistance, the pressure gradient across the ductus arteriosus reverses, and the direction of the shunt becomes left to right. In cases in which the pulmonary circulation does not become properly established at birth the high resistance, characterizing the lung circuit during foetal life, may persist, and blood is shunted to the descending aorta through the ductus aerrtiosus.

Knowing the pressure relationships in the first 3 days of life, it seems quite likely that even a moderate increase in the pulmonary arterial pressure would produce a right to left shunt through the patent ductus arteriosus. In fact, it is not an uncommon finding during ressuscitation of asphyctic newborn babies to see this reversed ductus syndrome with a marked cyanosis of the legs and the lower part of the trunk in combination with a pink colour of head, arms and the upper part of the trunk. This syndrome is sometimes seen in babies delivered by Cesarean section, perhaps due to the relatively common occurrence of severe aspirations. In these cases more or less of the venous blood fails to passe through the lungs bacuse of the increased resistance in the pulmonary vascular bed and is shunted to the descending aorta through the ductus arteriosus, which remains open. This reversed flow from the pulmonary artery to the aorta through the ductus arteriosus can be

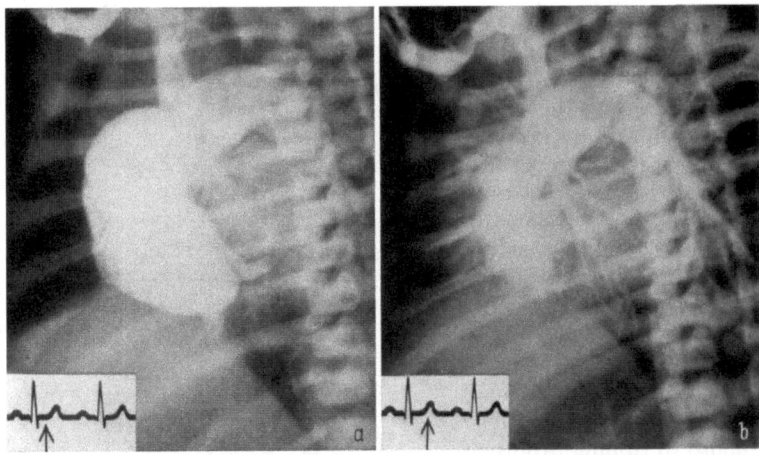

Fig. 15a and b. *Foetal direction of the shunt through the patent ductus arteriosus in a newborn infant.* Contrast injection into the right cubital vein. Left anterior oblique projection. a Tne right side of the heart and the pulmonary trunk are well contrast filled in ventricular diastole. b In the following ventricular systole the pulmonary artery and the descending aorta are simultaneously opacified. The absence of contrast medium in the left side of the heart indicates that the aorta must have been opacified via the patent ductus arteriosus

strikingly demonstrated by angiocardiography (Fig. 15). The venous return to the left atrium is less than that to the right and the inequality in the volume of the blood entering the two atria may result in a corresponding difference in pressure. As a consequence, the via sinistra fails to close or reopens, and unoxygenated blood passes into the left atrium, resulting in cyanosis and compensation for the inequality in the volume of the blood returning to the two atria.

Cases of respiratory difficulties in newborns where a haemodynamic disturbance exists, are, however, commonly characterized by a left to right shunt through the ductus arteriosus and this is often associated with a right to left shunt through the foramen ovale. Infants examined by angiocardiography in the first week of life for persistent or recurring cyanosis, often showed a significant right to left interatrial shunt (23). Typical findings are presented in Fig. 16. This right to left shunt may contribute much to the pathogenesis of the cyanotic spells in newborns.

In summing up it can be said that at birth there is a switch over from foetal type of circulation to the neonatal circulation. This alteration is probably brought about by the following factors:

An increase in systemic resistance depending on the interruption of the umbilical circulation and leading to a reduction in the inferior caval flow.

A decrease in pulmonary resistance with the first breath accompanied by an increased pulmonary blood flow. With the increased venous return to the left atrium the pressure of that chamber increases, exceeding that of the right atrium and the foramen ovale closes functionally.

An increase in the arterial oxygen saturation.

In addition, there are certainly other less well defined factors at work.

These are rapid changes normally occurring within a few minutes after birth. The neonatal circulation thus established is characterized by a right ventricular and pulmonary arterial hypertension of moderate degree, a patent ductus arteriosus with a left to right shunt at rest and a functionally closed foramen ovale, which is ready to reopen in response to pressure changes between the atria.

The neonatal circulation, in turn, adjusts itself gradually over a period of several days. The pulmonary arterial pressure falls and with the closure of the ductus arteriosus the adult type of circulation is established.

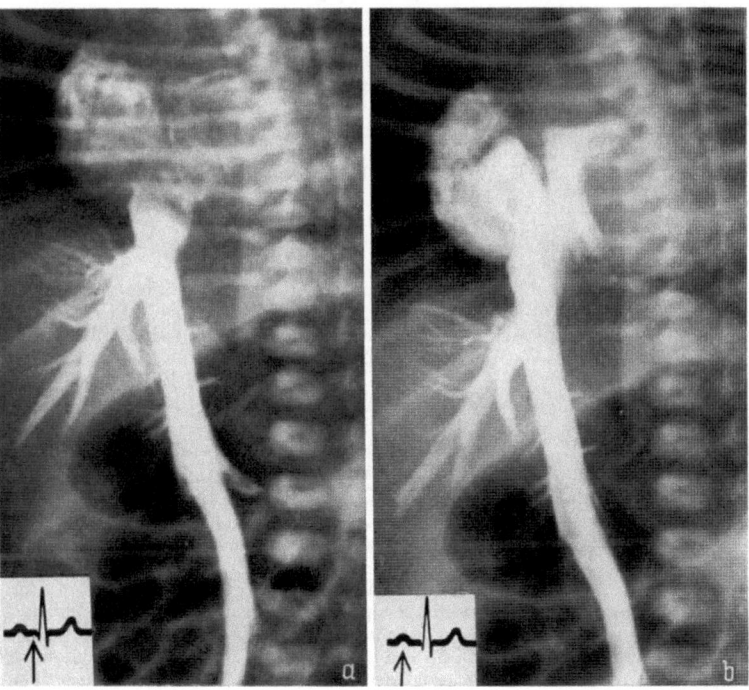

Fig. 16a and b. *Intravenous angiocardiography in a newborn infant with repeated cyanotic spells.* Contrast injection into a malleolar vein. Left anterior oblique projection. a The stream of the contrast material is stopped at the orifice of the inferior vena cava. There is a retrograde filling of the hepatic veins. The contrast medium in the heart is equally divided between the two atria. b At the beginning of the following atrial systole, a fairly large shunt is seen into the left atrium

Table 2. *Direction of response of the newborns cardiovascular system to drugs and oxygen*

	Lamb		Pig		Human	
	Pressure	Pulse	Pressure	Pulse	Pressure	Pulse
Acetylcholine 0.1 μg.	↓	↓	↓	O	O	O
Adrenaline 0.5 μg.	↑	↑	↑	O[1]	↑	↑[1]
Noradrenaline 0.5 μg	↑	↑	↑	O	↑	↓
Serotonin 5.0 μg	—	—	↓	H. B.	—	—
10% Oxygen 5 min.	—	—	—	—	O	↑
100% Oxygen 5 min.	—	—	—	—	O	↓

↓ = Significant decrease; ↑ = Significant increase; O = No significant change; H. B. = Heart block.

[1] Extrasystoles.

References

(1) ADAMS, F., L. HIRVONEN, J. LIND and T. PELTONEN: Physiologic studies on the cardio-vascular status of newborn pigs. Effect of adrenaline, noradrenaline, acetylcholine and serotonin. Et. néo-natal. **7,** 53 (1958). — (2) ADAMS, F., and J. LIND: Physiologic studies on the cardiovascular status of normal newborn infants (with special reference to the ductus arteriosus). Pediatrics **19,** 431 (1957). — (3) ADAMS, F., J. LIND and L. RAURAMO: Physiologic studies on the cardiovascular status of normal newborn infants. Effect of adrenaline, noradrenaline, 10% oxygen and 100% oxygen. Et. néo-natal. **7,** 62 (1958).

(4) BARCLAY, A. E., K. J. FRANKLIN and M. M. PRITCHARD: The foetal circulation and cardiovascular system, and the changes that they undergo at birth. Oxford: Blackwell 1944. — (5) BARCROFT, J.: Researches on prenatal life. Oxford: Blackwell 1946. — (6) BARRON, D. H.: The sphincter of the ductus venosus. Anat. Rec. **82,** 398 (1942). — (7) BARRON, D. H.: The changes in the foetal circulation at birth. Physiol. Rev. **24,** 277 (1944). — (8) BONHAMN-CARTER, R. E., J. P. BOUND and J. M. SMELLIE: Mean venous pressures in the first hours of life. Lancet **1956II,** 1320. — (9) BOYD, J. D.: The nerve supply of the mammalian ductus arteriosus. J. Anat. (Paris) **75,** 457 (1941).

(10) CHRISTIE, A.: Normal closing time of the foramen ovale and the ductus arteriosus: an anatomic and statistical study. Amer. J. Dis. Child. **40,** 323 (1930). — (11) CIVIN, W. H., and J. E. EDWARDS: Postnatal structural changes in intrapulmonary arteries and arterioles. Arch. Path. (Chicago) **51,** 192 (1951).

(12) DAWES, G.: Changes in the circulation at birth and the effects of asphyxia. Rec. Advanc. in Paediatrics. p. 1. London 1958.

(13) ENHÖRNING, G., and B. WESTIN: En behandlingsmetod vid asphyxia neonatorum. Svenska Läk.-Tidn. **48,** 2893 (1951).

(14) FAWCITT, J. B., J. LIND and C. WEGELIUS: The first breath. A preliminary communication describing some methods of investigation of the first breath of a baby and the results obtained from them. To be published.

(15) GERARD, G.: De l'oblitération du canal artériel. Les théories et les faits. J. Anat. (Paris) **36,** 323 (1900). — (16) GRUENWALD, P.: Degenerative changes in the right half of the liver resulting from intra-uterine anoxia. Amer. J. clin. Path. **19,** 801 (1949).

(17) HARVEY, WILLIAM: De Motu Cordis, Frankfurt 1628. Translated by K. J. FRANKLIN, Movement of the Heart and Blood in animals. Oxford: Blackwell 1957. — (18) HUGGETT, A. ST. G.: Foetal blood-gas tensions and gas transfusion through the placenta of the goat. J. Physiol. **62,** 373 (1927).

(19) KARLBERG, P., R. B. CHERRY, F. ESCARDÓ, J. LIND and C. WEGELIUS: Studies of respiration of the newborn infant in the first minutes of life. VIII Int. Congress of Paediatrics, Copenhagen, 1956. Exhibitions p. 22. — (20) KELLOGG, H. B.: Studies on the fetal circulation of mammals. Amer. J. Physiol. **91,** 637 (1930). — (21) KJELLBERG, S. R., U. RUDHE and R. ZETTERSTRÖM: Heart volume variations in the neonatal period. Acta radiol. (Stockh.) **42,** 173 (1954).

(22) LANGER, C.: Zur Anatomie der fötalen Kreislauforgane. Z. ges. Ärzte (Wien) **13,** 328 (1857). — (23) LIND, J.: Disturbances in the postnatal closures of various bloodvessels and channels and their relationship to asphyxia neonatorum. Anoxia of the New-Born Infant. Oxford: Blackwell 1953. — (24) LIND, J., and C. WEGELIUS: Human fetal circulation: Changes in the cardiovascular system at birth and disturbances in the post-natal closure of the foramen ovale and ductus arteriosus. Cold Spr. Harb. Symp. quant. Biol. **19,** 109 (1954).

(25) MITCHELL, S. C.: The ductus arteriosus in the neonatal period. J. Pediat. **51,** 12 (1957).— (26) MOLLISON, P. L., and M. CUTBUSH: Haemolytic disease of the newborn: Criteria of severity. Brit. med. J. **1949I,** 123.

(27) PATTEN, B. M.: The closure of the foramen ovale. Amer. J. Anat. **48,** 19 (1931). — (28) PATTEN, B. M.: Human Embryology. Second edition. New York: Blakiston 1953. — (29) PATTEN, B. M.: The development of the heart. GOULD, S. E.: Pathology of the Heart. Springfield, Ill.: Charles C. Thomas 1953. — (30) POHLMAN, A. G.: The fetal circulation through the heart. Bull. Johns Hopk. Hosp. **18,** 409 (1907).

(31) REYNOLDS, S. R. M.: The fetal and neonatal pulmonary vasculature in the guinea pig in relation to hemodynamic changes at birth. Amer. J. Anat. **98,** 97 (1956).

(32) SCAMMON, R. E., and E. H. MORRIS: On the time of the post-natal obliteration of the fetal blood-passages (foramen ovale, ductus arteriosus, ductus venosus). Anat. Rec. **15,** 165 (1918).

(33 YOUNG, I. M.: Uterine, placental and foetal circulations. The Control of the Circulation of the blood. London: Dawson & Sons Ltd. 1956. — (34) YOUNG, I. M., and W. W. HOLLAND: Some physiological responses of neonatal arterial blood pressure and pulse rate. Brit. med. J. **1958II,** 276.

(35) ZIEGLER, R. R.: Electrocardiographic studies in normal infants and children. Springfield, Ill.: Charles C. Thomas 1951.

15. Der Kreislauf vom Säuglings- bis zum Pubertätsalter

Von

F. Graser

Mit 8 Abbildungen

Zweifellos hat der Blutkreislauf zumindest im Prinzip mit der postnatalen Zirkulationsumstellung seine endgültige Organisation gewonnen, so daß von da an das Blut im Verlauf des ganzen weiteren Lebens in den ihm vorgeschriebenen Bahnen nach dem gleichen Plan kreist. Die weitere Entwicklung des Zirkulationsapparates ist vor allem durch seine wachstumsbedingte Entfaltung und einen damit auf das engste verbundenen Funktionswandel gekennzeichnet. Die anatomischen Befunde, die eine Illustration dieser Entwicklung bieten, sind für das Herz bereits skizziert worden (vgl. S. 97 ff.). Wie im Herzmuskel, so ist auch insgesamt eine Erweiterung des Capillarnetzes, die Ausbildung der arteriovenösen Anastomosen und eine Kaliberzunahme der größeren Gefäße im Verlauf der Kindheit zu verzeichnen. Als Ausdruck dieses Wachstums des Herz-Gefäß-Systems und der damit korrespondierenden hämodynamischen Wandlung sind die Veränderungen von Blutdruck und Herzfrequenz, von Elektro- und Phonokardiogramm seit langem bekannt. Einen ersten Aufschluß über den hier angesprochenen Funktionswandel des Kreislaufes im Verlauf der Kindheit läßt sich an Hand des vereinfachten Strömungsgesetzes (Stromstärke gleich Druck durch Widerstand) gewinnen. Bedenkt man nämlich, daß sich die Stromstärke, also das Herzzeitvolumen, vom Säuglings- bis zum Pubertätsalter mehr als verzehnfacht, während der arterielle Mitteldruck nur um knapp 20% zunimmt, so erscheint dies nur durch einen starken Rückgang des Strömungswiderstandes möglich. Schon durch diese einfache Überlegung wird deutlich, daß die Entwicklung des Kreislaufes nur dann richtig erfaßt werden kann, wenn man dabei die Funktionseinheit des hämodynamischen Systems in Rechnung stellt. Dazu reicht aber das Ohmsche bzw. das Poiseuillesche Gesetz nicht aus, weil dieses bekanntlich nur für die laminare kontinuierliche Strömung in starren horizontalliegenden Röhren gilt. Das Poiseuillesche Gesetz wird also wesentlichen Eigenschaften des Zirkulationsapparates, vor allem der Windkesselfunktion, nicht gerecht. Die Bedeutung der elastischen Speicherfunktion der Aorta ist aber für die Hämodynamik deshalb so wesentlich, weil dadurch der pulsierende Bluteinwurf in die arterielle Strombahn in einen kontinuierlichen Abstrom in das Capillarnetz umgewandelt wird. Es erscheint daher angebracht, auch in diesem Rahmen kurz auf die kreislaufmechanische Theorie von O. Frank und seiner Schule über die Dynamik des arteriellen Systems einzugehen, die durch die Vereinigung von Pulswellenlehre und Windkesseltheorie auch praktisches Interesse gewonnen hat.

Eine eingehende Darstellung der physikalischen Grundlagen der Hämodynamik soll hier nicht gegeben werden. Statt dessen werden die *Kreislaufgrößen* kurz definiert und ihre Relationen zueinander unter besonderer Berücksichtigung der Windkesselelastizität aufgezeigt.

Nach Frank (5) läßt sich die Elastizität des Windkessels als Elastizitäts-
koeffizient E' durch den Differenzquotienten aus Druck- zu Volumenänderung
charakterisieren:

$$E' = \frac{\Delta p}{\Delta V} . \tag{1}$$

Diesem Quotienten entspricht der aus Elastizitätsmodul m zu dem Windkesselvolumen V. Demnach ist

$$E' = \frac{m}{V} . \tag{2}$$

Nach der Wellenlehre kann man den Volumenelastizitätsmodul durch das
Quadrat der Pulswellengeschwindigkeit c, multipliziert mit der Dichte des Blutes
g, erfassen:

$$m = c^2 \cdot g . \tag{3}$$

Setzt man das Windkesselvolumen gleich dem Produkt aus Querschnitt Q und
Länge L, so ergibt sich für den elastischen Widerstand bzw. Volumenelastizitätskoeffizienten des Windkessels die nachfolgende Gleichung:

$$E' = \frac{c^2 \cdot g}{Q \cdot L} . \tag{4}$$

Da die Länge des Windkessels als fiktive Größe sich nach der Wellenreflexion
am besten mit einem Viertel der Wellenlänge des arteriellen Pulses erfassen läßt
[nach Wezler (20—22)] und diese durch das Produkt aus Pulswellengeschwindigkeit und Grundschwingungsdauer des Femoralispulses T_f beschrieben wird, kann
man folgende Bestimmungsgleichung formulieren:

$$E' = \frac{c^2 \cdot g}{Q \cdot c \cdot T_f : 4} . \tag{5}$$

Unter der begründeten Voraussetzung, daß in der Regel Speichervolumen V_1
und Durchflußvolumen V_2 gleich sind und ihre Summe das Schlagvolumen V_s
ergibt, ist nach Gl. (1)

$$E' = \frac{2\Delta p}{V_s} \tag{6}$$

bzw.

$$V_s = \frac{2\Delta p}{E'} . \tag{7}$$

Dabei steht Δp als Symbol für die Druckänderung, also für die Blutdruckamplitude. Das Herzminutenvolumen V_m ist damit als

$$V_m = \frac{2\Delta p}{E'} \cdot F \tag{8}$$

gegeben.

Nach dem Strömungsgesetz ist die

$$\text{Stromstärke} = \frac{\text{Druck}}{\text{Widerstand}} \tag{9}$$

bzw.

$$V_s = \frac{p_m}{W} \cdot PD. \tag{10}$$

Demnach läßt sich

$$W = \frac{p_m}{V_s} \cdot PD \tag{11}$$

bzw.

$$W = \frac{p_d + 0,43 \, \Delta p \cdot PD}{V_s} \tag{12}$$

setzen. Dabei ist der Mitteldruck p_m gleich dem diastolischen Druck p_d plus 43 % von Δp und die Stromstärke gleich V_s durch PD (Pulsdauer).

Auf die Darstellung der mechanischen Theorie des Bludruckes kann an dieser Stelle weitgehend verzichtet werden, da nach den eben skizzierten kreislaufmechanischen Relationen die arteriellen Druckverhältnisse ausreichend gekennzeichnet sind. So ist nach Gl. (11) der arterielle Mitteldruck um so höher, je größer 1. der Strömungswiderstand und 2.

das Schlagvolumen sind. In gleicher Weise hängt die Blutdruckamplitude nach Gl. (5) vom Schlagvolumen und dem Volumenelastizitätskoeffizienten ab. Es wird im folgenden zu zeigen sein, in welchem Ausmaß sich im Kindesalter Schlag- und Minutenvolumen sowie der elastische und periphere Widerstand der arteriellen Blutbahn ändern. In einer gewissen Parallele zum Systemkreislauf steht nach den ersten Lebenswochen die funktionelle Entwicklung des Lungenkreislaufes, auf die hier nicht näher eingegangen werden kann; denn auch hier

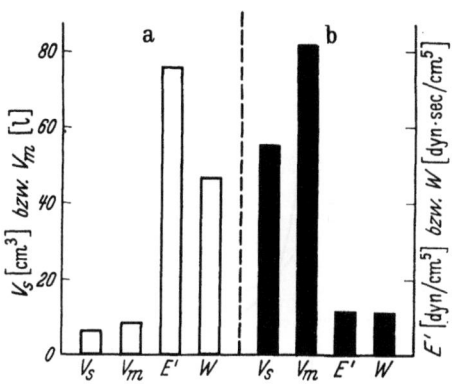

Abb. 1. Kreislaufgrößen. a beim Säugling, b beim Jugendlichen

bleibt bekanntlich trotz zunehmendem Blutumlauf der Blutdruck nahezu gleich.

Ein Vergleich der Kreislaufgrößen des jungen Säuglings mit denen des Kindes vor der geschlechtlichen Reifung (Abb. 1) zeigt, welch tiefgreifende Veränderung

die hämodynamischen Verhältnisse im Verlaufe der Kindheit erfahren. Die Relation zwischen den Auswurfgrößen und den Widerständen verändert sich im Kindesalter grundlegend. Bevor dieser Funktionswandel in seinem Ablauf im einzelnen skizziert wird, soll zunächst die Kreislaufsituation im 1. Lebensjahr genauer beschrieben werden. In ein kleines Gefäßsystem mit hohem elastischen und peripheren Widerstand wird beim Säugling ein kleines Schlagvolumen mit hoher Frequenz gefördert (Abb. 2). Es liegt auf der Hand, daß der hohe

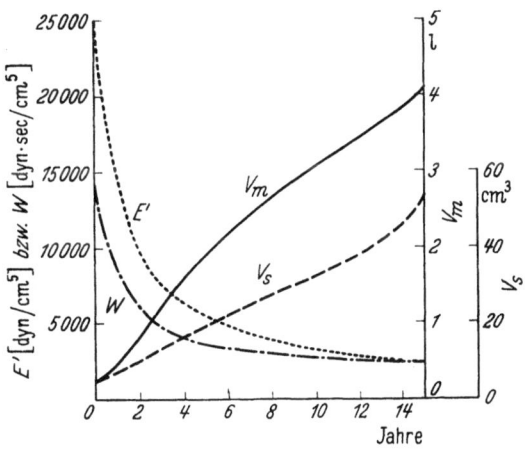

Abb. 2. Altersgang der Kreislaufgrößen während der Kindheit

periphere Strömungswiderstand in erster Linie durch die geringe Querschnittserweiterung der peripheren Strombahn bzw. Gefäßverzweigung bedingt ist. Auch der Anstieg des elastischen Widerstandes läßt sich zunächst durch das kleine Windkesselvolumen verständlich machen, wie dies WEZLER und BÖGER (21) auch bei der Besprechung der „Modellähnlichkeit" des Kreislaufes großer und kleiner Organismen getan haben. Allein die Analyse des elastischen Verhaltens ergibt einen verhältnismäßig hohen Elastizitätsmodul, der in der hohen Pulswellengeschwindigkeit im frühen Kindesalter zum Ausdruck kommt (Abb. 3). Auf Grund morpho-

logischer Studien von Meyer darf die eigene Annahme als bewiesen gelten, daß
der relativ hohe Elastizitätsmodul im Säuglingsalter vor allem durch die elastischen
Eigenschaften der Aortenwand bedingt wird. Doch erscheint es nicht uninter-
essant, daß während zentraler Bradykardien ohne Blutdrucksenkung schon im
Säuglingsalter signifikante Verminderungen der Pulswellengeschwindigkeit zu
verzeichnen sind. Die Minimalwerte beim Entspannungskollaps erreichen aber nicht die niederen Ruhewerte im Schulalter und stützen ebenfalls die Hypothese, daß die relativ hohe Pulswellengeschwindigkeit im frü-hen Kindesalter vornehmlich auf die Eigenschaften der Aortenwand zu-rückzuführen sei. Daneben dürfte aber noch ein funktioneller Faktor im Spiele sein, zumal auch der peri-phere Strömungswiderstand durch-aus nicht nur durch die sehr geringe Querschnittsprogression, sondern, wie der Entspannungs- und auch der paralytische Kollaps demonstrie-ren, die ja beide schon im frühen Kindesalter vorkommen, zum Teil durch die regulative Vasokonstriktion unterhalten wird. Man kann also

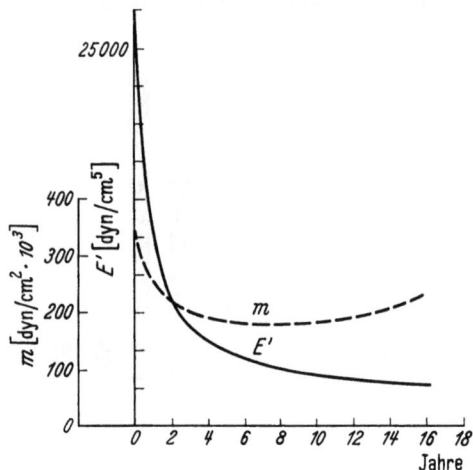

Abb. 3. Elastizitätsmodul und Koeffizient im Kindesalter

feststellen, daß die anatomisch bzw. morphologisch bestimmten kreislaufmechanischen Verhältnisse im Säuglingsalter durch eine funktionelle Ausrichtung der
Hämodynamik in der gleichen Richtung noch verstärkt werden. Dies erscheint
schon deshalb sinnvoll, weil dadurch ein regulativer Spielraum geschaffen wird,
der besonders im Falle eines ver-stärkten Blutbedarfes, wie z. B. bei starken Minutenvolumen-steigerungen infolge schwerer Anämien, nötig sein kann. In diesem Zusammenhang erscheint es bemerkenswert, daß diese zusätzliche funktionelle „Zen-tralisation" möglicherweise da-durch zustande kommt, daß bei dem auch im Verhältnis zur Windkesselkapazität sehr klei-nen Schlagvolumen die Sinus-

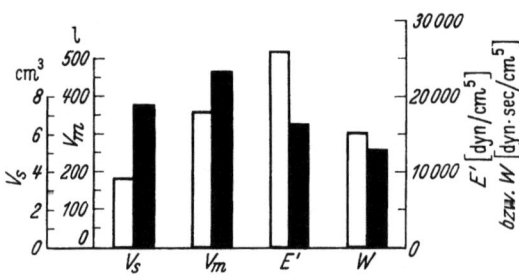

Abb. 4. Bradykardie mit V_s-Steigerung beim Kinde von
2 Monaten. ☐ Sollgrößen, ■ Istgrößen

entlastung unzureichend ist. Damit ist die Frage des Schlagvolumens und der
seine Größe bestimmenden Faktoren aufgeworfen.

Wenngleich die frequenzbestimmte Arbeitsweise des Herzens im frühen
Kindesalter, die in der Regel auch bei Belastungen dominiert, sehr an das Verhalten des insuffizienten Herzens erinnert, so kann doch die zunächst ausgesprochene eigene Vermutung, daß die Muskelkraft des Herzens seine Arbeit,
d. h. sein Schlagvolumen, schon normalerweise begrenze, heute nicht mehr als
begründet gelten. Auf Grund von Schlagvolumenbestimmungen an anämischen
und an bradykarden Säuglingen ergibt sich, daß schon das Herz des 2 Monate
alten Säuglings unter Umständen sein Schlagvolumen verdoppeln kann (Abb. 4),

ohne dabei Zeichen einer Überlastungsinsuffizienz zu bieten. Die Kraft des Myokards reicht also durchaus schon im 1. Lebensjahr zu erheblichen Steigerungen der Herzarbeit aus. Nach den bislang gemachten Erfahrungen ist dazu keineswegs die Senkung der Herzfrequenz und damit die Verlängerung der Füllungszeit erforderlich, denn auch bei tachykarden anämischen Säuglingen lassen sich zum Teil erhebliche Schlagvolumensteigerungen nachweisen. Dagegen fand sich bisher im frühen Kindesalter im eigenen Untersuchungsgut keine signifikante Schlagvolumensteigerung ohne deutliche röntgenologisch nachweisbare Herzvergrößerung. Dies spricht dafür, daß nur durch eine erhöhte Füllung und Anspannung das Herz des jungen Kindes in die Lage versetzt wird, eine größere Blutmenge zu verschieben, d. h. sein Schlagvolumen zu steigern. Dabei sei an dieser Stelle nur daran erinnert, daß nach den grundsätzlichen Überlegungen zur Herzmechanik das Myokard eine hohe Druckentwicklung um so rationeller vollbringen kann, je kleiner das Schlagvolumen ist. Da dem kleinen, viel muskelschwächeren Herzen des Säuglings nahezu die gleiche Druckentwicklung wie dem des Erwachsenen abgefordert wird, erscheint die frequenzbetonte Arbeitsweise des jungen Kindes mit kleinem Schlagvolumen auch bei Belastungen durchaus ökonomisch. Vor allem aber muß man fragen, ob nicht der diastolische Querschnitt der Herzkammern, also der Füllungsgrad, das Ausmaß der Kontraktion, d. h. die systolische Querschnittsverkleinerung, und damit das Schlagvolumen begrenzt. Diese Hypothese läßt sich nicht nur theoretisch begründen, sondern auch durch eine vergleichende physiologische Betrachtung stützen. Mit abnehmender Größe von Körper (und Herz) in der Reihe der homoiothermen Organismen nimmt bekanntlich die Grundfrequenz des Herzens und damit der Quotient V_m/V_s zu. Nur bei einem verstärkten Blutangebot mit regulativer Dilatation des Herzens scheint es zu einer Schlagvolumenerhöhung in den beiden ersten Lebensjahren kommen zu können. Das besagt aber nicht, daß jede regulative Dilatation zu einer Steigerung des Schlagvolumens führen muß. Als Beispiel sei auf die Herzvergrößerungen ohne V_s-Erhöhungen nach übersteigerter Auffüllung des Kreislaufes durch In- und Transfusionen verwiesen. Schon im Laufe des ersten Lebensjahres ist mit dem verhältnismäßig starken Wachstum und der damit verbundenen Vergrößerung des Herz-Gefäß-Systems eine Rückbildung der Zentralisation des Kreislaufes zu verzeichnen. Dem Größenzuwachs von Schlag- und Minutenvolumen auf der einen Seite steht auf der anderen die Abnahme des elastischen und peripheren Widerstandes gegenüber. Dabei ist die Zunahme des Schlagvolumens im Verhältnis zum Blutumlauf (Minutenvolumen), aber auch in Beziehung zur Volumenvergrößerung des Windkessels stärker. Der Quotient Schlagvolumen durch Windkesselvolumen wird also größer. Dies läßt daran denken, daß neben den morphologisch faßbaren Wachstumsveränderungen, nämlich einmal dem relativ stärkeren Wachstum des Herzens und der Lockerung der elastischen Strukturen in der Aortenwand, auch eine langsam zunehmende Sinusentlastung für den Rückgang der Pulsfrequenz und der Pulswellengeschwindigkeit von Belang sein kann. Diese Entwicklung reicht nun über das erste Lebensjahr hinaus bis in das Schulalter. Erst mit dem Einsetzen der Präpubertät kommt es zu einer allmählichen Umkehr des Altersgangs der Quotienten Schlagvolumen zu Windkesselkapazität und gleichzeitig auch zu einem mäßigen Anstieg der Pulswellengeschwindigkeit bzw. des Volumenelastizitätsmoduls. Damit läuft dann die Entwicklung auf die für das Erwachsenenalter typischen Verhältnisse zu.

Aus dem eben Gesagten dürfte wohl hervorgehen, daß man nicht in bezug auf das elastische Verhalten des Windkessels, wie dies früher versucht wurde, einen einfachen Gegensatz zwischen Kind und Erwachsenem konstruieren darf, da dieser bestenfalls für den Vergleich Schul- zu Erwachsenenalter zutrifft. Rein formal

stehen sich die Verhältnisse beim Säugling und dem Erwachsenen im dritten
Lebensjahrzehnt recht nahe, so daß sowohl der Volumenelastizitätskoeffizient als
auch der Quotient von Schlag- zu Windkesselvolumen annähernd gleich groß
sind (Abb. 5). Während aber im ersten Lebensjahr die Größe des Herzens und
die straffe elastische Struktur der Aorta bei geringer Sinusentlastung die Situation
bestimmen, ist es beim Erwachsenen die unter steigendem Druck erfolgende Aus-
weitung der Aorta mit zunehmenden regressiven Wandveränderungen, die zu
einer Abnahme des Quotienten von Schlagvolumen durch Windkesselgröße und
zu einem Anstieg des Volumenelastizitätsmoduls führt. Diese in der Pubertät
schon sich deutlich abzeichnende Entwicklung unterscheidet sich dementsprechend
auch in einem Punkt von der Situation im frühen Kindesalter, nämlich im Verhalten der Herzfrequenz (Abb. 6). Die Schlagzahl steigt bekanntlich im Erwachsenenalter nicht an, sondern nimmt auf Grund der mit dem Druckanstieg
verbundenen weiteren Sinusentlastung
auch weiterhin leicht ab. Darüber hinaus
kommt diese Sinusentlastung aber, was
die Elastizitätsverhältnisse angeht, aus

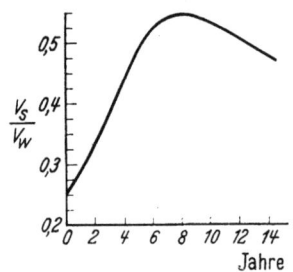

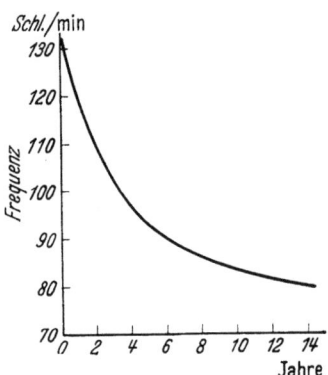

Abb. 5. Quotient von Schlagvolumen und   Abb. 6. Abfall der Herzfrequenz im Kindesalter
Windkesselkapazität im Kindesalter

den eben genannten Gründen nicht mehr zum Tragen. In diesem Zusammenhang
erscheint aber die Feststellung angebracht, daß die Zunahme des Volumenelastizitätsmoduls im Reifungsalter in der Regel nicht zu einem Anstieg des
elastischen Widerstandes führt. Vielmehr sinkt dieser sogar noch weiter ab, weil
die starke Vergrößerung des Windkesselraumes (über den Anstieg des Moduls)
dominiert. Dadurch wird ein einheitlicher Wandel im elastischen Verhalten der
Aorta während des Kindesalters vorgetäuscht, obschon hinter dem laufenden
Abfall des elastischen Widerstandes doch recht verschiedenartige Einflüsse stehen.
Im Hinblick auf den intraarteriellen Druck und damit auf die capillaren Strömungs-
verhältnisse und die Pressoregulation ist diese komplizierte Entwicklung, die die
Windkesselfunktion während des Kindesalters durchmacht, ausgesprochen zweckmäßig, weil sie zu einem harmonischen Wandel der kreislaufmechanischen Abstimmung führt. Ohne die Abnahme des elastischen Widerstandes müßte es
nämlich bei dem stetigen Anstieg des Schlagvolumens zu einer sehr starken Vergrößerung der Blutdruckamplitude und damit zu einer Erhöhung des mittleren
wie auch systolischen Blutdruckes im Sinne des „Elastizitätshochdruckes" von
Wezler und Böger (21) kommen.
    Entsprechend sinnvoll erscheint von diesem Standpunkt aus der Abfall des
peripheren Strömungswiderstandes, der vornehmlich durch die laufende Zunahme
der Querschnittserweiterung der peripheren Strombahn (mit einer Zunahme der
relativen Weite der Hohlvenen gegenüber der Aorta und einem Abfall des zentralen
Venendrucks) zustande kommt. Wird doch durch die Reduktion des peripheren

Gesamtwiderstandes bei der erheblichen Vergrößerung des Zeitvolumens ebenfalls ein stärkerer Anstieg des Blutdrucks, und zwar in erster Linie des diastolischen Druckes (Widerstandshochdruck) vermieden. An dieser Stelle ist es noch angebracht, auf das Verhältnis zwischen dem elastischen und dem peripheren Widerstand (E'/W) kurz einzugehen, denn dieses läßt klar erkennen, daß die starke Zunahme des Blutumlaufes während der Kindheit nicht zu einer Belastung des arteriellen Systems wie bei dem sog. Minutenvolumenhochdruck führt. Nach den Befunden von KEUTH und PREUSQUENS (7), die wir im Prinzip bestätigen können, nimmt nämlich der auch als Dämpfungsfaktor bezeichnete Quotient E'/W im Verlaufe des Kindesalters ab. Während dieser Quotient im ersten Lebensjahr ähnlich wie beim Elastizitätshochdruck (als Ausdruck der bei dem kleinen Schlagvolumen benötigten starken Rückstellkraft des Windkessels) sehr hoch liegt, fällt er dann trotz der erheblichen Steigerung des Schlag- und Minutenvolumens infolge

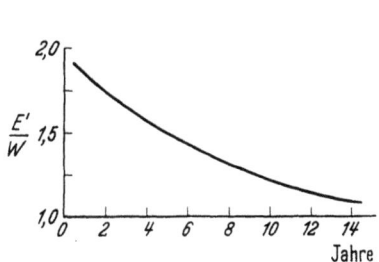

Abb. 7. Altersgang des Dämpfungsfaktors E'/W in der Kindheit

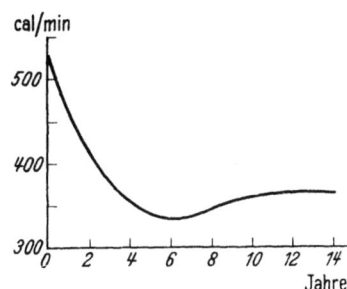

Abb. 8. Relation zwischen Grundumsatz und Herzminutenvolumen (GU/V_m)

des Überwiegens der Reduktion des Volumenelastizitätskoeffizienten (E') über den Rückgang des Strömungswiderstandes (W) merklich ab (Abb. 7). Der Abfall des Quotienten E'/W und die darin zum Ausdruck kommende Anpassung des arteriellen Systems ist um so bemerkenswerter, als sie sich im Rahmen des vorwiegend wachstumsbedingten Funktionswandels vollzieht. Dies wird recht eindrucksvoll dadurch unterstrichen, daß die Zunahme des Herzminutenvolumens weit stärker als die des Basalstoffwechsels ist und dementsprechend auch in dieser Hinsicht dominiert, so daß der Quotient Grundumsatz durch Minutenvolumen in der 1. Hälfte des Kindesalters eine fallende Tendenz aufweist (Abb. 8).

Die Größenabstimmung der maßgebenden kreislaufmechanischen Faktoren bleibt demnach während des Kindesalters trotz der großen wachstumsbedingten Gestaltänderungen des Zirkulationsapparates im Hinblick auf den Blutdruck überraschend ausgewogen, so daß die funktionelle Entwicklung einen ausgesprochen harmonischen Verlauf nimmt. Dies wirkt um so erstaunlicher, wenn man sich den diametralen Unterschied zwischen den kreislaufmechanischen Verhältnissen im Säuglingsalter und in der Pubertät vergegenwärtigt. Der physiologischen Zentralisation des Kleinkindes steht die physiologische Entspannung des Jugendlichen gegenüber. In diesem Zusammenhang ist es bemerkenswert, daß die Kreislauffunktion sowohl im frühen Kindesalter als auch in der Pubertät besonders störanfällig erscheint. Beim Säugling ist dies durch den geringen Spielraum für eine regulative Zirkulationsdrosselung bei der schon normalerweise bestehenden Zentralisation bedingt, so daß es besonders leicht zum Spannungskollaps kommt. Im Reifungsalter dagegen können sich auf Grund der physiologischen Entspannung bei der erhöhten vegetativen Labilität leicht verschiedenartige Regulationsstörungen entwickeln. Die Häufung der orthostatischen Dysfunktionen des kardiovasculären Systems bei älteren Kindern stellt dies besonders deutlich unter Beweis. Dabei ist die Tendenz zum Entspannungskollaps bzw. zur banalen Ohnmacht in der Pubertät und Adoleszenz unverkennbar. Mit diesem Hinweis auf die funktionelle Pathologie des Kreislaufes möchte allerdings keineswegs zum Ausdruck gebracht werden, daß die physiologische Entspannung des hämodynamischen Systems in dieser Altersstufe zwar im Hinblick auf die pressorische Homoiostase zweckmäßig erscheint, im übrigen aber von zweifelhaftem Wert sei. Wenn man nämlich die Funktionsausrichtung des Kreislaufes mit besonders hohem Schlagvolumen und niedriger Herzfrequenz [Wezler (20—22), Kirchhoff (8—10), Klensch (11)] sowie geringem elastischen und peripheren Widerstand beim gesunden und leistungsfähigen Jugendlichen unvoreingenommen betrachtet, so erscheint sie ausgesprochen ökonomisch. Dies wird noch dadurch unterstrichen, daß sie der Kreislaufeinstellung des gut trainierten Leistungssportlers nahesteht. Eine bessere Ausgangsposition als die physiologische Entspannung des Zirkulationsapparates läßt sich für seine weitere funktionelle Entwicklung kaum vorstellen. Am besten wird das durch die Höchstleistung junger Sportler unterstrichen. Der starke Anstieg des sog. Sauerstoffpulses von der Präpubertät bis zum Abschluß der Adoleszenz kennzeichnet dementsprechend eindeutig die mit der Umstellung auf die volumenbetonte Arbeitsweise verbundene Zunahme der Leistungsfähigkeit von Herz- und Kreislauf im Reifungsalter.

Gegen diese Feststellung spricht nicht, daß bei einem Teil der älteren Kinder und Jugendlichen, vornehmlich bei schlecht trainierten Akzelerierten eine rasche Ermüdbarkeit und Leistungsschwäche zu konstatieren ist. In solchen Fällen liegt bezeichnenderweise meist schon in Ruhe eine andere Funktionsausrichtung des Kreislaufes vor. Anstatt eines großen Blutumlaufes mit maximalem Schlagvolumen und niederer Herzfrequenz findet man bei den leistungsschwachen Jugendlichen eine mehr oder weniger deutliche Tachykardie und ein relativ kleines Schlagvolumen sowie einen erhöhten Elastizitätsmodul (Pulswellengeschwindigkeit). Dabei ergeben sich auch leicht erhöhte Werte für den elastischen und auch für den peripheren Widerstand. Außerdem findet man einen relativ kleinen, unter Belastung nur mäßig ansteigenden Sauerstoffpuls und ein „Tropfenherz" im Röntgenbild.

In diesem Zusammenhang ist es von Interesse, daß bei diesen asthenischen Jugendlichen die Blutmenge erniedrigt gefunden wird. Erinnert man sich dabei der Untersuchungen von Sjöstrand (18) über die Korrelationen zwischen Blutvolumen, Herzgröße, Pulsfrequenz und Leistungsfähigkeit, so liegt die Annahme nahe, daß die Hämodynamik in diesen Fällen in erster Linie der subnormalen Blutmenge angepaßt ist. Möglicherweise können darüber hinaus die konstitutionellen und konditionellen Faktoren, insbesondere das unzureichende körperliche Training und die frequenzbestimmte Arbeitsweise des Herzens zu einer Abschwächung der Entwicklung des Myokards führen. Ob dabei eine mangelhafte Capillarisation von Belang ist, muß noch geklärt werden. Erst wenn alle damit im Zusammenhang stehenden Fragen bearbeitet sind, wird man sagen können, ob die Kreislaufbeeinträchtigung bei asthenischen Jugendlichen in erster Linie eine Reifungsstörung des kardiovasculären Systems oder ein Adaptationsphänomen (im Sinne einer Anpassung an die relativ kleine Blutmenge und die konstitutionelle Gesamtverfassung) kennzeichnet. Dies zu bemerken ist deshalb wichtig, weil man bei allen therapeutischen Bemühungen nicht übersehen darf, daß auf die Dauer eine Überwindung der Leistungs- und Kreislaufschwäche nur durch eine planmäßige körperliche Ertüchtigung zu erreichen ist. Es ist hier jedoch nicht am Platze, auf weitere Fragen der funktionellen Pathologie des Zirkulationsapparates, die mit der Entwicklung des Kreislaufes in Zusammenhang stehen, einzugehen.

Zum Schluß sei nochmals auf die Parallelen hingewiesen, die sich zwischen den Kreislaufgrößen kleiner Organismen ergeben. Diese Übereinstimmung geht so weit, daß man die Hämodynamik im frühen Kindesalter nach den eigenen Befunden wie denen von KEUTH (7) ohne Schwierigkeiten mit der entsprechend kleiner Säuger vergleichen kann. Interessanterweise ergeben sich aber im weiteren Verlauf des Kindesalters bei einer derartigen vergleichenden Betrachtung (s.

Tabelle. *Kreislaufgrößen bei Tier und Mensch*

	Säugling 4 kg	Kaninchen 4 kg	Kind 4 J. 16 kg	Hund 16 kg	Erwachsener 60 kg
V_s cm^3	3,7	2,0	22,0	14,0	40—70
V_m cm^3	440,0	300,0	2300,0	1130,0	3000—6000
E' dyn/cm^5	27000	25000	4800	9200	1200—2400
W dyn·sec/cm^5	15000	12000	3200	8400	1200—2400

Tabelle) zunehmende Unterschiede. Damit kommt klar zum Ausdruck, daß das Wachstum des Kindes und die Entwicklung des Kreislaufs in einer gewissen Eigengesetzmäßigkeit verlaufen. Darüber hinaus ergibt sich aber auch aus der genaueren Analyse des hämodynamischen Funktionswandels vom Säuglings- bis zum Pubertätsalter, daß die Feinabstimmung der kreislaufmechanischen Größen durch regulative Momente mitbestimmt wird.

Zusammenfassend kann also festgehalten werden, daß sich die Entwicklung des Kreislaufes von einer physiologischen Zentralisation im Säuglingsalter bis hin zu einer physiologischen Entspannung in der Pubertät vollzieht. Während im frühen Kindesalter der elastische Widerstand (E') und der periphere Strömungswiderstand (W) groß und das Schlag- und Minutenvolumen klein sind, liegt im Reifungsalter die umgekehrte Relation vor. Eine funktionell betrachtet interessante Mittelstellung kommt den Kreislaufverhältnissen zu Beginn des Schulalters zu. Dabei sei nochmals betont, daß der hier skizzierte tiefgreifende Funktionswandel des Zirkulationsapparates so ausgewogen verläuft, daß aus der Abstimmung der Kreislaufgrößen im Prinzip ein gleichbleibender Blutdruck resultiert. Dies ist von entscheidender Bedeutung für die pressoregulatorische Kontrolle der Hämodynamik im Kindesalter.

Literatur

(*1*) BOLT, W.: Klin. Wschr. **26**, 590 (1948). — (*2*) BROEMSER, PH.: Luftfahrtmed. Abschn. 2 (1938). — (*3*) BROEMSER, PH., u. O. F. RANKE: Z. Kreislaufforsch. **25**, 11 (1933).

(*4*) CHRISTENSEN, H. W.: Verh. dtsch. Ges. Kreislaufforsch. **1958**, 60.

(*5*) FRANK, O.: Z. Biol. **37**, 483 u. 489 (1899); **71**, 256 u. 271 (1920); **90**, 405 (1930).

(*6*) GRASER, F.: Klin. Wschr. **31**, 135 u. 816 (1953); Ann. paediat. (Basel) **184**, 65 (1955); Mschr. Kinderheilk. **104**, 113 (1956); **106**, 111 (1958).

(*7*) KEUTH, U., u. M. PREUSQUENS: Z. Kinderheilk. **78**, 379 (1956); **78**, 401 (1956). — (*8*) KIRCHHOFF, H. W.: Verh. dtsch. Ges. Kreislaufforsch. **1958**, 156. — (*9*) KIRCHHOFF, H. W., u. R. EICHLER: Z. Kinderheilk. **72**, 113 (1952). — (*10*) KIRCHHOFF, H. W., u. W. JAKOBI: Z. Kinderheilk. **70**, 578 (1952). — (*11*) KLENSCH, H., u. H. C. KALBFELZ: Verh. dtsch. Ges. Kreislaufforsch. **1958**, 214. — (*12*) KÖTTGEN, U., u. W. BOLT: „Kreislauf" in „Biologische Daten für den Kinderarzt". Berlin-Göttingen-Heidelberg: Springer 1954.

(*13*) LIND, J.: Acta radiol. **1950**, Suppl. 82.

(*14*) NÖCKER, J., u. V. BÖHLAU: Verh. dtsch. Ges. Kreislaufforsch. **1958**, 225.

(*15*) ROWE, R. D., u. L. S. JAMES: J. Pediat. **51**, 1 (1957).

(*16*) SIMON, E., u. W. W. MEYER: Klin. Wschr. **36**, 424 (1958). — (*17*) SINN, W.: Abh. Akad. Wiss. u. Lit. **1956**, Nr. 11. — (*18*) SJÖSTRAND, T.: Verh. dtsch. Ges. Kreislaufforsch. **1956**, 134.

(*19*) WETTERER, E.: Verh. dtsch. Ges. Kreislaufforsch. **1956**, 26. — (*20*) WEZLER, K.: Z. Biol. **98**, 438 (1938). — (*21*) WEZLER, K., u. A. BÖGER: Ergebn. Physiol. **41**, 292 (1939). — (*22*) WEZLER, K., u. W. SINN: Das Strömungsgesetz des Blutkreislaufes. Aulendorf: E. Cantor 1953.

Anhang

Das Wachstum des Herz-Gefäß-Systems und die funktionelle Entwicklung des Blutkreislaufes beeinflussen die Ausbildung des *Elektro- und Phonokardiogrammes* im Kindesalter. Selbstverständlich sind die elektrischen und akustischen Grundphänomene schon bei der Geburt ausgeprägt und die weitere Entwicklung führt nur zu mehr oder weniger deutlichen Modifikationen dieser Erscheinungen, wie dies ja z. B. recht instruktiv aus dem postnatalen Wandel des EKG hervorgeht (vgl. auch S. 124 f.). Da diese Veränderungen des Phono- und Elektrokardiogrammes von Bedeutung für die Diagnostik sind, sollen sie an dieser Stelle skizziert werden.

Das EKG ist im Säuglingsalter vor allem durch den S_I-Q_{III}-Rechtstyp gekennzeichnet. Diese Ausprägung des QRS-Komplexes dürfte wohl in erster Linie durch eine Drehung des Herzens um die Längsachse im Uhrzeigersinne bedingt sein. Die anfangs zu beobachtende gleichzeitige Ankunft des negativen Potentials in V_1 und V_6 verliert sich schon bald, und zwar in dem Maße, in dem die Muskelstärke der linken Kammer gegenüber der rechten das Übergewicht erlangt, so daß dann die ANP rechts bereits früher als links zu verzeichnen ist. Dabei bleibt aber die Negativität am linken Sternalrand bestehen. Die R-Zacke wird in V_1 im Verlauf des Säuglingsalters immer kleiner, dagegen in V_6 zunehmend größer. Die T-Zacken werden vor allem in Abl. I und II sowie V_5 und V_6 deutlich positiv nach den ersten Lebenswochen. Die P-Zacke erreicht zugleich schon ihre volle Höhe und die Überleitungszeit (PQ) sowie die Dauer der Erregungsausbreitung (QRS) werden im ersten Lebensjahr ein wenig länger. Nach dem Säuglingsalter erweist sich der S_I-Q_{III}-Rechtstyp als rückläufig, da eine Drehung des Herzens um seine Sagittalachse einsetzt und die stärkere Einstellung des rechten Herzens in die Frontalebene langsam aufhebt. Die weitere Zunahme der PQ und QRS-Dauer ist vornehmlich alters- bzw. wachstumsgebunden, während der Zuwachs der ST-Strecke und T-Zacke in erster Linie frequenzabhängig ist. Daraus resultiert, daß die Kammererregungsdauer QT hauptsächlich von der Herzfrequenz und nur in geringem Maße durch Alter und Herzgröße bestimmt wird. Insgesamt gleicht sich das EKG nach dem frühen Kindesalter sehr rasch dem des Erwachsenen an.

Das Phonokardiogramm bietet ebenfalls im Verlauf des Kindesalters verschiedenartige Veränderungen. Dabei nehmen die beiden normalerweise hörbaren „Herztöne" (I = Anspannungston, II = Semilunarklappenschlußton) an Dauer und Lautstärke (Amplitude) von den ersten Lebensmonaten an zu. Dies trifft in besonderem Maße für die höher frequenten Schwingungsanteile des II. Tones zu. Erst im Pubertätsalter kommt es oft zu einem mäßigen Schwund der Herztonamplituden infolge eines relativ starken Wachstums der Brustwand und einer dadurch bedingten stärkeren Schalldämpfung. Interessanterweise kommt es im Verlauf des Kindesalters dank der besonders günstigen Schalleitungsverhältnisse sehr oft zur Abbildung des Pulmonalanteiles des II. Tones und damit eines gespaltenen II. Tones, der im Gegensatz zum Erwachsenen nicht ohne weiteres als Ausdruck einer pulmonalen Hypertension gewertet werden darf. Darüber hinaus ist die im Verlauf der Kindheit zunehmende Darstellung des Füllungstones (III) und des Vorhoftones (IV) im niederen Frequenzbereich auf die günstigen Bedingungen für die Schallprojektion auf die Thoraxwand zurückzuführen. Damit soll aber nicht gesagt werden, daß alle Eigentümlichkeiten des kindlichen Phonokardiogramms durch die geringere Schalldämpfung von seiten der Brustwand bedingt sind. Deshalb sei hier ausdrücklich darauf hingewiesen, daß der Amplitudenzuwachs des II. Tones zum Teil auf der Zunahme des Rückstoßes während des Semilunarklappenschlusses im frühen Kindesalter beruht. Auch die ansteigende Häufigkeit von akzidentellen (physiologischen) Geräuschen im Laufe der Kindheit, die im Anschluß an den I. Ton als proto- bis mesosystolische Geräusche auftreten, kommen durch die zunehmende Entfaltung und Entspannung des Kreislaufes zustande. Die Zunahme des Intervalles zwischen I. und II. Ton im Kindesalter ist in erster Linie auf den Frequenzrückgang bzw. den streng frequenzbedingten Anstieg der Austreibungszeit zurückzuführen, während die in erster Linie füllungsbestimmte Zunahme der Umformungszeit von geringem Einfluß ist. Interessanterweise ist die Druckanstiegszeit weitgehend alters- und frequenzunabhängig. Die zeitlichen Relationen zwischen Elektro-, Phono- und Sphygmogramm sowie weitere Fragen der Funktionsdiagnostik sollen hier unberücksichtigt bleiben. Zum Schluß sei noch der Hinweis erlaubt, daß sich nach FRANK sowie BROEMSER Puls-, Systolen- und Diastolendauer des zentralen Arterienpulses in die kreislaufmechanischen Relationen einbeziehen lassen.

Literatur

(1) ALIMURUNG, M. M., et al.: Circulation 1, 1929 (1950). — (2) ALIMURUNG, M. M., et al.: Circulation 4, 420 (1951). — (3) ALIMURUNG, M. M., and B. F. MASSELL: Circulation 15, 257 (1956).

(4) GRASER, F., u. H. MEHL: Klin. Wschr. 33, 537 (1955).

(5) HEINTZEN, P.: Z. Kinderheilk. 80, 333 (1957). — (6) HOCKERTS, TH.: Z. Kinderheilk. 69, 431 (1951); 71, 216 (1952). — (7) HOLZMANN, M.: Klinische Elektrokardiographie. Stuttgart: Georg Thieme 1955.

(8) KEUTH, U.: Z. Kinderheilk. 80, 295 (1957). — (9) KIRCHHOFF, H. W., u. W. BURMEISTER: Z. Kreislaufforsch. 44, 21 (1952).

(10) LEPESCHKIN, E.: Arch. Kreislaufforsch. 3, 321 (1938). — (11) LEPESCHKIN, E.: Das Elektrokardiogramm. Dresden u. Leipzig: Steinkopff 1947.

(12) MANNHEIMER, E.: Acta paediat. (Uppsala) 27, Suppl. II (1940). — (13) MANNHEIMER, E.: Advanc. paediat. Chicago 17, 171 (1955).

(14) NADRAI, A.: Ergebn. inn. Med. Kinderheilk. 60, 688 (1941).

(15) SWITZER, J., and M. BESOAIN: Amer. J. Dis. Child. 79, 449 (1950).

(16) TUDBURY, P. B., and D. W. ATKINSON: J. Pediat. 36, 466 (1950).

(17) ZIEGLER, R. F.: Ecg. studies in normal infants and children. Springfield: C. C. Thomas 1951.

16. Der Kohlenhydrat-Stoffwechsel

Von

E. Rossi

Mit 6 Abbildungen

Aus Gründen, die man sich nur teilweise erklären kann, braucht das Kind einen höheren Glucoseumsatz als der Erwachsene. Der respiratorische Quotient beträgt in den ersten Lebensstunden 0,9; er sinkt aber vom Ende des ersten Tages bis zum dritten Tag im Zusammenhang mit dem Glykogenverbrauch deutlich ab und nimmt dann wieder zu (2). Daraus ist zu schließen, daß die Kohlenhydrate die wichtigste Energiequelle des Neugeborenen darstellen. Der Säugling verlangt, wie das junge Kind ganz allgemein, viel mehr Kohlenhydrate als der Erwachsene. Man spricht von einem „physiologischen Kohlenhydrat-Hunger des Kindes".

Während des Fetallebens bilden die Kohlenhydrate die Hauptquelle der fetalen Energie. Es stehen hauptsächlich 2 Kohlenhydratquellen zur Verfügung:

1. das mütterliche Blut,
2. das Placentarglykogen.

Im ersten Drittel der Schwangerschaft wird die Placenta zunehmend glykogen-reicher, später aber nimmt der Glykogengehalt ab, und zwar im gleichen Maße wie die Leber des Fetus mehr Glykogen aufnimmt. Die Leber kann erst nach der 12.—16. Fetalwoche Glucose produzieren; dann aber nimmt diese Funktion stark zu, so daß in der 24. Fetalwoche schon das Achtfache erreicht wird (29).

Je näher der Fetus dem Geburtstermin rückt, desto mehr wird er unabhängig und spielt immer weniger die Rolle eines Parasiten der oben erwähnten Quellen. Glykogensynthese und Glykogenolyse sind nach gewissen Hinweisen um so aktiver, je näher der Termin kommt. Die Kohlenhydratpassage von der Mutter zum Fetus findet einfach durch den Mechanismus der Diffusion statt. Es wurde bis heute noch nicht klar bewiesen, daß beim Menschen starke Abweichungen des Blut-zuckerspiegels der Mutter sich im Feten auswirken. Immerhin bestehen so enge Beziehungen, daß sowohl die Mutter durch ihre Inkrete den Kohlenhydrat-stoffwechsel des Feten beeinflussen kann wie auch umgekehrt. Daß die Hormone die Placentarschranke passieren, ist bewiesen. Es ist auch bekannt, daß das Insulin des Feten einen Diabetes der Mutter bessern kann, und dies nicht nur, weil die Mutter einen regeren Kohlenhydratverbrauch zeigt.

Vom Moment der Geburt an ist das Neugeborene auf eigene Regulations-mechanismen angewiesen. Seine Inkretdrüsen stehen noch unter der Nach-wirkung der mütterlichen Einflüsse und das Zusammenspiel ist noch recht ungenügend reguliert. Während der Geburt sind die Blutzuckerwerte normal oder sogar erhöht. Sie sinken aber bald auf hypoglykämische Werte, die gelegentlich sehr tiefe Zahlen erreichen können. Dies ist aber nicht die Folge einer fehlenden oder mangelnden Regulation, die nur eine untergeordnete Rolle spielt, sondern ist von vielen anderen Faktoren abhängig. Was die Regulation anbelangt, müssen wir nach den histologischen Befunden, die uns eine besondere Entwicklung des

A-B-Zellsystems im Pankreas zeigen (vgl. S. 423), sogar annehmen, daß die hyper-glykämisierenden Faktoren, hauptsächlich das Glucagon, gegenüber den hypo-glykämisierenden Regulationsmechanismen deutlich überwiegen. Die Glucose-verwertung und die Energie für den Aufbau (Wachstum) stehen nämlich so stark im Vordergrund, daß die noch geringfügige Kohlenhydratzufuhr und die mäßige Gluconeogenese (Retention der aufbauwichtigen Stoffe wie Aminosäuren und Fette) bei weitem nicht nachkommen

können. Deshalb verschiebt sich die Waage sehr stark zu den hypoglyk-ämischen Werten. Diese Regulation ändert sich dann erst allmählich im Verlauf des Kleinkindes- bis zum Schulalter, wo dann die Glykämie die Normalwerte des Erwachsenen er-reicht (Abb. 1). Die Vermehrung der Eiweiß-, Fett- und Knochensubstanz verlangt ferner einen starken Zucker-verbrauch, da hauptsächlich in den ersten Lebenstagen die Kohlenhy-drate die einzige Energiequelle dar-stellen. Nach 3—4 Tagen wird dann die Kohlenhydratverwertung zu $^2/_3$ durch die Fettverwertung ersetzt.

Es ist vielfach versucht worden, nach der Geburt und während der ersten Tage den Blutzucker zu bestim-men. Die Resultate weichen aber stark voneinander ab, je nach der Methode, die verwendet wurde. Die starke Labilität, die überhaupt wäh-rend des ganzen Kindesalters die Kohlenhydratregulation beherrscht, läßt die Abweichungen der verschie-denen Autoren noch verständlicher erscheinen.

Es sind mehr als 50 Arbeiten über die Glykämie beim Neugeborenen veröffentlicht worden. Allerdings sind viele Kritiken am Platze. Der Blutspiegel schwankt nicht nur von Kind zu Kind, sondern auch beim gleichen Kind von Tag zu Tag. Diese Schwankungen sind in den ersten Lebens-

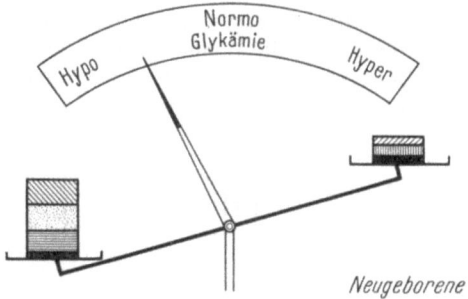

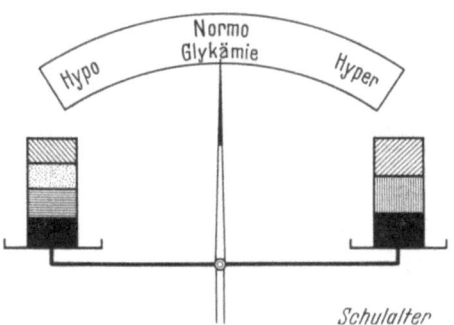

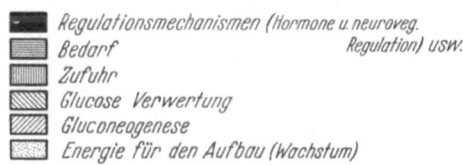

Regulationsmechanismen (Hormone u. neuroveg. Regulation) usw.
Bedarf
Zufuhr
Glucose Verwertung
Gluconeogenese
Energie für den Aufbau (Wachstum)

Abb. 1. Regulationsmechanismus des Zuckers beim Neugeborenen und beim älteren Kinde

tagen am ausgeprägtesten, so daß es schwer ist, von einer Norm zu sprechen. Auch der Begriff „Nüchtern-Blutzucker" ist nicht einheitlich verstanden und klar definiert. Teils wird als Nüchternwert beim Säugling die Bestimmung $5^1/_2$ Std. nach der Mahlzeit (18), teils $3^1/_2$ (21) oder 4 Std. nach der Mahlzeit betrachtet (22).

Bei 37 gesunden Neugeborenen wurde beispielsweise gefunden, daß der Blutzucker von einem durchschnittlichen Wert von 103 mg-% in 3—6 Std. auf 67 mg-% absinkt (17); in einem anderen Falle waren bei 100 gesunden Neugeborenen eine halbe Stunde nach der Geburt die Werte durchschnittlich auf 69 mg-% gesunken, allerdings mit einer starken Streuungsbreite (23).

CREERY u. PARKINSON (7) bestimmten in den ersten Lebensstunden mehrmals den Blutzucker. Sie untersuchten nur normale Kinder, die in Kopflage geboren waren, ohne Anaesthesie, ohne asphyktische Zeichen, ohne Veränderung der Temperatur, des Pulses und der Atmung (Bestimmungsmethode nach KING und GARDNER).

In allen Fällen fanden sie, daß das Nabelschnurblut einen tieferen Wert zeigt als das der Mutter. 46 Kinder wurden überprüft; während der ersten Lebensstunden sank der Blutzucker von 79 mg-% (Nabelschnurblut) auf einen Durchschnittswert von 52 mg-%. Aus 356 Bestimmungen wird die Schlußfolgerung gezogen, daß der Blutzucker des Neugeborenen während der ersten 12 Std. zwischen 30 und 75 mg-% schwankt, ohne Unterschied zwischen Buben und Mädchen und ohne Abhängigkeit vom Gewicht.

Die physiologische Streuungsbreite ist äußerst groß, denn bei den tiefsten Werten wiesen die Kinder klinisch keine hypoglykämischen Zeichen auf (22).

Bezüglich der folgenden Tage möchten wir zunächst auf die klassischen Kurven von Greenwald und Pennell (13) hinweisen, welche bei 94 Kindern (1—10 Tage alt) 3 Std. nach der Mahlzeit den Blutzucker mit der Mikromethode nach Folin bestimmten. Besonders zu betonen ist nach diesen Autoren die Tatsache, daß auch hier

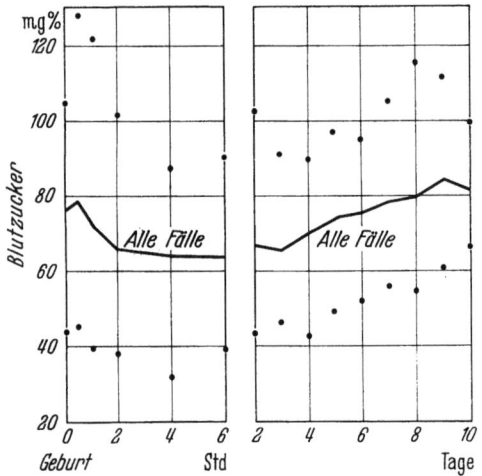

Abb. 2. Wiederholte Blutzuckerbestimmungen bei 32 Neugeborenen (FARQUAHR, 1954)

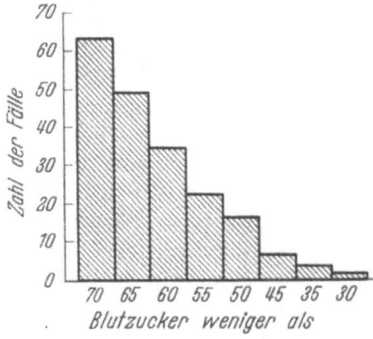

Abb. 3. Blutzuckerwerte bei Frühgeborenen (VAN CREVELD, 1929)

das Gewicht sowie die Gewichtsschwankungen keinen Einfluß auf die Blutzuckerkonzentration haben. Auch die Tragzeit hat keinen solchen Einfluß. Dagegen behebt eine Temperaturerhöhung schneller eine Hypoglykämie.

Abb. 2 zeigt einerseits das Sinken des Blutzuckerspiegels in den ersten Lebensstunden und andererseits das langsame Ansteigen in den folgenden Tagen (11) (Bestimmungsmethoden von RAMSAY).

Bei Frühgeborenen ist der Blutzuckersturz größer; 8—12 Std. nach der Geburt erreicht er hypoglykämische Werte von 20—25 mg-%, ohne daß allerdings dabei klinische Erscheinungen der Hypoglykämie aufträten (22). Werden nur zweistündige Abstände zwischen den Mahlzeiten gewählt, so sind die Blutzuckerwerte bei verschieden schweren Neugeborenen nicht unterschiedlich.

Werden die Abstände aber auf 4—5 Std. verlängert, so treten Unterschiede auf. 98 Blutzuckerdoppelbestimmungen (nach HAGEDORN-JENSEN) ergaben bei 64 Neugeborenen mit Geburtsgewichten unter 2500 g und jünger als 2 Monate die in Abb. 3 graphisch dargestellten Resultate (8).

Die Gründe, die zur Frühgeborenenhypoglykämie führen, sind schwer eruierbar, weil Untersuchungsmöglichkeiten wie Insulin- oder Adrenalintest nicht anwendbar sind. Vielleicht ist das Zentralnervensystem weniger empfindlich für tiefe Blutzuckerwerte. Ferner zeigen die oralen Glucosebelastungen — wie wir sehen werden — auch noch nach 1—2 Std. hohe Blutzuckerwerte, was für eine mangelhafte Insulingegenregulation sprechen dürfte. Auch die Leberinsuffizienz

(Glykogenmangel) oder die Fermentsysteminsuffizienz könnten weitere Gründe sein. Bemerkenswert ist noch, daß bei der Frühgeborenenhypoglykämie kein Aceton auftritt. VAN CREVELD (*8*) glaubt, daß die unreife Leberfunktion die Hauptrolle spiele; das nimmt man aber heute kaum mehr an, hauptsächlich deshalb nicht, weil das Neugeborene eine glykogenreiche Leber hat (*30*). Die Frühgeborenen-Hypoglykämie ist am ausgeprägtesten während der ersten 2 Lebenswochen, wurde aber auch bis in den 4. Monat hinein beobachtet. Eine klare Relation zwischen Geburtsgewicht oder Alter und Grad der Hypoglykämie konnte auch bei den Frühgeborenen nicht gefunden werden.

Im späteren Kindesalter steigen dann die Glykämiewerte langsam an, bis sie etwa im 10.—12. Lebensjahr die Normalwerte des Erwachsenen erreichen.

In Tab. 1 sind Blutzuckerwerte bei Säuglingen und Kleinkindern nach GAEDE (*12*) (Bestimmungen nach HAGEDORN-JENSEN) zusammengefaßt.

Tabelle 1. *Blutzuckerwerte bei Säuglingen und Kindern* (nach K. GAEDE, 1954)

Alter	Anzahl	Blutzucker (HAGEDORN-JENSEN) in mg-% nach Nahrungskarenz von	
		7 Std.	13 Std.
1—3 Monate	21	82	75,4
3—6 Monate	17	81,9	79,3
6—12 Monate	36	84,5	80
1—3 Jahre	19	82,5	83,8
3—8 Jahre	6	91,6	86,8

Bei weiterer Kontrolle bis zur Pubertät steigen die Durchschnittswerte von 77,3 mg-% im 2. Lebensjahr bis auf 91,9 mg-% im 15. Lebensjahr, womit die Erwachsenenwerte erreicht sind (*20*). Bemerkenswert ist noch der schubweise Verlauf des Zuckeranstieges, was im Zusammenhang mit dem Problem Wachstumshormon — Glucagon steht (vgl. S. 148) (Abb. 4).

Für alle diese Untersuchungen wurde in der Regel Capillarblut verwendet, was die Resultante einer ganzen Reihe von Faktoren darstellt. Die Bestimmung der capillararterovenösen Differenz ist genauer; sie wurde bei 55 nüchternen Neugeborenen bestimmt (*6*). Die Kinder waren während der ersten 15 Lebensstunden in nüchternem Zustande. Es wurde sowohl eine orale Glucose-Verabreichung (2—3 g/kg Körpergewicht) als auch eine Adrenalin-Einspritzung

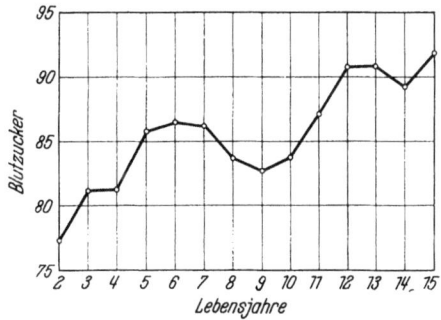

Abb. 4. Blutzucker im Kindesalter (MAYER, 1951)

(0,3 mg/kg Körpergewicht) durchgeführt. Die alimentäre Hyperglykämie führt zu einer deutlichen Vermehrung der capillararterovenösen Differenz bei Säuglingen und Kindern gleich wie bei Erwachsenen. Eine ähnliche Vermehrung wurde bei Neugeborenen gefunden, obwohl die homeostatische Regulation etwas ungenügend schien. Diese Erhöhung des peripheren Verbrauches von Zucker ist wahrscheinlich der Ausdruck einer vermehrten Insulinsekretion.

Es war interessant zu beobachten, ob die Hyperglykämie, bedingt durch Adrenalin, zu einer höheren Hemmung des Verbrauches von Zucker beim Neugeborenen gleich wie bei Erwachsenen führt. Das Neugeborene antwortet auf Adrenalin wie der Erwachsene, d. h. mit einer Vermehrung der Konzentration des Blutzuckers und einer Hemmung des peripheren Verbrauches. Die hyperglykämische Reaktion auf Adrenalin ist allerdings gegenüber älteren Kindern verspätet. Ist die

Konzentration des Zuckers niedrig, so wird die capillararterovenöse Differenz negativ, was allerdings von den Resultaten, die beim Erwachsenen und beim älteren Kind gefunden werden, nicht abweicht.

Es soll hier nicht die Aufgabe sein, auf die verschiedenen Theorien zur Erklärung der Neugeborenen-Hypoglykämie, die wir in Tab. 2 zusammengefaßt

Tabelle 2. *Theorien zur Erklärung der Neugeborenen-Hypoglykämie*

1. Nebennieren-Insuffizienz . . . . (VENNING, 1945; KLEIN, 1950; FARQUHAR, 1954)
2. Vermehrte Insulin-Sekretion . . . . . . (HARTMANN und JAUDON, 1937; KETTERINGHAM und AUSTIN, 1939; KÖHLER, 1939)
3. Vermehrte Insulin-Empfindlichkeit . . . (HARTMANN und JAUDON, 1937; WACHTER, 1949)
4. Ausschaltung der mütterlichen Hormone mit Verspätung der Adrenalin-Produktion . (DESMOND, 1950)
5. Verminderung der „Leberschwelle" . . . (PEDERSEN, 1952)
6. Leberinsuffizienz . . . . (VAN CREVELD, 1929)

haben, einzugehen. Es könnte sich um eine vorübergehende Nebennierenhypofunktion beim Kinde infolge der mütterlichen Corticotropin-Stimulation handeln (*11*). Über den Weg der Placenta reizt diese die Nebennieren des Kindes, was zu einer Hyperglykämie und zuletzt zu einer reaktiven Insulinausschüttung führt. Wird nun bei der Geburt die mütterliche Glucosequelle plötzlich unterbrochen, so bewirkt die Insulinüberproduktion eine Hypoglykämie.

Zusammenfassend werden die hypoglykämischen Werte der ersten Lebenstage und der Frühgeborenen in erster Linie als Folge der Unreife der Inkretsekretion und der übergeordneten Nervenzentren wie der Unreife der Leber erklärt. Das könnte nämlich eine weitere Noxe der Hypoglykämie darstellen. Wie steht es nun

Tabelle 3a. *Durchschnittliche Zuckermengen (mg-%) und maximale Zuckerausscheidung (mg-%)* (nach H. BICKEL, 1955)

	Fälle	Lactose	Galaktose	Glucose	Fructose
Neugeborene (1—9 Tage) .	53	19 (100)	6,7 (30)	5,5 (30)	3,2 (30)
Frühgeborene (1—6 Tage) .	15	42 (90)	4,7 (20)	3,7 (20)	— —

mit der Zuckerausscheidung im Urin? Wieviel kann sie zur Entstehung der Hypoglykämie beitragen? Eine kleine Menge von Galaktose und Lactose wird im Urin der künstlich ernährten Säuglinge gefunden. Xylose ist oft vorhanden, selten übersteigt sie aber 3 mg-%.

Tabelle 3b. *Number of babies (50 infants) excreting reducing sugars* (according to J. C. HAWORTH and D. McCREDIE, 1956)

Reducings sugars	Number of babies
Lactose	14
Galactose	13
Lactose and galactose . . .	6
Xylose	4
Xylose and lactose	1

Mit Hilfe der Papierchromatographie (*3*) wurde bei 100 Schulkindern und 15 gesunden Erwachsenen sowie 10 Kleinkindern gefunden, daß von insgesamt 125 Urinproben nur 8 Zuckerbeimengungen zeigten, die in 7 Fällen eine Konzentration von 10 mg-% oder weniger Glucose, und nur in einem Fall 10 mg-% Glucose und 10 mg-% Galaktose erreichten. Allerdings handelte es sich immer um Nüchtern-Urine, so daß nach Nahrungsaufnahme selbst bei Gesunden häufiger mit der Anwesenheit von Spuren verschiedener Zucker zu rechnen ist. (Vgl. S. 245.)

Andere Resultate ergab die Papierchromatographie bei Neugeborenen und Frühgeborenen (Tab. 3). Von 53 Neugeborenen wurden im Alter von 1—9 Tagen Urine gewonnen. Die Frühgeborenen waren 1—6 Tage alt und zeigten ein Geburtsgewicht zwischen 1550 und 2400 g.

In dieser Serie waren wesentlich häufiger Zucker verschiedener Art zu finden als bei den Klein- und Schulkindern. Nur in 8 Fällen wurde kein Zucker gefunden, während die restlichen 60 Urinproben zumindest Spuren eines oder mehrerer Zucker zeigten. Das Vorkommen dieser Zucker dürfte im wesentlichen nahrungsbedingt sein.

Wieviel als Folge einer unreifen Leber- oder Nierenfunktion zu betrachten ist, kann vorläufig noch nicht gesagt werden. Diese kleine Zuckerausscheidung ist von der massiveren, pathologischen Mellituric leicht zu unterscheiden. In einer anderen Versuchsserie (15) wurde der Urin von 50 normalen Säuglingen papierchromatographisch untersucht. 24 von den 50 normalen männlichen Säuglingen schieden während der ersten 7 Lebenstage vorübergehend einen reduzierenden Zucker aus; bei 4 Säuglingen ließ sich eine relativ große Lactosemenge nachweisen (100—250 mg-%); bei 4 Kindern wurde Xylose gefunden, was auf eine endogene Ursache zurückgeführt wird. Der Grund der Lactos- und Galaktosurie muß wahrscheinlich in der Darmresorption gesucht werden (vgl. S. 276).

Was die einfache, orale *Glucosebelastung* anbelangt, so stellte sich heraus, daß Neugeborene flachere, hyperglykämische Kurven zeigen als junge Säuglinge, und letztere sind noch deutlich unterhalb der Blutzuckerkurven von älteren Kindern (1). Es gilt allgemein folgende Regel: je jünger das Kind, desto flacher die Zuckerbelastungskurve. Die Streubreite ist aber bei wiederholten Zuckerbelastungen sehr groß, so daß keine genauen Zahlen angegeben werden können. Wird $3^{1}/_{2}$ bis 4 Std. nach der Mahlzeit eine Dosierung von 1,75 g/kg Körpergewicht Dextrose verabreicht und der Blutzucker nach einer halben, 1, 2 und 3 Std. bestimmt (JEGHERS-MYERs Methode), so kann die interessante Beobachtung gemacht werden, daß bei künstlich ernährten Kindern das Maximum der Hyperglykämie schon nach einer halben Stunde besteht (16). Die Resultate dieser Belastungen liegen bei neueren Untersuchungen höher als diejenigen, welche früher gefunden wurden. Eine hyperglykämische Reaktion wurde bei 11 von 14 Säuglingen beobachtet.

SVENSGAARD (27) fand, daß die Glucoseresorptionskurven, die in den ersten 8 Lebenstagen durchgeführt und nach 5—9 Tagen wiederholt wurden, einen größeren Anstieg bei wiederholten Belastungen zeigten als während der ersten Belastung (47 mg-% bei der ersten, 82 mg-% bei der zweiten) und dies ohne Relation zu Gewichtsänderungen. Der Nüchternblutzucker von jüngeren und älteren Säuglingen war nicht verschieden, die Zeit bis zur Erreichung des Gipfels war ungefähr gleich, aber die Hyperglykämie dauerte bei den älteren Kindern meist länger. Die i. v.-Toleranzkurve war am 1., am 8. und am 9. Tag ähnlich. Nach Absinken der Hyperglykämie unter den Nüchternblutzucker war die 4-Stundenprobe wieder höher angestiegen, d. h. das Kind besitzt schon als Neugeborenes sowohl aufwärts wie abwärts Regulationsmöglichkeiten. Auch GREENWALD u. PENNEL (13) fanden bei Belastung mit Glucose am 4. und 9. Tag eine flache Kurve, die bei älteren Kindern steiler wurde. Der Blutzuckerwert stieg am höchsten nach Glucosebelastung, etwas weniger nach Saccharose und Lactose, und noch geringer war der Anstieg nach Maltose. Eine geringgradige Blutzuckererhöhung ergibt sich auch bei Zufuhr von reiner Stärke beim Neugeborenen.

Die Schlußfolgerung ist, daß disaccharidspaltende Fermente sowie stärkeabbauende Enzyme schon beim Neugeborenen vorhanden sind und daß die Absorption von einfachen Zuckern gut und rasch vor sich geht.

Auch der Staub-Traugott-Versuch, d. h. die *doppelte Dextrosebelastung*, verhält sich unterschiedlich je nach dem Alter; beispielsweise wurde sie bei 20 reifen, ausgetragenen Neugeborenen mit einem Geburtsgewicht von mindestens 3000 g durchgeführt (26) und in der 2., teilweise auch in der 3. Lebenswoche wiederholt; alle Kinder waren ausschließlich mit Muttermilch ernährt. Die Bestimmung wurde nach HAGEDORN-JENSEN ausgeführt und die Belastung bestand in 1,5 g/kg Körpergewicht Glucose im Abstand von 60 min. Die Resultate zeigen eine vorübergehende Insuffizienz der Glucoseverwertung insofern, als am ersten Lebenstag die

Neugeborenen durchweg pathologische Kurven und in der dritten Woche ganz uneinheitliche Ergebnisse zeigten.

Für die Deutung der Belastungsresultate haben wir in Abb. 5 die verschiedenen normalen und pathologischen Kurven zusammengefaßt (*14*). Durch die wiederholte Glucosebelastung wird Insulin mobilisiert, welches die Hyperglykämie ausgleicht. Normalerweise erhält man daher eine typische flache Kurve (*N*). Von einer pathologischen Kurve spricht man, wenn sie nach jeder Belastung erneut ansteigt und die Werte nach der zweiten Belastung den maximalen Erstwert übersteigen oder wenn es sich um eine Plateaubildung handelt, und zuletzt auch, wenn der zweite Gipfel den ersten übersteigt.

Der Kurvenverlauf bei doppelter Dextrosebelastung ist von der Leberfunktion und von der Darmresorption abhängig. Die Probe wird als Leberfunktionstest (vgl. S. 183) verwendet, vorausgesetzt, daß der Inselapparat des Pankreas intakt ist. In der Tat zeigen die Neugeborenen mit physiologischem Ikterus einen pathologischen Kurvenausfall, was für einen engen Zusammenhang mit der Leberfunktion spricht. Betrachtet man nun die in Tab. 4 (*26*) erhobenen Resultate, so kommt man zur Schlußfolgerung, daß die Regulation des Kohlenhydratstoffwechsels des Neugeborenen labil ist, daß ferner die Übergangszeit vom Neugeborenen- zum Säuglingsalter im Gegensatz zur Winterschen (*31*) Behauptung biochemisch nicht deutlich zu erfassen ist, und daß die Regulationsstörung nicht bis zur zweiten Lebenswoche behoben zu sein braucht.

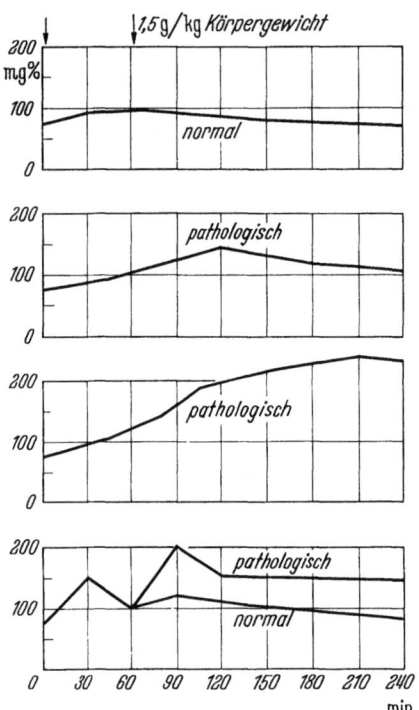

Abb. 5. Glucosebelastung nach Staub-Traugott
(Hallmann, 1950)

Die Zusammenfassung der Resultate ergibt, daß am ersten Lebenstag bei allen Neugeborenen ein pathologischer Staub-Traugott-Effekt auftrat. In der zweiten Lebenswoche war bei 14 Säuglingen der Staub-Traugott-Effekt bereits normal. In der dritten Lebenswoche kamen von den 20 Säuglingen noch 12 zur weiteren Untersuchung. Hierbei war viermal der Staub-Traugott-Effekt wie in der zweiten Lebenswoche normal; dreimal war in der dritten Lebenswoche ein normaler Staub-Traugott-Effekt zu beobachten, nachdem er in der zweiten Lebenswoche noch pathologisch war. Zweimal trat in der dritten Lebenswoche ein pathologischer Staub-Traugott-Effekt auf, obwohl dieser in der zweiten Lebenswoche normal

Tabelle 4. *Staub-Traugott-Effekt bei zwanzig reifen Neugeborenen*
(nach H. Stegmann und H. Beck, 1955)

Am 1. Lebenstag	immer pathologisch
In der 2. Lebenswoche	bei 14 Säuglingen wieder normal
In der 3. Lebenswoche (bei 12 Kontrollen)	4mal wie in der 2. Lebenswoche normal
	3mal normal, in der 2. Lebenswoche pathologisch
	2mal pathologisch, in der 2. Lebenswoche normal
	3mal immer noch pathologisch

ausgefallen war; dreimal schließlich war der Staub-Traugott-Effekt auch in der dritten Lebenswoche noch pathologisch. Der Neugeborenen-Ikterus war am stärksten ausgeprägt in den Fällen, bei welchen während der Beobachtungszeit auch der Staub-Traugott-Effekt immer pathologisch ausfiel, was dafür spricht, daß der Ausfall des Staub-Traugottschen Versuches auch beim Neugeborenen von der Funktionstüchtigkeit der Leber abhängig ist.

Im späteren Alter wurde mit der Versuchsanordnung von STEGMANN und BECK eine ähnliche Untersuchung durchgeführt (25). Als Nüchternwert wurde bei den Säuglingen derjenige 4 Std. nach der Mahlzeit, bei den Kleinkindern derjenige nach 14 Std. angenommen.

Eine erste Gruppe von 5 Frühgeborenen reagierte auf die 2. Zuckergabe mit einem Anstieg, der den ersten weit überragte. Bei 24 gesunden Säuglingen trat 17mal eine pathologische Kurve auf, 14mal ein zweiter Gipfel, der den ersten überragte, 2mal war ein Plateau vorhanden, und 8mal waren die Resultate normal. Bei Kleinkindern im 2. und 3. Lebensjahr zeigten 8 von 10 Fällen deutlich pathologische Kurven. Bei Kindern von 4—7 Jahren zeigte sich in 12 von 16 Fällen ein pathologischer Verlauf (mehr oder weniger schwer) und bei schulpflichtigen Kindern von 7—14 Jahren wiesen 7 von 14 einen normalen Staub-Traugott-Effekt auf.

Auf Grund dieser Untersuchungen kann gesagt werden, daß mit zunehmendem Alter auch die Zahl der normalen Staub-Traugott-Kurven ansteigt. Am stärksten pathologisch ist die Kurve bei ganz jungen Säuglingen und besonders bei Frühgeborenen. Die Tatsache, daß bei diesen die Kurven höher und steiler sind und langsamer abfallen als beim normalen Säugling, unterstützt die von KULIN (19) vorgebrachte Hypothese, daß es sich um eine Leberdysfunktion handelt, wenn auch eine mangelhafte Insulinproduktion nicht ausgeschlossen werden kann. Bei den Kindern, die einen normalen Staub-Traugott-Effekt zeigen, muß man annehmen, daß eine besonders schnelle und gute Assimilationsfähigkeit vorliegt. Immerhin mahnen diese Resultate zu großer Vorsicht, bevor man aus solchen Belastungen im Kindesalter zu weitgehende Schlußfolgerungen zieht.

Was die *Fructosebelastung* anbelangt, so zeigen reife Säuglinge eine Fructosetoleranz von 1,5 g/kg, d. h. ähnlich wie beim Erwachsenen, mit anderen Worten, es erscheint im Urin keine Fructose. Im Säuglingsalter dagegen ist die Toleranz größer (10) und erreicht durchschnittlich 2,6 g/kg Fructose, bevor eine Fructosurie auftritt. Auch bei der Galaktose ist die Assimilation beim Kinde viel besser als beim Erwachsenen (vgl. S. 183).

Insulin bewirkt, ähnlich dem Wachstumshormon, ein Sinken der Aminosäuren im Blut, d. h. es fördert die Proteinsynthese in den Geweben. Die innersekretorische Tätigkeit des Pankreas beginnt schon sehr früh, d. h. im Fetalleben, während seine exokrine Funktion erst später einsetzt. Die unterschiedliche Morphologie der Inseln im Fetal-, Neugeborenen- und Kleinkindesalter gegenüber dem Erwachsenenalter (vgl. S. 423) ist ein Hinweis darauf, daß die innersekretorische Tätigkeit schon frühzeitig äußerst lebhaft ist. Gestützt auf Beispiele aus der vergleichenden Physiologie wird angenommen, daß im Fetal-, Neugeborenen- und Kleinkindesalter mehr Insulin produziert wird als im Erwachsenenalter. Bei Säuglingen und Kleinkindern führt die Insulinbelastung zu einer ähnlichen Verlaufskurve wie beim Erwachsenen. Nur die Neugeborenen reagieren besonders stark; sie haben eine verminderte Insulintoleranz (12).

Auch die *Adrenalinkurve* unterscheidet sich beim älteren Säugling und beim Kleinkind nicht von derjenigen des Erwachsenen. Die Reaktionsfähigkeit ist schon beim Neugeborenen deutlich.

Was das *Glucagon* anbelangt, so sind die Vergleichsuntersuchungen zu ungenau und spärlich, als daß man allgemeine Gesetze aufstellen dürfte. CORNBLATH u. Mitarb. (6) haben die Glucagonwirkung nach i. m. und i. v. Verabreichung bei 19 normalen Neugeborenen und 10 Frühgeborenen bei der Geburt sowie bei 7 normalen und 10 Frühgeborenen nach dem 5. Lebenstag geprüft. Ähnlich dem

Adrenalin (9) führt die Glucagonbelastung sowohl bei den normalen Neugeborenen, als auch bei den Frühgeborenen zu einer verlängerten Hyperglykämie.

Nach dem 5. Lebenstag normalisiert sich die Kurve bei den beiden Gruppen der normalen Neugeborenen. Sowohl bei der Geburt als auch nach dem 5. Lebenstag bleibt sie aber bei den Frühgeborenen tiefer als bei den termingerecht geborenen Kindern; nach dem 5. Lebenstag normalisiert sich die Kurve und nähert sich immer mehr derjenigen bei Kindern späteren Alters. Solche Belastungen haben wir (24, 28) bei 22 gesunden Kindern im Alter von 4 Monaten bis 13 Jahren ausgeführt. Die Resultate sind in Abb. 6 zusammengefaßt.

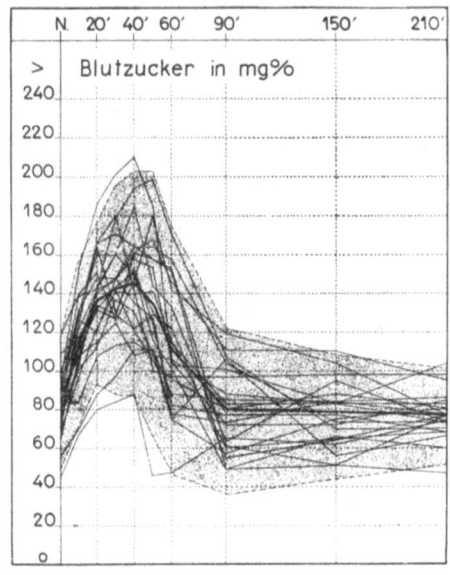

Abb. 6. Glucagonbelastung (0,7 cm³ pro m² Körperoberfläche, 1 cm³ = 1 mg) bei gesunden Kindern. Nach VASSELLA (28). (Mit freundlicher Genehmigung des Verlages Benno Schwabe & Co. Basel)

Die von Cornblath u. Mitarb. angewandte Dosis war 30 μg/kg, bei unseren Versuchen 700 μg/m², so daß die Resultate vergleichbar sind. Die hyperglykämische Reaktion war bei i.v. Applikation größer als bei i.m. Warum in den ersten Tagen die Hyperglykämie länger bestehen bleibt, ist noch nicht geklärt; vielleicht handelt es sich aber um einen relativen Mangel an proteolytischen Leberenzymen, die das Glucagon normalerweise zerstören. Die Hyperglykämie bei den Frühgeborenen verläuft flacher als bei termingerecht geborenen Kindern. Dies ist durch die Tatsache bedingt, daß das Adrenalin sowohl die Leber- als auch die Muskelphosphorylase aktiviert, womit die periphere Glucoseverwertung gehemmt wird. Daß die Glykämie bei Frühgeborenen tiefer verläuft, kann wieder als Ausdruck der Leberinsuffizienz gedeutet werden.

Somit haben wir versucht, in großen Zügen die Frage des Kohlenhydratstoffwechsels im Laufe der Entwicklung des Kindes zu betrachten. Abgesehen von den initialen Störungen, die sich mit der Anpassungsphase der Neugeborenenzeit identifizierten, erreicht der Organismus in der Kohlenhydratstoffwechsel-Regulation sehr früh seine Reife.

Literatur

(1) BEHRENDT, H.: Diagnostic tests for infants and children; Principles, Clinical and Laboratory Procedures, Interpretation. New York 1949. — (2) BENEDICT, F. G., and F. B. TALBOT: Carnegie Inst. Washington 1921, Publ. No. 302. — (3) BICKEL, H., u. F. SOUCHON: Arch. Kinderheilk. Beih. 31, 1955.

(4) CORNBLATH, M., E. Y. LEVIN and H. H. GORDON: Pediatrics 18, 167 (1956). — (5) CORNBLATH, M., E. Y. LEVIN and E. MARQUETTI: Amer. J. Dis. Child. 93, 17 (1957). — (6) CORNBLATH, M., E. Y. LEVIN and E. MARQUETTI: Pediatrics 21, 885 (1958). — (7) CREERY, R. D. G., and T. J. PARKINSON: Arch. Dis. Childh. 28, 134 (1953). — (8) CREVELD, S. VAN: Amer. J. Dis. Child. 38, 912 (1929).

(9) DESMOND, M. M., J. R. HILD and J. H. GAST: J. Pediat. 37, 341 (1950). (10) FABISCH, W., u. F. ETZOLD: Z. Kinderheilk. 55, 702 (1933). — (11) FARQUHAR, J. W.: Arch. Dis. Childh. 29, 519 (1954).

(12) GAEDE, K.: Das biologische Verhalten der Kohlenhydrate beim Menschen, insbesondere im Kindesalter in quantitativer Betrachtung. In J. BROCK, Biologische Daten für den Kinderarzt. Berlin-Göttingen-Heidelberg: Springer 1954. — (13) GREENWALD, H. M., and S. PENNELL: Amer. J. Dis. Child. 39, 281 (1930).

(*14*) HALLMANN, L.: Klinische Chemie und Mikroskopie. Stuttgart: Georg Thieme 1950. — (*15*) HAWORTH, J. C., and D. McCREDIE: Arch. Dis. Childh. **31**, 189 (1956).

(*16*) KETTERINGHAM, R. C.: Amer. J. Dis. Child. **59**, 542 (1940). — (*17*) KETTERINGHAM, R. C., and B. R. AUSTIN: Amer. J. med. Sci. **195**, 318 (1938). — (*18*) KÖHLER, A.: Arch. Gynäk. **149**, 421 (1932). — (*19*) KUYLIN, L. VON: Arch. Kinderheilk. **110**, 69 (1937).

(*20*) MAYER, J. B.: Z. Kinderheilk. **69**, 232 (1951). — (*21*) McKITTRICK, J. B.: J. Pediatr. **16**, 151 (1940).

(*22*) NORVAL, M. A., R. L. J. KENNEDY and J. BERKSON: J. Pediat. **34**, 342 (1949).

(*23*) REENKOLA, M.: Acta obstet. scand. **20**, 35 (1940). — (*24*) ROSSI, E., F. VASSELLA, H. A. SCHWAMM, G. HUG u. R. GITZELMANN: Schweiz. med. Wschr. **87**, 1009 (1957).

(*25*) SCHÄFER, H., u. E. WERNER: Z. Kinderheilk. **67**, 469 (1950). — (*26*) STEGMANN, H., u. H. BECK: Ärztl. Forsch. **9**, 406 (1955). — (*27*) SVENSGAARD, E.: Acta paediat. **12**, Suppl. 4 (1931).

(*28*) VASSELLA, F.: Helv. paediat. Acta **12**, 331 (1957). — (*29*) VILLEE, C. A.: J. appl. Physiol. **5**, 437 (1953).

(*30*) WINDLE, W. F.: Physiology of Fetus. Origin and Extent of Function in Prenatal Life. Saunders, Philadelphia 1940. — (*31*) WINTER, E. W.: Arch. Gynäk. **154**, 354 (1933).

17. Das Leberglykogen

Von

G. Seifert

Mit 2 Abbildungen

Der Glykogengehalt der Leber steht in enger Beziehung zu den Funktionswandlungen dieses größten Stoffwechselorgans in den einzelnen kindlichen Entwicklungsperioden. Ein gleiches Verhalten gilt auch für den Glykogenaufbau, die Glykogenolyse und die Fermentsysteme des Kohlenhydratstoffwechsels in der Leber. Es sollen in den folgenden Kapiteln die wichtigsten Beziehungen zwischen Struktur und Funktion der Leber in der Fetalzeit, der Neugeborenenperiode sowie dem Säuglings- und Kindesalter dargestellt werden. Aus den Funktionswandlungen ergeben sich einige ätiologische Ausblicke auf angeborene oder erworbene funktionelle Defekte.

1. Menge des Leberglykogens

Die fetale Leber ist zunächst glykogenfrei (20). In über $^1/_3$ des intrauterinen Lebens enthält die Leber nur Spuren von Glykogen (37, 42). Erst in der Zeit vor der Geburt erfolgt ein langsamer Anstieg des Glykogengehaltes in der Leber. Unmittelbar nach der Geburt nimmt das Glykogen dann stärker zu (38). Der Glykogengehalt der Neugeborenenleber beträgt im Mittel etwa 3,2% des Leberfrischgewichtes bei einer Schwankungsbreite von 1,5—5,5% (23). In der Säuglingperiode findet sich eine Zunahme des Leberglykogens in besonderer Abhängigkeit vom Ernährungsverlauf. Bei älteren gesunden Kindern wird die Höhe des Leberglykogens — ähnlich wie bei Erwachsenen — mit Maximalwerten bis etwa 6,5% angegeben (20, 37). Ein Teil davon ist an Zellproteine gebunden. Glykogen ist besonders in den kernnahen Anteilen des Cytoplasmas angereichert, während der Kern selbst und die peripheren Zellteile unter physiologischen Bedingungen glykogenfrei sind. Der histologische Nachweis des Leberglykogens ist an einen bestimmten Schwellenwert gebunden. Unter einem Gehalt von 0,1—0,2% des Leberfeuchtgewichtes läßt sich das Glykogen nicht mehr färberisch darstellen (7). Eine vorzügliche Methode für histochemische Untersuchungen ist das native Gefrierschnittverfahren.

2. Gestaltende Faktoren für die Höhe des Leberglykogens

Von den zahlreichen Faktoren (20) sollen vorwiegend diejenigen Erwähnung finden, die im Kindesalter eine Rolle spielen.

Besonders bedeutsam ist der *Ernährungsfaktor*. Eine kohlenhydratreiche Kost führt zu einer Zunahme des kindlichen Leberglykogens. Eine fettreiche Ernährung erniedrigt dagegen den Glykogengehalt, da infolge der gesteigerten Fettverbrennung ein hoher Pyruvatbedarf und eine Acidose eintritt, die eine Mobilisierung der Glykogenvorräte hervorruft. Im Hungerzustand nimmt nicht nur der Glykogengehalt ab, sondern auch die Speicherfähigkeit der Leber für Glykogen (7). Durch Vitamin A- und C-reiche Kost sowie Kalium soll ein Anstieg des Leberglykogens begünstigt werden.

Von den *physikalischen Faktoren* seien erwähnt: eine Abnahme des kindlichen Leber-glykogens durch Unterkühlung (9) und Sauerstoffmangel, eine Zunahme durch die Einwirkung von ultraviolettem Licht.

Bei den *hormonalen Einflüssen* ergibt sich ein gewisser Antagonismus zwischen den glykogenbildenden Glucocorticoiden und dem Insulin einerseits und der glykogenolytischen Wirkung des Adrenalin (vgl. S. 443), Thyroxin und Glucagon andererseits. Die Besonderheit des Glucagons liegt in drei Tatbeständen begründet: 1. Es greift — im Gegensatz zum Adrenalin — als einziges Hormon außer dem Insulin auf den Pfortaderweg direkt in der Leber an. 2. Unter der Annahme einer Glucagonproduktion durch die A-Zellen des Inselsystems ist im Kindesalter ein relativ hoher Glucagonspiegel gegenüber dem Erwachsenen vorhanden. 3. Gluca-gon entfaltet eine doppelte Wirkung auf die Leber: eine Aktivierung der Leber-phosphorylase durch beschleunigten Einbau der Phosphorsäure (39) und den Auswurf eines "humoral agent" zur Stimulierung der peripheren Glucose-verwertung in der Muskulatur (22, 32, 35). Glucagon ist daher kein diabetogener Stoff (16). Auf die weitere Physiologie des Glucagons im Kindesalter wird S. 147f. eingegangen (41).

Neben dem *Altersfaktor* (s. o.) und der *Geschlechtsdisposition* (höherer Glykogengehalt bei Knaben) müssen noch weitere Faktoren bei der Beurteilung der Höhe des Leberglykogens berücksichtigt werden, so die Tageszeit der Bestimmung bzw. Entnahme, Besonderheiten des Stoffwechsels, Todesart (hoher Glykogengehalt bei akutem Tod; niedriger Glykogengehalt von nur 0,3—1,2% bei langer Agonie (30)), der Zeitraum zwischen Entnahme und Durchfüh-rung der Analyse und vorangegangene Krankheiten. So findet sich ein niedriger Glykogen-gehalt bei Intoxikation, Anaphylaxie, Dysenterie, Gallengangsverschluß, Leberparenchym-schaden und nach Narkose, ein hoher bei Poliomyelitis, Syndrom Mauriac und Glykogenosen. Auf die postmortale Glykogenolyse wird später eingegangen.

3. Abhängigkeit des Glykogengehaltes von anderen Leberfunktionen

Die Beziehung zwischen Glykogengehalt der Leberzelle und Gallesekretion werden als Glykogen-Galle-Wippe bezeichnet (20). In der assimilatorischen Phase finden sich Glykogen-einlagerungen in allen Leberzellen, in der dissimilatorischen Phase dagegen mit Galle an-gereicherte glykogenarme Leberzellen (sog. Sekretionsstadium der Galle). In der gemischten Phase liegt das Glykogen vorwiegend im Läppchenzentrum, die Galle dagegen in der Läppchen-peripherie.

Die Fetteinlagerung verläuft unabhängig vom Glykogenbestand der einzelnen Leberzelle. Jedoch verliert die Leber bei starker degenerativer Verfettung die Fähigkeit zur Glykogen-bildung. Hämatopoese und Glykogenbildung zeigen ein konträres Bild, wie sich aus der Funk-tion der fetalen Leber ergibt.

4. Glykogenbildung und Wandlungen des Glykogenmoleküls

Die Glykogenbildung beginnt in der Läppchenperipherie und nimmt auf dem Höhepunkt das gesamte Leberläppchen ein. Beim Glykogenabbau bleiben die Läppchenzentren glykogenreich, während die Peripherie glykogenfrei wird. Bei Sauerstoffmangel verliert jedoch das Läppchenzentrum ebenfalls seinen Glykogen-bestand.

Das Glykogenmolekül zeigt Wandlungen durch Alters- und Ernährungs-faktoren. Beim stoffwechselgesunden Kind besteht das Glykogenmolekül aus einer Grundkette mit Seitenketten (Abb. 1), die aus zusammengefügten Glucose-einheiten in α-1,4-glykosidischer Bindung aufgebaut sind. Die Kettenenden haben eine Länge von 6—8 Glucoseeinheiten, die inneren Kettenglieder eine solche von 3—4 Glucoseeinheiten.

Der Glykogenaufbau gleicht einem Baum ohne Wurzel (4) und wird durch das Verzweigungsenzym Amylo-1,4-1,6-transglucosidase (branching enzyme) so ge-steuert, daß eine abnorme Verlängerung der Kettenglieder verhindert wird. Die

Verkürzung der Kettenenden erfolgt durch die Phosphorylase, die Lösung der Verzweigungen durch die Amylo-1,6-glucosidase (debranching enzyme).

Die Kettenenden werden durch kohlenhydratreiche Kost verlängert, die inneren Kettenglieder durch Altersfaktoren. Der Fet besitzt kürzere, der Säugling längere interbranchiale Verästelungen. Interessant ist ein Vergleich beim Meerschweinchen in verschiedenen Altersklassen (17). Beim fetalen Tier beträgt die Länge der interbranchialen Kettenglieder im Mittel 3,5 Glucoseeinheiten, beim Neugeborenen 4,6 und beim jungen, ausgewachsenen Tier 5,4 Glucoseeinheiten.

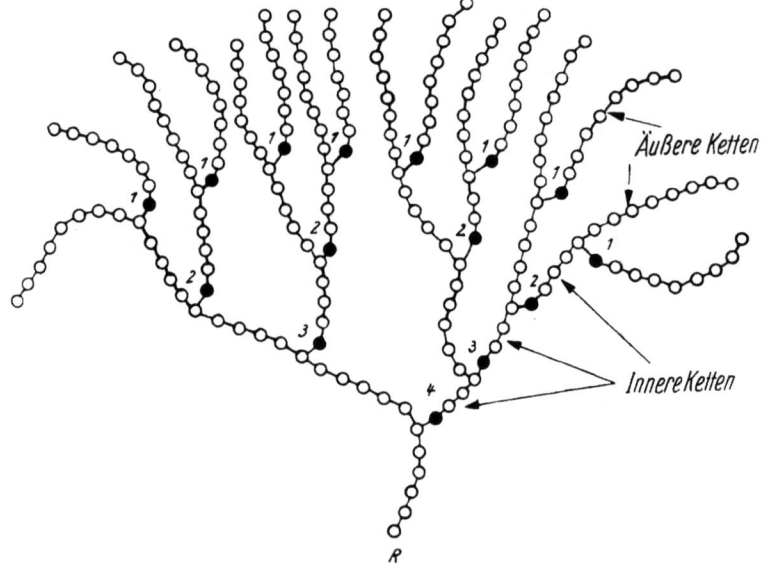

Abb. 1. Segmentmodell eines Glykogenmoleküls, aufgebaut aus 209 Glucoseeinheiten (○) in a — 1,4 — glykosidischer Bindung. R reduzierende Endgruppe. ● Sitz der Verzweigungsenzyme. Aus: Cori, 1957

5. Glykogenolyse

Der physiologische Glykogenabbau erfolgt im Cytoplasma der Leberzelle. Allerdings sind einzelne dabei mitwirkende Fermentsysteme (Cytochrome) und die ATP an die Struktur der Mitochondrien gebunden.

Die postmortale Glykogenolyse ist am stärksten in der 1. Stunde und zeigt dann eine Verlangsamung nach Art einer logarithmischen Kurve (37), die durch den schubweisen Abbau des baumartigen Glykogenmoleküls bedingt ist. So sind bei der Ratte 5 min nach dem Tode noch 86% des ursprünglichen Glykogenbestandes vorhanden, nach 10 min noch 62% und nach 75 min nur noch 42%. Bis etwa 10 Std. post mortem kann das Glykogen färberisch nachweisbar bleiben (25). Allerdings schwanken die Zahlen in Abhängigkeit von der Todesart, der Höhe des Stoffwechsels, der Außentemperatur und anderen Faktoren.

Dies gilt nicht für die Leber der Feten und Neugeborenen. Das fetale Glykogen ist relativ resistent gegen einen postmortalen Abbau (9). So zeigte fetaler Leberbrei — bei 4,20 und 37° C aufbewahrt — noch nach 24 Std. den gleichen Glykogenwert (23). Auch in der Leber des Neugeborenen ist das Glykogen beispielsweise durch Adrenalin schwerer mobilisierbar und resistenter gegen einen postmortalen Abbau. Dies weist bereits auf die Bedeutung des Fermentfaktors hin.

6. Wandlungen des Fermentgehaltes für den Kohlenhydratstoffwechsel in der Leber

Über physiologische Wandlungen des Enzymgehaltes in der kindlichen Leber, insbesondere auch über das erste Auftreten der einzelnen Fermente im Laufe der intrauterinen Entwicklung liegen bisher fast keine gesicherten Untersuchungen vor (vgl. S. 159 ff. und 194 f.).

Der erste Nachweis für die Glucose-6-phosphatase-Aktivität fällt in die Zeit der Geburtsperiode (42, 27). Vorher besitzt die Leber offensichtlich noch keine aktive Glucose-6-phosphatase. Das Ferment ist vor allem in der Läppchenperipherie angereichert (32). Eine interessante Vergleichsuntersuchung bei Meerschweinchen, die eine etwa 66 tägige Fetalzeit haben, zeigt folgendes (27): Bis zum 57. Tag der intrauterinen Entwicklung ist weder Glykogen noch Glucose-6-phosphatase in der Leber vorhanden. Vom 57. Tag bis zur Geburt läßt sich allmählich Leberglykogen und das "branching enzyme" Amylo-1,4-1,6-transglucosidase nachweisen, jedoch noch keine Glucose-6-phosphatase. Dieses Ferment erscheint erst unter der Geburt. Zugleich kommt es am 1. Tag post partum zu einer überstürzten Entleerung des Leberglykogens.

7. Funktions- und Strukturbilder der kindlichen Leber in den einzelnen Altersperioden
(Tab. 1)

a) Fetale Leber. Die Leber ist in der Fetalperiode im Vergleich zum Körpergewicht relativ groß und steht vornehmlich im Dienste der Blutbildung, die im 2.—9. Fetalmonat stattfindet. Die Gallebildung setzt im 3. Fetalmonat ein. Der mangelnde Glykogengehalt und die Besonderheiten im Enzymmuster finden ihre Erklärung darin, daß noch keine diskontinuierliche Zuckerversorgung durch die Nahrungsaufnahme vorliegt, sondern eine kontinuierliche durch das mütterliche Blut. Erst nach der Geburt gewinnt die Leber gegenüber der Placenta für die Blutzuckerregulation an Bedeutung (13). Das fetale Glykogen ist resistenter gegen den postmortalen Abbau.

b) Leber des Neugeborenen. Es kommt jetzt zu einer stärkeren Glykogenanreicherung in der Leber und zum Auftreten der Glucose-6-phosphatase. Bedeutsam erscheint in diesem Zusammenhang die Abnahme des Glykogengehaltes der Neugeborenenleber durch Unterkühlung oder Sauerstoffmangel infolge eines Geburtstraumas. Die interbranchialen Kettenglieder des Glykogenmoleküls sind noch kürzer als in der kindlichen Leber. Das Glykogen ist durch Adrenalin schwer

Tabelle 1. *Funktions- und Strukturbild der Leber in den einzelnen Altersklassen*

	Fetale Leber	Neugeborenen-Leber	Säuglings-Leber	kindliche Leber
Glykogengehalt	— bis ($\pm$)	$+$	$++$	$+++$
Innere Kettenglieder des Glykogenmoleküls	sehr kurz	kurz	normal	normal
Glykogenolyse	kaum	verlangsamt	normal	normal
Glucose-6-phosphatase	—	$+$	$++$	$+++$
Amylo-1,4-1,6-transglucosidase	— bis ($+$)	$+$	$++$	$+++$
Hämatopoese	$+++$	—	—	—
Proportion $\dfrac{\text{Lebergewicht}}{\text{Körpergewicht}}$ in %	5,9	4,4	4,2	3,5

mobilisierbar. Die Insulintoleranz ist niedrig, die Blutzuckerregulation sehr labil (*28*) (vgl. S. 141 ff.).

c) Leber des Säuglings und Kindes. Der Fermentgehalt nimmt weiter zu. Der Glykogengehalt zeigt eine vom Ernährungsverlauf abhängige Zunahme, die besonders durch kohlenhydratreiche Kost begünstigt wird. Der Blutzucker normalisiert sich. Die Glucose-, Fructose-, Galaktose- und Adrenalintoleranz liegt höher als bei Erwachsenen (*11*). Die hyperglykämische Reaktion auf die einzelnen Zuckersorten ist unterschiedlich (*29*). Das Leberparenchym zeigt noch eine erhöhte Anfälligkeit zur Hepatose mit Glykogenschwund, so bei toxischen Schädigungen [Diphtherie, Verbrennung, Medikamente (*8*)] und Eiweißmangel (cystische Pankreasfibrose, Kwashiorkor, Pellagra).

8. Fermentdefekte der kindlichen Leber

Der physiologische Glykogenaufbau und -abbau (Abb. 2) kann in manigfacher Weise gestört sein. Die Ursachen liegen teils in hereditären Faktoren, teils in erworbenen Schäden mit Rückwirkung auch auf das Kohlenhydratfermentsystem der Leber.

Die wichtigsten kongenitalen Fermentdefekte sind in Tab. 2 zusammengestellt.

Bei der *Gykogenose* kann der Glykogengehalt bis zu 16% der Frischleber betragen, während der Proteingehalt deutlich erniedrigt ist. Fermentefekte liegen nach Cori (*3*, *4*) und anderen Autoren (*28*, *29*) bei drei Typen der Glykogenose vor:

Bei Typ 1, die der hepatorenalen Form der Gierkeschen Krankheit entspricht, besteht ein Mangel an Glucose-6-phosphatase. Das Glykogenmolekül ist normal und gegen postmortale Autolyse resistent, der Adrenalintest negativ. Die Leber ist gleichsam auf der Stufe des Feten verblieben. Auch die Phosphoglucomutase und Cytochromoxydase kann gestört sein. Zugleich besteht eine Glucagonresistenz (*12*).

Bei Typ 3 liegt ein Defekt des Entzweigungsenzymes Amylo-1,6-glucosidase vor. Das Glykogen zeigt einen abnormen Aufbau mit kurzen äußeren Ketten (*17*).

Bei Typ 4 besteht das Glykogenmolekül durch Mangel an Verzweigungsenzym Amylo-1,4-1,6-transglucosidase aus langen inneren und äußeren Ketten. Bei Typ 2 konnte dagegen weder ein Defekt der Leberfermente noch des Glykogenmoleküls nachgewiesen werden. Die Fälle, die auch als Herzglykogenose oder idiopathische Herzhypertrophie bezeichnet werden, sind glucagonempfindlich (*12*). Das Glykogen schwindet nach dem Tode sehr rasch. Möglicherweise liegt hier eine fehlende Gegenregulation vor mit einer Unterfunktion des Hypophysenvorderlappens und der Glucagonproduktion und einer Überfunktion des B-Zellsystems im Sinne eines Hyperinsulinismus (s. a. Inselsystem).

Bei der *Galaktosämie* (*1*, *5*, *14*, *18*, *19*, *21*, *40*) liegt eine angeborene Störung bei der Umwandlung der Galaktose zu Glykogen und Glucose vor. Als Fermentdefekt wurde ein fast völliges Fehlen der Galaktose-1-phosphatase-Uridyltransferase in den Erythrocyten — also kein eigentlicher Fermentdefekt der Leber — erkannt. Zugleich findet sich eine niedrige Konzentration an ATP und 2,3-Diphosphoglycerat mit einer Schädigung der Leberzellen.

Im Fructosestoffwechsel sind neuerdings zwei Fermentstörungen bekannt. Bei der *benignen essentiellen Fructosurie* liegt eine verminderte Aktivität der Fructokinase vor, die die Umwandlung von Fructose in Fructose-1-phosphat bewirkt. Die Leber stellt den wichtigsten Umsatzort für die Fructose dar, da bis zu 48% der zugeführten Fructose in der Leber verbraucht

Tabelle 2. *Fermentdefekte des Kohlenhydratstoffwechsels in der kindlichen Leber*

Krankheit	Fermentdefekt
Glykogenose	
Typ 1 (Cori)	Glucose-6-phosphatase
Typ 3 (Cori)	Amylo-1,6-glucosidase
Typ 4 (Cori)	Amylo-1,4-1,6-trans-glucosidase
Galactosämie	Galactose-1-phosphatase-Uridyltransferase
Benigne essentielle Fructosurie	Fructokinase
Hereditäre Fructose-intoleranz	1-Phosphofructaldolase
Pentosurie	Xylitol-Dehydrogenase

werden. Bei der *hereditären Fructoseintoleranz* (*24, 2, 10*), die mit schweren klinischen Erscheinungen einhergeht, wird ein Fehlen der 1-Phosphofructaldolase angenommen, die die
Umwandlung von Fructose-1-phosphat in Triosephosphate (Glycerinaldehyd, Dioxyacetonphosphat) und die glykolytische Reihe bewirkt.

Die *Pentosurie* (*15*) beruht sehr wahrscheinlich auf dem Fehlen der Xylitol-dehydrogenase.
Die Pentosephosphatbildung besitzt große Bedeutung für zahlreiche synthetische Zellreaktionen, darunter auch für die Nucleinsäuresynthese, und wird aus Glucose-6-phosphat durch die

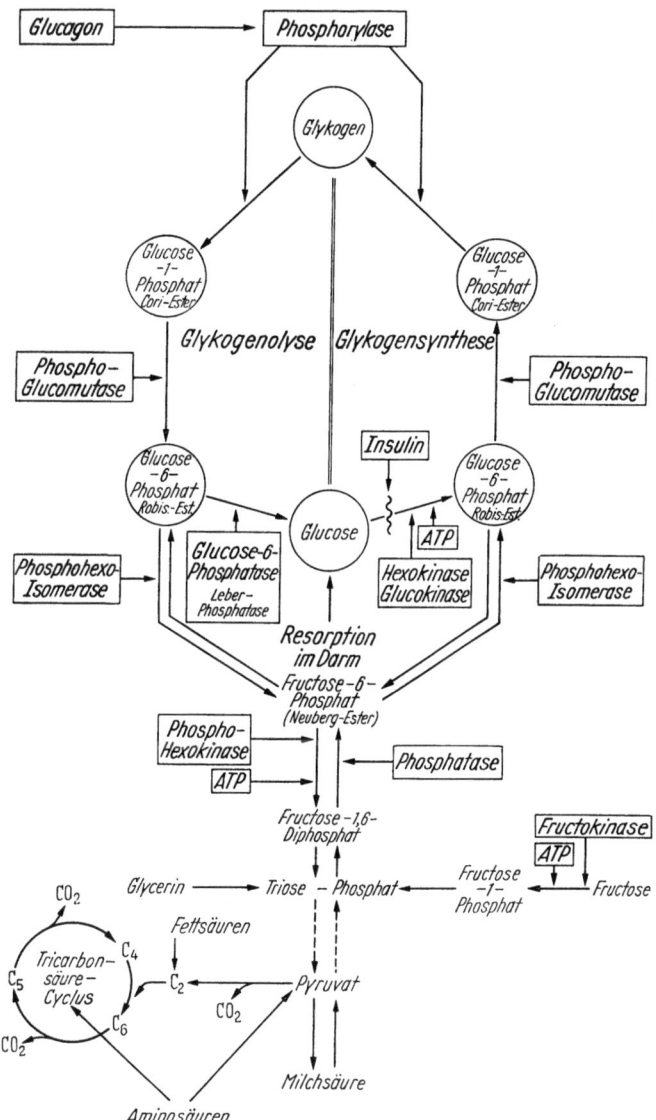

Abb. 2. Vereinfachtes Schema der Glykogensynthese und Glykogenolyse. Aus: GITZELMANN, 1957

Glucose-6-phosphat-dehydrogenase und Lactonase bewirkt. Unter physiologischen Bedingungen wird Pentose durch Xylulose-5-phosphat in den normalen Kohlenhydratabbau übergeführt.

Über Fermentdefekte der kindlichen Leber durch erhöhte Belastung, Substratmangel und toxische Schädigung liegen bisher wenig Untersuchungen vor, soweit es die Kohlenhydratfermente betrifft. Verwiesen sei hier auf Befunde beim kindlichen Diabetes, besonders auch beim Syndrom Mauriac [positiver Glucagontest *(6)*] sowie bei der Dyspepsie [z. T. verminderte Aktivität der Glucose-6-phosphatase, Phosphoglucomutase, Phosphorylase *(36)*]. Es liegt hier noch ein weites Feld der Forschung für den Morphologen und Pathophysiologen.

Literatur

(1) Bell, L. S., W. C. Blair, St. Lindsay and St. J. Watson: Arch. Path. (Chicago) **49**, 393 (1950).

(2) Chambers, R. A., and R. T. C. Pratt: Lancet **1956**II, 340. — *(3)* Cori, G. T.: Öst. Z. Kinderheilk. **10**, 38 (1954). — *(4)* Cori, G. T.: Bibl. paediat. Fasc. **66**, Mod. Probl. Pädiat. **3**, 344 (1957).

(5) Darlin, S. V., and O. Mortensen: Acta paediat. (Uppsala) **43**, 337 (1954). — *(6)* Denys, P., L. Corbeel u. H. Malbrain: siehe *(32)*.

(7) Eger, W., u. H. Ottensmeier: Virchows Arch. path. Anat. **322**, 175 (1952). — *(8)* Ewerbeck, H.: Ergebn. inn. Med. Kinderheilk. N. F. **6**, 466 (1955).

(9) Fopp, J.: Helvet. med. Acta **6**, 466 (1939). — *(10)* Froesch, E. R., A. Prader, A. Labhart, H. W. Stuber u. H. P. Wolf: Schweiz. med. Wschr. **1957**, 1168.

(11) Gaede, K.: Der Kohlenhydratstoffwechsel. In Brock, Biologische Daten für den Kinderarzt. Bd. 2. Berlin: Springer 1954. — *(12)* Gitzelmann, R.: Helv. paediat. Acta **12**, 425 (1957). — *(13)* Goldwater, W. H., and D. Stetten jr.: J. biol. Chem. **169**, 723 (1947).

(14) Haas, P. K. de: Mschr. Kindergeneesk. **198**, 304 (1951). — *(15)* Horecker: siehe *(24)*. — *(16)* Hug, G.: Helv. paediat. Acta **12**, 375 (1957).

(17) Illingworth, B., G. T. Cori and C. F. Cori: J. biol. Chem. **218**, 123 (1956). — *(18)* Isselbacher, K. J., a. o.: Science **123**, 635 (1956).

(19) Kalckar, H.: siehe *(32)*. — *(20)* Kettler, L. H.: Ergebn. allg. Path. **37**, 1 (1954). b) Die Leber. In: Kaufmann-Staemmler, Lehrbuch der speziellen pathologischen Anatomie. Bd. II/2. Berlin: W. de Gruyter 1958. — *(21)* Komrower, G. M., V. Schwarz, A. Holzel and L. Goldberg: Arch. Dis. Childh. **31**, 254 (1956).

(22) Lang, S., M. S. Goldstein and R. Levine: Amer. J. Physiol. **177**, 447 (1954). — *(23)* Laqueur, W.: Bull. Fac. Méd. Istanbul **12**, 221 (1949). — *(24)* Leuthardt, F.: Neuere Ergebnisse aus Chemie und Stoffwechsel der Kohlenhydrate, 8. Colloquium der Ges. f. physiol. Chemie. Berlin: Springer 1958.

(25) Morrione, Th. G., and H. L. Mamelok: Amer. J. Path. **28**, 497 (1952). — *(26)* Müller, G.: Acta histochem. (Jena) **2**, 73 (1955).

(27) Nemeth, A. M., W. Insull and L. B. Flexner: J. biol. Chem. **208**, 765, 773 (1954). — *(28)* Norval, M. A.: J. Pediat. **36**, 177 (1950).

(29) Orsini, M.: siehe *(32)*.

(30) Popper, H.: Arch. Path. (Chicago) **46**, 132 (1948).

(31) Recant, L.: Amer. J. Med. **19**, 610 (1955). — *(32)* Rossi, E., F. Vassella u. H. Schwamm: Geigy Colloquium über Kohlenhydratstoffwechsel im Kindesalter. Bern 1958.

(33) Schäfer, H., u. E. Werner: Z. Kinderheilk. **67**, 469 (1950). — *(34)* Schreier, K., H. Opitz u. T. Hein: Z. Kinderheilk. **72**, 181 (1952). — *(35)* Schwamm, H. A.: Helv. paediat. Acta **12**, 361 (1957). — *(36)* Sousa, C. S. de: siehe *(32)*. — *(37)* Stary, Z.: Leber und Galle. In: Flaschenträger-Lehnartz, Physiol. Chemie. Der Stoffwechsel, Bd. II/2a. Berlin-Göttingen-Heidelberg: Springer 1956. — *(38)* Stieve, H., u. U. Kaps: Z. mikrosk.-anat. Forsch. **42**, 499 (1937). — *(39)* Sutherland, E. W., W. D. Wosilait and T. Rall: Fed. Proc. **14**, 289 (1955).

(40) Townsend, E. H. jr., H. H. Mason and G. S. Strong: Pediatrics **7**, 760 (1951).

(41) Vassella, F.: Helv. paediat. Acta **12**, 331 (1957). — *(42)* Villee, C. A.: J. appl. Physiol. **45**, 437 (1953).

(43) Zellweger, H.: Dtsch. med. Wschr. **1956**, 1907.

18. Der Eiweißstoffwechsel

Von

Kurt Schreier

Mit 4 Abbildungen

Der Eiweißstoffwechsel des Gesamtorganismus steht in engem Zusammenhang mit der Funktion der Leber. Für das Studium von biochemischen Fragestellungen in der Physiologie der Entwicklung sind wir noch immer fast ausschließlich auf Beobachtungen am Tier angewiesen. Dies ist gerade bei der Leber unter Umständen mit großen Risiken verbunden, da die Histio- und Funktiogenese des Organs innerhalb der einzelnen Säugerfamilien große Unterschiede aufweist (23). Ja, sogar genetische Faktoren beeinflussen die Intensität der Stoffwechselprozesse, wie an Ratten mit verschiedenem Genotyp (84) nachgewiesen werden konnte.

Die meisten Biochemiker sind davon überzeugt, daß der stetige Wechsel der Bausteine der Zellen bis hinauf zu den Aminosäuren (AS), ohne daß permanente Strukturveränderungen auftreten, alle Prozesse, welche wir als „Leben" definieren, überhaupt erst ermöglicht (91). Die Markierung der einzelnen AS durch C^{14}, S^{35}, N^{15}, Deuterium usw. hat zu der Entdeckung geführt, daß die einzelnen Organe und Zellelemente die AS ihrer Proteine mit ungleicher Rate erneuern (6). Aus den Ergebnissen der Untersuchungen zahlreicher Autoren (8, 14, 20, 96) kann der Schluß gezogen werden, daß die Nucleinsäuren, und zwar hauptsächlich die Ribose enthaltende Fraktion — als Gußform für alle spezifischen Eiweißkörper anzusehen ist, welche ihrerseits wieder die Form der RNS-Matritze bestimmen (6).

Es ist ein konstanter Befund, daß alle Gewebe mit hohem Ribonucleinsäuren-(RNS)-Gehalt einen hohen Proteinumsatz haben (42, 113). Fußend auf diesen Ergebnissen und Anschauungen haben wir an Ratten den Gehalt und die Umsatzrate der RNS und der Desoxyribonucleinsäuren (DNS) in der Leber von der frühen Embryonalzeit bis zum 30. Tag der Geburt verfolgt (90, 110). Wie aus der Tab. 1

Tabelle 1. *DNS und RNS in der Leber von Rattenembryonen bzw. Feten im Vergleich zum Gehalt der mütterlichen Leber.* (Ausgedrückt in Relativprozenten und bezogen auf 100 mg N)

Gewicht des Feten in g	RNS	DNS
1,2	43,7	292,6
1,9	106,6	208,7
2,8	114,6	181,8
3,2	112,3	179,7
3,6	113,1	158,8
4,2	111,7	129,4
4,6	126,7	129,9

hervorgeht, steigt der RNS-Gehalt bis zur Geburt an, während sich der DNS-Gehalt gegensinnig verhält.

In Tab. 2 sind alle Ergebnisse unserer Studien (89) mit markiertem Glykokoll, Lysin und S^{35}-Methionin zusammengestellt. Es ergibt sich, daß bei den jüngsten Feten die Syntheserate der RNS und etwas nachhinkend der DNS wesentlich höher ist als in der Leber der Muttertiere. Der Einbau der verschiedenen, gekennzeichneten AS in die Proteine des Organs liegt dagegen im Bereich der Werte, die wir beim ausgewachsenen Tier erhielten, z. T. sogar darunter. Diese Befunde sind inzwischen bestätigt worden (52, 53). Damit unterscheidet sich die Leber grundlegend von allen anderen Organen, die wir untersuchten (Muskulatur, Gehirn,

Niere, Knorpel usw.), wo die Einbaurate von radioaktiven AS bei den Feten bis 600% höher liegt als jene der Muttertiere (vgl. S. 55).

Dies kann nur heißen, daß die *Proteinsynthese* in der Leber beim erwachsenen Tier genauso rasch abläuft wie innerhalb der meisten Perioden der intrauterinen Entwicklung. Andererseits haben unsere Untersuchungen gezeigt, daß für jedes Organ in utero kritische Wachstums- und Entwicklungsphasen existieren, welche nicht synchron verlaufen. Dies wurde für Wiederkäuer mit Hilfe von Gewichtsbestimmungen ebenfalls gefunden (*3*).

Nachdem wir einen gewissen Einblick in den Ablauf des Eiweißumsatzes während der Pränatalperiode gewinnen konnten, lag es nahe, die Untersuchungen auf die postnatale Entwicklung auszudehnen. Beim reifen Individuum gilt die Leber als "master organ" des Eiweißstoffwechsels [Whipple (*108*)]. Etwa 50% des gesamten Proteinumsatzes des Organismus sollen sich in ihr vollziehen (*100*). Einen gewissen Einblick in die Aufgaben des Organs im Eiweißumsatz vermittelt Tab. 3.

Tabelle 2. *Die spezifische Aktivität von RNS, DNS und Leberproteinen nach Zufuhr von C¹⁴-Glyzin bzw. die der Proteine nach C¹⁴-Lysin sowie S³⁵-Methionin.* (In Relativprozenten der Muttertiere)

Gewicht des Feten in g	RNS	DNS	Protein
1,2	283,3	—	102
1,9	86,6	365	82,3
3,6	71,6	192,4	63,2
4,2	59,8	151,3	83,3
4,6	56,2	233,3	79,1
C^{14}-Lysin			
0,7			142,5
0,7			145,5
0,94			126,8
2,0			92,2
4,4			128,2
S^{35}-Methionin			
0,3			161
1,5			118
3,0			100

Tabelle 3. *Die Leber im Eiweißstoffwechsel*

1. Proteosynthese
2. Abbau von Proteinen und Aminosäuren
3. Des- und Transaminierung
4. Harnstoffbildung

5. Purinkörpersynthese und -Oxydation
6. Kreatinsynthese
7. Kopplung von Aminosäuren mit Substanzen (zum Zwecke der Entgiftung)

In Tab. 4 ist die spezifische Aktivität der unlöslichen Leberproteine sowie der Gesamtnucleinsäuren der Leber von Ratten der ersten 30 Lebenstage zusammengestellt, welche C¹⁴-Glycin erhielten.

Tabelle 4. *Impulszahl von 10 mg Protein bzw. 1 mg Nucleinsäuren 6 Std. nach Injektion von 20μC/100g Tier*

Alter Tage	Proteine C/min	Nucleinsäuren C/min
2	493	20
3	592	27
5	1070	7
8	693	40
10	1753	27
15	3015	9
20	2583	110
25	3219	83
30	1751	27

Im *Kurvenbild 1* ist die spezifische Aktivität nach 3 Std. Incorporationszeit und damit die Syntheserate der elektrophoretisch getrennten löslichen Organproteine während der ersten 20 Lebenstage dargestellt.

Als Vergleich dazu ist die Wachstumskurve der Leber und ihr Gehalt an Proteinen während der ersten Postnatalperiode abgebildet.

Kurvenbild 2. Das Absinken der Einbaurate von markiertem Glykokoll in alle Proteine unmittelbar nach der Geburt beruht wohl hauptsächlich auf der Veränderung der Kreislaufverhältnisse in der Leber durch die Abnabelung und die dadurch ausgelösten Verschiebungen in den energieliefernden Stoffwechselprozessen. Darüber hinaus wird die postnatale rasche Verminderung der Hämatopoese den Proteinumsatz tiefgreifend beeinflussen. Damit wir bei unseren Aussagen nicht auf eine einzige Tierspecies angewiesen waren, haben wir ähnliche Untersuchungen bei Kaninchen der ersten 50 Lebenstage vorgenommen (*31*). Das Verhalten der spezifischen Aktivität der Leber- und Gehirngesamtproteine ist in Abb. 3 dargestellt.

Kurvenbild 3. Es fällt auf, daß bei Ratten um den 10. Lebenstag und bei Kaninchen um den 25. Tag eine plötzliche Steigerung der Inkorporationsrate einsetzt. Dies gilt offenbar nicht nur für den Einbau in die Proteine, sondern etwa einen Tag früher auch in die Nucleinsäuren. (Bei Mäusen tritt eine rasche Größenzunahme des Organs um den 14. Tag auf.) (*101*).

Als Grund für den plötzlichen Wachstumsschub der Leber ist die Nahrungsumstellung anzusehen. Das Einströmen neuer Nahrungsbestandteile macht offenbar während dieser Periode eine rasche Aktivierung zahlreicher Enzyme erforderlich. Diese Annahme wird gestützt durch die von uns nachgewiesene Neosynthese von Nucleinsäuren (als Matrizen für die Apoenzymmoleküle). Sehr wahrscheinlich liegen beim Menschen ganz entsprechende Verhältnisse vor.

In der menschlichen Leber ist anscheinend besonders der Stoffwechsel

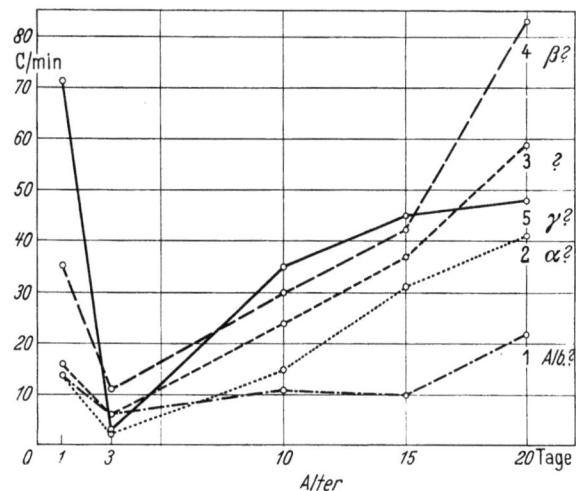

Abb. 1. Inkorporation von C[14]-Glycin nach 3 Std. in lösliche Leberproteine bei der Ratte C/min/2 mg Protein je Elektrophorese (Bestimmung nach KJELDAHL)

der zyklischen AS durch Enzymaktivierung charakterisiert. Schon früher war aufgefallen (*56*), daß Frühgeborene verschiedene Intermediärprodukte von Phenylalanin und Tyrosin im Urin ausscheiden. Dieser Befund ist mehrfach bestätigt worden (*68, 71*). Die nähere Analyse ergab, daß in der Leber von unreifen Neugeborenen die Tyrosinoxydierungsaktivität sehr viel niedriger ist als beim ausgetragenen Säugling und vor allem beim Erwachsenen (*49*). Es handelt sich hauptsächlich um einen Mangel an Transaminase (*50*). Aber auch die Phenylalaninhydroxylase fehlt bei Feten fast völlig und steigt nach der Geburt rasch an (*79*). Ein Adaptivenzym ist vielleicht das Tryptophanperoxydasesystem (*46*). Durch Substratinduktion gelingt es bei Meerschweinchenfeten allerdings nicht, die Aktivität des Enzymes zu steigern (*69a*). Wenige Minuten nach einer intraperitonealen Injektion von L-Tryptophan kommt es bei der Ratte zu einer massiven Aktivitätssteigerung dieses Fermentsystems. Es handelt sich dabei um eine echte Nettosynthese von Enzymprotein, wobei einVerlust von N-haltigem Material

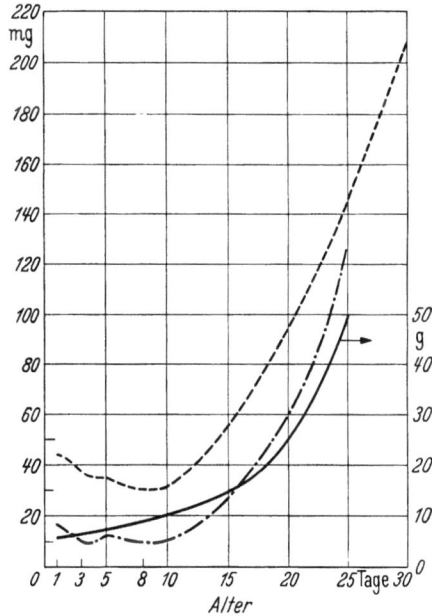

Abb. 2. —— Gewicht der Tiere, — — — Gewicht der nicht löslichen Proteine, —·—·— Gewicht der löslichen Proteine (nach KJELDAHL)

aus der Mitochondrienfraktion der Leberzellen auftritt; allerdings sinkt die
Fermentaktivität später wieder ab. Die Aktivität der Tyrosin- und Phenyl-
alaninoxydationsfermente steigt unmittelbar mit der Geburt fast auf die Erwachsenenwerte an. Hier kann es sich also nicht um eine de novo-Synthese
handeln, sondern um einen plötzlichen Aktivierungs- oder Enthemmungsvorgang.
Wahrscheinlich spielt der Ausfall der Placenta dabei eine bedeutende Rolle.

Das Ausbleiben der Enzymaktivierung im Stoffwechselcyclus der aromatischen AS
führt zur:

1. Alkaptonurie (Fehlen der Homogentisinsäureoxydase)
2. Phenylketonurie (Fehlen der Phenylalaninhydroxylase)
3. Albinismus (Fehlen der Tyrosinase).

Auch zahlreiche Fermente des Kohlenhydratstoffwechsels scheinen bei der
Geburt noch nicht ihre volle Aktivität erlangt zu haben (vgl. S. 194).

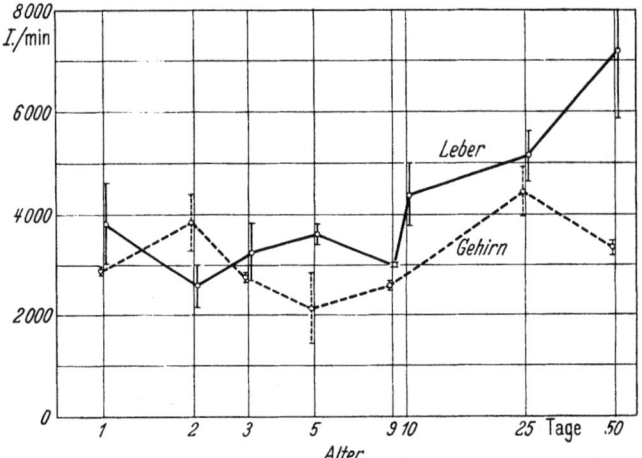

Abb. 3. Das Verhalten der spez. Aktivität der Leber- und Gehirnproteine während der ersten 50 Lebenstage bei
Kaninchen nach S³⁵-Methioninzufuhr

Von den bis jetzt untersuchten Fermenten verhalten sich Arginase, Katalase,
Esterase, die Enzyme des Harnstoffcyclus, die Cystindesulfurase und die Cyto-
chrom-, Succin- und Cholinoxydase insofern gleichsinnig, als sie im fetalen Leber-
gewebe weitgehend fehlen oder ihre Aktivität stark herabgesetzt ist (35, 46a, 66a,
78a). Im fetalen Gehirn ist kürzlich (29) eine extrem niedrige Phosphorylase und
Succinodehydrase (histochemisch) festgestellt. Dies trifft ebenfalls für die Fructo-
kinase der Leber (51) sowie für die Adenylpyrophosphatase (67) zu. SCHEINBERG u.
Mitarb. (85) berichten, daß auch das Coeruloplasmin (welches wahrscheinlich in der
Leber synthetisiert wird) im Serum von Neugeborenen vermindert ist (vgl. S. 192f.).
Erhöhte Werte wurden dagegen für die Desoxyribonucleinase (DNase) im Blut von
Frühgeborenen bestimmt (73). Die Autoren diskutieren eine Unreife der Leber in
Form einer Herabsetzung der Eliminierung dieses Enzyms aus dem Blutkreislauf.
Eigene Bestimmungen dieses Ferments haben nicht regelmäßig eine Vermehrung bei
Frühgeborenen ergeben. Nach BRODY (8a) besteht eine enge Beziehung zwischen der
DNase-Aktivität und der Wachstumsgeschwindigkeit. Für die Entgiftungsfunktion
der Leber ist es bedeutsam, daß die Glucuronyltransferase bei der Geburt noch nicht
voll aktiv ist (22) (vgl. S. 175).

Im Gegensatz zu den oben erwähnten Enzymen müssen die Fermente, welche
die Proteinsynthese gewährleisten, auch in der fetalen Leber bereits recht aktiv

sein. Beweis dafür ist das rasche Wachstum des Organs in utero sowie die hohe Inkorporationsrate der markierten AS in unseren Versuchen. Früher hatte man diskutiert, daß die Kathepsinaktivität eines Organs Ausdruck seiner Wachstumsintensität sei. In fetalen Geweben ist sie aber niedriger als beim Muttertier (Lit. bei *63a*). Regenerierende Gewebe weisen eine hohe Kathepsinaktivität auf (*35*). Leberschnitte von Feten des 3. und 4. Schwangerschaftsmonats haben bereits die Fähigkeit zur Plasmaproteinsynthese (*19*). Die sog. Reserveproteine zeigen allerdings eine ausgesprochene Altersabhängigkeit (*41*). Bei Frühgeborenen soll die Herabsetzung des Proteinbestandes zur ,,Albuminocholie" (*105*) der Leber führen.

Grundsätzlich zu unterscheiden von den formativen Entwicklungsprozessen in der Leberenzymstruktur sind die Veränderungen der Fermentaktivitäten, welche aus Verschiebungen des Eiweißgehaltes der Nahrung resultieren (*59, 63, 64, 93*). Weitgehend von der Höhe der Eiweißzufuhr sind folgende Leberenzyme abhängig: Arginase, Katalase, Xanthindehydrogenase, Kathepsin und alkalische Phosphatase. Diese Fermente sinken parallel mit dem Eiweißgehalt der Leber ab und werden auch prompt wieder auf ihre alte Aktivität restauriert. Diese Ergebnisse unterstreichen, daß auch die Enzyme der Leber am raschen Stoffwechsel der übrigen Proteine teilnehmen. Infolge der großen Reserven des Organismus wird dieser Fermentabfall, an dem sich sicher auch zahlreiche andere noch nicht studierte Fermente beteiligen, nur selten eine kritische Bedeutung erlangen. Dies kann dann der Fall sein, wenn zu dem Eiweißmangel der Nahrung zusätzliche Belastungen wie Erkrankungen oder eine Giftzufuhr hinzutreten. Russische Autoren (*44*) haben nachgewiesen, daß nach langdauerndem Eiweißmangel irreversible Störungen in dem gesamten Enzymgefüge der Leber auftreten. Diese tierexperimentellen Befunde haben eine Parallele in der Säuglingsatrophie. Hier dauert es oft Wochen, bis die Leberenzyme ihre normale Aktivität anscheinend wieder erreichen und damit das Gedeihen einsetzt.

Bei der Diskussion über den Enzymgehalt, d. h. über die Zahl der enzymatisch aktiven Partikel in einem sich entwickelnden Organ, darf nicht vergessen werden, daß dieser Wert keinesfalls mit der gemessenen Enzymaktivität gleichgesetzt werden darf. Die gefundene Fermentaktivität ist nicht nur eine Funktion der Anzahl der Enzymmoleküle, sondern auch der Substratsättigung, von vorhandenen Aktivatoren, Hemmstoffen usw. Eine Aussage über den Enzym-,,Gehalt" ist streng genommen nur dann gültig, wenn die Messung unter den Bedingungen des jeweiligen «milieu interieur» erfolgt. Letzteres ist aber keineswegs identisch mit den ,,Optimalbedingungen" des in vitro-Testes. Dieses Postulat trifft für die Interpretation und die Versuchsanordnung der wenigsten Befunde zu, die bis jetzt publiziert wurden. Der erstmalige Nachweis eines Enzyms zu einem bestimmten Zeitpunkt beweist nicht unbedingt die de novo-Synthese (,,Epigenetische" Synthese) des spezifischen Proteins. Das Ferment kann längere Zeit bereits in einer inaktiven Form vorgelegen haben.

Besonders schwierig ist jedoch auf dem Gebiet der Physiologie der Entwicklung die Festlegung des richtigen Bezugswertes. Es wäre am sinnvollsten, dafür eine bestimmte Zellzahl zu verwenden. In der jugendlichen Leber finden sich aber neben den Parenchymzellen die verschiedensten Zellelemente (vor allem Vorstufen der Blutzellen), so daß die gezählten Kerne eine wenig verläßliche Basis darstellen. Auf Gewichtseinheit zu beziehen ist wegen des wechselnden Wassergehaltes noch weniger sinnvoll. So bleibt als Bezugswert nur der N-Gehalt.

Neben den Fermenten und den energieliefernden Prozessen ist eine der entscheidenden Voraussetzungen für den raschen Eiweißaufbau ein hohes Angebot aller für die Synthese des jeweiligen Proteins erforderlichen AS.

Derzeit gilt es als gesichert, daß die Eiweißkörper grundsätzlich aus einzelnen AS und nicht aus Zwischenprodukten aufgebaut werden (*6*). Dies wurde u. a. durch Verwendung von AS mit doppelter oder mehrfacher Markierung wahrscheinlich gemacht (*2, 62, 98*). Es ist kaum zu bezweifeln, daß intermediär eine Aktivierung der AS an der Carboxylgruppe erfolgt (*39*). Diese aktivierten AS werden an den RNS-Matrizen (besonders an den Mikrosomen der Zellen) zu Peptidketten verknüpft. Einige Autoren glauben, daß Verbindungen von AS mit Fructose bei der Proteosynthese von Bedeutung sind (*7*).

Jugendliche Zellen sind in der Lage, die AS schneller und stärker zu konzentrieren als ältere Zellen (16). Möglicherweise vermag die embryonale Zelle infolge einer erhöhten Permeabilität der Membran auch größere Moleküle unverändert zu inkorporieren. Die älteren Befunde verschiedener Pädiater (38, 57, 69, 75, 86), daß der AS-Spiegel im fetalen Blut und in den Gewebsflüssigkeiten höher ist als bei erwachsenen Individuen, ist von uns (sowie 52) mit C^{14}-Lysin auch für die Ratte verifiziert worden (vgl. S. 232ff. u. 244). Es ist durchaus wahrscheinlich, daß das Ausmaß der Akkumulierung jeder einzelnen AS in die Organe von dessen anabolischer Aktivität abhängt (15). Offenbar soll eine höhere Substratsättigung der fermentativen Prozesse gewährleistet werden. Es ist deshalb schwer zu entscheiden, ob die Hyperaminoacidämie als ein Zeichen der Unreife der Leberfunktion gewertet werden kann, oder ob es sich nicht um ein Erfordernis für das rasche Wachstum handelt. Es wird diskutiert (65), daß der hohe Gewebsspiegel der AS beim wachsenden Individuum durch eine verminderte Aktivität der AS-Oxydase hervorgerufen wird und daß somit dieser Enzym„defekt" das Wachstum überhaupt erst ermöglicht. Eine Stütze erhält diese Anschauung durch den Befund (4), daß eine inverse Beziehung zwischen der Transaminaseaktivität und der Eiweißsyntheserate bestehen soll. Allerdings wurde von anderen Autoren die Transaminaseaktivität im Nabelschnurblut und bei Neugeborenen (1a, 47a) erhöht gefunden (32) (vgl. auch S. 187 ff.).

Unter den AS scheint das Lysin eine besondere Bedeutung zu haben, jedenfalls wurde von uns (86) das höchste Konzentrationsgefälle zwischen Mutter/Fet von allen AS für diese Hexonbase bestimmt. Dies haben andere (111) für die Ratte bestätigt. Wie sehr die Ernährung die Einbaurate von markierten AS in die Leberproteine bei jungen Tieren beeinflußt, demonstriert folgende Tabelle 5 (45).

Es zeigt sich, daß der Mangelzustand an essentiellen AS zunächst zu einer eindrucksvollen Erhöhung der Einbaurate von Lysin führt. Eine langdauernde kohlenhydratfreie Ernährung vermindert den Einbau von C^{14}-Lysin. Eine Beeinflussung der funktionellen Entwicklung durch die Ernährung muß hier angenommen werden.

Wachstum könnte auch durch eine Abbremsung der katabolischen Prozesse ausgelöst sein (82). Deshalb ist die Kenntnis der Halbwertzeit der Proteine der in Entwicklung begriffenen Leber — als Ausdruck der Um- und Abbaurate — von besonderer Bedeutung. Für den Menschen (Erwachsenen) liegen derartige Berechnungen vor (95) (errechnete Halbwertzeit 10 Tage). Für die Laboratoriumstiere schwanken je nach der Versuchsanordnung die Werte der Literatur ungewöhnlich stark (sie liegen zwischen 2 und 9 Tagen) (40, 70, 103). Eigene Messungen der Halbwertzeit bei Kaninchen (76) zeigt Abb. 4.

Dabei ist zu berücksichtigen, daß die Organproteine in ihrer Umsatzgeschwindigkeit sehr inhomogen sind. Sehr wahrscheinlich besteht eine Parallele zwischen der Höhe des Grundumsatzes und der Eiweißumbaurate (Halbwertzeit der Proteine).

Tabelle 5. *Spezifische Aktivität der Leberproteine von etwa 30 g schweren Ratten nach eiweißarmer Ernährung*

Eiweißarme Kost in Tagen	Impulszahl
6	6730
9	20284
14	16176
Kontrollen	4460

Um festzustellen, ob sich die Einbaugeschwindigkeit von markierten AS (d. h. die Proteinsyntheserate) und deren erneute Freisetzung während der Postnatalperiode ändert, haben wir Ratten vom 1. bis zum 30. Lebenstag intraperitoneal C^{14}-Glycin verabfolgt und je 2 bzw. 4 Tiere nach $1/2$, $1^1/2$, 3 und 6 Std. getötet (102). In Übereinstimmung mit L. L. MILLER (65) fanden wir bei allen Tieren die höchste Markierung der löslichen und unlöslichen Leberproteine innerhalb der ersten 3 Std. Nach 6 Std. war bereits wieder ein merklicher Abfall der spezifischen Aktivität festzustellen. Dies läßt sich offenbar nur so interpretieren, daß der größte Teil der Leberproteine eine Halbwertzeit in den ersten Lebenstagen hat, welche unter 3 Std. liegt. Sichere Unterschiede in der Einbaugeschwindigkeit ließen sich nicht nachweisen, wohl aber in der Höhe der spezifischen Aktivität (s. Kurvenbild Nr. 1). Die Halbwertzeiten injizierter Albumine und δ-Globuline betrugen bei 10 Tage alten Kaninchen *die Hälfte* der HLZ erwachsener Tiere. Damit ist bewiesen, daß die gesteigerte Protosynthese während des Wachstums nicht nur mit keiner Verzögerung des Abbaues einhergeht, sondern sogar durch eine erhöhte katabolische Rate charakterisiert ist. Weitere Einzelheiten siehe bei *102*.

Zweifelsohne haben verschiedene *Hormone* auch einen Einfluß auf die funktionelle Entwicklung des Proteinumsatzes der Leber. Dieser kann wie bei den Glucocorticoiden der Nebenniere über eine Blockade der Synthesevorgänge (*107*) ablaufen oder durch eine Störung der energieliefernden Prozesse (z. B. durch sog. Entkoppler wie Thyroxin) (*61*) erfolgen. Die Wirkung der Androgene ist eingehend studiert worden (*47*). Diese stimulieren den Eiweißaufbau hauptsächlich in der Niere. Das Wachstumshormon (STH) scheint auf die Größenzunahme der Leber keinen Einfluß auszuüben (*25*). Seine Wirkung erstreckt sich offenbar hauptsächlich auf die Chondro- und Osteogenese sowie

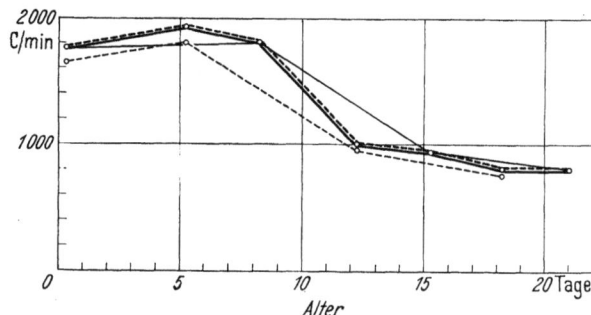

Abb. 4. Bestimmung der Halbwertzeit der Leberproteine bei erwachsenen Kaninchen (Operationsergebnisse). Spezifische Aktivität der Leberproteine: C/min/1 mg N korrigiert auf Halbwertzeit von S^{35}. ===== interpolierte Werte der beiden Versuche

auf die Entwicklung der Muskulatur (*21, 27, 34*). Einzelne Fermente, wie die Hexokinase (*17*), die Enzyme der Mikrosomen (*81*) und auch spezifische Syntheseprozesse (wie die von Fibrinogen) (*13*) der Leber werden aber durch Hypophysenvorderlappenhormone teils gehemmt, teils stimuliert. Auch die Succinodehydrase verschiedener Organe wird durch STH stimuliert (*103a*).

Wahrscheinlich ist der Effekt des STH vom jeweiligen Entwicklungszustand des Organs bzw. des Organismus abhängig (daher entweder symmetrisches Wachstum bzw. Akromegalie). Außerdem sind nicht nur Menge und Wertigkeit der Nahrungsproteine, sondern das Vorhandensein jedes essentiellen Nahrungsbestandteiles für die Konditionierung des Wachstumshormons von entscheidender Bedeutung. Dies trifft offenbar auch besonders für Vitamin B_{12} zu (*109*). Darüber hinaus kann das STH seine optimale Wirkung nur dann entfalten, wenn alle anderen endokrinen Drüsen einen normalen Funktionszustand aufweisen und wenn die energetischen Belange voll erfüllt sind. Es erstaunt nicht, daß die aus der klinischen Erfahrung geläufige Beobachtung des hepatischen Infantilismus sich auch experimentell unterbauen ließ (*26, 66*), und daß eine normal funktionierende Leber für die Wirkung von STH als essentiell anzusehen ist (vgl. S. 385).

Versucht man die z. T. recht divergierenden Befunde der Literatur über die primäre Wirkung von STH kritisch zu sichten, so kann als weitgehend gesichert angesehen werden, daß das Hormon direkt oder über eine Insulinausscheidung (Insulin führt zu einem Abfall der Blut-AS) (*87*) die Aufnahme von AS durch die meisten Gewebe stimuliert (*5, 83*). Dies läßt sich auch durch Versuche mit markierten Verbindungen verifizieren (*26*). STH führt zu einem Abfall der AS-Werte im Blut und in der Gewebsflüssigkeit. Neuerdings wird postuliert, daß neben den Nebennierenrindenhormonen auch das STH primär auf die Mikrosomen und ihre Fermente wirkt und den Einbau markierter Vorstufen in die RNS steigert (*80*).

Über die funktionelle Entwicklung vieler anderer Teilfunktionen der Leber im Proteinumsatz ist nichts bekannt. Die Erhöhung der Harnsäurewerte im Blut der Neugeborenen (*94*) (vgl. S. 248) weist darauf hin, daß die Purinkörperoxydation optimal funktioniert. Hinweise auf einen ungenügenden oder fehlgesteuerten Abbau von Eiweißbruchstücken, der auf Zwischenstufen [sog. „Oxyprotein- säuren" (*97*) oder Polypeptiden] halt macht, haben wir nicht.

Es bleibt noch eine kurze Diskussion des Kreatinstoffwechsels. Mehrfach wurde festgestellt (*99*), daß die Kreatininausscheidung bei jungen Säuglingen nur etwa $^1/_5$ jener der Erwachsenen beträgt, wenn man sie auf kg Körpergewicht bezieht. Das dürfte seine Ursache in der geringeren Muskelmasse haben; diese macht beim Neugeborenen nur 23% des Gesamtorganismus gegenüber 43% beim Erwachsenen aus (*12*). Junge Frühgeborene scheiden kein oder kaum Kreatinin aus (*60*). Man muß wohl annehmen, daß bei ihnen die Syntheserate dieser Verbindung in der Leber vermindert ist.

Es entspricht der Gesamtkonzeption des Wachstumsstoffwechsels und unseren Ergebnisse bei Feten, daß nach partieller Hepatektomie der RNS-Gehalt des Organs rasch zunimmt — er erreicht am 2. Tag nach der Operation ein Maximum — (*9, 73*) und sinkt ebenso schnell auf einen „normalen" Wert ab. Erst vom 3. Tag ab erhöht sich auch der DNS-Gehalt (*54*) des Organs. Andere Autoren (*8a*) fanden allerdings eine wesentlich raschere Reaktion der DNA und vor allem der DN-ase. Die erhöhte DNA-Synthese sei ein biochemisches Charakteristikum des hyperplastischen Wachstums (*8a*). Während einige Untersucher (*17a, 18a*) keine Veränderungen in der Nucleotidstruktur teilhepatektomierter Tiere fanden, wollen andere (*53a*) Verschiebungen in der Cytidyl- und Guanylstruktur sogar durch Hungern nachgewiesen haben. Junge Ratten haben zwar eine wesentlich höhere Kapazität zur Leberregeneration (*10*), aber grundsätzlich behält die Leber ihre Fähigkeit, Parenchymzellen zu ersetzen, bis ins hohe Alter (*33*). Bei der menschlichen Hepatitis und Lebercirrhose hält sich das kompensatorische Wachs- tum meist in engen Grenzen. In Übereinstimmung mit den Verhältnissen beim fetalen Organ normalisieren sich die Enzyme der Mikrosomen parallel mit der Regeneration des Leberparenchyms, während die Mitochondrien-Fermente (Suc- cinodehydrase, Oxalessigsäureoxydase, ATP-ase, Cytochromreduktase, Amino- säurenoxydase usw.) oft um Wochen nachhinken (*36*).

Bei jungen Tieren kann bei fortwährender Stoffwechselbelastung das Leber- wachstum auch jenseits des „kritischen" Gewichtes in ein disproportioniertes Wachstum mit erneuter Zellvermehrung umschlagen. Es erhebt sich hier zwanglos als eines der bemerkenswertesten Entwicklungsprobleme die Frage nach der Kontrolle des Wachstums (*106*) jedes einzelnen Organs. — Offenbar sind die Zellkerne von einer bestimmten Entwicklungsphase ab irreversibel spezialisiert (so bildet z. B. der Muskelzellkern nur noch Myosin usw.). Es besteht aber auch die Möglichkeit, daß die Leistungsbreite der Kerne erhalten bleibt und nur die cytoplasmatischen Determinatoren für die Entwicklung ausschlaggebend sind. Es wurden jedenfalls „Induktoren" aus verschiedenen Organen isoliert (RNS- Bruchstücke?) (*37*), welche hochspezifisch nur die Entwicklung der jeweiligen Struktur katalysieren (*11, 99a, 104*). Auch ein leberspezifischer Wuchsstoff wurde durch Versuche mit Parabiose-Tieren (*11*) und durch Injektion von Serum teilhepat- ektomierter Ratten (*30*) sichergestellt. Das reife Individuum entsteht wohl auf Grund einer biochemischen „Balance-Reaktion" (*106*) als Resultat des Strebens nach einem Gleichgewichtszustand innerhalb der einzelnen Organe und der Funktionskreise in den Organen.

Literatur

(1) ADAM, A.: In J. BROCK, Biologische Daten für den Kinderarzt, Bd. 1, S. 559. Berlin-Göttingen-Heidelberg: Springer 1954. — (1a) ABELSON, N. M., and T. R. BOGGS: Amer. J. Dis. Child. 92, 512 (1956). — (2) ASKONAS, B. A., and P. B. CAMPBELL: Biochem. J. 61, 105 (1955).

(3) BARCROFT, J.: Researches on prenatal life. Springfield, Ill.: Charles Thomas Publ. 1947. — (4) BARTLETT, P. D., and M. GLYNN: J. biol. Chem. 187, 216 (1950); Fed. Proc. 11, 184 (1952). — (5) BARTLETT, P. D., and O. H. GAEBLER: J. biol. Chem. 196, 1, 11 (1952). — (6) BORSOOK, K.: Fortschr. Chemie org. Naturstoffe (Zechmeister) 2, 292 (1952); III. internat. Congress f. Biochemie Brüssel 1955. — (7) BORSOOK, H.: A. A. BRAMS, and P. H. LOWY: J. biol. Chem. 215, 111 (1955). — (8) BRACHET, J.: Chemical embryology. New York: Interscience Publ. 1950. — (8a) BRODY, S.: Nature (Lond.) 182, 1386 (1958). — (9) BRUES, A. M., M. M. TRACY and W. E. COHN: J. biol. Chem. 155, 619 (1944). — (10) BUCHER, N. L. R., and A. D. GLINOS: Cancer Res. 10, 324 (1950). — (11) BUCHER, N. L. R., J. F. SCOTT and J. C. AUB: Cancer Res. 11, 457 (1951).

(12) CAMERER, W. L.: Handbuch der Kinderheilkunde. Leipzig: Vogel 1906. — (13) CAMPBELL, J., J. S. MUNROE, H. R. HANSLER and J. W. F. DAVIDSON: Endocrinologie 53, 549 (1953). — (14) CASPERSSON, T. O.: Cell growth and cell function. New York: Nordhorn and Co. 1950. — (15) CHRISTENSEN, H. N.: In „Amino acid metabolism". Ed. W. D. McELROY and B. GLASS. Baltimore: Johns Hopkins Press 1955. — (16) CHRISTENSTEIN, H. N., J. A. STREICHER and R. L. ELBINGER: J. biol. Chem. 172, 515 (1948). — (17) COLOWICK, S. P., G. T. CORI and M. W. SLEIN: J. biol. Chem. 168, 583 (1947). — (17a) COX, R. S.: Biochim. biophys. Acta 24, 61 (1957). — (18) COWDRY, E. V.: Problems of ageing. Baltimore 1942. — (18a) CROSBIE, G. W., M. S. GMELLIE and J. N. DAVIDSON: Biochem. J. 54, 287 (1953).

(19) DANCIS, J., N. BRAVERMAN and J. LIND: J. clin. Invest. 36, 398 (1957). — (20) DAVIDSON, J. N.: In E. CHARGAFF and J. N. DAVIDSON: The nucleid acids. Vol. 1 and 2. New York: Academic Press 1955. — (21) DENKO, C. W., and D. M. BERGENSTAL: Endocrinology 57, 76 (1955). — (21a) DRISCOLL, S. G, and D. Y. HSIA: Pediatrics 22, Suppl. 1958. — (22) DUTTON, G. J., and C. G. GREIG: Biochem. J. 66, 52 P (1957).

(23) ELIAS, H.: Acta hepatol. 3, 1 (1955). — (24) EMERY, J. L.: Arch. Dis. Child. 28, 463 (1953). — (25) EVANS, H. M., M. E. SIMPSON and CH. LI: Growth 12, 15 (1948).

(26) FRAME, E. G., and J. A. RUSSEL: Endocrinology 39, 420 (1946). — (27) FREUD, J., L. H. LEVIN and D. B. KROON: J. Endocr. 1, 56 (1939). — (28) FRIEDBERG, F., and D. M. GREENBERG: Arch. Biochem. 17, 193 (1948). — (29) FRIEDE, R.: Z. physiol. Chem. 310, 4 (1958). — (30) FRIEDRICH-FRESKA-H., u. F. G. ZAKI: Z. Naturforsch. 9 b, 394 (1954).

(31) GEBHARD, W., K. SCHREIER u. H. PLÜCKTHUN: In Vorbereitung. — (32) GLENDENING, M. B., A. M. COEHN and E. W. PAGE: Proc. Soc. exp. Biol. (N. Y.) 90, 25 (1955). — (33) GLINOS, A. D.: Anat. Rec. 103, 456 (1949). — (34) GREENBAUM, A. L., and F. G. YOUNG: J. Endocr. 9, 127 (1953). — (35) GREENSTEIN, J. P.: Biochemistry of Cancer 2. Ed. S. 327. New York: Academic Press 1954.

(36) HARKNES, R. D.: J. Physiol. 117, 267 (1952). — (37) HAYASHI, Y.: Embryologia 2, 145 (1955); 3, 69 (1956). — (38) HELLMUTH, K.: Arch. Gynäk. 18, 118 (1923). — (39) HOAGLAND, M. B.: Fed. Proc. 14, 235 (1955); Biochim. biophys. Acta 16, 288 (1955). — (40) HOBERMAN, H. D.: J. biol. Chem. 188, 797 (1951). — (41) HRUZA, Z.: In Problems of physiology of the pre-weaning period in man and mammals. Prag 1956. — (42) HULTIN, T.: Exp. Cell. Res. 1, 376 (1950).

(43) JACOBY, W.: Arch. Entwickl. Mech. 106, 124 (1925); 141, 584 (1952).

(44) KAPLANSKY, S., N. BEREZOWSKAYA and Z. G. SMERLING: Biochimia 10, 401 (1946). — (45) KAZASSIS, K., u. K. SCHREIER: In Vorbereitung. — (46) KNOX, W. E., and V. H. AUERBACH: J. biol. Chem. 214, 307 (1955). — (46a) KENSLER, G. J., M. RUDDEN, E. SHAPIRO and H. LANGEMANN: Proc. Soc. exp. Biol. 79. 39 (1952). — (47) KOCHAKIAN, H. D.: Schweiz. med. Wschr. 81, 985 (1951). — (47a) KOVE, S., S. GOLDSTEIN and WROBLEWSKI: Pediatrics 20, 584 (1957). — (48) KOWALSKI: Zit. nach ADAM. — (49) KRETCHMER, N., S. Z. LEVINE, H. McNAMARA and H. L. BARNETT: J. clin. Invest. 35, 236 (1956). — (50) KRETCHMER, N., and H. McNAMARA: J. clin. Invest. 35, 1089 (1956). — (51) KUYPER, C. M. A.: De fructokinase van de lever. Nijmwegen: Gebr. Janssen 1955.

(52) LAJTHA, A.: J. Neurochem. 2, 209 (1958). — (53) LAJTHA, A., S. FURST, A. GERSTEIN and H. WAELSCH: J. Neurochem. 1, 289 (1957). — (53a) LAMIRANDE, G. DE, C. ALLARD and A. CANTERO: Biochim. biophys. Acta 27, 395 (1958). — (54) LAQUERRIERE, R.: Nature (Lond.) 180, 1199 (1957). — (55) LEE, N. D., and R. H. WILLIAMS: J. biol. Chem. 204, 477 (1953). — (56) LEVINE, S. Z., E. MARPLES and H. H. GORDON: J. clin. Invest. 20, 199 (1941). — (57) LICHTENSTEIN, A.: Z. Kinderheilk. 51, 748 (1931). — (58) LINZBACH, A. J.: Handbuch allg. Pathologie Bd. 6/1. Berlin-Göttingen-Heidelberg: Springer 1955.

(59) MANDELSTAN, J., and J. YUDKIN: Biochem. J. 51, 681 (1952). — (60) MARPLES, E.: Amer. J. Dis. Child. 64, 996 (1942). — (61) MARTIUS, C.: 5. Coll. Ges. f. Physiol. Chem. S. 143.

Berlin-Göttingen-Heidelberg: Springer 1955. — (62) McFarlane, A. S.: Biochem. J. **62,** 135 (1956). — (63) McQuarrie, E. B., and A. T. Venosa: Science **101,** 493 (1945). — (64) Miller, L. L.: J. biol. Chem. **172,** 113 (1948). — (65) Miller, L. L.: Persönl. Mitteilungen. — (66) Mirsky, J. A.: Endocrinology **25,** 52 (1939). — (66a) Mondy, N. J., D. R. Strength, L. F. Gray and L. J. Daniel: Proc. Soc. exp. Biol. **87,** 129 (1954). — (67) Moog, F.: J. exp. Zool. **105,** 209 (1947). — (68) Morris, J. E., E. R. Harpur and A. Goldbloom: J. clin. Invest. **29,** 325 (1950). — (69) Morse, A.: Bull. Johns Hopk. Hosp. **28,** 199 (1917).

(69a) Nemeth, A. M., and V. T. Nachmias: Science **128** 1085 (1958). — (70) Niklas, A., E. Quincke, W. Maurer and H. Neyen: Biochem. Z. **330,** 1 (1958). — (71) Nitowsky, H. M., C. D. Govan and H. H. Gordon: Amer. J. Dis. Child. **85,** 462 (1953). — (72) Novikoff, A. B., and V. F. Potter: Fed. Proc. **6,** 281 (1947).

(73) Obrinsky, W., N. B. Kurnick and E. G. Fichter: Pediatrics **15,** 26 (1955).

(74) Pfuhl, W.: Die Leber. In Handbuch der mikroskopischen Anatomie des Menschen. Bd. 5/2. Berlin-Göttingen-Heidelberg: Springer 1932. — (75) Plass, E. D., and C. W. Matthews: Bull. Johns Hopk. Hosp. **36,** 393 (1924). — (76) Porath, U., H. Plückthun u. K. Schreier: In Vorbereitung. — (77) Porath, U., R. Hein, K. Schreier u. H. Plückthun: In Vorbereitung. — (78) Portman: Zit. bei E. Moser: Ann. paediat. (Basel) **178,** 1 (1952). (78a) Potter, V. R., W. C. Schneider and G. J. Leibl: Cancer Res. **5,** 21 (1945). —

(79) Reem, G. H., and N. Kretchmer: Proc. Soc. exp. Biol. (N. Y.) **96,** 458 (1957). — (80) Reid, D., M. A. O'Neal and J. Lewin: Biochem. J. **64,** 730 (1956). — (81) Reid, E., B. M. Stevens and V. C. E. Burnop: Biochem. J. **64,** 33 (1956). — (82) Rittenberg, D., and D. Shemin: Currents in Biochemical Res. S. 272. Ed. by D. E. Green, New York 1946. — (83) Russel, J. A.: Endocrinology **49,** 99 (1951). — (84) Rutnam, P.: Genetics **36,** 54 (1951).

(85) Scheinberg, J. H., and A. G. Morell: J. clin. Invest. **36,** 1193 (1957). — (86) Schreier, K., u. H. Stieg: Z. Kinderheilk. **86,** 563 (1950). — (87) Schreier, K., u. V. Szybbko: Klin. Wsschr. **31,** 430 (1953). — (88) Schreier, K., A. Raspe u. V. Heinke: Klin. Wschr. **33,** 1193 (1955). — (89) Schreier, K., E. Zöller, B. Vira-Wissarinow, H. G. Nöller u. P. O. Madsen: Ärztl. Forsch. **10,** 467 (1956). — (90) Schreier, K., K. Wirth u. W. Hack: Z. physiol. Chem. **304,** 186 (1956). — (91) Schreier, K.: Kinderärztl. Prax. Sonderbd. **1957,** 117. — (92) Schreier, K., E. Zöller u. G. Hartmann: Kinderärztl. Prax. **11,** 552 (1957). — (93) Schultz, J.: J. biol. Chem. **178,** 451 (1949). — (94) Sedgwick, J. P., and F. B. Kingbury: Amer. J. Dis. Child. **14,** 98 (1917). — (95) Shemin, D., and D. Rittenberg: J. biol. Chem. **153,** 401 (1944). — (96) Siekevitz, P.: J. biol. Chem. **195,** 549 (1952). — (97) Simon, S.: Z. Kinderheilk. **2,** 1 (1911). — (98) Simpson, M. V., and S. F. Velick: J. biol. Chem. **208,** 61 (1954). — (99) Smith, C. A.: The physiology of new born infant. 2. Ed. Springfield, Ill.: C. C. Thomas Publ. 1951. — (99a) Smythe, R. L., and R. O. Moore: Surgery **44,** 561 (1958). — (100) Sprinson, D. B., and D. Rittenberg: J. biol. Chem. **180,** 715 (1949). — (101) Stegmann, H.: Vortrag Freiburger Med. Gesellschaft 2. 2. 1954. Klin. Wschr. **32,** 1021 (1954). — (102) Strubbe, Ch., U. Porath, H. Plückthun u. K. Schreier: In Vorbereitung.

(103) Tarver, H.: The proteins. Ed. by Neurath and Bailey 2 b, S. 1199, 1955. — (104a) Telkkä, A., and V. K. Hopsu: Acta endocr. (Kbh.) **28,** 524 (1958). — (104) Toivonen, S., and L. Saxen: Exp. Cell. Res. Suppl. **3,** 346 (1955).

(105) Veith, G.: Mschr. Kinderheilk. **105,** 93 (1957).

(106) Weiss, P.: In biological specificity and growth. Princeton Univ. Press. 1955. — (107) Weston, J. C.: Growth **20,** 75 (1956). — (108) Whipple, G. H.: Zit. nach P. R. Cannon: Proc. Amer. Diabet. Ass. **8,** 55 (1949). — (109) Williams, J. N., W. J. Monson, A. E. Harper and C. A. Elvehjem: J. biol. Chem. **202,** 607 (1953). — (110) Wirth, K., u. K. Schreier: J. biol. Chem. **304,** 182 (1956). — (111) Witschafter, Z. T.: Amer. J. Obstet. Gynec. **75,** 718 (1958). — (112) Woolf, L. I., and M. E. Edmunds: Biochem. J. **47,** 630 (1950).

(113) Zamecnik, P. C., and E. B. Keller: J. biol. Chem. **209,** 337 (1954).

19. Der Fettstoffwechsel

Von

Kurt Schreier

Die Leber ist auch die wichtigste Fettbildungsstätte des Organismus und das Zentralorgan des Fettabbaues (48). Lediglich die Leberzellen sind in der Lage, unter extremen Stoffwechselbedingungen den Energiumsatz des Organismus in normaler Höhe durch Fettverbrennung aufrechtzuerhalten (48). Die Fermente zur Fettsynthese sind kürzlich isoliert worden (5a, 10a).

In nachfolgender Tabelle sind einige wichtige Aufgaben der Leber im Lipidhaushalt dargestellt:

Tabelle 1. *Funktionen der Leber im Lipidstoffwechsel*

1. Synthese der Gallensäuren ———→ Fettresorption im Darm
2. Synthese von Lipiden aus resorbierten Bausteinen
3. Synthese von Lipiden aus Intermediärprodukten des Kohlenhydrat- und Proteinstoffwechsels
4. Hydrierung und Dehydrierung von Fettsäuren
5. Abbau der Fette zu Acetat
6. Endoxydation der Lipide zu CO_2

Aus Versuchen mit markierten Vorstufen läßt sich der Schluß ziehen, daß zumindest bei der Ratte die Fett- und Cholesterinsynthese bei Feten rascher erfolgt als bei den Muttertieren (41a). Dieser Befund steht in einem gewissen Widerspruch zu den Untersuchungen an menschlichen Frühgeborenen. In Übereinstimmung mit älteren Autoren (22, 49) wurde in der Gallenblase und im Duodenalsaft von unreifen Neugeborenen eine Verminderung des Gallensäurengehaltes gefunden (11). Es wird allerdings eindringlich auf die unkontrollierbaren Veränderungen hingewiesen, denen sowohl die Blasengalle als auch der Duodenalsaft unterworfen sind, und auf Unzulänglichkeiten der Methode. Unterstellen wir die Ergebnisse als zutreffend, so muß man annehmen, daß die Sterinsynthese in der Leber von Frühgeborenen noch eine „werdende Funktion" ist. Dafür sprechen auch Untersuchungen (24), mit welchen eine gewisse Altersabhängigkeit des Steringehaltes der Leber festgestellt wurde. Wie Tab. 2 demonstriert, ist auch in der Leber junger Ratten lediglich die Cholesterinsynthese im Vergleich zum erwachsenen Tier deutlich herabgesetzt. Andererseits haben wir keinen Anhalt für eine Insuffizienz des Cholesterinumsatzes bei Frühgeborenen (51). Gallensäuren sollen aber das wichtigste Endprodukt des Cholesterinabbaues sein (9, 16, 46). Dem wurde vor kurzem widersprochen (15). Nach der Geburt finden sich Gallensäuren im Blut (28) (vgl. S. 275), während bei lebergesunden Kindern jenseits des Säuglingsalters (mit Hilfe einer colorimetrischen Methode) (27) keine mehr nachzuweisen sind (28).

Da unseres Wissens Halbwertzeitbestimmungen der Leberlipide während der menschlichen Entwicklung nicht vorliegen, kann die Frage nach der Intensität der Synthese von den einzelnen Lipiden bei Fet und Säuglingen nicht entschieden werden.

Bei Nagetieren enthält die Leber Neugeborener 4—6mal soviel Fett/g Gewebe wie das Organ der erwachsenen Tiere (40a). Beim menschlichen Neugeborenen dagegen ist der Fettgehalt der Leber nicht besonders hoch, wohl aber das Unterhautfettgewebe hervorragend entwickelt (17). Bei einem 3 kg schweren Neugeborenen beträgt der Fettgehalt des Körpers 12%. Meerschweinchen verlieren ihre Leberfett-Depots innerhalb der ersten Lebenstage.

Es ist andererseits lange bekannt, daß das Säuglingsblut alle Lipidbestandteile in niedrigerer Konzentration enthält als das der älteren Kinder und Erwachsenen. Die in der Literatur mitgeteilten Lipidwerte differieren allerdings außerordentlich (6, 38, 45). Nach der Geburt kommt es zunächst — wohl hauptsächlich im Zusammenhang mit der Nahrungsaufnahme — zu einem raschen Anstieg aller Fraktionen, ohne daß in den ersten Lebensjahren die Erwachsenenwerte erreicht werden (s. Abb. 2, S. 318). Es ist unmöglich, aus den widersprechenden Literaturangaben exakt den Zeitpunkt festzulegen, an dem die Serumlipide auf einen stabilen Spiegel einreguliert sind. Dies ist jedenfalls spätestens bei Beginn der Pubertät der Fall. Vielleicht sind die so weit fluktuierenden Werte der Blutlipide in der Postnatalperiode Ausdruck einer Instabilität der Regulationsmechanismen (47).

Das *Serumcholesterin* zeigt den geringsten Anstieg nach der Geburt und ist nach den mit verläßlicher Methodik vorgenommenen Untersuchungen (25) bereits im frühen Säuglingsalter auf einen Wert fixiert, welcher sich bis zur Pubertät nicht wesentlich ändert (vgl. S. 185). Frühgeborene zeigen keine signifikanten Verschiebungen der Serumcholesterinwerte im Vergleich zu ausgetragenen Säuglingen. Auch das Verhältnis freies Cholesterin/Estercholesterin verändert sich von der Geburt ab nicht merklich, so daß die Annahme berechtigt erscheint, daß die Leber die Cholesterinveresterung frühzeitig in ausreichendem Maße vornehmen kann. Die Synthese des Cholesterins und besonders der Cholesterinester scheint überhaupt ein wenig empfindlicher Prozeß zu sein, denn erst Verminderungen der Lebergesamtmasse um 70% führen zu einer meßbaren Herabsetzung der Veresterungskapazität des Organs (10). Die Halbwertzeit von Cholesterin beträgt beim Erwachsenen etwa 8 Tage (33).

Auch die *Phosphatidsynthese* ist eine sehr resistente Reaktionskette. Experimente mit P^{32} haben eine konstante Rate der Phospholipidbildung auch bei schweren Leberstörungen ergeben (36). Für den wachsenden Embryo spielt zweifelsohne die Placenta bei der Bereitstellung von Phosphatiden (und wohl auch anderen Lipiden) eine große Rolle (1). Diese dienen zur Energiegewinnung und als Bausteine. Lipide sind offenbar überhaupt die wichtigste Nahrungsquelle für den Keim (40). Man schätzt die Menge an Phosphatiden, welche der menschliche Fetus in der letzten Zeit der Schwangerschaft aus dem mütterlichen Blut entnimmt, auf 30 g täglich (7). Die Bedeutung der Phosphatide für die Wachstumsvorgänge (energetische Beziehungen zur RNS?) erhellt aus dem Befunde, daß nach partieller Hepatektomie der Umsatz dieser Lipidklasse im Lebergewebe stark erhöht ist (2). Die Gesamtumsatzgeschwindigkeit der Leber- und Plasmaphospholipide wird (für den Erwachsenen) auf 60—95 Std. berechnet (36). Mangel an hochungesättigten Fettsäuren (h. F.) hemmt die Phosphatidsynthesen (30). Das Wachstumshormon führt ebenfalls konstant zu einer Verminderung der Phospholipidbildung (35).

Die funktionelle Entwicklung des Umsatzes der *gesättigten und ungesättigten Fettsäuren* ist auch beim Tier bis heute nicht studiert. [In noch nicht abgeschlossenen eigenen Untersuchungen unter Verwendung von C^{14}-Acetat bei ganz jungen Ratten ergab sich in manchen Geweben eine Beschleunigung des Fettsäurenumsatzes.] Es ist deshalb auch nicht bekannt, ob die Leber oder die Peripherie in utero ein anders zusammengesetztes Fett synthetisiert als nach der Geburt. Jedenfalls treten während der Embryonalentwicklung 2 Arten von Fetten auf (14), und zwar zunächst „braunes" Fett, welches nach der Geburt (und z. T. auch schon vorher) in „weißes" Fett übergeht. Die Schnelligkeit dieser Überführung variiert beträchtlich, so daß man bei gleichaltrigen Säuglingen unterschiedlich erhaltene Lager von braunem Fettgewebe finden kann (3). Das Fett Neugeborener hat einen hohen Schmelzpunkt und enthält reichlich flüchtige Fettsäuren (12). Die Halbwertzeit der Gesamtfettsäuren beträgt in der Leber der erwachsenen Ratte 1,9 Tage, die der gesättigten Säuren nur einen Tag (39).

Fettsäurenbildung und -verbrennung ist natürlich vom Ausmaß des Glykogenabbaues und vom Angebot der Intermediärprodukte des Tricarbonsäurecyclus abhängig. Bei Bedarf kann die Leber zwar Dien- und Triensäuren in die Tetra- und höher ungesättigten Homologen dehydrogenieren, nicht aber die gesättigten Säuren und die Ölsäure zu Dienverbindungen desaturieren (4). Die „Fettintoleranz" mancher junger Säuglinge ist vielleicht durch den Mangel an ungesättigten Fettsäuren der Kuhmilch mitbedingt. Bei einer ungenügenden Zufuhr der h. F. ist die Phosphatidsynthese gehemmt (30) und die Aktivität der Leberlipase herabgesetzt

Tabelle 2. *Markierungsrate der Leberlipoide nach Injektion von etwa 70 000 Impulsen 1-C^{14}-Acetat/g/Ratte Imp./10 mg Trockensubstanz*

	32 junge Ratten	5 erwachsene Tiere
Gewicht	18 ± 2g	100 ± 2g
Phosphatide . .	1286	1430
Cholesterin . . .	196	339
Neutralfette . .	275	297
Cholesterinmenge /1 g Trockensubstanz . . .	100—115 mg	120—145 mg

(42) — es ergeben sich auch Störungen in der Mitochondrienfunktion; die Aktivität der Cytochromoxydase ist dagegen gesteigert (42).

Ein noch ungelöstes Problem ist der *Einfluß der Hormone auf den Fettumsatz* der Leber. In diesem Zusammenhang interessiert hauptsächlich jener des STH. Leider sind die Angaben der Literatur ungewöhnlich divergierend (8, 31, 32, 37). Der wichtigste Grund dafür ist in den Unterschieden der verwendeten Extrakte zu suchen. Inzwischen wissen wir, daß STH artspezifisch ist. Die meisten Studien sprechen dafür, daß STH, welches mit dem diabetogenen Prinzip identisch ist, eine Fettinfiltrierung der Leber bewirkt. Grundsätzlich stimmen aber alle Untersuchungen darin überein, daß Extrakte (und gereinigtes Wachstumshormon) eine Ketonämie erzeugen (5). Eine Parallele dazu ist die Neigung von Säuglingen und Kleinkindern zur Ketose. Es erhebt sich die Frage, ob diese ein Ausdruck der funktionellen Unreife der Leber oder doch zumindest eine typische Eigenschaft des frühkindlichen Stoffwechsels ist. Dazu ist zu sagen, daß grundsätzlich jeder Mangel an Glykogen (ob durch Hunger, durch kohlenhydratarme Ernährung, durch Gifte o. ä.) in jeder Altersperiode zu einer kompensatorischen Steigerung der Fettverbrennung und damit zur Ketose führt.

$$Glykogen$$
$$\Updownarrow \qquad \nearrow Aminosäuren$$
$$Pyruvat$$
$$\Updownarrow$$
$$Acetyl\text{-}CoA$$
$$\Updownarrow$$
$$Nahrungsfett \rightarrow Leberfett \leftrightharpoons Depotfett$$
$$\Updownarrow$$
$$Acetyl\text{-}CoA \leftrightharpoons Ketonkörper$$
$$\downarrow \qquad\qquad \downarrow$$
$$Endoxydation \ im \ Tricarbonsäurencyclus$$

Im vorstehenden Schema sind dazu einige wichtige Stufen der *Ketonkörperbildung* dargestellt. Durch Untersuchungen mit markierten Verbindungen wurde es neuerdings wahrscheinlich gemacht, daß die Leber einen großen Teil der ursprünglich zu Acetat abgebauten Fettsäuren als Acetoacetat in die Peripherie abgibt, da ihr das Acetoacetylaktivierungsenzym fehlt (20) und ihre Deacylase besonders aktiv ist (34). Ein Mangelzustand an Oxalessigsäure, die ja nur aus dem KH-Stoffwechsel stammt oder, anders ausgedrückt, an Wasserstoffreceptoren in Form von DPN, führt zwangsläufig zur Stauung oder Synthese der Acetonkörper. Da die Verbrennung der Acetatreste im Tricarbonsäurecyclus unterbleibt, werden zwei Mol Acetyl-CoA zu Acetoacetyl-CoA kondensiert. Die Ketonanämie in der frühen Jugend ist demnach nichts anderes als die Folge eines Kohlenhydratmangels, und die Neigung zur Ketose ist bedingt durch die relativ niedrigen Glykogenreserven in Leber und Muskulatur. Ob das Wachstumshormon, welches die Relation DPN/DPNH verschiebt (18, 21), maßgebend an der Ketophilie des jugendlichen Stoffwechsels beteiligt ist, ist unentschieden. Da die Ketogenese in einem hohen Maße von dem Funktionszustand der Leber abhängig ist (partielle Hepatektomie hemmt die Ketogenese), kann die Ketoseneigung als ein Zeichen dafür gewertet werden, daß die Cyclen des Fettstoffwechsels bereits bei jungen Säuglingen weitgehend funktionsfähig sind. Die Beobachtung, daß junge Säuglinge während der Hungeracidose keine Ketonurie aufweisen (13), ist nicht auf eine Insuffizienz der Leber zurückzuführen, sondern beruht möglicherweise auf dem erhöhten „hämorenalen Ketonindex" (29). Da die i.v. Injektion unveresterter Fettsäuren bei jungen Säuglingen nur zu einer geringeren Ketonämie führt als bei älteren Vergleichskindern (28a), darf angenommen werden, daß doch eine gewisse Herabsetzung der Ketogenese besteht. Daß die Hungerketose beim Brustkind weniger ausgeprägt ist als beim künstlich ernährten Säugling (43), mag auf die Tatsache zurückzuführen sein, daß die Galaktose eine stärkere ketolytische Wirkung entfaltet als die Glucose.

Schlußfolgerungen für die Klinik

Die Frage nach den Folgerungen, welche die klinische Pädiatrie aus den Studien zur Funktiogenese der beiden Komplexe: Proteinumsatz und Fettstoffwechsel in der Leber, ziehen darf, läßt sich dahingehend beantworten, daß wir auf letzterem Gebiet keinen sicheren Anhalt für eine Unreife der Leber selbst bei Frühgeborenen haben. Ob diese Aussage auch für solche unter 1500 g zutrifft, ist nicht zu entscheiden, da offensichtlich keine Untersuchungen vorliegen. Zweifelsohne kann die Leber auch der unreif Geborenen alle Prozesse der Proteosynthese hervorragend bewältigen. Mag auch die Aktivität von einer Reihe von Enzymen in der Perinatalperiode noch nicht die Werte des späteren Säuglings und Kleinkindes erreicht haben, scheint diese Aktivität doch bis auf seltene Ausnahmen für die jeweilige Entwicklungsphase ausreichend zu sein. Die Leistungsbreite der späteren Lebensalter ist allerdings nicht vorhanden, weshalb Belastungen im frühen Kindesalter eher zum Versagen einer der Partialfunktionen führen können. Da sich die einzelnen AS in ihrem Aufnahmemechanismus in die Zelle z. T. beträchtlich im negativen Sinne beeinflussen, ist für den wachsenden Organismus die Zufuhr von hohen Dosen einer Einzel-AS nicht nur unphysiologisch, sondern sogar schädlich. Die Hyperaminoacidurie nach einer proteinreichen Mahlzeit beim Säugling dürfte im wesentlichen renale Ursachen haben.

Literatur

(1) ARNAKI, M.: Klin. Wschr. **34**, 895 (1956). — (2) ARTOM, C.: Ann. Rev. Biochem. **22**, 211 (1952).
(3) BECKER, J.: Handbuch der Anatomie des Kindes. Bd. 2. S. 232. München: J. F. Bergmann 1929. — (4) BERNHARD, K., and R. SCHÖNHEIMER: J. biol. Chem. **133**, 707 (1940). —

(5) BONDY, P. K.: Yale J. Biol. Med. **26**, 263 (1954). — (5a) BRADY, R. O., and S. GURIN: J. biol. Chem. **199**, 421 (1952). — (6) BOYD, E. M.: Amer. J. Dis. Child. **52**, 1319 (1936). — (7) BOYD, E. M., and K. M. WILSON: J. clin. Invest. **14**, 7 (1935)

(8) CAMPBELL, J., J. S. MUNROE, H. R. HAUSLER and I. W. F. DAVIDSON: Endocrinology **53**, 549 (1953). — (9) CHAIKOFF, I. L., and M. D. SIPERSTEIN: J. biol. Chem. **198**, 93 (1952). — (10) CHANUTIN, A., and S. LUDEWIG: J. biol. Chem. **115**, 1 (1936). — (10a) DITURI, F., W. N. SHAW, J. V. B. WARMS and S. GURIN: J. biol. Chem. **226**, 407 (1957).

(11) DROESE, W.: Ann. paediat. (Basel) **178**, 121, 238 (1952).

(12) EGG,: Zit. nach GAEDE (17).

(13) FANCONI, G.: Ann. paediat. (Basel) **178**, 274 (1952). — (14) FEYRTER, F.: Wien. klin. Wschr. **1947**, 29. — (15) FRANTZ, I. D., J. B. CAREY et al.: Minnesota Med. **41**, 157 (1958). — (16) FRIEDMAN, M., S. O. BYERS and S. ST. GEORGE: Ann. Rev. Biochem. **25**, 613 (1956).

(17) GAEDE, K.: In J. BROCK, Biologische Daten für den Kinderarzt. Bd. 2. S. 158. Berlin-Göttingen-Heidelberg: Springer 1954. — (18) GLOCK, G. E., and P. McLEAN: Biochem. J. **61**, 397 (1955). — (19) GOLDWATER, W. A., and W. STETTEN: J. biol. Chem. **169**, 723 (1947). — (20) GREEN, D. E.: Clin. Chem. **1**, 53 (1955). — (21) GREENBAUM, A. L., and C. N. GRAYMORE: Biochem. J. **63**, 163 (1956). — (22) GREGO, R.: Boll. Soc. med.-chir. Modena **20/21**, 41 (1920).

(23) HARTMANN, R., K. SCHREIER u. I. WIEDERHOLT: In Vorbereitung. — (24) HENTSCHEL, H.: Z. Kinderheilk. **52**, 623 (1922). — (25) HODGES, R. G., W. M. SPERRY and D. H. ANDERSEN: Amer. J. Dis. Child. **65**, 858 (1943).

(26) IMRIE, C. G., and S. G. GRAHAM: J. biol. Chem. **44**, 243 (1920).

(27) JENKE, M.: Klin. Wschr. **18**, 317 (1939). — (28) JOPPICH, G.: Mschr. Kinderheilk. **101**, 51 (1953). — (28a) KAYE, R., and M. KUMAGAI: Amer. J. Dis. Child. **96**, 527 (1958).

(29) KRAINICK, H. G., and H. RICHARZ: Z. Kinderheilk. **69**, 262 (1951). — (30) KUNKEL, H. O., and J. N. WILLIAMS: J. biol. Chem. **189**, 755 (1951).

(31) LI, C. H., and H. M. EVANS: Recent Progr. Hormone Res. **3**, 3 (1948). — (32) LI, C. H., M. E. SIMPSON and H. M. EVANS: Arch. Biochem. **23**, 51 (1949). — (33) LONDON, J. M., and D. RITTENBERG: J. biol. Chem. **184**, 687 (1950). — (34) LYNEN, F.: Harvey Lect. **48**, 210 (1953).

(35) McCULLOCH, E. A., A. BRITTON, C. J. BARDAWILL and K. J. R. WIGHTMAN: Science **123**, 1084 (1956). — (36) MOSER, H. G., and K. EMERSON: J. clin. Invest. **34**, 1286 (1955).

(37) PAYNE, R. W.: Endocrinology **45**, 305 (1949). — (38) PETERS, J. P., and D. D. v. SLYKE: Quantitatice clin. Chemistry Interpretation. 2. Ed. London: Ballière 1946. — (39) PIHL, A., K. BLOCH and H. S. ANKER: J. biol. Chem. **183**, 441 (1950). — (40) POPJAK, G., and M. L. BEEKMANS: Biochem. J. **6**, 499 (1950). — (40a) POPJAK, G.: Nature (Lond.) **160**, 841 (1947).

(41) RAFSTED, S.: Acta paediat. (Uppsala) **44**, Suppl. 102 (1955). — (41a) ROSENMAN, R. H., and E. SHIBATA: Proc. Soc. exp. Biol. **81**, 296 (1952).

(42) SAKA, M. O., and U. SIPAHIOGELU: Amer. J. Physiol. **174**, 49 (1953). — (43) SCHLOSSMAN, A., u. H. MURSCHHAUSER: Biochem. Z. **56**, 355 (1913). — (44) SCHREIER, K.: In J. BROCK, Biologische Daten für den Kinderarzt. Bd. 2, S. 317. Berlin-Göttingen-Heidelberg: Springer 1954. — (44a) SCHREIER, K., u. A. SCHNELL: In Vorbereitung. — (45) SENN, M. J. E., and H. McNAMARA: Amer. J. Dis. Child. **53**, 445 (1937). — (46) SIPERSTEIN, M. D., and A. W. MURRAY: J. clin. Invest. **34**, 1449 (1955). — (47) SMITH, C. A.: The physiology of the newborn infant. Springfield, Ill.: Ch. Thomas 1951. — (48) STAYR, Z.: In FLASCHENTRÄGER-LEHNARTZ, Physiologische Chemie. Bd. II a, S. 1. Berlin-Göttingen-Heidelberg: Springer 1956.

(49) VENNDT, H., u. P. BLUM: Acta med. scand. **111**, 396 (1942).

(50) WERK, E. E., H. T. McPHERSON, L. W. HAMRICK, J. D. MYERS and F. L. ENGEL: J. clin. Invest. **34**, 1256 (1955). — (51) WHITELAW, M. J.: J. clin. Invest. **27**, 260 (1948). — (52) WIDDOWSON, E. M., and C. M. SPRAY: Arch. Dis. Child. **26**, 205 (1951).

20. Bilirubin und Bilirubinausscheidung

Von

K. BETKE

Mit 6 Abbildungen

Das Bilirubin und seine Eigenschaften

Täglich wird rund 1% des Bestandes an roten Blutzellen aufgelöst und durch neue Zellen ersetzt, täglich wird damit rund 1% des Blutfarbstoffbestandes frei. Der Blutfarbstoff kann nicht wieder für neue Zellen verwendet werden, sondern wird ebenfalls abgebaut. Eiweiß und Eisen des Hb werden im Körper wieder verwertet, das Prophyrin ist jedoch für den Organismus unbrauchbar. Aus ihm entsteht das Bilirubin. Damit, daß ein Blutfarbstoffwechsel existiert, erwächst für den Körper die Notwendigkeit, Bilirubin zu eliminieren.

Die gealterten Blutzellen werden in den Zellen des RES aufgelöst. Hier findet auch der Abbau des Blutfarbstoffs statt. Da ein Molekül Hb 4 Häme, also 4 Porphyrine enthält, entstehen aus einem Molekül Hb 4 Moleküle Bilirubin oder, anders ausgedrückt, aus 1 g Hb 35 mg Bilirubin (14).

Das so entstandene Bilirubin ist lipoidlöslich und bei physiologischem p_H unlöslich in Wasser. Zum Transport im Plasma wird es an Eiweiß gebunden, und zwar an Albumin (8, 17, 28). Bilirubin kann so, wie es entstanden ist, nicht ausgeschieden werden, sondern muß erst in eine ausscheidungsfähige Form gebracht werden. Das geschieht durch Koppelung mit Glucuronsäure. Die Bindung an Glucuronsäure ist ein Mechanismus, der vom Körper für die Entgiftung und Eliminierung verschiedener exogener und endogener Substanzen eingesetzt wird (39, 54, 58).

Die Kenntnisse über diese Vorgänge sind erst in den letzten Jahren erarbeitet worden. Den Anstoß dazu gab eine Reihe von Untersuchungen (11, 24, 47, 53), über die Natur von „direkt" und „indirekt" reagierendem Bilirubin. Mit Anwendung moderner chromatographischer Methoden gelang die Lösung der seit 40 Jahren (4) vergeblich bearbeiteten Fragestellung.

Kurz zusammengefaßt ist das Ergebnis folgendes [Schema Abb. 1 (s. 7, 48)]: Bilirubin kann an seinen beiden Propionsäureseitenketten mit Glucuronsäure verknüpft werden, und zwar in einer Esterbindung. Es gibt ein Monoglucuronid und ein Diglucuronid. Die Glucuronide sind im Gegensatz zu Bilirubin wasserlöslich, das Diglucuronid stärker als das Monoglucuronid. Von der Wasserlöslichkeit der Pigmente scheint nun im wesentlichen das Ergebnis der üblichen Bestimmung von „direktem" und „indirektem" Bilirubin abzuhängen. Mit gewissen Einschränkungen (vgl. 7, 48) kann man für den klinischen Gebrauch konstatieren, daß der direkt reagierende Anteil Bilirubinglucuronid, der indirekt reagierende unverestertes Bilirubin darstellt. — Die Bilirubinglucuronide werden übrigens im Plasma wie Bilirubin auch vorzugsweise an Albumin gebunden (23, 32), sind also nicht „frei", wie früher geglaubt wurde.

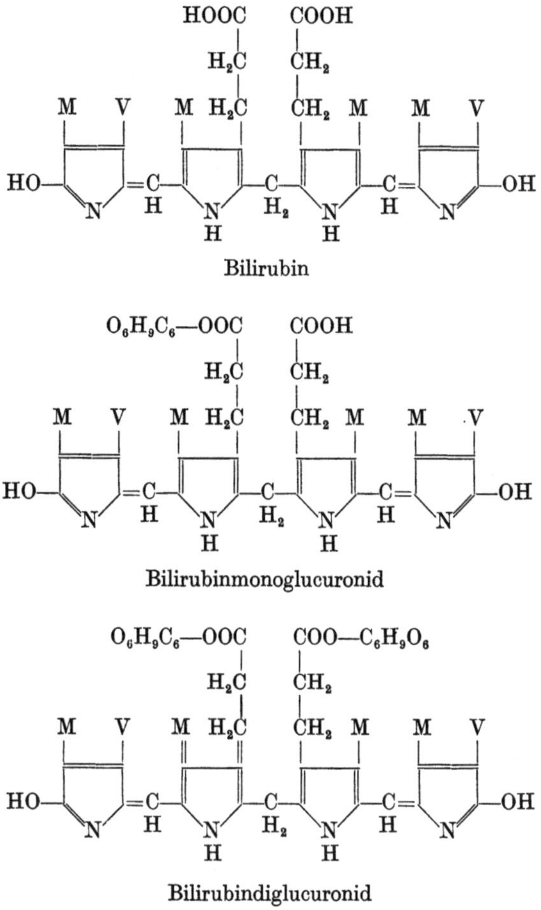

HOOC   COOH
| |
H₂C   CH₂
M   V   M H₂C   CH₂ M   M   V

HO— =C—   —C—   —C= —OH
  N   H   N   H₂   N   H   N
          H   H

Bilirubin

O₆H₉C₆—OOC   COOH
| |
H₂C   CH₂
M   V   M H₂C   CH₂ M   M   V

HO— =C—   —C—   —C= —OH
  N   H   N   H₂   N   H   N
          H   H

Bilirubinmonoglucuronid

O₆H₉C₆—OOC   COO—C₆H₉O₆
| |
H₂C   CH₂
M   V   M H₂C   CH₂ M   M   V

HO— =C—   —C—   —C= —OH
  N   H   N   H₂   N   H   N
          H   H

Bilirubindiglucuronid

Abb. 1. Bilirubin und seine Glucuronidverbindungen. M = Methyl-, V = Vinyl-Gruppe

Auf Grund einer Umfrage bei namhaften Biochemikern schlägt LATHE als *Nomenklatur* vor, den unveresterten Farbstoff *Bilirubin*, die Bilirubinglucuronide *konjugiertes Bilirubin* zu nennen.

Bilirubin kann die mannigfachsten Umwandlungen und Veränderungen erfahren (vgl. *18, 51*). Hier sei nur auf 3 Dinge hingewiesen:

1. Durch Oxydation wird aus dem rötlichgelben Bilirubin das grüne Biliverdin. „Lagerndes" Bilirubin kann daher in Biliverdin übergehen. So macht es etwa die Hälfte des Gallenfarbstoffs im Meconium des Neugeborenen aus (*60*). Bei Kindern, die einen Icterus gravis neonatorum überstanden haben, findet man es in den Zähnen (*6*). — Es sei aber darauf hingewiesen, daß im Rahmen des Blutabbaues das zunächst aus Blutfarbstoff entstehende Produkt Biliverdin ist; nach Hydrierung zu Bilirubin tritt es in das Plasma (*1*).

2. Im bakteriell besiedelten Darm wird Bilirubin durch Reduktionsprozesse in zahlreiche verschiedene Derivate umgewandelt, die man gemeinhin als „Urobilinkörper" des Stuhls zusammenfaßt. Man kann bekanntlich durch Bestimmung der Menge der Urobilinkörper im Stuhl einen Anhalt über den Blutumsatz gewinnen. Das Verfahren — dem wir wertvolle Erkenntnisse verdanken (*27*) — ist mehr eine quantitative Schätzung als eine Messung. Der Abbau von Bilirubin zu Dipyrrol-

körpern bedingt eine schwer abzuschätzende Fehlerquelle (*18, 51*). Bei jungen
Säuglingen muß man außerdem bedenken, daß bei ihnen im Stuhl neben Urobilin
auch noch unverändertes Bilirubin vorkommt, das gesondert erfaßt werden muß
(*34*). Ein gewisser Teil der Urobilinkörper wird aus dem Darm resorbiert und
gelangt aus dem Blut über die Leber wieder in den Darm, zu einem Bruchteil auch
über die Niere in den Harn. Dieser „enterohepatische" Kreislauf wurde zeitweise
angezweifelt; nach neueren Ergebnissen ist jedoch an seiner Existenz nicht zu
zweifeln (*1,55*).

3. Durch Einfluß von Licht wird Bilirubin in vitro und in vivo verändert und
in noch unbekannte Derivate, z. T. vielleicht Biliverdin, überführt (*12, 21*).

Man hat lange Zeit Bilirubin als eine für den Körper unnütze, im übrigen aber
unschädliche Substanz angesehen. In Zusammenhang mit den Beobachtungen von
Kernikterus bei stark ikterischen Neugeborenen wurden Bedenken laut, ob Bilirubin tatsächlich harmlos sei, und es wurden erste experimentelle Belege für eine Toxicität erbracht (*22, 36*). Die Erfolge der Austauschtransfusion beim Icterus gravis ließen dann kaum eine andere Deutung zu, als daß mit dem Bilirubin eine für das Zentralnervensystem toxische Substanz entfernt wird. Stoffwechseluntersuchungen (*9, 16, 61*) und cytologische Untersuchungen (*30, 35*) sicherten schließlich diese Auffassung.

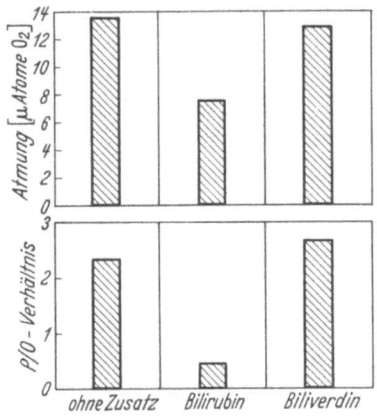

Abb. 2. Hemmung der Atmung und der oxydativen Phosphorylierung in Lebermitochondrien durch Bilirubin (4,3 · 10⁻⁴ mol). Nach ZETTERSTRÖM und ERNSTER

Bilirubin hemmt die Atmung in Homogenaten verschiedener Gewebe (*9, 16, 61*).
Noch eindrucksvoller ist die Hemmung der oxydativen Phosphorylierung (*61*), d. h. der Bildung von energiereichem Phosphat aus der Energie der Atmung (Abb. 2). Bilirubin hat in dieser Beziehung also eine Ähnlichkeit mit dem Stoffwechselgift Dinitrophenol. Interessanterweise erwies sich Biliverdin als unschädlich.

Die Konzentration, bei der Bilirubin beginnt, toxisch zu werden, wurde bei
allen derartigen Untersuchungen übereinstimmend mit 20—30 mg-% ermittelt,
was mit den klinischen Erfahrungen beim Icterus gravis harmoniert.

Bilirubin ist also für den Körper nicht nur eine unnütze, sondern auch eine
toxische Substanz, deren Eliminierung lebensnotwendig ist.

Bilirubinhaushalt, Bilirubinausscheidung

Es wurde bereits gesagt, daß aus 1 g Hb 35 mg Bilirubin entstehen. Da täglich
rund 1% des Bestands an Blutfarbstoff abgebaut wird, bilden sich täglich pro
100 ml Blut mit 14—16 g-% Hb rund 5 mg Bilirubin. Das Bilirubin kann sich nur
auf das Plasmavolumen verteilen, denn es dringt nicht in die Erythrocyten ein.
Mithin würde der tägliche Zuwachs eine Erhöhung des Plasmaspiegels um 8 bis
9 mg-% bedingen, wenn Bilirubin nicht laufend ausgeschieden würde.

Hierbei ist freilich der Abstrom in das extravasale Gewebe nicht berücksichtigt.
Dieser ist erheblich, wie uns der umgekehrte Vorgang, das Nachströmen von
Bilirubin aus dem Gewebe in die Blutbahn bei der Austauschtransfusion, gelehrt hat.

Durch Verfütterung von Glycin mit radioaktivem Stickstoff ist weiter festgestellt worden, daß außer dem der normalen Blutmauserung entstammenden

Bilirubin noch 10—20% aus anderen Quellen dazukommen (*40*). Wenn wir also den Anfall von Bilirubin aus der Blutmauserung für unsere Überlegungen zugrunde legen, dann stellt dieser Betrag das Minimum dar, dessen Ausscheidung bewältigt werden muß. Es steht fest, daß die Leistungsfähigkeit des Organismus viel höher ist. Durch Belastung mit Injektion von Bilirubin konnte im Tierversuch und beim Menschen festgestellt werden, daß der Ausscheidungsmechanismus in der Lage ist, in 10—12 Std. soviel Bilirubin zu eliminieren, wie dem gesamten Bestand an Hb entspricht (*56, 57*). Intravenös injiziertes Bilirubin verschwindet mit einer Halbwertszeit von etwa 30 min aus dem Plasma (*29, 42*).

Über den Ort der Bilirubinausscheidung besteht seit altersher Gewißheit; es ist die Leber. Es konnte auch kaum ein Zweifel darüber bestehen, daß die entscheidende Vorbedingung, die Konjugierung mit Glucuronsäure in der Leber stattfindet. Der schlüssige Beweis dafür ist in jüngster Zeit mehrfach erbracht worden. Lebergewebe — Schnitte, Homogenate, Mikrosomenfraktionen — ist in vitro in der Lage, zugesetztes Bilirubin in konjugiertes Bilirubin umzuwandeln (*25, 38, 50*). Als Substrat, d. h. als Glucuronyl-Donator, genügt nicht Glucuronsäure, sondern es ist dafür die energiereiche Verbindung Uridindiphosphoglucuronsäure erforderlich. Diese Substanz ist als Glucuronyldonator schon aus anderen Glucuronidsynthesen bekannt (*52, 54*). Die Konjugierung wird durch das Ferment Glucuronyltransferase vermittelt. Abb. 3 zeigt ein Schema des ablaufenden Stoffwechsels. Es geht daraus hervor, daß Störungen der Konjugierung bei Versagen oder Fehlen von Glucuronyltransferase oder bei Blockierung des Wegs zur Uridindiphosphoglucuronsäure zu erwarten sind.

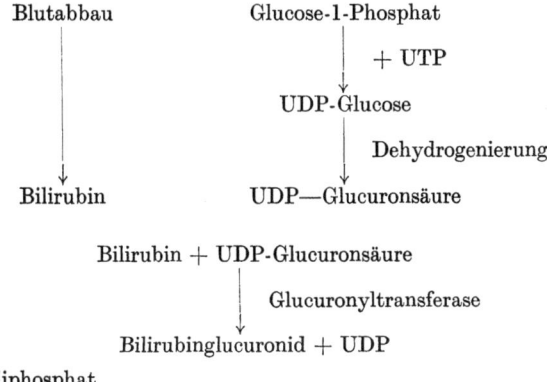

UDP = Uridindiphosphat
UTP = Uridintriphosphat

Abb. 3. Schema der metabolischen Schritte, die zur Bildung von Bilirubinglucuronid führen. Vereinfacht nach Angaben von BILLING und LATHE

Außer in der Leber wurde bisher nur noch in der Niere (der Ratte) eine merkliche Konjugierungsaktivität gefunden. Sie belief sich auf $^1/_3$—$^1/_2$ der Aktivität der Leber (*25*). Ob dieser Fähigkeit der Niere praktisch eine Bedeutung zukommt, ist noch unklar.

Konjugiertes Bilirubin kann bei Verlegung oder Behinderung des natürlichen Abflusses den Körper über die Niere verlassen, wie aus der Klinik von Hepatitis und Gallenwegsverschluß hinlänglich bekannt ist. Es gibt keine definierte „Schwelle" für den Übertritt in den Harn (*34, 59*). Alles in allem scheint im Kindesalter der Übertritt leichter zu erfolgen (*34*). Unkonjugiertes Bilirubin tritt nicht in den Harn über, auch bei höchsten Plasmakonzentrationen nicht, wenn man von imbibiertem Detritus (masses jaunes) absieht.

Zur klinischen Prüfung der Konjugierungsfähigkeit bedient man sich selbstverständlich am sichersten der Bilirubinbelastungsprobe (29, 42). Bei diesem Vorgehen ist jedoch mißlich, daß man das Produkt der Konjugierung nicht erfassen kann, weil es im Darm verschwindet. In dieser Beziehung sind Substanzen geeigneter, die man an Glucuronid gebunden im Harn wiederfindet (Menthol, o-Aminophenol). Bei Neugeborenen und Frühgeborenen wurden Untersuchungen mit Acetanilid durchgeführt (54a). Möglicherweise hat auch die Bromsulfophthaleinprobe etwas mit der Konjugierungsfähigkeit zu tun (vgl. S. 185) (10), doch ist bei einem Patienten mit angeborenem Konjugierungsdefekt [familiäre nichthämolytische Hyperbilirubinämie (13, 44)] die Bromsulfophthaleinprobe intakt gefunden worden (49).

Bilirubinhaushalt im Feten

Der menschliche Embryo besitzt von der 3. Entwicklungswoche an hämoglobinhaltige Blutzellen. Von diesem Zeitpunkt an erhebt sich also für ihn die Aufgabe der Bilirubineliminierung. Zunächst sind freilich die Hb-Mengen gering, und die neugebildeten Zellen müssen erst ihren Lebensgang vollenden, bevor ein Hb-Abbau von Belang nötig wird. Auch in der Folgezeit machen bei dem rasch wachsenden Blutvolumen des Feten die abbaureifen Zellen jeweils eine kleinere Quote aus, als es bei den stabileren Verhältnissen des späteren Lebens der Fall ist. Zwei Umstände tragen andererseits dazu bei, den Bilirubinanfall im Vergleich mit dem Erwachsenen zu erhöhen: Erstens ist die Lebensdauer der Blutzellen verkürzt; jedenfalls kann man das sicher für die megaloblastische Periode sagen, und für die normoblastische Periode darf man das auf Grund der Verhältnisse bei Neugeborenen und Frühgeborenen annehmen (vgl. 5). Zweitens ist das Blutvolumen erhöht, da der Fet neben dem Körperkreislauf den Placentarkreislauf zu füllen hat. Bei vorsichtiger Schätzung wird man den Bilirubinanfall im älteren Feten — in Relation zum Körpergewicht — auf mindestens das gleiche, wahrscheinlich sogar das $1^1/_2$fache von dem des späteren Lebens ansetzen dürfen. Wo bleibt der Fet mit dem Bilirubin?

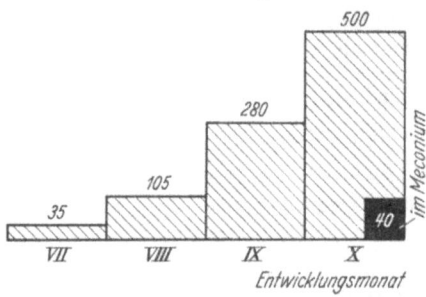

Abb. 4. Schätzung des Anfalls an Bilirubin in den letzten Entwicklungsmonaten des Fetus. Als Blutmenge wurde 12% des Fetalgewichtes eingesetzt (wahrscheinlich zu gering, vergl. BARCROFT). Die in einem Monat anfallende Bilirubinmenge wurde aus der Zerstörung der 3 Monate vorher vorhandenen Hb-Menge errechnet

Wenn die Verhältnisse beim Feten die gleichen wie im extrauterinen Leben wären, würde sich vom 2. Entwicklungsmonat an aller Gallenfarbstoff im Darm anhäufen. Der Fet entleert ja seinen Darm nicht ins Fruchtwasser, wie er das mit seiner Blase tut. Im Laufe der 36 Wochen bis zur Geburt würde das eine beträchtliche Menge Farbstoff ergeben. Man kann sie auf etwa 1000 mg schätzen (s. Abb. 4).

Man hat schon bei Früchten im 3. Embryonalmonat eine Gallenfarbstoffsekretion finden können (62). Quantitative Bestimmungen des Gallenfarbstoffs im Meconium von Neugeborenen haben jedoch gezeigt, daß die darin enthaltene, im Lauf der gesamten Fetalentwicklung sezernierte Farbstoffmenge gering ist, nämlich etwa 30—40 mg (33, 41, 46, 60). Bei Frühgeborenen wurden nur ganz geringe Mengen von wenigen Milligramm gefunden (41, 60). Das heißt aber, daß erst in den letzten Entwicklungswochen die Gallenfarbstoffsekretion stärkere

Grade annimmt, und daß sie auch dann noch im Ausmaß hinter dem zurückbleibt, was für die Elimination des Bilirubins aus dem Körper notwendig wäre.

Es ist interessant, daß man im bakterienfreien Meconium bereits Urobilinkörper finden kann (33, 43). Es wird angenommen (43), daß es sich hier um Urobilin handelt, das von der Mutter über die Placenta in den Feten gelangt ist. Als Alternative käme eine cellulärfermentative Entstehung im Sinne BAUMGÄRTELs in Frage (2).

Seitdem man über die Konjugierung von Bilirubin in der Leber orientiert war, hat man selbstverständlich bald die Leber von Feten auf diese Fähigkeit untersucht. Geprüft wurden bisher die Verhältnisse bei einigen menschlichen Früchten und Neugeborenen, außerdem ausgiebig bei Feten von Meerschweinchen, Ratten und Mäusen (10, 19, 26, 38). Übereinstimmend fand sich, daß die Leber dieser Entwicklungsstufen nicht oder kaum in der Lage ist, Bilirubin zu konjugieren. Es mangelt nicht nur das Ferment Glucuronyltransferase, sondern es fehlt auch die Bereitstellung von Uridindiphosphoglucuronsäure (10, 19, 26). Mit der Konjugierung fehlt auch die Vorbedingung für eine Sekretion von Gallenfarbstoff in den Darm, womit die neuen Ergebnisse ältere Untersuchungen (60) aufs beste bestätigen.

Es bleibt nach diesen Fakten für die Elimination von Bilirubin nur die Möglichkeit einer Ausscheidung über die Placenta. Das wird heute auch allgemein angenommen. Fraglich ist nur, wie das die Placenta bewerkstelligt. Einen direkten Hinweis dafür, daß in der Placenta etwas mit dem Bilirubin geschieht, kann man aus bereits älteren Befunden ableiten, nach denen der Bilirubingehalt im Nabelarterienblut höher ist als in der Nabelvene (15, 20). Auf der mütterlichen Seite sind entsprechende Messungen wegen des hohen Blutflusses durch den Uterus [500 ml pro min (45)] ohne Aussicht auf Erfolg.

Der fetale Ausscheidungsmechanismus scheint, um wirksam sein zu können, einen höheren Bilirubinspiegel zu erfordern, als es im postfetalen Leben der Fall ist. Diese Folgerung muß man jedenfalls aus den erhöhten Bilirubinwerten des Nabelschnurblutes ableiten. Es wurde Placentargewebe menschlicher Herkunft und von Meerschweinchen auf die Fähigkeit zur Konjugierung geprüft (19, 26); das Ergebnis war negativ. Wenn die Placenta Bilirubin ausscheidet, tut sie das also anders als die Leber. Es liegt nahe, einen einfachen Abflußmechanismus anzunehmen, wie er bei der Niere im Fall eines Gallengangsverschlusses vorliegt. Dann müßten aber die Permeabilitätsverhältnisse in der Placenta andere als in der Niere sein, denn von der Niere wissen wir, daß unkonjugiertes Bilirubin nicht austritt. Außerdem fällt auf, daß Bilirubin offensichtlich nicht in umgekehrter Richtung, von der Mutter zum Kind, übertritt. Soviel bekannt ist, sind Neugeborene ikterischer Mütter bei der Geburt nicht gelb. Vor 50 Jahren (31) wurde erstmalig darauf aufmerksam gemacht und an trächtigen Katzen gezeigt, daß nach Unterbindung des Ductus choledochus beim Muttertier die Feten nicht ikterisch wurden. Bei solchen Experimenten und entsprechenden klinischen Beobachtungen ist weiterhin unklar, wie es der Fetus fertigbringt, angesichts der Hyperbilirubinämie der Mutter seinen Bilirubinspiegel niedrig zu halten.

Wie YLPPÖ bereits vor über 40 Jahren zeigte, läuft die Gallenfarbstoffsekretion in den Darm kurz vor der termingerechten Geburt an. In Untersuchungsreihen bei Feten von Ratten (26) und Meerschweinchen (10) konnte in gleicher Weise kurz vor der Geburt ein Beginn der Konjugierungsfähigkeit von Bilirubin in Leberhomogenaten festgestellt werden (Abb. 5). Der weitere Anstieg zur normalen Aktivität erfolgte erst nach der Geburt.

Die Übergangsperiode ist durch den *Neugeborenenikterus* gekennzeichnet*. Die Intensität der Hautfärbung hängt nicht nur vom Bilirubinspiegel des Blutes, sondern auch von der

---

* Ausführungen über Neugeborenenikterus und Icterus gravis nach SCHNEEGANS.

Durchblutung und dem Bindungsvermögen der Haut ab. Oberhalb eines Grenzwertes von 4—5 mg-% Serumbilirubin ist der Ikterus meist deutlich.

Normale Neugeborene erreichen nach 2—3 Tagen den Maximalwert von 5—8 mg-% Bilirubin, Frühgeborene nach 5—6 Tagen von 12 bis über 15 mg-%; dabei ist eine umgekehrte Korrelation zum Geburtsgewicht erkennbar. Der Abfall des Bilirubinspiegels zur Norm dauert länger, meist 3—4 Wochen, bei Frühgeborenen mehr; die höchsten Werte erreichen am spätesten die Norm. Im Harn wird immer etwas Bilirubin gefunden, besonders bei Frühgeborenen, obwohl der Ikterus auf einer Vermehrung fast ausschließlich des „indirekten" Bilirubin beruht.

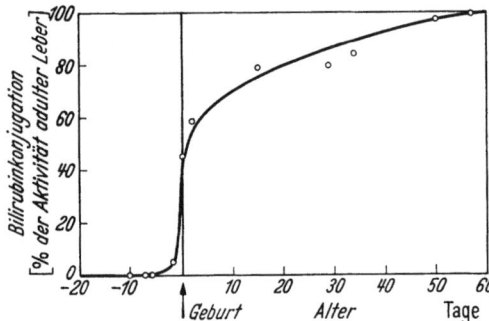

Abb. 5. Entwicklung der Konjugierungsfähigkeit in Leberhomogenaten von Ratten vor und nach der Geburt. Nach Grodsky u. Mitarb.

Die Bilirubinkonzentration des Blutes ist von der Geschwindigkeit des Blutabbaues und der Ausscheidung durch die Leber abhängig. Zwar beträgt die Lebensdauer der Erythrocyten bei Neugeborenen nur $^2/_3$ der beim Erwachsenen, doch findet kein überstürzter Blutabbau zur Beseitigung der Neugeborenenpolyglobulie statt. Die Konjugation des anfallenden Bilirubins in der Leber ist in den ersten Tagen noch mangelhaft (s. oben).

Dieser funktionelle Zustand ist für die Intensität des Icterus neonatorum entscheidend; eine Abhängigkeit von anderen Leberfunktionen (S. 183 f.) besteht nicht.

Wenn allerdings auch der Blutabbau gesteigert ist, wird die Leberfunktion stark überfordert und der Bilirubinwert im Blut zu bedrohlicher Höhe gesteigert, wie das u. a. bei der Rh-Inkompatibilität zwischen Mutter und Kind der Fall ist. Bei Frühgeborenen kann es auch ohne erhöhten Blutzerfall zum Icterus gravis kommen, wenn die Bilirubinelimination besonders mangelhaft ist. Seine Gefahr liegt in der Entwicklung eines Kernikterus. Da die Permeabilität der Blut-Hirnschranke in dieser Altersstufe erhöht ist (S. 75 ff.), kann das bilirubinbindende Albumin leicht die Ganglienzellen der Kernareale erreichen.

Eine Steigerung der Bilirubinelimination durch Medikamente konnte nicht erzielt werden, weder mit Vehikeln (Periston) noch mit Prednison- oder Glucoronsäurezufuhr. Zur Beseitigung der Hyperbilirubinämie ist lediglich die Austauschtransfusion geeignet. Der Grenzwert von 20 mg-% für ihre Indikation ist kein zuverlässiges Kriterium, Schneegans sah Kernikterus eines Frühgeborenen schon bei 14 mg-% auftreten.

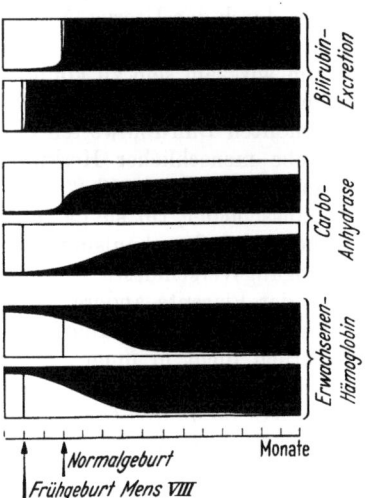

Abb. 6. Übergang von fetalen zu postnatalen Verhältnissen bei termingerechter und vorzeitiger Geburt. — Oben: Bilirubinausscheidung. Der obere Rand des Diagramms bedeutet eine Aktivität, die ausreicht, um einen Ikterus zu verhindern bzw. zum Verschwinden zu bringen. — Mitte: Carboanhydrase der Erythrocyten. Der obere Rand bezeichnet die Aktivität bei Erwachsenen. Nach Angaben von Berfenstam. — Unten: Ablösung des fetalen durch bleibendes Hb

Ein vorzeitig geborenes Tier sieht sich ebenso wie das menschliche Frühgeborene unvermittelt der Aufgabe gegenüber, Bilirubin zu konjugieren, ohne daß bereits diese Funktion im Anlauf begriffen ist. Es ist sehr bemerkenswert, daß unter der akut eintretenden Belastung die Funktion sich nach wenigen Tagen zu voll ausreichender Höhe entwickelt; das müssen wir jedenfalls aus der Beobachtung des Neugeborenenikterus ableiten. Eine solche Verkürzung der an sich im Fruchtalter

bei Frühgeborenen ableiten. Eine solche Verkürzung der an sich im Fruchtalter determinierten Entwicklung der Funktion auf Grund der Belastung ist keineswegs selbstverständlich. Abb. 6 zeigt im Vergleich dazu das Verhalten der

Carboanhydrase der Erythrocyten. Sie ist beim Feten ähnlich wie die Glucuronyltransferase der Leber kaum aktiv. Bei vorzeitiger Geburt wird die Entwicklung der Funktion in diesem Fall nicht verkürzt, sondern es findet sich in den ersten Lebenswochen eine recht geringe Aktivität. Das ist ein Verhalten, wie wir es vom Verschwinden des fetalen Hb her kennen: Das Entwicklungsalter ist hierfür wichtiger als das Geburtsalter.

Es ist erfreulich, daß die Bilirubinkonjugierung sich in dem aufgezeigten Maß als adaptiv beeinflußbar erweist. Die Frühgeborenenaufzucht wäre sonst ein recht trauriges Kapitel.

Literatur

(1) BAUMGÄRTEL, T.: Z. ges. exp. Med. **112**, 459 (1943). — (2) BAUMGÄRTEL, T.: Physiologie und Pathologie des Bilirubinstoffwechsels als Grundlagen der Ikterusforschung. Stuttgart: Georg Thieme 1950. — (3) BERFENSTAM, R.: Acta paediat. (Uppsala) **41**, 32 (1952). — (4) BERGH, A. A. VAN DEN, H. u. P. MÜLLER: Biochem. Z. **77**, 90 (1916). — (5) BETKE, K.: Ergebn. inn. Med. Kinderheilk. N. F. **9**, 437 (1958). — (6) BEVIS, D. C. A.: J. Obstet. N. S. **63**, 68 (1956). (7) BILLING, B. H., and G. H. LATHE: Amer. J. Med. **24**, 111 (1958). — (8) BOURRILLON, R.: Bull. Soc. Chim. biol. (Paris) **39**, 385 (1957). — (9) BOWEN, W. R., and W. J. WATERS: Amer. J. Dis. Child. **93**, 21 (1957). — (10) BROWN, A. K., W. W. ZUELZER and H. H. BURNETT: J. clin. Invest. **37**, 332 (1958).

(11) COLE, P. G., and G. H. LATHE: J. clin. Path. **6**, 99 (1953). — (12) CREMER, R. J., P. W. PERRYMAN and D. H. RICHARDS: Lancet **1958** I, 1094. — (13) CRIGLER, J. F. jr., and V. A. NAJJAR: Amer. J. Dis. Child. **83**, 259 (1952). — (14) CROSBY, W. H.: Amer. J. Med. **18**, 112 (1955). — (15) CSERNA, S., u. S. LIEBMANN: Klin. Wschr. **1923**, 2122.

(16) DAY, R.: Pediatrics **17**, 925 (1956). — (17) DUESBERG, R.: Klin. Wschr. **1938**, 1353. — (18) DUESBERG, R., in H. KÜHN: Pathologie, Diagnostik und Therapie der Leberkrankheiten. Berlin-Göttingen-Heidelberg: Springer 1957. — (19) DUTTON, G. J.: Lancet **1958** II, 49.

(20) FINDLAY, L., G. HIGGINS and M. W. STANIER: Arch. Dis. Childh. **22**, 65 (1947). — (21) FRANKLIN, A. W.: Lancet **1958** I, 1227. — (22) FROEHLICH, A., and I. A. MIRSKY: Proc. Soc. exp. Biol. (N. Y.) **50**, 25 (1942)

(23) GRAY, C. H., and R. A. KEKWICK: Nature (Lond.) **161**, 274 (1948). — (24) GRIES, G., P. GEDIK u. I. GEORGI: Z. physiol. Chem. **298**, 132 (1954). — (25) GRODSKY, G. M., and J. V. CARBONE: J. biol. Chem. **226**, 449 (1957). — (26) GRODSKY, G. M., J. V. CARBONE and R. FANSKA: Proc. Soc. exp. Biol. (N. Y.) **97**, 291 (1957).

(27) HEILMEYER, L.: Dtsch. Arch. Klin. Med. **171**, 123, 365, 515 (1931); **172**, 341, 628 (1932). — (28) HINSBERG, K.: In HOPPE-SEYLER/THIERFELDER, Handbuch der physiologisch- und pathologisch-chemischen Analyse. Bd. V. Berlin-Göttingen-Heidelberg: Springer 1953. — (29) HÖRLEIN, H.: Klin. Wschr. **1951**, 477. — (30) JOHNSON, L., and R. DAY: Amer. J. Dis. Child. **94**, 441 (1957).

(31) KEHRER: Arch. Gynäk. **81**, 129 (1907). — (32) KLATSKIN, G., and L. BUNGARDS: J. clin. Invest. **35**, 537 (1956). — (33) KÜNZER, W.: Über den Blutfarbstoffwechsel gesunder Säuglinge und Kinder. Mit besonderer Berücksichtigung der Anämisierungsvorgänge im Verlauf des 1. Trimenons. Basel-New York: S. Karger 1951. — (34) KÜNZER, W.: Arch. Kinderheilk. **137**, 96 (1949). — (35) KÜSTER, F., u. A. DORTMANN: Dtsch. med. Wschr. **1958**, 1193. — (36) KÜSTER, F., u. H. KRINGS: Z. Kinderheilk. **67**, 503 (1950).

(37) LATHE, G. H.: Lancet **1956** II, 683. — (38) LATHE, G. H., and M. WALKER: Biochem. J. **67**, 9 (1957). — (39) LEUTHARDT, F.: Lehrbuch der physiologischen Chemie. 12. Aufl. Berlin: W. de Gruyter 1955. — (40) LONDON, I. M., R. WEST, D. SHEMIN and D. RITTENBERG: J. biol. Chem. **184**, 351 (1950).

(41) NAPP, J. H., u. J. PLOTZ: Arch. Gynäk. **176**, 781 (1949).

(42) OTTO, F. M. G.: Mschr. Kinderheilk. **106**, 257 (1958).

(43) PASSINI, F.: Z. Kinderheilk. **53**, 175 (1932).

(44) ROSENTHAL, I. M., H. J. ZIMMERMANN and N. HARDY: Pediatrics **18**, 378 (1956). — (45) ROMNEY, S. L., D. E. REID, J. METCALFE and C. S. BURWELL: Amer. J. Obstet. **70**, 791 (1955). — (46) ROSS, S. G., T. R. WAUGH and H. T. MALLOY: J. Pediat. **11**, 397 (1937).

(47) SCHMID, R.: Schweiz. med. Wschr. **1956**, 775. — (48) SCHMID, R.: Helv. med. Acta **24**, 273 (1957). — (49) SCHMID, R., J. AXELROD, L. HAMMAKER and I. M. ROSENTHAL: J. clin. Invest. **36**, 927 (1957). — (50) SCHMID, R., L. HAMMAKER and J. AXELROD: Arch. Biochem.

Biophys. **70**, 285 (1957). — (*50a*) Schneegans, E.: Symposium über die funktionelle Entwicklung des Kindes. Herrenchiemsee 1958. — (*51*) Stich, W.: In H. Kühn, Pathologie, Diagnostik und Therapie der Leberkrankheiten. Berlin-Göttingen-Heidelberg: Springer 1957. — (*52*) Storey, I. E. D., and G. J. Dutton: Biochem. J. **59**, 279 (1955).

(*53*) Talafant, E.: Nature (Lond.) **178**, 312 (1956). — (*54*) Teague, R. S.: Advanc. Carbohydr. Chem. **9**, 185 (1954).

(*54a*) Vest, M.: Manuskript 1958.

(*55*) Watson, C. J.: In H. Kühn, Pathologie, Diagnostik und Therapie der Leberkrankheiten. Berlin-Göttingen-Heidelberg: Springer 1957. — (*56*) Weech, A. A., D. Vann and R. A. Grillo: J. clin. Invest. **20**, 323 (1941). — (*57*) Weinbren, K., and B. H. Billing: Brit. J. exp. Med. **37**, 199 (1956). — (*58*) Williams, R. T.: Detoxification mechanisms; the metabolism of drugs and allied organic compounds. New York: J. Wiley & Sons 1947. — (*59*) With, T. K.: The biology of the bile pigments. Copenhagen: A. Frost-Hansen 1954.

(*60*) Ylppö, A.: Z. Kinderheilk. **9**, 208 (1913).

(*61*) Zetterström, R., and L. Ernster: Nature (Lond. **178**, 1335 (1956). — (*62*) Zweifel; Zit. nach Ylppö, Z. Kinderheilk. **9**, 208 (1913).

21. Der Glucuronsäurestoffwechsel Neugeborener

Von

F. Iwanami

Mit 1 Abbildung

Die Glucuronsäure hat eine wichtige Entgiftungsfunktion. Ausscheidungspflichtige Säuren, Phenole und Steroide werden an Glucuronsäure gekoppelt und als sog. gepaarte Glucuronsäuren im Urin ausgeschieden. Die Glucuronsäure wird durch Oxydation der Glucose oder synthetisch aus C_3-Verbindungen überwiegend in der Leber gebildet (5) und auch dort äther- oder esterartig an ausscheidungspflichtige Stoffe gebunden. Von großer Bedeutung ist die Umwandlung des indirekten in das direkt reagierende Bilirubin (vgl. S. 175). Für diese Reaktion wird ein energiereicher Glucuronsäure-Uridin-Phosphat-Ester (UDP-Glucuronsäure) benötigt (1, 7). Die fetale und Neugeborenenleber kann weder den energiereichen Glucuronsäureester bilden noch aktivierte Glucuronsäure auf das Bilirubin übertragen (2, 4). Die Übertragung findet nicht nur in der Leber, sondern auch in der Niere statt (4). Die Unfähigkeit zur Ausscheidung von Bilirubin beruht auf einem Enzymmangel, die Aktivierung der entsprechenden Fermente geschieht im Laufe der Neugeborenenperiode, findet also im Rahmen der postnatalen funktionellen Entwicklung statt.

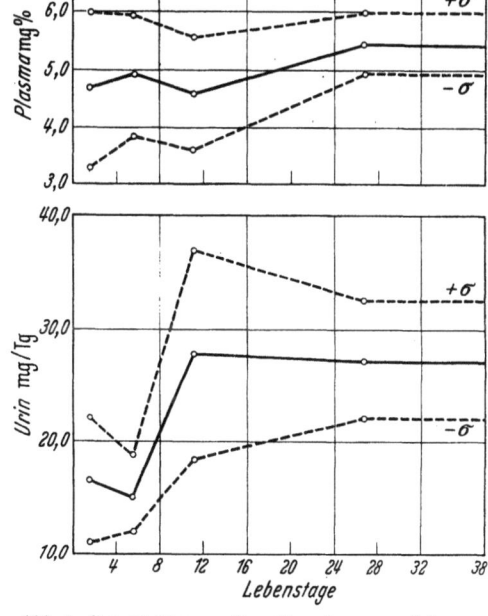

Abb. 1. Gesamt-Glucuronsäure Neugeborener und junger Säuglinge

Bei 32 Frühgeborenen und 3 Neugeborenen wurde die Gesamtglucuronsäurekonzentration im Plasma und die Tagesausscheidung im Urin nach der Methode von FISHMAN u. Mitarb. (3) bestimmt. Unauffällig gedeihende Frühgeborene und reife Neugeborene zeigen keine Unterschiede ihrer Plasma- und Urinwerte.

Auch die Art der Ernährung beeinflußt das Verhalten der Glucuronsäurewerte nicht. Für die Darstellung in Abb. 1 wurden die Mittelwerte und Standardabweichungen aus folgenden Altersgruppen berechnet: 1.—3. Tag, 4.—7. Tag, 8.—14. Tag und 15.—38 Tag.

Ein Vergleich der Plasma- und Urinwerte zeigt eine gegenseitige Abhängigkeit, die auf die oben erwähnte funktionelle Entwicklung von Ausscheidungsfunktionen hinweist. Dem Anstieg der Plasmawerte bis zum 7. Lebenstag entspricht ein

Absinken der täglichen Ausscheidungsmenge im Urin. Während des sprunghaften Ansteigens der Urinausscheidung fällt die Plasmakonzentration ab. Nach der 2. Lebenswoche werden langsam ansteigende Glucuronsäuremengen im Urin gefunden, die mittlere Plasmakonzentration steigt noch geringfügig weiter an und erreicht nach Fishman u. Mitarb. bei Erwachsenen einen Mittelwert von 6,1 mg-%. Mit diesen Untersuchungen an Neugeborenen und jungen Säuglingen werden frühere (6) Untersuchungen ergänzt, doch waren diese mit anderer Bestimmungsmethode und nur an 5 Neugeborenen durchgeführt; inzwischen sind unsere Ergebnisse von Vest (8) bestätigt worden. Während der Kindheit steigen die Plasmakonzentrationen der Glucuronsäure langsam an, ebenso steigt die Urinausscheidung, die bei Erwachsenen zwischen 0,2 und 1 g/Tag schwankt.

Die Zusammenhänge zwischen dem Plasmaspiegel der Glucuronsäure und der Urinausscheidung sind noch nicht geklärt. Auffällig ist jedoch die Parallelität zwischen dem Verhalten der Glucuronsäureausscheidung in der Neugeborenenperiode und der Fähigkeit zur Bilirubinglucuronidbildung in der Leber.

Literatur

(1) Billing, B. H., and H. G. Lathe: Biochem. J. 63, 6P (1956). — (2) Brown, A. K., and W. W. Zuelzer: J. clin. Invest. 37, 332 (1958).

(3) Fishman, W. H., M. Smith, D. B. Thompson, C. D. Bonner, S. C. Kasdon and F. Homburger: J. clin. Invest. 30, 685 (1951); J. biol. Chem. 215, 527 (1955).

(4) Grodsky, G. M., J. V. Carbone and R. Franska: Proc. Soc. exp. Biol. (N. Y.) 97, 291 (1958).

(5) Lang, K.: Der Intermediäre Stoffwechsel. Berlin-Göttingen-Heidelberg: Springer 1952.

(6) Otha, K., F. Iwanami, H. Maemura, T. Okano, S. Asano and M. Sano: Bull. Tokyo Med. Dent. Univ. 4, 301 (1957).

(7) Schmid, R.: Science 124, 76 (1956).

(8) Vest, M.: Physiologie und Pathologie des Neugeborenenikterus, Basel - New York, 1959.

22. Die Leberfunktionsteste und Serumenzymaktivitäten

Von

Uwe Stave

Mit 12 Abbildungen

I. Leberfunktionsteste

Die Leberfunktionsproben sollen Aufschluß über die Leistungsfähigkeit des Leberparenchyms geben. Die günstigsten Bedingungen für ihre Durchführung bestehen, wenn für den Test ein Stoffwechselvorgang gewählt wird, der ausschließlich in der Leber stattfindet und dessen Metabolite im Blut oder Urin quantitativ bestimmt werden können. Die Anzahl der überwiegend in der Leber ablaufenden Stoffwechselprozesse ist zwar groß, aber die auf diesen basierenden Funktionsproben sind aus technischen Gründen relativ gering. Die Beurteilung der bei jungen Säuglingen anwendbaren Funktionsproben ist zusätzlich wegen der vom Erwachsenen abweichenden Stoffwechselaktivität erschwert. Um die Funktionsteste bewerten zu können, muß die physiologische Stoffwechseltätigkeit der Leber und anderer Gewebe bekannt sein, d. h. es müssen Bezugsgrößen zur Beurteilung pathologischer Funktionen aufgestellt werden. Weitere Berücksichtigung müssen die durch Reifung, Adaptation und Stress-Heilung bedingten Veränderungen finden. Die einzelnen Stoffwechselfunktionen der Leber können daher zunächst nur isoliert bewertet werden, die erhaltenen Resultate dürfen nicht verallgemeinert werden.

Trotz dieser grundsätzlichen Einschränkungen sollen die Leberfunktionsteste in Form der üblichen Einteilung nach Kohlenhydrat-, Protein- und Fettstoffwechsel sowie Ausscheidungs- und Entgiftungsfunktion behandelt werden. Im 2. Teil wird das Verhalten der Serumfermente dargestellt, da diese oft als Kriterium bei gestörter Leberfunktion gebraucht werden.

Kohlenhydrate. Das Verhalten der Glucose im Organismus und speziell in der Leber ist S. 140 ff. abgehandelt. Die Galaktose- und Fructosebelastung sind als Leberfunktionsteste eingeführt, da die Umwandlung und Einschleusung in den Kohlenhydratstoffwechsel fast ausschließlich in der Leber stattfindet. Die *Galaktosebelastungsprobe (1)* ist auch bei Neugeborenen und Säuglingen untersucht worden *(27)*. Zur technischen Durchführung sei erwähnt, daß nach allgemeiner Erfahrung bei Säuglingen und Kindern eine Dosierung von 1,75 g/kg Körpergewicht als günstigste anzusehen ist; die Kombination der Galaktosebelastung mit einem Wasserstoß *(12)* ist wegen der Ödemneigung bei Neugeborenen kontraindiziert. Die i. v.-Verabreichung der Galaktose braucht nur bei einigen besonderen Stoffwechseluntersuchungen angewendet werden. Nach oraler Gabe von 1,75 g/kg Körpergewicht wird im Urin weder bei gesunden Neugeborenen noch bei älteren Säuglingen vermehrt Galaktose ausgeschieden. Das Verhalten der Blutspiegel von Galaktose und Glucose bei solchen Belastungen ist ebenfalls untersucht worden *(13)*. Die Serumspiegel bei Neugeborenen sind mit denen älterer Säuglinge

identisch; bei entsprechenden Untersuchungen Erwachsener ergibt sich ein
höherer Anstieg beider Zucker im Serum als bei Neugeborenen und Säuglingen (4).

Bei der *Fructosebelastung* liegen die Verhältnisse ähnlich. Bei einer Dosierung
von 1,5 g/kg Körpergewicht, welches der üblichen Dosierung bei Erwachsenen
entspricht, scheiden junge Säuglinge keine Fructose im Urin aus (11, 20); Säuglinge tolerieren sogar 2,6 g/kg.

Eingehendere Untersuchungen über die Stoffwechseleffekte nach Fructose- und
Glucose-Infusionen haben ergeben, daß junge Säuglinge Fructose schneller ver-
arbeiten können als Glu-
cose (20). Während einer
Dauerinfusion von 2 g/
kg/h werden bei Verwen-
dung von Glucose im
Mittel 20% der zugeführt-
ten Menge im Urin aus-
geschieden. Bei Infusio-
nen von Fructose unter
gleichen Bedingungen
erscheinen im Mittel nur
9,9% im Urin. Während
der Fructoseinfusion
steigen die Brenztrau-
bensäure-(Bts) u. Milch-
säureblutspiegel höher
an als bei Glucoseinfu-
sion, entsprechend er-
scheinen auch größere
Mengen dieser Metabo-
lite im Urin. Die bei
rascher Fructoseinfusion
auftretende Acidose kann
recht bedrohlich werden.
Der Anstieg von Milch-
säure und Bts im Serum
und ihre erhöhte Aus-
scheidung im Urin treten
bei Erwachsenen schon
bei wesentlich geringen
Fructoseinfusionen auf
[z. B. 0,5 g/kg (15)].

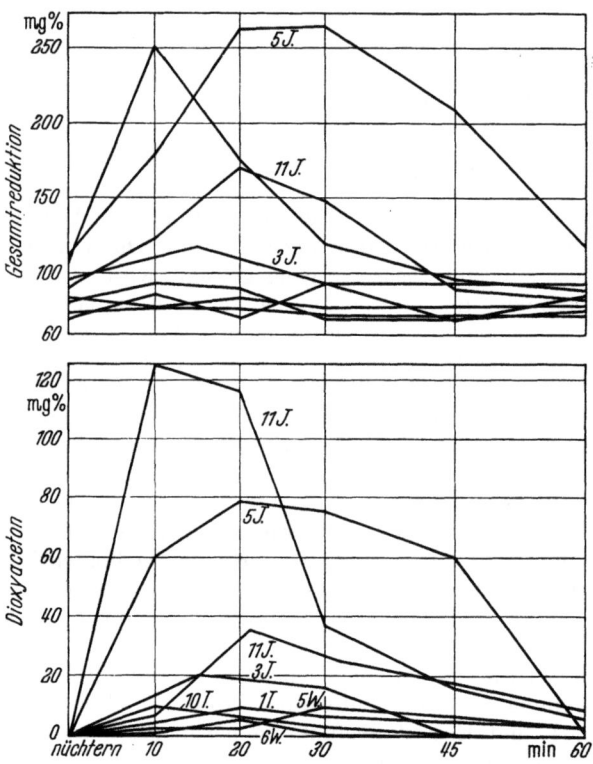

Abb. 1. Dioxyaceton-Belastung und Lebensalter. Orale Verabfolgung von
1 g/kg Körpergewicht; Dioxyaceton nach RAPOPORT und Gesamtreduktion
nach HAGEDORN-JENSEN bestimmt (32 d)

Der von LINNEWEH (24) zur Diagnose der Glykogenspeicherkrankheit ein-
geführte *Belastungstest mit Dioxyaceton*, dessen Phosphorsäureester ein Zwischenprodukt der anaeroben Glykolyse ist, wurde vergleichend bei Neugeborenen und
älteren Kindern mit einer Dosierung von 1 g/kg oral durchgeführt (32d) (Abb. 1).
Bei älteren gesunden Kindern steigt der Dioxyaceton-Blutspiegel gelegentlich bis
über 100 mg-% an, bei Neugeborenen werden 10 mg-% kaum überschritten; eine
ähnliche Differenz ergeben die Gesamtreduktionswerte im Serum.

Zusammenfassend zeigen die Kohlenhydratbelastungsteste gegenüber den
Erwachsenen eine deutlich erhöhte Toleranz im Neugeborenen- und Säuglingsalter. Die Frage der Leberspezifität der Kohlenhydratbelastungsteste im Säuglingsalter muß jedoch noch weiter geklärt werden. Der Ausfall der Kohlenhydratteste
bei Säuglingen steht nicht mit der verbreiteten Auffassung einer Unreife der Leber-

funktion während der ersten Lebenszeit in Einklang. Die Befunde müssen unter dem Gesichtspunkt des Funktionswandels betrachtet werden; dieser wird durch Adaptation und möglicherweise einer damit in Verbindung stehenden Änderung des Enzym-Profils hervorgerufen.

Die zur Prüfung des *Protein*stoffwechsels der Leber üblichen Funktionsteste sind zwar zahlreich, aber ihre Spezifität ist meist so gering, daß sie nur in klinischen Zusammenhängen oder im Rahmen anderer Teste beurteilt werden können. Dies gilt besonders für die Serumlabilitätsproben und die Bestimmung der Fraktionen der Serumeiweißkörper; auf diese Untersuchungsmethoden wird S. 318 und 353 näher eingegangen. In die Gruppe spezifischer Eiweißkörper, die nur in der Leber synthetisiert werden, gehört das Prothrombin und Coeruloplasmin (s. unten u. Abb. 6). Die Bestimmung der Prothrombinzeit ergibt bei Neugeborenen Werte, die weniger als 50% der Erwachsenennorm betragen (*22*). Die Vitamin K-Belastung als Prüfung der Synthesekapazität bestätigt die verminderte Synthesefähigkeit der Leber für einen spezifischen Eiweißkörper (vgl. S. 325).

Unter den üblichen Leberfunktionstesten sind die Methoden zur Prüfung des *Fettstoffwechsels* fast ausschließlich auf die Bestimmung des *Serum-Gesamt-cholesterins* und der Esterfraktion beschränkt. Im Nabelschnurblut und in den ersten Lebenstagen werden im Mittel 194 mg-% Gesamtcholesterin gefunden (Methode nach PEARSON, STERIN und McGAVACK nach Untersuchungen von JOSEPHSON und GYLLENSWÄRD) (*18*), in den ersten 6 Lebensmonaten fallen die Werte bis auf 185 mg-% ab, dann erfolgt ein Anstieg bis zum 18. Lebensmonat auf 212 mg-%. Bei Erwachsenen werden im Mittel 238 mg-% gefunden (vgl. S. 168).

Die *Entgiftungs- und Ausscheidungsfunktion* der Leber läßt sich gut prüfen. Über die Entwicklung des für die Veresterung des Bilirubins mit Glucuronsäure notwendigen Enzymsystems in der Leber und damit über die Kapazität der Ausscheidung von Bilirubin ist S. 175 berichtet worden. Die an das Serumalbumin gebundenen *Farbstoffe* werden in der Leber aus dem Blutstrom eliminiert und mit der Galle in den Darm ausgeschieden. Seit den Untersuchungen von ROSENTHAL und WHITE 1925 (*31*) hat sich das Bromsulfonphthalein (BSP) als gut verträglicher und leicht bestimmbarer Farbstoff für die Prüfung der Lebersekretionsleistung bewährt. Über den Mechanismus der Ausscheidung des BSP in die Galle bestehen bisher nur Vermutungen, nach orientierenden Versuchen von BRAUN und ZUELZER (1958) (*4*) könnte das BSP für die Ausscheidung mit Glucuronsäure verestert werden. Die Sekretionsleistung der Leber für BSP ist 1. vom Angebot, also der Leberdurchblutung, 2. vom Funktionszustand des Leberzellstoffwechsels und 3. von der Durchgängigkeit des Gallenwegsystems abhängig.

Schon 1926 sind Untersuchungen über die BSP-Ausscheidung im Säuglingsalter unternommen worden (*14*). Wegen großer Differenzen der im Neugeborenen- und Säuglingsalter gefundenen Werte sei kurz auf die Prinzipien der Untersuchungsmethode eingegangen:

Bei der einfachsten und am längsten eingeführten Routinemethode wird nach Injektion von 5 bzw. 10 mg BSP pro kg Körpergewicht die im Blut nach 30, 45 oder 60 min noch nachweisbare Farbstoffkonzentration bestimmt und der Rest als Retentionswert in % angegeben. Bei fortlaufender Bestimmung der BSP-Blutspiegel können die Ergebnisse als Clearance, Halbwertzeit oder Eliminationskonstante ausgedrückt werden (vgl. *10, 23, 28, 34, 38*). Mehrfache Bestimmungen des Blutspiegels geben einen besseren Einblick in die Dynamik der Sekretionsleistung. Umstritten ist noch die Frage, ob 3—20 min post inj. ein exponentieller Abfall der Blutspiegelwerte erfolgt; nach einigen Autoren (*8 9, 10, 23, 28, 38*) ist dieser bei gesunden Individuen gesichert.

Da die Ergebnisse an Neugeborenen und Säuglingen mit verschiedenen Methoden gewonnen wurden und sich deshalb nicht vergleichen lassen, muß auf die Wiedergabe einer Kurve über die Entwicklung der BSP-Ausscheidungsfunktion verzichtet werden. Übereinstimmend wird in den ersten Lebenstagen bei Neu- und Frühgeborenen eine starke Einschränkung der Eliminationsleistung für BSP gefunden (8, 9, 14, 29, 30, 33, 37); die Größenordnung der Einschränkung ist mit der bei schweren Leberparenchymschäden vergleichbar. Über den Zeitpunkt des Erreichens der für Erwachsene normalen Ausscheidungswerte liegen stark differierende Angaben vor; sie schwanken zwischen 10 Tagen und 5 Monaten; letztere Angabe dürfte aber zu hoch liegen. In der 2. und 3. Lebenswoche streuen die Meßwerte besonders stark, nach neueren Untersuchungen werden ab 4. Lebenswoche keine geringeren Werte als bei Erwachsenen gefunden. Ab 3. Lebenswoche

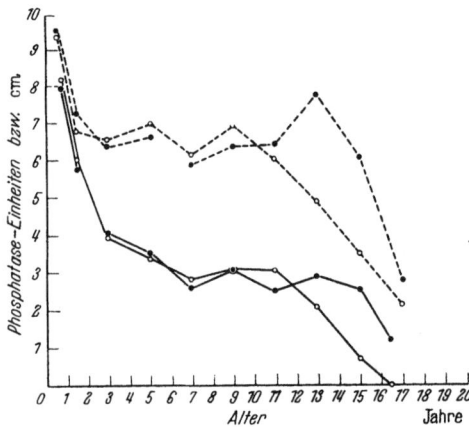

werden sogar bei Säuglingen und auch noch bei Kleinkindern höhere Eliminationswerte gefunden als bei älteren Kindern und Erwachsenen (8, 32d, 33). Es ist noch nicht geklärt, ob dieses durch das in diesem Lebensabschnitt noch größere Lebergewicht pro kg Körpergewicht bedingt oder als Effekt der größeren Leberdurchblutung aufzufassen ist.

Abb. 2. Vergleich der alkalischen Serum-Phosphatase mit dem Knochenwachstum nach CLARK u. Beck (6)

Nach Hinweisen einiger Autoren (29, 37) besteht keine gradmäßige Abhängigkeit zwischen BSP-Ausscheidungsleistung und Serumbilirubinspiegel. Frühgeborene weisen in den ersten Lebenstagen eine besonders schlechte Elimination für BSP auf (30), eine Abhängigkeit vom Geburtsgewicht scheint jedoch nicht vorzuliegen (29). Diese Beobachtungen brauchen nicht im Widerspruch zu der Vermutung zu stehen, daß eine energieverbrauchende Esterbindung des BSP mit Glucuronsäure eine Voraussetzung für die Elimination darstellt. Ein Beweis für kompetitive Hemmeffekte zwischen den beiden Acceptoren bezüglich der in energiereicher Bindung bereitgestellten Glucuronsäure läßt sich aus den bisherigen Untersuchungen nicht ablesen, jedoch ist die Frage nach der Spezifität der Glucuronyltransferase noch offen. Beachtenswert ist die Parallelität zwischen der altersbedingten Entwicklung der Bilirubin- und BSP-Ausscheidung und schließlich auch zwischen dem Blutspiegel und der renalen Ausscheidung von Glucuronsäure (vgl. S. 181).

II. Serumenzymaktivitäten

In die Reihe der gebräuchlichen Leberfunktionsteste gehört die Bestimmung der alk. Phosphatase. Bei Behinderung des Galleabflusses wird ein Anstieg der alk. Serumphosphatase beobachtet, dieser erreicht bei völligem Verschluß der Gallenwege die höchsten Werte. Die durch übliche chemische Methoden in alkalischem Milieu erfaßte Aktivität der Phosphatasen des Serums stammen aber aus den Osteoblasten, die sie im Wachstumsalter vermehrt ins Serum abgeben. Infolgedessen wird bei normal gedeihenden Individuen eine Parallelität zwischen den Aktivitäten des Knochenwachstums und der alkalischen Phosphatase des Serums gefunden (Abb. 2). Stark erhöhte Aktivität der alkalischen Phosphatase und neuerdings auch ein fast völliges Fehlen dieser Enzymaktivität (Hypophosphatasie) wird bei pathologisch verändertem Stoffwechsel der Osteoblasten gefunden. Zur Beurteilung einer gestörten Ausscheidungsfunktion der Leber kann die alkalische Phosphataseaktivität nur dann herangezogen werden, wenn Störungen im Calcium- und Phosphorstoffwechsel sowie Skeleterkrankungen röntgenologisch ausgeschlossen wurden.

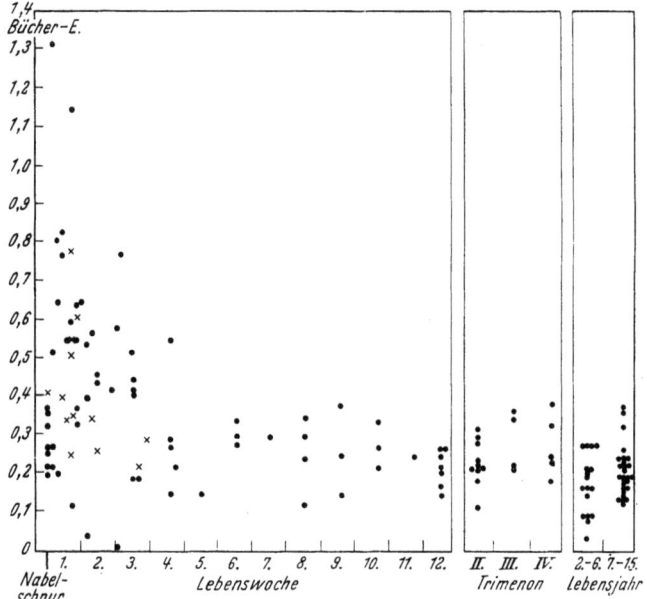

Abb. 3a. Serum-Glutamat-Oxalacetat-Transaminase bei 145 gesunden Neugeborenen, Säuglingen und Kindern.
× Frühgeborene

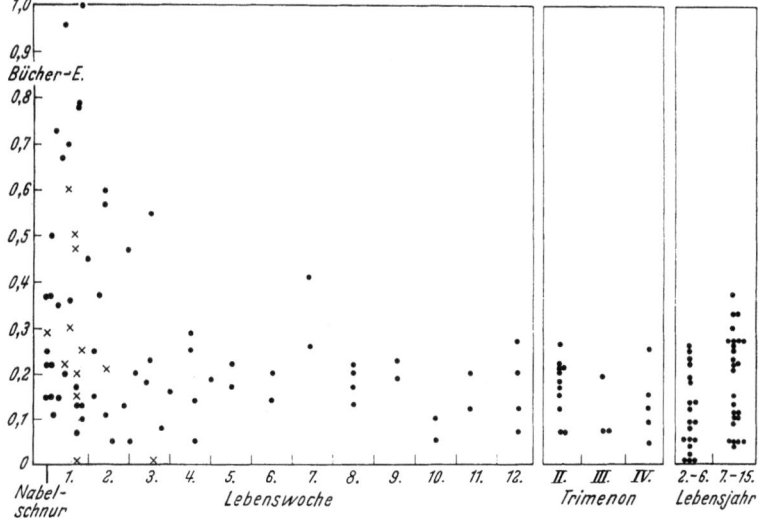

Abb. 3b. Serum-Glutamat-Pyruvat-Transaminase bei 144 gesunden Neugeborenen, Säuglingen und Kindern.
× Frühgeborene

Seit einigen Jahren hat sich die Bestimmung von *Transaminasen* und einiger *glykolytischer Fermente* im Serum als ein gutes Kriterium für Leberparenchym-schäden bewährt (7, 36). Da diese Enzyme aber nicht nur bei Erkrankungen der

Leber vermehrt im Serum nachweisbar sind, sondern auch aus anderen Geweben stammen können, muß die Besprechung dieser Serumenzymaktivitäten gesondert und nur in losem Zusammenhang mit dem Thema Leberfunktionsteste erfolgen.

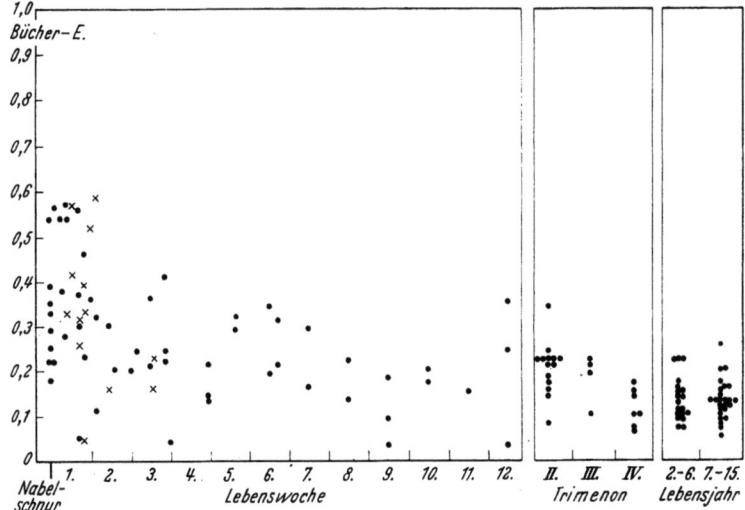

Abb. 4a. Aldolase im Serum bei 139 gesunden Neugeborenen, Säuglingen und Kindern. × Frühgeborene (32a)

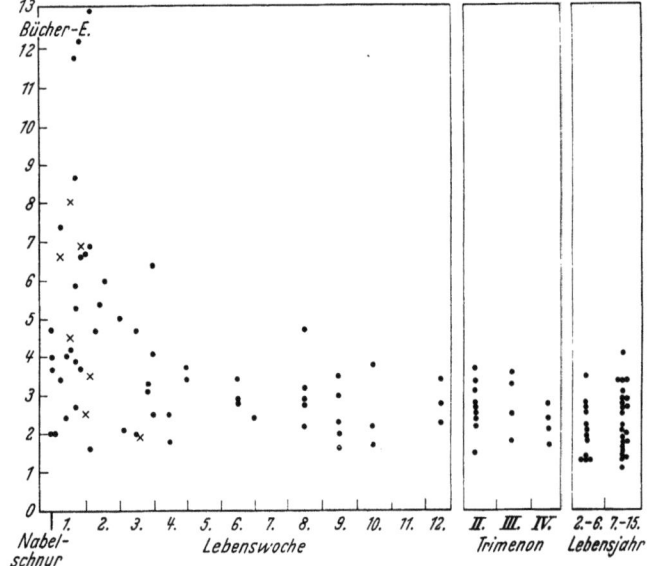

Abb. 4b. Milchsäuredehydrogenase im Serum bei 119 gesunden Neugeborenen, Säuglingen und Kindern. ×Frühgeborene (32a)

Der klinische Wert von Enzymbestimmungen bei Lebererkrankungen ist unbestritten, hier sei nur davor gewarnt, erhöhte Serumtransaminaseaktivität mit Leberparenchymschaden oder -insuffizienz gleichzusetzen.

Nachdem KOVE, GOLDSTEIN und WROBLEWSKI (21) bereits erhöhte Transaminaseaktivitäten im Serum Neugeborener gefunden hatten, wurden die Serumenzyme in allen Altersstufen untersucht (*32a*) (Abb. 3). Die Aktivitäten sind für SGOT[1] und SGPT[2] in der 1. Lebenswoche stark erhöht, aber weit streuend, sie fallen innerhalb von 3 Wochen auf die für ältere Kinder gefundenen Normwerte ab. Eine Besonderheit zeigt die SGPT insofern, als die Mittelwerte im Säuglings- und Kleinkindesalter weiter absinken und erst nach dem 10. Lebensjahr end- gültige Werte erreichen. Eine Erklärung für dieses Verhalten wird nach Be- sprechung der Serumenzym- aktivitäten Frühgeborener und der Gewebstransaminasen zu geben versucht. Die Aktivitäten von Aldolase (Ald.) und Milch- säuredehydrogenase (MDH) sind in der Neugeborenenperiode ebenfalls erhöht (*32a, c; 35*) (Abb. 4), der Abfall dieser Akti- vitäten erscheint im Vergleich zu den Transaminasen jedoch etwas verzögert.

Im Gegensatz zu MARTONI und MUSIANI (*26*) konnte STAVE (*32b*) bei Frühgeborenen keine überhöhten Transaminaseakti- vitäten nachweisen, wenn die- jenigen Frühgeborenen elimi- niert wurden, die unter der Ge- burt eine länger anhaltende Hypoxie durchgemacht hatten (Abb. 5, mit × bezeichnete Fälle). Bei Frühgeborenen sind die Werte für SGPT im Mittel um $1/3$ reduziert (vgl. Tabelle), auch die durch Hypoxämie geschä- digten Frühgeborenen zeigen keine erhöhten Werte. Von den glykolytischen Fermenten steigt unter der Hypoxämie beson- ders die MDH an. Wiederholte kurzzeitige apnoische Anfälle

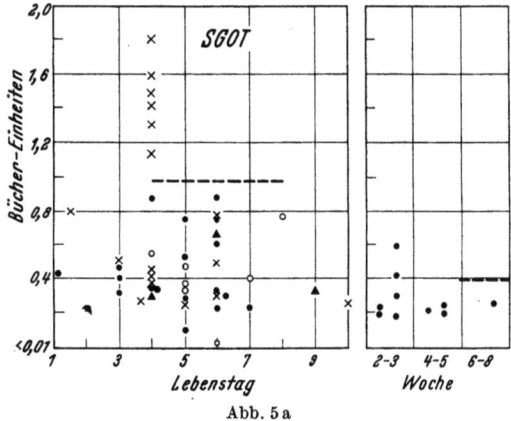

Abb. 5 a

Abb. 5 a—d. Serum-Enzymaktivitäten bei Frühgeborenen. Die gestrichelten Linien geben den oberen Streubereich (Mittel- wert + 2 × Standardabweichung) von Werten reifer Neuge- borener an. ● unauffällige Frühgeborene, ○ kurzzeitige apnoi- sche Zustände in den ersten Lebenstagen, × Apnoe nach der Geburt, ▲ Austauschtransfusion wegen Hyperbilirubinämie

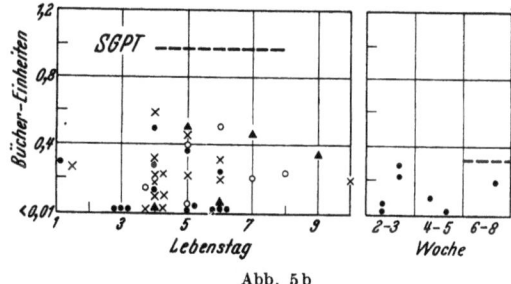

Abb. 5 b

mit Cyanose (mit ○ bezeichnete Fälle) beeinflussen die Höhe der Serumenzyme nicht. Ein Zusammenhang zwischen Intensität des Icterus neonatorum bei Neu- und Frühgeborenen und den Serumtransaminasen besteht nicht (*21, 26, 32a, b*), auch bei Frühgeborenen laufen der Anstieg des Serumbilirubins und der langsame Abfall der Transaminaseaktivität unabhängig voneinander ab (*32b*). Die glykolytischen Fermente bleiben trotz Bilirubinanstieg meist konstant. Auch diejenigen Frühgeborenen, die wegen eines drohenden Kernikterus mit einer Austauschtransfusion behandelt wurden (Abb. 5, mit einem Dreieck bezeichnet), zeigen keine auffälligen Veränderungen ihrer Serumenzymaktivitäten.

Abschließend sei noch auf die Abhängigkeit der Serumenzymaktivitäten (in Bücher-Einheiten) vom Geburtsgewicht hingewiesen (*32b*) (Tabelle). Ein Vergleich der Mittelwerte reifer Neugeborener mit Frühgeborenen der Gewichtsgruppe unter

---

[1] Serum-Glutamat-Oxalacetat-Transaminase.
[2] Serum-Glutamat-Pyruvat-Transaminase.

Tabelle

Frühgeborene	Geburtsgewicht	SGOT	SGPT	ALD	MDH
$n = 8$	< 1500 g	0,31	0,22	0,40	6,85
$n = 25$	$1500—2500$ g	0,50	0,22	0,39	6,30
Reife Neugeborene					
$n = 14$		0,50	0,30	0,32	6,08

1500 g ergab, daß die SGOT in allen Gruppen gleich ist, die SGPT bei den kleinsten Frühgeborenen am niedrigsten liegt und die glykolytischen Fermente bei Frühgeborenen aktiver sind. Nach tierexperimentellen Untersuchungen an Ratten wurde nachgewiesen (2), daß die Höhe der Gewebsaktivität von GPT von der Proteinbildungsrate abhängt; je höher die Proteinbildungsrate war, um so geringere GPT-Aktivität wurde im Gewebe gemessen. In den Geweben neugeborener Tiere ist die GPT-Aktivität geringer als bei ausgewachsenen Tieren (2, 32d). Wenn wir als Ursache der in der Neugeborenenperiode erhöhten Serumaktivitäten eine erhöhte Permeabilität der Zellwände annehmen (33a), könnten sich die Gewebsenzymaktivitäten im Serum widerspiegeln. Da die Aktivitäten aller Serumenzyme in den ersten 3 Lebenstagen steil ansteigen (Vergleich mit Nabelschnurblut), ist anzunehmen, daß die Permeabilität der Zellwände als Folge des Geburtsstress erhöht ist.

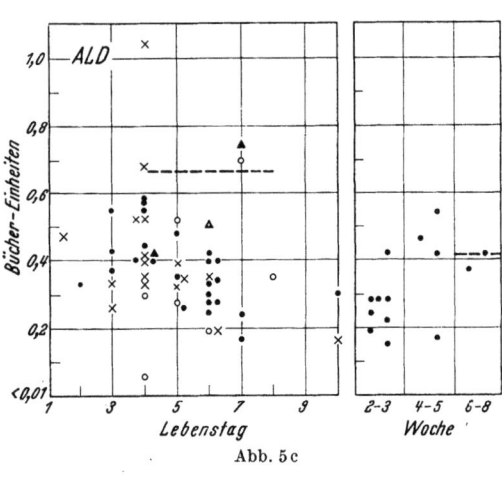

Abb. 5c

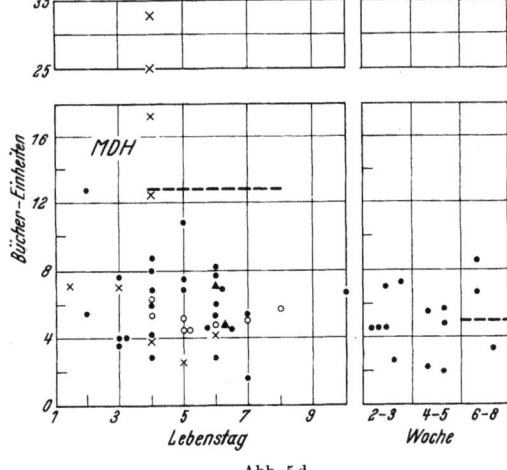

Abb. 5d

Aus dem Verhalten der Serumenzymaktivitäten lassen sich nach den bisherigen Untersuchungen folgende Rückschlüsse ziehen: Der rasche Anstieg aller Serumenzymaktivitäten in den ersten 3 Lebenstagen ist (wahrscheinlich) stressbedingt; Gewebshypoxie unter und nach der Geburt führt zu einem starken Anstieg der SGOT und MDH. Die stressbedingten Erhöhungen der Serumenzyme klingen bereits nach 5—6 Tagen ab.

Der Niveauabfall der Serumenzymaktivitäten in den ersten 3 (bis 6) Lebenswochen scheint durch den postnatal stattfindenden Reifungsvorgang bedingt zu sein, während die geringen SGPT-Aktivitäten Frühgeborener und der niedrige

Serumspiegel der Transaminase in der frühen Kindheit einen Hinweis auf den *wachstumsbedingten* erhöhten Proteinanabolismus geben.

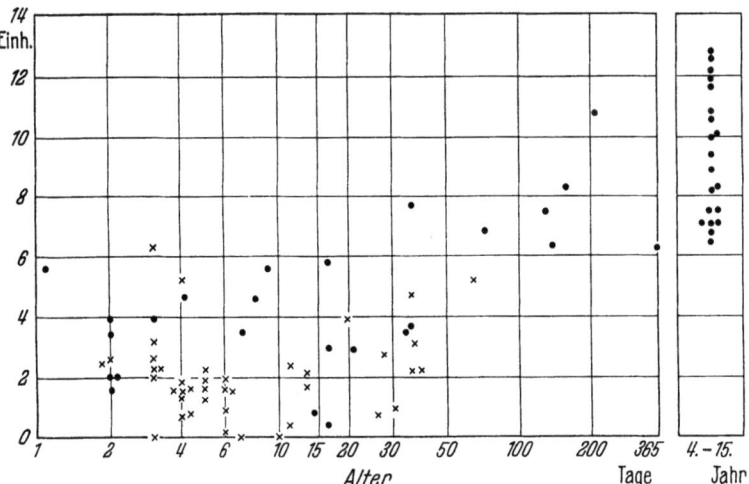

Abb. 6. Oxydase-Aktivität im Serum Neugeborener, Säuglinge und Kinder. Bestimmung mit p-Phenylendiamin als Substrat unter Versenzusatz; modifiziert nach HUMOLLER et al. (*17*). Nach unveröffentlichten Untersuchungen von STAVE, BICKEL und NEALE

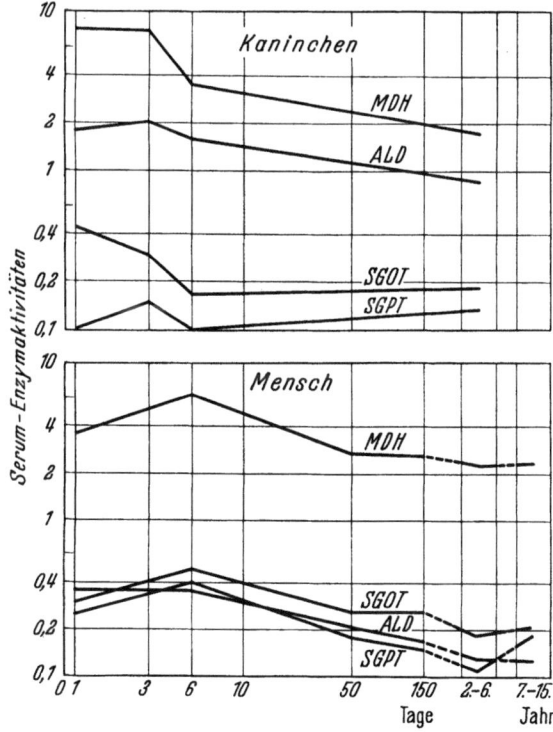

Abb. 7. Vergleich der Serum-Enzymaktivitäten von Mensch und Kaninchen in Abhängigkeit vom Lebensalter (nach Mittelwerten) (*32 d*)

Vorbehaltlich weiterer Untersuchungen beim Menschen kann in Verbindung mit den Tierversuchen angenommen werden, daß die glykolytischen Fermente durch Adaptationsvorgänge erhöht werden.

Seit der Isolierung des *Coeruloplasmins* durch HOLMBERG und LAURELL (*16*) und seiner Klassifizierung als Cu-haltiges Globulin mit Oxydaseeigenschaft sind neben der spezifischen immunologischen Nachweismethode auch colorimetrische

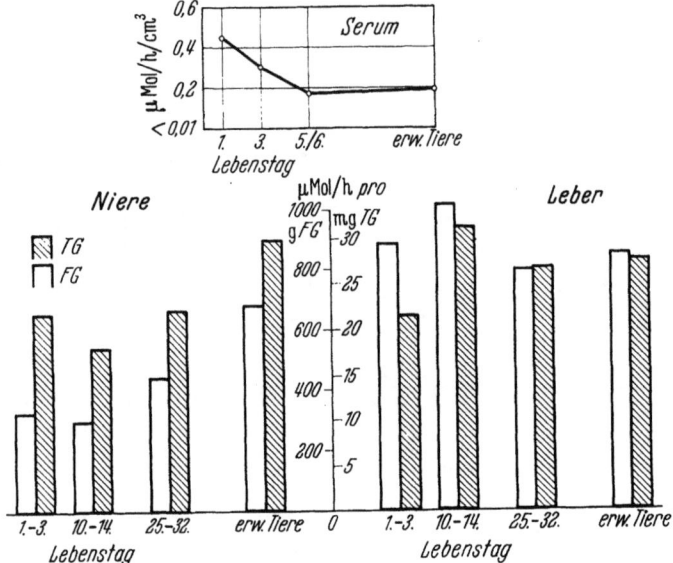

Abb. 8. Glutaminat-Oxalacetat-Transaminase in Serum, Leber und Niere von Kaninchen verschiedenen Alters. (*32 d*). *FG* Feuchtgewicht; *TG* Trockengewicht

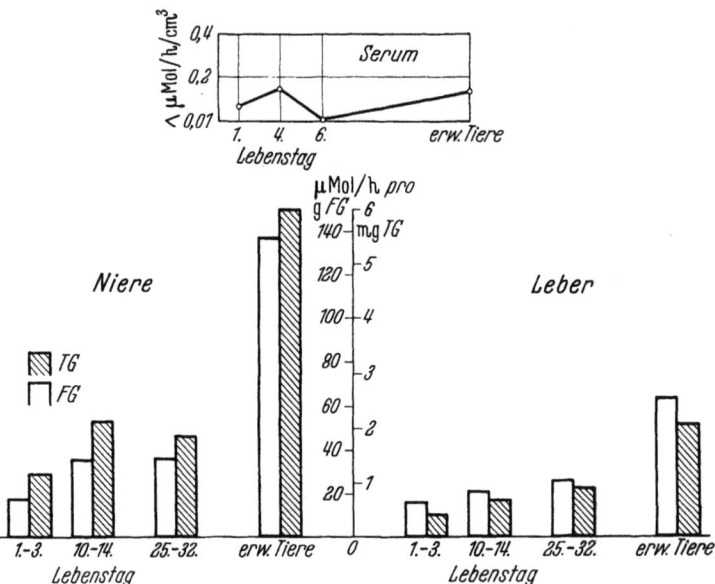

Abb. 9. Glutaminat-Pyruvat-Transaminase in Serum, Leber und Niere von Kaninchen verschiedenen Alters (*32 d*)

mit verschiedenen Substraten angegeben worden. Nach MARKOWITZ (*25*) enthält das Blut gesunder Erwachsener 27—38 mg-% Coeruloplasmin; wegen der sehr unterschiedlichen Untersuchungsmethoden für die Oxydaseaktivität lassen sich

Normalwerte und Abweichungen von diesen nur mit jeweils gleicher Methode
bestimmen. Abweichungen in Prozent vom mittleren Normalwert anzugeben,
halten wir wegen der Streubreite der Normalwerte für unzweckmäßig. Wir haben

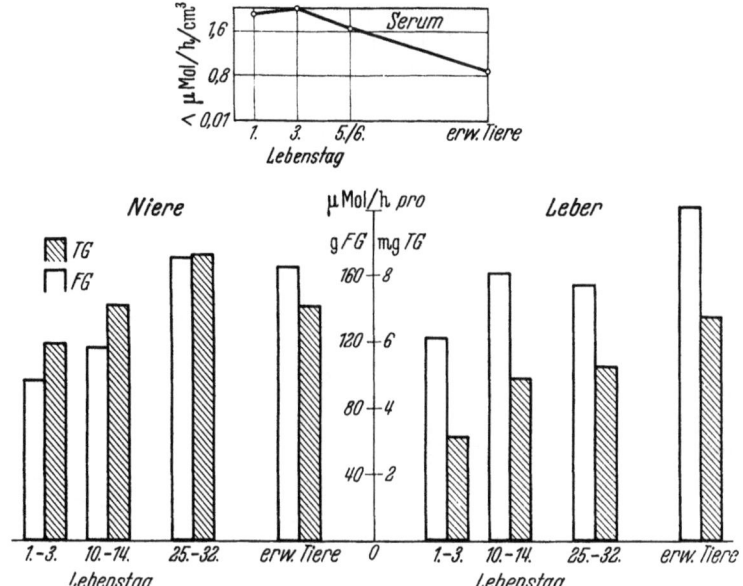

Abb. 10. Aldolase-Aktivität in Serum, Leber und Niere von Kaninchen verschiedenen Alters (*32 d*)

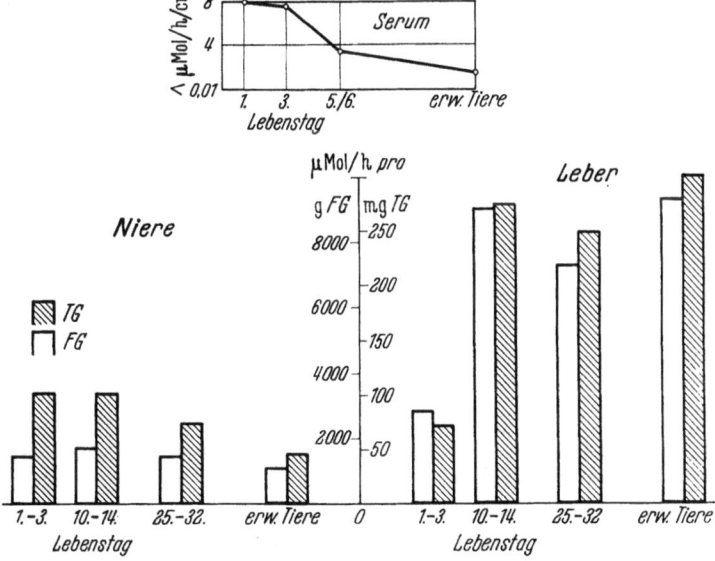

Abb. 11. Milchsäuredehydrogenase in Serum, Leber und Niere von Kaninchen verschiedenen Alters (*32 d*)

die Oxydaseaktivität nach HUMOLLER et al. (*17*) mit p-Phenylendiamin als
Substrat und Versenzusatz zur Ausschaltung unspezifischer Substratoxydation
bei Kindern aller Altersstufen bestimmt (Abb. 6). CARTWRIGHT (*5*) et al. fanden bei

Neugeborenen nur 12% des Coeruloplasmingehaltes vom mütterlichen Serum. Nach den Oxydasewerten im Serum betragen die Mittelwerte der Neugeborenen etwa 25% von denen älterer Kinder. [HUMOLLER et al. (*17*) fanden für Erwachsene einen Mittelwert von 8,7 Einheiten, STAVE für ältere Kinder 9,4 Einheiten.] Bei Frühgeborenen sind die Werte zwischen dem 4. und 6. Lebenstag besonders stark erniedrigt. Nach dem ersten Lebensmonat steigen die Werte an und erreichen im 4. Lebensmonat den unteren Streubereich der Werte älterer Kinder und Erwachsener.

In Ermangelung entsprechender Daten beim Menschen wird im folgenden über die Altersabhängigkeit der *Serum- und Gewebs-Enzymaktivitäten bei Kaninchen* gesprochen. Das Absinken der post partum erhöhten Serumenzymaktivitäten verläuft bei den Kaninchen entsprechend ihrer wesentlich schnelleren Reifung früher als beim menschlichen Säugling (Abb. 7).

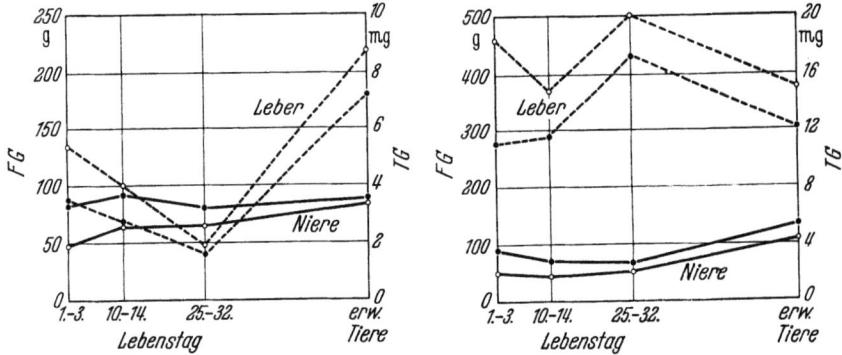

Abb. 12. a) Zwischenferment (Glucose-6-Phosphat-Dehydrogenase) und b) Glutaminsäuredehydrogenase in Leber und Niere von Kaninchen verschiedenen Alters. ○ bezogen auf Feuchtgewicht (*FG*); ● bezogen auf Trockengewicht (*TG*) (*32d*)

Die geringe SGPT-Aktivität im Stadium des schnellsten Körperwachstums ist auch bei Kaninchen vorhanden. Das Niveau der Serum-Aldolase-Aktivität ist bei Kaninchen wesentlich höher als beim Menschen.

In den folgenden Abb. 8—11 sind die einzelnen Enzyme in Serum, Leber und Niere in Abhängigkeit von Lebensalter bei Kaninchen dargestellt. Um einer Fehlbeurteilung der Gewebsenzyme durch den höheren Wassergehalt der Neugeborenenorgane zu begegnen, werden die Aktivitäten sowohl pro g Feuchtgewicht (FG) als auch pro mg Trockengewicht (TG) angegeben.

Bei der GOT sind die Änderungen der Gewebskonzentrationen der Leber nur sehr gering, in der Niere bei den erwachsenen Tieren fast doppelt so hoch wie bei den Neugeborenen (Abb. 8). Die auffällig geringen Gewebsaktivitäten für GPT in der Periode des stärksten Wachstums bestätigen die von BEATON an Ratten erhobenen Befunde für Kaninchen. Besondere Beachtung verdient die in der Niere der erwachsenen Kaninchen weit höhere GPT-Aktivität als in der Leber (Abb. 9). Die Gewebsaldolase steigt in der Leber mit zunehmendem Alter stärker an als in der Niere, in letzterer sind aber auf das Trockengewicht bezogen die Aktivitäten von Geburt an höher als in der Leber (Abb. 10). Diese hohe Aktivität eines Fermentes der anaeroben Glykolyse in der Niere wird noch unterstrichen durch die Werte für die MDH-Aktivität, die bei Neugeborenen in der Niere höher konzentriert ist als in der Leber. Aber schon zum Zeitpunkt des Augenöffnens und der ersten „Nestflucht" werden in der Leber vierfach höhere MDH-Aktivitäten gemessen (Abb. 11).

Zum Abschluß der Besprechung entwicklungsbedingter Änderungen von Serum- und Gewebsenzymaktivitäten seien noch zwei Enzyme erwähnt, die im Serum nicht nachweisbar sind: Über das *Warburgsche Zwischenferment* (Glucose-6-Phosphat-Dehydrogenase) beginnt die Einschleusung in den Pentosephosphatshunt (Abb. 12a). Dieses Enzym zeigt in der Leber neugeborener Kaninchen eine gegenüber 4 Wochen alten Tieren erhöhte Aktivität, die ausgewachsenen Tiere haben dann eine vierfach höhere Aktivität. In der Niere bleibt die Aktivität dieses

Enzyms in allen Altersstufen etwa gleich, auf Trockengewicht bezogen ist die Aktivität in Niere und Leber bei Neugeborenen fast gleich. Die Aktivität der *Glutaminsäuredehydrogenase* (Abb. 12b) steigt im Wachstumsalter in der Leber etwas an und fällt dann wieder ab, in der Niere sind nur wenig Veränderungen festzustellen.

Literatur

(1) BAUER, R.: Wien. med. Wschr. **1906**, 20. — *(2)* BEATON, G. H., M. D. CURRY and M. J. VEEN: Arch. Biochem. **70**, 288 (1957). — *(3)* BECKMANN, K.: In Handbuch der inneren Medizin, Bd. II/2. Berlin-Göttingen-Heidelberg: Springer 1953. — *(4)* BROWN, A. K., and W. W. ZUELZER: J. clin. Invest. **37**, 332 (1958).

(5) CARTWRIGHT, G. E.: Zit. nach ABDERHALDEN, Klinische Enzymologie, Stuttgart 1958. — *(6)* CLARK, L. C., and E. J. BECK: J. Pediat. **36**, 335 (1950).

(7) DERITIS, F., M. CONTORTI u. G. GIUSTI: Minerva med. (Torino) **46**, 1207 (1955). — *(8)* DIETEL, V.: Ärztl. Wschr. **1956**, 206. — *(9)* DIETEL, K., u. V. DIETEL: Ärztl. Wschr. **1957**, 735. — *(10)* DOST, F. H., u. T. GÖTZE: Mschr. Kinderheilk. **104**, 22 (1956).

(11) FABISCH, W., u. F. ETZOLD: Z. Kinerheilk. **55**, 702 (1933).

(12) HARNACK, G. A. VON: Mschr. Kinderheilk. **99**, 447 (1952). — *(13)* HARTMANN, A. F., E. E. McCOY, P. A. SWARM and D. I. NAKASATO: J. Pediat. **44**, 499 (1954). — *(14)* HERLITZ, C. W.: Acta paediat. (Uppsala) **6**, 214 (1926). — *(15)* HOENIG, V.: Lancet **1958** I, 506. — *(16)* HOLMBERG, C. G., and B. C. LAURELL: Acta chem. scand. **2**, 550 (1948). — *(17)* HUMOLLER, F. L., F. A. MAJKA, A. J. BARAK, J. D. STEVENS and J. M. HOLTHAUS: Clin. Chem. **4**, 1 (1958).

(18) JOSEPHSON, B., and C. GYLLENSWÄRD: Scand. J. clin. Lab. Invest. **9**, 29 (1957).

(19) KAUTHIO, J.: Ann. Med. exp. Biol. fenn. **28**, Suppl. 5, 6 (1950). — *(20)* KAYE, R., M. L. WILLIAMS and G. BARBERO: J. clin. Invest. **37**, 752 (1958). — *(21)* KOVE, S., S. GOLDSTEIN and F. WROBLEWSKI: Pediatrics **20**, 584, 590 (1957). — *(22)* KOVE, S., and H. SIEGEL: J. Pediat. **17**, 422 (1940).

(23) LAVERS, G. D., W. H. COLE, R. W. KEETON, M. C. GEPHARDT and J. M. DYNIEWICZ: J. Med. clin. Med. **34**, 965 (1949). — *(24)* LINNEWEH, F.: Mschr. Kinderheilk. **67**, 422 (1936). —

(25) MARKOWITZ, H., C. J. GUBLER, J. P. MAHONEY, G. E. CARTWRIGHT: J. clin. Invest. **34**, 1498 (1955). — *(26)* MARTONI, L., u. S. MUSIANA: Clin. pediat. (Bologna) **39**, 807 (1957). — *(27)* MEYER, S., u. G. STERN: Arch. Kinderheilk. **68**, 241 (1921).

(28) NAUMAYR, A., O. PARZER u. H. VETTER: Dtsch. med. Wschr. **1954**, 1034.

(29) OBRINSKY, W., M. L. DENLEY and R. W. BRAUER: Amer. J. Dis. Child. **83**, 401 (1952).

(30) PERL, E.: Schweiz. med. Wschr. **1957**, 334.

(31) ROSENTHAL, S. M., and E. C. WHITE: J. Amer. med. Ass. **84**, 1112 (1925).

(32) STAVE, U.: Z. Kinderheilk. **81**, 472 (1958a) **81**, 675 (1958b); Geigy Colloquium Bern, 2.—7. 6. 1958c; unveröffentlichte Versuche und Habilitationsschrift, Marburg, 1959 (d).

(33) VOGT, D., u. K. STEHR: Med. Mschr. **10**, 154 (1956).

(34) WENDLER, H.: Neue Öst. Z. Kinderheilk. **2**, 29 (1957). — *(35)* WEST, M., and H. J. ZIMMERMAN: Amer. J. med. Sci. 235, 443 (1958). — *(36)* WROBLEWKI, F., and LA DUE: Ann. intern. Med. **45**, 801 (1956).

(37) YUDKIN, S., S. S. GELLIS and F. LAPPEN: Arch. Dis. Childh. **24**, 12 (1949).

(38) ZIMMER, V.: Ärztl. Forsch. **10**I, 68 (1956).

23. Changes in body water compartments during growth

By

BENT FRIIS-HANSEN

With 4 Figures

The concept of the "humors" or fluids of the body is as old as medicine itself, yet it is only very recently that the different body water compartments have been defined and measured. Before entering into discussion of these entities, however, it may be useful to reconsider a few definitions.

Total body water includes all water inside the outer surface of the body and is carried around in the body by hydrostatic forces, by osmotic and temperature gradients and by diffusion. Both the capillary wall and the cell membrane are freely permeable to water, and this is accordingly crossing the capillaries and moving in and out of the cells at high speed. The result is that total body water is not to be regarded as "water in a bag", but as a medium constantly being mixed and carried around in the body. There are only a few minor exceptions to this rule. It is, for instance, not known to what extent some water molecules, such as those embedded in crystalline structures or those coating hydrated ions, are to be regarded as bound and non-exchangeable water.

Total body water may be measured by different methods: by the dilution of water-tracers, or organic compounds such as urea or antipyrine which are evenly distributed throughout the water phase; or indirectly through the determination of the specific gravity of the body.

In this study total body water has been measured by the dilution of heavy water, since this method is the most accurate and clinically sound. It has only one disadvantage: the volume of dilution of heavy water is slightly larger than the actual water volume due to the exchange of deuterium with exchangeable hydrogen atoms in organic compounds, primarily the proteins. The magnitude of this error has been calculated to be 1 to 3 percent of the water volume, depending, among other things, on the proportion of protein in the body. Since no exact figure can be given for this error no correction has been made and the term total body water in this paper therfore stands for the "uncorrected volume of dilution of deuterium oxide".

The *Anatomical Extracellular Water* is by definition all body water outside the cells, whereas the *Physiological Extracellular Water* is defined as plasma water and water into which ions and small molecules can diffuse freely from the plasma, i. e. fluids with a composition equal to a plasma ultrafiltrate. This is plasma and interstitial fluid. Water in the gastrointestinal tract, secretions and water in serous cavities may then be grouped as *Transcellular Water*, since extracellular water molecules have to cross barriers other than the capillary wall in order to reach these compartments. Water such as that in the urinary bladder is, practically speaking, outside the body, although slow exchange takes place through the wall of the bladder. One of the largest single groups is water in the gastro-intestinal tract.

It is a mixture of water taken by mouth, partly digested food and the digestive secretions. The total volume is about six liters per 24 hours, which normally is absorbed almost completely. This whole process is an important example of "transcellular circulation of extracellular fluid".

Extracellular water may be determined by measuring the volume of dilution of various electrolytes such as sulfate, thiosulfate, thiocyanate and chloride, bromide and sodium, both stable and radioactive, and nonelectrolytes such as mannitol, inulin and sucrose. No ideal method has been found for the measurement of extracellular fluid. A substance such as inulin does not enter any cells, but it is rapidly excreted and diffuses slowly out into the more dense structures of the extracellular "space", yet the inulin volume of dilution after six or more hours continual injection is often taken as the best estimate of the physiological extracellular fluid. The chloride (or bromide) volume of dilution has recently been widely used because it represents a volume close to the *Functional Extracellular Fluid*, that is: plasma and interstitial fluid plus water in the gastrointestinal tract, and presumeably water inside such glandular cells that secreate sodium and chloride containing secreations.

In the present study the thiosulfate method has been used. The initial volume of dilution is determined by extrapolation of the serum disappearance curve. This volume is close to the physiological extracellular volume. In normal subjects satisfactory results are obtained and the method, being absolutely safe, is well suited for work in children. In the following "extracellular water" is thus the volume determined by this method.

Intracellular Water includes all water inside the cells. No method has been found whereby this volume can be measured except indirectly from the total cell mass as estimated from the exchangeable potassium. It may also be calculated by subtracting the extracellular from the total water volume. In this paper "intracellular water" denotes thus the volume of dilution of deuterium oxide minus the thiosulfate volume.

Finally, the *Plasma Volume* may be taken as an important part of body water compartments. It may be measured by dilution of dyes or tagged protein or cells. Changes in the relative blood and plasma volumes during growth have been studied by several investigators by different methods. Both volumes remain almost constant. Plasma volume remains about 50 ml per kg body weight and blood volume about 80 ml with a slight increase around puberty due to increase of the hematocrit values.

The figures presented in this paper have been obtained from material consisting of 93 infants and children ranging from birth to 16 years of age. All were considered to be in a normal state of hydration and nutrition at the time of examination. A total of 73 determinations of total body water were carried out, 51 measurements of extracellular water and 31 of total and extracellular water simultaneously whereby intracellular water has been calculated.

In this material it was not possible to find any difference between body water compartments of the two sexes.

The water compartments were calculated in liters and compared to age, body weight, height and surface area in square meters of the subjects. A statistical analysis of the results has been carried out in order to determine the degree of correlation between the compartments and different body indices.

In order to carry out these calculations the material was divided into five age groups with an almost equal number in each: 0—11 days, 11 days —$1/_2$ year, $1/_2$ year—2 years, 2—7 years and 7—16 years.

Total body water

The first determination of total body water ever carried out in the human subject was made by v. BEZOLD in 1857. He found by desiccation that a five months old human foetus contained 88% water. He also demonstrated that the water content in mice was decreasing gradually during growth.

Table 1

Age in lunar months	1	2	3	4	5	6	7	8	9	10
Total body water in % body weight:	94	93	91	89	88	86	84	82		76

By calculating the data available in the literature the following figures for total body water in the foetus were found (see Table 1).

The results of total body water determinations in 73 children are presented in figure 1 where total body water in percent of body weight is plotted against age on a semi-logarithmic scale in order better to show the changes taking place in early life. The curve is drawn through the mean values within the age groups mentioned above.

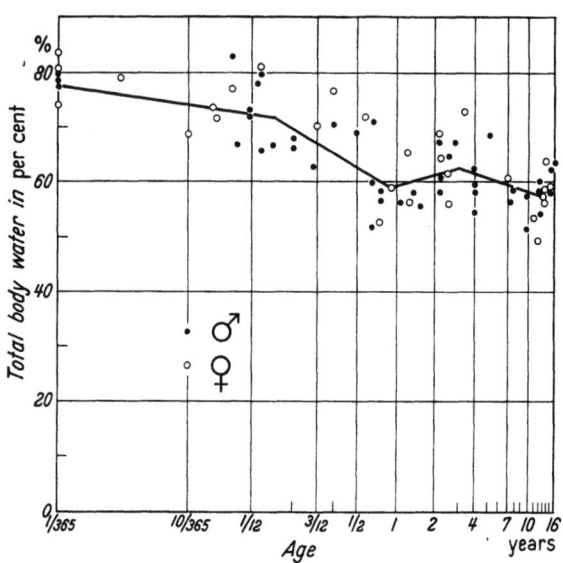

Fig. 1. Total body water in per cent of body weight related to age on a semi-logarithmic scale.

Is "percent of body weight" then the best way to present the changes taking place during growth? Not necessarily so, as it can be seen that the variations are fairly large. In order to see if it were possible to find a better correlation between total body water and other well established body indices such as height and surface area, a statistical analysis has been carried out. In this calculation age group 1 (8 cases from 0—10 days) has been omitted since the changes taking place in the neonatal period are not, strictly speaking, related to growth as many other factors are at play in the early adjustment to extra-uterine life.

Total body water related to age is defined by the formula:

$$t = \bar{t} + b\,(a - \bar{a})$$

where t and a are the logarithms of total body water and age and $\bar{t}$ and $\bar{a}$ are the average of these logarithms and b is a constant, all within each age group. The relationship between total body water and height and weight, which also is related to age, may be expressed in a similar fashion:

$$t = \bar{t} + c\,(w - \bar{w}) + d\,(h - \bar{h}) + y$$

where h and w are the logarithms of height and weight in kg and cm, $\bar{h}$ and $\bar{w}$ the average of these logarithms within the age groups, c and d are constants, and y

the random variation. This latter formula can also be written as:

$$T = K \times W^c \times H^d$$

where T is total body water, W is weight, H is height and K is a constant which is 0.177, 0.153, 0.195 and 0.150 in age groups 2 to 5. Since the surface area, according to DU BOIS, is given by:

$$SA = 71.84 \times 10^{-4} \times W^{0.425} \times H^{0.725}$$

it is seen that total body water related to surface area is also defined by this formula when the ratio c/d is taken as 0.425/0.725 and total body water related to height or weight alone is found when c or d equals 0.

The different sets of values for c and d are given in table 2 together with the relative standard deviations calculated for each correlation. It might be expected that a combination of weight and height would give a much better correlation than each taken alone and it is therefore of considerable interest to note that there is hardly any difference between the standard deviation when total body water is related to: weight and height; surface area; weight alone and percent body weight.

Table 2

Total body water related to	c	d	Relative standard deviation %
Weight and height	0.790	0.425	7.9
Surface area	0.425	0.725	8.2
Weight	0.922	0	8.0
Percent weight	1.000	0	8.1
Height	0	2.658	12.0

Only height alone shows a larger relative standard deviation. When calculated from age alone, as might be expected, the relative standard deviation is even higher, being 18%. As a practical result of these considerations one may draw the conclusion that for once nothing is gained by making things complicated and that total body water expressed as percent of body weight within certain age groups is as good an estimate as any.

Total body water expressed by liter per square meter surface area shows an increase: 12.6, 12.3, 13.2, 14.7 and 17.9 from age group 1 to 5. To understand this it must be remembered that weight increases 20 times during growth, whereas the surface area increases only 6.5 times.

Extracellular water

Extracellular water in the human foetus has been calculated from histo-chemical examinations by HARRISON, DARROW and YANNET and later by STEARNS. These authors arrived at almost similar results, which showed an extracellular body water compartment of 62% at 5 lunar months, 59% at 6, 52% at 8 and 43% at the end of gestation.

Several authors have previously measured the extracellular water volume in children by different methods. Higher values were found in the younger age groups but only ELY and SUTOW (1952) have studied these changes systematically using the thiocyanate method which in adults gives about 10% higher values than the inulin method and the thiosulfate method, but strangely enough almost identical figures in young children.

In the present study extracellular water was measured in 51 subjects. The results are presented here as percent of body weight related to age on a semi-logarithmic scale (figure 2). The curve is again drawn through the average values of the age groups previously mentioned.

A gradual decrease from around 42% at birth to 20% at puberty is seen. The results have been related to: age, weight, height and surface area in a similar fashion as just described for total body water.

If extracellular water is calculated as liter per square meter surface almost no changes are found: 6.74, 5.83, 5.86, 5.89 and 5.57 in the age groups 1 to 5. The best correlation is found when extracellular water volume (E) is calculated from the equation:

$$E = C_E \times W^{0.672} \times H^{0.163}$$

where C_E is: 0.279, 0.270, 0.285 and 0.274 in age groups 2 to 5. Even this optimal relationship gives a relative standard deviation of 15.2%. When E is calculated as per cent body weight, within the age groups a similar standard deviation of 15,2% is found, and if related to surface area the standard deviation is 15.3%, which is no better than the other relationships. One might have expected a closer correlation between extracellular fluid and surface area since, at

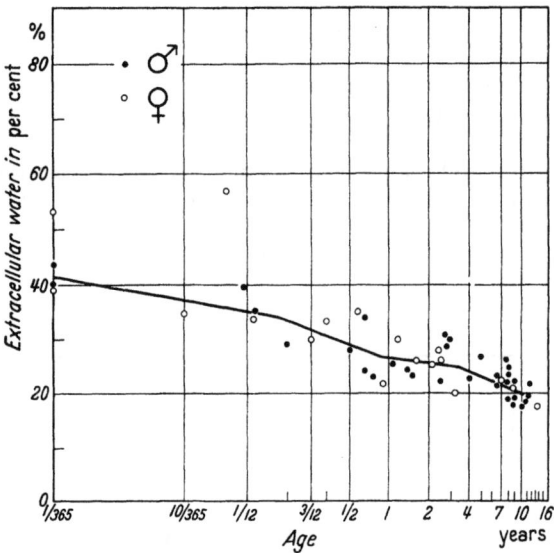

Fig. 2. Extracellular water in per cent of body weight related to age on a semi-logarithmic scale

least in children, a greater part of this fluid is found in the subcutaneous tissue.

Another interesting observation may be drawn from these experiments, since the glomerular filtration rate of the kidneys can be determined from the disappearance curve of thiosulfate in the plasma. This figure, expressed as per cent per minute is also the percentage of extracellular fluid filtered per minute. Calculated this way "adult values" are reached within the first weeks of life.

It has been much debated in which way kidney function in children should be expressed. It is usually calculated on the basis of body surface area; but McCANCE and WIDDOWSON have recently proposed that total body water is a more correct basis of comparison, since such substances as urea are distributed evenly throughout total body water. If, on the other hand, one assumes that the maintenance of a constant composition of extracellular fluid is one of the main functions of the kidneys it would be more correct to compare kidney function on the basis of the volume of extracellular water.

The parallel changes in surface area and extracellular fluid which have been shown to occur during growth may therefore explain why a close relationship has been found between renal function and surface area. This relationship may be only an indirect one caused by the close correlation between renal function and extracellular fluid volume and between this volume and surface area.

Intracellular water

Intracellular water has been calculated in the fetus either by subtracting the chloride space from total body water or by estimating the volume of cell water from the total amount of potassium, assuming a composition of the cells similar to that found in the adult. Both calculations have given very similar results: 25% of body weight at 5 lunar months increasing to 27% at 6, 29% at 8 and 32% at full term. That is a gradual increase from low values to almost adult values.

Total and extracellular water in this study have been determined simultaneously in 31 children whereby the volume of intracellular water was estimated. These results have also been treated statistically.

In figure 3 intracellular water has been plotted on a semi-logarithmic scale against per cent of body weight. The curve is drawn through the average values of the age groups 1 to 5. A large random spread is seen and slight tendency to increase gradually throughout childhood.

The relationship between intracellular water (I) and weight (W) and height (H) is found to be:

$$I = C \times W^{0.998} \times H^{0.206}$$

where C is a constant that for the age groups 2 to 5 is: 0.166, 0.148, 0.157 and 0.166. The average relative standard deviation is 22.7%.

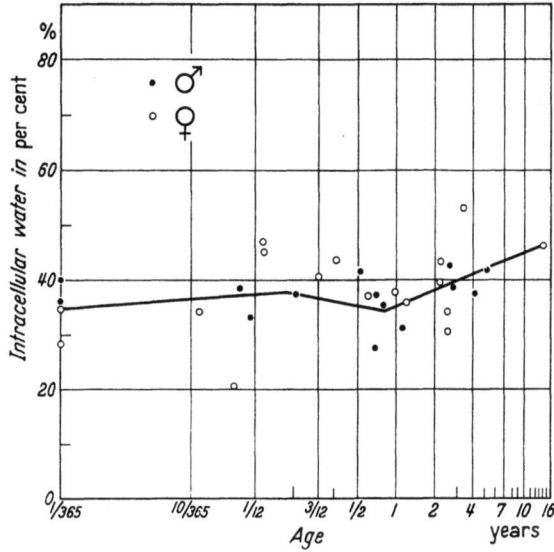

Fig. 3. Intracellular water in per cent of body weight related to age on a semi-logarithmic scale

When I is calculated simply as per cent of weight within the age groups a relative standard deviation of 20.8% is found (this is not significantly lower than the above 22.7%). Therefore again the more simple relationship between I and body weight is just as good as between I and the surface area.

Discussion

In the preceding discussion the material has been divided rather arbitrarily into different age groups, and it has been shown that the simplest estimate of the fluid volumes is obtained when calculated as per cent of body weight, within the age groups. The results are therefore summarized in table 3 where the material has been divided into

Table 3

The sum of E plus I is not equal to T, because T in this table has been calculated from observations where E and I was not meassured in all cases.

Age	Percent of body weight		
	T/W	E/W	I/W
0— 1 day	79.0	43.9	34.7
1—10 days	74.0	39.7	31.8
1— 3 months	72.3	32.2	43.3
3— 6 months	70.1	30.1	42.1
6—12 months	60.4	27.4	35.2
1— 2 years	58.7	25.6	33.8
2— 3 years	63.5	26.7	38.3
3— 5 years	62.2	21.4	45.7
5—10 years	61.5	22.0	42.3
10—16 years	58.0	18.7	46.7

smaller, more practical age groups, and the results have been plotted in figure 4. The curves have been drawn through the average values of table 3.

Figure 4 also includes the corresponding figures for the foetus and it is interesting to note a close agreement between the histo-chemical determinations of
the foetus and the *in vivo* measurements of new born babies. From this figure it is
possible to get an impression of the simultaneous changes in the three main body
water compartments during growth. In the foetus the following changes are found:
total body water decreases from 94% to 76% from the first lunar month to the
tenth. From the fifth to the tenth month extracellular water decreases from 62%
to 43%, whereas the intracellular water during the same period increases from
25% to 32% corresponding to an overall decrease of total body water during the

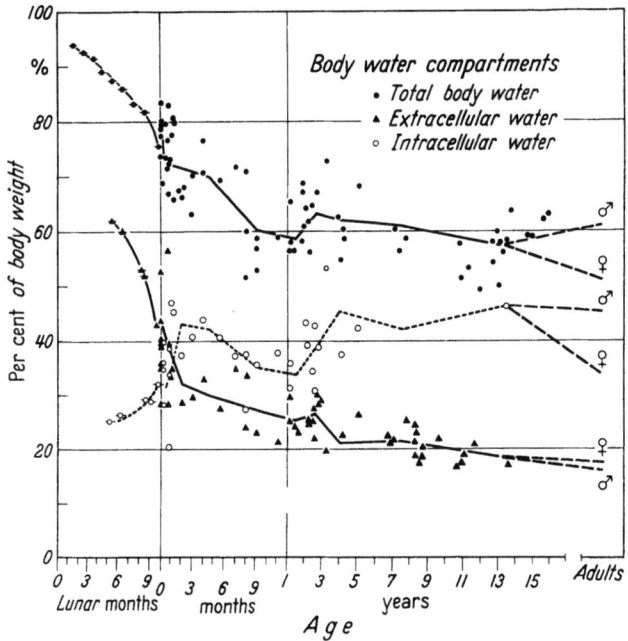

Fig. 4. Changes in total-, extra- and intracellular water in per cent of body weight during foetal life and
during post natal growth. The curves are drawn through the average values given in table 3

last five months from 88% to 76%. This trend continues during post-natal life,
from birth to somewhere between 1 and 2 years of age. In this period total body
water decreases from 79 to 59%, corresponding to a decrease of extracellular water
from 44 to 26%, whereas intracellular water remains practically constant after
an transient increase from 35 to 43% during the first 3 months of life. Somewhere
around this age the curve for intracellular water intersects the extracellular curve.
From that period onwards the intracellular phase constitutes a higher proportion of
body water than the extracellular. Between 1 and 3 years of age a slight increase is
found in all three body water compartments, at the time when the child is learning
to walk and is building up its muscular tissues (?) From then on extracellular water
decreases gradually to 19% around puberty, which is only slightly higher than
the values found in adults. In contrast to this total body water decreases only
slightly and intracellular water has a tendency to increase during the late childhood and puberty. Great individual variations are found however.

What do these changes mean and which changes in body composition do they
reflect ?

The changes described so far have only been changes in the overall composition of the body; but they may reflect: 1. similar changes in the composition of all tissues, 2. different changes in different tissues, 3. changes in the proportion between different organs with different composition and 4. changes in the amount of fat tissue in the body.

Space does not permit an extensive analysis of these important problems here; but the results obtained from chemical, histo-chemical, anatomical, microscopical and antropometric studies permit one to draw certain conclusions.

Regarding changes in cell composition, the recent findings of McCance and Widdowson indicate that such changes do take place, reflected as a decreasing nitrogen-potassium ratio during foetal life. On the other hand extensive studies by Lowry and Hastings gave the result that the composition of the living cell remained unchanged during growth. The question awaits further research.

Yannet and Darrow showed that in muscles, brain and liver, growth was accompanied by an increase in the size and number of the cells and a relative decrease of the extracellular phase.

Kerpel-Fronius drew attention to the fact that not only does the relationship between extra- and intra-cellular water in different organs change during growth, but so does the relative amount of total body water found in the same organs. Thus the muscles of a newborn baby contain 29% of total body water, of which one third is extracellular. In the adult with his well developed muscles the muscle water has increased to 51% of which only one fifth is extracellular. Similar but less pronounced relationships were found in other organs such as the central nervous system and skin and subcutaneous tissue. The overall changes result in an increase of intracellular and decrease of extracellular water.

Finally, fat tissue contains only 10% to 20% water. Any increase in the fat tissue will therefore cause a decrease of the relative water content, and such an increase does take place during growth. The foetus at five months has only 0.5% body fat. This increases to around 10% at birth. In the young adult 13% is found in the female and 9% in the male with large individual changes. At 55 years of age the average figures are as high as 25 and 19% in the two sexes respectively.

The finer details of the changes of body water compartments during growth still awaits further research, which is sure to come since these fascinating problems are so closely related to a better understanding of the vital problems: growth and ageing.

References: see Friis-Hansen, Bent: Changes in body water compartments during growth. Thesis. Suppl. **110,** Acta paediat. (Uppsala) (1958).

24. Glomerular filtration and renal water excretion

By

JØRGEN VESTERDAL

With 9 Figures

In this paper the renal water excretion in infants will be compared with that in adults and its gradual maturation discussed. The water excretion is the result of the glomerular filtration of water and the tubular reabsorption of water.

The most reliable method of determining the *glomerular filtration rate* (*GFR*) is the estimation of the inulin clearance. The endogenous creatinine clearance can also be used; it has the advantage that no injections are necessary. Opinions have differed as to whether the inulin and creatinine clearance provide an identical measurement. Many observers have found that the creatinine clearance is higher than the inulin clearance, which would indicate a tubular excretion of creatinine. The usual method of creatinine determination, however, measures not only true creatinine but also the chromogens present in the plasma. It has now been demonstrated (*4, 11*) that when the specific method for creatinine estimation of HARE (*10*) is used, the endogenous creatinine clearance measured is very nearly equal to the inulin clearance. Apparently this holds true only under normal conditions. If conditions depart from the normal, discrepancies between the creatinine and inulin clearances may be found. Thus it has been found (*6*) that during mannitol diuresis the creatinine clearance rises to values considerably higher than the inulin clearance.

It is generally most convenient to express the *GFR* in ml per minute per 1.73 sq. m. The *surface area* has been chosen as a basis for comparison for several reasons. The kidney rids the body of waste products of the metabolism, which is related to the surface area. The kidney weight is also proportionate to the surface area. When comparing the *GFR* of adults of different sizes, the smallest coefficient of variations is obtained when the surface area is the basis of comparison (*19*).

Several investigations (*3, 18, 21, 22*) have shown that while adults have a *GFR* of 125 ml/min. per 1.73 sq. m., the *GFR* of the newborn infant is only 20—50 ml/min per 1.73 sq. m. or lower, and premature infants may have values even below this. The scattering of the values is particularly marked in the first weeks of life. During the first months the *GFR* increases rapidly, then more slowly, and from the age of 1—2 years the findings are on a level with the adult values. (Fig. 1 shows average values from the above mentioned papers.)

Premature infants with birth weights above 2000 g increase their *GFR* as rapidly as full term babies (Fig. 2). In smaller prematures, particularly those with birth weights below 1500 g, the maturation is slower (*21*). It should be noted that a 3—4 weeks old premature infant with the same weight as a newborn full term infant has a considerably higher *GFR*, which indicates that the development of the glomerulus function must to some extent be a response to the conditions of extrauterine life. A similar state of affairs exists with regard to the PAH clearance.

The choice of the surface area as a standard of reference is, of course, quite arbitrary, and recently MᶜCANCE and WIDDOWSEN (14) have questioned its validity. These authors are of the opinion that, as one of the main functions of the kidney is to regulate the volume of the total body water and its content of urea, it would be more correct to use the *total body water space* as the basis for comparison (see p. 251).

If we calculate the *GFR* in different age groups on the basis of 42 l of total body water[1], we find considerably higher values in the first months of life (fig. 1), so that the kidney function of the infant does not look so poor as when calculated on the basis of surface area. At the age of one year, however, the *GFR* increases to a very high level (more than 50 per cent above the value found in adults), and it remains approximately on this level for several years.

This differs considerably from our usual concepts of metabolism, etc., in childhood. Moreover, the theoretical basis for using the total body water as a standard of reference is not very well founded, because it would be more correct to say that the primary function of the kidney is to keep constant the milieu intérieur, i. e. the extracellular fluid (19). It has, therefore, been suggested that this might be a suitable basis for comparison (8).

When calculated on the basis of the *extracellular fluid volume* the *GFR* values in the first months of life are fairly close to the results obtained on the basis of surface area (fig. 1). The adult level is reached at the age of one year, and in the following years the *GFR* rises to about 18 per cent above the adult level. This does not look quite so strange as the results obtained on the basis of total body water. On the whole, however, the results do not differ much from those obtained on the basis of the surface area, and so there is no real advantage in abandoning the surface area as the classical standard of reference. In order, therefore, not to bring unnecessary confusion into the matter, I shall continue to use this basis for comparison.

To find out why the *GFR* is so low in young infants we will consider the anatomical development of the kidney in the foetus and infant. New glomeruli are developed in the foetal kidney up to the time when the foetus weighs 2000—2500 g (17). In the foetus the capillary tufts in the glomeruli are covered with a columnar to cuboidal epithelium. This is gradually transformed into the squamous type. This transformation starts in the juxtamedullary glomeruli and progresses towards the cortex, and it is completed from a few months to two years after birth. Moreover, the development of the glomeruli and tubules does not run parallel. It is easy to imagine that the thick epithelium in the glomeruli must impair the filtration. Other

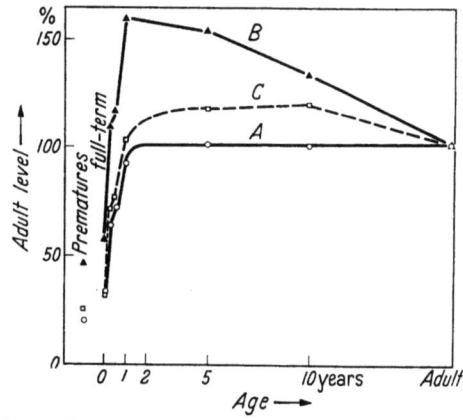

Fig. 1. Glomerular filtration rate at different ages compared on the basis of surface area (*A*), total body water volume (*B*), and extracellular water volume (*C*)

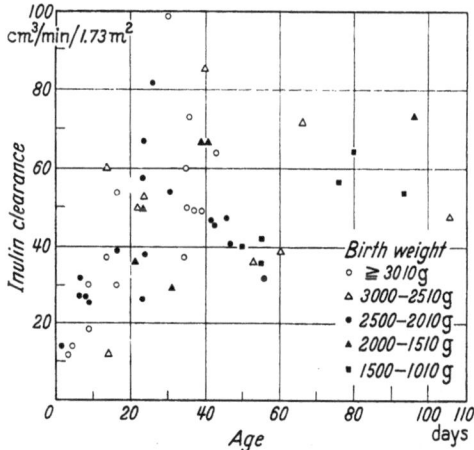

Fig. 2. Inulin clearance in premature and full term infants, corrected to a surface area of 1.73 sq/m (21)

---

[1] In these and the following calculations we have used the percentages of total body water and extracellular water given by FRIIS-HANSEN (9) (see p. 196).

factors may be of importance, too, but we have no exact information about these (the total area of the glomerular membranes, the hydrostatic pressures, etc.).

There are several *factors influencing the GFR*. It has been reported (*15, 21, 23*) that in infants, in contrast to adults, the *GFR* increases considerably with increasing urine flow. Careful experiments (*3*), however, indicate that *GFR* only changes 20 per cent when the urine flow varies within a large range (from 0.5 to 7 ml/min per 1.73 sq. m.).

In other investigations where more pronounced variations in the *GFR* were found with changes in the urine flow this may perhaps be explained by the influence of *painful stimuli*, e. g. subcutaneous injections of fluid. These may elicit

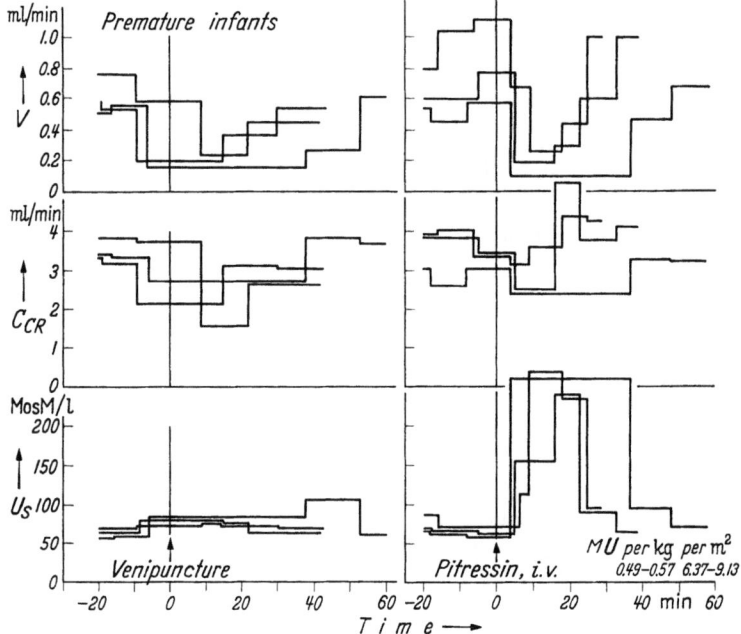

Fig. 3. Response to painful stimulus (venipuncture), compared with the response to pitressin (*4*).
U_S = Concentration of osmotically active urinary solutes

a profound inhibition of the kidney function with a decrease to less than half the initial value of both *GFR*, PAH clearance and urine flow (*21*). This seems to be brought about by a contraction of the kidney vessels, probably of the afferent vessels, as has been confirmed by the demonstration (*4*) that the osmotic concentration of the urine remains constant during the depression of the urine flow (fig. 3). Vascular responses of this kind seem to be much more pronounced in infants than in adults. If they are elicited during an experiment, a clear parallelism between the *GFR* and the urine flow will be found, but this is not to be interpreted as a dependence of the *GFR* on the urine flow.

In some cases other types of response to pain may be observed. Thus an experiment is reported (*13*) where a painful stimulus provoked a decrease of the urine flow with a corresponding increase of the osmotic concentration of the urine. This response must have been brought about by secretion of antidiuretic hormone. Responses consisting of increased urine flow have been observed in adults (*16*).

The diluting and concentrating ability of the tubules has been studied in various experiments where the infants have been subjected to thirsting, water loading, osmotic loading, injections of antidiuretic hormone, etc. The ability to concentrate the urine is related to the rate of solute excretion, which is very low in infants (see p. 212) because the amount of waste products to be excreted in the urine is low, since nitrogen and electrolytes are retained in the organism for growth.

To study this question, various investigators have induced *osmotic diuresis* in infants and adults by injecting hypertonic solutions of sodium chloride, urea, mannitol, etc. If the subject (infant, adult) is hydropenic at the beginning of the experiment, the response will be a diuresis where the urine flow increases faster than the rate of solute excretion, so that the urine becomes less concentrated (*4, 6, 19*). Inversely, if the rate of solute excretion is small, it will be possible to get a higher concentration of the urine. If, on the other hand, a hypertonic solution is injected into an infant who is not hydropenic, the result will be a diuresis with increased osmolarity of the urine. This is probably what happened in the experiments of DEAN and McCANCE (*7*), as pointed out by CALCAGNO et al. (*6*) who have given a beautiful demonstration of the different responses of the same infant in a hydropenic and non-hydropenic state (fig. 4).

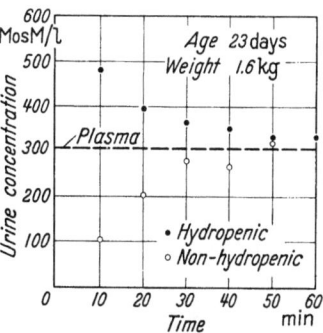

Fig. 4. Urine osmolarity after intravenous injection of mannitol (180—200 mosm per 1.73 sq.m.) in a premature infant in a hydropenic and a non-hydropenic state (*6*)

It is a well-established fact that the newborn infant cannot concentrate the urine to the same extent as the adult, and is thus more liable to dehydration.

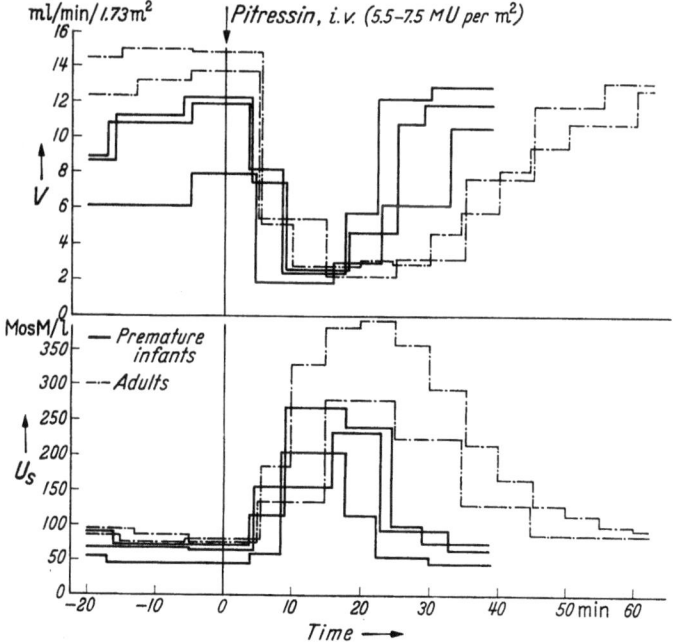

Fig. 5. Effect of pitressin given during water diuresis in three premature infants and in two adults (*4*).
U_S = Concentration of osmotically active urinary solutes

During fasting and thirsting the infant and the adult react somewhat differently. Experiments with premature infants aged 5—8 days (*4*) showed that when they were kept fasting and thirsting the urine became more concentrated in the first 3—4 hrs after the last feeding, until values of 432—778 mosm/l (average 610 mosm/l) were reached. In adults, on the contrary, the osmotic concentration of the urine continued to increase in the first 5—6 hrs after a feeding consisting of evaporated milk and water equal to the infant's feeding on the basis of surface area, and the maximal osmotic concentration obtained was about 800 mosm/l (see p. 212 and p. 224).

In full term infants 0—2 days old in a hydropenic state a direct relation has been found (14) between the amount of solutes excreted and the urine flow, the osmolarity of the urine being on an average 420 mosm/l. In adults the maximal obtainable osmotic concentration in the urine is 1400 mosm/l, in contrast to about 700 mosm/l in newborn premature infants. The reduced concentrating capacity of the infant's kidney may be caused by reduced secretion of antidiuretic hormone (ADH), lowered sensitivity of the tubules to ADH or immaturity of the tubules (see p. 398). The low rate of solute excretion might also play a part, but from what we know of osmotic diuresis, this should rather tend to facilitate concentration.

The *rate of secretion of ADH* cannot be estimated. The presence of ADH has been demonstrated in the urine of infants from the 3rd day of life (1). During osmotic diuresis it was not possible to increase the osmotic concentration of the urine in infants by means of ADH (6), and the low concentrating capacity is thus not due to insufficient production of ADH.

The *sensitivity of the tubulus cells to ADH* has been examined (4). ADH was given to premature infants and adults in doses adjusted to the surface area (fig. 5). At the beginning of the experiments the subjects were hydrated to such a degree that the urine flow could be considered maximal, and this state of hydration was kept constant by adding water in amounts equal to the urine flow and the insensible water loss. ADH was injected through the tubing of a permanent intravenous drip, so that painful stimuli were excluded. After the injection of ADH the urine flow decreased in adults and infants to the same low level (calculated on the basis of surface area). Simultaneously, the osmotic concentration of the urine increased, but this increase was smaller and of shorter duration in the infants than in the adults. This was supposed to be due to immaturity of the tubular cells, although a faster rate of inactivation of ADH in the infants could not be excluded.

Other observations, too, indicate such a degree of functional immaturity of the tubular cells of the infant that tubular function appears to be more reduced than the glomerular filtration rate. Thus the filtration fraction (inulin clearance/PAH clearance) is higher in infants than in adults, and the ratio TmPAH/inulin clearance is lower in infants than in adults (20, 21, 22) (see p. 253).

Some early observations on *hydration* (2, 12) showed that the infant after water ingestion was unable to dilute the urine and to increase the urine flow as rapidly or as effectively as the adult. This question has been re-examined in more recent investigations.

For premature infants aged 5—8 days and one premature aged 36 days were given water after 3—6 hrs fasting, the dose being 40 ml per kg body weight (5) (fig. 6). For purpose of comparison, two adults were given 20 ml water per kg after 12 hrs fasting. Per square meter these doses were equivalent to 507—530 ml in the infants and 639—734 ml in the adults. Perhaps it is more correct to compare the doses on the basis of extracellular fluid volume: per litre of extracellular water the dose was 95 ml in the infants and 85 ml in the adults. The two adults and the 36 days old infant were able to increase their urine flow to 12—13 ml/min per 1.73 sq.m, while the prematures aged 5—8 days could only increase their urine flow to 6—8 ml/min per 1,73 sq/m. By calculating the osmotic concentration of the urine it was found that the urine could be diluted to the same low osmotic concentration (about 50 mosm/l) in infants and adults (fig. 7). These results have recently been confirmed (6).

Thus the newborn premature infant is able to dilute the urine to the same extent as the adult but the urine flow is lower when compared on the basis of surface area.

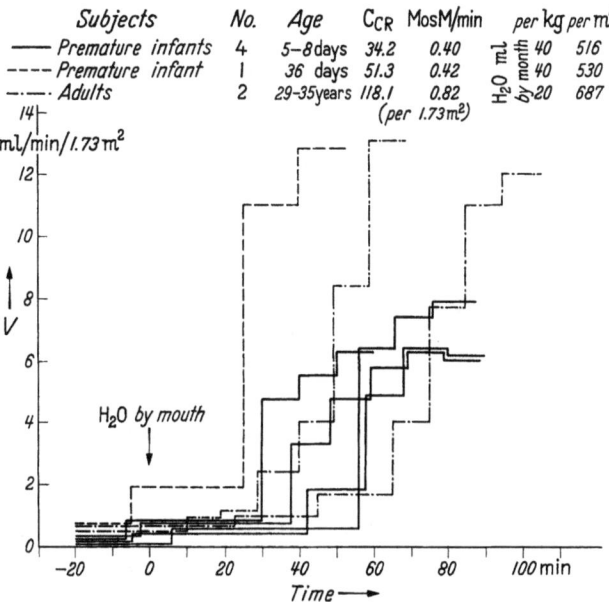

Fig. 6. Effect of water ingestion on rate of urine flow (V) (5)

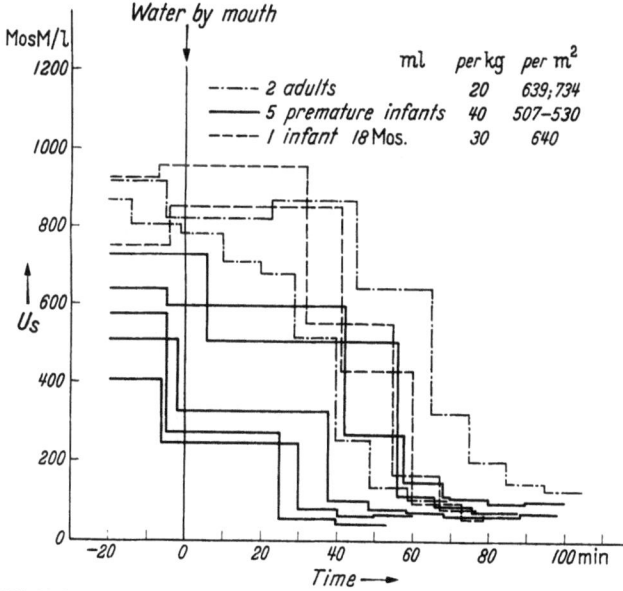

Fig. 7. Effect of water ingestion on concentration of osmotically active urinary solutes (U_S) (5)

In the above mentioned experiments (5) one cannot be sure that the rates of urine flow obtained were really maximal, as somewhat higher urine flows were obtained in adults by giving a greater water load (13).

The response to a single dose of water (30 ml/kg), was studied after oral and intravenous administration (1).Withinthe first 3 hrs newborn infants less than 24 hrs old excreted less than 10% of the load, infants aged 3 days 35%, and infants aged 7 days 50% of the load. After 2 weeks — 1 month 100% of the load was excreted within 3 hrs, which is as fast as in adults. Obviously the poor response of the newborn infant is not necessarily a sign of low kidney function but may equally well be attributed to peculiarities of the state of hydration in this period of life. There is generally hydropenia in the first days of life, though the infants in the above experiments were rather overhydrated (1).

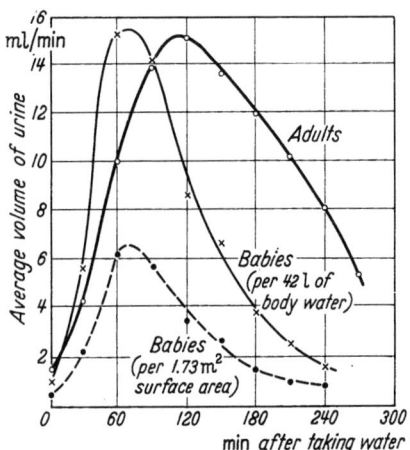

Fig. 8. The rate of excretion of water after the administration of a dose equivalent to 6% of total body water. Results in adults and infants, corrected in the latter to a surface area of 1.73 sq/m and to 42 l of total body water (13)

Similar experiments have been carried out by other authors (13) who gave a single water load of 5% of the body weight to infants and adults. In the adults the urine flow increased to about 15 ml/min after 2 hrs, after which it slowly decreased. In the infants the urine flow increased as rapidly as in the adults at first, but it began decreasing after only $1^{1}/_{4}$ hrs; the peak value reached was about 7 ml/min per 1.73 sq/m (fig 8). If the rate of urine flow is calculated on the basis of 42 l of total body water, the peak of urine flow seems just as high in the infants as in the adults. Independently of any basis of comparison it can be said that during the first 4 hrs the infants excreted 57% of the water load, while the adults excreted 100%.

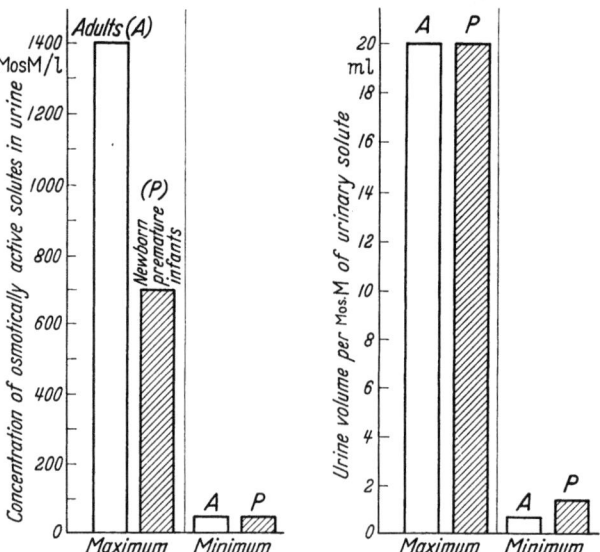

Fig. 9. Relationship between maximum and minimum concentrations of urinary solutes and renal water requirements (4)

To summarize, the ability to concentrate the urine is considerably reduced in young infants, owing to immaturity of the tubules. In newborn premature infants the maximal osmotic concentration obtainable in the urine is 700 mosm/l, in contrast to 1400 mosm/l in adults. This can be expressed thus: when water must be conserved as in dehydration, the minimum volume of water in which 1 mosmol of solutes can be excreted is 0.7 ml in adults and 1.4 ml in newborn infants (fig. 9).

The maximal rate of urine flow in young infants is only half that in adults, when compared on the basis of surface area. A single water dose is excreted more slowly in the newborn infant than in the adult. After the age of one month the results obtained are equal to those in adults.

The minimal osmotic concentration obtainable in the urine is about 50 mosm/l in both infants and adults. This can be expressed thus: the maximal amount of water which can be excreted with 1 mosmol of solutes is 20 ml both in adult and infants (fig. 9). One should therefore expect that, when fluid therapy is given, the risk of overdosage of water would be the same in infants and adults. The rate of solute excretion, however, is considerably lower in infants than in adults, so that in infants there is a greater risk of an insufficient amount of solutes being available for water excretion. The infant to whom large doses of water are given will thus be more apt to develop oedema.

The fact that the diluting capacity of the kidney is well developed in the newborn, while the concentrating capacity is low, indicates that different parts of the tubuli are involved in these processes and that they mature at different speeds.

References

(1) AMES, R. G.: Pediatrics 12, 272 (1953). — (2) ASCHENHEIM, E.: Z. Kinderheilk. 24, 281 (1919).

(3) BARNETT, H. L., K. HARE, H. McNAMARA and R. HARE: J. clin. Invest. 27, 691 (1948).— (4) BARNETT, H. L., and J. VESTERDAL: J. Pediat. 42, 99 (1953). — (5) BARNETT, H. L., J. VESTERDAL, H. McNAMARA and H. D. LAUSON: J. clin. Invest. 31, 1069 (1952).

(6) CALCAGNO, P. L., M. I. RUBIN and D. H. WEINTRAUB: J. clin. Invest. 33, 91 (1954).

(7) DEAN, R. F. A., and R. A. McCANCE: J. Physiol. 109, 81 (1949).

(8) FRIIS-HANSEN, B.: Helv. paediat. Acta 10, 172 (1955). — (9) FRIIS-HANSEN, B.: Acta paediat. (Uppsala) Suppl. 110 (1956).

(10) HARE, R. S.: Proc. Soc. exp. Biol. (N. Y.) 74, 148 (1950). — (11) HARE, K., H. GOLD-STEIN, H. L. BARNETT, H. McNAMARA and R. S. HARE: Fed. Proc. 8, 67 (1949).

(12) LASCH, W.: Z. Kinderheilk. 36, 42 (1923).

(13) McCANCE, R. A., N. J. B. NAYLOR and E. M. WIDDOWSON: Arch. Dis. Childh. 29, 104 (1954). — (14) McCANCE, R. A., and E. M. WIDDOWSON: LANCET 1952 II, 860. — (15) McCANCE, R. A., and W. F. YOUNG: J. Physiol. 99, 265 (1941). — (16) MILES, B. E., and H. E. DE WARDENER: Lancet 1953 II, 739.

(17) POTTER, E. L., and S. T. THIERSTEIN: J. Pediat. 22, 695 (1943).

(18) RUBIN, M. I., E. BRUCH and M. RAPOPORT: J. clin. Invest. 28, 1144 (1949).

(19) SMITH, H. W.: The Kidney. New York 1951.

(20) TUDVAD, F., and J. VESTERDAL: Acta paediat (Uppsala) 42, 337 (1953).

(21) VESTERDAL, J., and F. TUDVAD: Acta paediat. (Uppsala) 37, 429 (1950).

(22) WEST, C. D., H. W. SMITH and H. CHASIS: J. Pediat. 32, 10 (1948).

(23) YOUNG, W. F., and R. A. McCANCE: Arch. Dis. Childh. 17, 65 (1942).

25. Die Änderung der Harnzusammensetzung

Von

H. Hungerland

Mit 4 Abbildungen

Änderung der Harnzusammensetzung im Laufe der Entwicklung bedeutet im vorliegenden Fall Änderung des Harn-Ionogramms.

Diese Änderung kann betreffen:

1. Die gesamte osmolare Konzentration der Elektrolyte ohne Berücksichtigung der qualitativen Zusammensetzung, d. h. ohne Berücksichtigung des Anteils der verschiedenen Elektrolyte am Ionogramm.

2. Die Qualität des Ionogramms, d. h. des Anteils der verschiedenen Elektrolyte am Ionogramm.

Man ist zunächst versucht anzunehmen, daß kein Zusammenhang zwischen beiden Möglichkeiten besteht. Tatsächlich beeinflußt aber die osmolare Konzentration der Elektrolyte im Harn insofern auch die Qualität des Ionogramms, als die osmolare Konzentration begrenzt ist und im Bereich dieser Grenze die Competition der einzelnen Elektrolyte eine Rolle spielt.

Selbstverständlich beeinflußt diese Competition nicht *allein* das Ionogramm; auch die Elektrolytzufuhr, die Stoffwechsellage und die Leistungsfähigkeit der Einrichtungen, die z. B. den Säure-Basen-Haushalt regulieren, verändern laufend das Ionogramm in die eine oder andere Richtung.

Für den Neugeborenen und Säugling ist infolge der mehr oder weniger gleichmäßigen Nahrungszufuhr die Elektrolytzufuhr verhältnismäßig konstant bzw. leicht zu übersehen.

Der Elektrolytgehalt der Frauenmilch ist gering. Wird Frauenmilch aufgenommen, so wird damit eine Lösung zugeführt, die bei vollständiger Dissoziation aller gelösten Salze etwa eine Elektrolyt Osmolarität von 57 mosmol/l hat.

Nimmt ein 10 Tage alter Neugeborener 500 g Frauenmilch auf, so werden etwa 30 mosmol Elektrolyte zugeführt; scheidet er 200 cm³ Harn aus, und würde er alle zugeführten Elektrolyte ausscheiden, so müßte die Elektrolyt-Osmolarität seines Harnes etwa 150 mosmol/l betragen.

Diese Konzentration ist ohne weiteres möglich, wie McCance gezeigt hat, der nach 24 stündigem Dursten bei Neugeborenen eine Harnkonzentration von etwa 400 mosmol beobachtete.

Andere Autoren (Pratt und Snyderman) geben an, daß der Neugeborene im Harn bis auf maximal 700 mosmol/l konzentrieren kann; ältere Kinder zeigen eine maximale Harnkonzentration von 1 200 mosmol/l (vgl. auch S. 208). Würde man dem gleichen Säugling 500 g Kuhmilch geben, so würden damit etwa 90 mosmol Elektrolyte zugeführt werden, sollten diese vollständig mit 200 cm³ Harn ausgeschieden werden, so wäre dazu eine Elektrolytkonzentration von etwa 450 mosmol notwendig, die der Neugeborene erreichen könnte, aber schon bei einer Zufuhr von etwa 300 cm³ Kuhmilch und 150 g Wasser würde es ohne weiteres möglich sein, alle aufgenommenen Elektrolyte mit 200 cm³ Harn auszuscheiden, weil dafür eine osmolare Elektrolytkonzentration von etwa 270 milliosmol notwendig wäre. Tatsächlich müssen diese Bedingungen aber nie erfüllt werden. Denn von den zugeführten Elektrolyten wird ein Teil infolge des physiologischen Gewichtsansatzes retiniert, ein anderer Teil im Stuhl ausgeschieden. Gerade dieser Anteil ist bei der Verfütterung von Kuhmilch größer als man gemeinhin annimmt, da ja ein großer Teil der berechneten Osmolarität der Kuhmilch, etwa $1/3$, d. h. 60 mosmol, aus Ca.. und HPO_4'' besteht; von diesen beiden Elektrolyten werden aber nur 15% bzw. 30% mit dem Harn ausgeschieden, d. h. von diesen 60 mosmol/l müssen nur $4,5 + 9 = 13,5$ mosmol/l durch die Niere ausgeschieden werden, was den Gesamtbetrag um etwa 47 mosmol/l verringert. Der Säugling, der also 500 g unverdünnte Kuhmilch erhält, braucht nicht 90, sondern $90-23,5$ d. h. etwa

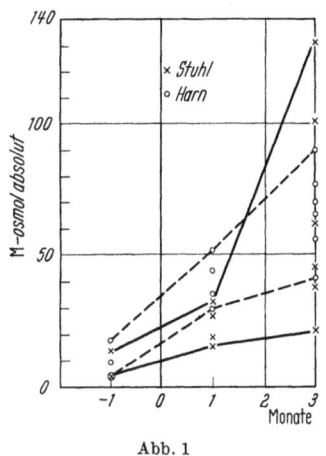
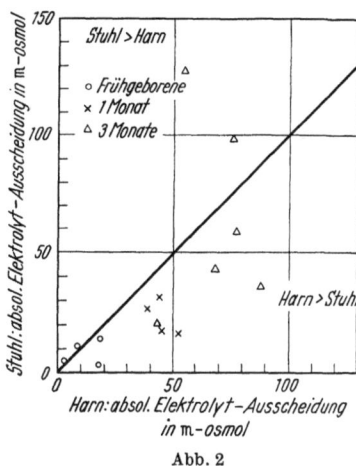

Abb. 1   Abb. 2

Abb. 1. Absolute Elektrolytausscheidung in m-osmol im Stuhl (×) und Harn (○) in den ersten 3 Lebensmonaten und bei Frühgeborenen

Abb. 2. Absolute Elektrolytausscheidung in m-osmol in Harn und Stuhl

67 mosmol durch die Niere auszuscheiden; damit nähern wir uns bereits weitgehend der Elektrolytkonzentration, die wir in der Muttermilch finden, nämlich 57 mosmol.

Wenn wir die tatsächliche Leistung der Niere feststellen wollen, so lassen sich die Verhältnisse verhältnismäßig übersichtlich durch Gegenüberstellung der verschiedenen Größen veranschaulichen.

In Abb. 1 haben wir die absolute Molen-Ausscheidung mit dem Stuhl und mit dem Harn den verschiedenen Lebensaltern gegenübergestellt. Entsprechend der mit zunehmendem Alter größer werdenden Zufuhr steigt die Ausscheidung sowohl im Stuhl wie im Harn an und die mit dem Harn ausgeschiedene Molen-Menge ist im allgemeinen größer als die im Stuhl ausgeschiedene Menge. Dies wird noch deutlicher, wenn wir die mit dem Stuhl ausgeschiedenen Osmole den mit dem Harn ausgeschiedenen gegenüberstellen (Abb. 2). In 14 Untersuchungen finden wir nur 4mal, daß mit dem Stuhl mehr Mole ausgeschieden werden als mit dem Harn.

In Abb. 3 ist die Zufuhr der Ausfuhr der Elektrolyte mit Stuhl und Harn gegenübergestellt, und es ist ohne weiteres zu erkennen, daß in 10 von 14 Fällen eine Retention (bis zu mehr als $2/3$ der Zufuhr) eingetreten ist.

Schließlich sind auf Abb. 4 die beobachteten osmolaren Harnkonzentrationen dem Kindesalter gegenübergestellt. Daß diese Konzentrationen im Laufe der ersten Lebensmonate ansteigen, ist auch durch die steigende Zufuhr und die geringer werdende Retention (Abb. 3) bedingt. — Bemerkenswert scheint mir in dieser Abbildung vor allem, daß 13 der 14 osmolaren Harnkonzentrationen niedriger liegen als die Osmolarität des Blutserums, daß sie alle das 2- bis 6fache der Frauenmilch-Osmolarität betragen und daß, abgesehen von 3 Frühgeborenenwerten, die osmolare Harnkonzentration der Elektrolyte das $1^1/_2$- bis fast 3fache der Elektrolytkonzentration der $^2/_3$ Kuhmilch beträgt.

Im Stuhl sehen wir osmolare Konzentrationen von 125—1000 mosmol/kg Stuhl, und die mit dem Stuhl ausgeschiedene absolute Menge an Elektrolyten betrug 5—130 mosmol.

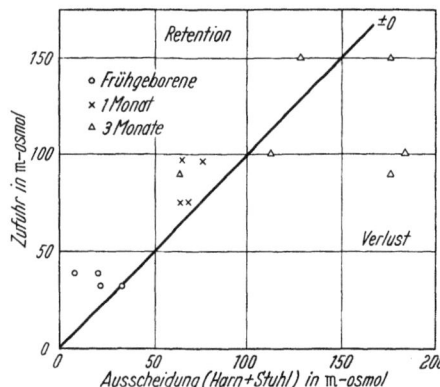

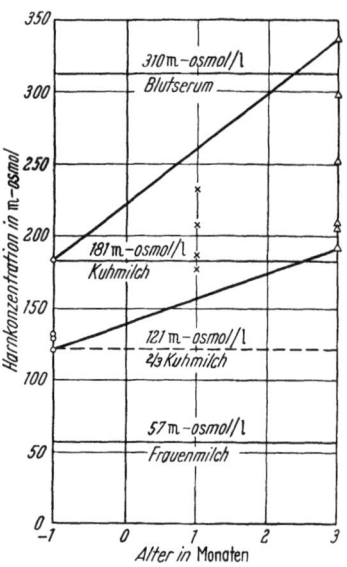

Abb. 3. Elektrolytzufuhr und -ausscheidung mit Harn und Stuhl in m-osmol bei Frühgeborenen, 1 und 3 Monate alten Säuglingen

Abb. 4. Osmolare Harnkonzentration bei Frühgeborenen, 1 und 3 Monate alten Kindern

Bei den gleichen Kindern schwankten die Harnkonzentrationen von 120 bis 330 mosmol/l, und die mit dem Harn ausgeschiedene absolute Menge an Elektrolyten betrug 3—88 milliosmol.

In der folgenden Tab. 1 ist noch einmal eine Zusammenstellung der einzelnen Daten gegeben. Darin sind vor allem die Harnkonzentrationen zu beachten, die mit zunehmendem Alter deutlich ansteigen.

Alle diese Befunde sind ein Hinweis dafür, daß der Begriff der werdenden Funktion nicht mit dem Begriff einer funktionellen Insuffizienz identifiziert werden darf. Von Insuffizienz kann nur gesprochen werden, wenn die Funktion der physiologischen Situation nicht gerecht werden kann. Dies kann im Hinblick auf die hier diskutierten Fragen sicher verneint werden. Im Grunde kann es wohl für alle Funktionen verneint werden, da wir sonst nicht unsere ausgewachsenen Funktionen spielen lassen könnten. In diesem Zusammenhang sei noch auf folgendes hingewiesen: In Abb. 4 sehen wir Konzentrationen im Harn, die bei dem Frühgeborenen z. B. bei 120 mosmol/l lagen. So gegenüber dem Serum verdünnte Harne stellen energetisch gesehen eine erhebliche osmotische Leistung der Niere dar. Die notwendige Energie ist in diesem Fall etwa die gleiche, wie wenn der Harn auf ungefähr 800 mosmol/l konzentriert würde.

Die Qualität des Ionogramms, d. h. der Anteil der verschiedenen Elektrolyte am Ionogramm ist von besonderem Interesse vor allem im Hinblick auf das Verhalten

Tabelle 1. *Gesamt-Elektrolytzufuhr und -ausscheidung in Milliosmol*

| Kindesalter | Stuhl | | Stuhl-Menge g | Harn | | Harn-Menge cm³ | Zufuhr mosmol |
	Konz. mosmol/l	Absol.Menge mosmol		Konz. mosmol/l	Absol.Menge mosmol		
Frühgeborene	737	14	19	182	18	99	32,6
	231	3	13	128	18	141	32,6
Frühgeborene	250	5	21	130	3	23	39,4
	330	11	33	120	9	75	39,4
1 Mon. alter Säugling	1000	32	30	185	44	239	97,7
	1000	27	28	175	39	222	97,7
1 Mon. alter Säugling	100	17	162	205	52	252	77,4
	125	18	144	230	45	197	77,4
3 Mon. alter Säugling	600	60	105	190	67	349	152,—
	660	99	154	203	76	375	152,—
	330	44	134	295	68	230	102,—
	560	128	229	250	55	220	102,
3 Mon. alter Säugling	375	21	56	207	43	208	90,8
	425	37	87	333	88	264	90,8

der Säure- und NH_4-Ausscheidung, da die Konzentration dieser beiden Komponenten nicht nur einen Hinweis auf die Stoffwechsellage geben kann, sondern auch die Leistungsfähigkeit der distalen Tubulus-Abschnitte charakterisiert.

McCance und Fink zeigten 1947, daß bei Neugeborenen der Anteil der Phosphate an der Säureausscheidung bzw. der Titrationsacidität wesentlich geringer ist als beim Erwachsenen (vgl. S. 223).

Sie fanden, daß bei Neugeborenen der Anteil der Phosphate an der Titrationsacidität im Mittel nur 13,8% betrug, wesentlich weniger als der Phosphatanteil bei den Erwachsenen, der mit 57,9% bestimmt wurde. Stach bestimmte bei älteren Säuglingen den Phosphatanteil an der Titrationsacidität mit 60—75%, d. h. es besteht beim älteren Säugling kein Unterschied zum Erwachsenen. Der auffallend geringe Anteil bei den Neugeborenen läßt sich z. T. sicher durch die noch sehr geringe Phosphat-Zufuhr erklären, er kann aber auch damit zusammenhängen, daß der Blutzucker des Neugeborenen häufig ungewöhnlich niedrig ist (vgl. S. 139 ff.), und Huffman u. Mitarb. konnten kürzlich zeigen, daß anscheinend für die Glucose- und Phosphat-Rückresorption eine echte Kompetition besteht, so daß mit einem Abfall des Blutzuckers ein Abfall der Phosphat-Clearance einhergeht, die sich dem Wert 0 nähern kann.

Ich betone diesen möglichen Zusammenhang deshalb, weil unter diesen letzten Umständen eine Unreife der Niere nicht gegeben ist. Daß die Niere tatsächlich im Hinblick auf die Säureausscheidung völlig funktionstüchtig ist, ergibt sich nicht nur aus unseren Untersuchungen, die zeigen, daß bei gesunden Säuglingen der Anteil des Phosphates an der Titrationsacidität sehr konstant zwischen 50—70% ist, d. h. daß etwa $^2/_3$ der Titrationsacidität auf die sauren Phosphate und etwa $^1/_3$ auf organische Säuren entfallen, sondern daß ältere Frühgeborene sogar einen noch höheren Anteil der Phosphate (70—100%) an der Titrationsacidität zeigen können. In unseren Untersuchungen ist dieser Befund wahrscheinlich dadurch zu erklären, daß diese Frühgeborenen mit Frauenmilch ernährt wurden, bei welcher Ernährung die Ausscheidung organischer Säuren geringer ist als bei Kuhmilchernährung.

Eine verminderte Phosphat-Ausscheidung finden wir wieder bei Säuglingen mit Durchfallserkrankungen und insbesondere bei Säuglingen mit schweren Exsiccosen; hier kann ebenfalls ein niedriger Blutzucker ursächlich eine Rolle spielen, hinzu kommt aber, daß offenbar eine vermehrte Ausscheidung organischer Säuren notwendig wird, die die Phosphat-Ausscheidung zurückdrängt.

Gesunde Schulkinder zeigen ziemlich große Schwankungen des Anteiles der Phosphate an der Titrationsacidität.

Hier finden sich häufig Werte zwischen 50—80%.

Wenn auch diese Befunde es wahrscheinlich machen, daß es nicht ohne weiteres möglich ist, aus der Tatsache einer verminderten Phosphatausscheidung auf eine Unreife der Nierenfunktion zu schließen, so muß doch erwähnt werden, daß beim Coma diabeticum und bei Kindern mit Herzinsuffizienz oder etwa bei der akuten und chronischen Nephritis eine verminderte Phosphat-Ausscheidung zu beobachten ist. Bei diesen verschiedenen Zuständen kann, insbesondere bei der Nephritis, eine Durchblutungsstörung der Niere Insuffizienzerscheinungen zur Folge haben, aber wir wissen auch von diesen Zuständen, daß sie mit vermehrter Ausscheidung organischer Säuren einhergehen, so daß auch hier an eine Kompetition zwischen Phosphat-Ausscheidung und Ausscheidung organischer Säuren gedacht werden muß.

Eine weitere Tatsache spricht dafür, daß die Fähigkeit Säure auszuscheiden bereits vollständig entwickelt ist; sowohl gesunde Säuglinge, als auch ältere Frühgeborene zeigen eine Titrationsacidität, die meist 10—20 mäq/l beträgt, und damit völlig der Titrationsacidität entspricht, die wir auch bei älteren Kindern (1—15 Jahre) finden. Dabei ist zu berücksichtigen, daß bei den Säuglingen die ausgeschiedene Harnmenge pro kg/die größer ist als bei den älteren Kindern, so daß die pro kg ausgeschiedene Säuremenge größer ist als beim älteren Kind.

Nur Frühgeborene bis zu 10 Tagen haben meist eine Titrationsacidität, die zwischen 0—10 mäq/l liegt, aber der Unterschied gegenüber den anderen Säuglingen ist sehr gering.

Das ergibt sich vor allem aus dem Verhalten der absolut ausgeschiedenen Säuremengen. Bei den größeren Kindern hält sich die Säure-Ausscheidung in recht engen Grenzen. Sie liegt am häufigsten zwischen 0,25—0,75 mäq/kg/die und größere Werte als 1,25 mäq/kg/die kommen nicht vor. Im Durchschnitt werden 0,59 mäq/kg/die ausgeschieden.

Bei den gesunden Säuglingen und mehr als 10 Tage alten Frühgeborenen schwankt die Menge der ausgeschiedenen Säuren sehr erheblich; zwar sehen wir auch hier am häufigsten eine täglich ausgeschiedene Säuremenge um 0,5 mäq/kg/die, doch ist in zahlreichen Fällen die Menge wesentlich größer und wir sehen bei gesunden Säuglingen noch Werte zwischen 2,0—2,25.

Der Mittelwert beträgt hier 0,85 mäq/kg/die.

Eine Ausnahme machen wieder die Frühgeborenen bis zum Alter von 10 Tagen. Die Titrationsacidität liegt nicht nur meist etwas niedriger zwischen 0,25 bis 0,5 mäq/kg/die, sondern es werden auch nur wenige größere Werte beobachtet und ein Wert über 0,75 wurde nie festgestellt.

Der Durchschnittswert wurde mit nur 0,36 mäq/kg/die bestimmt.

Ähnlich wie die Titrationsacidität verhält sich die NH_4-Ausscheidung. Bezeichnen wir entsprechend dem Säurewert die täglich pro kg Körpergewicht ausgeschiedene NH_4-Menge als „NH_4-Wert", so läßt sich aus der Untersuchung von insgesamt etwa 550 Harnen von Frühgeborenen, Neugeborenen, Säuglingen und Kindern im Alter von 0—15 Jahren folgendes sagen:

In der Mehrzahl der Fälle liegt der NH_4-Wert bei gesunden Kindern im Alter von 1—15 Jahren zwischen 0,0 und 0,5 mäq/kg/die. Die prozentuale Häufigkeitsverteilung dieser NH_4-Werte zeigt bei Gegenüberstellung mit denen der Säuglinge einen deutlichen Unterschied zwischen beiden Altersgruppen:

Das Häufigkeitsmaximum der NH_4-Werte der Kinder liegt im Intervall von 0,0—0,5, dasjenige der Säuglinge im Intervall von 0,5—1,0 mäq/kg/die.

Dementsprechend betragen die Mittelwerte für Kinder 0,51 mäq/kg/die, für Säuglinge 1,11 mäq/kg/die. Nur die Frühgeborenen haben wieder einen verhältnismäßig kleinen NH_4-Wert, nämlich 0,50 mäq/kg/die.

Die Differenz ist höchst signifikant ($c = 13$, $n = 373$).

Weiter fällt auf, daß die NH_4-Werte der Kinder eine noch geringere Streuung aufweisen als die der Säuglinge.

Werte über 1,5 mäq/kg/die kommen bei den Kindern überhaupt nicht vor, während bei Säuglingen NH_4-Werte bis zu 5,0 mäq/kg/die beobachtet wurden.

Da die pro kg Körpergewicht ausgeschiedene Harnmenge beim Kind deutlich kleiner ist als beim Säugling, liegt die NH_4-Konzentration im Harn der Kinder etwas höher als bei Säuglingen.

Bei den Kindern, die in der überwiegenden Mehrzahl täglich bis zu 20 cm³ Harn/kg Körpergewicht ausscheiden, liegt die NH_4-Konzentration meist zwischen 20—30 mäq/l; bei den Säuglingen, die meist zwischen 20—40 cm³ Harn und bis zu 100 cm³ Harn pro kg Körpergewicht täglich ausscheiden, liegt die NH_4-Konzentration meist zwischen 10—20 mäq/l.

Im folgenden sei noch einmal eine Gegenüberstellung der verschiedenen Mittelwerte in Tabellenform gegeben:

Aus der Tabelle geht deutlich hervor, daß im Säuglingsalter der NH_4-Wert wesentlich höher als der Säure-Wert liegt und daß beide erheblich größer sind als im Kindesalter.

Frühgeborene zeigen einen NH_4-Wert, der gleich dem der älteren Kinder ist. Ihr Säurewert (0,36) ist erheblich kleiner als die Werte für Säuglinge (0,85) und für Kinder von 1—15 Jahren (0,59).

Tabelle 2

Kindesalter	A in mäq/kg/die	NH_4 in mäq/kg/die
Säuglinge 0—1 Jahr	0,85	1,11
Kinder 1—15 Jahre	0,59	0,51
Frühgeborene bis zu 2400 g	0,36	0,50

Die aktuelle Reaktion des Harnes läßt keine charakteristischen Unterschiede in den verschiedenen Lebensaltern erkennen. Das pH des Harnes liegt normalerweise in allen Altersstufen am häufigsten zwischen 6—7. Das ist insofern auffallend, als erfahrungsgemäß mit zunehmender Diurese die H-Ionenkonzentration abnimmt. Der Säugling scheidet aber, wie schon erwähnt, auf Grund der größeren Flüssigkeitszufuhr pro kg Körpergewicht etwa doppelt so viel Harn aus wie ältere Kinder, so daß er im Harn eher eine niedrigere H-Ionenkonzentration zeigen sollte. Unabhängig davon kann aber auch der junge Säugling sehr erhebliche H-Ionenkonzentrationen im Harn erreichen, Werte um pH = 5, die als Grenzwert gelten.

In den ersten zwei Lebenstagen finden wir in der Regel verhältnismäßig hohe H-Ionenkonzentrationen bei sehr geringen Harnmengen (die Kinder dursten in dieser Zeit). Mit der zunehmenden Harnmenge nimmt die H-Ionenkonzentration ab, sehr wahrscheinlich, und das entspricht auch der Meinung von McCance, als Folge der zunehmenden Diurese.

Die bisher behandelten Elektrolyte zeigen, daß abgesehen von Frühgeborenen, die Leistungen der Niere im Hinblick auf die Säure- und NH_4-Ausscheidung größer sind, als nach der Säuglingsperiode. Es entsteht dabei natürlich die Frage, ob diese höhere Leistung durch die größere Diurese möglich wird, bzw. wir können die Leistung der Niere nicht nur an der absolut ausgeschiedenen Menge messen,

sondern wir müssen auch das Wie der Ausscheidung d. h. die Konzentrations-
leistung der Niere berücksichtigen.

In dieser Hinsicht bestehen gewisse Schwierigkeiten, da für unsere Beobachtungen nur hohe Konzentrationen eine gewisse Beweiskraft haben, niedrige oder sehr
niedrige Elektrolytkonzentrationen nicht nur eine besondere Leistung (Ver-
dünnungsarbeit) der Niere darstellen, sondern sich u. U. dann ergeben, wenn wir
etwa durch einen Durstversuch hohe Elektrolytkonzentrationen im Harn er-
zwingen wollen.

Unter diesen Umständen oder bei schweren Exsiccosen, die gegebenenfalls mit
Hyperelektrolytämie einhergehen, finden wir eine niedrige Elektrolytkonzentration
im Harn. Sie kommt z. B. bei jeder schweren Exsiccose vor, ist als "dehydration
reaction" beschrieben und ist Folge des stark verminderten Blutvolumens. Es
werden sozusagen Salze retiniert, um die Retention von Flüssigkeit möglich zu
machen, d. h. das Blutvolumen zu erhalten.

Die Titrationsacidität und die NH_4-Konzentration werden durch die dehydra-
tion-reaction nicht oder im positiven Sinne beeinflußt. Jedenfalls beobachten wir
gerade bei schweren Exsiccosen die höchsten NH_4-Konzentrationen (bis zu 128
mäq/l) und Titrationsaciditäten (bis zu 100 mäq/l) bei Säuglingen im Alter von
etwa 3 Monaten.

Aber wir beobachteten unter besonderen Umständen auch hohe Phosphat-
Konzentrationen, 180—200 mäq/l HPO_4 bei einem Säugling mit einer Coecumfistel,
während normalerweise die HPO_4-Konzentration bei Säuglingen 20—40, bei
älteren Kindern 40—60 mäq/l beträgt.

Im allgemeinen sind indessen die Konzentrationen der Elektrolyte niedrig;
aber abgesehen davon, daß, wie schon erwähnt, ein sehr dünner Harn energetisch
betrachtet eine ebenso erhebliche osmotische Arbeit in der Niere voraussetzt wie ein
entsprechend konzentrierter Harn, sind diese niedrigen Konzentrationen Ausdruck
der verhältnismäßig geringen Zufuhr, der nicht unbeträchtlichen Elektrolytmenge,
die mit dem Stuhl ausgeschieden wird und schließlich der teilweisen physiologischen Retention der mit der Nahrung zugeführten Elektrolyte.

Tabelle 3. *Beispiel für die Zufuhr, Ausscheidung und Retention von* Na, K, Ca, Cl *und* HPO_4
bei einem 5 Tage alten Frühgeborenen

	Zufuhr	Ausscheidung			Theoretische Retention bezogen auf Zunahme der extra- und intracellulären Flüssigkeit[1]	Theoretische Bilanz	Tatsächliche Retention	Konzentration	
		Harn	Stuhl	Summe				Harn	Stuhl
	180 g Eledon 120 g Muttermilch mäq	75 cm³ mäq	33 g mäq	mäq	Gewichtszunahme 60 g mäq	mäq	mäq	mäq	mäq/ 1000 g
Na	5	1,0	0,4	1,4	4	—0,4	+3,6	13	11,7
K	8,7	1,5	1,1	2,6	6	+0,1	+6,1	20	33,4
Ca	14,2	0,02	8,1	8,1	?	—	+6,1	0,2	243,0
Cl	8,0	2,0	0,4	2,4	4	+1,6	+5,6	27	10,5
HPO_4	13,1	0,7	5,5	6,2	?	—	+6,9	9,5	165,0

[1] Bei der Berechnung der Verteilung der extra- und intracellulären Flüssigkeit wurde
angenommen, daß eine Gewichtszunahme von 60 g eine Retention von 30 g extracellulärer
und 18 g intracellulärer Flüssigkeit bedeutet.

Die niedrige Konzentration der Elektrolyte im Harn wird allein durch die obenstehende
Bilanz erklärt, wenn wir die mit dem Stuhl ausgeschiedenen Elektrolyte berücksichtigen.

Die Tab. 3 gibt eine Übersicht über diese Verhältnisse bei einem Neugeborenen am 6. Lebenstag bei einer Zufuhr von 180 g Eledon + 120 g Muttermilch.

Abschließend sei noch auf eine auffallende Tatsache hingewiesen: Bei gesunden Säuglingen ist der Anteil der Phosphate an der Titrationsacidität sehr konstant; diese Kinder zeigen eine so große Gleichmäßigkeit der Titrationsacidität, der HPO_4- und der H-Ionenkonzentration, daß eine nahezu lineare Funktion zwischen der Phosphatkonzentration und der Titrationsacidität besteht. Trotzdem ist es nicht statthaft, auf eine eingeschränkte Funktion zu schließen. Zahlreiche Befunde bei pathologischen Zuständen zeigen, daß die Säuglingsniere in solchen Verhältnissen durchaus in der Lage ist, sich solchen Umständen anzupassen und verhältnismäßig sehr hohe wie auch sehr niedrige Konzentrationen bilden kann.

Deshalb scheint diese große Regelmäßigkeit im Harn-Ionogramm vielmehr Ausdruck der sehr regelmäßigen Ernährungs- und Lebensweise des Säuglings als einer eingeschränkten Nierenfunktion zu sein.

Literatur

(1) HUFFMANN, E. R., C. J. HLAD jr., N. E. WHIPPLE and H. ELRICK: The influence of blood glukose on the renal clearance of phosphate: J. clin. Invest. **37**, 369 (1958). — (2) HUNGERLAND, H., W. HAGGE u. H. WEBER: Noch unveröffentlichte Untersuchungen. — (3) HUNGERLAND, H., u. R. SCHULZ: Die Wirkung von Nebennierenrindensteroiden auf die Ammoniak-Ausscheidung im Harn von Kindern mit nephrotischem Syndrom. Klin. Wschr. (im Druck). — (4) HUNGERLAND, H.: Harnorgane und Wasserhaushalt in J. BROCK: Biologische Daten für den Kinderarzt, 2. Aufl., S. 336 u. S. 480. Berlin-Göttingen-Heidelberg: Springer 1954.

26. Renal elimination of electrolytes in the newborn

By

PIERRE ROYER

In the infant the regulation of the urinary elimination of electrolytes depends on renal and extrarenal factors. The anatomical structure of the kidney is in full evolution, the supply of energy and enzymes is still developing, and circulatory, nervous and hormonal influences play a part in this regulation.

At birth the urinary elimination of electrolytes (see also p. 212) undergoes a very definite transformation. The examination of foetal urine from a sample taken at birth showed (13) that the chloride and sodium concentration were almost twice those of urine passed later. On the other hand, the K concentration was 4 to 10 times lower. Phosphate elimination is almost nil (5).

After birth we note a sudden increase of K and phosphate concentrations and a decrease of NaCl concentration (6, 13). But during the fasting period of the 2 or 4 first days of life the daily elimination of NaCl and K increase; Na and Cl elimination is 3 times higher in a premature infant with oedema than in the premature free of oedema and it increases if the infant is given water; when human milk feeding is begun the premature infant acquires a positive balance of K but retains Na only when he has oedema. This would seem to indicate that oedema in the premature infant is prerenal in origin (23).

Later on the regulation of the renal elimination of electrolytes in the newborn infant retains certain peculiarities. A comparison with adult data now available points to a progressive maturation. The conclusions reached will, however, vary according to the basis of comparison selected: surface area, total body water and extra-cellular water, body weight (18, 20, 21) (see p. 210).

I. Elimination of the cations

a) Sodium

The regulation of the urinary elimination of sodium seems to be influenced by the sodium concentration of the glomerular filtrate and by the variations of the sodium space, or more precisely of certain areas of the intravascular volume of which our knowledge is still limited. Sodium is eliminated by a process of filtration and reabsorption, sodium clearance varying from 0 to 2 ml/min. Tubular sodium transfer seems to be influenced by a dual mechanism: by an active transfer of sodium chloride, bicarbonate and phosphate, accompanied by isosmotic water reabsorption; and by an exchange with other cations, hydrogen and potassium. The origin of the H. ions exchanged is carbonic acid produced in the cells by hydratation of CO_2 due to the presence of carbonic anhydrase: part of these H^+ ions are exchanged directly with the filtered sodium; others are combined with NH_3 produced in the renal cells from glutamine and certain aminoacids catalysed by glutaminase, amino-oxydases and desaminases to produce NH_4^+ which exchanges with sodium. This ammonia formation is influenced by the p_H of the glomerular filtrate, whereas the H^+ ion formation is influenced by $p\,CO_2$.

Exchanges of sodium with K^+ and H^+ seem subject to the influence of aldosterone, which might explain the effect of volume variations on the urinary elimination of sodium. The reabsorption of sodium controlled by aldosterone might be the cause of the urinary dilution at the level of the ascending limb of Henlé's loop (17).

A number of facts have been established concerning the urinary sodium elimination in the infant. The sodium clearance is low in the newborn (13); this seems to be due to the decrease of glomerular filtration and to increased tubular reabsorption.

The increased tubular reabsorption is perhaps related to the larger size of the sodium space in the newborn. An intravenous administration of hypertonic solutions produces different results in the infant and the adult: the decrease in water elimination and the increase in NaCl elimination are both smaller in the infant (6). As in the adult, tubular sodium reabsorption is partly influenced by mineralocorticoids: DOCA causes a decrease of urinary sodium in the newborn (10). Mineralo-corticoid hyperactivity does not, however, account for the whole of the sodium reabsorption; in the newborn, indeed, K elimination is also low, and if premature infants are given sodium salts of unreabsorbed anions (para-aminohippurate and thiosulfate) they excrete them as sodium salts but not potassium salts (16).

Finally, the study of mannitol osmotic diuresis has shown that it causes a greater loss of sodium in the premature infant than in the adult, as in one infant it was increased as much as 64 times (3).

b) Potassium

The urinary elimination of potassium varies considerably according to diet; even in the case of potassium deficiency the kidney does not retain potassium properly, but on the contrary it can eliminate a great deal. There is not sufficient proof that filtered potassium is wholly reabsorbed by the proximal tubule, and that all the potassium eliminated in the urine is due to excretion by the distal tubule. This distal excretion results from an exchange with Na ions and is effected in competition with the H^+ ion. The interrelation between Na and K is demonstrated by the fact that aldosterone, which increases the Na reabsorption, also increases the urinary K elimination. A sodium salt load increases the K urinary loss. The competition with H^+ ions seems plausible for three reasons: 1. the K salt loads, even those of KCl, cause a urine alkalinisation with extracellular acidosis; 2. metabolic or respiratory alkalosis increases the K elimination in the urine; 3. acetazolamide (Diamox) has the same effect.

K clearance remains low during the first month of life (13). There is, however, no distal immaturity in the K excretion. In the premature infant, the K load causes a considerable increase of urinary potassium. The combination of KCl, NaHCO$_3$ and acetazolamide results in a urinary output of potassium very much higher than potassium filtered by the glomeruli (26).

II. Elimination of anions

a) Chloride

Urinary Cl elimination is a result of filtration and reabsorption. Its regulation seems passive; its aim is to maintain an extracellular concentration of anions similar to that of the cations. There are, however, indications that this passivity is only apparent: 1. the Cl concentration of the glomerular filtrate increases progressively; 2. the action of mercurial diuretics can probably be explained by an inhibition of the tubular reabsorption of Cl; 3. there is possibly a competition between Cl ions and HCO_3 ions; 4. the K deficiency of the renal cell increases urinary chloride and causes hypochloremic alkalosis; 5. the urinary elimination of citrate and α-ketoglutarate increases as the tubular Cl reabsorption increases which suggests an anion exchange mechanism.

The Cl clearance is low in the first weeks of life, and is lower in the premature than in the full-term infant (13). In both the premature and the full-term newborn, however, the renal ability to eliminate Cl is fairly good. As in the adult an NH_4Cl load results in a rapid elimination of Cl (9).

b) Bicarbonate

The regulation of the urinary elimination of bicarbonate is a result of filtration-reabsorption. The tubular reabsorption depends on the pCO_2 (CO_2-pressure) in the cells of the renal tubules. The increase of pCO_2 causes a higher and its decrease a lower reabsorption. pCO_2 influences the intracellular H_2CO_3 production which is catalysed by carbonic anhydrase. Inhibitors of the carbonic anhydrase such as acetazolamide reduce the bicarbonate reabsorption.

The mechanism of tubular bicarbonate transfer is still rather obscure. It is generally assumed that $^4/_5$ of the filtered bicarbonates are reabsorbed with Na and Cl in the proximal tubules. It is not known whether the process is active or passive nor whether there is a competition between Cl and bicarbonate ions. The tubular transfer alone might be subject to the action of pCO_2. That would be a particular case of the Na^+-H^+ exchange mechanism that leads to the elaboration in the tubular urine of H_2CO_3 immediately dissociated into H_2O and into CO_2, which diffuses again in the tubular cells. DOCA, which increases Na exchange, also increases the bicarbonate reabsorption. The latter increase is much greater in K deficiency and smaller in Na deficiency.

Finally a combination of respiratory alkalosis, acetazolamide and Na and K loads results in the urinary elimination of up to 98% of the bicarbonate filtered by the glomeruli. If one accepts the fact that $^4/_5$ of the filtered bicarbonate is reabsorbed by the proximal tubule, one must assume the possibility of bicarbonate excretion by the distal tubule (27).

It has been shown (26) that in healthy premature infants the maximum rate of tubular reabsorption of bicarbonate, expressed as meq/100 ml of glomerular filtrate, is the same as in adults i. e. 5 meq/100 ml. As in the adult, the urinary elimination of bicarbonate begins when the serum bicarbonate concentration is above 25 or 26 meq/l. The physiological acidosis of the premature infant cannot be explained by tubular immaturity involving bicarbonate reabsorption. Such an acidosis can be corrected by administration of bicarbonate but the premature infant cannot excrete excess bicarbonate as readily as the adult. Indeed, if the rate of reabsorption expressed as meq/100 ml of glomerular filtrate is almost the same as in an adult, the rate of excretion /1.73 m² is lower in the infant due to a lower glomerular filtration rate. The premature infant does not counteract alkalosis following a load of bicarbonate as well as the adult. Acetazolamide decreases the maximum rate of bicarbonate reabsorption from 2.5 meq/100 ml to 1.1 meq/100 ml, which shows that carbonic anhydrase interferes with the normal reabsorption mechanism.

c) Phosphate
(see also p. 215 and p. 219, 414)

Phosphate is the main buffer in the urine. Urinary elimination of phosphate is based on the phosphorus content of the diet, its vitamin D content, cellular phosphate requirements, parathyroid activity and the spontaneous nycthemeral variations of elimination. The clearance is about 18—20 ml/min but shows considerable variations. A filtration-reabsorption mechanism is involved in renal excretion of phosphate, the normal tubular reabsorption being 90 to 95%. There are still several points of uncertainty with regard to the tubular transfer of phosphate. It is not definitely proven that there is a competition of reabsorption with glucose and some aminoacids. Phosphate Tm found in man and dog during venous phosphate infusion is not definitely involved in normal physiological regulation (18). The influence of parathormone, which inhibits tubular reabsorption, is definite in a man without parathyroid but uncertain in a man normal or with tetany, even if he is on a low phosphate diet (7). It is doubtful whether there is a tubular excretion of phosphate.

The serum phosphate concentration is higher in the newborn and in infants than in adults. In addition there is a paucity of phosphate in infant urines. This high serum phosphate concentration, which might cause neonatal tetany, is related to the decrease in the rate of glomerular filtration. It seems, too, that the renal phosphate elimination is very different in an infant receiving human milk of low phosphorus content and in an infant receiving cow's milk of high phosphorus content.

Phosphate clearance related to surface area is much lower in a breast-fed newborn infant (from 2 to 4 ml/min/1,73 m²) than in an adult, but it reaches adult levels when the infant is fed on cow's milk (5 to 20 ml/min/1.73 m²) and then decreases when the infant receives aluminium hydroxyde gel (5, 15, 19). Thus the urinary phosphate elimination is directly related to intestinal absorption.

The percentage of tubular phosphate reaborption is similar to that of the adult when the infant is given human milk (86 to 99%); it is lower when he is given cow's milk (81 to 85%) (24). The activity of parathyroid extract after intravenous administration is similar in infants and adults (15, 24).

The results found in four premature infants aged 8 days to 7 weeks, weighing 2,000 to 2,400 g, are practically the same as in full-term infants (24). In the premature infant the renal elimination of P^{32} shows that the ratio of urine specific activity : plasma specific activity is about 1. The adult ratio is 8 times higher (25).

III. Renal elimination of electrolytes and osmotic and acid-base regulation
a) Electrolytes and osmotic regulation

In osmotic dilution and concentration phenomena tubular transfers of water and electrolytes are unrelated. Urinary dilution is taken either as dependent on an isolated water excretion or else as an isolated reabsorption of sodium; it is expressed as positive water clearance.

Isolated movements of sodium in the kidney could, therefore, explain two facts. The first is WIRTZ's observation of a progressive increase of the osmotic pressure throughout all the renal tissue starting from the cortex towards the apices of the papillae. The second is the hypotonicity of the urine taken by micropuncture in the ascending limb of HENLÉ's loop at the beginning of the distal tubule (17): an isolated reabsorption of sodium controlled by aldosterone might in this case be involved.

The infant's ability to dilute urine has been carefully studied. In the first 2 days of life urinary dilution after a water load is insufficient but becomes similar to the adult's as early as the 5th or 7th day (1). The adult minimum concentration of urine is attained by the full-term infant after 6 to 18 days (80 mosmol/l) (14); by the premature infant after 5 to 23 days (50 mosmol/l) (3) or 5 to 8 days (40 to 63 mosmol/l) (2). Thus the kidney's ability to dilute urine is a function which matures rapidly and reaches adult standards in the first days of life.

b) Electrolytes and acid-base regulation

Acid-base regulation by the kidney is brought about by the electrolyte elimination and transfers described above. Under normal conditions the body eliminates excess H^+ ions while saving cations in accordance with PITT's exchange mechanism. The degree to which the urinary p_H can be lowered is limited by the urine buffers which are mostly phosphate compounds, and by ammonia formation.

Characteristic findings in full-term and premature newborns are: the presence of a physiological acidosis and great sensitiveness to an acid load; the ability to reduce urinary p_H to the same extent as the adult, to as low as 4.9; a low urinary titratable acidity despite the low p_H. The H^+ ion excretion seems normal in premature infants. After an acid load titratable acidity remains low and p_H decreases; but the simultaneous infusion of sodium phosphate enables the infant to obtain a titratable acidity equal to that of an adult. The only explanation of the low rate of the titratable acidity would thus seem to lie in the insufficiency of the phosphate buffer in the urine (22). This is indirectly borne out by the inhibiting action of acetazolamide on the bicarbonate reabsorption of the premature infant, which suggests the presence of carbonic anhydrase (26).

In physiological conditions ammonia formation is undoubtedly good, and in the first week of life the NH_4/titratable acidity ratio is higher than in adults. After a 3 day period of acid load of NH_4Cl the full-term infant shows a rise in ammonia formation of 51 to 114% of the rise in the urinary chloride; in the premature infant the rise is only 21 to 64% and the sodium loss is higher than in full-term infants (9). We may, therefore, conclude that the full-term infant has a normal ammonia formation after an acid overload, but that the premature infant does not show such a good response. Up to 3 months of age, the supply in the kidney of amino-oxydase, an enzyme involved in ammonia formation, is lower than in adults (8). After heavier and more protracted loads, however, (10 meq/kg/day of $CaCl_2$ and 9 days) premature infants aged over 26 days can show an ammonia formation of as much as 8 to 10 times the initial figures (22). Ammonia formation in the premature infant is, therefore, still a debatable subject.

In conclusion, there are two salient facts which might explain the infant's poor defence against acidosis: first, in the breast-fed infant the very low phosphate concentration of the glomerular filtrate points to the fact that the kidney lacks its main buffer, necessary for H^+ excretion within the limits of the physiological urinary p_H (12). Second, for diet reasons the cation availability of the body is more limited than in the adult. Acidosis appears in a premature infant fed on milk enriched for 100 calories and an addition of 5.7 mM of Cl and 2 mM of Na. If the sodium rate is increased to 7.3 mM the acidosis disappears (4).

To summarise we may state that

1. In the first weeks of life the sodium and potassium clearances are low for extra-renal reasons whereas tubular transfers of these cations take place as in a normal adult.

2. The Cl clearance is low but the excretion after chloride loads seems normal. The tubular bicarbonate transfers are normal in the premature infant, but he does not eliminate the bicarbonate overload nor counteract the resulting alkalosis as well as an adult owing to his low rate of glomerular filtration. The phosphate clearance is low in the breast-fed newborn infant but normal in the newborn fed on cow's milk; the tubular reabsorption percentage and the Tm P as well as the sensitiveness of the tubule to parathormone are normal; the high rate of serum phosphate in the newborn infant is, therefore, the consequence of the diminution of the glomerular filtration.

3. In so far as the urinary dilution is related to an isolated electrolyte re-absorption such electrolyte transfers occur normally in the premature and full-term infant after the 5th or 7th day of life.

4. Full-term and premature infants react poorly to acidosis. Urinary titratable acidity is low but the urinary p_H can be brought down to 5. The H^+ ion excretion is normal in premature infants. The ammonia formation is normal in a full-term infant, normal or low in a premature infant. The poor reaction to acidosis may be explained by the low phosphate concentration of the urine and the reduced availability of cations.

Present information indicates that tubular transfers of electrolytes are as efficient in the full-term and premature infant as in the adult and that the peculiarities of the renal electrolyte excretion (a tendency to acidosis and to a high serum phosphate level, and reduced ability to counteract alkalosis) are a result of either the very low glomerular filtration rate or of extrarenal alimentary or metabolic factors which have not yet been fully analysed.

References

(1) AMES, R. G.: Urinary water excretion and neurohypophysial function in full term and premature infants shortly after birth. Pediatrics. 12, 273 (1953).

(2) BARNETT, H. L., J. VESTERDAL, H. McNAMARA and H. D. LAUSON: Renal water excretion in premature infants. J. clin. Invest. 31, 1069 (1952).

(3) CALCAGNO, P. L., M. RUBIN and D. WEINTRAUB: Studies on the renal concentration and dilution mechanism in the premature infant. J. clin. Invest. 33, 91 (1954).

(4) DARROW, D. C., M. M. DA SILVA and S. S. STEVENSON: Production of acidosis in premature infants by protein milk. J. Pediat. 27, 43 (1945). — (5) DEAN, R. F., and R. A. McCANCE Phosphate clearances in infants and adults. J. Physiol. 107, 182 (1948). — (6) DEAN, R. F., and R. A. McCANCE: The renal responses of infants and adults to the administration of hypertonic solution of sodium chloride and urea. J. Physiol. 109, 81 (1949). (7) DENT, C. E.: The kidney. some aspects of calcium and phosphorus excretion. Ciba Fundat. Sympos. p. 242. London: Churchill ed. 1954.

(8) EPPS, H.: The development of amine oxidase activity by human tissues after birth. Biochem. J. 39, 37 (1945).

(9) GORDON, H. H., H. McNAMARA and H. R. BENJAMIN: The response of young infants to ingestion of ammonium chloride. Pediatrics 2, 290 (1948).

(10) KLEIN, R.: Adrenocortical control of sodium and potassium excretion in the newborn period. J. clin. Invest. 30, 318 (1951).

(11) LESTRADET, H., C. H. DE MENIBUS, C. JEZEQUEL et P. ROYER: Exploration fonctionnelle du tube rénal chez l'enfant. Les insuffisances congénitales du tube rénal. 1 vol. Exp. Scient. ed. pp. 160—258. Paris 1957.

(12) McCANCE, R. A., and M. A. VON FINCK: The titratable acidity, p_H, ammonia and phosphates in the urines of very young infants. Arch. Dis. Childh. 22, 200 (1947). — (13) McCANCE, R. A., and E. M. WIDDOWSON: Renal function before and after birth. J. Physiol. 118, 4, 61 (1952). — (14) McCANCE, R. A., N. J. B. NAYLOR and E. M. WIDDOWSON: The response of infants to a large dose of water. Arch. Dis. Childh. 29, 104 (1954). — (15) McCRORY, W., C. W. FORMAN, H. McNAMARA and H. L. BARNETT: Renal excretion of inorganic phosphate in newborn infants. J. clin. Invest. 31, 357 (1952). — (16) McNAMARA, H., and H. L. BARNETT: Renal excretion of electrolytes in premature infants during administration of sodium salts of

unreabsorbed anions. J. clin. Invest. **33**, 774 (1954). — (*17*) MOREL, F.: Rôle et actions physiologiques des minéralo-corticoïdes. IV° Reunion d'Endocrinologie. 1 vol. pp. 47—88. Paris: Masson ed. 1957.

(*18*) POLONOVSKI, C., et J. COLIN.: Physiologie du tube rénal chez l'enfant. Les insuffisances congénitales du tube rénal. 1 vol. Exp. Scient. ed. p. 21—156 Paris 1957.

(*19*) RICHMOND, J. B., H. KRAVITZ, W. SEGAR and H. A. WAISMAN: Renal clearance of endogenous phosphate in infants and children. Proc. Soc. exp. Biol. (N. Y.) **77**, 83 (1951). — (*20*) ROYER, P.: Les fonctions rénales du nouveau-né à terme et prématuré. Etud. néo-nat. **3**, 177 (1954).— (*21*) ROYER, P.: Fonctions rénales et régulation hydrominerale chez le nouveau-né à terme et prématuré. Arch. Sci. Physiol. 8, 225 (1954). — (*22*) RUBEN, B. L., P. L. CALCAGNO, M. I. RUBIN and D. H. WEINTRAUB: Renal defence response to induced acidosis in premature infants. Amer. J. Dis. Childh. **92**, 513 (1956) (Society transactions).

(*23*) SMITH, C., S. YUDKIN, W. YOUNG, A. MINKOWSKI and M. CUSHMAN: Adjustment of electrolytes and water following premature birth. Pediatrics **3**, 34 (1949). — (*24*) STALDER, G.: Phosphat-Clearance im Kindesalter. Ann. paediat. (Basel) **184**, 191 (1955). — (*15*) STROM, L.: Excretion of P32 in infancy and childhood. Acta paediat. (Uppsala) suppl. **82** (1951).

(*26*) TUDVAD, F., H. McNAMARA and H. L. BARNETT: Renal response of premature infants to administration of bicarbonate and potassium. Pediatrics **13**, 4 (1954).

(*27*) VANAMEE, P., F. CUAJUNCO, H. T. RANDALL and K. E. ROBERTS: Additive effects of respiratory alkalosis, carbonic anhydrase inhibition and potassium and renal tubular reabsorption of bicarbonate Fed. Proc. **15**, 190 (1956).

27. Aspects of calcium excretion by the kidney

By

TH. STAPLETON

With 1 Figure

There is no exact evidence available to show that the ability of the kidney to handle calcium varies significantly with the age of the child. The calcium balance and the urinary calcium excretion do, however, vary very considerably according to the age of the child and thediet (see p. 280 ff.). The two main factors in the diet which affect the calcium balance are the calcium intake and the Vitamin D intake. There are numerous reports in the literature of both short and long term calcium balances in children and the effects of varying the Vitamin D intake and it is not intended to review these here as they have already been excellently summarized (14, 17, 23, 27). Calcium is normally excreted in urine, in faeces and through the skin. The urinary pathway is usually considered as the main mechanism by which the body regulates its endogenous calcium content (19).

The urinary calcium remains fairly constant in any one individual person, although there is very considerable variation from person to person and sometimes unexplained changes occur in individuals (21). The range of daily urinary excretion of calcium in children varies greatly. In the first year of life values as low as 3 mg. per 24 hours and as high as 86 mg. per 24 hours in normal infants have been reported (7, 15).

Table 1. *The daily output of calcium and magnesium in the urine of an infant aged 4¹/₂ months with hydrocephalus on a normal diet (National Dried Full Cream Milk) and on a calcium-free milk (Trufood)*

Daily period	Urine Ca mg	Urine Mg mg
1	64	10
2	45	10
3	63	14
4	59	14
5, 6, 7 no collections		
Calcium-free diet started		
8	41	10
9	75	27
10	67	14
11	61	18

The effect of diet on the urinary calcium

One point which requires particular mention is that the calcium balance over any fairly brief period is very much influenced by the dietary intake of calcium during the preceding few weeks (20).

A reduced level of calcium in the food may lead to a reduction in the urinary output (20), yet it is remarkable how little the 24 hour urinary calcium may be altered by big changes in the calcium content of the diet (15). An increment of 100—150 mg per day of urinary calcium has been found when a quart of milk is added to the diet (11). In bedridden patients with fractures who are excreting much larger quantities of calcium than normal, no significant change in the urinary calcium output may result from dietary changes as large as 2,200 mg per day (12) given as milk, yet when the same amount of calcium is given as lactate, so that there is much more calcium than phosphorus, there is about 150 mg increase in the urinary calcium.

15*

When infants with idiopathic hypercalcaemia are put on a calcium-free diet there is a fall in the abnormally high 24 hour urinary output of calcium (*16*). This is probably a reflection of the change in the serum calcium level. The effect of a calcium free diet on one infant with no metabolic defect, when put on a calcium-free diet is shown in Table 1. It would seem that although the 24 hour urinary output of calcium is influenced by diet, sudden changes in the diet may not be directly reflected in the calcium output unless there is a change in the serum calcium.

The fate of parenterally administered calcium

In the dog about 80 per cent of intravenously administered calcium is apparently taken up by the skeleton; only a small portion comes out in the urine after a delay of some three to four hours (*18*). This delay is shortened by the preliminary

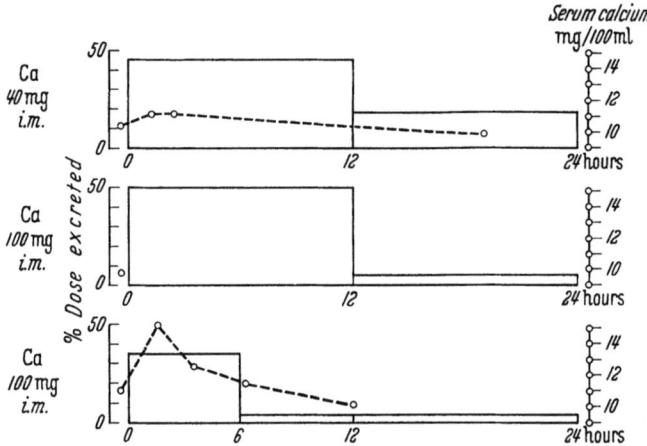

Fig. 1. The serum calcium and urinary output of calcium of an infant aged 10 months following the intramuscular injection of calcium gluconate

administration of large amounts of water (*18*). In the presence of alkalosis there is an increased rate of removal of intravenous calcium, but this is not accounted for by an increased excretion in the urine (*9*).

The changes in urinary calcium excretion following the injection intramuscularly of calcium gluconate to a normal infant are shown in Fig. 1. Most of the excretion occurs during the first twelve, probably the first six, hours. There is a very transient rise in the serum calcium followed by a fall, of doubtful significance, below the initial level. The urinary calcium concentration is very low in the second twelve-hour period. Forty to fifty per cent of the injected calcium is excreted rapidly in the urine.

Renal handling of calcium

Almost certainly over 99 per cent of the filtered calcium is normally reabsorbed (*3, 11, 18*). This statement is, of course, based on the assumption that virtually all the ultra-filterable calcium passes into the glomerular filtrate (*11*). The average clearance observed in dogs (*18*) is 0.37 cc. per minute. The highest excretion observed in a normal dog represents only 1.6 per cent of the filtered calcium. Probably the small constant amount of calcium which is excreted is in the form of an unionised complex (*3*).

Although hypercalcaemia itself only causes a slight rise in renal excretion in spite of an inevitable considerable increase in the amount of filtered calcium, acidosis, skeletal immobility or thyrotoxicosis, (6, 11, 14) (all of which are accompanied by skeletal rarefaction), cause considerable hypercalcuria, yet not necessarily much alteration in the serum calcium. The increased excretion of calcium in acidosis is probably due to an increase in filtered calcium (29), the calcium reabsorption varying directly with the filtered load of calcium. In normal dogs (29) 98 to 99 % of the filtered calcium is reabsorbed whereas in acutely alkalotic dogs only 90%.

Indirect evidence on the tubular reabsorption of calcium is provided by observations of the effect on calcium excretion of certain drugs and substances used for testing renal function.

Reports on the effect of acetazolomide on calcium excretion are variable; there is probably usually no change, (10) but there can be a slight rise (8). Both diodrast and paraaminohippuric acid cause an increase in calcium excretion (18). Paraaminohippuric acid causes as much as a sixty-fold increase, but even then 70% of the filtered calcium is re-absorbed. Calcium reabsorption is depressed by phloridzin, dinitrophenol and sodium azide (3). These three substances inhibit phosphorylation reactions and the generation of high energy phosphate bonds. The injection of citrate increases the urinary calcium (2). Versene of course causes an increased calcium output in the urine, but this is by a different mechanism, the calcium being bound to the versene (18).

The rapidity of the changes which can occur in renal function when the level of serum calcium changes

Renal damage occurs in all forms of hypercalcaemia. One of

Table 2. Renal function tests in an infant with idiopathic hypercalcaemia[1]
[From: Amer. J. clin. Nutrit. 5, 533 (1957)]

Age in months	Serum calcium mg/100 ml	Blood urea mg/100 ml	Urine specific gravity	Inulin clearance						Urea clearance						
				U mg/100	V ml	P mg/100 ml	Time mins	Uncorrected ml/min	Corrected to surface area 1.73 M² ml/min	U mg/100	V ml	P mg/100 ml	Time mins	Uncorrected ml/min	Corrected to surface area 1.73 M² ml/min	Urea clearance-inulin clearance ratio
10	13.4	70	1.014 (19 hr)	391	57.5	58	60	6.5	34	465	57.5	71	60	6.3	33	0.97
10½	12.0	68	1.010 (14 hr)	540	49	63	60	7.1	37	565	49.0	69	60	6.7	35	0.95
				300	63	33	82	7.0	37	565	63	68	82	6.4	33	0.90
13	11.2	58	1.022 (18 hr)	398	62	29	70	12.1	56	550	62	58	70	8.4	39	0.69
				413	64	30	60	14.9	70	470	64	58	60	8.6	40	0.58
20	10.8	42	1.022 (15 hr)	222	112	18	60	23.0	83	410	112	46	60	16.6	60	0.72
				616	54	16	70	30.1	108	860	54	46	70	14.4	52	0.47

[1] The clearances were done when the infant was sedated with a barbiturate. The urine volumes include the 30 ml. water used for bladder washings. Note the low inulin and urea clearances in the severe stage of the disease, with an improvement and fall in the urea/inulin clearance ratio when the serum calcium fell.

the interesting features observed in infants with idiopathic hypercalcaemia is the magnitude of the change in renal function which can occur in a short time (25). When cortisone is given, the level of blood urea may fall rapidly without enough change in nitrogen intake, body weight or the state of hydration to account for the fall. The changes in concentrating power of the kidney and in the inulin and urea clearances in idiopathic hypercalcaemia are shown in Table 2 (25, 26).

The changes in renal function consequent upon changes in serum calcium level can occur just as rapidly in adults as in children (27). Patients may, when being treated with calcium carbonate and a milk diet for peptic ulcer develop hypercalcaemia, moderate alkalosis and azotaemia. This is not "the milk-alkali syndrome of Burnett", but the more transient and acute form originally described by Cope (4). The symptoms found are nausea, vomiting, anorexia, weakness, headache and mental changes, all of which may appear sometimes only a few days before the serum calcium is found to be elevated. In the reported cases of this condition the levels of serum calcium range from 11.3 to 18.3 mg per 100 ml and levels of blood urea from 30—138 mg per 100 ml. When the precipitating cause of the hypercalcaemia is removed the blood urea returns to normal very rapidly. This appears to be strong confirmatory evidence that the renal changes are not secondary to nephrocalcinosis, but are due to some transport or enzymatic effect of the high level of calcium in the tissue fluid, more especially in the renal tissue fluids.

It is, of course, well known that in hyperparathyroidism polyuria occurs. The polyuria is believed to be due to a tubular lesion (5). The points in favour of this are the frequent finding of a normal blood urea (in contrast to the findings in the milk alkali syndrome and in hypercalcaemia) and that the level of serum calcium is not necessarily high, so the polyuria cannot be simply dependent on a high serum calcium. Whether the polyuria is related to a high urinary excretion of calcium or to a direct action of the parathyroid hormone is undecided, but probably it is due to the hypercalcuria (3).

Cortisone, hypercalcaemia and the kidneys

Cortisone influences the level of serum calcium in hypercalcaemia (1, 16). Because of this the effect of cortisone on Vitamin D_2 induced nephrocalcinosis has been studied in the rat (30). Nephrocalcinosis can easily be produced in the rat by giving daily 6,000 i. u. of Vitamin D_2 orally. The simultaneous administration of up to 5 mg of cortisone daily does not prevent this pathological change occuring as estimated either histologically or by chemical analysis of the kidneys. The suggestion that cortisone has an inhibitory effect on the action of Vitamin D is clinical (1) rather than experimental (30) and the explanation of how cortisone acts in reducing the level of serum calcium in hypercalcaemia is unexplained.

The following statement by Neuman and Chen is still very apt.
"We conclude that the clearance of calcium is determined by the ability of the tubules to function normally and by the ionic concentration of calcium in the blood and in the tubular fluid" (18). This agrees with the observations made in children with hypercalcaemia (25). Further observations should be directed to a study of the mechanism of calcium reabsorption by the tubules and of the effects of hypercalcaemia on the enzyme systems in the renal tubular cells. Idiopathic hypercalcuria (31), in which the urinary calcium is high in the absence of any apparent renal disease, would provide a good experimental situation.

References

(1) ANDERSON, J., C. E. DENT, C. HARPER and G. R. PHILPOT: Lancet **2**, 720 (1954).
(2) CHANG, T. S., and S. FREEMAN: Amer. J. Physiol. **160**, 330 (1950). — *(3)* CHEN, P. S., and W. F. NEUMAN: Amer. J. Physiol. **180**, 623, 632 (1955). — *(4)* COPE, C. L.: Clin. Sci. **2**, 287 (1936). — *(5)* COHEN, S. I., M. G. FITZGERALD, P. FOURMAN, W. J. GRIFFITHS and H. E. DE WARDENER: Quart. J. Med. **26**, 423 (1957).
(6) DEITRICK, J. E., G. D. WHEDON and E. SHORR: In metabolic aspects of convalescence. Josiah Macy, 1946.
(7) FORFAR, J. O., C. L. BALF, G. M. MAXWELL and S. L. TOMPSETT: Lancet **1956 I**, 981 — *(8)* FREEMAN, S., and A. B. JACOBSEN: Amer. J. Physiol. **191**, 388 (1957). — *(9)* FREEMAN, S., A. B. JACOBSEN and B. J. WILLIAMSON: Amer. J. Physiol. **191**, 377 (1957).
(10) HANLEY, T., and M. M. PLATTS: J. clin. Invest. **35**, 20 (1956). — *(11)* HOWARD, J. E.: In metabolic interrelations. Transactions of the fifth conference. Josiah Macy, 1954. — *(12)* HOWARD, J. E., W. PARSON and R. S. BIGHAM Jr.: Bull. Johns Hopk. Hosp. **77**, 291 (1945). — *(13)* HUBBLE, D.: Proc. roy. Soc. Med. **51**, 475 (1958).
(14) IRVING, J. T.: Calcium metabolism. London: Methuen & Co. 1957.
(15) KNAPP, E. L.: J. clin. Invest. **26**, 182 (1947).
(16) MACDONALD, W. B., and T. STAPLETON: Acta paediat. (Uppsala) 44, 559 (1955). — *(17)* MACY, I. G.: Nutrition and chemical growth in childhood. Thomas 1942.
(18) NEUMAN, W. F., and P. S. CHEN Jr.: In metabolic interrelations. Trans. fifth conference. Josiah Macy 1954. — *(19)* NICHOLLS, L., and A. NIMALASURIYA: J. Nutr. **18**, 563 (1939). — *(20)* NICOLAYSEN, R.: In SCHEINBERG, I. H. ed., Infant metabolism. New York: Macmillan Comp. 1956. — *(21)* NICOLAYSEN, R., N. EEG-LARSEN and O. J. MALM: Physiol. Rev. **33**, 424 (1953).
(22) POULOS, P. P.: J. Lab. clin. Med. **49**, 253 (1957).
(23) SHOHL, A. T.: Mineral Metabolism. New York: Reinhold Publ. Corp. 1939. — *(24)* SOFFER, L. J., J. L. GABRILOVE and J. W. JAILER: J. clin. Endocr. **10**, 594 (1950). — *(25)* STAPLETON, T., and W. B. MACDONALD: Mschr. Kinderheilk. **106**, 175 (1958). — *(26)* STAPLETON, T., W. B. MACDONALD and R. LIGHTWOOD: Amer. J. clin. Nutr. **5**, 533 (1957). — *(27)* STEARNS, G.: In SCHEINBERG, I. H., ed., Infant metabolism. New York: Macmillan Comp. 1956.
(28) WENGER, J., J. B. KIRSNER and W. L. PALMER: Gastroenterology **33**, 745 (1957). — *(29)* WILLIAMSON, B. J., and S. FREEMAN: Amer. J. Physiol. **191**, 384 (1957). — *(30)* WILSON, G., A. D. CARE and C. K. ANDERSON: Clin. Sci. **16**, 181 (1957).
(31) ZETTERSTRÖM, R.: Bibliotheca paediatrica. Modern problems in pediatrics. Suppl. Ann. paediat. (Basel) No. 66 (1958).

28. Functional aspects and evolution of aminoacid excretion in early infancy

By

J.-P. Dustin

With 1 Figure

This contribution will deal mainly with the evolution of renal mechanisms of aminoacid elimination in the light of column-chromatographic data, while a longitudinal study of aminoaciduria during the first year of life by means of gasometric and paper-chromatographic methods will be reported on page 240 ff.

Ion exchange chromatography was originally developed at the Rockefeller Institute (New York) by Moore and Stein (19). It consists, in brief, in adsorbing all interesting constituents of a prepared sample at the top end of a column consisting of finely-powdered ion-exchange resin. Subsequent running of buffers down this resin-bed, under adequately controlled conditions, will elute and wash out the different aminoacidic components of the sample with different velocities. The effluent appearing at the bottom end of the column will contain the components in a succession of concentration waves which may be visualized and determined by means of ninhydrin. The curves represented on Fig. 1 are obtained by plotting the concentration measured against the volume of the effluent collected; the subscription indicates the pH of the buffer fed to the column and the temperature at which the elution is performed. As may be seen, under adequately standardized conditions, the components measured emerge from the column at determined positions within the liquid chromatogram; comparative test-runs providing a key to their identification. The area under each peak represents the molar amount of component present in the analyzed sample; such amounts can be calculated back to actual weights of aminoacids provided their identification and separation are sufficient. For unidentified and/or poorly separated peaks this is impossible, though certain comparisons may still be made between corresponding peaks. The method is remarkably insensitive to carbohydrates in the sample (11), which proved useful in several nutritional applications, but means that such columns give no information on sugar elimination. Amino-sugars as glucosamine and galactosamine, which will show up in such chromatograms (4), were not found in the examined plasmas and urines; the present discussion will therefore avoid carbohydrates completely, to concentrate on aminoacidic components only (see p. 245 ff.).

The adult normally excretes about 1 % of his total urinary nitrogen in the form of free aminoacids; their amount and distribution is remarkably constant from day to day for a given individual under usual uncontrolled living conditions (12, 26). Differences noticed between individuals must derive from genetic control as was demonstrated by Dent, Harris and Warren (9, 15) in pathological aminoacidurias, and by Holzel and Komrower (16) in asymptomatic members of aminoaciduric families. The influence of the diet is obvious only after high protein intake, and even then appears as a short-lived effect, ebbing back to normal within a few hours after the protein meal (17). Reduction of the protein intake by roughly 40% for more than a year did not alter the amount or pattern of aminoacids in an adult investigated four times at various intervals. Fasting plasma levels of free aminoacids are also quite constant for a given individual, and experimental administration of large aminoacidic meals or injections tend to raise the levels only for a matter of hours (17).

Considering that all aminoacids have much lower molecular weights than would account for any retardation in glomerular filtration (27), and that no evidence exists of any electrical or adsorptive hindrance at this level, roughly 60 g of free aminoacids must enter the nephrons each day, while about one gram only will find its way into the urine (10). A very effective reabsorption must, therefore, take place within the tubules. The site of reabsorption is the proximal, brush-bordered segment, as was shown by the school of OLIVER (20). LEE (18) demonstrated histochemically characterized aminoacid droplets within proximal tubule cells of experimental rats, while DARMADY (7) by his microdissections correlated human aminoaciduria and aplasia of the proximal tubule.

Passive transport cannot take place to any significant extent since the amino-acidic isomers 1-methyl-histidine and 3-methyl-histidine are handled by the nephron in a radically different way: 1-methyl-histidine behaves as a glomerular substance, while 3-methyl-histidine is substantially reabsorbed[1]. The discrimination made by the proximal mechanisms between D- and L-aminoacids (6) — the L-form being preferentially reabsorbed — also excludes passive retrodiffusion.

It therefore seems justifiable to conclude that the proximal tubule actively removes about sixty grams of free aminoacids from its lumen daily, together with large amounts of glucose, phosphate, etc. The mechanisms involved are not only very specific, but are also very different in quantitative efficiency: proline and arginine are normally reabsorbed so completely that very little of them can be found in the normal urine, while glycine and histidine — although both are actively removed from the tubule — are left as the major aminoacidic components of normal adult urine. This selective reabsorption accounts for the largely different distribution (or pattern) of aminoacids found in plasma and urine.

The sequence of filtration-reabsorption followed by free aminoacids implies that an elevated excretion may come either from elevated plasma values, accelerated filtration (accelerated filtration does not take place in infants, see p. 205) or reduced reabsorptive capacity. Following the suggestion of DENT (8), we will call "renal" an aminoaciduria occurring at normal plasma values and "extra-renal" an aminoaciduria where elevated blood figures indicate a renal overflow mechanism, since this classification has proved clinically useful.

After this brief description of aminoacid elimination in adult life an attempt will be made to interpret the mechanism of aminoaciduria in infancy.

In 1911 SIMON (22) first observed by the SÖRENSEN formoltitration technique that newborn infants excrete up to 10% of their total urinary nitrogen as α-amino nitrogen, while the proportion was only 2% for the adult. Although both figures are high due to the method itself, this early observation validly established that newborns do excrete up to five times more aminoacids than adults (6). GOEBEL (13) extended this study to a large number of newborns, including several prematures. In 1948, BARLOW and McCANCE (2) showed that the α-amino nitrogen/total

---

[1] R. G. WESTALL has recently shown (28) that argininosuccinic acid is a glomerular substance in man, while arginine itself is known to be almost completely reabsorbed. The argininosuccinicaciduria he identified is accompanied by a normal elimination of urinary aminoacids (29).

nitrogen ratio is especially high during the first 72 hrs of life. Figures obtained by
CHILDS (5), although originally referred to body weight, indicate a high aminoaciduria during the first weeks of life. The amounts of α-amino nitrogen found in

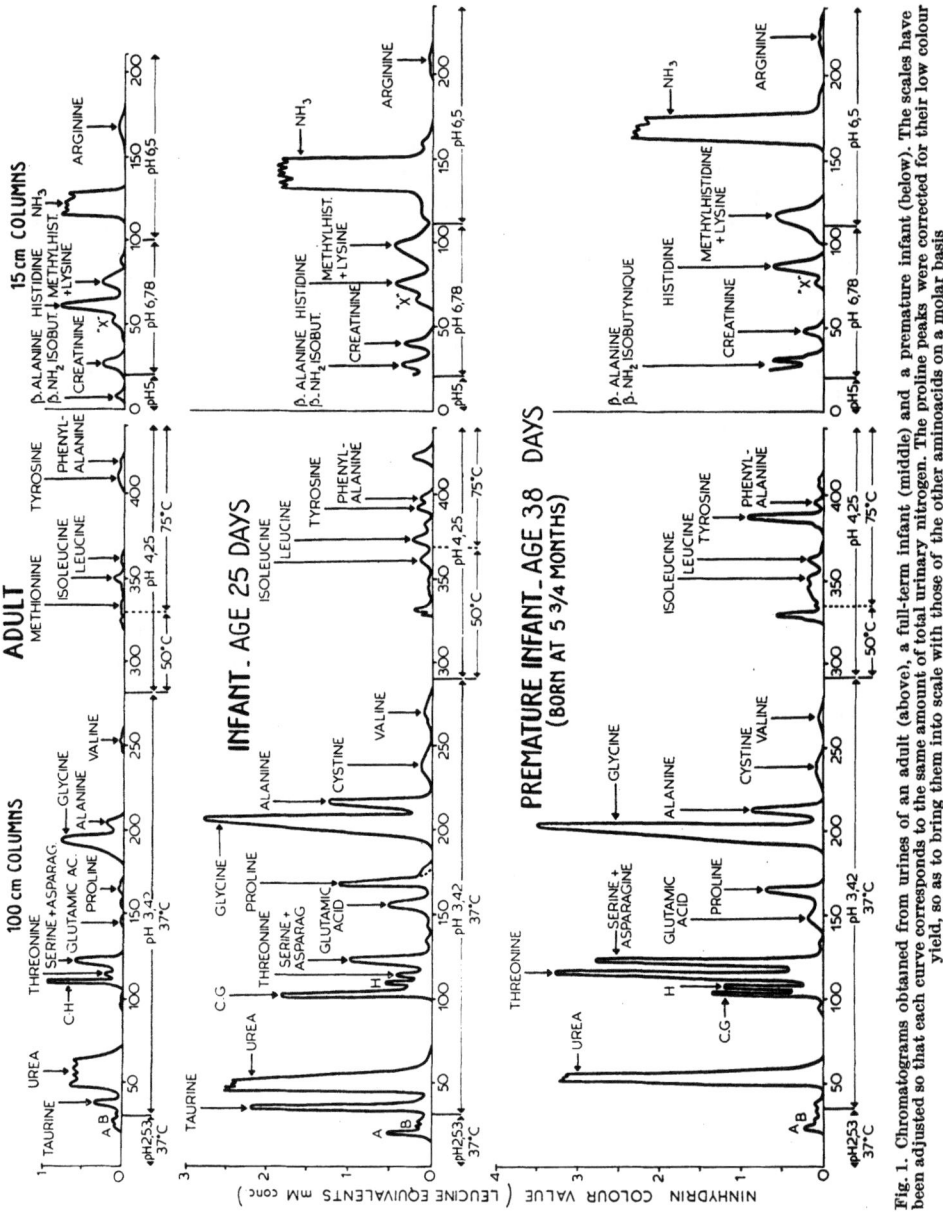

Fig. 1. Chromatograms obtained from urines of an adult (above), a full-term infant (middle) and a premature infant (below). The scales have been adjusted so that each curve corresponds to the same amount of total urinary nitrogen. The proline peaks were corrected for their low colour yield, so as to bring them into scale with those of the other aminoacids on a molar basis

his study are consonant with those previously published, the lower values being
due to the more specific ninhydrin-CO$_2$ method used. Our knowledge was extended
from α-amino nitrogen to specific aminoacids for the first time by the microbiological determinations of SCHREIER and PLÜCKTHUN (21), while extensive paper-

chromatographic studies were made mainly by SOUCHON, GRUNAU and BICKEL (3, 24) who introduced the "pattern" notion in this field.

In the last few years, following STEIN's pioneer work, several teams have examined infantile urine by means of ion-exchange column-chromatography[1]. Fig. 1 shows a comparison of chromatograms from an adult, an infant and a premature; the peaks are actual elution-plots, the vertical axis of which has been adjusted for this presentation to represent the analysis of samples containing the same amount (100 mg) of total urinary nitrogen[2]. The adult curve is essentially similar to those obtained by STEIN and to the five others obtained from adults, as well as to four others of children ranging from two to five years of age. Nine curves obtained from normal infants born at term and examined at about one month of age closely resemble the middle curve of the figure. Prematures show more scatter, not only because their degree of prematurity varies, but presumably also because they could not be examined at corresponding ages. While the adults enjoyed an unrestricted diet, the infants represented on the figure were both fed on human milk. (We have so far failed to observe convincing differences between urine chromatograms of infants on human milk and those on cow's milk diets.) The overall conclusion is that normal, one month-old infants excrete two to three times as much aminoacidic α-amino nitrogen per gram of total urinary nitrogen as adults and that prematures excrete a still higher proportion. This is in perfect agreement with the early figures of SIMON and GOEBEL. The figures for prematures tend to be higher for the less mature subjects, but this is partially obscured by the delay in collecting specimens from the most premature babies. However, two premature babies could be followed, and their aminoaciduria receded at a somewhat slower pace than that observed in full-term infants. For instance, the premature shown in this figure was still excreting at $4^1/_2$ months of age more α-amino nitrogen than do one month old full-term infants; the only high figure still observed at 11 months of age was in a premature born at the 7th month of gestation.

If we now consider the elimination of individual aminoacids, we see that glycine contributes the most α-amino nitrogen at all ages, but that it recedes most regularly from prematurity to adult age. This recession is usually paralleled by that of alanine, but not by the three other major chromatographic peaks of histidine, (lysine + 1-methyl-histidine), and serine. Histidine hardly recedes at all and seems adjusted close to its adult proportion in one month old full-term infants; prematures show higher figures that drop only after several months of life. On the other hand (lysine + 1-methyl-histidine) recedes promptly, both in premature and full-term babies, from their 4-week value to the lower adult level. (Serine + asparagine) while definitely elevated in prematures, is only slightly raised in full-term babies. The behaviour of cystine and of proline is also quite typical: both are present in infant's urine, but have practically disappeared from the adult's excretion. On the contrary, arginine is always present in small amounts only, even in premature's urine. Peaks labelled A, B, C—G and H must be peptides and mixtures of peptides, since they disappear by acid hydrolysis, yielding a supplement of free aminoacids [STEIN (26)]. Regularly present in adult urine, they are high in infancy and higher still in prematurity. A very high threonine elimination, about twenty times the adult proportion, seems typical of prematurity, since one month

---

[1] Teams presently engaged in such work are, in Europe, those of JONXIS and HUISMAN in Groningen (Netherlands), HOTTINGER and BERGER in Basel (Switzerland), LINNEWEH and EHRLICH in Marburg/Lahn (Germany) and the Brussels group.

[2] In this discussion such comparisons apply to the proportion of aminoacids (or α-amino nitrogen) relative to total urinary nitrogen. As may be seen on p. 241, other bases of reference may be selected; the present choice is made mainly for its convenience in presentation.

old infants seldom excrete more than three times the adult proportion. The same is true of tyrosine, which is five times as high in prematurity, and practically of adult proportions in the full-term infant. A high excretion of taurine is typical of the mature infant: one month old children excrete two to five times the adult proportion, while the output of young prematures is usually equal to if not lower than the adult's; this had already been observed by BICKEL (3) using paper-chromatography.

If we calculate actual weights of wasted urinary aminoacids, we notice that the nutritionally essential aminoacids represent $1/4$ of the wastage in adults and full-term infants, and roughly twice as much in prematurity. While this may have a physiological meaning, it does not imply a serious nutritional risk: for the premature shown in figure 1 the total amount of wasted essential aminoacids was about 15 mg/24 hrs.

Observations made in normal full-term infants, either for α-amino nitrogen or by chromatography, agree that the newborn's physiological aminoaciduria is much higher during the first week of life than at the end of the first month. This very early period is characterized by high values for taurine, cystine and proline, and for the peptidic peaks, with a faint concomitant proteinuria. This situation recedes quite promptly, and in 4 to 10 days' time the newborn excretes essentially the same aminoacid proportion as at one month of age.

In order to interpret these observations according to DENT's classification, we must now examine plasma concentrations of free aminoacids. Due to the large volumes of blood necessary for column-chromatography, such determinations were seldom performed on normal healthy infants and newborns, especially since the patterns more conveniently obtained on paper by BICKEL's procedure indicated little to be found in this direction. Six plasma chromatograms of one month old infants showed essentially the adult pattern and concentrations, except for a somewhat elevated taurine figure which in infants averaged 7.2 mg/100 ml plasma while adult levels remained between 5 and 6 mg. A small sample obtained from a 5 day old newborn was partially examined (for "acidic" and "neutral" aminoacids only) and showed an elevated figure for taurine (11.2 mg/100 ml) and perhaps for serine (18.5 mg/100 ml). Another sample from a twelve day old infant was found to contain adult concentrations of the "basic" aminoacids.

Cord-blood, on the other hand, is easily obtained in adequate quantities at the time of birth. Five fully examined plasma samples were compared to adult samples and striking differences were observed. Taurine was three times as high, threonine, serine and lysine twice as high in cord blood. Proline was about 20% lower in cord blood, and arginine was found at the lower limit of normal adult values.

Summing up the plasma data one may say that, with the possible exception of a slightly elevated taurine, one month old infants have adult plasma values for free aminoacids. Values known to be high in cord blood have been observed to recede to normal between the 5th and the 12th day after birth. But one cannot assume a simple overflow mechanism from the high aminoacid concentrations presumed to be usually present in newborn plasma. Even if this might be true of taurine, it is evidently inapplicable to proline, to the cystine occasionally found and to the high glycine output. The latter eliminations, although "renal" in origin, do not necessarily imply some immaturity of renal performance, for mature adult kidneys can be made to produce a generalized aminoaciduria when the plasma levels of all except one aminoacid are normal but this one is present in a grossly elevated concentration. Two bitches, injected intravenously with 1 to 1.5 g of glycine per kg body-weight, produced not only the massive glycinuria one would expect, but also a generalized, temporary aminoaciduria including proline and arginine, otherwise never found in their urine in more than trace amounts. Simultaneously, peptiduria was very high and albuminuria appeared briefly. Twelve hours later, the urine was back to normal. The aminoacid levels in the plasma examined early during the aminoaciduric episode were unaltered except for the enormous glycine peak due to the injection. Two hours later, the blood serine had started to rise and the plasma pattern was being altered. However, the experiment shows that a generalized aminoaciduria of renal type may be obtained functionally by mutual competition in response to a massive glycine overloading of the tubular reabsorptive mechanisms. Under milder overloading, the same animals showed no albuminuria, prolinuria or argininuria, the usual aminoacids excreted being eliminated in larger amounts before the unusual ones appear.

It is, therefore, quite possible that, during its first week of life, the newborn could respond to high blood levels of several aminoacids by a mutually competitive aminoaciduria, accompanied by functionally increased peptiduria and albuminuria. However, in view of the higher proportion of albuminaemia ($+ 25\%$) present in newborn plasma, the possibility of a functional albuminuria occuring on its own, with peptiduric and aminoaciduric side-effects, cannot be excluded. But even if we are unable to distinguish which of these excretions is mainly a consequence of the other, they certainly support one another as long as some plasma values remain significantly high.

Once blood values have receded to normal adult levels after about ten days of life, the remaining aminoaciduria can no longer be interpreted as an effect of mutual competition at the level of fully active reabsorption mechanisms. The physiological aminoaciduria observed at the end of the first month of life is therefore certainly renal in origin, and must be interpreted as a consequence of mechanisms called upon to function while their maturation is being completed. This view is supported by the gradual increase in reabsorptive capacity observed more clearly still in prematurity. The different rates at which this maturation takes place are also consistent with this conception and fit in with the high specifity of the reabsorptive mechanisms. Summing up this argument, one can look upon the aminoaciduria of the first 10 days of life as the cumulative effect of extrarenal and renal conditions, while the aminoaciduria of the following months is purely renal in origin.

Since the aminoacidaemia levels off to adult values very much sooner than the aminoaciduria, it appears that the increasing efficiency of the reabsorptive mechanisms cannot be regarded as an adaptive response to tougher working conditions. One could at most imagine that the aminoacid overflow in the first few days of life exerts some priming effect upon the tubular function. Such a conception is, however, difficult to reconcile with the steady evolution of the reabsorptive capacity in prematures, where such a priming obviously occurs out of step with the normal development of renal functional tissue. Besides, one can hardly imagine how a priming effect, conceivable for taurine, threonine and serine, could affect such substantially receding eliminations for glycine, proline, alanine and cystine. Priming effects, therefore, appear to play a very minor role, if any, in the evolution of aminoacid reabsorption. The preceding discussion is, however, not purely theoretical, since experimental dogs (though adult) have shown a tendency to increase their reabsorptive capacity in the course of successive loading experiments.

When one considers the evolution of reabsorptive capacities in order to detect parallelisms suggestive of common transfer mechanisms, it appears that concomitant evolutions are not the rule since the suggestive pairings found in some infants could not be found in others. This was a rather unexpected finding, since the fairly steady excretion patterns observed in both infants and adults are suggestive of some normalized type of transition. Such a lack of parallelism is found not only within that group of aminoacids that animals seem to reabsorb by common mechanisms, but also within the cystine-lysine-arginine group studied in man by HARRIS and co-workers (14). This means that the genetically controlled feature responsible in cystine-lysine-argininuria is neither the only one involved in the reabsorption of these aminoacids, nor the normal physiological pace-maker for their removal from primary urine.

Considering that the human renal cortex proceeds in its development and gets thicker during the first year of life, and bearing in mind that man is normally born with developed proximal tubular cells (as opposed to the anlagen still present in the newborn rat) and that proximal tubules do not increase in diameter during growth, it seems justifiable to conclude that there must be a post-natal lengthening of the brush-bordered segment, especially in the renal cortex, where such tubuli will be most numerous and longest. Such an evolution was in fact observed and measured in detail by ARATAKI (1, 23) in the rat, and by SPERBER (25) in the cat. We may therefore say that the average proximal tubule of the average nephron starts off in life short and medullary, to become longer and more cortical during the first months of growth. Even if we suppose that each proximal cell of the infant is originally equipped with its full transfer capacities, the mere lengthening of the proximal segment during the first year of life could go far to explain the progressive recession of the urinary aminoacid elimination.

Anoxia was found to play no major role in physiological infantile aminoaciduria, since the increased aminoacid output observed after submitting two adults to controlled anoxia did not conform at all to the infantile pattern. The prompt and efficient way with which the newborn's respiration starts off (see p. 85) is consistent with this observation.

To sum up, a comparison by column-chromatographic methods of free aminoacids in the blood and urine of infants and adults indicates that, while the elevated aminoacid output of the first few days of life appears to be the cumulative effect of extra-renal and renal factors, the milder and more persistent aminoaciduria which follows for several months is due to the functional immaturity of the young growing kidney. Anoxia or eventual adaptive priming effects appear to play a very minor role, if any, in the more persistent infantile aminoaciduria.

References

(1) ARATAKI, M.: Amer. J. Anat. **36**, 399 (1926).

(2) BARLOW, A., and R. A. MCCANCE: Arch. Dis. Childh. **23**, 225 (1948). — (3) BICKEL, H., and F. SOUCHON: Arch. Kinderheilk. Suppl. **31**, (1955). — (4) BIGWOOD, E. J., C. CJAJKOWSKA and C. WODON: Biochem. J. **66**, 16. P — 17. P (1957).

(5) CHILDS, B.: Proc. Soc. exp. Biol. (N. Y.) **81**, 225 (1952). — (6) CRAMPTON, R. F., and D. H. SMYTH: J. Physiol. (Lond.) **122**, 1 (1953).

(7) DARMADY, E. M.: Ciba foundation symposium on the kidney, p. 27 London: Churchill 1954. — (8) DENT, C. E.: Fed. Proc. **6**, 390 (1947). — (9) DENT, C. E., and H. HARRIS: Ann. Eugen. (Lond.) **16**, 60 (1951). — (10) DUSTIN, J. P.: Proceedings of the third international congress of biochemistry. p. 475. Academic. Press (1956). — (11) DUSTIN, J. P., C. CJAJKOWSKA, S. MOORE and E. J. BIGWOOD: Analyt. chim. Acta **9**, 256 (1953). — (12) DUSTIN, J. P., S. MOORE and E. J. BIGWOOD: Metabolism. **4**, 75 (1955).

(13) GOEBEL, F.: Z. Kinderheilk. **34**, 94 (1923).

(14) HARRIS, H., U. MITTWOCH, E. B. ROBSON and F. L. WARREN: Ann. hum. Genet. **19**, 196 (1955). — (15) HARRIS, H., and F. L. WARREN: Ann. Eugen. (Lond.) **18**, 125 (1953). — (16) HOLZEL, A., and G. M. KOMROWER: Arch. Dis. Childh. **30**, 155 (1955).

(17) JACCOTTET, M., E. JUILLARD and C. PIGUET: Exp. Med. Surg. **12**, 222 (1954).

(18) LEE, Y. C.: J. exp. Med. **99**, 621 (1954).

(19) MOORE, S., and W. H. STEIN: J. biol. Chem. **192**, 663 (1951).

(20) OLIVER, J., M. MACDOWELL and Y. C. LEE: J. exp. Med. **99**, 589 (1954).

(21) SCHREIER, K., u. H. PLÜCKTHUN: Biochem. Z. **320**, 447 (1950). — (22) SIMON, S.: Z. Kinderheilk. **2**, 1 (1911). — (23) SMITH, H. W.: The kidney, p. 506. New York: Oxford University Press 1951. — (24) SOUCHON, F., u. G. GRUNAU: Arch. Kinderheilk. **144**, 143 (1952). — (25) SPERBER, I.: Zoologiska Bidrag fran Uppsala **22**, 249 (1944). — (26) STEIN, W. H.: J. biol. Chem. **201**, 45 (1953).

(27) WALLENIUS, G.: Acta Soc. Med. upsalien. Suppl. 4 (1954). — (28) WESTALL, R. G.: Abstracts of the IV int. Congress of Biochemistry. 13—34. London-New York- Paris: Pergamon Press 1958. — (29) WESTALL, R. G.: Personal communication.

29. Die Aminosäuren- und Zuckerrückresorption im Tubulus reifer und frühgeborener Kinder

Von

H. Bickel

Mit 5 Abbildungen

Junge Säuglinge scheiden im Urin mehr Aminosäuren und Zucker aus als ältere Kinder und Erwachsene (vgl. S. 232). Diese Erkenntnis wurde zumindest für die Aminosäuren seit den frühen Untersuchungen von Pfaundler (20) und seinem Schüler Simon (27) von zahlreichen Autoren bestätigt [Lit. s. (21)]. Besonders für den Nachweis der verschiedenen Zucker, aber auch des Gesamt-Aminostickstoffs und der einzelnen Aminosäuren ergaben sich jedoch methodische Schwierigkeiten, die erst im letzten Jahrzehnt z. T. bewältigt wurden. Heute besitzen wir ein detailliertes Bild der Aminoacidurie und Melliturie des Säuglings und erste Hinweise auf ihren Mechanismus. Die frühkindliche Entwicklung der tubulären und glomerulären Nierenfunktion spielt auch für diese Stoffe eine entscheidende Rolle (vgl. S. 204 ff. und S. 251 ff.).

Von großer Bedeutung für die Bearbeitung dieser Fragen war die Entwicklung einer spezifischen α-Aminostickstoffbestimmung, der gasometrischen Ninhydrinmethode (28), der mikrobiologischen Untersuchungstechnik (29) und der chromatographischen Verfahren (8, 17, 19). Dabei sind die Papier- und Säulenchromatographie nicht als konkurrierende, sondern als einander ergänzende Methoden zu bewerten. Der quantitativen Natur der Säulenchromatographie steht als Nachteil der zeitraubende, schwierige Arbeitsvorgang und das große Analysenvolumen gegenüber, während die Papierchromatographie mit kleinsten Analysenmengen auskommt, Reihenuntersuchungen erlaubt, hingegen eine qualitative Schätzmethode mit einem Fehler von 20—30% darstellt.

Während der letzten drei Jahre haben wir die Ausscheidung der freien Aminosäuren und Zucker im ersten Lebensjahr systematisch untersucht. Gasometrische α-Aminostickstoffbestimmungen wurden an 71 24 Std.-Urinen, papierchromatographische Analysen der Aminosäuren- und Zuckerausscheidung an 170 24 Std.-Urinen von gesunden reifen und frühgeborenen Säuglingen durchgeführt. Die folgende Besprechung der Aminosäurenausscheidung im Säuglingsalter basiert auf den eigenen Ergebnissen und ergänzenden Befunden der Literatur.

A. α-Aminostickstoffausscheidung im ersten Lebensjahr (15)

Der α-Aminostickstoff in mg/24 Std. nimmt in den ersten Lebenswochen etwa parallel dem 24 Std.-Urin-Volumen zu. Der Anstieg ist in den ersten 6 Lebenswochen steil von 2 (1. Lebenstag) auf 24 mg (6. Lebenswoche) und flacht dann ab. Das hier gewählte Bezugssystem eignet sich aber schlecht, da der junge Säugling schnell sein Gewicht und Urinvolumen steigert.

Die Verhältnisse für die α-Aminostickstoffausscheidung in mg/kg/24 Std. sind in Abb. 1 dargestellt. Auch hier erfolgt ein schneller Anstieg in den ersten 6 Lebenswochen bis auf Durchschnittswerte von 6 mg/kg/24 Std., gefolgt von einem Abfall auf 3,75 mg mit 6 Monaten und 2,75 mg mit 12 Monaten.

Die Kurve des durchschnittlichen Aminostickstoff-Koeffizienten, der den Anteil des α-Aminostickstoffes am Gesamtstickstoff ausdrückt, ist aus der gleichen Abbildung zu ersehen.

Sie bildet schon in den ersten Lebenstagen ein hohes Plateau über 2,5 mit einem Maximum von 2,9 in der 2. Lebenswoche. Dann folgt ein allmählicher Abfall auf 1,3 mit 6 Monaten und 1,1 mit 12 Monaten. Dies Verhalten des Koeffizienten besagt, daß in den ersten Lebenswochen ein größerer Anteil des Gesamt-stickstoffes im Urin als Aminostickstoff ausgeschie-den wird als im späteren Lebensalter.

Die statistische Auswer-tung der Befunde im Urin Reif- und Frühgeborener ist in Tab. 1 zusammenge-faßt. Die Mittelwerte der α-Aminostickstoffausschei-dung pro kg und Tag sowie des α-Aminostickstoff-Koef-fizienten zeigen in den meisten Altersstufen signifi-kante Unterschiede (s. Fuß-note der Tabelle). Ein Ver-gleich der Befunde bei den Frühgeborenen mit denen bei Reifgeborenen ergibt auf den ersten Blick höhere Mit-telwerte beim Frühgebore-nen in fast jeder Alters-gruppe.

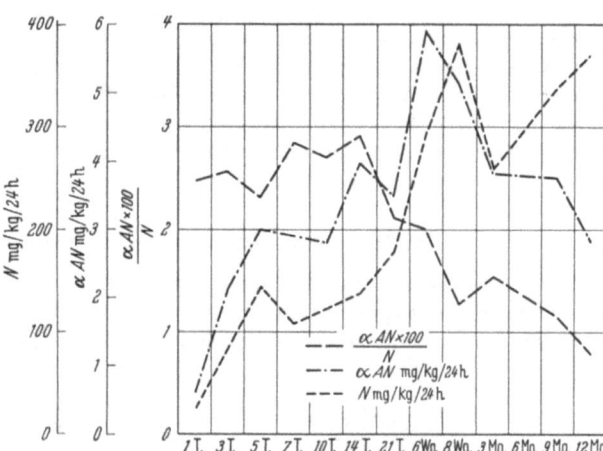

Abb. 1. α-Aminostickstoff- und Reststickstoffausscheidung in mg/kg/24 Std. und als α-Aminostickstoff-Quotient

Statistisch signi-fikant ($p < 0,05$) ist diese Erhöhung allerdings nur in Altersgruppe 2 ($F_2 : R_2$), während die begrenzte Zahl der in Gruppe F_3 untersuchten Kinder eine endgültige Beurteilung noch nicht gestattet. Für die ersten 7 Lebenstage liegt der Aminostickstoff-Koeffizient beim Früh-geborenen hingegen noch nicht höher als beim reifen Neugeborenen, in dem wesentlich größeren Material der chromatographischen Untersuchungen sogar niedriger als beim Reifgeborenen.

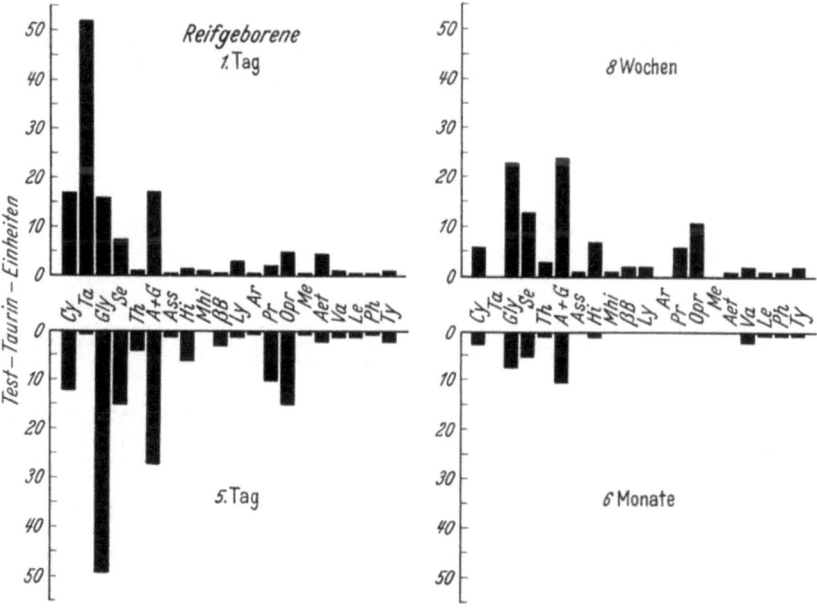

Abb. 2. Durchschnittliches Aminosäurenmuster im Urin Reifgeborener des 1. und 5. Lebenstages, der 8. Woche und des 6. Lebensmonats. Zeichenerklärung: *Cy* Cystin als Cysteinsäure, *Ta* Taurin, *Gly* Glycin, *Se* Serin, *Th* Threonin, *A + G* Alanin, Glutamin + Glutaminsäure, *Ass* Asparaginsäure, *Hi* Histidin, *Mhi* Methylhistidin, *βB* β-Aminoisobuttersäure, *Ly* Lysin, *Ar* Arginin, *Pr* Prolin, *Opr* Oxyprolin, *Me* Methionin als Sulfon, *Aet* Äthanol-amin, *Va* Valin, *Le* Leucine, *Ph* Phenylalanin, *Ty* Tyrosin. Definition der Test-Taurineinheiten und chromatographische Technik (5)

Physiologische Entwicklung des Kindes   16

Bemerkenswert ist schließlich die Tatsache, daß die relative Streubreite der Werte (*C*), die beim Frühgeborenen größer als beim Reifgeborenen ist, mit zunehmendem Alter abnimmt.

Die vorgetragenen Befunde entsprechen den Literaturangaben, soweit gleichwertige Untersuchungsbedingungen vorliegen (*6, 12, 18, 26*). SERENI (*26*) betont besonders, daß die höchsten α-Aminostickstoffwerte beim Frühgeborenen jenseits der Neugeborenenperiode gefunden werden, während das Frühgeborene in den ersten Lebenstagen weniger α-Aminostickstoff ausscheidet als das reife Neugeborene [vgl. (*13*)]. Die Untersuchungen anderer Autoren (*2, 16*) mit weniger spezifischen Methoden, wie der colorimetrischen Methode nach FOLIN, ergaben höhere, in ihrem relativen Verhalten aber gleichsinnige Resultate.

B. Das Aminosäurenmuster im ersten Lebensjahr

Das Aminosäurenmuster macht im Laufe des ersten Lebenshalbjahres verschiedene Wandlungen durch, die für die jeweilige Altersstufe charakteristisch sind. Sie lassen sich papier- und säulenchromatographisch gut nachweisen.

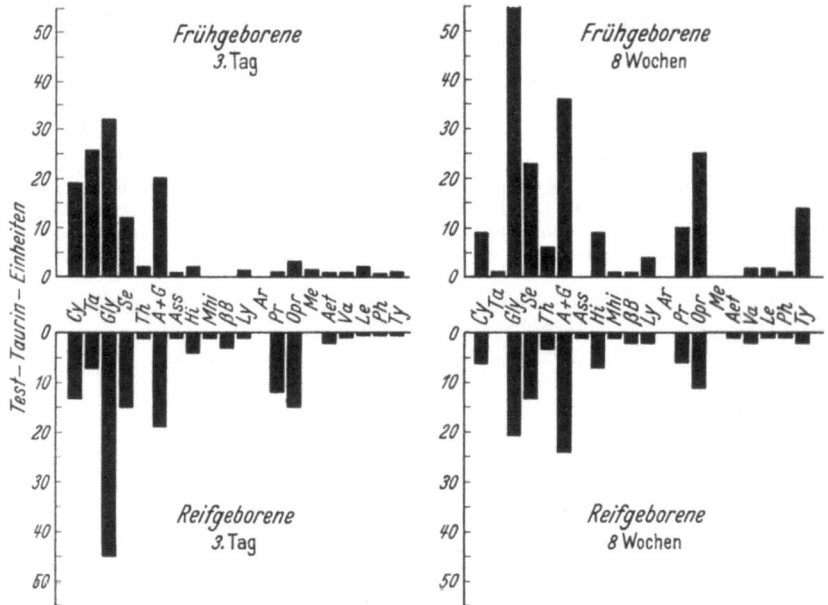

Abb. 3. Durchschnittliches Aminosäurenmuster im Urin Frühgeborener verglichen mit dem Muster Reifgeborener am 3. Lebenstag und mit 8 Wochen. Zeichenerklärung s. Abb. 2

Die Darstellung der wichtigsten papierchromatographischen Befunde (Abb. 2) erfolgt in Diagrammen, die auf der Abszisse die verschiedenen Aminosäuren aufzählen. Die Ordinate vermerkt die Menge, welche durchschnittlich für jede Aminosäure in den Chromatogrammen des betreffenden Lebensalters gefunden wurde.

Abb. 2 zeigt das durchschnittliche Aminosäurenmuster im Urin Reifgeborener des 1. und des 5. Lebenstages, der 8. Woche und des 6. Lebensmonats. Diese Altersstufen wurden als besonders charakteristisch herausgegriffen. Am *1. Lebenstag* wurden in dem stets 500 γ-Stickstoff enthaltenden Urinvolumen 22 Aminosäuren chromatographisch erfaßt. Vergleicht man das Muster des 1. Lebenstages mit dem Muster 6 Monate alter und älterer Kinder, so fällt auf, daß am 1. Lebenstag besonders Taurin und Cystin, aber auch verschiedene andere Aminosäuren vermehrt vorkommen.

Am *5. Lebenstag* hat sich das Muster wesentlich verändert. Besonders Taurin, weniger Cystin haben abgenommen, während Glycin, Serin, Threonin, Alanin und Glutamin, Histidin, Tyrosin und — besonders charakteristisch für die nächsten Lebenswochen — Prolin und

Oxyprolin nun den Hauptanteil der Aminoacidurie ausmachen. Interessant ist ferner die vermehrte Ausscheidung von Methionin und Äthanolamin, die im späteren Lebensalter bei Zuständen gestörter Leberfunktion beobachtet werden.

In der 8. *Lebenswoche* hat sich das Muster nicht wesentlich verändert. Noch immer überwiegen im Vergleich zum 6. Lebensmonat eine Zahl verschiedener Aminosäuren, besonders Prolin und Oxyprolin. Das Muster des 6. Lebensmonats entspricht dem des 12 Monats, älterer Kinder und Erwachsener, bei denen man allerdings mit zunehmendem Alter wieder mehr Taurin nachweisen kann. Bemerkenswert ist, daß einige Aminosäuren schon vom frühen Säuglingsalter an in normalen oder nur leicht erhöhten Konzentrationen ausgeschieden werden, nämlich die aromatischen Aminosäuren, β-Amino-isobuttersäure, Valin, die Leucine und Phenylalanin.

Wird das *Aminosäurenmuster Frühgeborener* mit dem Muster Reifgeborener verglichen (Abb. 3), so ergibt sich bei den Frühgeborenen jenseits der Neugeborenenperiode eine noch stärkere Aminoacidurie bei etwa gleichem Muster. In der Neugeborenenzeit bleibt beim Frühgeborenen die Cystin- und Taurinausscheidung länger bestehen, die Vermehrung von Prolin, Oxyprolin und den verschiedenen anderen Aminosäuren setzt später ein, hält dann aber gleichfalls länger an als bei Reifgeborenen.

Tabelle 1. α-*Aminostickstoffausscheidung beim Reif- und Frühgeborenen*

			α-AN mg/kg/24 Std.			$\dfrac{\text{α-AN mg-\% }\cdot 100}{\text{Rest-N mg-\%}}$	
	Alter	n	$M \pm \sigma M$	C		$M \pm \sigma M$	C
			Reifgeborene				
R_1	3.— 7. Tag	17	2,66±0,19	29,14		2,61±0,16	24,84
R_2	10.—21. Tag	9	3,47±0,25	20,23		2,66±0,25	26,27
R_3	6.—12. Woche	9	4,96±0,36	20,35		1,60±0,15	26,20
R_4	6.—12. Mon.	9	3,38±0,26	18,88		1,01±0,08	22,27
			Frühgeborene				
F_1	3.— 7. Tag	7	3,21±0,53	40,31		2,63±0,31	28,57
F_2	10.—21. Tag	10	4,91±0,62	38,06		4,28±0,52	36,17
F_3	6.—8. Woche	5	7,38±1,52	29,09		2,73±0,43	22,46

Erklärung: n Anzahl der Probanden, M Mittelwert, σ_M (SD) Streuung der Mittelwerte (mittlerer Fehler), C relative Streuung.

Die Unterschiede der Mittelwerte für die α-AN-Ausscheidung/kg/24 h sind signifikant ($p<0,05$) in den Altersgruppen $R_1:R_2$, $R_2:R_3$ und $R_3:R_4$, nicht signifikant ($p>0,05$) in $F_1:F_2$ und $F_2:F_3$. Für den α-AN-Koeffizienten sind signifikant ($p<0,05$) $R_2:R_3$, $R_3:R_4$, $F_1:F_2$ und $F_2:F_3$, nicht signifikant ($p>0,8$) $R_1:R_2$.

Ähnliche Untersuchungen an kleinerem Material wurden mit der papierchromatographischen Methode von verschiedenen Autoren unternommen (*3, 4, 16, 22, 23, 26, 30, 31* u. a.). Besonders interessant ist ein Vergleich mit den säulenchromatographischen Resultaten von DUSTIN (*11*) und FOWLER (*12*). Auf Grund ihrer Untersuchungen an 8 Säuglingen und 2 älteren Kindern betont auch FOWLER die starke generalisierte Aminoacidurie des jungen frühgeborenen und reifen Säuglings. Die Vermehrung von Taurin, Prolin, Hydroxyprolin und Glycin wird besonders hervorgehoben, auch das längere Anhalten der Vermehrung von Taurin und anderen Aminosäuren beim Frühgeborenen. Das säulenchromatographische Muster des Urins junger Säuglinge entspricht in allen wesentlichen Punkten dem papierchromatographischen Muster.

C. Zusammenfassung und Deutungsversuch der Aminosäuren-Befunde

Die bisherigen Befunde lassen sich folgendermaßen zusammenfassen:

1. Reife und frühgeborene Säuglinge zeigen in den ersten Lebensmonaten eine vermehrte Aminosäurenausscheidung im Urin, wobei in den ersten Lebenstagen

die Erhöhung von Taurin und Cystin, später von Prolin und Oxyprolin besonders charakteristisch ist.

2. Frühgeborene scheiden in den ersten Lebenstagen weniger, später mehr Aminosäuren aus als gleichaltrige Reifgeborene. Die Taurin-, Prolin- und Oxyprolinausscheidung bleibt länger bestehen.

3. Mit 6, spätestens 12 Monaten entspricht die Aminosäurenausscheidung in Menge und Muster der des Klein- und Schulkindes.

Eine endgültige Deutung der Aminoacidurie des jungen Säuglings ist nicht möglich, solange nicht einmal der normale Rückresorptionsmechanismus der Aminosäuren in der Niere Erwachsener bekannt ist. Die Bedeutung der Niere für das Zustandekommen des Aminosäuremusters im Urin ist offensichtlich, wenn Urin- und Plasma einander gegenübergestellt werden (Abb. 4). Da anzunehmen ist, daß die Aminosäuren des Primärharns dem Plasma entsprechen, sind die Unterschiede im Urinmuster im wesentlichen wohl das Resultat einer unterschiedlichen Rückresorption der einzelnen Aminosäuren im proximalen Nierentubulus.

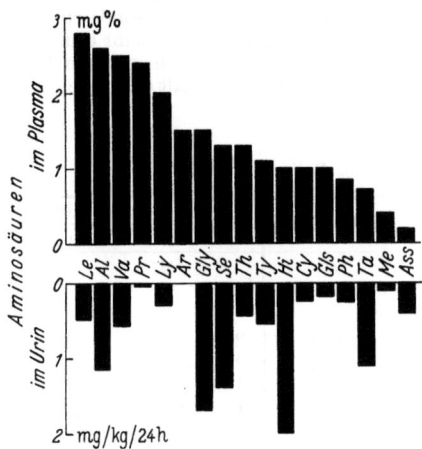

Abb. 4. Unterschiedlichkeit des Aminosäuren-Musters in Plasma und Urin Gesunder. Die Werte sind Mittelwerte aus säulenchromatographischen Untersuchungen verschiedener Autoren. Abkürzungen s. Abb. 2

Clearanceuntersuchungen (7, 10) ergeben beim gesunden Erwachsenen die zu erwartenden Differenzen in der Rückresorption der verschiedenen Aminosäuren. Clearancebestimmungen bei 11 Säuglingen wurden kürzlich für 6 Aminosäuren mittels mikrobiologischer Analyse gewonnen (24). Während die älteren Säuglinge die Aminosäuren mit Ausnahme von Lysin in ähnlicher Weise rückresorbieren wie die Erwachsenen, waren bei den Frühgeborenen die Clearancewerte aller Aminosäuren bis auf Tyrosin stark erhöht. Die Clearance für Lysin betrug das siebenfache des Erwachsenenwertes. Die einzelnen Kinder zeigten recht unterschiedliche Clearanceraten. Auch diese Befunde sprechen für unabhängige Mechanismen der Rückresorption der einzelnen Aminosäuren sowie für eine verschieden schnelle Entwicklung der spezifischen Mechanismen bei den einzelnen Individuen. Die Glomerulusfiltrationsrate lag bei den Frühgeborenen bei etwa der Hälfte der Rate für reife ältere Säuglinge, der Plasmaspiegel der Aminosäuren war durchweg um 2—3 mg-% höher. Das junge Frühgeborene muß demnach neben einer Tubulusinsuffizienz eine zusätzliche Einschränkung der Glomerulusfiltration haben (vgl. S. 204 ff.). Ist die Glomerulusfiltration in den ersten Lebenstagen besonders niedrig, so nähern sich die Clearancewerte der einzelnen Aminosäuren denen des älteren Säuglings, wie auch anhand von α-Aminostickstoff-Clearance nachgewiesen werden konnte (26).

Ausgedehntere Clearanceuntersuchungen der verschiedenen Aminosäuren müssen die oben zitierten Befunde ergänzen. Extrarenale Faktoren mögen zusätzlich im Spiele sein. Die Vermehrung von Aethanolamin und Methionin deuten auf Besonderheiten des Intermediärstoffwechsels dieser Altersstufe. Der Nachweis erhöhter Aminosäurenspiegel im Fetalplasma (9, 25) (bei erniedrigtem Plasmaspiegel der Mutter) läßt sich nicht renal erklären. Auch der Grund für die Taurin- und Cystinvermehrung der ersten Lebenstage ist noch nicht ersichtlich. Vielleicht ist dieses Muster am ehesten auf den Geburtsstress zurückzuführen; es besitzt bemerkenswerte Ähnlichkeit mit dem Aminosäurenmuster nach ausgedehnten Verbrennungen und Operationen (5). Das Muster und der Verlauf der Aminoacidurie des Säuglings sind heute gut bekannt, der dahinter stehende Mechanismus benötigt weitere Klärung.

D. Die Zuckerausscheidung im ersten Lebensjahr

Im Gegensatz zur Aminosäurenausscheidung sind Literaturangaben über die Zuckerausscheidung im ersten Lebensjahr sehr spärlich (vgl. S. 144). Das dürfte im wesentlichen darauf beruhen, daß dem Kliniker bis vor kurzem keine geeignete Methode zum spezifischen Nachweis von kleinen Zuckermengen und von Zuckergemischen zur Verfügung stand. Die 170 auf Aminosäuren untersuchten Sammelurine wurden daher auch der Zuckerchromatographie unterworfen. Die eindimensionale Technik, bei der die Konzentration der Urinzucker mit steigenden Testzuckermengen auf dem gleichen Chromatogramm verglichen wird, erlaubt eine Wiedergabe der Resultate in mg-% mit einem Fehler von 10—15%.

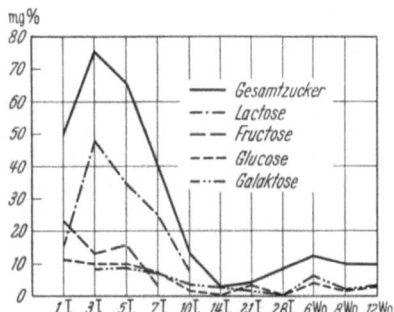

Abb. 5. Zuckerausscheidung im Urin Reifgeborener, bestimmt mit der eindimensionalen papierchromatographischen Methode (Fehlerbreite 10—15%). Chromatographische Technik s. (5)

1. Zuckerausscheidung Reifgeborener. Während am 1. Lebenstag noch $^1/_4$ der untersuchten Urine Reifgeborener zuckerfrei war, zeigten am 3. und 5. Tag fast alle Kinder eine vermehrte Zuckerausscheidung, die schon im Laufe der 2. Lebenswoche auf Spuren absank.

Abb. 5 illustriert die durchschnittliche Konzentration der einzelnen Zucker im Urin. Die Glucose- und besonders die Fructoseausscheidung sind am ersten Lebenstag am stärksten, die Lactose- und Galaktosekonzentrationen erreichen erst nach Beginn der Milchzufuhr ihre Höchstwerte. Die Maximalwerte der Ausscheidung betragen für Lactose 120 mg-%, für Fructose 70 mg-% und für Glucose und Galaktose je 25 mg-%. Im späteren Säuglings- und Kindesalter werden nur noch vereinzelt Spuren von Glucose, Fructose und Lactose im Urin gefunden.

2. Zuckerausscheidung Frühgeborener. Zur Beurteilung des 1. Lebenstages reicht bei den Frühgeborenen die Zahl der Urinproben nicht aus. In den nächsten Lebenstagen liegen die durchschnittliche und die maximale Ausscheidung der verschiedenen Zucker höher als beim Reifgeborenen, sinken aber gleichfalls am Ende der 2. Lebenswoche auf Spuren ab, die im Normalbereich des weiteren Säuglingsalters liegen (Tab. 2). Bei einigen Frühgeborenen beobachteten wir ein längeres Anhalten der Mellituria als bei Reifgeborenen. Das Überwiegen der Gesamtzuckerausscheidung beim Frühgeborenen ist hauptsächlich durch die höheren Lactose- und Fructosekonzentrationen bedingt.

Zur kritischen Bewertung unserer Befunde stehen bisher nur wenige papierchromatographische Arbeiten zur Verfügung. Bei 24 von 50 reifen Säuglingen und 20 von 26 Frühgeborenen wurde eine vermehrte Ausscheidung von Galaktose, Lactose, Glucose und gelegentlich Xylose im Urin gefunden (14); Fructose wurde nicht erwähnt (31) wiesen im Urin Neugeborener Glucose, Galaktose, Lactose, in einigen Fällen auch Pentosen nach. Die häufige Glucosevermehrung im Urin junger Säuglinge sowie die Abhängigkeit der Galaktose- und Lactoseausscheidung von der Milchzufuhr wird hervorgehoben (1).

Die Mellituria des Säuglings offenbart deutlicher als die Aminoacidurie, daß renale und extrarenale Faktoren an ihrem Entstehen teilhaben. Angesichts der niedrigen Blutzuckerspiegel reifer und besonders unreifer Neugeborener ist die Glucosurie wohl sicher renal bedingt und auf tubuläre Unreife zurückzuführen.

Tabelle 2. *Durchschnittswerte der Zuckerausscheidung im Urin von Reif- und Frühgeborenen* (in mg-%)

Alter	Fructose		Galaktose		Glucose		Lactose		Gesamtzucker	
	Reifge-borene	Frühge-borene	Reifge-borene	Frühge-borene	Reifge-borene	Frühge-borene	Reifge-borene	Frühge-borene	Reifge-borene	Frühge-borene
1. Tag	23		0		11		11		45	
3. Tag	13	26	7	2	10	20	48	56	79	104
5. Tag	16	48	9	8	10	11	35	66	70	133
7. Tag	3	18	6	6	6	6	24	25	39	55
10. Tag	0	0	4	4	1	1	8	4	12	10
14. Tag	0	0	3	0	1	4	0	7	3	11
21. Tag	0	0	1	3	3	6	0	6	4	15
28. Tag	0	0	0	3	0	7	0	9	0	19
6 Wochen	0	0	1	3	4	4	0	1	5	8

Die übrigen Zucker werden hingegen auch vom Erwachsenen schlecht oder gar nicht rückresorbiert, so daß ihr vermehrtes Vorkommen im Urin prärenal sein muß. Besonders augenfällig ist dies für die Lactosurie, die sich am ehesten mit einer erhöhten Darmwandpermeabilität und einem Lactasemangel des Neugeborenen erklären läßt (vgl. S. 276). Die hohe Fructoseausscheidung der ersten Lebenstage entspricht den Literaturbefunden einer erhöhten Fructosekonzentration im Nabelschnurblut. Fructose- und Galaktosevermehrung fanden wir ferner häufig im Urin leberkranker Patienten. Ihre Ausscheidung beim reifen und noch stärker beim frühgeborenen Säugling ist vielleicht gleichfalls hepatogen bedingt. So bestehen Hinweise, daß die Mellliturie des Neugeborenen das Resultat einer Mangelfunktion mindestens dreier Organsysteme ist: Der Niere, der Leber und des Darmes. Der Funktionswandel des Aminosäuren- und Zuckerstoffwechsels, der sich in Aminoacidurie und Mellliturie manifestiert, beschränkt sich sicher nicht auf den Tubulus. Unser Interesse verweilt nur gerne bei der Niere, weil wir sie funktionell zu prüfen vermögen.

Literatur

(1) Apthorp, G. H.: Investigation of the sugar content of urine from normal subjects and patients with renal and hepatic disease by paper chromatography. J. clin. Path. 10, 84 (1957). — *(2)* Berger, H.: Die Amino-Stickstoff-Ausscheidung im Harn in Abhängigkeit vom Lebensalter. (Ein Beitrag zur Physiologie der Aminoacidurie.) Ann. paediat. (Basel) 186, 338 (1956). — *(3)* Lo Bianco, S.: L'aminoaciduria nel bambino del primo anno di vita. Lattante 24, 781 (1953). — *(4)* Bickel, H.: Aminoaciduria in childhood. Ph. D.-Thesis, University of Birmingham 1952. — *(5)* Bickel, H., u. F. Souchon: Die Papierchromatographie in der Kinderheilkunde. 31. Beih. Arch. Kinderheilk. 1955.

(6) Childs, B.: Urinary excretion of free alphaamino acid nitrogen by normal infants and children. Proc. Soc. exp. Biol. (N. Y.) 81, 225 (1952). — *(7)* Christensen, P. J., J. W. Date, F. Schönheyder and K. Volqvartz: Amino acids in blood plasma and urine during pregnancy. Scand. J. clin. Lab. Invest. 9, 54 (1957). — *(8)* Consden, R., A. H. Gordon and A. J. P. Martin: Qualitative analysis of proteins: a partition chromatographic method using paper. Biochem. J. 38, 224 (1944). — *(9)* Crumpler, H. R., C. E. Dent and O. Lindan: The amino-acid pattern in human foetal and maternal plasma at delivery. Biochem. J. 47, 223 (1950).

(10) Doolan, P. D., H. A. Harper, M. E. Hutchin and W. W. Shreeve: Renal clearance of eighteen individual amino acids in human subjects. J. clin. Invest. 34, 1247 (1955).— *(11)* Dustin, J. P., S. Moore and E. J. Bigwood: Chromatographic studies on the excretion of amino-acids in early infancy. Metabolism 4, 75 (1955).

(12) Fowler, D. I., P. M. Norton, M. W. Cheung and E. L. Pratt: Observations on the urinary amino acid excretion in man: the influence of age and diet. Arch. Biochem. Biophys. 68, 452 (1957).

(13) Goebel, F.: Über die Aminosäurefraktion im Säuglingsharn. Z. Kinderheilk. 34, 94 (1923).

(14) Haworth, J. C., and M. S. MacDonald: Reducing sugars in the urine and blood of premature babies. Arch. Dis. Childh. 32, 417 (1957).

(15) KIESEIER, H., u. H. BICKEL: Unveröffentlichte Befunde.

(16) LOEB, H., M. ENGELEN et R. VAN GEFFEL: Etude de l'aminoacidurie du nourrisson normal. Acta paediat. belg. **4**, 145 (1956).

(17) MOORE, S., and W. H. STEIN: Procedures for the chromatographic determination of amino acids on four per cent cross-linked sulfonated polystyrene resins. J. biol. Chem. **211**, 893 (1954).

(18) NORTON, P. M., E. L. PRATT and E. HASSELMAN: Urinary amino acid excretion by premature infants. Twenty-fourth annual meeting of the society for pediatric research, Buck Hill Falls, Pa., May 1954.

(19) PARTRIDGE, S. M., and R. G. WESTALL: Filter-paper partition chromatography of sugars. Biochem. J. **42**, 238 (1948). — (20) PFAUNDLER, M.: Über Stoffwechselstörungen bei magenkranken Säuglingen. Jb. Kinderheilk. **54**, 247 (1901). — (21) PLÜMER, H. L.: Papierchromatographische Untersuchungen über die physiologischen Aminosäuren- und Zuckerausscheidungen in Urinen von Frühgeborenen und Reifgeborenen im 1. Lebensjahr. Diss. Univ. Marburg 1957.

(22) RIVIER, CHR., et M. R. JEANNERET: Observations sur l'aminoacidurie du nourrisson bien-portant. Helv. paediat. Acta **11**, 489 (1956).

(23) SCHÖNENBERG, H.: Papierchromatographische Untersuchungen der Aminosäurenausscheidung im Urin gesunder Menschen. Klin. Wschr. **34**, 442 (1956). — (24) SCHREIER, K., R. ITTENSOHN, U. SIEVERS, H. SIEVERS u. W. SIEVERS: Über die Clearance-Rate einiger Aminosäuren bei Säuglingen und Frühgeborenen. Z. Kinderheilk. **79**, 165 (1957). — (25) SCHREIER, K., u. H. STIEG: Über den Aminosäurengehalt im Nabelschnurblut. Z. Kinderheilk. **68**, 563 (1950). — (26) SERENI, F., H. MCNAMARA, M. SHIBUYA, N. KRETSCHMER and H. L. BARNETT: Concentration in plasma and rate of urinary excretion of amino acids in premature infants. Pediatrics **15**, 575 (1955). — (27) SIMON, S.: Zur Stickstoffverteilung im Urin des Neugeborenen. Z. Kinderheilk. **2**, 1 (1911). — (28) SLYKE, D. D. VAN, D. A. MACFAYDEN and P. B. HAMILTON: The gasometric determination of amino acids in urine by the ninhydrin carbon dioxide method. J. biol. Chem. **150**, 251 (1943). — (29) SNELL, E. E., and L. D. WRIGHT: A microbiological method for the determination of nicotinic acid. J. biol. Chem. **139**, 675 (1941). — (30) SOUCHON, F.: Papierchromatographische Untersuchungen der freien Aminosäuren im Säuglingsharn. Z. ges. exp. Med. **118**, 219 (1952).

(31) WOOLF, L. I., and A. P. NORMAN: The urinary excretion of amino acids and sugars in early infancy. J. Pediat. **50**, 271 (1957).

30. Uric acid clearance in newborns and infants

By

E. Schwarz-Tiene and F. Sereni

The present investigation deals with some aspects of the renal physiology of the newborn and the infant, in comparison with the normal renal function of the adult and was particularly directed towards the rate and the nature of the renal excretion of uric acid. Despite the metabolic importance of this substance and the large number of studies dealing with it, there is still no agreement even on the problem of evaluating the total daily uric acid excretion of the newborn and of the infant. Most of the studies were conducted on newborns. In these subjects earlier authors (7, 8, 9) reported a relatively high uric acid excretion, but, more recently, Barlow and McCance (1) found a low output: such discrepancies can probably be attributed to the lack of specificity of the older methods. Moreover, no clearance studies are available giving exact data as to how uric acid is handled by the kidney of newborns and infants. That is surprising, considering that uric acid is a very interesting substance from the point of view of kidney physiology. A number of studies have established the fact that uric acid is actively reabsorbed by the tubular cells (11); the possibility of tubular excretion of this substance is, however, still very doubtful. A further purpose of our study was to elucidate the pathogenesis of the so-called uric acid infarcts, which can easily be found at post-mortem examination of the kidneys of newborns.

The present investigation was confined to three groups of subjects: newborns 5—7 hr old, infants 4—16 months old and adults. The newborns were devided into two main categories: healthy babies born by normal delivery, and those born by dystocic delivery and showing cyanosis and clinical signs of damage. There were two reasons for this division:

1. It has been shown (6, 10) that dystocic delivery causes profound modifications of the renal blood flow and, in particular, lowers the glomerular filtration rate;

2. the well known relationship between adrenal cortical function and uric acid excretion makes it seem likely that the prolonged and severe stress occasioned by a difficult delivery may influence the urinary excretion of uric acid.

The adults were all in good health and had been fasting for twelve hours and on a purine-free diet for at least forty-eight hours. In the infants urine was collected by bladder catheterisation using Nélaton catheters number 7—10; in the adults by spontaneous voiding. Creatinine and uric acid were determined in plasma and urine according to the methods of Hare (4) and Folin (3) respectively. All data have been referred to 1.73 square meters of body surface area.

Results

The plasma uric acid concentration is higher in newborns and infants than in adults. The highest values were found in the newborns from dystocic delivery (average 16.8 mg-%); in the newborns from normal delivery (av. 7.1 mg-%) and in the older infants (av. 4.8 mg-%) the values were also significantly higher than in the adults (av. 3.2 mg-%). With regard to the urinary excretion of uric acid, the values found in the two groups (14 and 12.5 mg/min/1.73 sq. m.) did not differ from those of the adults (11.5 mg); the older infants, however, showed a much higher uric acid excretion when the values were related to 1.73 square meters of surface area (47.5 mg). A comparison of the mean value of uric acid clearance in the four groups of subjects (Tab. 1) showed low clearance values at birth, particularly in infants born by dystocic delivery. In older infants, however, we observed very high clearance values.

For a better evaluation of the data on uric acid excretion and clearance we must take into account the glomerular filtration rate of the various groups of subjects studied (Tab. 1). In accordance with earlier reports (6, 10) we found very

Table 1

| | | Newborns | | Infants | Adults |
		eutocic delivery	dystocic delivery		
Number of cases		17	5	4	5
Uric acid clearance ml/min/1.73 sq. m.	Mean	1.96	0.83	10.1	3.77
	Range	0.60—4.53	0.38—1.20	3.7—16.8	2.57—5.49
	S. D.	1.01	0.34	6.15	1.14
Glom. filtration rate ml/min/1.73 sq. m.	Mean	11.35	4.60	62.7	65.2
	Range	1.84—26.65	3.05—5.26	46.6—88.4	46.7—82.7
	S. D.	7.56	0.09	19.09	16.5
Per cent of filtered uric acid excretion $\left(\dfrac{\text{clear. uric acid}}{\text{clear. creatinine}} \times 100\right)$	Mean	32.3	18.2	15.5	5.8
	Range	5.0—95.1	12.5—22.8	7.4—25.5	4.9—6.6
	S. D.	45.8	4.4	7.5	0.3

low glomerular filtration rates in newborns a few hours old (see p. 204ff), particularly in those born by dystocic delivery. On the basis of these data and making no allowance for the doubtful tubular excretion of uric acid, we can calculate the percentage of filtered uric acid excreted (Tab. 1). This percentage was definitely higher in newborns and infants than in adults. In other words we found in our young subjects that the reabsorption of uric acid by the renal tubular cells was reduced. Further investigations, carried out at increasing plasma concentrations of uric acid, would be necessary to establish whether or not in the newborn the uric acid Tm is lower than in adults.

We were not surprised to find that the tubular reabsorption activity for uric acid is lower in infants, as TUDVAD (12) some years ago found a low Tm for glucose in the same age group; moreover, it has been well established (2) that there is a close similarity between the reabsorption pathways of glucose and uric acid (i. e. a competition between glucose loads and tubular reabsorption of uric acid). This appears to be a further proof of the immaturity of the renal tubular cells in the first year of life.

The normal uric acid excretion in the newborn, despite the very high plasma values and the lowered tubular reabsorption activity, is well explained by the very low glomerular filtration rate at this period of life. The sharp rise in the glomerular filtration rate in older infants is accompanied by an increase in both the uric acid excretion and its clearance; this is due to the persistence of the lowered uric acid reabsorption already mentioned.

It seems logical to correlate the high uric acid plasma values of the newborns with the birth stress, particularly because they were significantly higher in infants born by dystocic delivery than in those born by eutocic delivery. Moreover, it seems possible that the so-called renal uric acid infarcts might be caused by the very high concentration of uric acid in the tubular fluid, in combination with high plasma levels and lowered tubular reabsorption.

References

(1) Barlow, A., and R. A. McCance: The nitrogen partition of newborn infants urine. Arch. Dis. Childh. 23, 225 (1948).

(2) Christensen, P. J., and O. R. Steenstrup: Uric acid excretion with increasing plasma glucose concentration (pregnant and non-pregnant cases). Scand. J. clin. Lab. Invest. 10, 182 (1958).

(3) Folin, O.: J. biol. Chem. 101, 111 (1933).

(4) Hare, R. S.: Endogenous creatinine in serum and urine. Proc. Soc. exp. Biol. (N. Y.) 74, 148 (1950). — (5) Hawck, P. B., B. L. Oser and W. H. Summerson: Practical Physiological chemistry. Blackiston Comp. Inc., XIII Ed., pp. 560—969.

(6) McCance, R. A., and E. M. Widdowson: The influence of events during the last few days in utero on tissue destruction and renal function in the first few days of independent life. Arch. Dis. Childh. 29, 495 (1954).

(7) Niemann, A.: Über den Purinstoffwechsel beim Säugling. Jb. Kinderheilk. 71, 286 (1910).

(8) Reusing, H.: Z. Geburtsh. Gynäk. 33, 36 (1895); Reported by Thompson, J.: Urea clearance in the immediate post-natal period. Arch. Dis. Childh. 24, 180 (1949).

(9) Schloss, O. M., and J. L. Crawford: The metabolism of nitrogen, phosphorus and the purine substances in the newborn, with special reference to the causation of the uric acid infarcts of the kidney. Amer. J. Dis. Child. 1, 203 (1911). — (10) Sereni, F., G. Cataldi e F. Frascaria: La funzionalita renale del neonato. I-Filtrato glomerulare e clearances del sodio cloro e potassio in bambini nati da parto eutocico e distocico. Minerva pediat. (Torino) 8, 1078 (1956). — (11) Smith, H. W.: The kidney — structure and function in health and disease. P. 130. Oxford Univ. Press. 1951.

(12) Tudvad, F.: Sugar reabsorption in premature and full term babies. Scand. J. clin. Lab. Invest. 1, 281 (1949).

31. Die tubuläre Sekretion von Fremdstoffen

Von

UWE STAVE

Mit 3 Abbildungen

Die Fähigkeit zur tubulären Sekretion von Fremdstoffen wird bei normaler Entwicklung in den ersten Lebensmonaten und selbst später nur selten in Anspruch genommen; die physiologische Nahrung des Säuglings enthält keine zu den Fremdstoffen gehörigen Substanzen. Zu diesen durch aktive Sekretion in den Tubuli ausgeschiedenen Stoffen gehören: Tetraäthylammonium, Methyl-Nikotinamid, Hippurate, Penicillin, Phenolrot, Pyridin-Essigsäure, jodhaltige Kontrastmittel u. a. Die tubuläre Leistungsprüfung mit Fremdstoffen ist für die Kenntnis der funktionellen Entwicklung deshalb wichtig, weil daraus Rückschlüsse auf die Kapazität anderer, aktiver Tubulusfunktionen erlaubt sind, wie Simultanuntersuchungen mit Fremdstoffen und körpereigenen Substanzen ergeben haben. Von besonderer Bedeutung ist aber die Tatsache, daß der während einer Nierenpassage am vollständigsten eliminierte Fremdstoff, p-Aminohippurat (PAH), zur Bestimmung einer hämodynamischen Größe, nämlich des effektiven Plasmadurchflusses benutzt werden kann. Die Frage der funktionellen Entwicklung der renalen Fremdstoffausscheidung soll anhand der PAH- und Phenolrot-Ausscheidung besprochen werden.

Die heute übliche *Bezugsgröße* für Clearance-Werte ist die mittlere Körperoberfläche des Erwachsenen von 1.73 m² (vgl. S. 205). Da die Relation zwischen Nierengewicht und Körperoberfläche konstant ist, hat man die Clearance-Werte von Neugeborenen und Säuglingen ebenfalls auf eine Körperoberfläche von 1.73 m² bezogen. Während das Körpergewicht des Neugeborenen etwa $^1/_{20}$ vom Erwachsenen beträgt, ist die Körperoberfläche der Neugeborenen dagegen etwa $^1/_8$ so groß wie die der Erwachsenen. Nach Untersuchungen von MCCANCE (8) bestehen zwischen dem Gesamt-Wassergehalt des Körpers und der Filtrationsleistung der Nieren so enge Beziehungen, daß die Relation zwischen Clearance-Werten und Gesamt-Körperwasser die physiologischen Verhältnisse besser wiedergibt. Auch die auf einen Erwachsenen-Standard bezogene Menge an Extracellularflüssigkeit wird als Bezugsgröße für die Leistungsprüfungen der Niere vorgeschlagen (3). Kürzlich hat MCCANCE (8) die Betrachtungsweise der Nierenfunktion in der Neugeborenen- und Säuglingszeit noch erweitert, indem biochemische Probleme des Gesamtorganismus und deren Beziehungen zur Nierenfunktion erörtert wurden. Während der verschiedenen Stadien der Entwicklung wird von den Organen immer nur eine adäquate Leistung gefordert, die für die Niere darin besteht, ein optimales Gleichgewicht des inneren Millieus, eine Homeostase, aufrecht zu erhalten. Ein Urteil über die Leistungsfähigkeit der Niere muß also auch die altersabhängigen Besonderheiten des gesamten Intermediärstoffwechsels berücksichtigen. Für diesen kennen wir aber heute noch keine Maßeinheit, die als Bezugsgröße bei renalen Clearance-Untersuchungen in Betracht kommt.

Mit einem Beispiel sei dieses Problem erläutert (*7, 8*): Das hungernde und mit Wasser nur knapp versorgte Neugeborene bestreitet den Erhaltungsbedarf an Calorien nur zu 4% aus Proteinabbau, der unter gleichen Bedingungen lebende Erwachsene dagegen gewinnt 17—18% der notwendigen Calorien aus dem Abbau von Proteinen. Unter pathologischen Bedingungen ist also der Anfall toxischer Abbauprodukte bei Proteinkatabolismus in der Neugeborenenperiode wesentlich geringer als im Erwachsenenalter. Unter diesem Aspekt kommt der verminderten renalen Ausscheidungsleistung für Eiweißabbauprodukte im Säuglingsalter eine geringere Bedeutung zu und der übliche Vergleich der Sekretionsleistungen dieser Altersgruppen gibt ein falsches Bild.

Zum Verständnis des Mechanismus tubulärer Sekretionsvorgänge und der funktionellen Minderleistung im Säuglingsalter sollen einige physikalisch-chemische Probleme bei der renalen Fremdstoffelimination erörtert werden. Die Richtung der tubulären Sekretion verläuft entgegen einem elektrochemischen Potential, der Eliminationsvorgang ist also ein energieverbrauchender Prozeß (vgl. S. 68f.). Die beiden wichtigsten Sekretionsmechanismen (Bergauf-Transport) sind an Modellen eingehend studiert worden, für das Nierenepithel sind beide zunächst nur hypothetisch (*16*):

1. Das cytoplasmatische Trägersystem setzt eine Substanz (Träger) voraus, die auf der einen Seite der inneren Zellwand die zu transportierende Substanz bindet, die Zelle durchwandert und an der gegenüberliegenden Seite der Zelle wieder gespalten wird; die Trägersubstanz fließt daraufhin zurück und steht erneut für den Transport zur Verfügung. Die Konzentrationsgradienten bewirken den Kreislauf des Trägers. Die chemischen Reaktionen für die Be- und Entladung des Trägers werden durch wandständige Enzyme veranlaßt. Da in diesem System die Zellwände für die Substrate durchlässig sein müssen, ist keine Gewähr für eine Rückdiffusion der Substrate gegeben. Die Kapazität für solchen Transportmechanismus ist im wesentlichen von der Menge der verfügbaren Trägersubstanz und von der Geschwindigkeit des Umlaufes abhängig.

2. Der Membran-Träger-Mechanismus (vgl. Abb. 4, S. 68) setzt voraus, daß die Zellwände für Substrate undurchlässig sind. Ein Enzymsystem an der Zellaußenwand bringt die zu transportierende Substanz in eine permeationsfähige Verbindung (z. B. Esterform), die auch in der Zelle beibehalten wird. Die Spaltung des Komplexes in der gegenüberliegenden Wand ist wiederum enzymatisch bedingt. In diesem System sind Transport und Diffusion in entgegengesetzter Richtung ausgeschlossen.

Für beide Modellfälle muß die Zelle Energie zur Verfügung stellen. Diese wird im Zellstoffwechsel letztlich durch Verbrennung von Wasserstoff gewonnen und in Form der energiereichen Phosphatester für energieverbrauchende Prozesse bereitgehalten. Jede Störung der energieliefernden Prozesse führt nach Verbrauch des energiereichen Phosphatpool zur Blockierung der aktiven Sekretion oder Rückresorption [vgl. (*11*)].

Trotz grundsätzlicher Bedenken gegen die Bezugsgrößen sollen die altersabhängigen Änderungen der *PAH-Clearance* und der maximalen tubulären Sekretion des PAH in der üblichen Weise dargestellt werden.

Die PAH wurde 1938 durch H. W. Smith zur Bestimmung des effektiven renalen Plasmadurchflusses eingeführt. Diese Substanz wird glomerulär filtriert und zum größeren Teil tubulär sezerniert. Die renale Extraktionskoeffizient beträgt im Mittel 0,92. Wegen technischer Schwierigkeiten und der Notwendigkeit der Anwendung von Mikromethoden schwanken die Angaben über die PAH-Clearance (C_{PAH}) in der Neugeborenenperiode bei den einzelnen Untersuchern erheblich.

Die Tabelle für Nieren-Clearancewerte ist nach Mittelwerten verschiedener Autoren zusammengestellt. Zum Vergleich sind neben der C_{PAH} die Werte der Inulin-Clearance bei Neugeborenen in gleichem Maße vermindert wie die C_{PAH}, doch erreicht die glomeruläre Filtrationsrate schon im ersten Lebensjahr die Norm der Erwachsenen, die C_{PAH} und damit der effektive renale Plasmadurchfluß benötigt dagegen fast 2 Jahre zur Angleichung an die Erwachsenenwerte. Die Niere der Neugeborenen und Säuglinge arbeitet also betont glomerulär.

Wird der Plasmaspiegel des PAH soweit erhöht, daß die Niere das Angebot nicht mehr bewältigen kann, also die Extraktionsrate absinkt, kann aus dem Verhalten der Plasma- und Urinkonzentrationen die Maximalleistung für die Ausscheidung des PAH (Tm_{PAH}) errechnet werden. In der Tabelle sind die Mittelwerte für einzelne Altersstufen abzulesen. Nach diesen Werten besteht eine Parallelität zwischen C_{PAH} und Tm_{PAH}, woraus eine normale Vascularisation der Tubuli abzuleiten ist (*10*).

Tabelle. *Nieren-Clearancewerte im Kindesalter* [in Mittelwerten nach (*1, 5, 6, 9, 13, 14, 15*)]

Alter	Früh-geborene	Neu-geborene	3 Monate	6 Monate	12 Monate	24 Monate	Erwachsene
Clearance in cm³/min/1,73 m²							
Inulin	45	40	70	100	125	125	125
Mannit	45	50	70	105	120	125	125
PAH	150	200	300	500	550	650	650
Leistung in mg/min/1,73 m²							
Tm_{PAH}	13	25	40	65	70	75	75

Mit Hilfe des *Phenolrotes* wurden wichtige Einblicke in den Mechanismus der Harnbildung gewonnen, bevor die Clearance-Verfahren 1929 durch VAN SLYKE eingeführt wurden. Da die Farbstoffakkumulation auch an isolierten, überlebenden

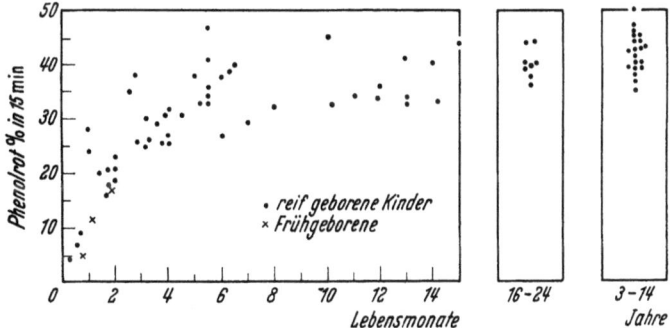

Abb. 1. Phenolrotausscheidung und Lebensalter

Tubulusepithelien gemessen werden kann, eignet sich das Phenolrot besonders zum Studium der Transportmechanismen. TAGGARD und FORSTER (*12*) konnten die Abhängigkeit der Transportleistung von der Menge verfügbarer energiereicher Phosphatester nachweisen.

Die Bestimmung der Ausscheidungsleistung für eine bestimmte Menge i.v. applizierten Phenolrots bereitet einen wesentlich geringeren Aufwand als die Durchführung einer C_{PAH}. Für die Beurteilung der Sekretionsleistung erübrigt sich die Bezugnahme auf die Körperoberfläche; die verabreichte Farbstoffmenge wird bei Säuglingen so weit reduziert, daß den Erwachsenen vergleichbare Blutspiegel entstehen. Als Maß der sekretorischen Nierenleistung dient die in Prozenten von der zugeführten Dosis angegebene Farbstoffmenge im Urin nach einer bestimmten Zeit. In der Abb. 1 ist die Phenolrotausscheidung nach 15 min in Prozent

der zugeführten Dosis für alle Altersstufen dargestellt (*11*). Die in der Neugeborenenperiode unter 10 % liegenden Werte steigen in den ersten 5—6 Lebensmonaten bis
über 30 % an, erst im 2. Lebensjahr werden konstante Normalwerte erreicht.

Zu Beginn der Belastungsprobe bestehen wegen des höheren Phenolrotange-
botes an die Tubulusepithelien verschärfte Bedingungen, weswegen auch der
15 Minuten-Ausscheidungswert für klinische Belange die größte Bedeutung hat.
Bei Vergleich der innerhalb 2 Std. sezernierten Farbstoffmengen ergibt sich, daß
mit zunehmendem Alter der
Prozentsatz der 15 Minuten-
Periode ansteigt, der weitere
Verlauf der Farbstoffelimination
aber kaum altersabhängige Differenzen zeigt (Abb. 2) (*11*).

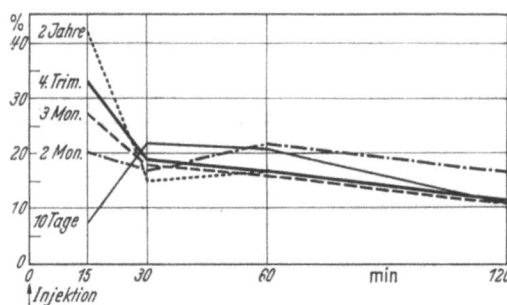

Abb. 2. Phenolrotausscheidung in den 4 Harnsammelperioden in
verschiedenen Altersgruppen (Mittelwertkurven)

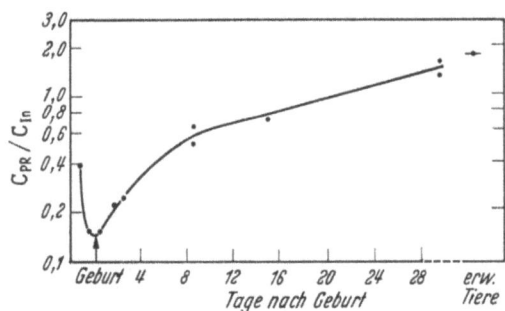

Abb. 3. Quotient der Clearancewerte für Phenolrot und Inulin
als Mittelwertkurve nach LEVINE and LEVINE (7). Die ersten
beiden Meßpunkte wurden an Kaninchenfeten, die weiteren nach
normaler Geburt gewonnen (s. Text)

Obwohl die Tubulusepithe-
lien in der Fetalzeit keine sekretorische Funktion ausüben,
ließ sich an fetalem Nierenge-
webe (mens IV) eine Phenol-
rotsekretion nachweisen (*4*).
Tierexperimentell wurden vergleichende Untersuchungen mit
der Phenolrot- und Inulin-Clearance an fetalen, durch Sektio
vorzeitig geborenen und neugeborenen Kaninchen durchgeführt (*7*, *17*). Aus technischen
Gründen haben die Autoren (*7*)
die Quotienten C_{PSP}/C_{In} (Mittelwerte) dargestellt (Abb. 3).
Überraschenderweise wurde bei
den Feten ein höherer, d. h.
günstigerer Quotient als bei
den frühgeborenen und neugeborenen Tieren gefunden. Die
Werte der Inulin-Clearance
waren bei Feten und Frühgeborenen gleich groß und stiegen

nach der Geburt regelmäßig an, der kleinere Quotient war durch Abfall der C_{PSP}
unter der Geburt bedingt. Ein Quotient unter 1 sagt aus, daß die Filtrationsleistung größer als die Sekretionsleistung ist. Für diese Clearance-Untersuchungen wurde das Körpergewicht als Bezugsgröße gewählt.

Zusammenfassend läßt das Verhalten der Ausscheidung von PAH und Phenolrot eine Minderleistung der Niere in der Neugeborenenperiode erkennen. Die
Erwachsenennorm tubulärer Funktionen wird bei Bezug auf die Körperoberfläche
mit Ende des 2. Lebensjahres erreicht. Die Sekretionsleistung für Phenolrot steigt
im 1. Lebenshalbjahr praktisch auf die späteren Normwerte an.

Für die Besprechung der *Ursachen dieser sekretorischen Minderleistung*
müssen sowohl morphologische als auch biochemische Faktoren berücksichtigt
werden. In der Neugeborenenperiode ist das Nierenepithel zylindrisch, später
kubisch. Mit dem Formwandel der Tubulusepithelien geht eine Zunahme der
Gesamtoberfläche der Tubuli einher. Wenn auch vom elektronenoptischen Studium
der Feinstruktur der Tubuli noch weitere Hinweise erwartet werden können, so

ist der biochemischen Untersuchung renaler Funktionen und besonders der physikalisch trennbaren Bestandteile der Tubulusepithelien (Mitochondrien, Mikrosomen, Nucleoli usw.) die größere Bedeutung beizumessen.

Die Zuordnung der gefundenen Minderleistung zu den Faktoren Reifung, Adaptation und Stressheilung bereitet Schwierigkeiten. Die perinatale Verminderung der Phenolrot-Clearance kann als Hinweis auf stressbedingte Einschränkung der aktiven tubulären Sekretion angesehen werden. Die Art der Angleichung an die Normwerte deutet auf Reifung cellulärer Transportmechanismen. Wieweit sich funktionelle Entwicklung durch Adaptation beschleunigen läßt, entzieht sich der experimentellen Prüfung.

Bei Besprechung der Transportmechanismen wurde die Bedeutung der wandständigen Enzyme für die Sekretionsleistung hervorgehoben; ihre Aktivitätsminderung ist ein begrenzender Faktor für die aktive Sekretion und Rückresorption. In diesem Zusammenhang sei an die verminderte Aktivität der alkalischen Phosphatase in den Tubulusepithelien der Neugeborenen erinnert (2). Auf S. 194 wird in Zusammenhang mit dem Enzymmuster der Leber auf die glykolytischen Enzyme in der Niere neugeborener Kaninchen eingegangen; diese sind bei Vergleich mit erwachsenen Tieren in nur gering verminderter Aktivität nachweisbar. Da die Ausscheidungsschwäche der Neugeborenen für Bilirubin (und Bromsulphalein?) erst in letzter Zeit als Mangel eines spezifischen Enzymsystems der Leberparenchymzellen aufgeklärt werden konnte, ist zu hoffen, daß ähnlich eindeutige Befunde auch für die beim aktiven Transport in den Tubuluszellen notwendigen Enzyme erhalten werden.

Literatur

(1) BARNETT, H. L., W. K. HARE, H. McNAMARA and R. S. HARE: Proc. Soc. exp. Biol. (N. Y.) 69, 55 (1948). — (2) BRAIN, R. T., and H. D. KAY: Biochem. J. 21, 1104 (1927). — (3) BURMEISTER, W.: Ann. paediat. (Basel) 191, 236 (1958).

(4) CAMERON, G., and R. CHAMBERS: Amer. J. Physiol. 123, 482 (1938).

(5) FRIEDBERG, V., and R. JUNG: Ärztl. Forsch. 11, 306 (1957). — (6) FRIEDERISZICK, F. K.: Nieren-Clearance-Untersuchungen im Kindesalter. Basel 1954.

(7) LEVINE, J., and A. D. LEVINE: Amer. J. Physiol. 193, 123 (1958). — (8) McCANCE, R. A., and E. M. WIDDOWSON: Ber. physiol. med. Ges. Würzburg 66, 115 (1952); J. Physiol. 133, 373 (1956a); in Modern views on the secretion of Urine, London 1956 (b); Brit. med. Bull. 13, 3 (1957).

(9) RUBIN, M. I., E. BRUCK and M. RAPOPORT: J. clin. Invest. 28, 1144 (194).

(10) SMITH, H. W.: The kidney. New York 1951. — (11) STAVE, U.: Z. Kinderheilk. 77, 554 (1956); Klin. Wschr. 1957, 860.

(12) TAGGART, J. V., and R. P. FORSTER: Amer. J. Physiol. 161, 167 (1950).

(13) VESTERDAL, J., and F. TUDVAD: Acta paediat. (Uppsala) 37, 429 (1949).

(14) WEIL, W. B.: Amer. J. med. Sci. 229, 678 (1955). — (15) WEST, R. J., H. W. SMITH and H. CHASSIS: J. Pediat. 32, 10 (1948). — (16) WILBRANDT, W.: In Active transport and secretion. Cambridge 1954. - (17) WILLIAMSON, R. C., and E. P. HIATT: Proc. Soc. exp. Biol. (N. Y.) 66, 554 (1947).

32. Zur Entwicklung der motorischen Funktionen des oberen Verdauungstraktes*

Von

M. A. Lassrich

Mit 4 Abbildungen

Die Darstellung und die Analyse der motorischen Funktionen des Verdauungstraktes bereiten erhebliche methodische Schwierigkeiten. Manche Untersuchungsmethoden schaffen mehr oder weniger unphysiologische Bedingungen und verändern damit die normale Motorik. Die Untersuchungen am lebenden Tier oder gar am Menschen sind häufig nur auf Kosten exakter Beobachtung, Registrierung und Analyse möglich, so daß Kompromisse nach verschiedenen Seiten geschlossen werden müssen. Für die verschiedenen Funktionsabläufe sind unterschiedliche Verfahren ausgearbeitet worden, je nachdem man Beobachtungen unter experimentellen Bedingungen am Tier oder im Rahmen einer klinischen Untersuchung am Menschen durchführt.

Bisher gestattet die Röntgenmethode am besten, die schwierigen und komplizierten motorischen Bewegungsabläufe zu studieren, ohne selbst die zu untersuchenden Vorgänge zu stören. Zumindest sind beim Röntgenverfahren die störenden Einflüsse auf ein Minimum herabgesetzt.

Die Methoden der röntgenologischen Funktionsdiagnostik. Seit der Einführung des Röntgenverfahrens in die Klinik hat man versucht, neben der Darstellung morphologischer Veränderungen auch die Bewegungsvorgänge im Körperinnern und damit einen Teil der Organfunktionen festzuhalten. Die geringe Leuchtdichte des Durchleuchtungsbildes setzt der Erkennbarkeit von Einzelheiten ziemlich enge Grenzen. Man suchte daher nach einer Möglichkeit, die in der Durchleuchtung wahrgenommenen Bewegungsvorgänge im Bilde festzuhalten, von der Untersuchung losgelöst zu reproduzieren und in allen Einzelheiten zu analysieren. Im wesentlichen werden für Bewegungsstudien drei verschiedene Verfahren angewandt, nämlich die Röntgenkymographie, die direkten Serienmethoden und die indirekten Serienmethoden. Für unsere Fragestellung sind die indirekten Serienaufnahmeverfahren am wichtigsten.

Bei der *indirekten Serienaufnahmetechnik* wird das Leuchtschirmbild photographiert. Die Entwicklung dieser teilweise komplizierten Verfahren geht fast ausschließlich auf Janker zurück. Die hohe Belastung der Röntgenröhre und die hohe Strahlenbelastung des Patienten setzt diesem Verfahren aber enge zeitliche Grenzen, so daß nur Bewegungsabläufe von wenigen Sekunden aufgenommen werden konnten.

Gegenwärtig bietet die Kinematographie mit der Bildverstärkerapparatur auf 35 mm breitem Normalfilm die größten Vorzüge bezüglich Detailerkennbarkeit, Aufnahmefrequenz, Belastung der Röntgenröhre und vor allem der Strahlenbelastung des Patienten. Dieses Verfahren läßt sich bei allen Untersuchungen einsetzen, bei denen das in der Größe begrenzte Aufnahmefeld von $12^1/_2$ cm im Durchmesser ausreicht. Von uns ist beim Studium der motorischen Phänomene ausschließlich diese Untersuchungsmethode angewandt worden. In der Bildverstärkerröhre (Philips) wird mit Hilfe elektronischer Systeme die Leuchtdichte des Röntgenbildes um den Faktor 1000 gesteigert, die Strahlenbelastung bei der Kinematographie entsprechend vermindert.

Untersuchungsmaterial. Mit Hilfe dieser Apparatur wurde die Entwicklung der motorischen Funktion des Verdauungstraktes von der ersten Lebenszeit an studiert. Die Untersuchungen erstreckten sich auf Kinder der Neugeborenenperiode, der Säuglingszeit, des Kleinkind- und

---

* Eingereicht zum 7. Schleussner Röntgenpreis.

Schulalters unter besonderer Berücksichtigung der frühen Altersstufen. Im einzelnen untersuchten wir den Saugakt, den Schluckakt, die Motorik der Speiseröhre, die Kardiafunktion usw. Von jedem dieser Bewegungsvorgänge sind bei jedem Kinde einige hundert Einzelbilder angefertigt. Aus diesen Bildserien haben wir typische Bewegungsphasen als Einzelbilder kopiert und ausgewertet.

Der Saugakt. Alle nervösen Mechanismen und Muskelfunktionen für den Saugakt bilden sich bereits während der Fetalzeit aus und sind bei ausgetragenen Neugeborenen ausgereift vorhanden. Bei unreifen menschlichen Früchten sind Saugbewegungen schon im 2. und 3. Schwangerschaftsmonat gesehen worden.

Die Mundhöhle des Neugeborenen und des Säuglings ist durch einige anatomische Besonderheiten für das Saugen besonders eingerichtet. Sie ist so niedrig, daß praktisch ein toter Raum fehlt. Die Alveolarwülste sind flach, die Zunge ist relativ kurz und breit; das Zungenbändchen fixiert nahezu die Zungenspitze. Durch die Entwicklung des sog. Lippensaugpolsters und der Membrana gingivalis sind wichtige Voraussetzungen für den Mundabschluß geschaffen. Der Saugraum befindet sich auf der Mitte des Zungenrückens zwischen der aufwärts gewölbten Wand des harten Gaumens und dem etwas versteiften Sulcus corporis linguae. Bei geschlossenem Munde liegen die Alveolarwülste nicht aufeinander: die Zungenspitze schiebt sich vorne dazwischen, sie reicht bis an die Lippen und an die Lippenspalte. Daher dehnt sich beim jungen Säugling der Saugraum über die freien Kieferränder bis an die Lippen aus, also weiter nach vorne als nach dem Zahndurchbruch. Brustwarze und Sauger gelangen so auf einem sehr kurzen Wege hinter der Mundspalte direkt in den Saugraum.

Das Flaschentrinken beim Säugling. Das Flaschentrinken ist ein komplexer Vorgang, dessen Analyse besonders durch HARNAPP und PEIPER mit Hilfe von Druckmessungen erfolgt ist. Wir haben nur das der röntgenologischen Untersuchung gut zugängliche Trinken aus der Flasche analysiert und dabei versucht, die komplizierten Mund- und Zungenbewegungen zu klären. Die Vorgänge beim Flaschentrinken umfassen 1. *das Saugen* (Verminderung des Außendruckes), 2. *das Drücken* (Erhöhung des Flascheninnendruckes durch Verringerung des Gasvolumens infolge Saugerkompression), 3. *das Melken* (Entleerung des Saugerinhaltes durch melkende Bewegungen), 4. *das Ausblasen* (Erhöhung des Innendruckes durch Vermehrung der Luftmenge).

Das Saugen. Wenn durch Saugen der Druck in der Mundhöhle verringert wird, strömt so lange Flüssigkeit aus der Flasche, bis wieder ausgeglichene Druckverhältnisse herrschen. Geht der Druck in der Mundhöhle zur normalen Höhe zurück, so perlt Luft in die Flasche ein, bis der Druckausgleich zwischen Mundhöhle und Flasche wiederhergestellt ist. Allein dieser Vorgang, nämlich die Verminderung des Außendruckes als Arbeitsleistung, ist als *echtes Saugen* zu bezeichnen. Aus den röntgenkinematographischen Untersuchungen geht hervor, daß das Flaschentrinken nur z. T. ein richtiges Saugen darstellt. Die Mundhöhle ist im Augenblick des Saugens nach allen Seiten verschlossen. Der Saugraum wird vorne begrenzt von den Lippen und der Membrana gingivalis, oben durch den harten Gaumen, unten durch die rinnenförmig gewölbte Zunge und hinten durch das Gaumensegel und den Zungenrücken. Die Mundhöhle wird beim Säugling nicht durch ein Zurückziehen der Zunge, sondern durch eine Senkung des Unterkiefers erweitert. Es erfolgt also kein inspiratorisches Saugen wie beim Trinken des Erwachsenen. Der Erwachsene vermeidet es nach Möglichkeit, beim Trinken den Unterkiefer zu benutzen.

Das Drücken. Der Sauger läuft durch die Schräghaltung der Flasche voll und wird durch Kiefer- und Lippenschluß unter Mithilfe der Zunge zusammengedrückt und entleert. Bei jeder Kompression des Saugers kommt es in der Flasche zur Erhöhung des Innendruckes ohne Änderung des Außendruckes. Während dieser

Saugerkompression strömt die Flüssigkeit bis zur Herstellung eines neuen Druckgleichgewichtes aus, weil die Luft in der Flasche wie ein Windkessel starke Druck-
schwankungen verhindert. Während der Kieferöffnung dehnt sich der druck-

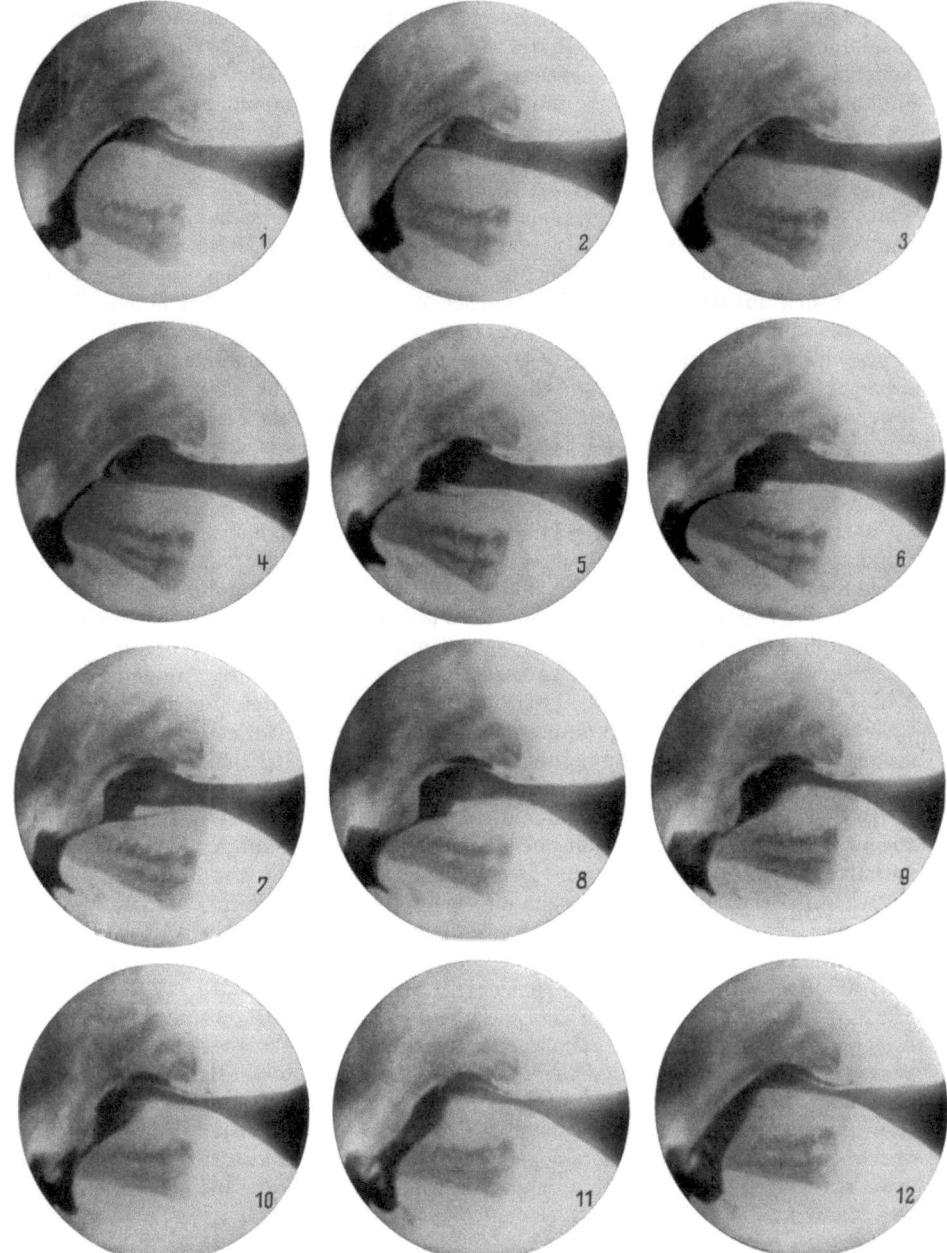

entlastete Sauger wieder aus, wobei Luft aus der Mundhöhle in die Flasche bis
zur Herstellung eines neuen Druckgleichgewichtes einströmt. Dadurch wird eine
weitere Entleerung der Flasche möglich.

Das Melken. Die Vorgänge gleichen denen beim Eutermelken. Der Sauger wird zum Flaschenhals hin durch Lippen, Alveolarwülste und Zunge abgeklemmt und der Inhalt des abgeklemmten Stückes ausgestrichen. Die Zunge, die als Polster

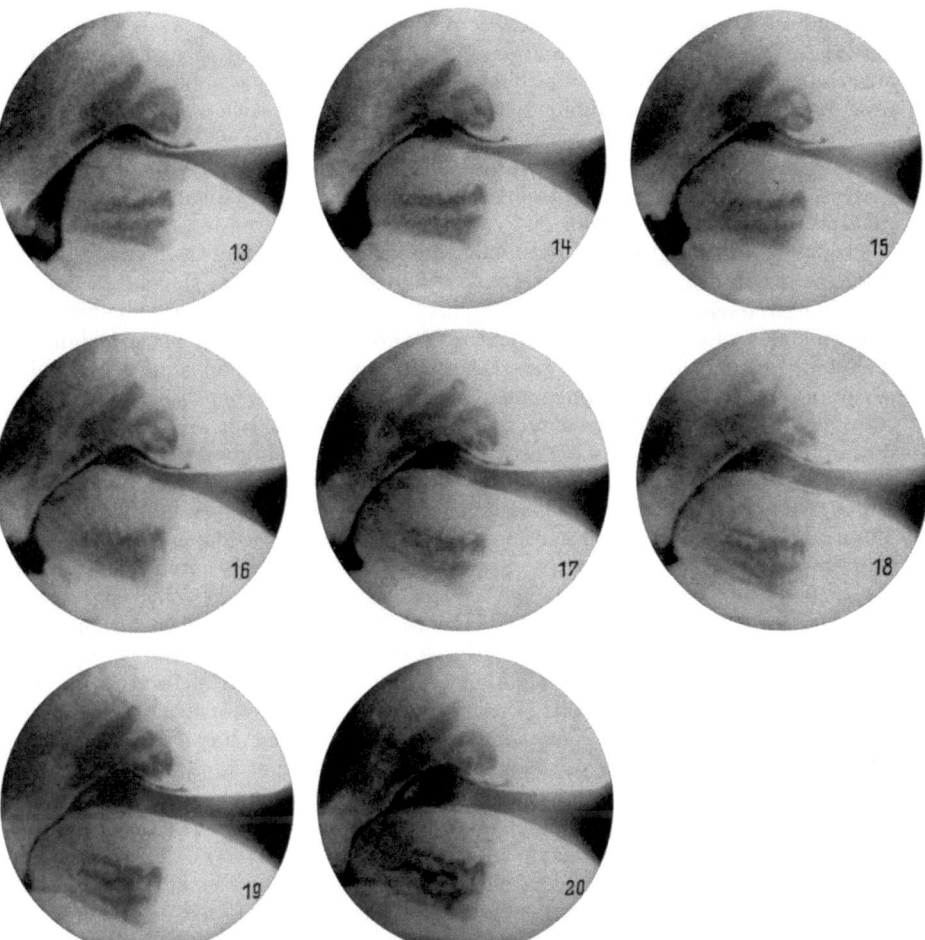

Abb. 1. *Flaschentrinken bei einem 3 Monate alten Säugling.* Aufnahmegeschwindigkeit 24 Bilder/sec. Die Serie gibt einen Bewegungsablauf von 20/24 sec wieder. Der zeitliche Abstand zwischen zwei aufeinanderfolgenden Bildern beträgt $^1/_{24}$ sec. — Die Serie beginnt am Ende einer Schluckphase (1). In der Schlundenge befindet sich noch Kontrastmittel. Im Mesopharynx ist bereits wieder Luft zu erkennen, der Zugang zum Pharynx durch den Mund aber noch durch Gaumensegel und Uvula verschlossen. *2—4:* Beim Nachlassen des Kieferdruckes füllt sich der Sauger schnell. Kontrastmitteldepot an der Saugerspitze während der *Unterkiefersenkung* durch Saugen. *8—10:* Durch Kieferschluß (Drücken, Kaubewegung) wird der Sauger größtenteils entleert. Beim Drücken sind Lippen, Alveolarwülste und Zungenspitze beteiligt. *9—10:* Das Ausstreichen der Saugerspitze (Melkvorgang) wird vom Zungenrücken besorgt. Die Zungenbein- und damit gekoppelten Kehlkopfbewegungen sind zu verfolgen. *11—12:* Die Schlundenge öffnet sich weit und das Kontrastmittel wird in den Hypopharynx befördert. Die Uvula legt sich der hinteren oberen Pharynxwand an. *13—15:* Der gewölbte Zungenrücken und Mundboden drückt wie ein Stempel gegen die Flüssigkeit. In diesem Stadium passiert das Kontrastmittel den Schlund und der Schluckakt befördert das Kontrastmittel in die Speiseröhre. *16—20:* Durch Nachlassen des Kieferdruckes strömt wieder Flüssigkeit in den Sauger ein

gegen den Sauger drückt, zieht sich dabei im Munde nach hinten zurück und streicht Milch aus dem Sauger. Am Melkvorgang ist nur der Sauger, nicht aber die Flasche beteiligt. Auf das sog. Melken kommt nur ein geringer Teil der Flaschenentleerung.

17*

Das Ausblasen. Die Erhöhung des Innendruckes der Flasche durch Lufteinblasen führt zum sog. Ausblasen, was bei der Flaschenentleerung beim Säugling keine Rolle spielt.

Röntgenkinematographisch kann man diese Mechanismen beim Flaschentrinken gut unterscheiden. Zur Analyse werden die Bewegungen des Unterkiefers, der Zunge, des Gaumensegels und des Zungenbeines herangezogen. Ferner lassen sich aus der Form des Saugerschattens und vor allem aus der Flüssigkeitsbewegung im Sauger und in der Mundhöhle Schlüsse auf die mechanischen Vorgänge ziehen.

Wir kommen zu folgenden Ergebnissen: Bei ausgetragenen Neugeborenen ist der Saugmechanismus ausgereift vorhanden. Beim Flaschentrinken sind nach der Analyse der röntgenkinematographischen Aufnahmen das Saugen, das Drücken und das Melken beteiligt (Abb. 1).

Das Saugen erfolgt durch Verminderung des Innendruckes in der Mundhöhle infolge der Senkung des Unterkiefers. Das Saugen dauert beim Neugeborenen bei einer Saugfrequenz von 75 min etwa $^6/_{15}$ bis $^8/_{15}$ sec und etwa $^4/_{15}$ sec beim kräftigen, gut trinkenden Säugling von 4 Monaten. Während des Saugens bewegt sich der Kehlkopf abwärts und nach vorne. Die Kehlkopfbewegungen sind röntgenologisch am knochendichten Zungenbeinkörper abzulesen, der den Bewegungen des Kehlkopfes folgt. Die Zungenwurzel macht infolge der Fixation an das Zungenbein diese Bewegungen mit. *Das Drücken* kommt durch die Kaubewegung des Unterkiefers und einen Kompressionseffekt von Lippen und Zunge zustande. Dieser Vorgang ist kurz und dauert beim Neugeborenen bei einer Saugfrequenz von 75/min etwa $^2/_{15}$ sec beim älteren Säugling von 4 Monaten bei einer Saugfrequenz, von 90/min zwischen $^1/_{15}$ und $^2/_{15}$ sec. Beim Drücken ist die Mundhöhle durch Gaumensegel und Zungengrund nach hinten abgesperrt. Die *Melkbewegung* wird vom Zungenrücken ausgeführt. Dabei wird das durch Kauen nicht entleerte Kontrastmittel aus der Saugerspitze durch eine Bewegung der Zunge von vorn nach hinten ausgestrichen. Die Melkbewegung findet immer bei geschlossenem Munde nach dem Drücken statt. Drücken und Melken lassen sich nur röntgenologisch unterscheiden. Der Weg, den die Zunge von der lingualen Fläche des Alveolarwulstes nach hinten zurücklegen kann, ist sehr gering. Die schiebenden Unterkieferbewegungen von vorn nach hinten und umgekehrt sind während des Saugens ebenfalls gering. Bei geschlossenem Munde liegt der Zungenrücken fest dem Gaumen an. Die Zunge macht infolge der engen Fixation an den Unterkiefer durch das kurze Zungenbändchen alle Bewegungen des Unterkiefers passiv mit. Die Zungenspitze ist sehr kurz und funktionell nicht selbständig.

Es gibt in den Entleerungsformen keinen grundsätzlichen Unterschied zwischen Neugeborenen, jüngeren und älteren Säuglingen. Aber ein Säugling kann sich auf eine bestimmte Entleerungsform einstellen. Flaschenkinder trinken gleichmäßig und machen selten Ruhepausen, weil die Anstrengungen beim Saugen relativ gering sind. Die Saugbewegungen erfolgen besonders zu Beginn der Mahlzeit rhythmisch mit jeweils gleichen zeitlichen Abständen und gleicher Zeitdauer der Entleerungsmechanismen. Die Saugbewegungen werden mit zunehmender Sättigung und Ermüdung langsamer und effektloser. Es bilden sich Perioden mit Saugpausen aus.

Der Effekt ist beim Flaschentrinken am größten, wenn sich der Sauger tief genug in der Mundhöhle befindet und das Drücken ermöglicht. Schwache Saugbewegungen äußern sich in unergiebigem Saugen, unvollständiger Saugerkompression beim Drücken und daher kleinen pro Saugakt aufgenommenen Flüssigkeitsmengen, ferner in verlängerten Zeiten für die einzelnen Saugmechanismen.

Der Schluckvorgang beginnt am Ende der Melkbewegung. Die Zunge preßt dabei das Kontrastmittel an das Rachendach. Im Beginn des Saugens ist jede

oder fast jede Saugbewegung von einer Schluckbewegung gefolgt. Die Kontrast-
mittelmenge, die zur Auslösung eines Schluckaktes während des Saugens ausreicht, kann sehr gering sein. Dies ist offenbar durch die enge rhythmische Koppelung von Saug- und Schluckvorgang bedingt. Zu Beginn des Saugens treten die
Schluckphasen nach jedem Saugakt, also im Verhältnis 1 : 1 auf, später nur nach
2 oder gar 3 Saugphasen.

Das Schlucken. Zwischen dem Schlund des Neugeborenen und dem des er-
wachsenen Menschen bestehen wesentliche Unterschiede in den Proportionen.
Der Schlundkopf ist beim Neugeborenen sagittal sehr tief, in der vertikalen
Richtung aber auffallend kurz. Der Ringknorpel steht am unteren Rand des
3. Halswirbels, beim Erwachsenen in der Höhe des 7. Halswirbels. Der Mund-
Rachenwinkel erreicht beim Neugeborenen Werte zwischen 120 und 130°, beim
Erwachsenen nur etwa 90—100°. Der hintere Abschnitt des Zungenrückens
verläuft beim Neugeborenen flacher als beim Erwachsenen. Das Gaumensegel
ist verhältnismäßig kurz, der Recessus piriformis auffällig tief.

Beim Schlucken werden die Speisen erst durch aktive Muskeltätigkeit will-
kürlich, später reflektorisch befördert. Die Geschwindigkeit des reflektorischen
Bewegungsablaufes ist so groß und der Mechanismus so kompliziert, daß lange
Zeit über die Details dieser Bewegungsvorgänge keine Klarheit erzielt werden
konnte.

Beim Schluckakt gibt es im einzelnen Bewegungen der Zunge, des Zungenrückens und des Zungengrundes, Bewegungen des Gaumensegels, der Schlund-
wände, des Zungenbeines, Bewegungen der Epiglottis, des Kehlkopfes sowie am
Oesophagusmund.

Als Ergebnis unserer röntgenkinematographischen Untersuchungen ist folgendes zu nennen: die komplizierten und vielfältigen Bewegungen, die während des
Schluckaktes in der Mundhöhle und im Schlundbereich auftreten, sind innerhalb
der ersten Lebenswochen gelegentlich noch unkoordiniert und leicht störbar,
laufen aber während des späteren Säuglingsalters mit großer Regelmäßigkeit und
Zuverlässigkeit ab. Beim Neugeborenen und beim schwächlichen jungen Säugling
senkt sich die relativ kurze und plumpe Epiglottis zur Horizontalen, gelegentlich
darüber hinaus und ist am Kehlkopfabschluß beteiligt. Die Kontraktionskraft
des Mundbodens und des Zungengrundes ist gering, reicht aber bei der niedrigen
Mundhöhle für die Beförderung der Flüssigkeit gerade aus.

Bei Neugeborenen und schwächlichen jungen Säuglingen findet sich eine ungewöhnlich lange Öffnungszeit des *Oesophagusmundes* von etwa $^1/_2$ sec, bei einem
4monaten Säugling wurden $^4/_{15}$ und bei einem 5monatigen Säugling $^5/_{24}$ sec dafür
registriert. Die Öffnung des Oesophagusmundes erfolgt bei Neugeborenen häufig
schon, ehe das Kontrastmittel den Hypopharynx erreicht hat. Dadurch wird im
Liegen eine rückläufige Kontrastmittelbewegung aus dem Oesophagus in den
Hypopharynx möglich. Der Kehlkopfabschluß ist zeitweise noch insuffizient. Dies
erhöht bei der vorzeitigen Öffnung des Oesophagusmundes und der rückläufigen
Kontrastmittelbewegung die Gefahr einer Nahrungsaspiration während dieser
Altersstufe und klärt *einen* Faktor bei der Entstehung der relativ häufigen Schluck-
pneumonien bei Neugeborenen und schwächlichen jungen Säuglingen.

Ein bedeutender Teil der Transportleistung für den Schluckakt wird von den
Schlundschnüren übernommen, deren Aktionen röntgenologisch sehr deutlich
sind. Der ungewöhnlich weite, luftgefüllte Pharynx verengt und verkürzt sich in
sagittaler und vertikaler Richtung erheblich während des Schluckens. Die Luft
entweicht teilweise in die Trachea, teilweise in die Speiseröhre. Beim reifen, etwa
einen Monat alten Säugling ist der Kehlkopfabschluß beim Schlucken suffizient
und die Funktion des Oesophagusmundes normal, so daß sich die Gefahr für

Schluckpneumonien vermindert. Bei Säuglingen im Alter von 4 Monaten sind röntgenologisch alle Schluckphasen einwandfrei darzustellen. Die Zungenbeinbewegungen, nämlich Aufwärts- und Vorwärtsschub sind gut zu erkennen, die

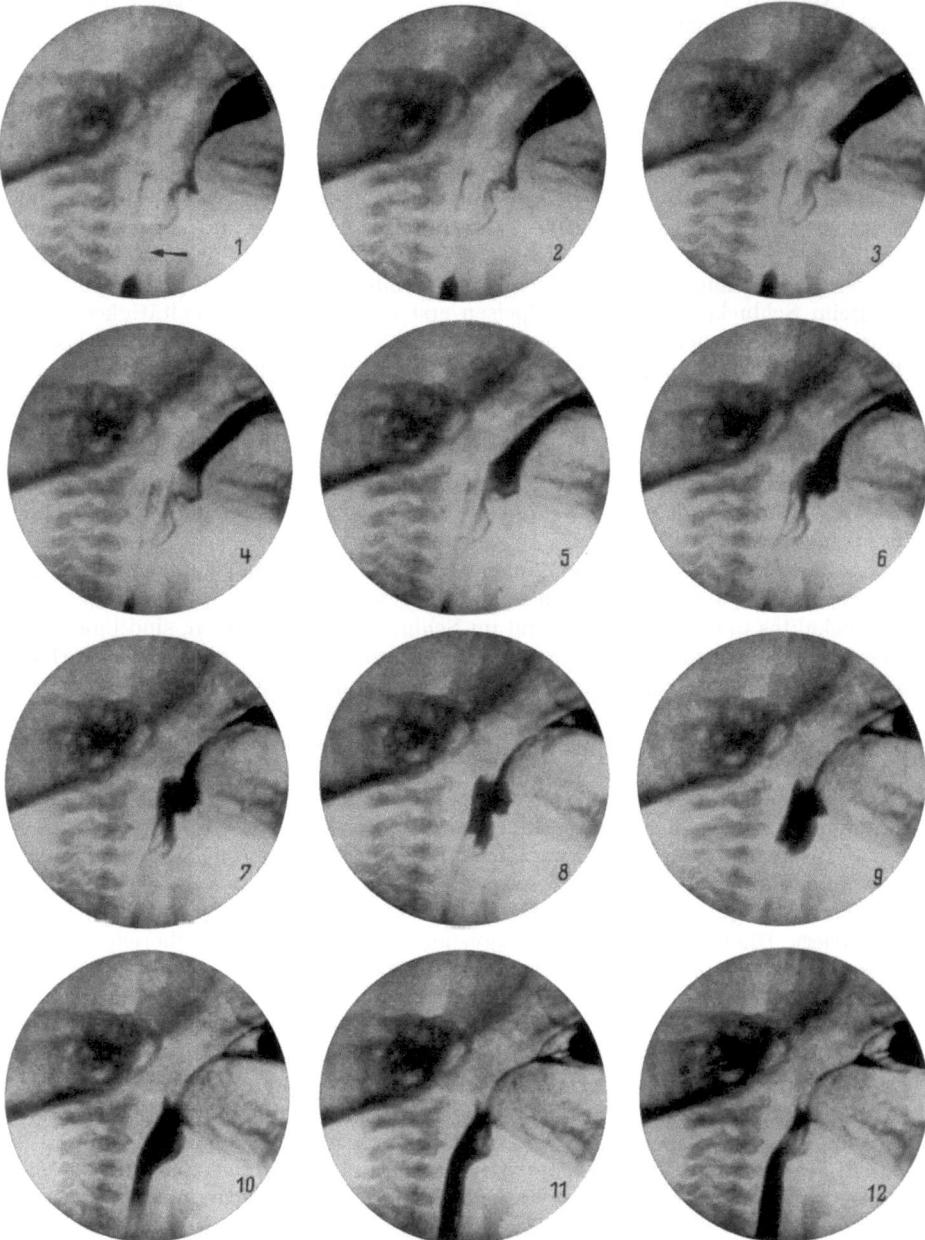

Hubhöhe ist infolge des relativ niedrigen Pharynx gering. Etwa von 2 Jahren an finden sich im Ablauf des Schluckaktes gegenüber dem Erwachsenen keine wesentlichen Besonderheiten mehr.

Bei klinisch gesunden Säuglingen wurde mehrmals ein unvollständiger Pharynxabschluß beobachtet, der den Schluckakt vorübergehend blockieren kann. Das Atmen kann einen in Gang befindlichen Schluckakt beim Säugling aufhalten,

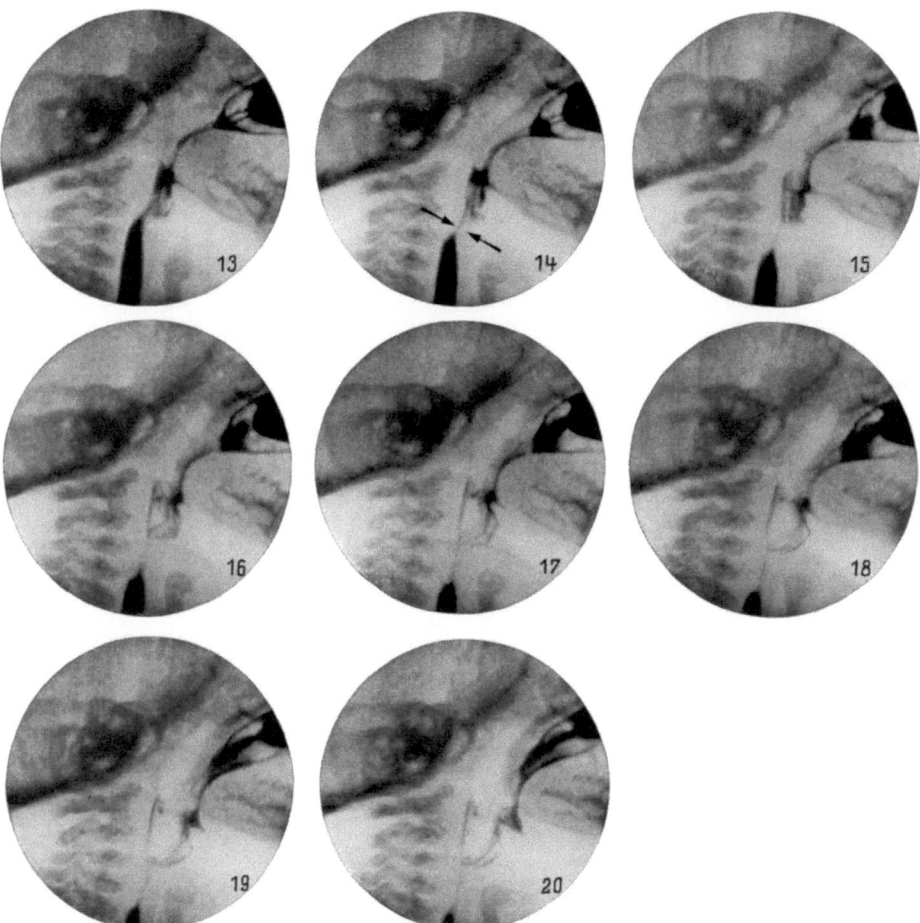

Abb. 2. *Schlucken, 7 Monate alter Säugling.* Aufnahmegeschwindigkeit 24 Bilder/sec. Der zeitliche Abstand zwischen zwei Bildern der Serie beträgt $^1/_{24}$ sec. Wiedergabe eines Bewegungsablaufes von 20/24 sec. — *1:* Beginn des Schluckaktes. Weiter, luftgefüllter Pharynx. Der Oesophagusmund ist geschlossen und durch einen dünnen Kontrastmittelstreifen gekennzeichnet (Pfeil). Die Aussparung durch die Epiglottis ist ziemlich breit. *5:* Das Kontrastmittel hat die weiten Vallekel erreicht. Der Epipharynx ist fast luftleer, der Hypopharynx bereits verengt. *9:* Die Epiglottis liegt horizontal auf dem Kehlkopfeingang. Der Epipharynx ist vollständig luftleer, der Hypopharynx ganz mit Kontrastmittel angefüllt, dorsal bogig begrenzt (Constrictoreneffekt). *10:* Innerhalb von $^1/_{24}$ sec hat sich der Oesophagusmund geöffnet. Im oberen Oesophagus ist mitgerissene Luft zu erkennen. *14:* Der Oesophagusmund hat sich bereits wieder geschlossen (Pfeile). Die Öffnungszeit des Oesophagusmundes beträgt nur $^4/_{24}$ sec und ist damit bereits wesentlich kürzer als während der Neugeborenenperiode. — Beginnende Luftfüllung des Epipharynx über die Nase. *17:* Die Luftfüllung des Pharynx hat zugenommen, die Epiglottis ist wieder aufgerichtet. *20:* Nun dringt die Luft auch über den Mund in den Pharynx ein, der wieder seine ursprüngliche Weite erreicht hat. Oesophagusmund, Hypopharynx, Kehlkopf und Epiglottis haben sich wieder zur Ausgangsposition gesenkt

selbst wenn das Kontrastmittel schon längere Zeit in Vallekeln oder gar im Hypopharynx liegt.

Saugen, Schlucken, Atmen. Diese drei lebenswichtigen nervösen Leistungen des Neugeborenen und des Säuglings erfolgen normalerweise ohne Störungen. Da sich

Luft- und Speisewege kreuzen, müssen diese drei komplizierten Vorgänge zeitlich genau aufeinander abgestimmt sein.

Es wurde röntgenkinematographisch untersucht, bei welcher Saugphase und Mundstellung der Schluckakt beginnt, wann der reflektorische Teil des Schluck-

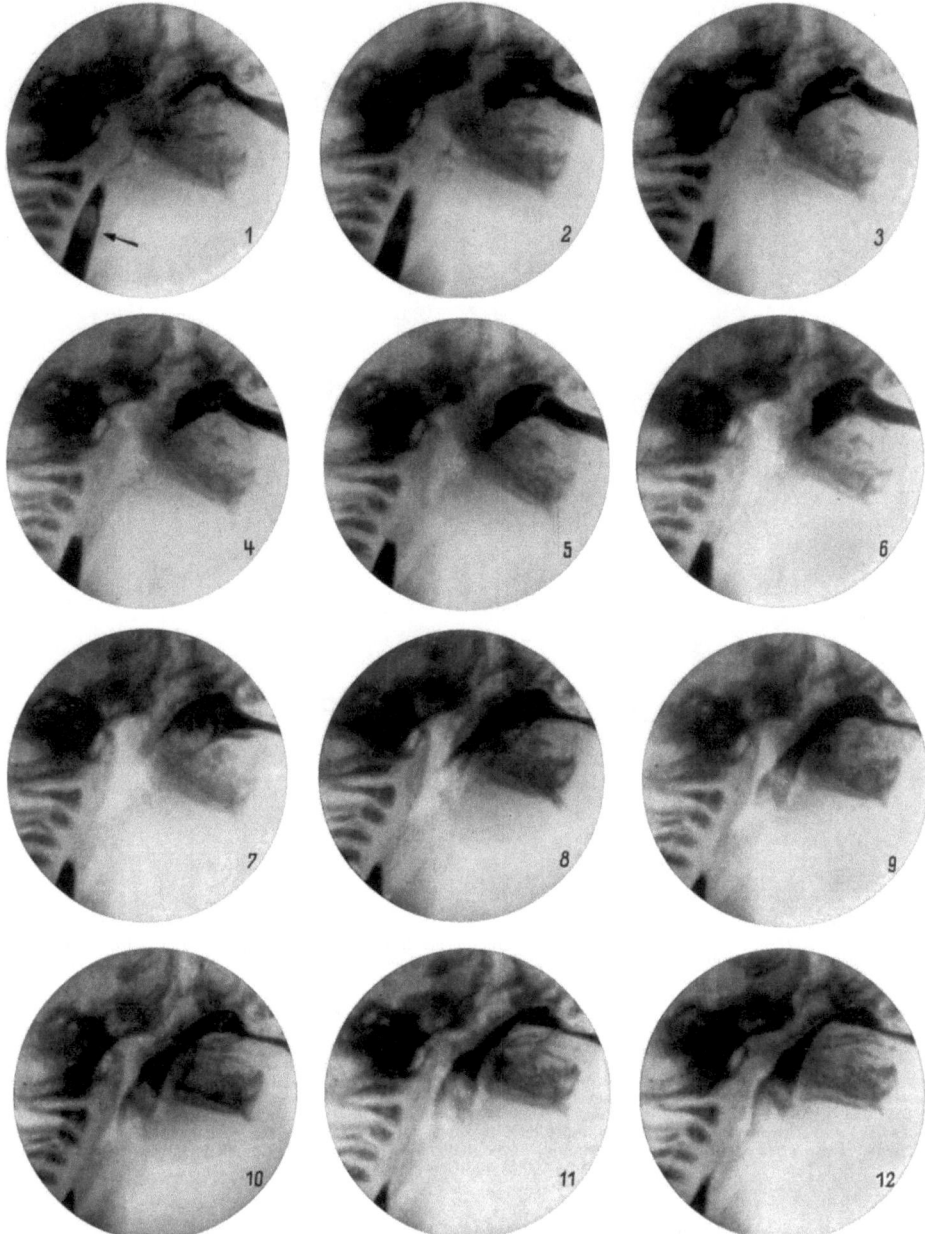

vorganges einsetzt und wie sich die Bewegungen der Mund- und Rachenorgane während des Saugens und Schluckens zueinander und zu den oberen Atemwegen verhalten. Wir registrierten folgende Beobachtungen: Das echte Saugen (Unterkiefersenkung) erfolgt am Ende einer Schluckphase, wenn das Kontrastmittel den Hypopharynx durcheilt, den Oesophagusmund passiert oder passiert hat. Die Mundhöhle ist dabei hinten abgeschlossen. Ein Kieferschluß ist also für den Ablauf des reflektorischen Schluckvorganges nicht nötig. Das Drücken erfolgt vor

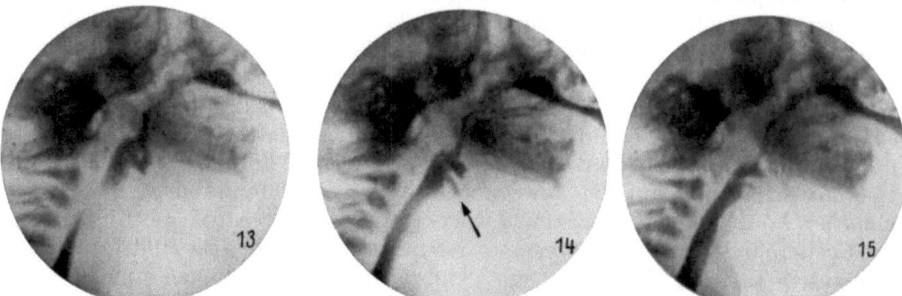

Abb. 3. *Saugen und Schlucken* (17 Tage alter Säugling). Aufnahmegeschwindigkeit 24 Bilder/sec. Der zeitliche Abstand zwischen zwei Bildern beträgt $^1/_{24}$ sec. Um die bildliche Darstellung des Bewegungsablaufes zu raffen, ist das Zeitintervall zwischen den Bildern *1/2, 2/3, 6/7, 7/8, 8/9* doppelt so lang, nämlich $^2/_{24}$ sec. Die Serie umfaßt 15 Bilder und gibt einen Bewegungsablauf von 20/24 sec wieder. — *1:* Ende einer Schluckphase. Der Pharynx ist luftleer, der Oesophagusmund bereits wieder geschlossen. Verschluckte Luft im Oesophagus (Pfeil). Geringe Kontrastmittelansammlung hinter der Saugerspitze. *5:* Der Saugerschatten ist breit geworden, hinter der Saugerspitze hat sich Kontrastmittel angesammelt. Die Mundhöhle ist nach hinten abgeschlossen. Die Ausdehnung des Saugers und das Ausfließen des Kontrastmittels ist durch reines Saugen (Unterkiefersenkung) erfolgt. *8:* Öffnung der Schlundenge, durch die das Kontrastmittel in den luftgefüllten Pharynx stürzt. *9:* Die beginnende reflektorische Schluckphase fällt mit dem Melkvorgang der Zunge zusammen. Der Mund ist geschlossen. *13:* Das Kontrastmittel stürzt über die Epiglottis. Der Oesophagusmund hat sich durch die Verkürzung des Pharynx gehoben. *14:* Der Saugerschatten wird wieder breiter. Der Kaudruck läßt nach, während der Oesophagusmund geöffnet ist und das Kontrastmittel den Hypopharynx durcheilt. Die Epiglottis ragt lippenförmig in den Kontrastmittelschatten hinein. Unterhalb der Epiglottis befindet sich bei dem anfangs inkompletten Verschluß des Kehlkopfeinganges ein Kontrastmittelstreifen im Kehlkopfeingang (Pfeil). Zu einer weiteren Kontrastmittelaspiration kam es nicht. Das echte Saugen (Aspiration in den Sauger und in die Mundhöhle) erfolgt am Ende einer Schluckphase, wenn das Kontrastmittel den Hypopharynx durcheilt, den Oesophagusmund passiert oder passiert hat. Die Ausstreichbewegung fällt mit der Mundboden- und Zungengrundkontraktion zusammen

dem Melken und damit vor dem Beginn eines Schluckaktes. Das Melken (Ausstreichbewegung) erfolgt zu Beginn des Schluckaktes und fällt zeitlich mit der Kontraktion der Zungengrund- und Mundbodenmuskulatur zusammen. Eine Restfüllung der Vallekel kommt normalerweise vor und ist beim Säugling nicht als Sensibilitätsstörung zu bewerten.

Zu Beginn einer Flaschenmahlzeit kann offenbar auch eine sehr geringe Flüssigkeitsmenge in der Mundhöhle einen Schluckakt auslösen, solange die zentrale rhythmische Koppelung von Saugen und Schlucken im Verhältnis 1:1 besteht. Der Wechsel der Koppelung von Saugen und Schlucken vom Zahlenverhältnis 1:1 zu 2:1 erfolgt offenbar nicht schlagartig. Es lassen sich nämlich Schluckvorgänge beobachten, bei denen das Kontrastmittel bis zum Oesophagusmund geworfen wird, ohne daß der Schluckakt zu Ende geht. Dabei bleibt die Atmung unbeeinflußt. Erst ein weiterer Saugakt läßt den Schluckvorgang vollständig ablaufen.

Der Säugling unterbricht die Atmung während des Schluckens (vgl. S. 83f.). Die Blockade der Atemwege beträgt nach genauen zeitlichen Markierungen durch eine hohe Aufnahmegeschwindigkeit $^8/_{24}-^{10}/_{24}$ sec. Es sistiert neben der Mundatmung auch die Nasenatmung. Die Nasenatmung kommt nach dem Schlucken früher in Gang als die Mundatmung.

Nur die unmittelbar hinter der Saugerspitze liegende Flüssigkeit wird beim Flaschentrinken vom Schluckvorgang erfaßt. Peipers Feststellung, daß die in die Mundhöhle übertretende Nahrung häufig im Bogen bis in die Speiseröhre gespritzt würde, konnten wir nicht bestätigen. Mit Hilfe der Röntgenkinematographie läßt sich nach jedem Saugvorgang ein in allen Einzelheiten differenzierter Schluckakt

erkennen, zudem öffnet sich der Oesophagusmund immer nur während eines
Schluckaktes.

Die Motorik der Speiseröhre. Die Speiseröhre unterscheidet sich anatomisch
beim Neugeborenen und Säugling nicht wesentlich von der des Erwachsenen außer
in ihren Proportionen. Durch die Schräganordnung der Muskelfasern lassen sich
die verschiedenen funktionellen Zustände am besten erklären. Die Kenntnisse über
den muskulären Bau des Oesophagus beruhen überwiegend auf den Arbeiten von
LAIMER und LERCHE. Der Transport durch den Oesophagus beginnt, sobald das
Kontrastmittel den Speiseröhrenmund durcheilt hat. An der Transportleistung
sind im wesentlichen drei Faktoren beteiligt, nämlich die Speiseröhrenperistaltik,
der Tonus und die Schwerkraft. Man kann nur aus der Formänderung der Kon-
trastmittelsilhouette auf die Bewegungen der Speiseröhrenwand schließen. Bei
manchen Formen des Kontrastmitteltransportes braucht man keine Einwirkung
der Speiseröhrenwand anzunehmen, andererseits erhält man aber Bilder, die ohne
eine aktive Tätigkeit der Oesophaguswand nicht zustandekommen können.

Die *Speiseröhrenperistaltik* äußert sich in einer Kontraktion der einzelnen
Oesophagussegmente in fortlaufender Reihenfolge von kranial nach caudal. Die
aktive Funktion des Oesophagus beginnt mit Öffnung und Schließung des Oesophagusmundes. Nach diesem Verschluß setzen die Kontraktionen der Ring-
muskulatur ein und verlaufen als peristaltische Wellen über das ganze Organ. Sie
treiben den Bissen vor sich her, so daß die Speiseröhre ausgestreift wird und
befördern den Speiseröhreninhalt in den Magen. Die Peristaltik beginnt in der
Speiseröhre dort, wo sich der Bewegungsimpuls durch die buccopharyngeale
Schluckphase erschöpft hat.

Unter dem *Oesophagustonus* werden Dehnungs- und Spannungszustände der
Oesophaguswand verstanden, die den Inhalt umfaßt und eine Breisäule formt. Die
Form der Kontrastbilder ist im wesentlichen vom Tonus der Oesophaguswand
abhängig. Passive Veränderungen des Speiseröhrenlumen entstehen während der
Atmung, weil sich die Speiseröhre mit der Inspiration erweitert und während der
Exspiration verengt.

Die *Schwerkraft* allein kann beim Schlucken in aufrechter Position für den
Transport im Oesophagus nahezu genügen. Hierbei ist eine Peristaltik häufig nicht
nachzuweisen, besonders, wenn bei fortgesetztem Trinken eine geschlossene Breisäule zu sehen ist. Die Peristaltik wird um so stärker, je mehr sich die Körperachse
der Horizontalen nähert und damit die Wirkung der Schwerkraft wegfällt.

Auf Grund der röntgenkinematographischen Untersuchungen kann man über
die Funktion der Speiseröhre bei Neugeborenen, Säuglingen und Kindern folgendes sagen: Beim Neugeborenen stellt der Oesophagus ein weites, gering toniertes
Rohr dar, das lediglich langsame Tonusschwankungen, aber keine stärkere
Peristaltik zeigt. Die eigene Förderleistung ist gering, die Transportgeschwindig-
keit niedrig. Der Nahrungstransport erfolgt überwiegend durch den Bewegungsimpuls, den der Schluck während der buccopharyngealen Schluckphase erhält
und durch den geringen Wandtonus. Die Oesophagusfüllung hält nach der Beendigung einer Flaschenmahlzeit oder während der Saugphasen mehrere Sekunden
bis zu Minuten an.

Innerhalb des ersten Lebensmonats bildet sich bereits eine gut erkennbare
Peristaltik aus. Dieses Alter ist bezüglich der Oesophagusmotorik als Übergangszeit von der funktionellen Unreife der ersten Lebenszeit zu dem überaus wechselnden Bild der nächsten Monate anzusehen. Im Alter von einem Monat hört der
Bewegungsimpuls vom Schluckakt her meist im oberen Oesophagus auf. Von hier
an wird der Transport von der Peristaltik übernommen. Ein Breischluck benötigt
von der Oesophagusmitte ab für den etwa 8 cm langen Transportweg bis zum

Magen im Mittel 5 sec. Es können auch gleichzeitig zwei peristaltische Wellen vorhanden sein. Häufiges Breipendeln im Oesophagus infolge von Tonusschwankungen, nicht aber infolge einer Retroperistaltik ist zu beobachten. Der Brei bleibt auch während der Schluck- und Saugphasen noch längere Zeit im Oesophagus liegen.

Gegen Ende des 1. Lebensmonats, vor allem aber in der folgenden Säuglingszeit, besonders im 1. Lebenshalbjahr zeigt die Oesophagusperistaltik ein überaus wechselndes Bild, wie es in den späteren Altersstufen nicht mehr zu beobachten ist. Das Speiseröhrenlumen ändert sich innerhalb kurzer Zeit von Strohhalmdicke oder von vollkommener Kontraktion bis zu erheblichen wurst- und spindelförmigen Dilatationen. Es finden sich besonders von der Oesophagusmitte abwärts im Wechsel längere oder kürzere kontrahierte Abschnitte unmittelbar nach birnenförmig erweiterten atonischen Partien. Sie enthalten neben Speisebrei auch manchmal verschluckte Luft. Kontraktion und Dilatation können rasch aufeinander folgen. Diese Form der Deglutition ist bei ruhigen und unruhigen, bei gleichmäßig und hastig trinkenden Säuglingen anzutreffen, ohne daß diese Kinder erbrechen oder zum Erbrechen neigen. Diese röntgenologische Symptomatik wurde von CATEL als typisch für das Krankheitsbild der hypertonisch-atonischen Dysphagie angesehen und soll nur bei neuropathischen Kindern und bei Säuglingen vorkommen, die erbrechen oder zum Erbrechen neigen. Die genannten Röntgensymptome *allein* haben offenbar für diese Diagnose keine Beweiskraft, weil sie sich bei einem größeren Teil junger Säuglinge normalerweise finden. Es scheint dies charakteristisch für eine noch unkoordinierte Motorik zu sein. Peristaltik und Tonusschwankungen verhalten sich während dieser Altersstufe überschießend. Diese Form der Deglutition dürfte lediglich eine sehr häufige belanglose funktionelle Eigenart, wenn nicht gar den Normalzustand darstellen. Sie tritt offenbar infolge eines mangelhaften Zusammenspiels aller am normalen Ablauf und Transport beteiligten nervösen und muskulären Mechanismen auf. Im oberen Oesophagus lassen sich von etwa 3 Monaten ab peristaltische Bewegungen erkennen. Die wurstförmigen Erweiterungen nach jedem Schluckakt weisen auf eine noch muskelschwache Wand hin. Der obere Oesophagus dilatiert sich bereits vor Ankunft eines neuen Schluckes. Übermäßige Kaliberschwankungen sind jedoch im Gegensatz zur Oesophagusmitte und im unteren Oesophagusabschnitt nicht vorhanden.

Die Öffnung und der Schluß des Oesophagusmundes sind aktive Muskelleistungen. Diese Aktionen verlaufen im Neugeborenenalter auffallend langsam, im Säuglingsalter bereits schneller und während des Kleinkindesalters schnell und präzise. Die obere Speiseröhre wird beim Kleinkind im Stehen innerhalb $^1/_2$ sec entleert, wobei die Wirkung der Mund- und Schlundmuskulatur durch die Schwerkraft und durch peristaltische Aktionen unterstützt wird. Tonus und Schwerkraft sind also noch nicht allein am Speisentransport beteiligt. Die Passagedauer durch die ganze Speiseröhre beträgt bei flüssigem Kontrastmittel im Stehen beim Kleinkind etwa $^3/_4$ sec. Vom Kleinkindesalter an sind am Transport alle Faktoren beteiligt, die auch beim größeren Kinde und beim Erwachsenen eine Rolle spielen und bei flüssigem Kontrastmittel durch die vom Schluckakt mitgeteilte Bewegung, den Tonus und vor allem die Schwerkraft gekennzeichnet sind. Die Kaliberschwankungen der Säuglingszeit sind verschwunden, die motorischen Verhältnisse gleichen damit den Verhältnissen beim Schulkind und beim Erwachsenen.

Die Motorik im Kardiagebiet. Der unterste Oesophagusabschnitt wird als Ampulla phrenica bezeichnet. Sie endet am Hiatus oesophageus. Der Hiatus wird aus einer Muskelzwinge gebildet und ist durch Bindegewebe mit dem Zwerchfell locker verbunden. Äußerlich ist dieser Oesophagusabschnitt durch eine geringe

Einbuchtung, die Hiatusfurche, gekennzeichnet. An den Hiatus schließt sich unterhalb des Zwerchfells das Antrum cardiacum an. Es stellt einen besonders abgegrenzten Übergangsteil zwischen Speiseröhre und Magen dar. Magenwärts ist das Antrum cardiacum begrenzt durch die Kardia oder den Magenmund. Außen

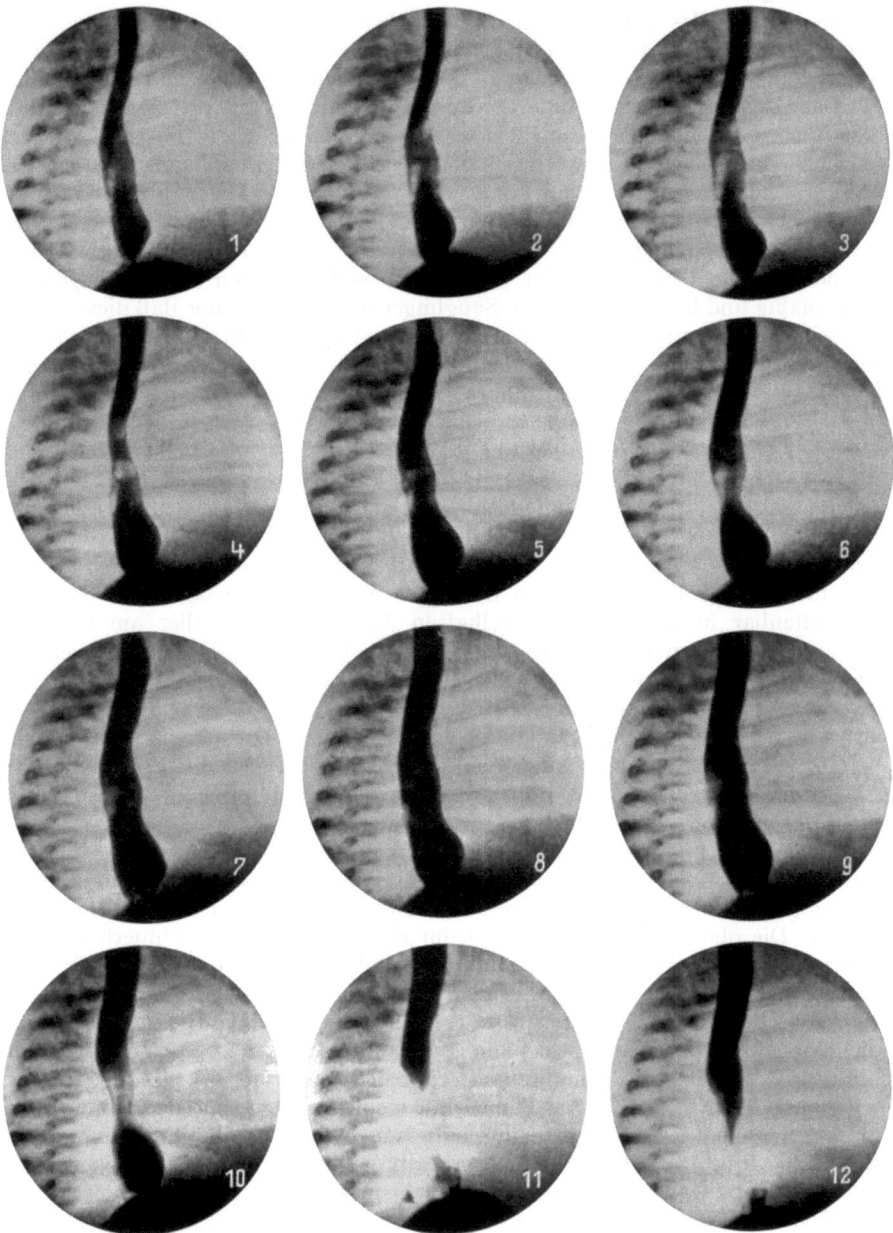

zeigt sich hier eine flache Furche, nämlich die Kardiafurche, innen findet man in dieser Höhe den Übergang vom Plattenepithel des Oesophagus zur Magenschleimhaut. Diese anatomische Unterteilung ist röntgenologisch nicht immer eindeutig.

Beim Säugling mündet der Oesophagus häufig rechtwinklig, beim älteren Kinde und beim Erwachsenen meist spitzwinklig in den Magen ein.

Die Funktionen des Hiatus oesophageus und der Kardia. Der Hiatus ist in Ruhe geschlossen und während des Schluckens geöffnet. Der Reiz des Oesophagus-

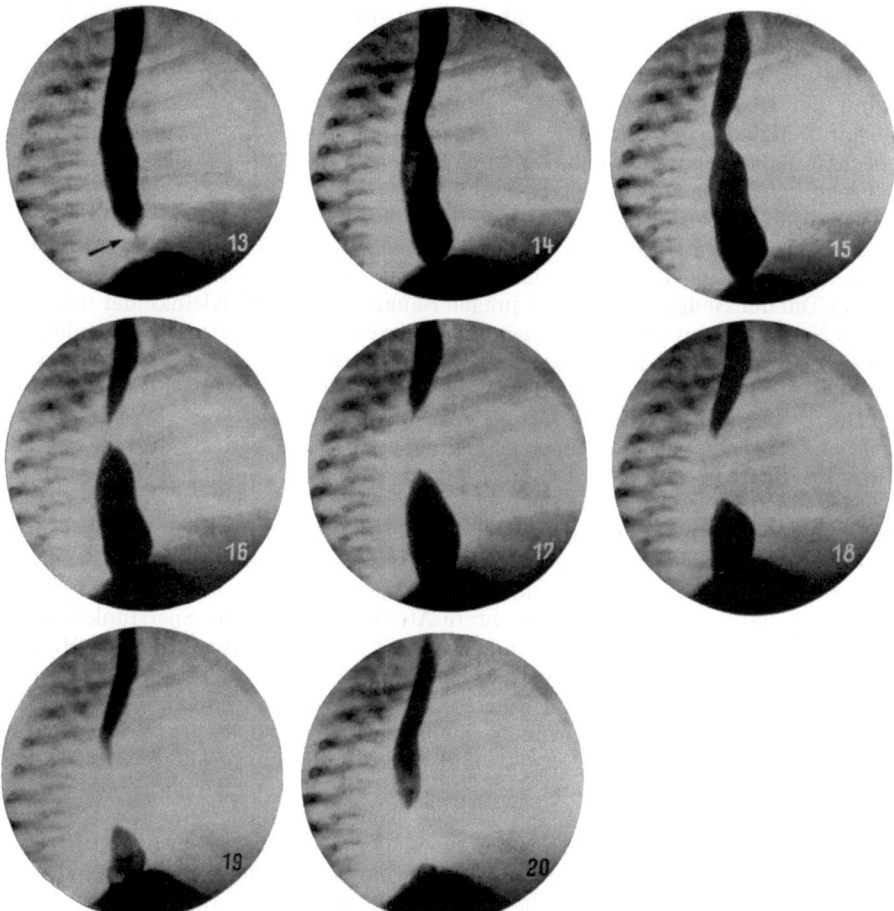

Abb. 4. *Oesophagusmotorik bei einem 1 Monat alten Säugling.* Aufnahmegeschwindigkeit 12 Bilder/sec. Ausschnitt aus einer längeren Serie. Der Zeitabstand zwischen den einzelnen Bildern beträgt jeweils $^{15}/_{12}$ sec. Lediglich zwischen Bild *14/15* und *15/16* ist dieses Intervall auf die Hälfte verkürzt, um die beginnende Bewegung sichtbar zu machen. Die 20 Bilder der Serie umfassen einen Bewegungsablauf von 22,5 sec. — *1:* Neue Füllung der oberen Speiseröhre durch einen Breischluck. Die untere Hälfte des Oesophagus ist etwas weiter. Birnenförmige Ampulla phrenica. *8:* Mächtige Erweiterung der Speiseröhre während des fortgesetzten Trinkens und eines länger anhaltenden Kardiaschlusses. Das Kaliber des Oesophagus beträgt mehr als Wirbelsäulenbreite. Der Kontrastschatten zeigt keine peristaltischen Einschnürungen. *10 ff.:* Rasche Entleerung des unteren Oesophagusabschnittes, während der Kontrastbrei im oberen Oesophagus nicht transportiert wird. *11:* Restfüllung im Antrum cardiacum unterhalb der Zwerchfellenge. *13:* Erst nach der Entleerung des unteren Oesophagusabschnittes fließt der Brei aus der oberen Oesophagushälfte nach und wird am Hiatus oesoph. aufgehalten (Pfeil). *18:* Weite Öffnung von Hiatus und Kardia. Durch eine in der Oesophagusmitte beginnende Kontraktion ist der Kontrastbrei in eine obere und untere Hälfte geteilt worden. Die obere Hälfte bleibt unbeweglich liegen, während die untere Breihälfte durch die weit offene Kardia infolge der ausstreichenden intensiven Peristaltik in den Magen gleitet

inhaltes scheint reflektorisch die Öffnung zu bewirken. Dieser Reflex ist von der Funktion des Oesophagusmundes unabhängig. Kleine Nahrungsmengen können am Hiatus mehrere Sekunden und auch länger aufgehalten werden, um dann plötzlich in kleinen Portionen oder auch insgesamt in den Magen hinabzugleiten.

Auch bei einer größeren Nahrungsmenge ist dieses Verhalten zu sehen. Die Verschlußwirkung am Hiatus kann durch tiefes Einatmen verstärkt werden und der Brei damit länger stagnieren. Durch das Anspannen des Zwerchfelles wird die Speiseröhre in der Zwerchfellzwinge eingeengt. Der Durchtritt während der Exspiration erfolgt in einzelnen Portionen, mitunter in einem dicken Strom.

Die Öffnung der in Ruhe geschlossenen Kardia erfolgt wahrscheinlich immer beim Eintreffen einer peristaltischen Welle reflektorisch. Das Antrum cardiacum enthält normalerweise nur während des Schluckaktes Kontrastbrei. Das Antrum kann sich aber auch vom Magen her füllen, am ehesten während einer tiefen Inspiration und bei Prallfüllung. An beiden Öffnungen des Antrum sind Verschlußmechanismen vorhanden, nämlich zum Magen hin die Kardia, nach oben hin der Hiatusring (Cardia superior diaphragmatica).

Die Differenzierung in diese anatomisch und funktionell wichtigen Abschnitte, nämlich die Ampulla phrenica, den Hiatus oesophageus, das Antrum cardiacum und die eigentliche Kardia ist mit Einschränkungen röntgenologisch bereits bei einem Teil der Neugeborenen, der jungen Säuglinge und der Kleinkinder möglich. Beim Neugeborenen fehlt eine ausgeprägte Erweiterung des untersten Oesophagusabschnittes (Ampulla phrenica), sie ist aber bereits beim jungen Säugling vorhanden. Die Öffnungs- und Sperrfunktion des Hiatus ist beim Neugeborenen und Frühgeborenen häufig noch insuffizient oder wenig ausgeprägt. Der Hiatus oesophageus hat aber beim jungen Säugling bereits eine selbständige Verschlußfunktion. Durch eine länger dauernde Sperre kann sich der dünnwandige Oesophagus der jungen Säuglinge ungewöhnlich stark erweitern. Öffnung und Verschluß des Hiatus oesophageus werden von der Atmung zwar beeinflußt, aber nicht automatisch von der Atmung gesteuert. Die Hiatusöffnung kommt meist während der Exspirationsphase durch Entspannung der Muskelzwinge des Zwerchfells zustande, hält aber dann über mehrere Atemphasen an. Die Sperrfunktion der Kardia ist beim Neugeborenen noch geringer als die Verschlußwirkung des Hiatus. Beim Neugeborenen bleibt die Kardia fast während des ganzen Saug- und Schluckvorganges geöffnet und läßt eine differenzierte Funktion noch nicht erkennen. Die Gefahr für einen Reflux ist beim Neugeborenen während der Inspirationsphase und beim Schreien gegeben. Der dabei erhöhte intraabdominelle Druck ist stärker als der Verschluß an Kardia und Hiatus. Das leichte Öffnen oder gar das konstante Offenstehen der Kardia bei einem Teil der Neugeborenen ist eine der Ursachen für den Reflux in den Oesophagus und die Neigung zum Spucken und Erbrechen. Diese relative Kardiainsuffizienz bedeutet wegen der Möglichkeit einer Aspiration eine besondere Gefährdung für die unreifen und jungen Säuglinge.

Ist der Magen gefüllt, so erfolgt die Kardiaöffnung bei älteren Säuglingen vor der Hiatusöffnung. Dabei dringt Kontrastbrei in das Antrum cardiacum und fließt sozusagen dem Kontrastbrei aus dem Oesophagus entgegen. Die Kardiaöffnung überdauert beim jungen Säugling die Öffnung des Hiatus erheblich, beim älteren Säugling weniger lange und beim Kleinkinde gar nicht mehr.

In einem röntgenkinematographischen Film wurde die fortschreitende Differenzierung und der Wandel der motorischen Funktionen im Bereich des oberen Verdauungstraktes vom Autor aufgenommen und analysiert.

Literatur

Aimé, Paul, et Marcel Lelong: J. de Radiol. 18 (1934). — Alphen, P. M. v., G. C. E. Burger, W. J. Oosterkamp, M. C. Teves u. T. Tol: Fortschr. Röntgenstr. 77, 469 (1952). — Ardan, G. M., F. H. Kemp and J. Lind: Brit. J. Radiol. 31, 11 (1958); 31, 156 (1958). Barclay, A. E.: Acta radiol. (Stockh.) 13, 91 (1932). — Basch, K.: Praktische Ergebnisse der Geburt und Gynäkologie, herausgeg. von Bumm, Döderlein, Franz und Veit. 4. Jahrg. S. 293—302. Wiesbaden 1912. — Bauer, R., u. D. Hauert: Fortschr. Röntgenstr.

59, 121 (1939). — BERG, H. H.: Röntgenuntersuchungen am Innenrelief des Verdauungskanals. Leipzig: G. Thieme 1930.

CATEL, W.: Normale und pathologische Physiologie der Bewegungsvorgänge im gesamten Verdauungskanal. Leipzig: Georg Thieme 1936/37. — COCCHI, U.: Radiol. clin. (Basel) **17,** 141 (1948). — CZERNY, A., u. A. KELLER: Des Kindes Ernährung, Ernährungsstörungen und Ernährungstherapie. 2. Aufl. Bd. 1. Leipzig u. Wien 1924.

DAHM, M.: Fortschr. Röntgenstr. **64,** 167 (1941). — DESSAUER, FR.: Fortschr. Röntgenstr. **1937,** 126 u. 141.

ENGEL, ST., u. L. SCHALL: Handbuch der Röntgendiagnostik und -therapie im Kindesalter. Leipzig: G. Thieme 1933.

FULDE, E.: Dtsch. Z. Chir. **242,** 580 (1934).

HARNAPP, G. O.: Jb. Kinderheilk. **140,** 31 (1933). — HEIDERICH, FR.: In PETER WETZEL, HEIDERICH, Handbuch der Anatomie des Kindes. München 1934. — HELMREICH: Physiologie des Kindesalters. Berlin 1931. — HOFMANN, E., u. A. PEIPER: Klin. Wschr. **1935 II,** 1723. — HOFMANN, E., u. A. PEIPER: Mschr. Kinderheilk. **70,** 54 (1937).

JANKER, R.: Die Röntgenkinematographie. In ALBERS-SCHÖNBERG, Die Röntgentechnik. Leipzig: Georg Thieme 1941. — JANKER, R.: Röntgen-Bl. **7,** 273 (1954). — JANKER, R.: Fortschr. Röntgenstr. **79,** 104 (1953). — JANKER, R.: Fortschr. Röntgenstr. **73,** 651 (1950). — JANKER, R.: Dtsch. Z. Chir. **240,** 51 (1933). — JANKER, R.: Die Röntgenkinematographie. Stuttgart: Kohlhammer 1939. — JASCHKE, R. TH. v.: Physiologie, Pflege und Ernährung des Neugeborenen. München (1927). — JASCHKE, R. TH. v.: Acta radiol. (Stockh.) **18,** 452 (1937).—

KAESTLE, C.: Fortschr. Röntgenstr. **1937,** 144. — KILLIAN: Z. Ohrenheilk. **55** (1908).

LERCHE, W.: The esophagus and pharynx in action. Springfield, Ill.: Ch. C. Thomas 1950.

NAUMANN, W.: Funktionelle Dünndarmdiagnostik im Röntgenbild. Stuttgart: G. Thieme 1948.

PALUGYAY, J.: Handbuch der normalen und pathologischen Physiologie. Bd. 3, S. 348 1927. — PALUGYAY, J.: Röntgenstudien über den oesophagealen Schluckakt. Pflügers Arch. ges. Physiol. **200,** 620 (1923). — PEIPER, A.: Pflügers Arch. **240,** 312 (1938). — PEIPER, A.: Erg. inn. Med. Kinderheilk. **50,** 527 (1936).— PEIPER, A.: Mschr. Kinderheilk. **94,** 385 (1944).— PEIPER, A.: Mschr. Kinderheilk. **90,** 37 (1942). — PEIPER, A.: Neurologie der Ernährung. In BROCK, Biologische Daten für den Kinderarzt. II. Bd. Berlin-Göttingen-Heidelberg: Springer-Verlag 1954. — PEIPER, A., u. H. THOMAS: Mschr. Kinderheilk. **99,** 377 (1951). — PFAUNDLER, M. v.: Physiologie des Neugeborenen. In DÖDERLEINS Handbuch der Geburtshilfe. Bd. I, 2. Aufl. S. 568, München 1924. — PORCHER, P., P. BUFFARD et J. SAUVEGRAIN: Radiologie clinique de l'intestin grêle de l'adulte et de l'enfant. Paris: Mason et Cie. 1954. — PRÉVÔT, R.: Grundriß der Röntgenologie des Magen-Darm-Kanals. Hamburg: H. H. Nölke 1948.

REUSS, A.: Physiologie des Neugeborenen. In HALBAN-SEITZ, Biologie und Pathologie des Weibes. Bd. VIII, 2. Berlin, Wien 1927. — REYNOLDS, R. J.: Praktische Kineradiographie durch die indirekte Methode. Fortschr. Röntgenstr. **1936,** 56, Wiener Kongressheft; Fortschr. Röntgenstr. **1937,** 132 u. 141.

SCHINZ, H. R., W. E. BAENSCH, E. FRIEDL u. E. UEHLINGER: Lehrbuch der Röntgendiagnostik. 5. Aufl. Stuttgart: G. Thieme. — SCHNEIDER, O.: Z. Anat. **109,** 230 (1938). — SCHNEIDER, O.: Der Schluckmechanismus. Berlin: Hirschwald 1904. — SCHUMACHER, S.: Die Mundhöhle. In Handbuch der mikroskopischen Anatomie des Menschen. Herausg. v. W. v. MÖLLENDORFF. Bd. V., 1. S. 1—26. Berlin 1926. — STUMPF, P.: Das röntgenographische Bewegungsbild und seine Anwendung. Leipzig: Georg Thieme 1931.— STUMPF, P., H. H. WEBER u. G. A. WELTZ: Röntgenkymographische Bewegungslehre innerer Organe. Leipzig: Georg Thieme 1936.

TESCHENDORF, W.: Erg. med. Strahlenforsch. **3,** 175 (1928). — TEVES, M. C., u. T. TOL: Philips techn. Rdsch. **14,** 65 (1952). — TEVES, M. C., T. TOL u. W. J. OOSTERKAMP: Fortschr. Röntgenstr. Beih. **76,** 26 (1952).

33. Sekretion und Resorption

Von

W. DROESE und H. STOLLEY

Mit 6 Abbildungen

Im 4., spätestens im 6. Schwangerschaftsmonat sind beim Feten nicht nur Salzsäure, sondern praktisch auch alle Fermente im Magen, Darm und Pankreas nachzuweisen (*33, 62, 63, 69, 80, 124*). Eine Ausnahme macht lediglich die Amylase, die selbst bei Neugeborenen nicht regelmäßig gefunden wurde (*69, 74*).

Betrachten wir die Entwicklung der Sekretion im Magen- und Darmkanal nach der Geburt, so ist zu bedenken, daß alle Volumen- und Konzentrationsbestimmungen im Magen und Darm durch den dauernden Zu- und Abfluß von Speichel und Verdauungssäften zu verschiedenen Zeiten große Schwankungen aufweisen. Untersuchungen im Magen- und Darmsaft können deshalb immer nur als bedingt quantitativ angesehen werden.

Einen Anstieg der *Salzsäurekonzentration im Magen* von Säuglingen mit dem Alter stellte als erster SALGE (*110*) fest. Er sah darin den Ausdruck einer funktionellen Entwicklung und bezeichnete sie als „werdende Funktion".

Tabelle 1. Nach I. J. WOLMAN

Alter	Magensaft cm³/min	freie Acidität	Gesamtacidität	pH
Frühgeborene	0,12—0,15	0	0—8	4,7
Neugeborene	0,20—0,45	0—20	15—40	2,3—3,6
Säuglinge 2 Wochen bis 6 Monate	0,25—1,10	0—59	5—71	1,5—3,4
Säuglinge 7.—12. Monat	0,40—1,50	12—80	25—105	1,5—2,2
Kinder 1.—2. Lebensjahr	0,70—1,80	15—95	26—106	1,2—2,0
Kinder 2.—5. Lebensjahr	0,50—2,20	29—90	38—102	1,4—2,0
Kinder 5.—10. Lebensjahr . . .	0,10—3,30	53—113	61—145	1,4—2,0
Kinder 10.—15. Lebensjahr . . .	2,70—3,60	49—115	61—128	1,4—2,0
Erwachs. (BLOOMFIELD u. POLLAND)			30—159	

Tab. 1 zeigt die aus der amerikanischen Literatur (*134*) zusammengestellten Werte über die Magensaftsekretion, die sog. freie und Gesamtacidität und die Wasserstoffionenkonzentration nach Histamingaben bei Frühgeborenen, Neugeborenen, Säuglingen und Kindern bis zum 15. Lebensjahr. Trotz der großen Streubreite in den einzelnen Altersstufen ist eine „werdende Funktion" unverkennbar.

Die Entwicklung der Wasserstoffionenkonzentration ist mit dem ersten Lebensjahr abgeschlossen. Beim Brustkind ist die Entwicklung der Salzsäurebildung deutlicher als beim Flaschenkind (*40*). Die Entwicklung der Magensaftsekretion, der freien und der Gesamtacidität zieht sich dagegen über die ganze Kindheit bis zum 15. Lebensjahr hin und ist, wie die Gesamtacidität zeigt, offenbar auch mit dem 15. Lebensjahr noch nicht beendet (*103*). Der Anstieg der Magensaftsekretion und der Anstieg von freier und Gesamtacidität verläuft in den ersten Lebensjahren

steil, später flacher. Unterteilt man die Werte nach dem Geschlecht, so findet man
bei Knaben durchschnittlich höhere Werte als bei gleichaltrigen Mädchen (*127*).
Diese Geschlechtsdifferenz in der Höhe der freien und der Gesamtacidität besteht
durch das ganze Leben[1].

A. HESS (*52*) hat als erster darauf aufmerksam gemacht, daß die Säurewerte
im Magennüchternsaft Neugeborener auffallend hoch sind. Verfolgt man die Säurewerte und das p_H im Nüchternsaft Neugeborener in kurzen Abständen (*61*), so
findet man bei der Mehrzahl in den ersten 15 min nach der Geburt ein p_H zwischen
6,5—8,0. Dieses annähernd neutrale p_H fällt nun innerhalb weniger Stunden steil
auf durchschnittlich p_H 1,45 ab, also auf Werte, wie sie eigentlich nur bei Kindern
und Erwachsenen beobachtet werden. Et-
was höher liegen die Durchschnittswerte
Frühgeborener nach der Geburt. Über den
Verlauf der Acidität nach dem 1. Lebenstag unterrichtet Abb. 1 (*94*). Von durchschnittlich 17,2 cm³ n/10 HCl pro 100 cm³
Magensaft am 1. Lebenstag fällt die freie
Säure auf Null am 8. Lebenstag ab. Erst
in der 4. Lebenswoche steigt sie dann auf
2,1 cm³ n/10 HCl an. Damit parallel geht
der Verlauf der Gesamtacidität. Dieser
Aciditätsabfall wird auch nach Histamingaben beobachtet (*23*). Die Gründe für
die Besonderheiten der Salzsäurebildung
in der postnatalen Periode sind ungeklärt.
Auffällig erscheint uns eine gewisse Paral-

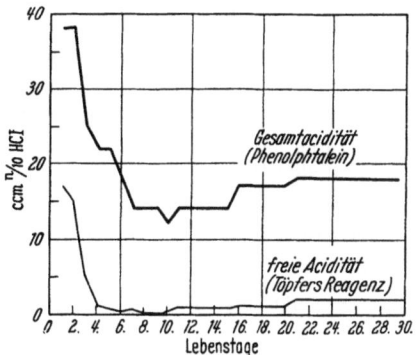

Abb. 1. Freie und Gesamtacidität
bei Neugeborenen. Nach R. A. MILLER

lelität zwischen der Acidität im Magensaft und dem Eiweißgehalt im Colostrum.

Eine funktionelle Entwicklung der *Wasserstoffionenkonzentration* im Duodenalsaft mit dem Alter besteht nicht (*40, 74*). Das p_H im Duodenalsaft liegt um den
Neutralpunkt, meist etwas nach der sauren Seite verschoben. Diese Konstanz in
der Wasserstoffionenkonzentration wird durch ein Puffersystem erreicht, dessen
Hauptträger Gallensäuren und Cholate sind (*40*).

Aus der Beobachtung, daß im Magen des Säuglings eine erhebliche Proteolyse
stattfindet, obgleich das für die peptische Spaltung notwendige p_H nicht erreicht
wird (*18*), schloß FREUDENBERG bereits 1929 auf das Vorhandensein einer 2. Magen-
proteinase (*40*), ein Kathepsin, das später nachgewiesen werden konnte (*15, 16, 17*).
Im Magen wirken also zwei *Proteinasen*, das Kathepsin mit einem Wirkungsbereich
von p_H 5,0—2,0 und das Pepsin mit einem Bereich von p_H 3,0—1,0. Kathepsin
oder Pepsin übernimmt wahrscheinlich auch zwischen p_H 7,0—5,0 die Labung der
Milch, da ein selbständiges Labferment, das Rennin, im Säuglingsmagen bisher
nicht nachgewiesen wurde (*6*). Im Magen des Brustkindes liegt die Wasserstoffionenkonzentration während der Hauptverdauungsphase infolge einer kräftigen
Lipolyse zwischen p_H 4,0—3,0 (*29, 40*). Trotz einer 2—3fach so großen Salzsäure-
sekretion erreicht das Flaschenkind dagegen nur Werte zwischen p_H 5,0—4,0
(*27, 29*). Die Proteolyse im Magen des Flaschenkindes ist deshalb überwiegend eine
katheptische. Beim Brustkind wird dagegen mit Erreichen von p_H 3,0 durch den

---

[1] Die funktionelle Entwicklung der Salzsäurebildung wird von K. KAIJSER [Magsaft-
Undersökningar På Barn; Stockholm 1943, Acta paediat. (Uppsala) **33**, Suppl. III, 22 (1946)]
bestritten. Nach Histamin fand er jenseits des 6. Lebensmonats innerhalb bestimmter Grenzen
gleichhohe Werte für die freie und die Gesamtacidität in allen Altersklassen. Die niedrigeren
Werte in den ersten 6 Lebensmonaten führt er auf eine stärkere Diffussion und eine relativ
stärkere Verdünnung der Salzsäure durch Schleim zurück.

gemeinsamen Angriff von Kathepsin und Pepsin ein 80—100%iger Wirkungs-
effekt erzielt (15, 16, 17, 41, 92, 93). Die Proteolyse im Magen des Brustkindes entspricht damit weitgehend der des Erwachsenen. Die im Magen begonnene Proteolyse wird im oberen Dünndarm von Kathepsin und Pepsin, zu denen noch ein
Darmkathepsin kommt (15, 16, 17, 41) bis zum Erreichen von p_H 6,0 fortgesetzt.
Diese Darstellung ist in neuester Zeit nicht unbestritten geblieben (22, 89, 90). Diese
Autoren fassen die Proteolyse oberhalb p_H 3,0 nicht als Kathepsin-, sondern als
den letzten Rest einer Pepsinwirkung auf (89, 90). Die Spaltung in Poly- und Dipep-
tide wird dann von den Proteinasen des Pankreas, dem Trypsin und dem
Chymotrypsin abgeschlossen, deren Wirkungsoptimum im Darm nur mit Hilfe
der Gallensäuren erreicht wird (40).

Tabelle 2. Nach Freudenberg u. Buchs

	Säugling	Kleinkind 1—5 Jahre	Schulkind 6—15 Jahre	Erwachsener
1 FE ist enthalten in durchschnittlich.	0,8—3 1,5	0,4—1,2 0,7	0,2—0,6 cm³ 0,3	
1 cm³ Magensekret enthält durchschnittlich.	0,7	1,5	2—4 Ferment-	
Verhältnis:	1 :	2 :	5 einheiten	
Tagesproduktion an Ferment- einheiten:	200 × 0,7 150 FE	500 × 1,5 750 FE	1000 × 3 3000 FE	1500 × 4 6000 FE
Verhältnis:	1 :	5 :	20 :	40

Zwischen der Salzsäure- und der Fermentmenge besteht eine gewisse Korrelation, zwischen dem Kathepsin und dem Pepsin dagegen ein konstantes Mengen-
verhältnis von 10:8 (15, 16, 17, 41, 135). Auch für die Magenproteinasen wurde
eine funktionelle Entwicklung vom Säuglings- bis zum Erwachsenenalter nachgewiesen (2, 15, 16, 17, 41). Wie in Tab. 2 für das Kathepsin dargestellt, bildet der
Erwachsene 40mal so viel Ferment als der Säugling, während die Ferment-
konzentration im gleichen Zeitraum um das 5fache steigt (15, 16, 17, 41) (Tab.2).
Gleiches gilt für das Pepsin. Durch Untersuchungen im Duodenalnüchternsaft
wurde auch für die eiweißspaltenden Fermente des Pankreas, Trypsin und Chymotrypsin und für das peptidspaltende Ferment des Darmes, das Erepsin, eine Entwicklung mit dem Alter wahrscheinlich gemacht (37, 53, 74, 85, 111). Bei jungen
Frühgeborenen wurden in etwa einem Drittel der Fälle im Magen und Pankreas
niedrigere Proteinasemengen als bei reifen Neugeborenen gefunden (2, 19, 47, 133),
(vgl. dagegen 87).

Grundlegende Unterschiede bestehen, wie die Untersuchungen von Freuden-
berg und seiner Schule (40, 42) gezeigt haben, in der Fettspaltung von Brust- und
Flaschenkindern. Das Brustkind spaltet einen großen Teil des Nahrungsfettes im
Magen, der künstlich ernährte Säugling, ähnlich wie der Erwachsene, fast alles
Fett im Darm. Dieser Unterschied beruht auf dem Gehalt der Muttermilch an
einer sehr wirksamen Lipase. Die Aktivierung der Frauenmilchlipase geht nun
nicht, wie man früher annahm, über eine im Magen gebildete Lipokinase vor sich.
Inganggesetzt wird die Frauenmilchlipase dadurch, daß die an sich schwache
Magenlipase einen kleinen Teil des Nahrungsfettes in freie Fettsäuren, Mono- und
Diglyceride spaltet. Die so gebildeten Monoglyceride werden jetzt von der Frauenmilchlipase weiter gespalten, während die Magenlipase für die weitere Spaltung
von Di- und Triglyceriden wieder zur Verfügung steht. Frauenmilch- und Magen-

lipase arbeiten also im Magen des Brustkindes bei der Fettspaltung Hand in Hand, bis die Wirkung der Frauenmilchlipase unterhalb von p_H 5,0 steil absinkt. Ein Teil der Muttermilch verläßt den Magen schon nach kurzer Zeit, noch bevor der Magensaft auf die Milch einwirken konnte. Die darin enthaltene Lipase wird im Darm durch die Gallensäuren, und zwar die Dioxy- und Trioxycholansäuren, aktiviert Auf diesem Wege wird auch die Frauenmilchlipase, die durch ein zu saures p_H im Magen inaktiviert wurde, im Duodenalsaft erneut zur Wirkung gebracht. Abgeschlossen wird die Fettspaltung dann durch die hochwirksame Pankreaslipase, der in geringem Maße auch eine Darmlipase beigemischt ist. Von klinischer Bedeutung erscheint der Hinweis, daß die Pankreaslipase nicht unbedingt durch Gallensäuren aktiviert werden muß, sondern auch durch Eiweißspaltprodukte wirksam gemacht werden kann (42).

Frauenmilchlipase ist schon in der Kolostralmilch vorhanden. Ihr Gehalt bleibt während der ganzen Lactationsperiode mit geringen Schwankungen unverändert (42). Für die Magen- und die Pankreaslipase wurde eine funktionelle Entwicklung mit dem Alter von verschiedenen Autoren nachgewiesen (31, 37, 47, 53, 74, 85, 130), von anderen bestritten (72, 111, 129). Wie in der Abb. 2 für Pankreas- und Darmlipase dargestellt, ist die funktionelle Entwicklung gering und mit dem ersten Lebensjahr abgeschlossen (31, 74). Auffallend niedrige Werte wurden bei manchen Frühgeborenen in der 1. und 2. Lebenswoche und bei einzelnen Neugeborenen gefunden.

Deutlicher ist die ,,werdende Funktion" bei den *Gallensäuren* (Abb. 2). Bei Frühgeborenen beträgt der Gallensäurengehalt im Duodenalsaft nach Magnesiumsulfat in den ersten zwei Lebenswochen 0,3 $\pm$ 0,1 g-%. Bei Neugeborenen liegt der Gallensäurengehalt mit 0,6 $\pm$ 0,3 g-% bereits an der unteren Grenze der für das Säuglingsalter ermittelten Norm (vgl. S. 167). Im Säuglingsalter betragen die Gallensäurenwerte durchschnittlich 1,3 $\pm$ 0,4 g-% und steigen mit Beginn des 2. Lebensjahres auf 1,7 $\pm$ 0,6 g-% an. Dieser Wert bleibt bis zum 14. Lebensjahr unverändert. Die Unterschiede zwischen den Gallensäurenwerten der einzelnen Altersstufen sind statistisch reell. Bei den Frühgeborenen liegen die Gallensäurenwerte im Durchschnitt in der 4. Lebenswoche an der unteren Grenze der für das Säuglingsalter ermittelten Norm und entsprechen in

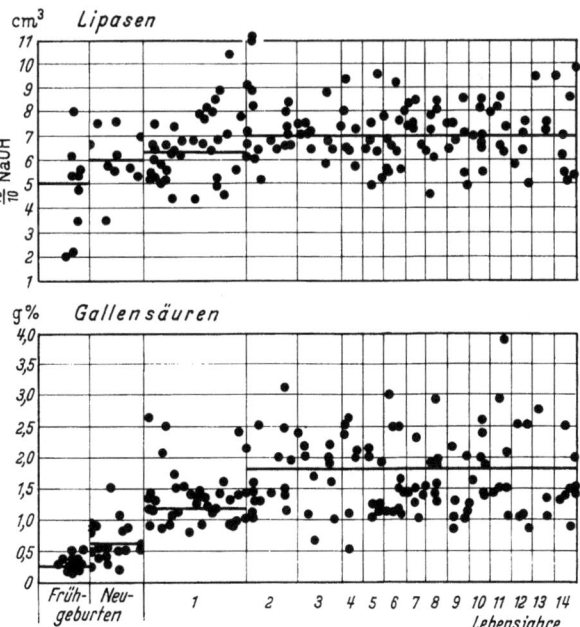

Abb. 2. Gallensäuren- und Lipasengehalt im Duodenalsaft. Nach W. DROESE

der 6. Lebenswoche den Werten der Säuglinge. Zwischen künstlich und natürlich ernährten Frühgeborenen lassen sich keinerlei Unterschiede in der Höhe des Gallensäuren- und Lipasengehaltes nachweisen.

Beim Brustkind besteht die *Kohlenhydratverdauung* in der Spaltung des Milchzuckers durch die im Darm gebildete β-Galaktosidase, *Lactase* genannt. Der bei Früh- und Neugeborenen zunächst sehr geringe Lactasegehalt steigt nicht mit dem Alter, sondern mit der Größe des Milchzuckerangebotes an. Wir sprechen mit Freudenberg von einer „adaptiven Lactasebildung" (40). Von dem in den Dünndarmschleimhautzellen gebildeten Enzym wird wahrscheinlich nur ein kleiner Teil an die Schleimhautoberfläche abgegeben (36, 40). Ein großer Teil der Lactose wird vermutlich erst beim Durchtritt durch die Schleimhautzellen gespalten (vgl. S. 246). Die Spaltungstätigkeit der Lactase verteilt sich gleichmäßig auf Jejunum und Ileum und zu einem kleinen Teil auch auf das Colon. Beim jungen Säugling erfolgt die Spaltung der Lactose rascher und vollständiger in der arteigenen als in der artfremden Molke. Diese Hemmung der Lactasetätigkeit in artfremder Nahrung, durch Molkensalze und Molkenalbumin bedingt, kann durch Verdünnung der Kuhmilch verringert werden. Die Unterschiede verwischen sich beim älteren Säugling.

Außer der Lactase sind bei der Geburt in der Dünndarmschleimhaut noch eine α-Glucosidase, die *Maltase*, und meist auch schon ein stärkespaltendes Ferment in den Speicheldrüsen und im Pankreas vorhanden (62). Sowohl für die Amylase der Speicheldrüsen (28, 51) als auch für die Amylase des Pankreas (37, 74, 111) ist eine funktionelle Entwicklung mit dem Alter nachgewiesen. Die Aktivität der *Pankreasamylase* ist in den ersten Lebensmonaten gering. Bis zum Ende des 1. Lebensjahres steigt sie dann langsam an (53, 74). Diese Entwicklung zeigt sich deutlich aus den Jodreaktionen im Stuhl gesunder Säuglinge (Tab. 3) (114). Im 2. Lebensjahr erfolgt dann ein sprunghafter Anstieg der Amylaseaktivität, der sich langsamer bis zum Maximum im 9. Lebensjahr fortsetzt (74). Die in der Darmschleimhaut gebildete Maltase spaltet nicht nur Maltose, sondern auch die Saccharose. Eine Saccharase kommt, entgegen früheren Annahmen, im menschlichen Darm nicht vor (40). Im Gegensatz zur Lactase wirkt die Maltase vorwiegend im Jejunum und nur wenig im Ileum.

Tabelle 3. Nach H. Simchen

Alter in Monaten:	1. bis 2.	3. bis 4.	5. bis 6.	7. bis 8.	9. bis 12.
% positiver Jodreaktionen im Stuhl	70	45	35	15	0

Bei der Besprechung der *Sekretion im Magen und Darm* muß auch die Frage erörtert werden, ob der Dünndarm über die Bildung von Verdauungssäften und Fermenten hinaus aktiv Stickstoff, Fette und Mineralien aus dem Stoffwechsel in das Darmlumen zu sezernieren vermag. Eine echte Sekretion z. B. von Fetten, Fettsäuren, Calcium und Phosphor aus dem Stoffwechsel in den Darm wurde bis vor wenigen Jahren allgemein (21, 73, 78, 101) als erwiesen angesehen. Erst in neuester Zeit wurde diese Vorstellung auf Grund kurzfristiger Isotopen- und Bilanzuntersuchungen für Fette und Fettsäuren (5, 9, 10, 55) wieder in Zweifel gezogen. Nach diesen Untersuchungen sind die mit dem Stuhl ausgeschiedenen Stoffe lediglich der Resorption entgangen bzw. als Reste der Verdauungssekrete, von abgeschilferten Epithelzellen und Bakterienleibern aufzufassen. Besonders Änderungen des Bakteriengehaltes können die Zusammensetzung des Stuhles weitgehend bestimmen (55, 88) (vgl. S. 290 ff.). Die Stuhlzusammensetzung wäre damit unabhängig von den Veränderungen im Stoffwechsel.

Diese Frage erscheint uns noch keineswegs endgültig geklärt. Ein Beispiel möge das zeigen: Auf eine Änderung des p_H in der Nahrung entwickelt sich am 52. Versuchstag bei dem $2^1/_2$ Monate alten gesunden Säugling eine Stoffwechselacidose. Das Befinden des Kindes ist nicht wesentlich verändert. Unmittelbar nach der pH-Änderung der Nahrung steigt die Ausscheidung der Gesamtfettsäuren im Stuhl um das Doppelte, 3 Tage später sogar auf das 5—6fache der Vorperiode. Auf eine vermehrte Ausscheidung von Bakterienfett kann dieser Anstieg höherer Fettsäuren im Stuhl kaum zurückgeführt werden, da die Stickstoff-, Natrium-, Kalium- und Calciumausscheidung im Stuhl unverändert bleiben. Dagegen sinkt die Ausscheidung von Phosphor im Stuhl. Offenbar benötigt der Stoffwechsel Phosphat als Puffersubstanz, denn im Harn steigt die Phosphorausscheidung sprunghaft an, während die Phosphorrentention absinkt (vgl. S. 215f. und S. 414ff.). Nach diesem Versuch zu urteilen, der durch ähnliche ergänzt werden könnte, bestehen anscheinend recht innige Wechselbeziehungen zwischen dem Darm und dem Stoffwechsel. Wir möchten deshalb meinen, daß der Darminhalt und damit die Stuhlzusammensetzung nicht nur durch die Resorption, sondern auch durch aktive Sekretion aus dem Stoffwechsel beeinflußt wird.

Die tatsächliche oder die „wahre" Resorption eines Nahrungsstoffes kann deshalb eigentlich nur beurteilt werden, wenn man weiß, wieviel von diesem Stoff aus dem Stoffwechsel und wieviel mit Verdauungssekreten, abgeschilferten Epithelzellen und Bakterien im Stuhl ausgeschieden werden. Beide Größen lassen sich auf verschiedenen Wegen bestimmen (30, 84, 91). Bei Bilanzuntersuchungen begnügt man sich meist mit der Feststellung der Differenz zwischen Einnahme und Ausscheidung im Stuhl, der sog. „scheinbaren" Resorption. Diese Größe in Prozent zur Aufnahme, als Ausnutzungskoeffizient bezeichnet, gilt als Maß für die Resorption. Diese Vereinfachung bei der Bestimmung der Resorption setzt voraus, daß die Nahrung während des Versuches nicht allzustark verändert wird und der Versuch genügend lange dauert. Nach unseren Erfahrungen, die von anderer Seite bestätigt werden (75), schwanken die Bilanzwerte in den ersten 10 Versuchstagen nach jeder Nahrungsänderung so stark, daß sie für die Beurteilung ausfallen.

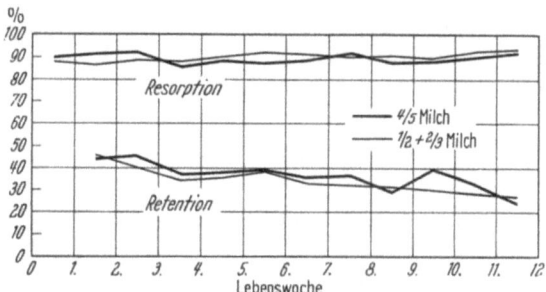

Abb. 3. Stickstoffresorption und Retention bei künstlich ernährten Säuglingen in Prozent. Nach W. Droese u. H. Stolley

In Abb. 3. ist in der oberen Hälfte die durchschnittliche *Stickstoffresorption* von gesunden mit $^1/_2$- und $^2/_3$-Milch bzw. $^4/_5$-Milch ernährten Säuglingen von der 1.—12. Lebenswoche eingezeichnet. Die $^1/_2$- und $^2/_3$-Milch ernährten Säuglinge bekamen 3,0 g, später 3,5 g Eiweiß pro kg und Tag, die $^4/_5$-Milch ernährten Säuglinge 4,0 bzw. 4,5 g Eiweiß pro kg und Tag. In beiden Gruppen werden von der 1. Lebenswoche an 85—90% des aufgenommenen Stickstoffs resorbiert. Auch Säuglinge, die bei ad libitum-Ernährung mit Muttermilch im ersten Lebensvierteljahr 2,4 g Eiweiß pro kg und Tag erhalten, resorbieren 85—90% des aufgenommenen Stickstoffs, gleichgültig, ob die Muttermilch roh oder abgekocht gefüttert wird (39). Der Ausnutzungskoeffizient von 85—90% bleibt unabhängig von der aufgenommenen Eiweißmenge über die ganze Kindheit bis zum Erwachsenenalter unverändert bestehen (86, 126). Eine schlechtere Ausnutzung als 85% wurde von einigen Autoren (81, 122) lediglich in den allerersten Lebenstagen gefunden. Diese schlechte Stickstoffausnutzung in den ersten Lebenstagen dürfte nicht auf eine mangelhafte Sekretion und Resorption im Magen und Darm, sondern auf eine ungenügende Nahrungsaufnahme bzw. einen ungenügenden Stickstoffgehalt der Nahrung zu beziehen sein. Bei Ernährung mit Colostrum (7) wurde jedenfalls bereits am 3. Lebenstage eine Ausnutzung von 90% gefunden. Selbst junge Frühgeborene resorbieren 85—90% des aufgenommenen Stickstoffs, gleichgültig, ob sie mit Frauen-

milch oder mit Kuhmilchmischungen gefüttert werden (*4, 38, 43—46, 56, 82*).
Bei etwas älteren Frühgeborenen blieb die gute Ausnutzung auch nach Steigerung
des Eiweißgehaltes bis auf 9 g/kg/Tag erhalten (*4, 43—46, 82*).

Betrachten wir jetzt in der unteren Hälfte der Abb. 3 die Stickstoffretention,
so besteht keinerlei Unterschied zwischen den $^1/_2$- und $^2/_3$- bzw. $^4/_5$Milch ernährten
Säuglingen. Von rund 50% in der 1. Lebenswoche sinkt die prozentuale Stickstoffretention auf etwa 20% bis zum Ende des 1. Lebensvierteljahres. Ähnlich verhält
sich die Stickstoffretention bei Muttermilchernährung (*24, 39, 105—108*). Auch
bei Muttermilchernährung werden in der 1. Lebenswoche 50% des aufgenommenen
Stickstoffs retiniert. In den folgenden Wochen liegt die prozentuale Stickstoffretention dann aber konstant
bis 10% höher als bei den
künstlich ernährten Säuglingen. Das gilt auch für Ernährung mit abgekochter Frauenmilch (*1, 4, 39, 43—46, 82,
119*). Dieser geringfügige Unterschied in der prozentualen
Stickstoffretention zwischen
natürlich und künstlich ernährten Säuglingen ist statistisch nicht reell. Signifikant
wird dieser Unterschied aber,
wenn man die Stickstoffretention bei Brust- und Flaschenkindern nicht auf den Gesamt-

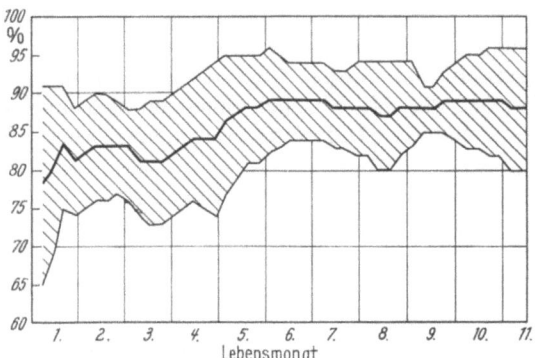

Abb. 4. Fettausnutzung gesunder Säuglinge bei künstlicher
Ernährung in Prozent. Nach W. Droese u. H. Stolley

stickstoff der Milch, sondern auf den auf Milcheiweiß entfallenden Stickstoff bezieht
(*1*). Zwischen Säuglingen und Frühgeborenen bestehen in der Stickstoffretention
keine wesentlichen Unterschiede (*4, 43—46, 48, 56, 67, 81, 82, 109, 115, 123*). Die
prozentuale Stickstoffretention ist bei Frühgeborenen wie bei Säuglingen weitgehend unabhängig von der aufgenommenen Eiweißmenge, gleichgültig ob Frauenmilch oder Kuhmilchmischungen gefüttert werden. Absolut ist die Stickstoffretention deshalb um so größer, je mehr Eiweiß mit der Nahrung aufgenommen
wird. Diese zuerst von Rominger und Meyer (*105—108*) getroffene Feststellung
gilt, solange das Wachstum noch nicht beendet ist. Trotz einer absolut größeren
Stickstoffaufnahme und -retention ist aber bei künstlich ernährten Säuglingen
weder die Längen- noch die Massenzunahme besser als bei natürlich ernährten
(*39, 100, 121*). Auch bei künstlicher Ernährung gelingt es durch Steigerung des
Eiweißangebotes erst nach dem 3. Lebensmonat in begrenztem Umfang, die Wachs-
tumsrate zu steigern (*25, 32, 71*). Hieraus folgt, daß der wachsende Organismus
bei überreichlichem Eiweißangebot, wie vermutet (*105—108*), Stickstoff oder
Eiweiß zu speichern vermag. Eine Speicherung von Eiweiß ist heute erwiesen (*79*).
Nach dem 1. Lebensjahr sinkt die prozentuale Stickstoffretention entsprechend
dem geringeren Wachstum auf 6% ab (*86*). Mit Beginn der Menarche sinkt bei
Mädchen parallel mit dem Grundumsatz auch die Stickstoffretention (*68*). Ist das
Wachstum beendet, so besteht ein Gleichgewicht zwischen Stickstoffaufnahme
und Stickstoffausscheidung.

In Abb. 4 ist die durchschnittliche *Fettausnutzung* mit ihren Abweichungen
von gesunden künstlich ernährten Säuglingen von der 1. Lebenswoche bis zum
10. Lebensmonat dargestellt. Die Mittelwertskurve umfaßt 1000 Stuhlbestim-
mungen von Gesamtfettsäuren und Gesamtfett (sog. ätherlöslicher Anteil). Die
durchschnittliche tägliche Fettaufnahme der Säuglinge liegt zwischen 2—5 g/kg

und Tag. In der 1. Lebenswoche werden rund 80% des aufgenommenen Butter-
fettes ausgenutzt. In den folgenden Wochen bleibt die Fettausnutzung etwa auf
dieser Höhe. Erst mit Beginn des 3. Lebensmonats bessert sie sich stetig und
beträgt im 5. Monat rund 90%. Bis zum 10. Lebensmonat tritt dann keine weitere
Besserung auf. Eine ähnliche Entwicklung der Fettausnutzung bei künstlich
ernährten Säuglingen fanden auch WEIJERS und VAN DE KAMER (*131, 132*). Bei
brust- und frauenmilchernährten Säuglingen beträgt die Fettausnutzung meist
schon am Ende der 3. Lebenswoche 90% (*24, 50, 57—60, 116, 117, 125*). Nach der
3.—4. Lebenswoche liegt sie dann konstant um 95% und darüber (*24, 50, 57—60,
83, 116, 117, 125, 131, 132*). Bei überreichlichem Fettangebot ist bei Frauenmilch
wie bei künstlicher Ernährung die Fett-
ausnutzung schlechter. Die Menge, bis zu
der Fett normal ausgenutzt wird, ist individuell ganz verschieden. Die Streuungsbreite in Abb. 4 zeigt, wie groß bei
künstlich ernährten Säuglingen schon
bei mittleren Fettmengen die individu-
ellen Unterschiede in der Fettausnutzung
sind. Parallel der besseren Ausnutzung
nimmt dann auch die Streuung ab. Mit
dem 1. Lebensjahr ist die funktionelle
Entwicklung der Fettausnutzung praktisch beendet. Bei Gemischtkost werden
nach dem 1. Lebensjahr 96—98% des
aufgenommenen Fettes ausgenutzt (*86,
131*).

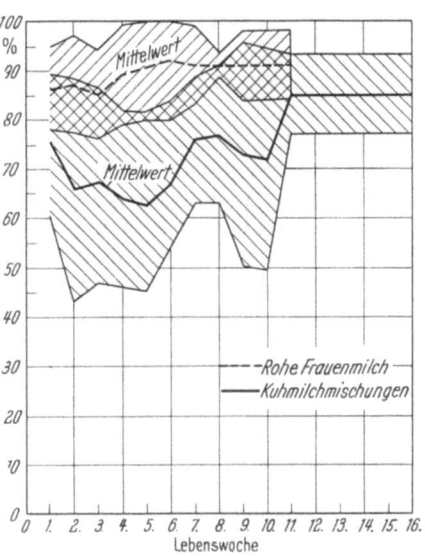

Betrachten wir die Fettausnutzung
der Frühgeborenen und vergleichen sie
mit der von Säuglingen, so kommt die
größere Unreife der Frühgeborenen mehr
in der schlechteren Fettausnutzung als in
einer längeren Dauer der funktionellen
Entwicklung zum Ausdruck. Abb. 5, in der
unsere Analysen mit den Angaben anderer

Abb. 5. Fettausnutzung natürlich und künstlich
ernährter Frühgeborener in Prozent.
Nach W. DROESE u. H. STOLLEY

Autoren (*4, 31, 43—46, 50, 58, 82, 96, 118*) zusammengefaßt wurden, möge das zeigen.
Bei Ernährung der Frühgeborenen mit entrahmten, halbentrahmten und den
gewöhnlichen Kuhmilchmischungen beträgt die Fettausnutzung in der 1. Lebenswoche im Durchschnitt 75%. In den folgenden Wochen verschlechtert sich die
Fettausnutzung bis auf 60% in der 5. Lebenswoche. Erst dann tritt eine langsame
Besserung ein, bis in der 11. Lebenswoche eine Fettausnutzung von 85% erreicht wird, wie wir sie auch bei gleichaltrigen Säuglingen finden. Bei 85%
bleibt die Fettausnutzung, ähnlich wie bei den Säuglingen, bis zum 4. Lebensmonat. Eine wesentlich bessere Fettausnutzung bei künstlich ernährten Frühgeborenen jenseits der 2. Lebenswoche wird bei Ernährung mit Buttermehlvoll-
milch nach MORO angegeben (*97*). Für diese Unterschiede in der Fettausnutzung
fehlt eine begründete Erklärung.

Unvergleichlich besser als bei künstlicher Ernährung ist die Fettausnutzung
der Frühgeborenen bei Ernährung mit Frauenmilch (Abb. 5). Von 86% in der
1. Lebenswoche steigt die Fettausnutzung auf 90% in der 4. Woche und liegt in
den folgenden Wochen über 90%. Die mit Frauenmilch ernährten Frühgeborenen
nehmen also nicht nur mehr Fett auf, sondern nutzen es auch besser aus als die
künstlich ernährten. Die Breite der Streuung in der Fettausnutzung von künstlich

und natürlich ernährten Frühgeborenen zeigt darüber hinaus, wieviel größer die individuelle Empfindlichkeit gegenüber Butter- als gegenüber Frauenmilchfett ist.

An Frühgeborenen ist wiederholt (11, 20, 64, 118) untersucht worden, ob durch Erhitzen der Frauenmilch die Fettausnutzung verschlechtert wird. Die in der Literatur angeführten Unterschiede in der Bilanz bei alternierender Ernährung mit roher und gekochter Frauenmilch erweisen sich bei statistischer Berechnung als nicht reell. Die Fettausnutzung wird durch Kochen der Frauenmilch also nicht beeinflußt. Dazu ist einschränkend allerdings zu sagen, daß manche der verfütterten Frauenmilchproben nur sehr kurz und nicht sehr hoch erhitzt wurden, die Widerstandsfähigkeit der Frauenmilchlipase gegen Erhitzen in verschiedenen Milchen aber durchaus unterschiedlich ist (42). Eine bemerkenswert schlechte Fettausnutzung bei Ernährung mit gekochter Frauenmilch, selbst bei älteren Frühgeborenen, wird von dem Arbeitskreis um Gordon u. Levine berichtet (4, 43—46, 82). Leider fehlen bei diesen Autoren vergleichende Untersuchungen mit roher Frauenmilch.

Über die *Kohlenhydratresorption* ist wenig bekannt, weil systematische und vor allem längerdauernde Kohlenhydratbilanzuntersuchungen an Säuglingen und Kindern erst in jüngster Zeit begonnen worden sind (3) (vgl. S. 145). Für die Lactose besteht, soweit man es aus den vorliegenden Untersuchungen überhaupt beurteilen kann, eine „adaptive" Entwicklung der Resorption. Bei natürlicher wie bei künstlicher Ernährung beträgt schon beim Neugeborenen der Milchzuckergehalt kaum mehr als 0,5% des Trockenstuhles (8, 35), wobei offen bleibt, wie groß die im Dickdarm vergorene Lactosemenge ist. Von den übrigen in der menschlichen Ernährung üblichen Zuckern und höheren Kohlenhydraten werden von jungen Säuglingen selten mehr als 3% im Stuhl ausgeschieden (3). Nach Bilanzuntersuchungen ist für die Resorption der Mono- und Disaccharide eine „werdende Funktion" unwahrscheinlich; es wurden jedenfalls bei jungen und älteren Säuglingen bei allen verabfolgten Nahrungen lösliche Kohlenhydrate in der gleichen Größenordnung im Stuhl gefunden (3). Lediglich für die höheren Kohlenhydrate ist eine Entwicklung in der Resorption während der ersten 6 Lebensmonate anzunehmen (3, 114).

Die Entwicklung der *Resorption und Retention der Mineralien* soll an Hand von Calcium (vgl. S. 227) und Phosphor und von Kalium und Natrium verfolgt werden. Wir beschränken uns auf die Besprechung dieser Mineralien, weil sie sich in der Resorption und Retention besonders voneinander unterscheiden. Calcium und Phosphor werden verhältnismäßig schlecht resorbiert. Außerdem sind die Schwankungen in der Resorption, wie Isotopenuntersuchungen zeigen, von einem zum anderen Tage sehr groß (14, 79). Schließlich werden Calcium und Phosphor in wechselnden Mengen in den Darm sezerniert, ohne daß die Gesetzmäßigkeiten dieser Sekretion bekannt wären. Ein Anhalt über die Resorption ist deshalb überhaupt nur an Hand langfristiger Beobachtungen an einer größeren Anzahl gesunder, gleichmäßig ernährter Versuchspersonen möglich. Solche Untersuchungen liegen aber im Säuglings- und Kindesalter sowohl für das Calcium als auch für den Phosphor nur in geringer Zahl vor. Kalium und Natrium werden demgegenüber nahezu vollständig resorbiert und nur in geringen Mengen mit dem Stuhl ausgeschieden. Für das Calcium ist der Darm das eigentliche Ausscheidungsorgan, während Kalium und Natrium in der Hauptsache durch die Nieren und durch die Haut ausgeschieden werden. Der Phosphor nimmt in der Ausscheidung eine Mittelstellung ein.

Die prozentuale *Calciumausnutzung* künstlich ernährter Säuglinge liegt während des 1. Lebensjahres im Durchschnitt zwischen 20—50% mit Schwankungen von 10—70% (12, 24, 26, 32, 65, 71, 105—108). Dieser Ausnutzungskoeffizient bleibt unverändert, gleichgültig, ob die Säuglinge bei $^4/_5$-Milchernährung 0,4—1,0 g oder bei $^1/_2$- und $^2/_3$-Milchernährung 0,3—0,8 g Calcium pro Tag erhalten. Im gleichen Zeitabschnitt erhält das Brustkind durchschnittlich nur 0,2 g Calcium am Tag und nutzt hiervon, ebenso wie der künstlich ernährte Säugling, 20—50% aus (*11, 12, 20, 24, 105—108*). Die Tatsache, daß die Ausnutzungskoeffizienten für Calcium bei künstlicher und natürlicher Ernährung gleich groß sind, darf allerdings nicht darüber hinwegtäuschen, daß, ähnlich wie beim Eiweiß, der größeren Calciumaufnahme mit der Nahrung auch eine größere Calciumausscheidung mit dem Stuhl entspricht. Früh- und Neugeborene haben denselben Ausnutzungskoeffizienten wie reife Säuglinge (*4, 24, 43—46, 54, 82, 96, 99*). Auf 20—50% bleibt die Calciumausnutzung bis zum Erwachsenenalter (*14, 86, 112*).

Das Problem der Calciumretention wird am besten verständlich, wenn wir es an Hand von Untersuchungen (*119*) über die Calciumanlagerung im Körper vom Feten, Frühgeborenen, künstlich und natürlich ernährten Säuglingen besprechen (Abb. 6). Die Ordinate gibt den Calciumgehalt im Körper pro Gewichtseinheit an. Auf der Abszisse sind die Wochen vor und nach der Geburt eingezeichnet. Der Zeitpunkt der normalen Geburt ist durch eine senkrechte Linie dar-

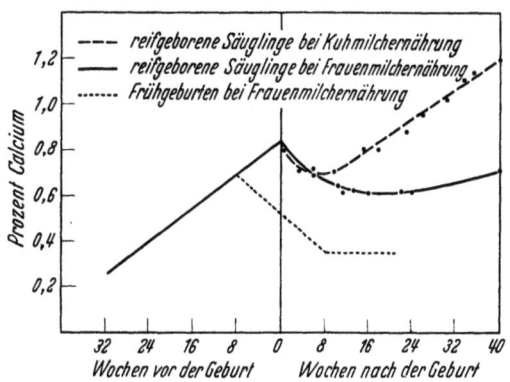

Abb. 6 Calciumanlagerung im Körper von Feten. Frühgeborenen, künstlich und natürlich ernährten Säuglingen. Nach
G. STEARNS

gestellt. Beim Feten kommt es in den letzten Schwangerschaftsmonaten zu einer starken Calciumanlagerung. Nach der Geburt wird die Calciumanlagerung zunächst nicht weiter fortgesetzt. Im Gegenteil, der Körper wird sogar etwas calciumärmer. Diese Abnahme des Calciumgehaltes im Körper kommt in den Calciumbilanzen allerdings nicht zum Ausdruck. Sowohl bei künstlicher wie bei natürlicher Ernährung werden schon kurz nach der Geburt bis zum Ende des 1. Lebensjahres 15—45% des aufgenommenen Calcium retiniert (*4, 7, 11, 12, 20, 24, 26, 32, 43—46, 65, 81, 82, 105—108, 119, 121*). Da die Ausnutzungskoeffizienten für Calcium bei künstlicher und natürlicher Ernährung gleich groß sind, wird bei Kuhmilchernährung im Körper mehr Calcium angelagert als bei Frauenmilchernährung. Diese Feststellung, die in der Abbildung eindrucksvoll dargestellt ist, wurde zuerst von ROMINGER (*105—108*) gemacht. Die Calciumanlagerung kann sowohl durch Erhöhung des Calciumangebotes als auch durch Vitamin D noch weiter verstärkt werden (*121*). Nach dem 1. Lebensjahr ist die Calciumretention mit 15—30% nur wenig geringer als im Säuglingsalter (*13, 70, 86, 112, 120*). Eine Abnahme in der Calciumretention findet sich nur bei Mädchen mit Beginn der Menarche (*68*).

Betrachten wir in Abb. 6 die Calciumanlagerung des Frühgeborenen, so hat ein Frühgeborenes nach 7 Schwangerschaftsmonaten zum Zeitpunkt der Geburt rund 10% weniger Calcium in seinem Körper eingelagert als ein Reifgeborenes. Wird das Frühgeborene ausschließlich mit Frauenmilch aufgezogen, so steigt die Calciumanlagerung nicht wie beim Feten weiter an, sondern es kommt zu einer Abnahme im Calciumgehalt der Gewebe. Diese Abnahme im Calciumgehalt bei frauenmilchernährten Frühgeborenen darf weder auf eine mangelhafte Resorptionsfähigkeit noch auf ein Unvermögen des Stoffwechsels, Calcium zu retinieren, zurückgeführt werden. Erhöht man nämlich in der Muttermilch den Calciumgehalt oder geht auf calciumreichere Kuhmilchmischungen über, so findet man nicht nur dieselbe prozentuale Ausnutzung, sondern auch dieselbe Anlagerung von Calcium wie bei Reifgeborenen (*4, 43—46, 54, 82, 99*). Längere Frühgeborenenaufzucht mit Frauenmilch ohne Vitamin D oder Kuhmilchzulagen birgt also die Gefahr einer ungenügenden Calciumanlagerung in sich.

Der *Ausnutzungkoeffizient von Phosphor* liegt mit durchschnittlich 70% (*11, 12, 20, 26, 32, 65*) höher als beim Calcium. Eine funktionelle Entwicklung findet sich nicht. Die prozentuale Phosphorretention liegt mit durchschnittlich 40% etwa in gleicher Höhe wie beim Calcium. Nach dem 1. Lebensjahr werden durchschnittlich nur 8—20% des Nahrungsphosphors retiniert (*86*).

Kalium und Natrium werden im 1. Lebensjahr zu 90% ausgenutzt (*26, 32, 86, 105—108*). Eine funktionelle Entwicklung besteht bei beiden nicht. Die Retention beträgt im 1. Lebensjahr für das Kalium 10—30%, für das Natrium 20—50%. Nach dem 1. Lebensjahr sinkt die Retention für Kalium auf 4—10%, für Natrium auf 7—17%.

Aus den in der Literatur vorliegenden Untersuchungen ist nicht mit Sicherheit zu entscheiden, ob die prozentuale Ausnutzung und Retention der Mineralien bei Frauenmilchernährung besser als bei Kuhmilchernährung ist. Wenn ein Unterschied besteht, dürfte er, ähnlich wie beim Eiweiß, kaum größer als 10% sein. Von der Kuhmilch werden deshalb tatsächlich mehr Mineralien retiniert als von der Frauenmilch. Diese Gesetzmäßigkeit findet sich auch, wenn man verschieden konzentrierte Kuhmilchmischungen miteinander vergleicht. Die Früh- und Neugeborenen verhalten sich dabei nicht anders als die reifen Säuglinge. Das Mineralangebot ist also im 1. Lebensjahr, innerhalb eines verhältnismäßig weiten Bereiches, der beherrschende Faktor für die Retention. Die Erhöhung der Mineralretention durch Vitamin D oder die Verschlechterung der Resorption durch antagonistisch wirkende Mineralien spielt demgegenüber eine geringe Rolle. Eine größere Mineral- und Eiweißretention ist aber bis zum Abschluß des 1. Lebensvierteljahres nicht und später nur in begrenztem Umfang mit einer Steigerung des Längen- und Massenwachstums verbunden. Die Anlagerung der vermehrt retinierten Mineralien kann deshalb, wie Rominger und Meyer (*105—108*) und später Shohl u. Mitarb. (*113*) aus ihren Untersuchungen geschlossen haben, nur „trocken", d. h. ohne gleichzeitige Mitanlagerung von Wasser, erfolgen. Wir bezeichnen diesen Vorgang mit Rominger als „Supermineralisation". Die Bedeutung der Supermineralisation und der erhöhten Eiweißretention bei Ernährung mit Kuhmilchmischungen ist auch heute nicht geklärt. Nach dem 1. Lebensjahr wird die Mineralretention nicht mehr mit der Gesetzmäßigkeit wie im Säuglingsalter von dem Mineralangebot in der Nahrung bestimmt. Ein erhöhtes Mineralangebot führt jetzt nur noch vorübergehend zu einer erhöhten Retention (*76, 86*). Entscheidend für die Retention ist jetzt das Wachstum.

Überblicken wir die Sekretion und die Resorption im Magen und Darm von der Geburt bis zum Erwachsenenalter, so ist für die Verdauungssäfte und für alle Fermente eine funktionelle Entwicklung mit dem Alter nachzuweisen. Die Zeitspanne ist für die einzelnen Verdauungssäfte und Fermente verschieden lang. Klinisch bedeutungsvoll ist die funktionelle Entwicklung der Sekretion und der Resorption eigentlich nur in der Säuglingszeit, wenn künstlich ernährt wird. Das beruht darauf, daß Kuhmilchmischungen infolge ihrer qualitativen und quantitativen Unterschiede größere Anforderungen an die Sekretion und Resorption als Frauenmilch stellen, d. h. im Rahmen der funktionellen Entwicklung die Adaptation (s. S. 1 f.) deutlich wird. Vergleicht man die Ausnutzungskoeffizienten von künstlich und natürlich ernährten Säuglingen, so findet die „werdende Funktion" der Sekretion eigentlich nur in der Ausnutzung des Kuhmilchfettes ihre Parallele. Dem größeren Eiweiß-, Kohlenhydrat- und Mineralgehalt der künstlichen Ernährung vermag sich der Säugling und selbst das junge Frühgeborene durch erhöhte Bildung von Verdauungssäften und Fermenten ohne weiteres anzupassen. Diese Adaptation führt aber bei jungen Säuglingen und namentlich bei Frühgeborenen bis an die Grenze der Leistungsfähigkeit. Berechnet man nämlich aus dem Pankreasgewicht und der Enzymaktivität z.B. für das Eiweiß die sog. Proteolysezahl und setzt diese mit der für die Aufzucht notwendigen Eiweißmenge in Beziehung, so zeigt sich, daß mit „zunehmender Unreife die Leistungsmöglichkeit erheblich stärker als der Nahrungsbedarf sinkt" (47). Dem entspricht auch die klinische Erfahrung, daß die Leistungsfähigkeit der Verdauungsfunktion durch die Ernährung um so leichter überschritten wird, je jünger die Kinder sind. Auf der anderen Seite kann die Sicherheit der künstlichen Ernährung aber weder durch zusätzliche Gaben von Fermenten noch von Verdauungssäften erhöht werden. Die Ausnutzung von Kuhmilchfett kann weder durch Lipasen (50, 98, 102, 104) noch durch Gallensäuren (31, 32, 34, 50) oder Emulgatoren (30, 32, 50, 58—60, 67, 116, 117, 125) verbessert werden. Das zeigt schon, daß die Sonderstellung der künstlichen Ernährung nicht nur auf der Belastung der Verdauungsfunktionen allein beruhen kann. Die Ernährung mit den eiweißreichen und mineralreichen Kuhmilchmischungen wirkt sich über die Verdauungsdrüsen hinaus auch auf den Stoffwechsel aus, und zwar vorwiegend auf den Wasser- und den Säuren-Basenhaushalt. Die größere Belastung von Verdauungsdrüsen und Stoffwechsel erklärt auch, warum Kuhmilchmischungen nicht mit der gleichen Sicherheit wie Frauenmilch vertragen werden.

Literatur

(1) BARNESS, L. A., D. BAKER, P. GUILBERT, F. E. TORRES and P. GYORGY: J. Pediat. 51, 29 (1957). — (2) BECKMANN, R., u. F. KOCH: Z. Kinderheilk. 78, 430 (1956). — (3) BECKMANN, R.: Habilitationsschrift. Freiburg 1957. — (4) BENJAMIN, H. R., H. H. GORDON and E. MARPLES: Amer. J. Dis. Child. 65, 412 (1943). — (5) BERGSTRÖM, S., and R. BLOMSTRAND: Biochemical problems of lipids. London: Butterworths Scientific. Publ. 1956, S. 323. — (6) BERRIDGE, N. J.: The enzymes, chemistry and mechanism of action: J. B. SUMMER and K. MYRBÄCK, Vol. I, Part 2, New York: Acad. Press. Inc. Publ. 1951. — (7) BIRK, W.: Untersuchungen über den Stoffwechsel des neugeborenen Kindes. Leipzig: Johann Ambrosius Barth 1912. — (8) BLAUBERG: Zitiert nach R. BECKMANN (3). — (9) BLOMSTRAND, R., u. B. LINDQUIST: Helv. paediat. Acta 10, Fasc. 6, 627 (1955). — (10) BLOMSTRAND, R., B. LINDQUIST u. K. PAABO: Helv. paediat. Acta 10, 640 (1955). — (11) BLUME-WESTERBERG, G.: Arch. Kinderheilk. 124, 76 (1941). — (12) BOLDT, F., C. BRAHM u. G. ANDRESEN: Arch. Kinderheilk. 87, 277 (1929). — (13) BREITER, H., R. MILLS, I. DWIGHT, B. MCKEY, W. ARMSTRONG and J. OUTHOUSE: J. Nutr. 21, 351 (1941). — (14) BRONNER, F., u. R. S. HARRIS: Ann. N. Y. Acad. Sci. 64, 314 (1956). — (15) BUCHS, S., u. E. FREUDENBERG: Ergebn. inn. Med. Kinderheilk. N. F. 2, 544 (1951). — (16) BUCHS, S.: Über das Kathepsin des Magensaftes, Diss. Med. Basel 1940. — (17) BUCHS, S.: Die Biologie des Magenkathepsins, Basel, New York: S. Karger 1947. — (18) BUDDE, O.: Z. Kinderheilk. 47, 486 (1929).
(19) CARLSTRÖM, G. u. R. ZETTERSTRÖM: Acta paediat. (Uppsala) 43, Suppl. 100, 123 (1954). — (20) CATEL, W.: Mschr. Kinderheilk. 35, 97 (1927). — CATEL, W., u. M. WALLTUCH: Mschr. Kinderheilk. 40, 354 (1928). — CATEL, W.: Mschr. Kinderheilk. 81, 334 (1939/40); Dtsch. Z. Verdau.-Kr. 1, 129 (1938); Jb. Kinderheilk. 126, 38 u. 132 (1930). — CATEL, W., u. G. PALLASKE: Jb. Kinderheilk. 131, 313 (1931). — CATEL, W.: Jb. Kinderheilk. 134, 228 (1932); Arch. Kinderheilk. 124, 205 (1941); Dtsch. med. Wschr. 1933II, 1689 u. 1935; 1933I, 985. — (21) COOK, R. P.: Biochem. Society Symposia No. 9 "Lipid Metabolism". Cambridge: At the University Press 1952. — (22) CREHOLDER, A. J. M., C. ENGEL u. C. J. OTTEN: Enzymologia (Den Haag) 15, 103 (1951). — (23) CUTTER, R. S.: J. Pediat. 12, 1 (1938). — (24) CZERNY, A., u. A. KELLER: Des Kindes Ernährung, Ernährungsstörungen und Ernährungstherapie. Band I und II, 2. Aufl. Leipzig: F. Deuticke 1925—1928.
(25) DANIELS, A. L., M. K. HUTTON, G. STEARNS and L. M. HEJINAN: Amer. J. Dis. Child. 37, 1177 (1929). — (26) DARROW, D. C., R. E. COOKE u. W. E. SEGAL: Pediatrics 14, 602

(1954). — (27) Davidson, H.: Z. Kinderheilk. **9,** 470 (1913); Arch. Kinderheilk. **69,** 142 u. 239 (1921). — (28) Davidson, H., u. A. Hymanson: Z. Kinderheilk. **35,** 10 (1923). — (29) Demuth, F.: Ergebn. inn. Med. Kinderheilk. **29,** 90 (1926).—(30) Deuel, H. J. jr.: The lipids, their chemistry and biochemistry, Vol. II Biochemistry. S. 195. New York: Interscience Publ., Inc. 1955. — (31) Droese, W.: Ann. paediat. (Basel) **178,** 121—149 u. 238—263 (1952); Mschr. Kinderheilk. **100,** 233 (1952). — (32) Droese, W., u. Helga Stolley: Bisher unveröffentlicht. — (33) Dudin, H.: Inaug.-Diss. Leningrad 1904.

(34) Eisleb, H., H.-W. Ocklitz u. E. F. Schmidt: Arch. Kinderheilk. **143,** 213 (1952). — (35) Escherich, Th.: Zit. nach R. Beckmann (3). — (36) Euler, B. v.: Chemie der Enzyme 2. Teil. München: J. F. Bergmann 1926.

(37) Farber, S., H. Shwachman and Ch. L. Maddock: J. clin. Invest. **22,** 827 (1943). — (38) Feinstein, M. S., Cl. A. Smith: Pediatrics **7,** 19 (1951). — (39) Fomon, S. J., and Ch. D. May: Pediatrics **22,** 101 (1958). — (40) Freudenberg, E.: Physiologie u. Pathologie der Verdauung im Säuglingsalter. Berlin: J. Springer 1929. — (41) Freudenberg, E.: Ann. paediatr. (Basel) **166,** 77 (1946). — (42) Freudenberg: Ann. paediatr. (Basel) Suppl. 54 (1953).

(43) Gordon, H. H., S. Z. Levine, M. A. Wheatley and E. Marples: Amer. J. Dis. Child. **54,** 1030 (1937). — (44) Gordon, H. H., S. Z. Levine, W. C. Deamer and H. McNamara: Amer. J. Dis. Child. **59,** 1185 (1940). — (45) Gordon, H. H., and H. McNamara: Amer. J. Dis. Child. **62,** 328 (1941). — (46) Gordon, H. H., S. Z. Levine and H. McNamara: Amer. J. Dis. Child. **73,** 442 (1947). — (47) Gschwind, R.: Ann. paediat. (Basel) **175,** 169 (1950).

(48) Hamilton, B.: Acta paediat. (Uppsala) **2,** 1 (1922/1923). — (49) Hamilton, B., and M. Moriaty: Amer. J. Dis. Child. **37,** 1169 (1929). — (50) Hauser, F.: Störungen der Fettresorption im frühen Säuglingsalter, Basel, New York: S. Karger 1953. — (51) Hensel, G.: Z. Kinderheilk. **54,** 367 (1933). — (52) Hess, A. F.: Amer. J. Dis. Child. **6,** 264 (1913). — (53) Hess, A. F.: Amer. J. Dis. Child. **4,** 205 (1912); **5,** 268 (1913). — (54) Hoffmann, W. S., A. H. Parmelee and A. Grossmann: Amer. J. Dis. Child. **77,** 49 (1949). — (55) Holasek, A.: Hoppe-Seylers Z. physiol. Chem. **298,** 55 (1954); **298,** 219 (1954); **298,** 224 (1954). — (56) Holländer, F.: Arch. Kinderheilk. **121,** 143 (1940). — (57) Holt, L. E., A. M. Courtney and H. L. Fales: Amer. J. Dis. Child. **17,** 241 (1919); **18,** 107 (1919). — (58) Holt, L. E. jr., H. C. Tidwell, Cl. M. Kirk, D. M. Cross and S. Neale: J. Pediat. **6,** 481 (1935). — (59) Holt, L. E. jr.: Int. Kongreß Kinderheilk. Zürich 1950. — (60) Holt, L. E. jr.: Mod. Probl. Pädiat. **2,** 85 (1957). — (61) Huhtikangas, H.: Acta Soc. med. fenn. duodecim. **24,** 1 (1936).

(62) Ibrahim, I., u. L. Kaumheimer: Z. physiol. Chem. **66,** 37 (1909); **66,** 19 (1910). — (63) Ibrahim, I., u. T. Kopec: Z. Biol. **53,** 201 (1909).

(64) Janet, E., u. Lane-Claypon: Ergebn. inn. Med. Kinderheilk. **10,** 635 (1913). — (65) Jeans, Ph. C., u. G. Stearns: Amer. J. Dis. Child. **46,** 69 (1933). — (66) John, F.: Z. Kinderheilk. **51,** 794 (1931). — (67) Johnson, A. L., R. B. Scott u. L. H. Newman: Amer. J. Dis. Child. **80,** 545 (1950). — (68) Johnston, J. A.: Amer. J. Dis. Child. **59,** 287 (1940).

(69) Keene, M. F. L., u. E. E. Hewer: Lancet **1929 I,** 767. — (70) Kinsman, G., D. Sheldon, E. Jensen, M. Bernds, J. Outhouse u. H. H. Mitchell: J. Nutr. **17,** 429 (1939). — (71) Kirk-Nelson, M. van: Amer. J. Dis. Child. **39,** 701 (1930); **42,** 1090 (1931). — (72) Kitai-gorodskaja, O.: Z. Kinderheilk. **50,** 748 (1931). — (73) Kleiner, J. S.: Human Biochemistry. St. Louis: The C. V. Mosby Comp. 1948. — (74) Klumpp, T. G., u. A. V. Neale: Amer. J. Dis. Child. **40,** 1215 (1930). — (75) Kofranyi, E.: Die Berechnung der biologischen Wertigkeit aus der Bausteinanalyse. Vortrag dtsch. Gesellsch. f. Ernährung. Mainz, April 1958. — Kofranyi, E.: Hoppe-Seylers J. physiol. Chem. **309,** 253 (1957). — (76) Kraut, H., u. H. Wecker: Biochem. Z. **315,** 329 (1943); **318,** 495 (1948). — (77) Krzywanek, F. W., u. B. Flaschenträger: Physiologische Chemie von B. Flaschenträger u. E. Lehnartz, Bd. II/1 a. Berlin-Göttingen-Heidelberg: Springer 1954.

(78) Lang, K.: Der intermediäre Stoffwechsel. Berlin-Göttingen-Heidelberg: Springer 1952. — (79) Lang, K.: Biochemie der Ernährung. Darmstadt: Dr. D. Steinkopff 1957. — (80) Langstein, L. u. M. Soldin: Jb. Kinderheilk. **67,** 9 (1908). — (81) Langstein, L., u. A. Niemann: Jb. Kinderheilk. **71,** 604 (1910). — (82) Levine, S. Z., and H. H. Gordon: Amer. J. Dis. Child. **64,** 274 (1942). — (83) Lindberg, G.: Z. Kinderheilk. **16,** 90 (1917). — (84) Lofgreen, G. P. and J. M. Kleiber: J. Nutr. **49,** 183 (1953).

(85) Macciotta, G.: Rev. franç. Pèdiat. **6,** 72 (1930). — (86) Macy, I. G.: Nutrition and chemical growth in childhood. Vol. I. Springfield, Ill.: Charles C. Thomas 1942. — (87) Madey, St., and J. Dancis: Pediatrics **4,** 177 (1949). — (88) Marget, W., u. F. Debatin: Mschr. Kinderheilk. **106,** 141 (1958). — (89) Masch, L. W. u. J. Huchting: Hoppe-Seylers Z. physiol. Chem. **301,** 49 (1955). — (90) Masch, L. W.: Hoppe-Seylers Z. physiol. Chem. **311,** 101 (1958). — (91) Mendel, L. B., and M. S. Fine: J. biol. Chem. **68,** 357 (1926). — (92) Merten, R.: Ergebn. inn. Med. Kinderheilk. ,N. F. **2,** 49 (1951). — (93) Merten, R., u. H. Ratzer: Klin-Wschr. **1949,** 587 u. 635. — (94) Miller, R. A.: Arch. Dis. Child. **16,** 22 (1941); **17,** 198 (1942). —

(95) MORALES, S., A. W. CHUNG, J. M. LEWIS, A. MESSINA and L. E. HOLT jr.: Pediatrics 6, 86 (1950). — (96) MUHL, G.: Acta paediat. (Uppsala) 2, 1 (1923); 5, 188 (1926).

(97) OCKLITZ, H.-W.: Mschr. Kinderheilk. 103, 443 (1955). — (98) OPPLER, TH.: Mschr. Kinderheilk. 2, 530 (1904).

(99) PAFFRATH, H., u. J. MASSART: Z. Kinderheilk. 54, 343 (1933). — (100) PAIVA, S. L.: Pediatrics 11, 38 (1953). — (101) PETERS, J. P., and D. D. VAN SLYKE: Quantitative Clinical chemistry interpretations Vol. I, second Ed. London: Baillière, Tyndall u. Co. 1946. — (102) PHILIPS, F.: Mschr. Kinderheilk. 5, 413 (1907). — (103) POLLAND, W. S., and A. L. BLOOMFIELD: J. clin. Invest. 9, 651 (1931).

(104) RAINACH: Jb. Kinderheilk. 59, 462 (1904). — (105) ROMINGER, E., u. H. MEYER: Arch. Kinderheilk. 80, 195 (1927). — (106) ROMINGER, E., H. FASOLD u. H. MEYER: Arch. Kinderheilk. 88, 179 (1929). — (107) ROMINGER, E., H. MEYER u. C. BOMSKOV: Z. exp. Med. 73, 343 (1930). — (108) ROMINGER, E., u. H. MEYER: Z. Kinderheilk. 50, 509 (1931). — (109) RUBNER, M., u. L. LANGSTEIN: Arch. Physiol. 39, 39 (1915).

(110) SALGE, B.: Z. Kinderheilk. 4, 171 (1912); 5, 11 (1913). — (111) SAUERBREI, H. U. u. K. B. STARKE: Mschr. Kinderheilk. 97, 29 (1949). — (112) SHERMAN, H. C., and E. HAWLEY: J. biol. Chem. 53, 375 (1922). — (113) SHOHL, A. T., A. M. WAKEMAN and E. Y. SHORR: Amer. J. Dis. Child. 77, 49 (1949). — (114) SIMCHEN, H.: Arch. Kinderheilk. 75, 6 (1925). — (115) SMITH, C. A., S. YUDKIN, W. YOUNG, A. MINKOWSKI and M. CUSHMAN: Pediatrics. 3, 34 (1949). — (116) SNYDERMAN, S. E., S. MORALES, A. W. CHUNG, J. M. LEWIS, A. MESSINA u. E. HOLT jr.: Pediatrics 12, 158 (1953). — (117) SNYDERMAN, S. E., S. MORALES and L. E. HOLT jr.: Arch. Dis. Childh. 30, 83 (1955). — (118) SÖDERHJELM, L.: Acta paediat. (Uppsala) 41, 207 (1952). — (119) STEARNS, G.: Nitrogen Metabolism in infancy, infant metabolism, I. H. SCHEINBERG, ed. New York: Macmillan Co. 1956. — STEARNS, G.: Physiol. Rev. 19, 415 (1939). — (120) STEGGERDA, F. R., and H. H. MITCHELL: J. Nutr. 17, 253 (1939). — (121) SWANSON, W. W.: Amer. J. Dis. Child. 43, 10 (1932). — (122) SCHLOSS, O. M., and J. L. CRAWFORD: Amer. J. Dis. Child. 1, 203 (1911). — (123) SCHLOSSMANN, A.: Arch. Kinderheilk. 40, 1 (1904).

(124) TACHIBANA, T.: Jap. J. Obstet. Gynec. 10, 27 (1927); 11, 92 (1928). — (125) TIDWELL, H. C., L. E. HOLT jr., H. L. FARROW and S. NEALE: J. Pediat. 6, 481 (1935).

(126) UJSÁGHY, P.: Arch. Kinderheilk. 128, 176 (1943).

(127) VANZANT, F. R., W. C. ALVAREZ, J. BERKSON and G. EUSTERMAN: Arch. intern. Med. 52, 616 (1933). — (128) VEIBEL, ST.: The enzymes, chemistry and mechanism of action: ed. J. B. SUMMER and K. MYRBÄCK, Vol. I, Part. 1. New York: Acad. Press. Inc. Publ. 1951. — (129) VENUTI, A.: Riv. Clin. pediat. 29, 17 (1931).

(130) WALTNER, K.: Mschr. Kinderheilk. 32, 37 (1936). — (131) WEIJERS, H. A. en J. H. VAN DE KAMER: De Vetresorptie van gezonde en zieke Zuigelingen en Kinderen 1950. Utrecht/Nijmegen: Dekeker u. van de Vegt N. V. — (132) WEIJERS, H. A. u. J. H. VAN de KAMER: Acta pediat. (Uppsala) 42, 24 (1953). — (133) WERNER, B.: Ann. paediat. 170, 8 (1948); Acta Paediat. (Uppsala) 35, Suppl. 6 (1948). — (134) WOLMAN, I. J.: Amer. J. med. Sci. 206, 770 (1943). — (135) WOLMAN, I. J.: Laboratory applications in clinical pediatrics the blakiston division. New York, Toronto, London: McGraw-Hill Book Comp. Inc. 1957.

34. Die exokrine Pankreassekretion

Von

G. Seifert

Mit 1 Abbildung

Im Funktionswandel des exokrinen Pankreassekretes lassen sich 3 Phasen unterscheiden (*16*).

1. Fetales und neonatales Pankreas

Das Pankreas ist bis zur Geburt funktionell eine endokrine Drüse (s. Inselsystem S. 422ff.). Das exokrine Drüsengewebe besteht vorerst noch aus kleinen Gang- und Acinuskomplexen, zwischen denen sich reichlich Bindegewebe als Platzhalter befindet. Die relative Unreife der Drüsensekretion beruht auf der fehlenden funktionellen Belastung bis zum Zeitpunkt der Geburt. Dies dokumentiert sich morphologisch an dem geringen Zymogengehalt der Endstücke, dem sehr spärlichen Gangsekret und der schwachen Triphenyltetrazoliumchlorid-Reaktion als Indikator für Oxydoreduktionsvorgänge. Desgleichen sind Lipoidtröpfchen erst im 5. Fetalmonat nachweisbar. Die Sekretproduktion bis zur Geburt ist quantitativ gering und qualitativ wenig differenziert. Der früheste Nachweis geringer Trypsinogenmengen ist bei Feten von 20 cm Länge (*8*) bzw. im 5. Fetalmonat (*11*) gelungen. Die werdende Funktion der Pankreassekretion (*5*) kommt in folgenden Daten zum Ausdruck (*6*, *18*) (vgl. auch S. 272ff.):

a) Bei Feten und Frühgeborenen sind eiweißspaltende Pankreasfermente nicht regelmäßig vorhanden. Der Trypsingehalt ist gering und erreicht auch bei Frühgeborenen mit längerer Lebensdauer nur $^2/_3$ der Menge reifer Säuglinge. Die Proteolysezahl, die als Produkt aus Drüsengewicht und Enzymaktivität resultiert und das Eiweißabbauvermögen repräsentiert, sinkt mit zunehmender Unreife erheblich mehr, als der Eiweißbedarf beträgt. Das Meconium enthält infolgedessen wesentlich weniger Trypsin als der Säuglingsstuhl.

b) Die Diastase fehlt bei 70% aller Frühgeborenen bis 2000 g Gewicht und ist bei den restlichen 30% nur in Spuren vorhanden. Bei Feten über 2000 g ist nur eine langsame Zunahme zu verzeichnen.

c) Die Lipase fehlt bei Frühgeborenen bis zu 2000 g völlig oder ist auf $^1/_4$ bis $^1/_5$ der Normalwerte reifer Säuglinge erniedrigt.

Gegen Ende der Schwangerschaft ist in den Endstücken des kindlichen Pankreas Zymogen angereichert, während die Gänge meist sekretleer sind. Es entspricht dies einem sog. Stapelpankreas. Unmittelbar nach der Geburt sieht man häufig als Zeichen eines Sekretstoßes zymogenarme Acini, während die Gänge sekretgefüllt sind. Die Sekretproduktion verläuft jedoch noch sehr langsam und vermag den Bedarf nicht zu decken. Erst allmählich stellt sich ein Balancement ein mit einer gewissen Regulation von Sekretbildung und Sekretbedarf.

2. Säuglingspankreas

Ausgelöst durch die zunehmende funktionelle Belastung mit der Nahrungs-aufnahme tritt allmählich eine Massenzunahme des exokrinen Drüsengewebes ein. Das Pankreasgewicht steigt von 3 g bei der Geburt auf 7 g am Ende des ersten Lebensjahres an. Bei dieser Ausdifferenzierung des Drüsengewebes kommt es zu einer weitgehenden Reduktion des Mesenchyms, so daß mit der Zeit eine dem Erwachsenenpankreas ähnliche Läppchenstruktur resultiert. Das Bindegewebe liegt jetzt fast nur noch um die Gänge und zwischen den Läppchen.

Parallel mit der Massenzunahme geht ein Anstieg der Fermentproduktion einher. Die Werte unterliegen starken Schwankungen und weisen darauf hin, daß die subtilen Fermentbestimmungen einer gewissen Launenhaftigkeit nicht entbehren (*1, 2, 3, 4, 9, 10, 12, 14, 15, 17*). Bezüglich der einzelnen Fermente ergeben sich unter-schiedliche Reifezeiten.

Die Diastasebildung kommt am spätes-ten in Gang. Bis zum 2. Lebensmonat findet sich fast keine Diastasereproduk-tion, bis zum 6. Monat eine relativ geringe Abgabe von Diastase. Es besteht daher bei jungen Säuglingen eine vermehrte Bereitschaft zur Stärkeausscheidung im Stuhl. Im 2. Lebensjahr steigt dann die Dia-stasesekretion stark an, desgleichen bei Frühgeborenen mit längerer Lebensdauer.

Die Trypsinogenbildung ist in den ersten Lebensmonaten noch starken Schwan-kungen unterworfen. Zwischen gestillten und künstlich ernährten Säuglingen findet sich kein wesentlicher Unterschied in der Fermenthöhe. Es besteht auch keine direkte Beziehung zwischen dem Trypsingehalt und dem Ernährungszu-stand. Die Trypsinproduktion erreicht ihre normale Höhe im 2. Lebensjahr.

Der Lipasegehalt ist bereits in den ersten Lebenswochen relativ hoch, steigt im 2. Lebensjahr weiter an und fällt im 2. Lebensjahr wieder ab. Einen relativ hohen Lipasegehalt besitzen auch Früh-geborene mit längerer Lebensdauer.

Die Mittelwerte der Pankreasfer-mente im Duodenalsaft für die einzel-nen Altersperioden gehen aus Tab. 1 hervor.

Tabelle 1. *Mittelwerte der Pankreasfermente im Duodenalsaft*[1]

Lebensalter	Diastase	Lipase	Trypsin
bis 2 Monate . .	4	21	137
3—6 Monate . .	25	26	139
7—12 Monate . .	114	34	250
2. Lebensjahr . .	117	19	262
3.—5. Lebensjahr	244	13	195

[1] Nach ANDERSEN, gemessen in Ein-heiten pro cm³.

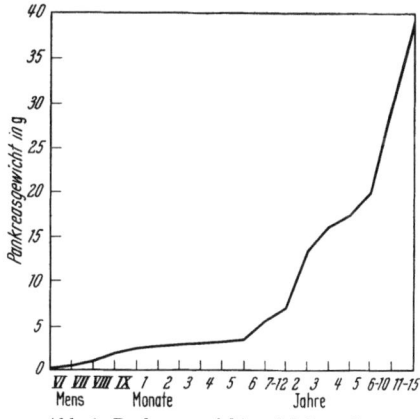

Abb. 1. Pankreasgewicht und Lebensalter (aus SEIFERT 1956)

3. Kindliches Pankreas

Das exokrine Drüsengewebe vermehrt sich weiter und umscheidet jetzt allseits das Inselgewebe. Das Gangsystem tritt mehr zurück, da sich aus den Endstücken durch Knospen- und Mehrlingsbildungen sog. Polymere mit zentroacinären Zellen entwickeln. Die Gewichtsverhältnisse kommen in Abb. 1 und Tab. 2 zum Aus-druck. Die Fermentproduktion steigt weiter an, da die zunehmende Umstellung der Ernährung auf eine gemischte Kost ein hochwertiges differenziertes Ferment-system erfordert.

4. Störungen des Funktionswandels

Die Proteinsynthese im Pankreas (17) stellt ein sehr kompliziertes Geschehen dar, bei dem nach Art eines Fließbandes zahlreiche Zellfunktionen nacheinander ablaufen und ein hoher Eiweißbedarf erforderlich ist. Auf Grund von Untersuchungen mit radioaktiv markierten Stoffen erfolgt die Durchströmung der Pankreaszelle mit Wasser und Salzen innerhalb weniger Minuten. Der Höhepunkt der eigentlichen Sekretion liegt etwa 30 min nach der ersten Reizung. Die aus dem Blute stammenden Aminosäuren werden nicht wie Wasser und Salze rasch aus der Zelle herausgespült, sondern dort zur Proteinsynthese zurückgehalten. Sie erscheinen erstmalig 50 min nach der Aufnahme im Sekret und erreichen ihren Gipfelpunkt nach etwa 2—3 Std. Es werden nur Aminosäuren aufgenommen, nicht aber Plasmaproteine. Aus den Aminosäuren baut dann die Pankreaszelle über ihre einzelnen Zellsysteme — Ergastoplasma, Mitochondrien, Mikrosomen, Golgiapparat — die hochdifferenzierten Fermentproteine auf.

Tabelle 2. *Pankreasgewichte in den einzelnen Lebensperioden*

Alter	durchschnittliche Pankreasgewichte in g
Mens VI—VII . . .	0,6—1,0
Mens VIII—IX . .	1,5—2,8
Neugeborene . . .	3,1
3. Lebensmonat . .	4,3
6. Lebensmonat . .	5,0
12. Lebensmonat . .	7,0
2. Lebensjahr . . .	15,0
6. Lebensjahr . . .	19,0
5.—10. Lebensjahr .	34,5
11.—15. Lebensjahr	40,0

Der Zeitpunkt der einwirkenden Schädigung spielt bei der Störung des physiologischen Funktionswandels eine entscheidende Rolle. Das fetale Pankreas unterliegt noch keiner rhythmischen Pankreassekretion. Aus diesem Grunde trifft eine Noxe nicht die eigentliche Sekretproduktion, sondern die Ausdifferenzierung des Drüsengewebes, welches in der Entwicklung zurückbleibt (z. B. bei Embryopathien, Lues connatalis). Die Folgen stellen sich erst nach der Geburt ein, wenn die Drüse einer funktionellen Belastung durch die enterale Nahrungsaufnahme unterworfen wird und infolge einer Acinushypoplasie oder eines sekundären Gewebsschwundes bei vorangegangener interstitieller Entzündung die Sekretproduktion zu gering bleibt. Da die Frühgeborenen zum Zeitpunkt ihrer Geburt ein unreifes exokrines Drüsensystem besitzen, wirken sich bei ihnen funktionelle Überbelastungen durch eine Fehl- oder Mangelernährung sowie Infektionen besonders schwer aus.

Im Säuglingsalter stellt die werdende Funktion der Pankreassekretion eine vulnerable Achillesferse dar, da der Bauchspeichel einen hohen Eiweißgehalt und sehr differenzierte Enzyme besitzt. Am stärksten wird die Trypsin- und Lipaseproduktion gestört, die auch physiologisch früher und stärker in Gang kommt als die Diastasebildung.

Das morphologische Äquivalentbild einer gestörten Sekretion stellt die Dyschylie dar, die in einer Veränderung der Sekretbildung, der Sekretabgabe und des Sekrettransportes bestehen kann. Störungen dieser Art finden sich vor allem bei Krankheiten mit Beteiligung des Magendarmkanals (16). Jedoch gehört die akute Pankreasnekrose als schwerste Form der Dyschylie noch zu einer Seltenheit, weil im Säuglingsalter noch zahlreiche Faktoren fehlen, die beim Erwachsenen die Entstehung einer Pankreasnekrose begünstigen (Zirkulationsstörungen, Steinbildungen, Gangverschlüsse u. a.).

Nach der Ausreifung vermag das Pankreas des Kindes Überbeanspruchungen leichter zu kompensieren. Morphologisch dokumentiert sich diese Hypersekretion an den Acini, die mit Zymogen vollgestopft sind, und den Gängen, die sehr reichlich Sekret enthalten. Diese Hypersekretion kann jedoch auch zu einer Dekompensation der Drüsenarbeit führen, weil der Eiweißaufbau für die Enzyme mit der Sekretabgabe nicht Schritt zu halten vermag. Die großen Kopfspeicheldrüsen vermögen darüber hinaus Teile der Fermentproduktion des Pankreas zu kompensieren.

Die schwersten Störungen der Fermentbildung können bei zwei Krankheitsgruppen in Erscheinung treten. Die eine umfaßt die angeborenen Entwicklungsstörungen des Drüsengewebes (Pankreashypoplasie, Cystenpankreas, lipomatöse Pankreasatrophie, Gangatresie), die andere die genetischen Sekretionsstörungen, als deren Prototyp die cystische Pankreasfibrose gelten kann. Es besteht dabei ein abnorme Mucoproteidproduktion der Bauchspeicheldrüse mit Ausbildung eines zäh-viscösen Sekretes, welches die Gänge verstopft. Zugleich finden sich weitere Anomalien der Sekretproduktion im Organismus, so eine gleichartige Veränderung zahlreicher Schleimdrüsen (Mundhöhle, Bronchialbaum, Gallenwege, Magendarmkanal), ein hoher Elektrolytgehalt des Schweißes und eine erhöhte Sekretionsgeschwindigkeit der Parotis (*13*). Es handelt sich also um eine generalisierte Mucoviscidose.

Literatur

(*1*) ANDERSEN, D. H.: Amer. J. Dis. Child. **63**, 643 (1942).

(*2*) DREYFUSS, A.: Ann. paediat. (Basel) **164**, 337 (1945).

(*3*) EMERY, J. L.: Arch. Dis. Childh. **27**, 257 (1952).

(*4*) FARBER, S.: Arch. Path. (Chicago) **37**, 238 (1944). — (*5*) FREUDENBERG, E.: Physiologie und Pathologie der Verdauung im Säuglingsalter. Berlin: Springer 1929.

(*6*) GSCHWIND, R.: Ann. paediat. (Basel) **175**, 169 (1950).

(*7*) HIRSCH, C. G.: Acta histochem. **4**, 204 (1957).

(*8*) IBRAHIM, J.: Biochem. Z. **22**, 24 (1907).

(*9*) JONES, J. A.: J. Pediat. **49**, 672 (1956).

(*10*) LAGERLOF, H. O.: Pancreatic function and pancreatic disease studied by means of secretion. New York 1942. — (*11*) LANGENDORFF: Arch. Anat. Physiol. **3**, 95 (1879).

(*12*) MASSLOW, M.: Z. Kinderheilk. **43**, 604 (1927).

(*13*) SANT-AGNESE, P. A. DI: Acta paediat. (Uppsala) **46**, 51 (1957). — (*14*) SAUERBREI, H. U., u. K. B. STARKE: Mschr. Kinderheilk. **97**, 29 (1949). — (*15*) SAUTER, E. K.: Med. Mschr. **9**, 436 (1955). — (*16*) SEIFERT, G.: Die Pathologie des kindlichen Pankreas. Leipzig: Georg Thieme 1956. — (*17*) SHWACHMAN, H., S. FARBER and C. L. MADDOCK: Amer. J. Dis. Child. **66**, 418 (1943).

(*18*) WERNER, B.: Ann. paediat. (Basel) **170**, 8 (1948).

35. Wandel und Bedeutung der Darmflora beim wachsenden Kinde

Von

O. H. Braun

Mit 2 Abbildungen

In den ersten Stunden nach der Geburt erfährt der Magen-Darm-Trakt des neugeborenen Kindes eine intensive Besiedlung mit den ubiquitären Keimen seiner Umgebung, die er auf oralem Wege und von anal her aufnimmt. Von da an beherbergt der Dickdarm das ganze Leben über eine gewaltige Menge von Mikroorganismen, deren Gesamtzahl nach mikroskopischen Zählungen auf etwa 1 Billion Keime pro 1 g Darminhalt geschätzt wird (14). Mit diesem Mikrokosmos muß sich das Kind in der ersten Lebenszeit auseinandersetzen und zu einem Gleichgewicht gelangen. Es soll im folgenden auf die quantitativen Verhältnisse der Darmflora, ihre Bedeutung für den Makroorganismus, sowie auf die Anpassungsreaktionen beim wachsenden Kind näher eingegangen werden.

1. Quantitative Verhältnisse der Dickdarmflora

Lange Zeit stand als Methode zur quantitativen und qualitativen Beurteilung der Dickdarmflora lediglich das nach Gram gefärbte Nativpräparat zur Verfügung. Auch heute gibt es noch Autoren (7, 27), die diese Methode als die einzig verwertbare verfechten. Immerhin hat sie zu der seit Jahrzehnten bekannten und im Prinzip richtigen Erkenntnis geführt, daß das Brustkind eine fast ausschließliche Bifidusflora besitzt, die nach dem Abstillen einer Colimischflora weicht, wie sie auch dem normalen Erwachsenen eigen ist. Erst in der letzten Zeit haben wir gelernt, daß die mit dieser Methode feststellbaren Verhältnisse nur zum Teil richtig sind und an den wesentlichen Floraunterschieden zwischen Brustkindern, künstlich ernährten Kindern und Erwachsenen vorbeigehen. Ein Urteil über die Darmflora mit dem Nativpräparat ist nur sehr begrenzt möglich, da es vielfach eine optische Täuschung vermittelt (33).

Es ist das Verdienst von Olsen in Dänemark und neuerdings von Haenel in Deutschland, Selektivmedien für die wichtigsten Arten bekannter Darmbakterien eingeführt zu haben, mit Hilfe derer eine weitgehend getrennte Zählung der einzelnen Species möglich geworden ist. An der Methode der Zählung von Faeceskeimen ist verschiedentlich Kritik geübt worden (7, 19, 27), doch ist sie unseres Erachtens nicht berechtigt, da hierbei die optimalen Anwachsquoten der einzelnen Keimarten so weit wie möglich ausgenutzt werden und sich störende Antagonismen nicht bemerkbar machen. Außerdem sind bei solchen Untersuchungen so weitgehende Übereinstimmungen zwischen den einzelnen Autoren erzielt worden, daß die Methode nach Haenel heute als der beste, wenn auch noch in vieler Hinsicht ergänzungsbedürftige Weg zum Studium der normalen Dickdarmflora angesehen werden kann.

Durch die Arbeiten neuerer Autoren (12, 14—17, 26), die wir in der letzten Zeit durch eigene Untersuchungen ergänzen konnten, können wir uns heute etwa das folgende Bild von der Verteilung der züchtbaren Darmbakterien bei darmgesunden Säuglingen und Erwachsenen machen:

Wie man auch mikroskopisch feststellen kann, besteht beim *Brustkind* die ganz überwiegende Menge der Darmbakterien aus Bifidusbakterien. Bei den Bifidusbakterien handelt es sich, wie wir wissen (9), um eine Keimart, bei der verschiedene biochemisch und serologisch definierbare Typen vorkommen, wobei die vorherrschenden Typen beim Brustkind andere sind als beim künstlich ernährten Säugling und beim Erwachsenen. Neben den Bifidusbakterien finden sich auch noch andere Keimarten wie Colibakterien, Enterokokken, gelegentlich Staphylokokken, deren Menge jedoch so gering ist, daß sie gegenüber den teilweise riesigen Bifidusmengen prozentual nicht ins Gewicht fallen.

Innerhalb der ersten Lebenswoche sind die Bifidusbakterien in sehr viel geringerem und schwankendem Ausmaß vertreten (12, 26), während in dieser Zeit Colibakterien vorherrschen.

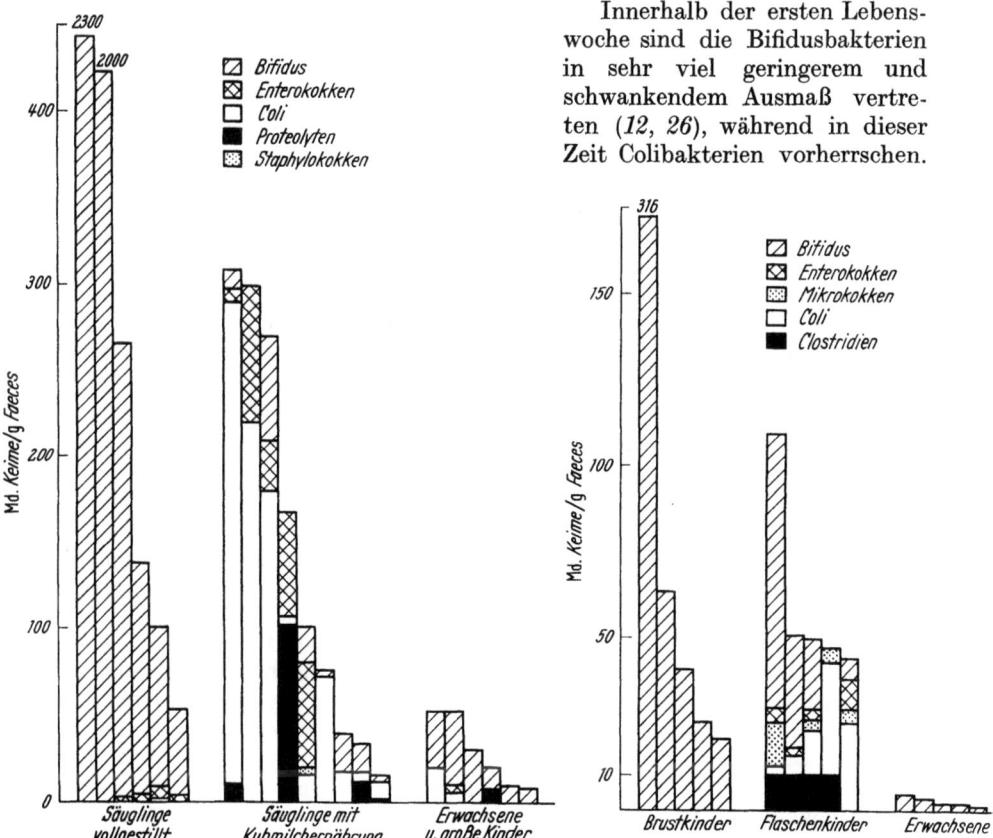

Abb. 1. Verteilung der Darmbakterien bei Brustkindern, künstlich ernährten Säuglingen und Erwachsenen. Absolute Zahlen: Milliarden Keime/g Faeces. Nur Keimzahlen über 1 Milliarde angegeben

Abb. 2. Verteilung der Darmbakterien bei Brustkindern, Flaschenkindern und Erwachsenen, nach dem Material von E. OLSEN (26) Absolute Zahlen: Milliarden Keime/g Faeces. Nur Keimzahlen über 1 Milliarde angegeben.

Bis zur Ausbildung einer maximalen Bifidusflora sollen etwa 2 Wochen vergehen (19).

Es ist verschiedentlich behauptet worden, daß Frühgeborene eine weniger gut ausgeprägte Bifidusflora besitzen als reifgeborene Kinder (7, 23, 31, 32). Dieser Befund hat sich jedoch in neueren Untersuchungen nicht bestätigt (12, 16).

Beim gesunden *Erwachsenen* ist die prozentuale Verteilung der Darmbakterien ähnlich wie beim Brustkind (15, 17). Auch bei ihnen sind die Bifidusbakterien die **Hauptvertreter** der Darmflora, während Colibakterien im allgemeinen nicht häufiger als zu 1% in der Darmflora vorkommen. Nur bei eiweißreicher Ernährung können sie bis zu 10% der Gesamtflora zunehmen. Die Gesamtzahlen an Bifidusbakterien sind jedoch 1—2 Zehnerpotenzen niedriger als beim Brustkind.

Man kann bei Erwachsenen auch regelmäßig Keime mit proteolytischer Aktivität nachweisen, deren Menge im allgemeinen 10% der Darmflora nicht übersteigt. Unter Proteolyten werden keine einheitlichen Bakterien verstanden, sondern hierunter verbergen sich verschiedene Keimarten, von denen Vertreter der Clostridien, Veillonella, Bacterioides, Proteus u. a. die wichtigsten sind. Proteolytische Keime werden beim Brustkind nicht oder in nur sehr geringer Menge gefunden.

Nicht berücksichtigt sind bei diesen Untersuchungen Keime der sog. Bacterioidesgruppe, worunter man gramnegative, anaerobe Stäbchen versteht. Diese Keime sollen in der Dickdarmflora des Erwachsenen in etwa gleicher Menge wie die anaeroben Lactobacillen vorkommen. Bei Säuglingen mit Frauenmilchernährung findet man Bacterioides nur in den ersten Lebenstagen bis zu etwa 50% der Gesamtflora, während sie innerhalb des ersten Monats ganz aus der Flora verschwinden (19). Erst im späteren Säuglingsalter treten sie wieder auf (13).

Bei *Säuglingen, die mit Kuhmilch ernährt werden (Flaschenkinder)*, fallen hohe Colianteile auf, die teilweise bis zu 90% betragen. Im Gegensatz zu Brustkindern findet man bei den Flaschenkindern eine mehr oder weniger große Anzahl proteolytischer Keime, worin sie den Erwachsenen entsprechen. Ein Teil der Kinder hat kaum ins Gewicht fallende Mengen von Bifidusbakterien, dafür größere Mengen von Enterokokken, wie wir sie in solchen Verhältniszahlen weder bei Brustkindern noch bei gesunden Erwachsenen antreffen.

Über das quantitative und qualitative Vorkommen der Enterokokken sind nähere Untersuchungen angestellt worden (13). Brustkinder haben sehr wenig Enterokokken, die zu 100% dem Typ Str. faecalis angehören. Künstlich ernährte Säuglinge haben einen hohen Anteil von Enterokokken, und zwar vorwiegend vom Typ Str. faecium, der auch beim Erwachsenen vorherrscht.

Um eine Vorstellung von den absoluten Keimzahlen der Dickdarmflora zu geben, wurden in den Abb. 1 und 2 verschiedene Floraanalysen zusammengefaßt. Während beim Brustkind die z. T. außerordentlich hohen Zahlen von Bifidusbakterien auffallen — in 2 Fällen betragen sie über 2000 Milliarden/g Faeces —, erkennt man die im Vergleich hierzu geringen Keimzahlen bei Erwachsenen. Es ist wahrscheinlich, daß bei quantitativer Erfassung von Bacterioideskeimen diese außerordentliche Zahlendiskrepanz noch verringert werden kann. In der Mitte zwischen Brustkindern und Erwachsenen stehen die künstlich ernährten Säuglinge, die ebenfalls hohe Keimzahlen aufweisen, hier jedoch zugunsten der Colibakterien, Enterokokken und Proteolyten. (Im Falle des Materials von Olsen Clostridien.)

Die Unterschiede sind so augenfällig, daß man geradezu von 3 verschiedenen Floratypen sprechen kann, wobei bei den Flaschenkindern die am meisten variierenden Verhältnisse vorliegen.

2. Die Bedeutung der Darmbakterien für das wachsende Kind

Wir haben gesehen, daß die „Grundbesiedlung" (11) des Dickdarmes beim Menschen aller Altersstufen durch anaerobe Lactobacillen dargestellt wird. Änderungen in der Zusammensetzung der Darmflora in den einzelnen Lebensaltern und bei verschiedenen Ernährungsweisen betreffen andere Keimarten, nämlich die sog. „Begleitbewohner" (11).

Mit diesen Feststellungen ist die Frage, ob die Bifidusbakterien für das Gedeihen des Säuglings im Sinne einer aktiven Leistung dieser Keime von Bedeutung sind, an die 2. Stelle gerückt. Bei der Diskussion über dieses Thema müßte die grundsätzliche Frage beantwortet werden, ob die Darmflora für den Menschen lebensnotwendig ist oder nicht und welchen Nutzen er von ihr haben kann. Diese Frage wird in der Literatur recht unterschiedlich beantwortet (Übersichten s. 7, 11, 14, 34). Es soll z. B. nur erwähnt werden, daß noch keineswegs geklärt ist, welche Bedeutung die Darmbakterien für den Vitaminhaushalt des Menschen besitzen, wenn man von der Wichtigkeit der Produktion von Vitamin K in den ersten Lebenstagen (7) absehen will.

Auf Grund der geschilderten quantitativen Verhältnisse der Darmflora in der ersten Lebenszeit muß sich unser Interesse vom klinischen Standpunkt aus auf die Frage konzentrieren: Sind die Keime, die wir beim Brustkind kaum, beim künstlich ernährten Säugling aber in großen Mengen finden, für den Makroorganismus schädlich oder nicht?

Wir wissen heute, daß einige spezielle Colitypen, die nach ADAM unter dem Namen Dyspepsiecoli zusammengefaßt werden, für den Säugling pathogen sind und bei ihm häufig eine Enteritis hervorrufen. Aber auch die Masse der sog. „Normalcolibakterien" kann keineswegs als für den Makroorganismus indifferent bezeichnet werden. Durch ihre Autolyse werden im Darmkanal hochtoxische Stoffe von Lipopolysaccharidcharakter, sog. „Endotoxine" in Freiheit gesetzt. Die Toxicität der Endotoxine für die weiße Maus ist keineswegs geringer als die der Dyspepsiecolitypen (6). Sie sind auch für den Menschen hochtoxisch und haben in sehr geringen Mengen eine pyrogene Wirkung (37, 38). Außerdem besitzen sie eine hohe Affinität zur Erythrocytenmembran (24), mit der sie eine reversible chemische Bindung eingehen (22). Auch an die Mucosazellen des Dünndarmes vom Kalb werden die Endotoxine fixiert (2), wobei die Affinität zu diesen Zellen wesentlich größer ist als die zu Erythrocyten (21).

Schließlich wurde in letzter Zeit gefunden (35), daß Kulturfiltrate aus manchen Colitypen eine komplementinaktivierende Wirkung besitzen.

Extrakte aus Bifidusbakterien, die den Endotoxinen aus Colibakterien analog sind, verhalten sich in dieser Hinsicht weitgehend indifferent. Während schon früher bekannt war, daß Bifidusbakterien keine pathogene Wirkung besitzen [Lit. s. bei (3)], hat sich gezeigt, daß Extrakte von Bifidusbakterien von Polysaccharidcharakter für weiße Mäuse völlig atoxisch sind. Ihre Affinität zur Erythrocytenmembran ist nur gering (4).

Auch die proteolytischen Keime können zumindest für den Säugling als nicht erwünscht angesehen werden. Nachdem schon MORO in der intestinalen Aminbildung einen wesentlichen Faktor in der Entstehung der toxischen Säuglingsdurchfälle gesehen hat, ist in neuester Zeit erneut wieder darauf hingewiesen worden (20), daß enterale Fäulnisprodukte bei dieser Erkrankung vermehrt im Urin ausgeschieden werden, wobei es sich um z. T. biologisch sehr aktive Substanzen handelt. Auch die vermehrte Zerstörung von Proteinen durch die Darmflora (36) dürfte mit der Wirkung der proteolytischen Darmbakterien zusammenhängen.

Der Mensch, besonders aber das Brustkind, besitzen demnach eine Grundflora, die für den Makroorganismus weitgehend indifferent ist, während die normalerweise in nur geringer Menge vertretenen Begleitkeime für den Organismus keineswegs indifferent, wahrscheinlich sogar schädlich sind. Damit handelt es sich beim Problem der Darmflora im Säuglingsalter nicht um ein Bifidusproblem (23), sondern um ein Coliproblem und um ein Problem der Proteolyten (16). Das künstlich ernährte Kind hat gegenüber dem Brustkind und auch dem gesunden Erwachsenen eine Darmflora, die als unphysiologisch angesehen werden muß. Es ist durchaus verständlich, daß unter diesen Umständen ein Ernährungsfehler oder ein parenteraler Infekt genügen, um das gerade aufrecht erhaltene Gleichgewicht zwischen Mikroorganismus und Makroorganismus dekompensieren zu lassen. Die hohe Empfänglichkeit des künstlich ernährten Säuglings für enterale Störungen findet von dieser Seite her eine Erklärung.

3. Anpassung des wachsenden Kindes an die Darmflora

Am Beispiel der Colibakterien kann gezeigt werden, daß das wachsende Kind sich innerhalb des ersten Lebensjahres mit seinen Darmkeimen auseinandersetzt.

Mit einer empfindlichen Methode des Antikörpernachweises, der sog. Hämagglutinationsmethode (24), konnte nachgewiesen werden (25), daß mit steigendem Lebensalter eine zunehmende Immunisierung der Menschen gegenüber Keimen der Dyspepsiecoligruppen O111:B4, O55:B5 und O26:B6 stattfindet. Etwa mit dem Ende des ersten Lebensjahres haben bereits nahezu 90% der Kinder Hämagglutinine gegen diese 3 Colitypen. Da die Hämagglutinine nicht von der Mutter auf das Kind übergehen, sind die Neugeborenen noch ohne diese humoralen Schutzstoffe. Zwar handelt es sich zunächst nur um Antikörper gegen 3 bekannte Dyspepsiecolitypen. Da man aber bei dem seltenen Vorkommen der Dyspepsiecoli bei darmgesunden Kindern nicht annehmen kann, daß alle Menschen mit diesen Keimen infiziert werden, darf man vermuten, daß es sich um eine Immunisierung gegenüber Colipartialantigenen handelt, die auch bei anderen Colitypen vorkommen und mit dieser empfindlichen Methode nachgewiesen werden können.

Neuere Befunde sprechen dafür, daß auch die celluläre Empfindlichkeit gegenüber Coliendotoxinen in der ersten Lebenszeit größer ist als im späteren Lebensalter. Mit der Methode der Hämagglutination konnten wir feststellen (5), daß die Erythrocyten von Frühgeborenen und jungen Säuglingen sowie die Erythrocyten aus. Nabelschnurblut häufig eine größere Affinität zu Coliendotoxinen besitzen als die Erythrocyten älterer Kinder und Erwachsener. Inzwischen sind diese Ergebnisse durch Versuche mit einem P^{32} markierten Coliendotoxin bestätigt worden (22), wobei sich bei Nabelschnurerythrocyten allerdings zeigte, daß es sich um kein regelmäßiges Phänomen handelt (21).

Schließlich soll noch das *Lysozym* erwähnt werden, das dem Kind in der ersten Lebenszeit zur Verfügung steht. Lysozym ist ein körpereigenes Ferment, das die Fähigkeit hat, Bakterien, besonders saprophytischer Natur, aufzulösen. Es wurde 1922 von Fleming (10) entdeckt. Man trifft es in allen Körperzellen und Säften an, besonders reichlich kommt es im Speichel und in der Tränenflüssigkeit vor. Seine Bedeutung für den Organismus ist noch nicht ganz klar, doch wird vermutet (30), daß es bei Säuglingen einen stabilisierenden Einfluß auf die Bifidusflora ausübt.

Bei gesunden Erwachsenen kann Lysozym nicht im Stuhl nachgewiesen werden, doch wird es regelmäßig in den Faeces von Brustkindern gefunden [(8, 29, 30) sowie eigene Versuche]. Die Quelle des Lysozyms bei diesen Kindern ist die lysozymhaltige Frauenmilch. Bei Ernährung mit gekochter Frauenmilch fanden wir nur wenig oder kein Lysozym im Stuhl, da das Lysozym beim Kochprozeß zerstört wird. Da auch die Kuhmilch kein Lysozym enthält (8, 29, 30), findet man bei künstlich ernährten Säuglingen im allgemeinen, wie bei Erwachsenen, kein Lysozym im Stuhl. Nach unseren Untersuchungen besteht aber dann eine Ausnahme, wenn die Kinder mit einem bifidogenen Nahrungsgemisch wie Butamyl bzw. Lactana ernährt werden. Hierbei kann man regelmäßig Lysozym nachweisen. Dieses Lysozym stammt, wie auch bei der Ernährung mit gekochter Frauenmilch, wahrscheinlich aus dem Speichel (29).

Mit diesen Befunden ergibt sich ein Zusammenhang zwischen Lysozymausscheidung und Darmflora. Als Erklärung hierfür wird angenommen (29), daß bei saurem pH der Faeces, wie es bei einer acidophilen Darmflora zustande kommt, die inhibierende Wirkung der Galle auf das Lysozym aufgehoben, bzw. abgeschwächt wird, so daß letzteres seine Aktivität im Enddarm entfalten kann.

Erst im Laufe des ersten Lebensjahres mobilisiert das Kind seine Abwehrkräfte, die es ihm ermöglichen, ein stabiles Gleichgewicht zwischen Mikroorganismus und Makroorganismus aufrecht zu erhalten. In der ersten Lebenszeit braucht das Neugeborene einen zusätzlichen Schutz, der ihm durch die natürliche Ernährung gegeben ist. Durch die Entwicklung der hierbei regelmäßig vorhandenen Bifidusflora werden die unerwünschten Darmbakterien, vor allem E. coli und Proteolyten, unterdrückt und dem Organismus zusätzliche Abwehrkräfte, wie z. B. das saure Faeces-pH und das Lysozym, ausnutzbar gemacht. Diese fehlen dem künstlich ernährten Säugling. Erst bei Einsetzen der gemischten Ernährung, wie sie der Erwachsene zu sich nimmt, entsteht das ausgewogene Verhältnis,

Darmflora/Makroorganismus das für den gesunden Erwachsenen typisch und von großer Konstanz ist (*17*).

Die hohe Empfindlichkeit junger Säuglinge gegenüber enteralen Infektionen sowie die protektive Wirkung der natürlichen Ernährung wird durch diese neueren Erkenntnisse verständlich. Das Prinzip der Erzeugung einer acidophilen Darmflora bzw. Bifidusflora, wie es durch entsprechende Korrelation der Nährstoffe (Milchzucker-Eiweiß) bzw. durch die Verabreichung von Bifiduswuchsstoffen erreicht werden kann (*1, 28*), sollte daher in der Fortentwicklung der künstlichen Säuglingsernährung berücksichtigt werden. Jedenfalls sollte versucht werden, den natürlichen Schutz, den das Brustkind genießt, auch dem künstlich ernährten Kinde zukommen zu lassen.

Literatur

(*1*) ADAM, A.: Säuglingsenteritis. Stuttgart: Georg Thieme 1956.

(*2*) BOCK, P.: Inaug.-Diss. Erlangen 1957. —(*3*) BOVENTER, K.: Erg. Hyg. **26,** 103 (1949).— (*4*) BRAUN, O. H.: Zbl. Bakt. I. Abt. Orig. **173,** 563 (1958). — (*5*) BRAUN, O. H., P. BOCK u. O.LÜDERITZ: Z. Kinderheilk. **81,** 503 (1958). — (*6*) BRAUN, O. H., H. SPECHT, O. LÜDERITZ u. O. WESTPHAL: Z. Hyg. **139,** 565 (1954).

(*7*) CATEL, W.: Verh. dtsch. Ges. inn. Med. **63,** 75 (1957). — (*8*) CATTANEO, P., e T. MAGGIORA-VERGANO: Rend. ist. super. sanità **11,** 994 (1948).

(*9*) DEHNERT, J.: Zbl. Bakt. I. Abt. Orig. **169,** 65 (1957).

(*10*) FLEMING, A.: Proc. roy. Soc. (Lond.) **93B,** 306 (1922). — (*11*) FREERKSEN, E.: Verh. dtsch. Ges. inn. Med. **63,** 108 (1957). — (*12*) FRISELL, E.: Acta paediat. (Uppsala) Suppl. **80,** (1951).

(*13*) GUTHOF, O.: Zbl. Bakt. I. Abt. Orig. **170,** 327 (1957/1958).

(*14*) HAENEL, H.: Pharmazie **11,** 781 (1956). — (*15*) HAENEL, H.: Z. Kinderheilk. **78,** 592 (1956). — (*16*) HAENEL, H., u. G. FELDHEIM: Arch. Kinderheilk. **157,** 226 (1958). — (*17*) HAENEL, H., W. MÜLLER-BEUTHOW u. A. SCHEUNERT: Klin. Wschr. **34,** 1137 (1956); Zbl. Bakt. I. Abt. Orig. **168,** 37 (1957); **169,** 45 (1957). — (*18*) HERRMANN, W.: Zbl. Bakt. I. Abt. Orig. **170,** 316 (1957/1958). — (*19*) HOFFMANN, K., u. H. U. SAUERBREI: Z. Kinderheilk. **81,** 367 (1958).

(*20*) KLEINBAUM, H.: Z. Kinderheilk. **80,** 232 (1957).

(*21*) LÜDERITZ, O.: Persönl. Mitt. 1958. — (*22*) LÜDERITZ, O., O. WESTPHAL, K. SIEVERS, E. KRÖGER, E. NETER u. O. H. BRAUN: Biochem. Z. **330,** 34 (1958).

(*23*) MAYER, J. B.: Ergebn. inn. Med. Kinderheilk. N. F. **7,** 429 (1956).

(*24*) NETER, E.: Bact. Rev. **20,** 166 (1956). — (*25*) NETER, E., O. WESTPHAL, O. LÜDERITZ and E. A. GORZYNSKI: Pediatrics **16,** 801 (1955).

(*26*) OLSEN, E.: Studies on the intestinal flora of infants. Kopenhagen: E. Munksgaard 1949.

(*27*) PETUELY, F.: Z. Kinderheilk. **78,** 28 (1956). — (*28*) PETUELY, F.: Dtsch. med. Wschr. **82,** 1957 (1957). — (*29*) POLI, P., e E. HOLZKNECHT: Minerva pediat. (Torino) **3,** 386 (1951).

(*30*) ROSENTHAL, L., and H. LIEBERMANN: J. inf. Dis. **48,** 226 (1931).

(*31*) SEIFFARTH, S.: Mschr. Kinderheilk. **52,** 73 (1932). — (*32*) SENGENHOFF, A.: Mschr. Kinderheilk. **40,** 263 (1928). — (*33*) STÅL, C., u. E. OLSEN: Acta paediat. (Uppsala) **39,** 471 (1950). — (*34*) STEPP, W.: Verh. dtsch. Ges. inn. Med. **63,** 64 (1957). — (*35*) STICKL, H.: Klin. Wschr. **36,** 442 (1958).

(*36*) THURAU, R.: Verh. dtsch. Ges. inn. Med. **63,** 134 (1957).

(*37*) WESTPHAL, O.: Verh. dtsch. Ges. inn. Med. **62,** 192 (1956). — (*38*) WESTPHAL, O., u. O. LÜDERITZ: Angew. Chem. **66,** 407 (1954).

36. Haemoglobin types in pre- and postnatal life

By

Titus H. J. Huisman

With 6 Figures

The blood protein, which is involved in the transport of the oxygen to the tissues, indergoes great changes after birth. It has been known for about a century (25) that the haemoglobin of the foetus is different from that of the adult and is replaced after birth by the adult component. Moreover, fundamental investigations [summarized in (6)] have shown that physiological differences also exist between the foetal and adult haemoglobins of many mammals. So in prenatal life a haemoglobin seems to be present which differs in physico-chemical and physiological properties from the adult component. The situation has, however, proved to be still more complicated since more sensitive methods for the differentiation of haemoglobin fractions have demonstrated that several haemoglobin components are involved in this physiological process. Moreover, since the detection (30) of an inherited abnormal haemoglobin in sickle-cell anaemia and the discovery of many other genetically controlled haemoglobin variants, the possibility exists that after birth the foetal haemoglobin in whole or in part is replaced by an abnormal haemoglobin component.

In the present review we will first summarize some physical and chemical properties of different haemoglobin variants both in the human and in some animals. In addition an attempt will be made to describe systematically the different Hb components present in the blood of children at different ages, while finally some physiological aspects will be discussed.

Haemoglobin types

a) **Normal adult human Hb.** This conjugated protein consisting of globin united to the iron-containing substance haem and present in the erythrocytes of the blood of normal adults has been regarded for a long time as one single unit, as it behaves as one component in paper as well as in moving boundary electrophoresis, in sedimentation and other tests. Application of improved methods of testing homogeneity, such as starch block electrophoresis and ion exchange chromatography in particular, has offered evidence of the existence of at least three different fractions in normal adult haemoglobin, one main fraction (Hb-A_0)[1] for about 88% and two minor fractions (Hb-A_1 and Hb-A_2)[1] amounting to 10 and 2% respectively (18, 28). At present it is unknown if these minor Hb fractions possess any particular physiological function. Various reports [f. i. (27)] appeared mentioning an increase

---

[1] The nomenclature for the different haemoglobin fractions used in this paper is that presented in the paper on the chromatographic separation on carboxymethylcellulose (17). In many electrophoretic studies the main component A_0 is called Hb-A_1, the minor fraction A_1 is presented as Hb-A_3 and the minor fraction A_2 as Hb-A_2.

of the percentage of the Hb-A_2 fraction in cases of thalassaemia minor, its proportion rising up to 6%. The Hb-A_1 fraction was found to be increased in the blood of so-called "paint eaters" (38), who showed evidence of lead deposition in the bones. Using Amberlite I. R. C.-50 chromatography ALLEN et al. (2) recently succeeded in subdividing a minor haemoglobin fraction (possibly identical with the Hb-A_1) into three components, but the meaning of this inhomogeneity is still unknown. From these data it seems clear that the Hb of a normal adult is not one single component, but is composed of one major fraction and two or even more minor fractions. The heterogeneity of the haemoglobin of normal adults has also been studied using Fe^{59} incorporation in different fractions (34). It seems that the specific radioactivity of each fraction is different.

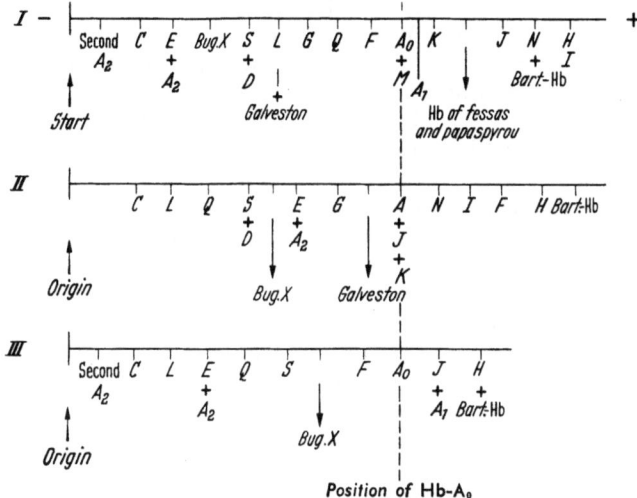

Fig. 1. Relative mobilities of different human haemoglobins in paper electrophoresis at pH 8.6 (I), in Amberlite I.R.C.-50 chromatography (II) and in carboxymethylcellulose chromatography (III)

b) Abnormal human Hb-types. Since the discovery of the abnormal Hb-S in sickle-cell anaemia (30) the existence of many other abnormal human types has been recognised. It is impossible to give a detailed description in this paper of the many physico-chemical, genetical and clinical aspects of these inherited abnormal forms of human Hb-A. The reader is referred to a former paper (15) and to the many excellent reviews mentioned there. At least five other recently discovered Hb types have to be added to the large number of abnormal human haemoglobins described in that review, namely the "second A_2 fraction" (26), the Galveston Hb (34), the Hb-Q (1), the fast moving Hb discovered by FESSAS and PAPASPYROU (10) and the so-called "Bart"-Hb (1). At present (August 1958) more than 20 different Hb-types including the three normal Hb fractions Hb-A_0, Hb-A_1 and Hb-A_2 have been described. A comparison of some properties, namely their relative mobilities in paper electrophoresis, Amberlite I. R. C.-50 chromatography (19) and carboxymethylcellulose chromatography (18), is presented in Fig. 1. It seems that the identity of some abnormal Hb types can only be established with certainty by application of at least two independent methods. Concerning the genetic basis of inheritance of these very closely related proteins it has been ascertained that the genes producing the haemoglobins A, S and C are alleles (29). Although there are indications of a closely similar genetic control of many other abnormal Hb types, the genetic basis of most of them is not fully established.

c) Animal haemoglobin types. Haemoglobin abnormalities have been discovered not only in the human but also in many species of animals. Recent investigations [summarized in (16)] have shown that the haemoglobin of certain mammalian species as well as of some avian, amphibian and reptilian species consist of more than one component. It is questionable, however, if the different haemoglobin components of many of these animal species are inherited abnormalities of haemoglobin synthesis due to simple Mendelian genetic factors, and therefore recognisable in heterozygous and homozygous states. At present a Mendelian type of inheritance is evident only in some species [for instance, cattle (5, 11) and sheep (9, 21)]. In other animals [the chicken, for instance (13, 32)] the existence of two or even more haemoglobin components may be regarded as a haemoglobin heterogeneity, since all the animals of that species show the same heterogeneity.

An example of an inherited Mendelian haemoglobin abnormality in an animal is the presence of some haemoglobins in the sheep (9). Recently it was found (21) that at least four different haemoglobins are present in different species of sheep, which show many physical and chemical differences. Moreover, relatively large differences were observed in oxygen affinities; some aspects of this study will be described later on.

The presence of two haemoglobin components in the chicken (13, 32) may be an example of a genetically controlled heterogeneity of the haemoglobin, as this phenomenon was observed in every animal of this species studied. Comparing some physical and chemical properties of these two haemoglobin components (13) large differences, especially in the amino acid composition of the two fractions, were observed. The possibility exists that a similar heterogeneity may be present in many other animals, such as different birds (32), the turtle and others (16).

It will be evident from these examples that some abnormalities in the haemoglobin synthesis in animals are comparable with the genetically controlled

Table 1. *Some properties of foetal haemoglobins as compared with the corresponding adult haemoglobins*

Method	Human Hb-F	Cow Hb-F	Sheep Hb-F	Goat Hb-F$_1$ · Goat Hb-F$_2$	
Paper-electro-phoresis pH 8.6	slighty slower	faster	between the two adult Hb's I and II	faster (as Hb-F$_2$)	faster (as Hb-F$_1$)
Chromatography amb. IRC-50	faster	as Hb-A	faster	faster (as Hb-F$_2$)	faster (asHb-F$_1$)
Chromatography C. M. cellulose	slower	faster	faster	faster	faster
Tryptophan band (U. V.)	2898 Å (Hb-A:2910 Å)	as Hb-A	as Hb I and Hb II		
Solubility in conc. phosphate solutions	higher	as Hb-A	higher	higher (as Hb-F$_2$)	higher (as Hb-F$_1$)
Resistance to denat. by alkali	much higher	lower	lower	lower	high (as Hb-A)
Amino acid comp.	different	different	different		
Isoleucine content (gm/100 gm Hb)	1.45—1.85 (Hb-A:0.03)	0.7 (Hb-A:0)	1.0 (Hb-A:0)	0.75 (Hb-A:0)	0.65 (Hb-A:0)
O$_2$ affinity: blood	higher	higher	higher	Hb-F$_1$ + Hb-F$_2$:higher	
O$_2$ affinity: dialyzed Hb-Solution	as Hb-A	higher	higher	Hb-F$_1$ + Hb-F$_2$:higher	

abnormal human haemoglobins, while others resemble the inhomogeneity found in the normal adult human haemoglobin. For purposes of comparison a more extensive study of the animal haemoglobins seems of great importance.

d) Foetal haemoglobins. Since the discovery of a difference between the haemoglobins obtained from human placental blood and from normal adult blood (25) it has been clearly demonstrated that there are indeed many important chemico-physical differences between these two haemoglobins in the human. Some of the most important properties of human Hb-F are summarized in table 1. Although new techniques for the quantitative estimation of the Hb-F have been developed [f. i. Amberlite I. R. C.-50 chromatography (19) and carboxymethylcellulose-chromatography (18)] the older methods based on the high resistance of Hb-F against denaturation by alkali still seem to be the most accurate and are, therefore, most generally used, particularly in clinical studies. Evidence was obtained (23) that spectrophotometric techniques, as, for instance, the procedure described by Jonxis and Visser (24), are preferable to precipitation methods, especially for the quantitative determination of low percentages of the Hb-F.

Next to the normal Hb-F there are indications of the existence of abnormal human foetal haemoglobins types. These investigations concern two so-called "fast-moving" haemoglobins, i. e. the Hb-H and the recently discovered "Bart" Hb (1). Analysis of the amino acid composition of pure Hb-H (15) has shown that this Hb-type is different from Hb-A and resembles Hb-F in many respects (table 2). The "Bart" Hb shows a resistance to alkali denaturation intermediate to those of Hb-A and Hb-F, while the ultraviolet spectral absorption is also closely similar to that of Hb-F (1). The hypothesis of the existence of "abnormal" foetal Hb's, however, is only based on these chemical and physical properties.

Recent studies have offered evidence for a possible heterogeneity of the human foetal haemoglobin. Using a special chromatographic technique with Amberlite

Table 2. *Comparison of some properties of the abnormal human haemoglobins Hb-H and "Bart"-Hb and of the normal adult and foetal human haemoglobins*

Method	Hb-A	Hb-F	Hb-H	"Bart"-Hb
Electrophoresis (mobilities at p_H 8.6)		F < A	F < A < H	F < A < Bart. < H
Chromatography: on Amb. IRC.-50.		F > A	H > F > A	Bart. > H > F > A
on C. M. Cellulose (mobilities)		F < A	H < F < A	Bart. = H < F < A
Resistance to alkali denat.	low	high	low	between A and F
U. V. Spectral Absorption (Trypt. band)	2910 Å	2898 Å	2910 Å	2898 Å
Amino Acid composition		as A except:	as A except:	unknown
		Threo: ++	as in A	
		Ser: ++	as in A	
		Meth: +	?	
		Trypt: +	?	
		Isoleu: ++	++	
		Prol: —	—	
		Tyr: —	—	
		Val: — —		
		Hist: —	—	
		Glut: as in A	++	
		Ala: as in A	— —	

I. R. C.-50 as adsorbent, Allen et al. (2) succeeded in separating Hb-F into two fractions, but the significance of this finding is still not clear. A similar inhomogeneity of Hb-F was also demonstrable in the goat (22). The Hb of the newborn goat, which behaves as one single component in electrophoresis with a mobility different from that of the haemoglobin of the adult goat, was divided into two components by means of alkali denaturation (Fig. 2). One component, called Hb-F$_2$ and representing about 40% in the blood of every newborn goat studied, shows the same high resistance as the adult haemoglobin, while a second fraction (Hb-F$_1$) possesses a significantly lower resistance to denaturation by alkali. It seems, therefore, that the Hb-F of the goat is not one chemical unit, but consists of two different entities. Some physiological aspects of these foetal components will be discussed in another part of this review.

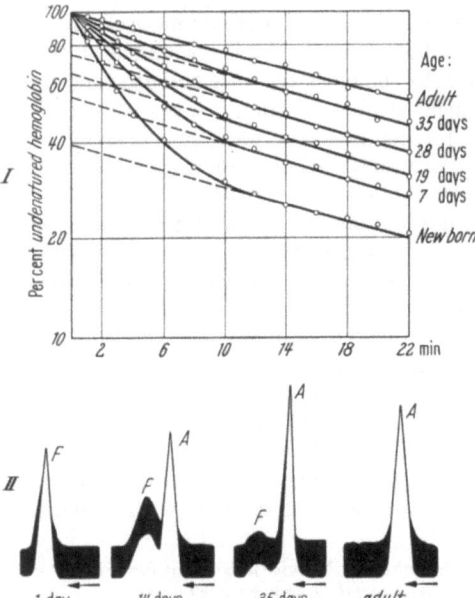

Earlier studies already indicated the existence of a specific foetal haemoglobin in many different species of animals. The results of our own more recent investigations are summarized in table 1. This table shows that many differences between the haemoglobins of the newborn animal and the corresponding adult animal are demonstrable in the cow, the sheep and the goat.

Compared with the human foetal haemoglobin there are some remarkable differences. The differences in electrophoretic and chromatographic [on carboxymethylcellulose (18)] behaviour and in resistance to denaturation by alkali between the foetal haemoglobins and their corresponding adult components are in contrast to the differences found between the human Hb-F and Hb-A. The differences in Amberlite I. R. C.-50 chromatography, in solubility and in the amounts of isoleucine, on the contrary, are comparable with those found between the human Hb's F and A. The existence of a specific foetal Hb in the cow, the sheep and the goat is also demonstrable by a significantly higher affinity for oxygen, which is found in total blood samples as well as in dialyzed haemoglobin solutions. In this respect the haemoglobin of the newborn child is different from the haemoglobin of the newborn cow, sheep and goat, as a dialyzed haemoglobin solution prepared from cord blood shows an affinity for oxygen similar to that of the adult human haemoglobin (3).

Fig. 2. The behaviour of the haemoglobin of the newborn goat in its resistance to denaturation by alkali (I) and in moving boundary electrophoresis (II) at different times after birth. The haemoglobin of the newborn goat, which behaves as one single boundary in electrophoresis, is composed of two components with different rates of denaturation by alkali

Human haemoglobin types at different ages

a) Newborn child (at term). Many investigators have studied the proportion of fetal haemoglobin in the blood of the newborn child. Although a wide variation exists, the foetal haemoglobin seems to contribute, on the average, about 75% of the total haemoglobin (41). The remaining 25% is of the adult type, the percentage of the Hb-A_2 fraction being relatively low [0,5% of the total amount of Hb (*18, 27*)]. In the blood of newborn animals of different species Hb-F is also the main component. In the newborn sheep, for instance, the percentage of adult haemoglobin is 10 to 15% of the total amount of haemoglobin, while in the goat no Hb-A at all is detectable (*30*).

After birth the Hb-fraction disappears relatively fast; almost no Hb-F is detectable in the blood of a 6 months old child. The same is true for newborn animals, the time of disappearance of Hb-F after birth being different. Fig. 3 illustrates the percentages of Hb-F, differentiated into the two foetal haemoglobin fractions, present in the blood of the goat at different times before and after birth. At the time of birth about 60% of Hb-F_1 and about 40% of Hb-F_2 were found. It is remarkable that the ratio between these two foetal Hb's during pre-natal life is almost exactly the same, even in a goat-foetus of about 60 days (body weight 25g; body weight of a newborn goat 2 500—3 000 g).

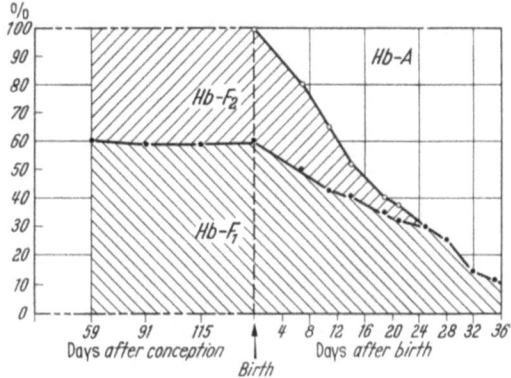

Fig. 3. The percentages of the two foetal haemoglobins in the goat before and after birth

After birth the Hb-F_1 as well the Hb-F_2 disappear rapidly; after about 25 days no Hb-F_2 is detectable, while the Hb-F_1 is out of circulation at about 45 days after birth.

The goat was found to be a useful animal for a direct demonstration of a synthesis of Hb-F after birth (*39, 40*). Studying the uptake of radioactive iron

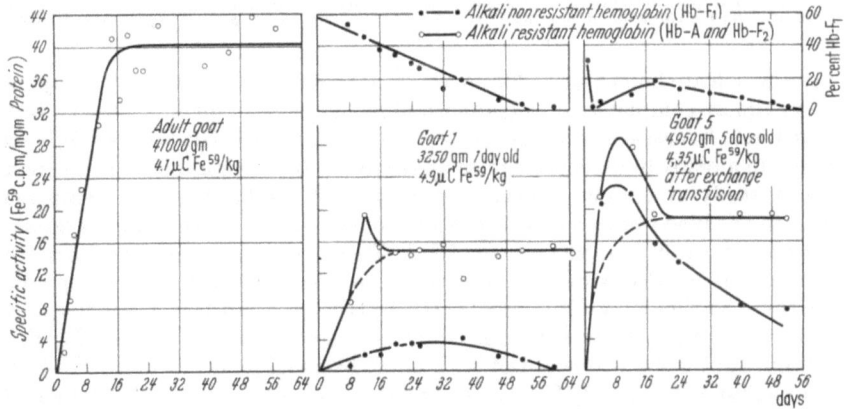

Fig. 4. The incorporation of radioactive iron (Fe⁵⁹) into different Hb types in the adult goat, in the untreated newborn goat and in the newborn goat after exchange transfusion with the blood of the mother. The curves presenting the disappearance of the alkali nonresistant Hb-F_1 are also given. The initial high incorporation of radio iron into the alkali resistant Hb of the newborn goats (the dotted lines represent the assumed incorporation into the adult haemoglobin) may be explained by a high rate of synthesis of the Hb-F_2 during the first days after birth

(Fe⁵⁹) in the haemoglobin fractions of the newborn goat, both without further treatment as well as after exchange transfusion with the blood of the mother, an incorporation of radio iron in the adult haemoglobin as well as in the two foetal haemoglobin components at different times after birth was detectable. Fig. 4 illustrates some of these results; for a detailed description of the experiments the reader is referred to the original paper (*39*). This direct proof of the synthesis of Hb-F in postnatal life supports the conclusions of earlier investigators [summarized in (*39*)] dealing with this subject, as, for instance, the demonstration of low percentages of Hb-F in the blood of normal human adults.

It is common knowledge that after birth the foetal haemoglobin is replaced by the adult haemoglobin. Since the discovery of abnormal kinds of adult haemoglobin in the human as well as in some animals, it is clear that the type of adult Hb which will substitute the foetal Hb depends entirely on factors of inheritance.

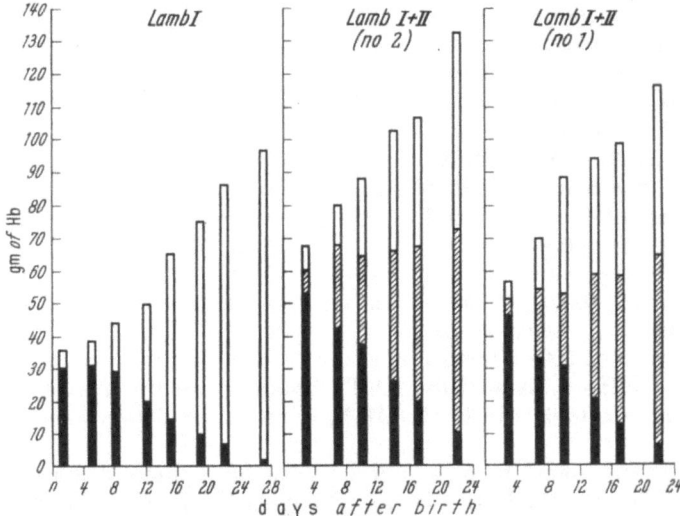

Fig. 5. The total amounts of different haemoglobin types in a lamb homozygous for the Hb-I and in two lambs heterozygous for the two adult Hb's I and II at different times after birth. ■ Hb-F; ▨ Hb-A$_{II}$; □ Hb-A$_I$

In cases which are homozygous for an abnormal haemoglobin the adult component consists almost completely of the abnormal haemoglobin, which is already detectable at birth. In cases of heterozygosity it may be assumed that both adult haemoglobins will already be detectable in early postnatal life. This hypothesis is supported by a study at various intervals after birth of the haemoglobin components present in the blood of two newborn lambs, offspring of a mother homozygous for Hb-II and of a ram homozygous for Hb-I. These investigations were carried out by the carboxymethylcellulose chromatographic method (*18*) for the separation of the three haemoglobin components (Hb-F, Hb-I and Hb-II). It was found that the haemoglobins of these newborn lambs consisted to about 85% of Hb-F, the remaining 15% being composed of both adult haemoglobins Hb-I and Hb-II in a ratio of about 1:1 (Fig. 5). The rates of production of the two adult haemoglobin components were about the same during the next four weeks. These results, therefore, would seem to indicate that in cases of heterozygosity the two adult haemoglobins are both synthesized in early postnatal life.

In conclusion, it would appear that in the human as well as in different animals a specific foetal haemoglobin is the main Hb component at the time of birth, while in many cases small amounts of one or even more adult haemoglobins are also present. In the first few months after birth the Hb-F is rapidly replaced by the adult haemoglobin (*18*), although a reasonable synthesis of the foetal pigment is still present during the first few weeks after birth. It seems that in the human small amounts of Hb-F are synthesized during adult life, the synthesis of the foetal pigment being increased in some specific pathological conditions, which are genetically controlled (see p. 312).

b) Adults. It has been mentioned earlier that the haemoglobin of the normal human adult is composed of one main component Hb-A_0 and two minor fractions (Hb-A_1 and Hb-A_2), which are present in amounts of about 10 and 2% respectively. Besides these components small amounts of foetal haemoglobin (*17*), about 0.3 to 0.4% of total Hb, are present in the blood during adult life. It has also been shown that the alkali resistant Hb fraction in thalassaemia major, varying in amounts from 20 to 95%, is identical with the foetal haemoglobin (*20*). The heterozygous state of this disease (thalassaemia minor) seems to be characterised by an increased amount of the Hb-A_2; the significance of the increased production of this special fraction is still unknown. There are also indications of the presence of small amounts of an alkali resistant haemoglobin in some of these cases.

In cases which show inherited abnormalities of the synthesis of the normal adult haemoglobin, abnormal haemoglobin types replace this normal adult component. This substitution is partial in heterozygous states and complete in cases homozygous for the abnormal haemoglobin or heterozygous for two abnormal haemoglobin components. Relatively high percentages of Hb-F are found in some of these cases, particularly in homozygous sickle cell anaemia.

c) Pre-natal life. It is well known that the percentage of foetal haemoglobin in the blood of a premature infant is higher than in that of a baby born at term. In many cases over 90% of Hb-F could be demonstrated. It seems (*41*) that the adult haemoglobin or adult-like haemoglobin is first demonstrable in the blood of a foetus from the 90th day of pregnancy.

Recent studies (*8, 12*) have demonstrated the existence of a different haemoglobin type in early pre-natal life. This socalled pre-foetal haemoglobin was found to be different both in electrophoretic mobility and in resistance to denaturation by alkali. It seems important to study blood samples of very young foetuses using other techniques in order to get more information as to the identity of this fraction and of the other haemoglobin types which may occur at that age.

Some physiological aspects

An interesting aspect of the occurrence of the abnormal human haemoglobin S is the high frequency at which this Hb-type is present in many populations, especially in tropical Africa, in spite of the great loss of S-genes due to the high death rate caused by this haemoglobinopathy. Perhaps this paradox can be explained by the higher resistance to malignant malaria found in sickle cell heterozygotes (*4*). The higher death rate from malaria of infants homozygous for the Hb-A may, therefore, balance the loss of S genes due to a higher death rate of children homozygous for the sickle cell haemoglobin.

No evidence of the existence of a similar balanced polymorphism has been found for other abnormal types of human haemoglobin. It is interesting to look for possible differences in oxygen affinity; the oxygen dissociation curves of the abnormal haemoglobins S and C were, however, found to be the same as that of normal adult haemoglobin (*7*).

In the sheep, on the contrary, it has been demonstrated (*21*) that marked differences in oxygen affinities are present in both blood samples and dialyzed haemoglobin solutions obtained from some species of sheep living at altitudes ranging from 10,000—12,000 feet above sea-level. Four haemoglobin types were observed with their own specific physico-chemical properties and also with different affinities for oxygen. The haemoglobin with the highest oxygen affinity was found to be present in the Argali sheep, which live above the timber-line in the mountains of Central Asia; sheep living at sea level showed a much lower oxygen affinity of their haemoglobin type. The oxygen dissociation curves of the Hb-types present in sheep living at altitudes of 3000 to 8000 feet were intermediate between the curves found for these two Hb-types. Fig. 6 presents the oxygen dissociation curves of the haemoglobin types of the Dutch sheep living at sea-level, of the Mane-sheep (Ammotragus lervia) living at 2000—3000 feet, of the Mouflon living at about 4000 feet (and of some sheep descended from this breed), and finally the Himalayan Argali. These results suggest that some of these Hb-types have adaptive significance and may have originated by mutation. The occurrence of different haemoglobin types with their own oxygen affinities may, the refore, be a second example of balanced polymorphism.

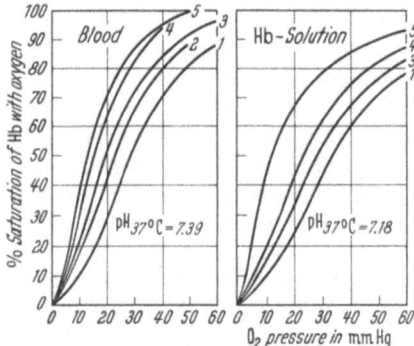

Fig. 6. The oxygen dissociation curves of blood samples from different species of sheep: 1. Dutch sheep Hb-I; 2. "Manesheep"; 3. Dutch sheep Hb-II; "Mouflon"; "Heidschnucken"; 4. "Argali"; 5. Newborn lamb

Relatively large differences in oxygen affinity between blood samples obtained from adult and from newborn animals of different species (cow, goat, sheep, see Table 1) and to a lesser extent also in the human have been observed. The oxygen affinity of the blood of a newborn sheep is even higher than that of the blood of the adult sheep living at high altitude (Fig. 6). It seems, therefore, that foetal haemoglobins possess a specific physiological function in transferring oxygen from the maternal blood to the foetal tissues (see also p. 311).

In the sheep, goat, cow and other animals this peculiar physiological property of the Hb of foetal type is inherent to the haemoglobin molecule itself, since dialysed haemoglobin solutions obtained from the blood of newborn animals also possess an increased oxygen affinity as compared with the corresponding adult haemoglobin. This is not the case in human foetal haemoglobin, as the dissociation curve of dialyzed Hb solutions obtained from cord blood was similar to that of the dialyzed solutions of adult human haemoglobin (3). It seems, therefore, that other (dialysable) substances are responsible for the increased oxygen binding capacity of foetal human blood. The physiological significance of human Hb-F is still not understood.

Myoglobins

The first investigations into possible abnormal myoglobins were those of Singer et al. (35), who studied the myoglobins obtained from patients suffering from sickle cell anaemia and those from normal adult individuals. These studies revealed no difference between the two myoglobin preparations. Similar results were obtained by us (14) investigating sheep homozygous for Hb-I and for Hb-II. The myoglobins derived from these animals were similar in electrophoretic and chromatographic behaviour, while their amino compositions were acid also the same. Up to the present there are indications of the existence of a specific foetal myoglobin only in the human (36), suice there is for instance a difference in electrophoretic mobility between the myoglobins of human foetuses and of normal adult individuals. In the cow, however, we have found no evidence of the existence of a specific foetal myoglobin (37).

References

(1) AGER, J. A. M., and H. LEHMANN: Brit. med. J. 1958, 929. — (2) ALLEN, D. W., W. A. SCHROEDER and J. BALOG: J. Amer. chem. Soc. 80, 1628 (1958). — (3) ALLEN, D. W., J. WIJMAN, and C. A. SMITH: J. biol. Chem. 203, 81 (1953). — (4) ALLISON, A. C.: Brit. med. J. 1954I, 290.

(5) BANGHAM, A. D.: Nature (Lond.) 179, 467 (1937). — (6) BARCROFT, J.: Researches on prenatal life. Oxford: Blackwell Scientific Publ. 1949.

(7) CHERNOFF, A. I.: New Engl. J. Med. 253, 322 (1955).

(8) DRESCHER, H., u. W. KÜNZER: Klin. Wschr. 1954, 92.

(9) EVANS, J. V., J. W. B. KING, B. L. COHEN, H. HARRIS and F. L. WARREN: Nature (Lond.) 178, 849 (1956).

(10) FESSAS, PH., and A. PAPASPYROU: Science 126, 1119 (1957).

(11) GIRI, K. V., and N. C. PILLAI: Nature (Lond.) 178, 1057 (1956).

(12) HALBRECHT, I., and CH. KLIBANSKI: Nature (Lond.) 178, 749 (1956). — (13) HELM, H. J. VAN DER, and T. H. J. HUISMAN: Science 127, 762 (1958). — (14) HELM, H. J. VAN DER, R. TIMMER and T. H. J. HUISMAN: Nature (Lond.) 180, 240 (1957). — (15) HUISMAN, T. H. J.: Clin. chim. Acta 3, 201 (1958). — (16) HUISMAN, T. H. J., H. J. VAN DER HELM, H. K. A. VISSER and G. VAN VLIET: Proc. C. I. O. M. S. Intern. Conf. on Abnormal Haemoglobins, Istanbul. London: McMillan 1958. — (17) HUISMAN, T. H. J., J. H. P. JONXIS and A. DOZY: Biochim. biophys. Acta 18, 588 (1955). — (18) HUISMAN, T. H. J., E. A. MARTIS and A. DOZY: J. Lab. clin. Med. 52, 312 (1958). — (19) HUISMAN, T. H. J., and H. K. PRINS: Clin. chim. Acta 2, 307 (1957). — (20) HUISMAN, T. H. J., H. K. PRINS and P. C. VAN DER SCHAAF: Experientia (Basel) 12, 107 (1956). — (21) HUISMAN, T. H. J., G. VAN VLIET and T. SEBENS: Nature (Lond.) 182, 171 (1958). — (22) HUISMAN, T. H. J., H. K. A. VISSER and J. H. VAN DER HELM: Nature (Lond.) 180, 758 (1957).

(23) JONXIS, J. H. P., and T. H. J. HUISMAN: Blood 11, 1009 (1956). — (24) JONXIS, J. H. P., and H. K. A. VISSER: Amer. J. Dis. Child. 92, 588 (1956).

(25) KÖRBER, E. VON: Cited by H. BISCHOFF; Z. ges. exp. Med. 48, 472 (1926). — (26) KUNKEL, H. G.: Personal communication. — (27) KUNKEL, H. G., R. CEPPELINI, U. MÜLLER-EBERHARD and J. WOLF: J. clin. Invest. 36, 1615 (1957). — (28) KUNKEL, H. G., and G. WALLENIUS: Science 122, 288 (1955).

(29) NEEL, J. V.: Ann. hum. Genet. 21, 1 (1956).

(30) PAULING, L., H. A. ITANO, S. J. SINGER and I. C. WELLS: Science 110, 543 (1949).

(31) RODNAN, G. P., and F. G. EBAUCH: Fed. Proc. 15, 155 (1956).

(32) SAHA, A., R. DUTTA and J. GHOSH: Science 125, 447 (1957). — (33) SCHAPIRA, G., J.-C. DREYFUS and J. KRUH: Heterogeneous metabolism of haemoglobins in: Porphyrin biosynthesis and metabolism. A Ciba Foundation Symposium. p. 156. London: Churchill 1955. — (34) SCHNEIDER, R. G., and M. E. HAGGARD: Nature (Lond.) 180, 1486 (1957). — (35) SINGER, K., B. ANGELOPOULOS and B. RAMOT: Blood 10, 979 (1955). — (36) SINGER, K., B. ANGELOPOULOS and B. RAMOT: Blood 10, 987 (1955).

(37) TIMMER, R., H. J. VAN DER HELM and T. H. J. HUISMAN: Nature (Lond.) 180, 239 (1957). — (38) TUTTLE, A. H., and C. FITCH: Proc. Soc. Pediat. Res. 28th meeting, Atlantic City (1958).

(39) VISSER, H. K. A.: Thesis. Groningen 1958. — (40) VISSER, H. K. A., T. H. J. HUISMAN and M. C. WOLDRING: Blood 12, 1004 (1957).

(41) WALKER, J., and E. P. N. TURNBALL: Arch. Dis. Childh. 30, 111 (1955).

37. Hämoglobin
Quantitative Daten, klinische Fragen

Von

K. Betke

Mit 6 Abbildungen

Im Ablauf der Entwicklung des Kindes finden einige charakteristische Veränderungen der Hb-Konzentration des Blutes statt. Abb. 1 zeigt eine Übersicht, die aus Daten zahlreicher Autoren zusammengestellt ist.

Während der intrauterinen Entwicklung (*30, 45, 48*) finden wir im 3., 4. und 5. Monat einen raschen Anstieg, der gegen Ende der Entwicklungszeit in ein annähernd gleichmäßiges Niveau von 15—16 g-% einmündet. Auf Grund der

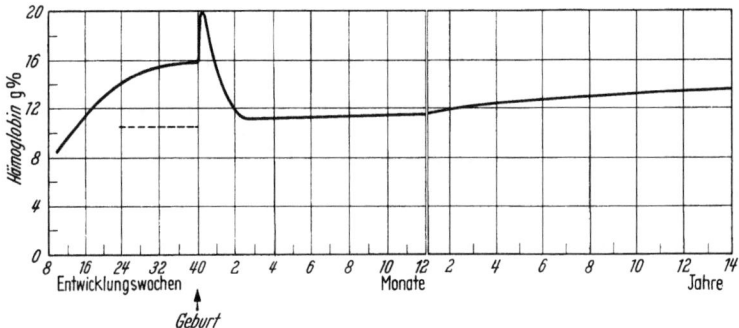

Abb. 1. Hämoglobinkonzentration im Blut vor und nach der Geburt bis zur Pubertät. Die gestrichelte Linie gibt die Menge an O_2-gesättigtem Hb in der Nabelvene an

besonderen Verhältnisse des Sauerstoffübertritts in der Placenta ist der Blutfarbstoff nur unvollständig mit Sauerstoff gesättigt. Die punktierte Linie gibt die Menge an tatsächlich vorhandenem O_2Hb (in der Nabelvene) nach Messungen von Walker und Turnbull an.

Bei Schwangerschaften, die länger als 40 Wochen bestanden, fanden Walker und Turnbull in Übereinstimmung mit tierexperimentellen Ergebnissen von Barcroft und Young, daß die O_2-Sättigung im Blut des Kindes scharf weiter absank und die Hb-Konzentration in gleichem Maße steil anstieg. Über diesen Punkt ist eine beträchtliche Diskussion entstanden, da andere Autoren bei verlängerten Schwangerschaften kein Absinken der Sauerstoffsättigung (*34*) bzw. keinen Anstieg der Hb-Konzentrationen sahen (*11, 35, 38, 39*). Als allgemeine Regel wird man also den von Walker und Turnbull aufgefundenen Zusammenhang kaum anerkennen können.

Sofort nach der Geburt steigen die Hb-Werte abrupt an. Der erreichte Zustand bleibt etwa 1 Woche lang erhalten, dann sinkt die Hb-Konzentration wieder ab

(*8, 12, 16, 43, 46*). Die Steigerung hängt mit der Abtrennung vom Placentarkreislauf zusammen. 2 Faktoren sind beteiligt:

1. Mit der Geburt strömt aus der Placenta Blut in das Neugeborene nach (*17, 18*). Der dadurch entstandenen Plethora folgt rasch ein Austritt von Plasma aus der Blutbahn (vgl. S. 62) (*9, 43*), so daß nun eine Polyglobulie mit entsprechend überhöhten Hb-Werten entsteht.

Den Übertritt aus der Placenta darf man sich nicht so vorstellen, als ob die Placenta durch die Uteruskontraktion einfach wie ein Schwamm ausgepreßt würde. Die Kreislaufaktivität des Kindes und die kräftige Ventilation der Lunge (mit entsprechender Eröffnung der Lungenstrombahn) spielen eine erhebliche Rolle (*22*).

2. Die Hb-Produktion erlischt nach der Geburt nicht schlagartig, wie es angesichts der Polyglobulie als zweckmäßig erscheinen möchte, sondern erst 3—4 Tage später. Die im Augenblick der Geburt induzierte Hämatopoese läuft noch zu Ende. Außerdem muß bedacht werden, daß diese Hämatopoese noch auf das größere Blutvolumen von Fetus + Placenta eingestellt war.

Bestanden in der Neugeborenenperiode die höchsten Hb-Werte des Lebens, so werden 10 Wochen später die tiefsten erreicht. Wenn man die vielen vorhandenen Angaben über die Hb-Werte im ersten Lebensjahr (*12, 13, 16, 23, 32*) miteinander vergleicht, dann fallen 2 Dinge auf: 1. In bezug auf das Hb-Minimum im 3. Monat differieren die Angaben der Autoren am wenigsten. 2. Der von den einzelnen Untersuchern gefundene Streubereich der Ergebnisse ist zu diesem Zeitpunkt am geringsten. Kinder, deren Hb-Werte bei der Geburt stark differierten, steuern einheitlich auf etwa 11,5 g-% im 3. Monat zu (*35*). In Abb. 2 ist nach einer eigenen Beobachtung das Verhalten von eineiigen Zwillingen zu sehen, bei denen durch sog. Zwilling-zu-Zwillingstransfusion unter der Geburt ein enormer Unterschied im Hb-Bestand entstanden war.

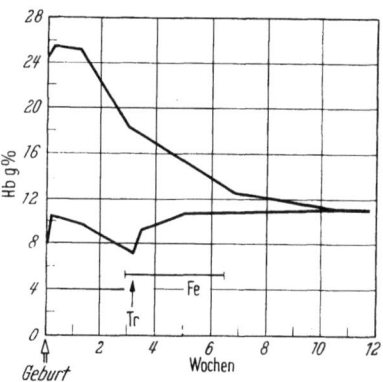

Abb. 2. Verhalten der Hb-Konzentration bei einem eineiigen Zwillingspaar, von denen das eine Kind infolge einer Zwilling-zu-Zwillingstransfusion unter der Geburt eine Polyglobulie, der andere eine Anämie hatte. Eigene Beobachtung mit DEIBEL und SCHLICHT. *Tr* Transfusion, *Fe* Eisenmedikation bei dem anämischen Zwilling

Man kann diese Verhältnisse nicht anderes interpretieren, als daß hier eine aktive *Regulation auf das tiefe Hb-Niveau* vorliegt. Der Trimenonsäugling „will" nicht mehr Hb haben. Eine irgendwie geartete Insuffizienz liegt nicht vor, denn diese würde bei den einzelnen Kindern zweifellos mehr differieren. Daß der Trimenonsäugling tatsächlich „kann", wenn es nötig ist, zeigen Kinder mit angeborenen cyanotischen Herzfehlern.

Wie zu Anfang schon gesagt, liegen in der letzten Fetalzeit die Werte für O_2-gesättigtes Hb in der Nabelvene bei 10—11 g-%. Man kann mit gutem Grund argumentieren (*13*), daß die niedrigen Hb-Werte des Trimenonsäuglings einen glatten Anschluß an die Verhältnisse der Fetalzeit ergeben. Dem rasch wachsenden Organismus ist offensichtlich dieser Hb-Spiegel adäquat.

Im weiteren Verlauf des ersten Lebensjahres steigt die Hb-Konzentration langsam wieder an, und das setzt sich so fort bis schließlich zu Beginn der Pubertät 13—14 g-% erreicht sind. Die Angaben über die Hb-Konzentration Ende des 1. Lebensjahres und bei Kleinkindern (*16, 20, 24*) differieren beträchtlich. Das liegt im wesentlichen an folgendem Umstand:

Bei jedem Kind entwickelt sich gegen Ende des ersten Lebensjahres ein Eisenmangel (*41, 42, 43*). Der hohe Hb-Bestand bei der Geburt bedeutet zwar eine reichliche Eisenreserve, doch ist sie nach 4 Monaten aufgebraucht, und nun kommt es auf die exogene Eisenzufuhr an. Diese scheint angesichts des hohen Bedarfs nur selten ausreichend zu sein. Brustkinder schneiden etwas besser ab als künstlich ernährte. HORAN fand am Ende des ersten Jahres bei künstlich ernährten Kindern 11,4 g-%, bei Brustkindern 12,1 g-%, bei Kindern aber, die prophylaktisch längere Zeit Eisen bekommen hatten, 12,9 g-%. Man muß sich also fragen, ob die derzeit als normal angesehenen Hb-Werte bei Säuglingen und Kleinkindern nicht korrigiert werden müßten; sie sind durch Eisengaben jedenfalls korrigierbar. HEIMENDINGER und UNDRITZ treten für eine großzügige prophylaktische Anwendung von Eisen ein. Freilich kann man bezweifeln, ob die medikamentöse Gabe von Eisen im Plan der Natur enthalten ist. Als Alternative bleibt, einen Eisenmangelzustand am Ende des ersten Lebensjahres als naturgegeben anzuerkennen.

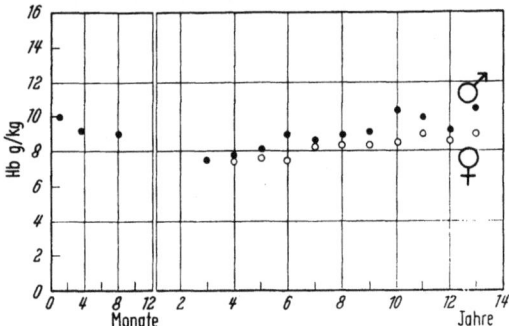

Abb. 3. Gesamtbestand an Blutfarbstoff pro kg Körpergewicht im Ablauf der Kindheit nach Messungen von KARLBERG und LIND. Vom 4. Lebensjahr ab wurden Knaben und Mädchen getrennt registriert

Besonders schlecht sind in bezug auf den Eisenhaushalt die Frühgeborenen gestellt, da sie viel schneller Körpergewicht und Blutvolumen vervielfachen als Reifgeborene. Die im neonatalen Hb-Bestand vorhandene Eisenreserve reicht bei ihnen daher nicht so lange wie bei Ausgetragenen. Prophylaktische oder therapeutische Anwendung von Eisen ist bei diesen Kindern zweifellos indiziert.

Wir haben uns bisher immer nur mit der Hb-Konzentration im peripheren Blut befaßt. Man kann sich fragen, ob man dadurch überhaupt ein zuverlässiges Bild über den Hb-Bestand des Körpers erhält. KARLBERG und LIND haben vor kurzem exakte Messungen des Gesamtbestandes an Hb im Ablauf der Kindheit vorgelegt. Abb. 3 zeigt graphisch die Ergebnisse. Dargestellt ist die Hb-Menge/kg Körpergewicht, weil sich gezeigt hatte, daß zwischen Hb-Menge und Körpergewicht die engste Korrelation bestand. Diese Feststellung deckt sich mit der Beobachtung von DRABKIN, daß die Relation Hb-Menge/kg Körpergewicht auch bei verschiedenen Tierspecies weitgehend gleich ist.

Die Hb-Menge/kg Körpergewicht sinkt, wie zu erwarten, nach der Geburt ab. Im Unterschied zur Hb-Konzentration im Blut, die nach 10 Wochen ihr Minimum hat, geht hier aber das Absinken weiter. Der niedrigste Stand wird erst im 4. Lebensjahr erreicht und bis zum 6. Jahr beibehalten. Im nun folgenden Anstieg macht sich bald eine Geschlechtsdifferenz zugunsten der Knaben bemerkbar.

Wir finden also einen deutlichen Unterschied im Verhalten der Konzentration des Hb im Blut und der absoluten Hb-Menge. Daß die Hb-Konzentration im Blut schon wieder ansteigt, während die Gesamtmenge an Hb noch absinkt, erklärt sich daraus, daß die zirkulierende Blutmenge in ähnlicher Weise wie das Gesamt-Hb im 4.—6. Lebensjahr ein Minimum hat. Bevor man sich Gedanken über die Hintergründe dieser Verhältnisse macht, ist es zweckmäßig, sich noch über eine andere Größe Rechenschaft zu geben. Die funktionelle Aufgabe des Blutfarbstoffs ist der Sauerstofftransport. Es ist also wichtig, zu wissen, wieviel Hb/min die Gefäßgebiete des Körpers durchläuft. Das läßt sich aus der Hb-Konzentration und dem Minutenvolumen leicht berechnen (Abb. 4.). Die Daten für das Minutenvolumen entnahmen wir aus der von KEUTH und PEUSQUENS veröffentlichten Tabelle.

Die erhaltene Kurve (Abb. 4, Mitte) ist recht auffällig, wenn wir sie mit den bisherigen der Hb-Konzentration (Abb. 1, Abb. 4 unten) und des Gesamt-Hb (Abb. 3) vergleichen. Nach einem Minimum im Alter von 3 Monaten mit 9,4 g Hb/min/kg steigt die Ziffer zu einem fast doppelt so hohen Wert (17,7 g) im Alter von 4—7 Jahren. Dann fällt sie wieder ab und erreicht mit der Pubertät annähernd den Erwachsenenwert (10—11 g/min/kg). Das merkwürdige Maximum im Kindesalter — in der gleichen Zeit hat die Gesamtmenge Hb/kg ein Minimum! — kommt durch das hohe Minutenvolumen/kg in dieser Zeit zustande (vgl. 27).

Angesichts dieses merkwürdigen Verhaltens des O_2-Transporteurs liegt es nahe, das Verhalten der O_2-verbrauchenden Prozesse zu betrachten, d. h. also das Verhalten des Grundumsatzes (Abb. 4, Mitte). Man kann deutlich 3 Perioden unterscheiden: Säuglingsalter, Kleinkind- und Spielalter (2—6 Jahre), Schulalter. Im Säuglings- und im Schulalter verlaufen die Kurven für Grundumsatz/kg und Minuten-Hb/kg einander parallel, doch mit dem Unterschied, daß im Schulalter für einen gegebenen Umsatzwert fast doppelt soviel Hb zur Verfügung steht wie im Säuglingsalter. Im Kleinkind- und Spielalter vollzieht sich der Übergang von der einen zur anderen Verhaltensweise. Notwendige Folgerung aus diesen Gegebenheiten ist, daß im Säuglingsalter die Aus-

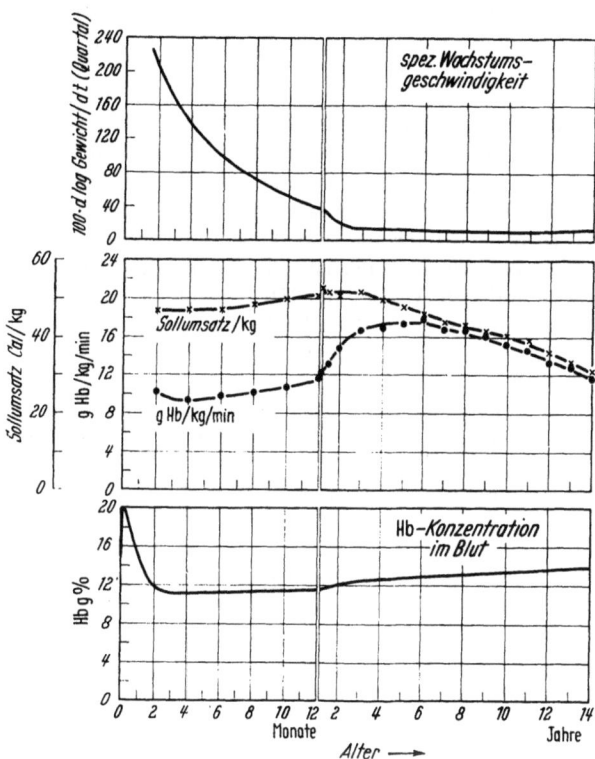

Abb. 4. Hb-Konzentration im Blut (unten); Minuten-Hb/kg Körpergewicht (d. h. die pro Minute den Körper durchlaufende Hb-Menge in g bezogen auf das kg Körpergewicht) und Grundumsatz (Mitte); spezifische Wachstumsgeschwindigkeit (oben) im Ablauf der Kindheit

nutzung des O_2-transportierenden Blutfarbstoffs stärker sein muß. Das trifft auch zu, denn KERPEL-FRONIUS u. Mitarb. fanden die arteriovenöse O_2-Differenz bei Säuglingen größer als in späteren Altersstufen.

Wenn wir nach diesen verschiedenen Überlegungen fragen, was es mit dem quantitativen Verhalten des Blutfarbstoffs im Lauf der Entwicklung für eine Bewandtnis hat, kommen wir in Verlegenheit. Zwischen Hb-Konzentration, Hb-Bestand, Blutvolumen, Minutenvolumen, Minuten-Hb bestehen so enge Wechselbeziehungen, daß man nicht eine der Größen für sich betrachten kann. Man kann nur 3 bemerkenswerte Feststellungen treffen: 1. Das Minimum des Gesamt-Hb-Bestandes (pro kg Körpergewicht) liegt im 4.—6. Lebensjahr; 2. Im ersten Lebensjahr (nach dem ersten Trimenon) steht für die Stoffwechselaufgaben eine geringere Hb-Konzentration im Blut und ein geringeres minütliches Hb-Angebot zur Verfügung als bei älteren Kindern; 3. Das Minimum an Gesamt-Hb im 4.—6. Lebens-

jahr wird durch Einschränkung des Blutvolumens und Erhöhung der Kreislaufaktivität überkompensiert.

Natürlich liegt es nahe, Besonderheiten der ersten Lebenszeit mit den Besonderheiten im wachsenden Organismus zusammenzubringen. Die spezifische Wachstumsgeschwindigkeit (33) ist während des ersten Lebensjahres um ein Mehrfaches
höher als in späteren Lebensabschnitten (Abb. 4, oben). Es wäre also durchaus
möglich, daß hier Beziehungen zu den merkwürdigen Minimalwerten im Hb-Haushalt bestehen. Vor allem könnte die niedrig einregulierte Hb-Konzentration damit
zusammenhängen, denn bei Frühgeborenen mit ihrer gegenüber normalen Neugeborenen gesteigerten Wachstumsintensität finden wir besonders niedrige Hb-
Werte. Außerdem ist die „therapieresistente" postnatale Hb-Reduktion auch bei
neugeborenen und säugenden Tieren zu finden (6, 14). Doch weiß man über die möglichen Zusammenhänge von Wachstum und Hb-Spiegel nicht viel.

Teleologisch einleuchtend ist die Erklärung, daß erst dann, wenn die über den
Grundumsatz hinausgehenden Anforderungen an den Energiehaushalt durch
Spiel und Arbeit höher werden, der Hb-Gehalt gesteigert werden muß, weil eine
Vergrößerung der arterio-venösen O_2-Differenz oder der Kreislaufgeschwindigkeit
nicht beliebig möglich ist. Die potentiellen Reserven für die „Vita maxima" (29)
werden durch Anstieg der Hb-Konzentration und des Gesamt-Hb gegen Ende der
Kindheit immer größer. Die Zunahme dieser beiden Faktoren spielt in der während
der Pubertät rasch zunehmenden Ökonomie des Kreislaufs (28) sicher eine wichtige
Rolle.

Es bleibt noch die Frage zu besprechen, ob das *fetale Hb* mit seinen besonderen
Eigenschaften (vgl. S. 299ff.) für den Hb-Haushalt nach der Geburt eine modifizie-
rende Rolle spielt. Bei der Geburt macht es 60—80% des Blutfarbstoffs aus und
verschwindet dann im Lauf von rund 5 Monaten aus dem Blut. Im ersten Quartal
könnte es also durchaus funktionell in Erscheinung treten. Bei der Untersuchung
dieser Frage muß man streng unterscheiden zwischen Eigenschaften, die dem
fetalen Hb an sich zukommen, und den Auswirkungen dieser Eigenschaften, wenn
der Blutfarbstoff in Erythrocyten eingeschlossen ist.

Daß zwischen dem Verhalten des Blutfarbstoffs innerhalb und außerhalb der Erythrocyten ein großer Unterschied sein kann, hat bereits HUISMAN anläßlich des Vergleichs von
mütterlichem und fetalem Hb bei verschiedenen Tierspezies gezeigt (s. S. 298). Die bei vielen
Tieren vorhandene, für den Fetus so nützlich erscheinende erhöhte O_2-Affinität des fetalen
Hb ist im Fall des Menschen nicht vorhanden. Zwar hat menschliches fetales *Blut* unter
gleichen Bedingungen eine höhere O_2-Affinität als mütterliches *Blut*, doch verschwindet
diese Differenz in reinen Hb-Lösungen (1). In einfachen Hämolysaten ist sogar die O_2-Affi-
nität des mütterlichen Hb größer als die des fetalen (4, 19, 36).

Die Dissoziationskurve des Blutes vollführt im Ablauf der ersten Lebensmonate
eine merkwürdige Wanderung nach rechts (3a, 37). Beim Neugeborenen liegt sie
links von der des Erwachsenen, und zwar so weit, daß sich unter gleichen Bedingungen der Blutfarbstoff des Neugeborenen um rund 5% stärker mit O_2 sättigt als der
Blutfarbstoff des Erwachsenen (z. B. 55% gegenüber 50% Sättigung bei O_2-Druck
24,0 mm Hg) (3a).

Nach 4 Monaten ist die Dissoziationskurve des Säuglingsblutes soweit nach
rechts gerückt, daß sich der Blutfarbstoff bei gleichen Bedingungen fast 10%
weniger sättigt als im Erwachsenenblut (Abb. 5). Diese Verschiebung nach rechts
ist eng mit der Abnahme des fetalen Hb korreliert (3a), und zwar enger als etwa mit
dem Alter der Kinder. Die extreme Rechtsverlagerung ist erreicht, wenn alles
fetale Hb verschwunden ist. Wenn man von dieser Korrelation auf einen ursäch-
lichen Zusammenhang schließen will, stößt man auf die Schwierigkeit, wie man
erklären soll, daß das nur noch Hb A enthaltende Blut des älteren Säuglings eine andere Dissoziationskurve hat als das ebenfalls Hb A enthaltende

Erwachsenenblut. Erst bei älteren Kindern wandert die Dissoziationskurve langsam in die Lage der Erwachsenenkurve (37). BEER u. Mitarb. erwägen die Möglichkeit, ob das Hb, das das fetale Hb ablöst, von dem bleibenden Hb des späteren Lebens differiert. Das ist eine Vermutung, für die bislang noch keine Stütze existiert. Denkbar wäre auch, daß weniger das Hb als die Erythrocyten die Verlagerung der Dissoziationskurve verursachen. Im Ablauf der ersten Lebensmonate verändert sich gesetzmäßig die Erythrocytenform von einer Makro- in Richtung auf eine Mikrocytose (47). Die Erythrocytendicke hat einen maßgeblichen Einfluß auf die Lage der Dissoziationskurve (44); Abflachung verlagert sie nach rechts.

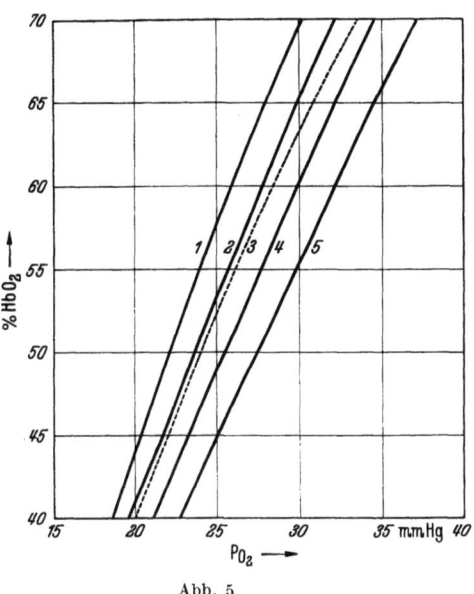

Eigene Untersuchungen hatten gezeigt, daß Sauerstoff von fetalem Blutfarbstoff rascher dissoziiert als von bleibendem, und es war daraufhin diskutiert

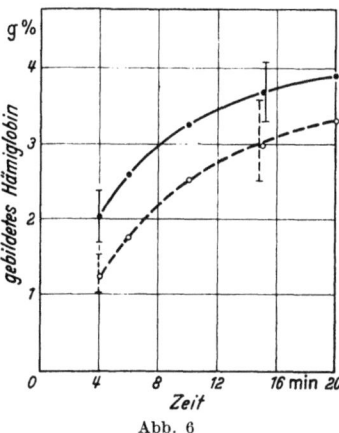

Abb. 5   Abb. 6

Abb. 5. Verhalten der Sauerstoffdissoziationskurve bei Erwachsenen (Ziffer 3, punktierte Linie) und bei Säuglingen. 1 Neugeborene; 2 50% HbF, 4 30% HbF, 5 10% HbF im Blut des Säuglings. Nach BEER, DOLL und WENNER (3a)

Abb. 6. Methämoglobinbildung durch Nitrit in Venenblut, das unter Luftabschluß entnommen und bei 37° weiterbehandelt wurde. --- O --- Mittelwert von 5 Erwachsenen, —— ● —— ● Mittelwert von 5 jungen Säuglingen. Eigene Untersuchungen mit SCHALL JR.

worden, ob das für die tiefe Reduktion des Hb-Spiegels im 3. Lebensmonat eine Rolle spielen könne (4). Die raschere O_2-Dissoziation könnte durch raschere Versorgung der Gewebe mit Sauerstoff einen Hb-sparenden Effekt haben. Da aber die Verhältnisse bisher nur an reinem Hb und nicht an Erythrocyten geprüft wurden, ist diese Überlegung bisher nur eine Überlegung geblieben.

Eine markante Besonderheit des menschlichen fetalen Hb ist, daß es von Methämoglobinbildnern wie z. B. Nitrit rund doppelt so rasch zu Methämoglobin umgewandelt wird wie Erwachsenen-Hb (4). Diese Tatsache könnte eine plausible Erklärung für die bekannte hohe Empfindlichkeit junger Säuglinge gegenüber methämoglobinbildenden Giften darstellen. Aber auch hier sehen die Verhältnisse anders aus, wenn der Blutfarbstoff in Erythrocyten eingeschlossen ist. Die Differenz der Oxydationsgeschwindigkeiten schrumpft von 1:2 auf 1:1,25 zusammen, wenn man gewaschene Erythrocyten in Ringer-Phosphat aufschwemmt (15). In unverändertem Venenblut (ohne Berührung mit Luft in ein auf 37° temperiertes System entnommen) ist der Unterschied der Oxydationsgeschwindigkeiten deutlicher (Abb. 6), wenn auch nicht so stark wie bei reinen Hb-Lösungen. Als Fazit ist zu ziehen, daß man schwer sagen kann, welche Rolle die Anwesenheit von fetalem Hb tatsächlich für die Empfindlichkeit junger Säuglinge gegenüber Methämoglobinbildnern spielt. Sicher sind noch andere Faktoren beteiligt, wie z. B. eine relative Minderleistung des Hb-reduzierenden Fermentsystems in den Erythrocyten (31).

Auf Grund der Tatsache, daß der Fetus mit Blut arbeiten muß, das unvollständig mit Sauerstoff gesättigt ist, hat man sich gefragt, ob möglicherweise Kinder mit angeborenen Herzfehlern fetales Hb länger behalten als Normalkinder. Das Ergebnis war negativ. Diese Kinder verlieren ihr fetales Hb ebenso rasch wie Normalkinder (4). Es ist auch sonst kein Zustand bekannt, aus dem man schließen könnte, daß fetales Hb im postfetalen Leben beibehalten wird, weil es unter gewissen pathologischen Bedingungen funktionelle Vorteile böte. Das Vorkommen nennenswerter Mengen von HbF bei älteren Kindern und Erwachsenen ist auf ererbte Störungen der Hb-Synthese beschränkt (z. B. Thalassaemia major, Sichelzellanämie). Geringe Prozentsätze (meist um 3—5%) findet man auch bei verschiedenen hämolytischen Anämien, bei perniciöser Anämie und bei Leukosen. Auch hier dürfte es sich um eine Störung der Hb-Synthese handeln (z. B. durch überstürzten Hb-Aufbau).

Abschließend kann ich die Feststellung von Huisman (S. 304) nur wiederholen, daß wir heute noch keine Vorstellung davon haben, ob das fetale Hb für den Feten eine spezielle funktionelle Bedeutung hat. Sein Auftreten und Verschwinden im Ablauf der Entwicklung ist vom Entwicklungsalter determiniert und wird durch andersartige Einflüsse (z. B. Frühgeburt, protrahierte fetale Hypoxie) kaum beeinflußt (5) (vgl. auch Abb. 2, S. 307).

Die Frage, ob fetales Hb etwa in der Leber und adultes Hb im Knochenmark gebildet wird, kann mit Nein beantwortet werden. Es besteht nur eine zeitliche Korrelation zwischen der Bildung der verschiedenen Hämoglobine im Ablauf der Entwicklung und den verschiedenen Blutbildungsperioden, nicht aber eine topographische Bindung der Produktion der Hämoglobine an die verschiedenen Blutbildungsstätten. Durch eine zusammen mit Kleihauer (4a) entwickelte Methode, HbF in den Erythrocyten eines fixierten Blutausstrichs nachzuweisen, konnten wir zeigen, daß nicht etwa eine Generation „fetaler" Zellen von einer Generation „adulter" Zellen abgelöst wird. In der Übergangszeit enthalten die einzelnen Erythrocyten beide Hämoglobine, zunächst mehr HbF als HbA, dann mehr HbA als HbF, schließlich nur noch HbA. Wenn aber ein Erythrocyt beide Hämoglobine enthält wird die Frage gegenstandslos, ob das eine Hb in der Leber, das andere Hb im Knochenmark entsteht. Wir haben außerdem zeigen können, daß im Knochenmark von älteren Feten die Erythroblasten fetales Hb produzieren. Die so gern angewandte Bezeichnung „fetaler Makrocyt" ist sehr fragwürdig. In unseren Ausstrichen von Neugeborenen und jungen Säuglingen waren die HbF enthaltenden Zellen eher die kleineren und die HbA enthaltenden Zellen eher die größeren.

Literatur

(1) Allen, D. W., J. Wyman jr. and C. A. Smith: The oxygen equilibrium of fetal and adult human hemoglobin. J. biol. Chem. 203, 81 (1953).
(2) Barcroft, J., and I. M. Young: Oxygen in the blood emerging from the brains of postmature foetal rabbits. J. Physiol. 102, 25 P (1943/44). — (3) Beer, R., H. Bartels u. H. A. Raczkowski: Die Sauerstoffdissoziationskurve des fetalen Blutes und der Gasaustausch in der menschlichen Placenta. Pflügers Arch. ges. Physiol. 260, 306 (1955). — (3a) Beer, R., E. Doll u. J. Wenner: Die Verschiebung der Sauerstoff-Dissoziationskurve des Blutes von Säuglingen während der ersten Lebensmonate. Pflügers Arch. ges. Physiol. 265, 526 (1958). — (4) Betke, K.: Der menschliche rote Blutfarbstoff bei Fetus und reifem Organismus. Berlin-Göttingen-Heidelberg: Springer 1954. — (4a) Betke, K., u. E. Kleihauer: Fetaler und bleibender

Blutfarbstoff in Erythrocyten und Erythroblasten von menschlichen Feten und Neugeborenen. Blut 4, 241 (1958) — (5) BRODY, S.: An objective method of determining age in the newborn. Lancet 1957II, 897.

(6) CONTOPOULOS, A. N., D. L. VAN DYKE, S. ELLIS, M. E. SIMPSON, J. H. LAWRENCE and H. M. EVANS: Prevention of neonatal anemia in the rat by the pituitary erythropoetic factor. Blood 10, 115 (1955). — (7) COOK, C. D., H. R. BRODIE and D. W. ALLEN: Measurement of fetal hemoglobin in newborn infants. Correlation with gestational age and intrauterine hypoxia. Pediatrics 20, 272 (1957). — (8) CYRAN, W.: Das rote Blutbild beim reifen Neugeborenen. Z. Geburtsh. 136, 311 (1952).

(9) DE MARSH, Q. B., W. F. WINDLE and A. L. ALT: Blood volume of newborn infant in relation to early and late clamping of umbilical cord. Amer. J. Dis. Child. 63, 1123 (1942). — (10) DRABKIN, D. L.: Distribution and metabolic aspects of derivatives of iron protoporphyrin. Fed. Proc. 7, 483 (1948). — (11) DRESCHER, H.: Zum roten Blutbild bei übertragenen Neugeborenen. Geburtsh. u. Frauenheilk. 14, 1131 (1954).

(12) FAXEN, N.: The red blood picture in healthy infants. Acta paediat. (Uppsala) 19, Suppl. 1, 1 (1937).

(13) GAIRDNER, D., J. MARKS and J. D. ROSCOE: Blood formation in infancy. Part. II. Normal erythropoiesis. Arch. Dis. Childh. 27, 214 (1952). — (14) GARCIA, J. F.: Changes in blood, plasma and red cell volume in the male rat, as a function of age. Amer. J. Physiol. 190, 19 (1957). — (15) GODT, E.: Diss. Freiburg 1954. — (16) GUEST, G. M., and E. W. BROWN: Erythrocytes and hemoglobin of the blood in infancy and childhood. Amer. J. Dis. Child. 93, 486 (1957). — (17) GUNTHER, M.: The transfer of blood between baby and placenta in the minutes after birth. Lancet 1957I, 1277.

(18) HASELHORST, G., u. A. ALLMELING: Die Gewichtszunahme von Neugeborenen infolge postnataler Transfusion. Z. Geburtsh. 98, 103 (1930). — (19) HAUROWITZ, F.: Die Hämoglobine des Menschen. Z. physiol. Chem. 232, 125 (1935). — (20) HAWKINS, W. W., E. SPECK and V. G. LEONARD: Variation of the hemoglobin level with age and sex. Blood 9, 999 (1954).

(21) HEIMENDINGER, H., u. E. UNDRITZ: Ist das tiefe Absinken der Hämoglobinwerte im Kindesalter physiologisch oder Ausdruck eines Eisenmangels? Schweiz. med. Wschr. 1955, 919. — (22) HEPNER, W. R.: Diskussionsbemerkung. Amer. J. Dis. Child. 94, 526 (1957). — (23) HORAN, M.: Studies in anaemia of infancy and childhood. Arch. Dis. Childh. 25, 110 (1950). — (24) HUUHTANEN, A.: Untersuchungen über das Blutbild 1- bis 15jähriger Kinder in der Stadt Turku in Finnland. Rotes und weißes Blutbild, Gesamt- und Einzelvolumen und Hämoglobinkonzentration der Erythrocyten. Ann. paediat. fenn. 3, Suppl. 9, 9 (1957).

(25) KARLBERG, P., and J. LIND: Studies on the total amount of hemoglobin and the blood volume in children. Acta paediat. (Uppsala) 44, 17 (1955). — (26) KERPEL-FRONIUS, E., F. VARGA, J. VÖNÖCZKY and K. KUN: Anoxia in infantile dehydration. Acta paediat. (Uppsala) 40, 10 (1951). — (27) KEUTH, U., u. M. PEUSQUENS: Die hämodynamischen Kreislaufgrößen im Säuglings- und Kindesalter. Z. Kinderheilk. 78, 379 (1956). — (28) KIRCHHOFF, H. W., H. REINDELL u. C. HAUSWALDT: Untersuchungen zur Beurteilung der Leistungsbreite im Reifungsalter. Z. Kinderheilk. 81, 211 (1958). — (29) KNIPPING, H. W.: Einige klinische Gesichtspunkte zur Funktionsanalyse von Herz und Kreislauf im Bereich der Vita maxima. In: KLEPZIG, Funktionsdiagnostik des Herzens. Berlin-Göttingen-Heidelberg: Springer 1958. — (30) KNOLL, W.: Die embryonale Blutbildung beim Menschen. Ber. St. Gallischen naturwiss. Ges. 73, (1950). — (31) KÜNZER, W., u. D. SCHNEIDER: Zur Aktivität der reduzierenden Fermentsysteme in den Erythrocyten junger Säuglinge. Acta haemat. (Basel) 9, 346 (1953).

(32) LEICHSENRING, J. M., L. M. NORRIS and M. L. HALBERT: Hemoglobin, red cell count, and mean corpuscular hemoglobin of healthy infants. Amer. J. Dis. Child. 84, 27 (1952). — (33) LENZ, W.: In BROCK, Biologische Daten für den Kinderarzt. Berlin-Göttingen-Heidelberg: Springer 1954.

(34) MACKINNEY, L. G., I. D. GOLDBERG, F. E. EHRLICH and K. C. FREYMANN: Chemical analyses of blood from the umbilical cord of the newborn: Relation to fetal maturity and perinatal distress. Pediatrics 21, 555 (1958). — (35) MARKS, J., D. GAIRDNER and J. D. ROSCOE: Blood formation in infancy. Part. III. Cord Blood. Arch. Dis. Childh. 30, 117 (1955). — (36) MCCARTHY, E. F.: The oxygen affinity of human maternal and fetal haemoglobin. J. Physiol. 102, 55 (1943). — (37) MORSE, M., D. E. CASSELS, M. HOLDER, E. O'CONNELL and A. SWANSON: The position of the oxygen dissociation curve of the blood in normal children and adults. J. clin. Invest. 29, 1091 (1950).

(38) PRYSTOWSKY, H., and N. J. EASTMAN: Fetal blood studies. VI. The oxygen capacity of human fetal blood in term pregnancy and in postmaturity. Bull. John Hopk. Hosp. 101, 45 (1957).

(39) ROOTH, G., and S. SJÖSTEDT: Haemoglobin in cord blood in normal and prolonged pregnancy. Arch. Dis. Childh. 32, 91 (1957). — (40) RUSSELL, P. M., and F. P. HUDSON: Blood oxygen studies in premature infants. Arch. Dis. Childh. 32, 392 (1957).

(41) Schäfer, K. H.: Der Eisenstoffwechsel des wachsenden Organismus. Ergebn. inn. Med. Kinderheilk., N. F. **4,** 706 (1953). — (42) Sturgeon, P.: Studies of iron requirements in infants and children. II. The influence on normal infants of oral iron in therapeutic doses. Pediatrics **17,** 341 (1956).

(43) Vahlquist, B. C.: Das Serumeisen. Acta paediat. (Uppsala) **28,** Suppl. 5 (1—373) (1941). — (44) Valtis, D. J., and A. G. Baikie: The influence of red-cell thickness on the oxygen dissociation curve of blood. Brit. J. Haematol. **1,** 146 (1955).

(45) Walker, J., and E. P. N. Turnbull: Haemoglobin and red cells in the human foetus and their relations to the oxygen content of the blood in the vessels of the umbilical cord. Lancet **1953II,** 312. — (46) Wegelius, R.: On the changes in the peripheral blood picture of the newborn infant immediatly after birth. Acta paediat. (Uppsala) **35,** Suppl. IV, 1 (1948)—. (47) Weicker, H., J. Wagner, A. B. Guttmann, F. Krieger, H. F. Lohrey u. H. v. Zimmermann: Der Erythrocytendurchmesser des Kindes. Acta haemat. (Basel) **10,** 50 (1953). — (48) Wintrobe, M. W., and H. B. Shumaker: Erythrocyte studies in the mammalian fetus and newborn. Amer. J. Anat. **58,** 313 (1936).

38. Die Plasmaproteine

Von

H. Plückthun

Mit 2 Abbildungen

Unsere heutigen Kenntnisse über die Bluteiweißkörper verdanken wir einer Reihe von neuen physikalisch-chemischen Verfahren. Besonders die Elektrophorese hat nach Entwicklung von Mikromethoden auch im frühen Kindesalter breite Anwendung finden können und die Bearbeitung einer großen Anzahl von Fragestellungen ermöglicht. Zum Verständnis des Bluteiweißbildes in der Neugeborenen- und Säuglingszeit ist es notwendig, zunächst seine *Entwicklung beim Feten* zu betrachten, die von mehreren Untersuchern in guter Übereinstimmung mitgeteilt wurde (*7, 21, 33, 62, 70*).

Das Gesamteiweiß im Fetalblut steigt von extrem niedrigen Werten zwischen 1 und 2 g-% im 3. Monat bis zu etwa 6,5 g-% bei der Geburt an. Das Serumeiweiß besteht anfangs ganz überwiegend aus Albumin, das etwa 80% ausmacht. Im Laufe der Entwicklung sinkt der relative Anteil auf den normalen Wert von 60 bis 65%, wobei die Albuminfraktion absolut ständig ansteigt. Die α- und β-Globulinfraktionen sind und bleiben bis zur Geburt niedrig, während die γ-Globuline absolut vom 4. Monat bis zur Geburt um fast das 20fache zunehmen. Dieser Anstieg erfolgt besonders in den letzten Schwangerschaftsmonaten und der γ-Globulinspiegel des Neugeborenen übertrifft mit 20 rel-% bzw. 1,4 g-% den γ-Globulinspiegel des mütterlichen Blutes erheblich.

Das zuerst im Rinderfetalblut entdeckte Fetuin (*69*) fand inzwischen seine Parallele durch die elektrophoretische Darstellung eines neuen Globulins im menschlichen Fetalserum der ersten Monate, das zwischen den Albuminen und α_1-Globulinen wandert (*7*). Es macht anfangs etwa 10% der Gesamtproteine aus und verschwindet offenbar vor dem Ende der Schwangerschaft. Bei Frühgeborenen wurde es jedenfalls nicht gefunden. Natur und Bedeutung des fetalen Eiweißkörpers sind nicht bekannt.

Es erhebt sich die Frage nach der *Entstehung der fetalen Blutproteine*, die für die Situation beim jungen Säugling von Bedeutung ist. Hinsichtlich ihrer Herkunft sind zu diskutieren: die diaplacentare Übertragung, die Synthese in der Placenta und schließlich die Bildung vom Feten selbst. Frühere Untersuchungen (*22, 73*) hatten nahegelegt, daß die Placenta an der Produktion fetaler Serumproteine beteiligt ist und daß sie besonders Albumin synthetisiere. Die neuen Untersuchungen mittels Inkorporation von C14-Glykokoll haben ergeben (*15*), daß die menschliche Placenta normalerweise zu keinem Zeitpunkt der Schwangerschaft Proteine produziert, die elektrophoretisch als Albumin oder als γ-Globulin zu identifizieren sind. Nur zum Ende der Zeit ließ sich in geringem Umfang die Synthese von Globulinen mit α- und β-Beweglichkeit zeigen, die immunologisch als Plasmaproteine anzusprechen sind. Insgesamt dürfte somit die Eiweißbildung in der Placenta für die Entwicklung der kindlichen Blutproteine keine wesentliche Bedeutung haben (*2, 15, 82*) (s. auch S. 356).

Vielmehr stammen die fetalen Blutproteine in erster Linie vom Feten selbst, wie heute mit ziemlicher Sicherheit angenommen werden kann. Die fetale Leber synthetisiert bereits im 3. und 4. Schwangerschaftsmonat alle elektrophoretisch und immunologisch definierten Plasmaproteine, wie der Einbau von C^{14}-Glykokoll ergab (*15*), mit Ausnahme der γ-Globuline, die eine Sonderstellung einnehmen. Für diese Fraktion allein ist offenbar der diaplacentare Weg von der Mutter her von entscheidender Bedeutung, während sonst kein Zusammenhang zwischen mütterlichem und kindlichem Bluteiweiß nachzuweisen ist, da auch stärkste pathologische Verschiebungen der mütterlichen Fraktionen die Eigenständigkeit des kindlichen Spektrums nicht beeinflussen (*9, 21, 33*).

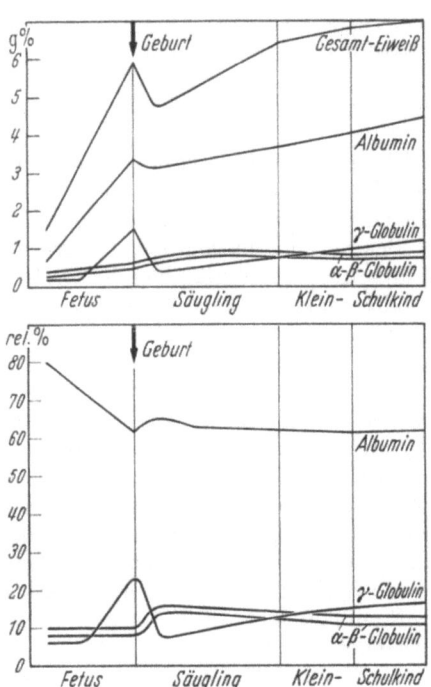

Abb. 1. Prä- und postnatale Entwicklung des Serumeiweißbildes. Werte in g-% und rel.-%

Das Bluteiweißbild des Neugeborenen ist also, wie wir gesehen haben, gekennzeichnet durch einen hohen γ-Globulingehalt, einen niedrigen α- und β-Globulinanteil und einen niedrig-normalen Albumin- und Gesamteiweißwert.

Bei Betrachtung der *Entwicklung in der Säuglingszeit* müssen wir zunächst die verhältnismäßig großen Schwankungen der von den einzelnen Untersuchern ermittelten Werte hervorheben. Das gilt für die Gesamteiweißwerte ebenso wie für die elektrophoretischen Fraktionen. Verantwortlich zu machen sind hierfür vor allem methodische Unterschiede, an kleinem Zahlenmaterial gewonnene Ergebnisse, ungleich zusammengefaßte Altersgruppen, aber es ist auch die bemerkenswert große individuelle Streubreite der Werte in diesem Alter zu betonen. Wenn wir weniger die einzelnen gemessenen und errechneten Werte als vielmehr die gerichtete Änderung dieser Werte in Abhängigkeit vom Lebensalter verfolgen, läßt sich die postnatale Entwicklung der Blutproteine gut übersehen(vgl. auch S. 353).

Bald nach der Geburt beginnt im Laufe der ersten Lebenswochen die Angleichung an die Verhältnisse in der Säuglingszeit, die zunächst charakterisiert sind durch eine Hypoproteinämie und eine Hypogammaglobulinämie. Der Abfall des Gesamteiweißes geht im wesentlichen zu Lasten des Verschwindens der γ-Globuline. Auch der absolute Albumingehalt nimmt vorübergehend etwas ab, während die α- und β-Globuline zunehmen. Der Anstieg der α- und β-Globuline bald nach der Geburt soll durch Colostrumzufuhr verstärkt werden (*18*). In dieser Lebenszeit können gelegentlich relative Albuminwerte von über 70% gefunden werden, wie sie später, bei älteren Kindern und bei Erwachsenen auch unter pathologischen Bedingungen nicht wieder auftreten. Die bemerkenswerte Hypogammaglobulinämie erreicht etwa nach 6 Wochen ihr volles Ausmaß und bleibt in der Säuglingszeit bis ins 2. Lebenshalbjahr bestimmend für das Serumeiweißbild. Etwa vom 5. Monat ab beginnt der γ-Globulingehalt wieder langsam

zuzunehmen, um kontinuierlich bis zum Schulalter zahlenmäßig den Erwachsenenwert zu erreichen (*44, 46, 47, 56, 62, 72, 87*).

Der postnatale Verlauf der Proteinfraktionen wird nicht beeinflußt durch die
Art der zugeführten Nahrung (*85*), bei 6 Monate alten Kindern ist das Serumeiweißbild gleich, ob sie nun gestillt oder künstlich ernährt wurden (*35*).

Ganz ähnlich im Prinzip ist die *Wandlung des Bluteiweißbildes bei den Frühgeborenen*. Das zu früh geborene Kind beginnt seinen Lebensstart mit einer Eiweiß-
zusammensetzung, die dem Fetalmonat seiner Geburt entspricht. Der Gesamtproteingehalt im Serum ist noch niedrig, der Albumingehalt ist absolut noch vermindert und besonders die γ-Globuline haben noch nicht ihre volle Höhe erreicht
(*78*). Der γ-Globulinspiegel kann geradezu als Maß für das physiologische Alter
bei der Geburt gewertet werden (*82*). Die postnatalen Veränderungen beginnen
damit im Vergleich zum reifen Kind bereits auf einem tieferen Niveau und sind
ausgeprägter und längerdauernd. Die Hypoproteinämie wird noch durch ein
Absinken der Albumine trotz relativer Zunahme verstärkt; dieses Absinken ist
stärker bei Ernährung mit Frauenmilch als bei Frauenmilch, angereichert mit
einem Eiweißpräparat (*92*). Der Tiefpunkt der γ-Globuline kann bei den kleinsten
dieser Kinder bis 0,2 g-% in der 6. Woche betragen (*64, 77*).

Der *hohe γ-Globulingehalt des Neugeborenenblutes* (s. Abb.) als auffälligstes
Merkmal hat immer das besondere Interesse aller Untersucher gefunden. Seine
Herkunft von der Mutter ist schon lange vermutet worden. Zumindest für einen
Teil, nämlich für die in ihr enthaltenen Antikörper konnte die diaplacentare
Übertragung schon früh nachgewiesen (*66, 94*) und neuerdings wieder für die
Pockenvaccineantikörper (*50, 84*) und für die neutralisierenden Polioantikörper
bei Neugeborenen geimpfter Mütter (*83*) bestätigt werden. Die Permeabilität der
Placenta scheint dabei in den letzten Schwangerschaftswochen zuzunehmen, da
der Antikörpergehalt im Blut reifer Neugeborener höher liegt als bei Frühgeborenen. Trotz der nur bedingten Vergleichsmöglichkeit sei hier erwähnt, daß im
Tierversuch die Durchlässigkeit der Placenta für die γ-Globulinfraktion nachweisbar ist. Nach Injektion von J^{131}-markiertem γ-Globulin bei trächtigen Kaninchen
erscheint dieses innerhalb von 48 Std. zu 80% im fetalen Kreislauf (*82*). Das
Absinken der γ-Globuline nach der Geburt ist das Ergebnis des Abbaues der
passiv übertragenen mütterlichen γ-Globuline bei fehlender oder unbedeutender
Synthese. Obwohl keine exakten Untersuchungen darüber vorliegen, nehmen die
meisten Autoren heute an (*3, 45, 65*), daß das Neugeborene in den ersten Lebenswochen noch keine oder keine nennenswerten Mengen γ-Globulin bildet. In der
Tat erfolgt ja das Absinken des γ-Globulinspiegels nach der Geburt nach Art
einer Exponentialkurve. Erst zwischen der 6. und 8. Lebenswoche erreicht die
kindliche Syntheserate die Größe der Abbauvorgänge, womit zunächst eine
Konstanz der Fraktion und schließlich mit zunehmender Produktion ein langsamer ständiger Anstieg der γ-Globuline resultiert (vgl. S. 355). Danach wäre der
Säugling erst ab 3. Monat, wahrscheinlich nach Auftreten der Plasmazellen, in der
Lage, aktiv γ-Globulin in meßbarer Menge zu bilden. Sozusagen das fehlende Glied in
dieser Beweiskette ist die Beobachtung, daß bei einem Neugeborenen einer Mutter mit
Agammaglobulinämie das γ-Globulin im Blut völlig fehlte; bis zum Alter von
3 Monaten fanden sich bei diesem Kind keine nachweisbaren γ-Globulinmengen
(*31*). Was die mittels Immunelektrophorese gefundene postnatale Aufspaltung
der absinkenden γ-Fraktion in 2—3 Komponenten (*41*) bedeutet, ist unklar.

Der Fibrinogengehalt des kindlichen Plasmas macht keine bemerkenswerten
Wandlungen durch. Schon bei der Geburt ist er niedrig normal und steigt in der
Folge langsam an. Er macht ziemlich gleichbleibend um 5% der Blutproteine aus.
Der kindliche Organismus ist in jedem Alter mit einer Fibrinogenmenge aus-

gestattet, die eine volle Funktion des Gerinnungssystems gewährleisten würde. Auffällig ist die in den ersten Fetalmonaten hohe Fibrinogenkonzentration, die im Laufe der Schwangerschaft von 0,8 auf 0,3 g-% bei der Geburt absinkt (*78, 95*).

Das besondere Verhalten der Eiweißfraktionen in der ersten Lebenszeit zeigt sich auch im Ausfall verschiedener *Serumlabilitätsreaktionen* und ist bei ihrer Anwendung zu berücksichtigen. So ist beim Neugeborenen z. B. ein positiver Zinksulfat-Test oder Cephalin-Cholesterinflockungstest oder ein verlängertes Weltmann-Band natürlich kein pathologischer Befund. Diese vorwiegend auf γ-Globulin-vermehrung ansprechenden Proben geben lediglich den hohen γ-Spiegel des Neugeborenen wieder. Zur Zeit der physiologischen Hypogammaglobulinämie sinken die Trübungen oder Flockungen dieser Reaktionen zu Tiefwerten ab und auch das anfangs verlängerte Weltmann-Band verkürzt sich bis zur unteren Grenze der Norm. Dagegen ist die Takata-Reaktion und der Thymoltrübungstest auch beim Neugeborenen negativ, in der ganzen Säuglingszeit bleibt auch unter pathologischen Bedingungen der positive Ausfall dieser Reaktionen selten.

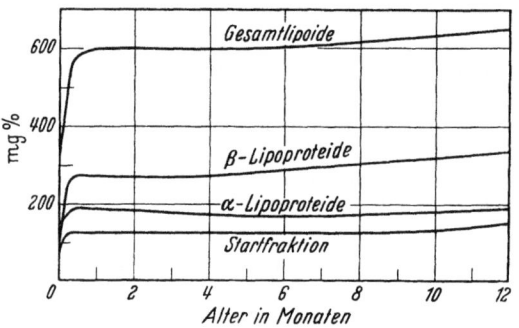

Abb. 2. Die quantitative Verteilung von Gesamtlipoiden, α-Lipoproteiden, β-Lipoproteiden und der Startfraktion von der Geburt bis zum Ende des ersten Lebensjahres. (Nach RAFSTEDT [75])

Die Serumproteine des Säuglings *reagieren auf Infekte* in ganz besonderer Weise. Wir sehen ganz allgemein eine überwiegende Zunahme der feindispersen Globuline in der α-Fraktion und ein geringes Ansprechen der γ-Globuline. Dieses kann oft überhaupt fehlen und gelegentlich sinkt der γ-Globulinspiegel auf der Höhe der Erkrankung vorübergehend sogar ab. Nicht selten werden Verschiebungen der Blutproteine auch gänzlich vermißt. Im späteren Leben entspricht eine solche Reaktionsweise im α-Globulinbereich der exsudativen Phase von Entzündungen und sie mag beim Säugling Ausdruck seiner Neigung sein, auf infektiöse Noxen bevorzugt mit Exsudation zu reagieren (*47*). Diese spezielle Reaktion des Säuglings bei Infekten tritt gleichermaßen bei Anwendung der Serumlabilitätsproben in Erscheinung, wo der positive Ausfall der eine α-Globulinvermehrung anzeigenden Tests bei weitem überwiegt (*39*).

In letzter Zeit ist besonders den *Lipoproteiden des Blutes* viel Aufmerksamkeit geschenkt worden, die sich in der Elektrophorese bei geeigneter Färbung als α- und β-Lipoproteide darstellen lassen. Sie sind schon im Nabelschnurblut nachweisbar, existieren also auch schon beim Feten. Der prozentuale Anteil der α-Lipoproteide ist zunächst höher als der der β-Fraktion, aber bereits nach 4 Tagen vollzieht sich die Umkehr im α/β-Verhältnis und die Angleichung an die Erwachsenenverteilung mit $\alpha = 30\%$ und $\beta = 50\%$. Auch der absolute Lipoproteidgehalt steigt an, am deutlichsten die β-Fraktion um 100%. In der Säuglingszeit erfolgt entsprechend dem Verhalten der Lipoide eine langsame Zunahme beider Fraktionen, die sich bei älteren Kindern den Erwachsenenwerten mit α-Mengen um 250 mg-% und β-Werten um 400 mg-% angleichen (*75, 76, 79*). Auf die Veränderungen der Lipoproteide in den ersten Lebenstagen scheint die Ernährung von Einfluß zu sein, da sie bei fettfreier Nahrung weniger ausgeprägt sind (*75*), allerdings beginnt der β-Anstieg schon wenige Std. nach der Geburt vor Beginn der Nahrungszufuhr (*23*). Bei Frühgeborenen entsprechen zum Zeitpunkt der

Geburt die Werte denen reifer Kinder, der folgende Anstieg geht langsamer im Laufe einiger Wochen vor sich (23, 75). Diese verzögerte Ausbildung des normalen Lipoidogramms läßt eine Parallele erkennen zu der Unreife und Entwicklung des Fettstoffwechsels bei Frühgeborenen in der postnatalen Phase (17, 36).

Man weiß heute, daß alle elektrophoretischen Proteinfraktionen des Serums auch Kohlenhydrate enthalten. Die besonders in den α-Globulinen zu findenden Eiweißzucker bestehen in erster Linie aus Hexosen und Glukosamin. Versuche, die Glykoproteide oder Teile von ihnen zu erfassen, gehen 3 verschiedene Wege: Papierelektrophorese mit Anfärbung der Eiweißzucker, chemische oder färberische Bestimmung des Gesamtkohlenhydratgehaltes der Serumproteine und ferner die Messung eines bestimmten Glykoproteids, des in der α-Fraktion wandernden Mucoproteids, das bei verschiedenen entzündlichen und tumorösen Erkrankungen vermehrt ist. Vom Verhalten der Glykoproteide im Kindesalter ist bisher nur bekannt, daß beim Neugeborenen der Gehalt in den einzelnen Fraktionen niedriger liegt als bei Erwachsenen (57), daß der Zuckergehalt der Gesamtserumproteine beim Säugling relativ vermehrt (49), absolut aber vermindert ist und erst im Laufe der Entwicklung ansteigt (14, 16). Bisher lassen sich keine klaren Vorstellungen über Funktion und Aufgabe dieser Eiweißzucker gewinnen (6), die Veränderungen unter krankhaften Bedingungen scheinen aber mit unspezifischen Schutz- und Abwehrmaßnahmen des Organismus in Zusammenhang zu stehen. Ein Glykoproteid ist übrigens auch das erwähnte fetale Protein Fetuin.

Den Glykoproteiden nahe steht das sog. *C-reaktive Protein* (20). Dieser Eiweißkörper, der die C-Polysaccharide der Pneumokokken zu präcipitieren vermag und im Serum durch Fällung mittels eines CRP-Antiserums nachgewiesen werden kann, tritt bei einer Reihe von akuten Erkrankungen vorübergehend im Blut auf. Er ist wohl identisch mit dem akute-Phase-Protein. Bei den rheumatischen Erkrankungen bleibt das CRP auch nach Abklingen des akuten Stadiums nachweisbar und eignet sich dadurch für eine Verlaufskontrolle. Über seine eigentliche Bedeutung ist nichts Sicheres bekannt. Die Vermutung, daß es sich um eine Vorstufe der Antikörper handeln könnte (97), hat sich nicht halten lassen (37). Das Protein wandert, wie man neuerdings durch präparative Elektrophorese und Aktivitätsbestimmungen klären konnte (38), in der γ-Globulinfraktion. Im Nabelschnurblut ist es nicht vorhanden, auch wenn der mütterliche Titer hoch ist, so daß es die Placenta nicht permeieren kann (63, 71). Dagegen erwirbt der Säugling bereits im ersten Lebenshalbjahr die Fähigkeit, das C-reaktive Protein zu bilden (71).

Eine angeborene Störung der Zusammensetzung des Bluteiweißbildes finden wir bei den sog. *Defektdysproteinämien* (4, 89), die durch eine Verminderung oder ein Fehlen einzelner oder mehrerer elektrophoretischer Fraktionen gekennzeichnet sind. Die bisher nur bei 2 Geschwistern beobachtete *Analbuminämie* mit totalem Fehlen der Albumine (4) ist besonders durch die erstaunlichen Kompensationsmöglichkeiten des Organismus interessant. Die Patienten hatten bei sonst völligem Wohlbefinden nur über passagere leichte Ödeme zu klagen. Eine nicht krankheitsabhängige erbliche Albuminanomalie ist die *Doppelalbuminämie* (52), bei der 2 Albuminfraktionen vorhanden sind, von denen die zweite zwischen der Normalbande und dem α_1-Globulin wandert. Die *Agammaglobulinämie* (12) hat von diesen Defektdysproteinämien die größte Bedeutung gefunden, bis heute ist bereits über 100 solcher Fälle berichtet worden (67) (ausführlicher S. 358ff.)

Die am längsten bekannte Defektdysproteinämie ist die *Afibrinogenämie* (74). Bei dieser recessiv, nicht geschlechtsgebunden vererbten Erkrankung (4) fehlt durch eine angeborene Bildungsstörung (28, 59) die Fibrinogenfraktion im Blut und die Gerinnungsunfähigkeit führt zu einem Blutungsübel, das im Abschnitt 39, S. 323 weitere Erwähnung findet.

Während es sich bei den bisher genannten Defektdysproteinämien ausschließlich um angeborene Synthesestörungen einzelner elektrophoretischer Proteinfraktionen handelt, liegen die Dinge anders bei der *essentiellen Hypoproteinämie*. Bei dieser schon länger bekannten Erkrankung (91), die durch Ödeme wechselnder Stärke seit früher Kindheit und eine starke

Verminderung des Serumeiweißes zwischen 3 und 5 g-% ohne jeden sonstigen Organbefund gekennzeichnet ist, sind die einzelnen Proteinfraktionen in ihren relativen Anteilen gewöhnlich normal, wechselnd kann auch die Depression der Albumine oder der γ-Globuline stärker sein. In einzelnen Fällen besteht eine ausgeprägte Hypo- oder sogar Agammaglobulinämie (5, 24, 58, 86). Ein Zusammenhang mit dem echten Antikörpermangelsyndrom ist unwahrscheinlich, da bei der essentiellen Hypoproteinämie die γ-Globuline nach Infektionen (81) und nach Antigenzufuhr (93) ansteigen können. Das Allgemeinbefinden der Patienten ist wenig gestört und auch das körperliche Wachstum und die geistige Entwicklung sind normal. Ausnahmsweise wurde bei 2 Fällen eine Aminoacidurie gefunden (10, 25). Sehr sorgfältig ist eine Pankreasfibrose auszuschließen, die das Bild dieser Erkrankung machen kann (8, 26). Das Versagen jeglicher Therapie mußten wir wie die übrigen Autoren bei den 2 Kindern unserer Beobachtung machen. Interessant ist, daß diese Erkrankung auch passager vorkommt und nach einigen Wochen oder Monaten spontan ausheilt (40, 43, 93, 98). Seit langem ist die Art der zugrunde liegenden Stoffwechselstörung diskutiert worden und man glaubte sie zunächst, besonders wegen der gelegentlich nachgewiesenen Leberschädigung in einer Störung der Proteinsynthese gefunden zu haben. Mehrere Untersucher haben aber übereinstimmend unter Verwendung verschiedener Methoden wie Proteinsubtraktionstest (42), Synthese- und Umsatzmessung mit S^{35}-Methionin (51) und C^{14}-Phenylalanin (93) sowie Abbaustudien mit J^{131}-Albumin (90) den Mechanismus der Störung dahingehend klären, daß ein um das Vielfache gesteigerter Abbau bei normaler Syntheserate vorliegt. Deshalb wird die Erkrankung neuerdings hyperkatabolische Hypoproteinämie genannt (90). Die gleiche Stoffwechselstörung fand sich bei den vorübergehenden Erkrankungen (93). Es ist hervorzuheben, daß dieser gesteigerte Abbau nur die Plasmaproteine betrifft, während der Umsatz der Gewebsproteine auf Grund der positiven Stickstoffbilanz und des gewöhnlich ungestörten Gedeihens normal angenommen wird. Vielleicht ist es nicht unberechtigt, diese Umsatzstörung der Plasmaproteine mit dem Verhalten der Erythrocyten hinsichtlich Bildung und Abbau bei der chronisch-hämolytischen Anämie zu vergleichen.

Wenn wir abschließend versuchen, die Entwicklung der Blutproteine des Kindes im Rahmen der hier aufgeworfenen Fragen zu sehen, so müssen wir zunächst feststellen, daß es im engeren Sinne nicht ein für das ganze Säuglingsalter geltendes normales Eiweißbild gibt, sondern nur eine sich *mit dem Alter kontinuierlich ändernde Norm*. Die Wandlungen sind nur zu verstehen bei gemeinsamer Betrachtung der prä- und postnatalen Phase. In den ersten Lebenswochen spielen sich Anpassungsvorgänge an die neue extrauterine Situation ab, die vor allem gekennzeichnet sind durch die Bewegung des γ-Globulins und des Gesamtproteinwertes. Hervorgerufen sind die Veränderungen durch Fortfall des diaplacentaren Weges und Abbau des von der Mutter übernommenen γ-Globulindepots bei noch unreifen γ-Globulinbildungsstätten. Erst vom 3. Monat ab kommt die γ-Globulinsynthese meßbar in Gang und vom 5. Monat ab resultiert an langsamer Anstieg der γ-Fraktion, an dem Reifung und exogene Stimulation wohl in gleichem Maße beteiligt sind. Wenn wir die Synthese der Albumine, der α- und β-Globuline und des Fibrinogens zum allergrößten Teil in der Leber annehmen (60, 61), so ist aus dem postnatalen Verhalten dieser Fraktionen keine Unreife der Leber hinsichtlich ihrer Plasmaproteinsynthese zu erkennen. Alle Fraktionen nehmen wie das Gesamteiweiß absolut entsprechend dem gesamten Wachstum bis zum Schulalter langsam zu. Gegenüber dem Geburtsstress scheinen die Serumproteine des Neugeborenen relativ stabil zu sein, jedenfalls zeigen sich in den ersten Lebenstagen keine Veränderungen, die denen unter experimentellen Bedingungen entsprechen (13). Am Ende des ersten Lebensjahres haben die Blutproteine in ihrer Zusammensetzung und in funktioneller Hinsicht etwa die Angleichung an den erwachsenen Organismus erreicht.

Literatur

(1) Barandum, S., H. Büchler u. H. Hässig: Schweiz. med. Wschr. 1956, 33. — (2) Bardewil, W. A., L. Benjamin and A. T. Hertig: Amer. J. Obstet. 75, 708 (1958). — (3) Barret, B., and W. Vonwiler: J. Amer. med. Ass. 164, 866 (1957). — (4) Bennhold, H.: Verh. dtsch. Ges. inn. Med. 62, 657 (1956). — (5) Bernheim, M., R. François, E. Bianco et R. Gilly:

Pédiatrie 10, 507 (1955). — (6) BERGSTERMANN, H.: Ergebn. inn. Med. Kinderheilk. N. F. 7, 1 (1956). — (7) BERGSTRAND, C. G., and B. CZAR: Scand. J. clin. Lab. Invest. 9, 277 (1957).— (8) BILLE, S. V., u. B. VAHLQUIST: Acta paediat. (Uppsala) 44, 435 (1955). — (9) BLEEK, H., u. F. HARTMANN: Klin. Wschr. 29, 257 (1951). — (10) BOUND, J. P., and W. R. HACKETT: Arch. Dis. Childh. 28, 104 (1953). — (11) BRÖNNIMANN, R.: Acta haemat. (Basel) 11, 40 (1954). — (12) BRUTON, O. C.: Pediatrics 9, 722 (1952).

(13) CIPPOLANI, C., E. BOTTONE e A. PACI: Minerva paediat. (Torino) 7, 356 (1955). — (14) CROCCO, G., e A. COLETTA: Pediatria (Napoli) 62, 766 (1954).

(15) DANCIS, J., N. BRAVERMAN and J. LIND: J. clin. Invest. 36, 398 (1957). — (16) DE SARIO, P. N.: Minerva paediat. (Torino) 9, 611 (1957). — (17) DROESE, W.: Ann. paediatr. (Basel) 178, 238 (1952). — (18) DU PAN, M., u. J. J. SCHEIDEGGER: Ann. paediat. (Basel) 182, 30 (1954).

(19) ELPHINSTONE, R. H., J. WICKES and A. B. ANDERSON: Brit. med. J. 1956, 336. — (20) D'ESHOUGUES, J. R.: Algérie Méd. 59, 235 (1955). — (21) EWERBECK, H., u. H. E. LEVENS: Mschr. Kinderheilk. 98, 436 (1950). — (22) EWERBECK, H., u. H. E. LEVENS: Mschr. Kinderheilk. 99, 297 (1951).

(23) FREISLEDERER, W., u. K. KOPETZ: Klin. Wschr. 34, 1198 (1956). — (24) FRIED, C. T., and W. HENLEY: Pediatrics 14, 59 (1954). — (25) FONTAN, A., et CL. MARTIN: Pédiatrie 10, 515 (1955).

(26) GARRAHAN, J. P., y L. RIVELIS: Arch. argent. Pediat. 40, 91 (1953). — (27) GIEDION A., u. J. J. SCHEIDEGGER: Helv. paediat. Acta 12, 241 (1957). — (28) GITLIN, D., and W. H. BORGES: Blood 8, 697 (1953). — (29) GITLIN, D., W. H. HITZIG and CH. A. JANEWAY: J. clin. Invest. 35, 1199 (1956). — (30) GOOD, R. A.: J. Lab. clin. Med. 46, 167 (1955). — (31) GOOD, R. A.: Amer. J. Dis. Child. 90, 577 (1955). — (32) GOOD, R. A., and S. J. ZAK: Pediatrics 18, 109 (1956). — (33) GRELL, A., u. K. STÜRMER: Arch. Gynäk. 182, 497 (1953). — (34) GROSSMANN, B. J., and R. E. CARTER: J. Pediat. 50, 708 (1957).

(35) HASSAN, F., and M. GUNTHER: Arch. Dis. Childh. 33, 30 (1958). — (36) HAUSER, F.: Ann. paediatr. (Basel) 53, Suppl. (1953). — (37) HEDLUND, P.: Nord. Med. 53, 962 (1955). — (38) HEDLUND, P., u. I. BRATTSTEIN: Scand. J. clin. Lab. Invest. 8, 213 (1956). — (39) HEEPE, F.: Z. Kinderheilk. 72, 140 (1952). — (40) HERZOG, F. W., and O. A. FAUST: J. Pediat. 36, 641 (1950). — (41) HITZIG, W. H.: Helv. paediat. Acta 12, 596 (1957). — (42) HOMBURGER, F., and M. L. PETERMANN: Blood 4, 1085 (1949).

(43) ILLINGWORTH, R. S., and E. FINCH: Arch. Dis. Childh. 29, 513 (1954).—(44)IMPERATO, C.: Lattante 23, 321 (1952).

(45) JANEWAY, CH. A., and D. GITLIN: Advanc. Pediat. 9, 65 (1957). — (46) JOSEPHSON, B., u. C. GYLLENSWÄRD: Scand. J. clin. Lab. Invest. 9, 20 (1957).

(47) KARTE, H.: Z. Kinderheilk. 73, 467 (1953). — (48) KEIDAN, S. E., K. McCATHY and J. C. HAWORTH: Arch. Dis. Child. 28, 110 (1953). — (49) KELLNER, H., u. H. SÜDHOFF: Mschr. Kinderheilk. 103, 385 (1955). — (50) KEMPE, H. C., and A. S. BENENSON: J. Pediat. 43, 526 (1953). — (51) KINSELL, L. W., S. MARGEN, H. TARVER u. a.: J. clin. Invest. 29, 238 (1950). — (52) KNEDEL, M.: Blut 3, 129 (1957). — (53) KOCH, FR., H. E. SCHULTZE u. G. SCHWICK: Klin. Wschr. 36, 17 (1958). — (54) KÖRVER, H.: Mschr. Kinderheilk. 100, 230 (1952). — (55) KOZINN, P. J., M. M. SIGEL and R. GORRIE: Pediatrics 16, 600 (1955). — (56) KROPP, K.: Mschr. Kinderheilk. 98, 159 (1950). — (57) KUHNS, W. J., and P. J. HYLAND: Proc. Soc. exp. Biol. (N. Y.) 92, 1 (1956).

(58) LEVESQUE, J., R. COFFIN, u. a.: Arch. franç. Pédiat. 10, 879 (1953) (59) MAURER, W.: Wien. Z. inn. Med. 38, 393 (1957). — (60) MILLER, L. L., and W. F. BALE: J. exp. Med. 99, 125 (1954). — (61) MILLER, L. L., C. G. BLY and W. F. BALE: J. exp. Med. 99, 133 (1954). — (62) MOORE, D. H., L. DU PAN u. C. L. BUXTON: Amer. J. Obstet. 57, 312. (1949).

(63) NEMIR, R. L., P. H. ROBERTS and S. BARRA-LEDEAUX: J. Pediat. 51, 493 (1957). — (64) NORTON, P. M., H. KUNZ and E. L. PRATT: Pediatrics 10, 527 (1952).

(65) ORLANDINI, O., A. SASS-KORTAK and J. H. EBBS: Pediatrics 16, 575 (1955). — (66) OSBORN, J. J., J. DANCIS and V. ROSENBERG: Obstet. Gynec. Surg. 8, 816 (1953).

(67) PARKES, R.: Brit. med. J. 1958, 973. — (68) PAULING, L., and H. CAMPBELL: Science 94, 440 (1942). — (69) PEDERSON, K. O.: Nature (Lond.) 154, 575 (1944). — (70) PFAU, P.: Arch. Gynäk. 185, 208 (1954). — (71) PHILIPSON, L., u. E. TVETERAS: Acta paediat. (Uppsala), 46, 1 (1957). — (72) PLÜCKTHUN, H.: Kinderärztl. Prax. 21, 407 (1953). — (73) POMMERENKE, W. T.: J. clin. Invest. 15, 485 (1936).

(74) RABE, F., u. E. SALOMON: Arch. klin. Med. 132, 240 (1920). — (75) RAFSTEDT, S.: Acta paediat. (Uppsala) 44, Suppl. 102 (1955). — (76) RAFSTEDT, S., u. B. SWAHN: Acta Paediat. (Uppsala) 43, 221 (1954). — (77) RÖPKE, G.: Z. Kinderheilk. 73, 601 (1953).

(78) SAITO, M., J. F. GITTLEMAN, J. B. PINCUS and A. E. SOBEL: Pediatrics 17, 657 (1956). — (79) SALT, H. B., and O. H. WOLFF: Arch. Dis. Childh. 32, 404 (1957). — (80) SÉDALLIAN, P., A. BADON, J. FAYOLLE et R. ROUCHON: Presse méd. 1957, 319. — (81) SEHNERT,

H. E.: Klin. Wschr. **32**, 14 (1954). — *82)* Sternberg, J., P. Dagenais-Perusse and M. Dreyfuss: Canad. med. Ass. J. **74**, 496 (1956). — *(83)* Strean, G. J., M. M. Gelfand, V. Pavilanis, J. Sternberg and E. Dupont: Canad. med. Ass. J. **77**, 315 (1957). — *(84)* Szathmary, J., u. S. Holik· Z. Immun. Forsch. **113**, 411 (1956). — *(85)* Schäfer, K. H.: Mschr. Kinderheilk. **99**, 69 (1951). — *(86)* Schick, B., and J. W. Greenbaum: J. Pediat. **27**, 241 (1945). — *(87)* Schmidt, G. W.: Z. Kinderheilk. **71**, 476 (1952). — *(88)* Schmidt, H.: Zbl. Bakt. **15**, 142 (1948). — *(89)* Schreier, K.: Regensb. Jb. ärztl. Fortbild. **4**, 177 (1958). — *(90)* Schwartz, M., and B. Thomsen: Brit. med. J. **1957**, 14.

(91) Thompson, W. H., M. R. Zeigler and I. McQuarrie: Amer. J. Dis. Child. **44**, 650 (1932). — *(92)* Tudvad, F., A. Birch-Andersen, and F. L. Maener: Acta paediat. (Uppsala), **46**, 329 (1957).

(93) Ulstrom, R. A., N. J. Smith u. E. M. Heimlich: Amer. J. Dis. Child. **92**, 219 (1956).

(94) Vahlquist, B.: Nord. Med. **56**, 1477 (1956). — *(95)* Vahlquist, B., V. Westberg u. M. de Las Heras: Acta Soc. Med. Upsaliensis **58**, 281 (1953). — *(96)* Varco, R. L.: Ann. Surg. **142**, 334 (1955).

(97) Wood, H. F.: J. exp. Med. **98**, 321 (1953). — *(98)* Wyngaarden, J. B., J. D. Crawford, H. R. Chamberlin and W. F. Lever: Pediatrics **9**, 729 (1952).

39. Blutgerinnung, Thrombocyten und Blutgefäße

Von

W. Künzer

Mit 4 Abbildungen

Es war eigentlich zu erwarten, daß — ebenso wie andere Organfunktionen — das kindliche Blutstillungssystem grundsätzliche Besonderheiten aufweisen würde. Vor allem die Neugeborenenzeit mit ihren typischen Blutungskrankheiten mußte diese Vermutung nahelegen. Trotzdem ist von kinderärztlicher Seite lange Zeit nur Ungenügendes geschehen (60). Erst in letzter Zeit sind neue Erkenntnisse erarbeitet worden, welche fast ausschließlich die Spanne zwischen Geburt und Ende der Säuglingszeit betreffen.

1. Gerinnung

Das über 50 Jahre alte Gerinnungsschema von MORAWITZ gilt in seinen Grundzügen auch heute noch: Fibrinogen wird in Fibrin überführt unter Einwirkung von Thrombin, welches seinerseits aus Prothrombin durch Thromboplastin entsteht. Die Fibrinfäden bilden das Gerüst des ersten Gerinnungsthrombus, welcher durch Retraktozymausschüttung der Thrombocyten seine zweite Form erhält. Dank zahlreicher Fortschritte mußte dieses Schema allerdings wesentlich erweitert werden, vor allem hinsichtlich des Thromboplastins. So erkannte man einmal, daß die Blutgerinnung im Organismus durch zwei Mechanismen ausgelöst werden kann: Durch Blutthromboplastin und Gewebsthromboplastin (Tab.1).

„Beide Arten der Gerinnung spielen bei der Blutstillung eine Rolle: Durch den in der Wunde auftretenden Gewebssaft kommt es bereits innerhalb von Sekunden zu einer wenigstens partiellen Gerinnung des Blutes; durch die langsamer (innerhalb von Minuten) sich bildende bluteigene Thrombokinase wird sodann die Gerinnung vervollständigt" (24).

Tabelle 1. *Gerinnung mit Gewebsthrombokinase* (nach F. KOLLER)

	Gewebs-thrombokinase	Calcium	Faktor V	Faktor VII	
Prothrombin	————————————————————————————————————				Thrombin
Fibrinogen	——————————————— Thrombin ↓ ———————————————				Fibrin

Gerinnung mit Blutthrombokinase

	Faktor V	Faktor VIII	Faktor IX	Faktor X	Stuart-Faktor	Calcium	Plättchen-Faktor	
	Blutthromboplastin ↓							
Prothrombin	————————————————————————————————————							Thrombin
Fibrinogen	——————————————— Thrombin ↓ ———————————————							Fibrin

21*

Zum anderen ergab sich, daß Blutthromboplastin kein definierter einheitlicher Stoff ist, sondern ein Reaktionsprodukt aus mehreren inaktiven Vorstufen, nämlich aus Plättchenfaktor 3, den Plasmafaktoren VIII, IX, weiteren Plasmafaktoren (Faktor V, X, *Stuart*-Faktor) und Calcium. Als auslösendes Moment der Reaktion gilt der Kontakt des Blutes mit veränderten oder fremden Oberflächen, wobei es insbesondere zur Aktivierung von Faktor IX kommt (*25*).

Blutthromboplastin vermag dann in Gegenwart von Calcium direkt Prothrombin in Thrombin umzuwandeln, während Gewebsthromboplastin hierzu nur bei Vorhandensein von Faktor V und VII befähigt ist. Der Faktor VII ist daher unwichtig für die Gerinnung, welche unter Zusatz von Blutthromboplastin erfolgt, also beispielsweise im ausgeflossenen Venenblut.

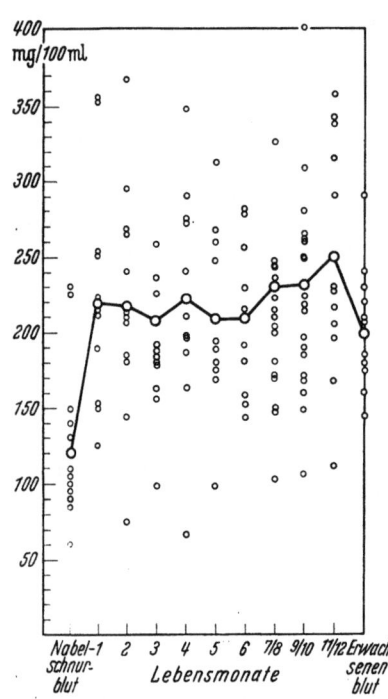

Abb. 1. Fibrinogen im Neugeborenen-, Säuglings- und Erwachsenenblut

Andererseits wirkt sich bei der Bestimmung der sog. Thromboplastinzeit (*Quick*-Zeit), welche mit Gewebsthromboplastin durchgeführt wird, nicht nur ein Prothrombin-, sondern vor allem ein Faktor V- und Faktor VII-Mangel aus.

Betrachten wir nun das Verhalten der fördernden *Gerinnungsfaktoren* beim Kind, zuerst Faktor I. Während der Fibrinogengehalt im mütterlichen Blut gegen Ende der Schwangerschaft erheblich über der Norm liegt und sich im Wochenbett normalisiert, wurde er im Nabelvenenblut erheblich vermindert gefunden.

In eigenen Untersuchungen betrug die Fibrinogenkonzentration im Nabelvenenplasma durchschnittlich 120 mg/100 cm³, im Erwachsenenplasma hingegen 200 mg/100 cm³ (*54*). Schon in den ersten Lebenstagen kommt es zu einem Anstieg der Fibrinogenwerte und vom Ende der Neugeborenenperiode an bestehen keine sicheren Unterschiede mehr gegenüber Erwachsenenwerten (*55*) (Abb. 1).

Als Ursache der verminderten Fibrinogenkonzentration im Neugeborenenblut (vgl. S. 317f.) wird eine relative Leberschwäche, eine verstärkte, sich auch auf das Fibrinogen auswirkende Fibrinolyse und schließlich die Geburtsstress-Situation diskutiert.

Von besonderem Interesse scheinen Arbeiten zu sein, welche auf eine qualitativ abwegige Faserstoffbildung beim Neugeborenen hinweisen (*8*). Das Fibrin Neugeborener wurde durchsichtiger und weniger kompressibel gefunden. Wir stellten Unterschiede in der Aminosäurenzusammensetzung fest. Pro Gewichtseinheit ist im Nabelschnurfibrin mehr Leuzin, Isoleuzin, Tyrosin, Histidin und Tryptophan vorhanden als im Faserstoff aus Erwachsenenblut (*53a*).

Eine ganze Anzahl von Untersuchungen befassen sich mit den Faktoren II, V und VII, dem sog. *Prothrombinkomplex* (Abb. 2 u. 3). Im Nabelvenenblut findet man eine ausgeprägte Verminderung von Prothrombin und Faktor VII (*5, 37, 57*). In den ersten 2—4 Lebenstagen kommt es zu einem weiteren Absinken auf sehr niedrige Werte (*17, 49, 57, 60*). Danach steigt die Aktivität wieder an bis auf die Ausgangswerte etwa gegen Ende der Neugeborenenperiode (*57, 60*). Erwachsenendurchschnitt erreicht Prothrombin erst am Ende des ersten Lebensjahres, Faktor VII im 3.—5. Lebensmonat (*57*). — Im allgemeinen besteht die

Ansicht, daß im Gegensatz hierzu der Faktor V bei Neugeborenen nicht wesentlich von der Norm abweiche (5, 35, 49), doch wurde kürzlich der Faktor V im Nabelvenenblut vermehrt gefunden (57), in den ersten Lebenstagen ein Absinken auf unternormale Werte und schließlich wiederum einen Anstieg auf etwa 100% am Ende der ersten Lebenswoche. Auf Grund dieser Ergebnisse würde sich Faktor V also ähnlich wie Prothrombin und Faktor VII verhalten. Allerdings folgt das Ab und Auf einem überhöhten Nabelvenenwert. Anschließend ist im Verlauf des ersten Lebensjahres eine starke Streuung der Faktor-V Werte vorhanden (57).

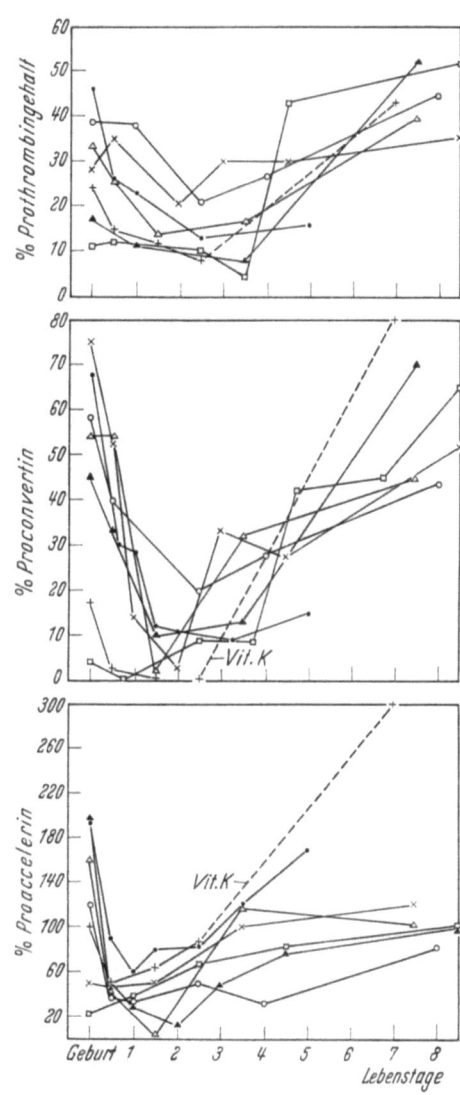

Abb. 2. Prothrombin, Faktor VII und Faktor V im Blut Neugeborener [nach M. Vest und W. Meier (57)]

Der Quick-Wert verhält sich den vorgenannten Faktoren entsprechend. Er ist beim Neugeborenen ebenfalls herabgesetzt und zeigt die charakteristischen Schwankungen: Tiefes Absinken in den ersten Lebenstagen und dann erneutes Ansteigen gegen das Ende der Neugeborenenzeit hin. Eine Normalisierung wird dann jedoch noch nicht erreicht (60). Wann Erwachsenenwerte erreicht werden, ist anscheinend nicht bekannt.

Es wurde auf die interessante Tatsache hingewiesen, daß „die Thromboplastinzeit im Nabelschnurblut nicht so lang ist, wie man es eigentlich auf Grund der Verminderung von Prothrombin und Faktor VII erwarten müßte" (5). In Nabelschnurplasma war der Quick-Wert in 25% der Fälle normal, in 65% lag er zwischen 90 und 50% und nur in 10% machte er weniger als 10% aus. Eine Erklärung hierfür steht noch aus.

Die Frage, ob qualitative Differenzen auch die Faktoren des Prothrombinkomplexes betreffen, ist noch wenig untersucht. Es wird vermutet (41), daß sich Prothrombin von demjenigen Erwachsener unterscheide. Wir haben im Nabelvenen- und Erwachsenenblut vergleichend die Aktivitätsverluste geprüft, welche Prothrombin, Faktor V und VII beim Aufbewahren erleiden. Dabei ergaben sich deutliche Differenzen (27).

Es entsteht die Frage nach der Ursache der quantitativen Veränderungen im Prothrombinkomplex. Die allgemeine Ansicht geht dahin, für den initalen Abfall von Prothrombin und Faktor VII einen Vitamin K-Mangel verantwortlich zu machen. Dafür spricht, daß rechtzeitige Verabfolgung dieses Vitamins den Abfall verhindert (16, 17, 60). — Der spontane Anstieg von Prothrombin und Faktor VII nach den ersten Lebenstagen wird auf die in Gang gekommene körpereigene Vitamin K-Produktion zurückgeführt. Gestützt wird diese Ansicht auf die Beobachtung (15), daß den

Darm sterilisierende Antibiotica den Faktorenanstieg hintanhalten. Daß aber Vitamin K-Mangel nicht allein das Prothrombin- und Faktor VII-Defizit des Neugeborenen bedingt, geht daraus hervor, daß sich beide durch Vitamin K nicht bis auf Erwachsenennorm bringen lassen. „Es muß deshalb noch ein weiterer Faktor an der Verminderung dieser Gerinnungsfaktoren mitwirken, der, wie das allmähliche Ansteigen von Prothrombin und Faktor VII zeigt, erst im Verlaufe des ersten Lebensjahres in Wegfall kommt" (57). Die meisten Autoren glauben hierfür die Unreife der Neugeborenen und Säuglingsleber anschuldigen zu müssen, deren Leistungsschwäche auch Ursache des Faktorenmangels bei der Geburt sein soll. Zu dieser Annahme passen Befunde bei Hepatopathien, wobei ebenfalls in erster Linie Prothrombin und Faktor VII vermindert sind. — Neuerdings müssen noch diskutiert werden: Eine zentralnervöse Einwirkung auf die Gerinnung durch den Geburts-Stress (vgl. S. 11) und ein Bilirubineinfluß, nachdem wir fanden, daß Bilirubin die Aktivität von Prothrombin und Faktor VII herabsetzt (31). Es interessiert deshalb die Tatsache, daß beim Neugeborenen Prothrombin und Faktor VII absinken, wenn das Serumbilirubin ansteigt — in den ersten 3—4 Lebenstagen nämlich — und spontan ansteigen, wenn das Serumbilirubin wieder abfällt.

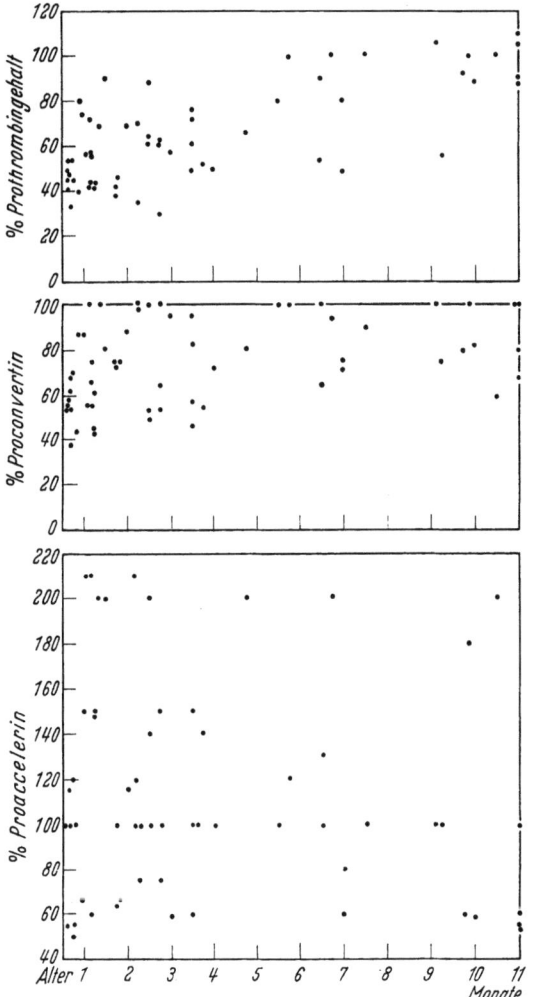

Abb. 3. Prothrombin, Faktor VII und Faktor V im Säuglingsblut
Nach M. Vest und W. Meyer (57)

Viel weniger als der Prothrombinkomplex sind die zur *Thromboplastinbildung* notwendigen Faktoren untersucht. Sicher ist, daß die bluteigene Thromboplastinbildung insgesamt beim Neugeborenen stark von der Norm abweicht. Dies kommt bereits im Prothrombinverbrauchstest zum Ausdruck: Im Nabelvenenserum ist wesentlich mehr Prothrombin als im Normalserum vorhanden (5, 26). Dies zeigt exakter der Thromboplastinbildungstest. Werden alle für die Durchführung erforderlichen Bestandteile aus Neugeborenenblut gewonnen (deprothrombinisiertes Plasma, Serum, Thrombocyten, Substratplasma), so ergibt sich, daß Geschwindigkeit der Thromboplastinbildung und Menge des gebildeten Thromboplastins stark vermindert sind (1). Weniger geklärt ist die Situation der einzelnen, an der Thromboplastinbildung beteiligten Faktoren. Den Faktor VIII (antihämophiles Globulin) fanden verschiedene Autoren (5, 10, 11) im Nabelvenenblut voll aktiv. Eigene Bestimmungen zeigten neben normalen auch unternormale Werte (26). Neuerdings wurden bei Neugeborenen Bestimmungen angestellt (1) und die Aktivität meist, aber nicht immer, normal gefunden. — Auch über den Faktor IX (Christmas-Faktor) besteht keine Übereinstimmung. Zwar finden alle Untersucher die Serum-aktivität des Nabelvenenblutes im Thromboplastinbildungstest deutlich vermindert, jedoch wird diese verschieden gedeutet. Die einen (5, 23) nehmen einen Faktor X-Mangel an, die anderen einen Faktor IX-Mangel, weil sie durch Zumischen von Faktor IX-Mangelserum zu Nabelvenenserum keine Normalisierung erreichten (3, 13). Eigene Untersuchungen bestätigten die Ergebnisse zum Teil (26). Durch Zugabe von Faktor IX-Mangelserum ließ sich bei etwa der Hälfte der geprüften Nabelvenenseren die verminderte Thromboplastinbildung normalisieren, beim Rest nicht. Wir können demnach einen vermittelnden Standpunkt einnehmen. Offenbar existieren Nabelvenenseren, denen es an Faktor IX und solche, denen es an Faktor X mangelt.

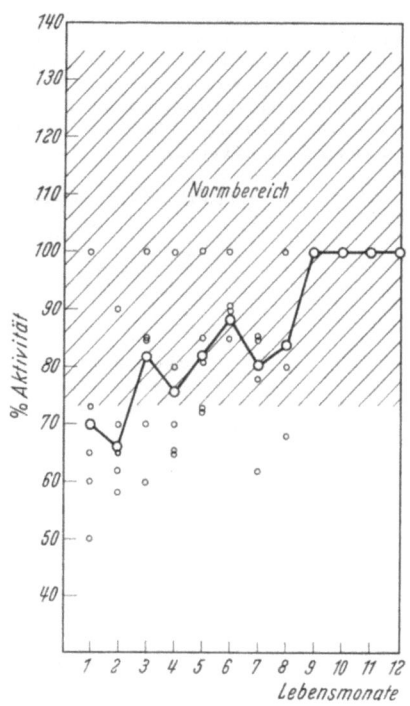

Abb. 4. Faktor IX-(Serum) Aktivität im Säuglingsblut

Einschränkend ist zu sagen, daß wir noch nicht unterscheiden können, ob ein isolierter Faktor IX- oder ein kombinierter Faktor IX-Faktor X-Mangel besteht. Nachdem ein familiärer Faktor X-Mangel erkannt wurde (48), müßte diese Frage nunmehr zu entscheiden sein.

In der Neugeborenenperiode sinkt die Serumaktivität zunächst noch weiter ab und steigt dann wieder an, ähnlich wie Prothrombin und Faktor VII (1). Normalwerte werden nach eigenen Untersuchungen spätestens im 8. Lebensmonat erreicht (32), es wurden sogar am Ende des ersten Lebensjahres noch einzelne unternormale Werte erhalten (43) (Abb. 4).

Von den übrigen an der Blutthrombokinasebildung beteiligten Faktoren: (Faktor V, Thrombocytenfaktor 3, Plasmathrombokinasevorstufe = PTA, 4. Plasma-Thrombokinasekomponente (Hagemann-Faktor) sind im Neugeborenenblut erst ein Teil untersucht, so daß hier nur die Plasmathrombokinasevorstufe = PTA zu besprechen bleibt. Die bisher auf diesem Gebiet tätigen Autoren (1) stellten bei 7 unter 15 untersuchten jungen Säuglingen ein deutliches Defizit fest. Allerdings scheint die verwendete Methode keine unbedingt eindeutigen Ergebnisse zu liefern. Untersuchungen mit PTA-Mangelseren wären zur Abklärung dieser Frage notwendig.

Ein Hinweis auf qualitative Abwegigkeiten besteht lediglich für Faktor VIII. Dieser Faktor ist im Nabelvenenplasma besonders labil und verliert bei Aufbewahrung rascher an Aktivität als im Erwachsenenplasma (29).

An dieser Stelle sei angeführt, daß die Aktivität des Gewebsthromboplastins bei Säuglingen bis zum Alter von 6 Monaten ebenfalls vermindert gefunden wurde (40).

Damit kommen wir zu den Hemmfaktoren, welche als Sicherung gegen eine intravasale Gerinnung von größter Bedeutung sind. Die wichtigsten sind gegen

Thrombin gerichtet. Dieses kann durch Fibrin (= Antithrombin I) und das
natürlich vorkommende Plasmaantithrombin (= Progressivantithrombin oder
Antithrombin III) adsorbiert und damit inaktiviert werden. „Außerdem kann
dieses Antithrombin mit Heparin einen Heparin-Cofaktorkomplex bilden, der die
Reaktion Thrombin- Fibrinogen stark verzögert", das sog. Heparinantithrombin
oder Antithrombin II (62). — Auch Fibrin wird durch wichtige Hemmfaktoren
beeinflußt. Es hat sich gezeigt, daß das sog. fibrinolytische System fast ebenso
kompliziert ist wie die Blutgerinnung.

„Im menschlichen Blut findet sich eine enzymatische Vorstufe (Plasminogen, Profibrinoly-
sin), welche auf verschiedene Weise in die aktive Protease (Plasmin, Fibrinolysin) umgewandelt
werden kann. Einerseits erfolgt die Aktivierung von Plasminogen unmittelbar durch bestimmte
Faktoren, andererseits erfolgt sie über ein Aktivatorensystem, dessen Vorstufen wiederum im
menschlichen Blut nachweisbar sind. Das von Astrup aufgestellte Schema gibt einen Anhalt
über den derzeitigen Stand der Untersuchungen über die Aktivierung des fibrinolytischen
Systems" (18) (Tab. 2).

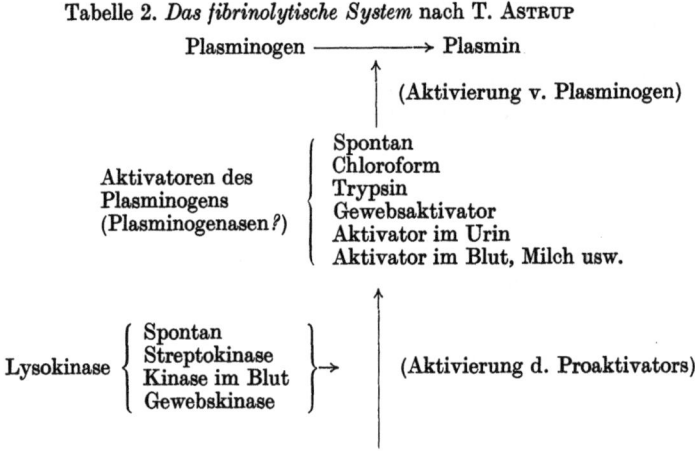

Tabelle 2. *Das fibrinolytische System* nach T. Astrup

Von den Antithrombinen sind beim Säugling Antithrombin II (Heparinantithrombin, Thrombininhibitor) und Antithrombin III (Progressivantithrombin, Antithrombin) geprüft worden, jedoch widersprechen sich die Ergebnisse.
Ein klares Bild ist nicht zu gewinnen. Das Antithrombin II wurde im Nabelvenenblut und auch beim Neugeborenen vermindert gefunden (5); innerhalb der ersten
10 Lebenstage trat Normalisierung ein. Im Gegensatz dazu wurde festgestellt (22),
daß die Werte zunächst leicht erhöht sind, im Verlauf der ersten Lebenstage aber
zur Norm abfallen. Auch von anderer Seite wurden überhöhte Antithrombin
II-Werte gefunden (47). — Das Antithrombin III liegt im Nabelvenenblut und
bei Neugeborenen im Normbereich (5); andere Autoren dagegen fanden eine
deutliche Erniedrigung (22).

Kurz erwähnt soll werden, daß ein Faktor V- oder Faktor VII-Inhibitor beim Neugeborenen nicht nachgewiesen wurde, so daß der verminderte Faktor VII-Gehalt offenbar Folge
einer echten Bildungsschwäche ist (5). Hingegen wurde ein spezifischer Inhibitor des Gewebsthromboplastins im Nabelvenenblut vermindert gefunden (5). Auch wurde eine Hyperheparin-
ämie beim Neugeborenen festgestellt und als Folge der Stress-artigen Wirkung des Geburts-
vorganges gedeutet (51).

Als gesichert kann eine gesteigerte Fibrinolyse im Nabelvenenblut gelten (5, 50).
Wir fanden, daß es in fast der Hälfte der untersuchten Fälle innerhalb von 24 Std.
zu einer vollständigen Fibrinolyse kommt und auch die restlichen Proben eine

ausgeprägte fibrinolytische Aktivität aufwiesen (*54*) (Tab. 3). Im Verlauf der Neugeborenenperiode wurde ebenfalls nicht selten eine komplette Lyse festgestellt (*5*). Hingegen entsprach in der anschließenden Säuglingszeit die fibrinolytische Aktivität derjenigen des Erwachsenenblutes (*54*).

Die Ursache für die Steigerung des fibrinolytischen Potentials ist noch nicht geklärt. Anscheinend sind im Nabelvenenblut Plasminogen, die enzymatische Vorstufe des aktiven Fermentes (Plasmin, Fibrinolysin) und auch die Inhibitoren der Fibrinolyse (Antiplasmin) vermindert (*5*). Daß es trotzdem zur gesteigerten Fibrinolyse kommt, ist merkwürdig. Zur Erklärung wird angenommen (*5*), daß aus der Placenta Fibrinokinase in den Kreislauf des Neugeborenen tritt und das fibrinolytische System aktiviert.

Es hat sich also gezeigt, daß beim Neugeborenen die Aktivität der fördernden Gerinnungsfaktoren durchweg vermindert, diejenige der hemmenden Faktoren aber zumindest teilweise gesteigert ist, wenn normales Erwachsenenblut als Vergleich dient. Man erwartet deshalb, daß die Gesamtgerinnung des Neugeborenenblutes erhebliche Defekte aufweist. In Wirklichkeit ist dies jedoch nicht der Fall. Schon die einfache Beobachtung zeigt, daß das Neugeborenenblut meist auffällig schnell gerinnt. Auch ältere und moderne Bestimmungsmethoden

Tabelle 3. *Fibrinolyse im Nabelschnurblut*

Laufende Nummer	Fibrinogen in mg/100 cm³ Plasma		Abfall	
	Ausgangswert	Wert nach 24 Std. Bebrütung	mg/100 cm³ Plasma	%
1	160	vollständige Fibrinolyse	160	100
2	100	70	30	30
3	160	120	40	25
4	100	60	40	40
5	100	50	50	50
6	235	70	165	70
7	110	vollständige Fibrinolyse	110	100
8	90	vollständige Fibrinolyse	90	100
9	230	vollständige Fibrinolyse	230	100
10	90	vollständige Fibrinolyse	90	100
11	130	60	70	51
12	100	100	0	0
13	100	vollständige Fibrinolyse	100	100
14	80	vollständige Fibrinolyse	80	100
15	65	vollständige Fibrinolyse	65	100
16	110	vollständige Fibrinolyse	110	100
17	150	110	10	7
18	95	vollständige Fibrinolyse	95	100
Mittelwerte:	122±41	37±41	85±57	71

lassen die vermehrte Gerinnungstendenz erkennen (*40*). Wir verweisen auf Untersuchungen mit dem Thrombelastographen (*5*, *50*) sowie auf verkürzte Gerinnungszeiten bei der Recalcifizierung und der Recalcifizierung von Mischungen aus Nabelvenen- und Normalplasma (*5*). Außerdem zeigt sich, daß der Heparintoleranztest „nicht so stark verlängert ist, wie das in Parallele zum Cumarinblut erwartet werden müsse" (*5*).

Die gesteigerte Gerinnungstendenz verliert sich in den ersten Lebenstagen (*5*).

Die Ursache für dieses interessante Phänomen ist noch nicht geklärt. BELLER (*5*), der sich hiermit eingehend befaßt hat, meint, daß dem Neugeborenen Gewebsthromboplastin aus der Placenta zufließt und den Mangel an Gerinnungsfaktoren überlagert. In diesem Sinne spricht, daß die Hyperkoabilität bei Neugeborenen fehlt, die durch Kaiserschnitt vor Einsetzen der Wehen entbunden wurden (*42*). Der Beweis steht aber noch aus.

2. Thrombocyten

Wir wenden uns nunmehr den Thrombocyten zu und müssen gleich zu Beginn bekennen, daß unser Wissen über funktionelle Besonderheiten im Kindesalter noch in den Anfängen steckt.

Bekanntlich sind die Thrombocyten für Gerinnung, Blutstillung und Aufrechterhaltung der intakten Gefäßfunktion außerordentlich bedeutsam. Einzelheiten können hier aber nicht besprochen werden. Wir verweisen auf die Übersichtsdarstellungen der Literatur, insbesondere auf Lüscher (38).

Was zunächst das quantitative Verhalten betrifft, so erschweren die verschiedenen Methoden der Thrombocytenzählung die Beurteilung erheblich. Besser erkennbar als die absolute Höhe der Werte, sind Richtung und relatives Ausmaß der Veränderungen. Allem Anschein nach liegen die Thrombocytenzahlen am Geburtstermin verhältnismäßig niedrig, steigen dann in den ersten Lebenstagen und -wochen etwas an und erreichen gegen Ende des ersten Trimenons Erwachsenenniveau. So machen die Thrombocytenzahlen bei Geburt im Durchschnitt 270 000/mm³ aus (44), im Alter von 3 Monaten 348 000/mm³. Neuerdings wird auch über erniedrigte Thrombocytenzahlen im Nabelvenenblut berichtet (50). Nach dem ersten Lebensjahr finden sich zwischen den Thrombocytenzahlen des Kindes und Erwachsenen keine Differenzen mehr (6).

Über die quantitativen Unterschiede hinaus weisen die Thrombocyten des Neugeborenen auch qualitative Differenzen auf. Schon ältere Untersuchungen (36) hatten ergeben, daß die Blutplättchen in den ersten Lebenstagen erheblich resistenter gegen den spontanen Zerfall sind, als in der späteren Lebenszeit. Es wurde darauf aufmerksam gemacht (2), daß beim Säugling die länglichen Plättchen vermehrt, die rundlichen aber vermindert sind.

Auch neue Untersuchungen mit modernen Methoden geben Hinweise auf grundsätzliche Besonderheiten. Von den gerinnungsaktiven *Thrombocytenfaktoren* haben wir den Thrombokinasefaktor (Plättchenfaktor 3) im Plasmathrombokinasebildungstest nachgeprüft (28). Dabei war sichergestellt, daß in allen Bestimmungen alle

Tabelle 4. *Aktivität des gebildeten Thromboplastins in Prozent der Normalaktivität* (Methode nach Winterstein, Marbet und Strässle)

Laufende Nr. der Ansätze	0,1 cm³ Nabelschnur-thrombocytensuspension (500 000 Thrombocyten/mm³) plus 0,5 cm³ Al (OH)₃-Plasma (1:19) plus 0,5 cm³ Serum (1:4) plus 0,5 cm³ CaCl₂-m/40 %	0,1 cm³ Erwachsenen-thrombocytensuspension (500 000 Thrombocyten/mm³) plus 0,5 cm³ Al (OH)₃-Plasma (1:19) plus 0,5 cm³ Serum (1:4) plus 0,5 cm³ CaCl₂-m/40 %
1	50	100
2	75	85
3	75	95
4	20	90
5	10	100
6	5	100
7	10	85
8	5	80
9	100	90
10	30	100
Mittelwert:	38±29	93±2,6

zur Gerinnung notwendigen Faktoren die gleiche Aktivität besaßen, ausgenommen der Plättchenfaktor. Zur Aktivitätsprüfung wurden abwechselnd Nabelvenen- und Erwachsenenblutplättchen verwendet. Es zeigten sich deutliche Unterschiede: Der aus Nabelvenenthrombocyten stammende Thrombokinasefaktor besitzt offenbar eine erheblich geringere Aktivität als derjenige aus Erwachsenenthrombocyten (Tab. 4). — Bei Neugeborenen wurden entsprechende Untersuchungen angestellt und ebenfalls häufig Aktivitätsminderungen gefunden (1).

Auch die Plättchenfaktoren 1 und 2 haben wir untersucht und fanden keine Unterschiede zwischen Nabelvenen- und Erwachsenenthrombocyten [Methode vgl. (14)].

An eine hinreichende Zahl von qualitativ intakten Thrombocyten ist die Retraktion des Fibringerinnsels gebunden. Sie wurde im Nabelvenenblut (33) und beim Neugeborenen (5) untersucht. Es ergab sich ein dem Erwachsenenverhalten entsprechender Retraktilitätsgrad.

Über die funktionelle Leistung der Thrombocyten vermag ferner die Bestimmung der Blutungszeit eine, wenn auch recht vieldeutige Auskunft geben. Bei Neugeborenen scheint die Blutungszeit keine beträchtliche Abweichung aufzuweisen (60).

Anschließend sei noch erwähnt, daß osmotische Resistenz und Durchmesser von Nabelvenenthrombocyten im Erwachsenennormbereich liegen (30, 33).

3. Blutgefäße

Der dritte Teil unserer Aufgabe gilt Besonderheiten der Blutgefäße im Kindesalter. Dies schließt sich insofern zwanglos an, als enge Beziehungen zwischen Blutgefäßen einerseits sowie Blutgerinnung und Blutplättchen andererseits bestehen. Hierfür bietet einmal die Klinik der hämorrhagischen Diathesen eindrucksvolle Beispiele. Neuerdings steuert aber auch die Pathophysiologie dem Verständnis bei: Man hat Grund zur Annahme, daß die normale Blutgerinnung Voraussetzung der Gefäßintegrität ist. Die Vorstellungen gehen dahin (9), daß die Grenzschicht zwischen Blut und Capillarwand aus einem noch nicht geronnenen, viscösen Zwischenprodukt der Fibrinogen-Fibrinumwandlung besteht, „das kontinuierlich produziert und auf dem Endothel niedergeschlagen wird" (62). Men denkt an eine im Kreislauf ablaufende „latente Gerinnung" (34). Störungen der Blutgerinnung steigern die Durchlässigkeit der Gefäße (62).

Auch von Thrombocyten ließ sich zeigen, daß diese capillarabdichtend wirken (12). Lüscher (38) hat aus Plättchen einen Stoff, das Protein S, gewonnen, mit dem „der nach Wegwaschen des Intercellularzementes eintretende Abfall der Capillardichte tatsächlich durch kombinierte Perfusion einer Proteinfraktion aus Thrombocyten und Calcium aufgehoben werden kann". Anscheinend beruht „die Bedeutung der Thrombocyten für die Aufrechterhaltung normaler Wandstruktur und Permeabilität" zumindestens teilweise darauf, „daß das von den Thrombocyten gebildete Protein S in Form eines Calciumsalzes als Wandbelag für die Capillarwand benutzt wird" (59). Man mutmaßt, daß die Abgabe dieser Plättchensubstanzen durch die „viscöse Metamorphose" in Gang kommt, wobei — da die viscöse Metamorphose eng an die Thrombinbildung geknüpft ist (38) — Beziehungen zu den latent oder vollständig ablaufenden Gerinnungsvorgängen gegeben wären. Störungen in der Abgabe gefäßwirksamer Plättchensubstanzen könnten demnach bei Thrombopenien und Thrombopathien, aber auch bei Gerinnungsanomalien auftreten.

Unter diesen Aspekten erscheint es interessant und nicht überraschend, daß beim Neugeborenen Capillarresistenz und -permeabilität durchweg herabgesetzt gefunden werden (vgl. S. 62). Als Ursache der Capillarwandschwäche in den ersten Lebenstagen wird eine ganze Anzahl von Faktoren diskutiert (auch ihr abwegiger anatomischer Bau), ohne daß bis jetzt Klarheit bestünde (60).

Die *Capillarresistenz*, d. h. die Widerstandskraft der Gefäßwand gegen den Durchtritt corpusculärer Blutbestandteile, ist beim Neugeborenen wiederholt mit der Saugglocke gemessen worden (4, 45, 46, 58, 64). Die Ergebnisse lassen sich dahingehend zusammenfassen, daß die Capillarresistenz beim Neugeborenen relativ niedrig ist gegenüber Erwachsenen und erst recht gegenüber Trimenonsäuglingen. Hierbei liegt nämlich die Capillarresistenz besonders hoch und fällt dann langsam und kontinuierlich ab bis zur Pubertätszeit, wo Anschluß an die Erwachsenenwerte gefunden wird (7).

Im Widerspruch zu dieser bisher gültigen Ansicht wurde neuerdings mit der Druckmethode von Röckelein festgestellt, daß die Capillarresistenz von der Säuglingszeit bis zur Pubertät stetig ansteigt (37a). Anscheinend ist die hier bestehende Diskrepanz durch die Verschiedenheit der Methode und der geprüften Gefäßbezirke bedingt.

Die *Capillarpermeabilität*, d. h. die Durchlässigkeit der Capillarwand für Wasser und darin echt und nicht echt gelöste Stoffe, ist beim Neugeborenen mittels Natriumfluorescein-Methode untersucht worden (21). Dabei zeigte sich, daß die Ausscheidung (in die vordere Augenkammer) erhöht ist, jedoch nach 10—12 Tagen die Normwerte einjähriger Kinder erreicht.

Zum Schluß soll noch ein Blick auf die Pathologie der Neugeborenenperiode geworfen werden. Nach einer großen Zusammenstellung aus dem Säuglingsheim der Universitäts-Frauenklinik Zürich (20) wiesen in den Jahren 1950—1956 von insgesamt 22561 Neugeborenen 656 Blutungskrankheiten auf, was rund 3% ausmacht.

Die Häufigkeit von Neugeborenenblutungskrankheiten, welche nur durch Gerinnungsstörungen bedingt waren, beträgt 0,7% (52, 61) bis 0,8% (19).

Bedenkt man die aufgezeigten, grundsätzlichen Besonderheiten der Blutgerinnung, Thrombocyten und Gefäße, so müßte man erwarten, daß Blutungskrankheiten beim Neugeborenen viel häufiger sind. Um so mehr, als der kindliche Organismus durch die Geburt mechanisch außerordentlich beansprucht wird und überhaupt vielgestaltigen Störungen zugängig ist (17). Wir stehen vor einer Gesamterscheinung, die aus der Fülle der Einzelbeobachtungen vorerst nicht recht verständlich ist. Dies zu sehen aber bedeutet Anruf zur Lösung eines Problems von hohem Erkenntniswert.

Literatur

(1) ABALLI, A., V. BANUS, S. DE LAMERENS and S. ROZENGVAIG: Amer. J. Dis. Child. 94, 589 (1957). — (2) ARNETH, J.: Mschr. Kinderheilk. 78, 115 (1938).

(3) BARKHAN, P.: Brit. J. Haemat. 3, 215 (1957). — (4) BAYER, W.: Jb. Kinderheilk. 128, 311 (1930); 129, 55 (1930); 133, 222 (1931). — (5) BELLER, F.: Die Gerinnungsverhältnisse bei der Schwangeren und beim Neugeborenen. Leipzig: Johann Ambrosius Barth 1957. — (6) BLACKFAN, K., and L. DIAMOND: Atlas of the blood in Children. New York 1944. — (7) BROCK, J., u. A. MALCUS: Zit. nach Biologische Daten für den Kinderarzt, I., 2. Aufl. Berlin-Göttingen-Heidelberg: Springer 1954. — (8) BURSTEIN, M., S. LEWI et P. WALTER: Sang 25, 102 (1954).

(9) COPLEY, A.: Internat. Tgg. Thrombose und Emboli. Basel 1954. — (10) CREVELD, S. VAN, C. NAGEL, J. NIJENHUIS, S. MIRANDA et S. TIGON: Ét. néonat. 3, 135 (1954). — (11) CREVELD, S. VAN, H. BAKER, J. NIESSIGT, J. SIPKEMMA et C. SMITS: Ét. néonat. 3, 217 (1954).

(12) DANIELLI, J.: J. Physiol. (Lond.) 98, 109 (1940). — (13) FRESH, J., J. FERGUSON and J. LEWIS: Obstet. and Gynec. 7, 117 (1956). — (14) FREUDENBERG, E., u. J. OEVI: Ann. paediat. (Basel) 188, 1 (1957).

(15) GENTILI, A., e W. TANGHERONI: Minerva pediat. (Torino) 4, 279 (1952). — (16) GLANDER, R., u. G. LANDBECK: Z. Kinderheilk. 75, 392 (1954).

(17) HAUPT, A., u. H. KREBS: Z. Kinderheilk. 78, 667 (1956). — (18) HÖRDER, M.: Arch. Kinderheilk. 156, 110 (1957).

(19) JAVERT, C., and R. MOORE: Amer. J. Obstet. Gynec. 40, 1022 (1940). — (20) JENNY, J., u. E. GESCHWEND: Geburtsh. u. Frauenheilk. 18, 36 (1958).

(21) KOCH, F.: Klin. Wschr. 1956, 174. — (22) KOCH, F., u. Mitarb.: Zit. nach F. KOCH. — (23) KOLLER, F.: Naunyn-Schmiedebergs Arch. exp. Path. Pharmak. 222, 89 (1954). — (24) KOLLER, F.: Dtsch. med. Wschr. 1956, 516. — (25) KOLLER, F., P. BAER u. M. GEIGER: Acta haemat. (Basel) 18, 33 (1957). — (26) KÜNZER, W., u. J. STRÖDER: Ann. paediat. (Basel) 188, 147 (1957). — (27) KÜNZER, W., u. J. STRÖDER: Ann. paediat. (Basel) 188, 215 (1957). — (28) KÜNZER, W., u. J. STRÖDER: Ann. paediat. (Basel) 189, 193 (1957). — (29) KÜNZER, W., u. J. STRÖDER: Ann. paediat. (Basel) 189, 346 (1957). — (30) KÜNZER, W., u. F. FÖRG: Noch unveröffentlichte Untersuchungen. — (31) KÜNZER, W., u. D. OHLING: Ann. paediat. Basel 192, 53 (1959). — (32) KÜNZER, W., u. E. SCHMIDT: Noch unveröffentlichte Untersuchungen. — (33) KÜNZER, W.: Noch unveröffentlichte Untersuchungen.

(*34*) Lasch, H., u. L. Roka: Z. physiol. Chem. **294**, 30 (1953); Klin. Wschr. **1954**, 460. — (*35*) Lelong, M., A. Rossier, D. Alagille et E. Marchand: Rev. intern. Hépat. **5**, 1129 (1955). — (*36*) Leslie, E., and H. Sandford: Amer. J. Dis. Child. **51**, 590 (1936). — (*37*) Loeliger, A., u. F. Koller: Acta haemat. (Basel) **7**, 157 (1952). — (*37a*) Löw, S., u. J. Oehme: Mschr. Kinderheilk. **106**, 8 (1958). — (*38*) Lüscher, E.: Schweiz. med. Wschr. **1956**, 345.

(*39*) Marbet, R., u. A. Winterstein: Experientia (Basel) **10**, 273 (1954). — (*40*) Marx, R., u. H. Bayerle: Ärztl. Forsch. **4** I, 250 (1950). — (*41*) Marx, R.: Klin. Wschr. **1955**, 139. — (*42*) Masure, R., u. R. Schonne: Zit. nach Zbl. Kinderheilk. **58**, 5 (1956/57). — (*43*) McElfresh, A., J. Sharpsteen and T. Akabane: Pediatrics **17**, 870 (1956). — (*44*) Merrit, K., and L. Davidson: Amer. J. Dis. Child. **46**, 990 (1933). — (*45*) Moloney, W.: Amer. J. med. Sci. **205**, 229 (1943).

(*46*) Neplotink, J.: Zit. nach Zbl. Kinderheilk. **50**, 126 (1954). — (*47*) Niesert, H.: Klin. Wschr. **1954**, 1098.

(*48*) Oehme, J., G. Schwiek u. H. Schultze: Klin. Wschr. **36**, 521 (1958). — (*49*) Owen, Ch., and M. Hurn: J. Pediat. **42**, 424 (1953).

(*50*) Runge, H., J. Hartert u. W. Eicher: Gynaecologia **138**, 337 (1954).

(*51*) Salazar de Sousa, C.: Arch. franç. Pediat. **9**, 482 (1952). — (*52*) Salomonsen, L.: Acta paediat. (Uppsala) **27**, 209 (1939). — (*53*) Schäfer, K.: Mschr. Kinderheilk. **101**, 158 (1953). — (*53a*) Ströder, J., u. W. Künzer: Ann. paediat. Fenn. **3**, 316 (1957). — (*54*) Ströder, J., u. W. Künzer: Ann. paediat. (Basel) **188**, 207 (1957). — (*55*) Ströder, J., u. W. Künzer: Ann. paediat. (Basel) **192**, 87 (1959).

(*56*) Taylor, P.: Amer. J. Dis. Child. **93**, 83 (1957).

(*57*) Vest, M., u. W. Meyer: Ann. paediat. (Basel) **189**, 282 (1957).

(*58*) Walker, C., and C. Balf: J. Obstet. (Lond.) **61**, 1 (1954). — (*59*) Willbrandt, W., E. Lüscher u. H. Asper: Helv. physiol. Acta. **14** C81 — C84 (1956). — (*60*) Willi, H.: Ergebn. inn. Med. Kinderheilk. N. F., **2**, 467 (1951). — (*61*) Willi, H.: Zit. nach A. Brändle, Diss. Zürich 1952. — (*62*) Witte, S.: Fol. haemat. (Frankfurt) **1**, 3 (1957).

(*63*) Yllpö, A.: Z. Kinderheilk. **38**, 32 (1924).

40. Der altersabhängige Funktionswandel der Blutzellen

Von

H. Weicker

Die Aufgabe, den altersabhängigen Funktionswandel der Blutzellen zu umreißen, wird durch die Abtrennung zweier Kardinalfunktionen dieser Zellen, der an das Hämoglobin gebundenen Funktionen der O_2-Aufnahme, des O_2-Transports und der O_2-Abgabe (vgl. S. 310), sowie der den Plasmazellen eigenen Funktion der Antikörperbildung (vgl. S. 356 und S. 362ff.) stark eingeschränkt. Das gilt um so mehr, als über die verbleibenden echten Zellfunktionen nur wenig vergleichende Beobachtungen vorliegen (27); denn man sollte sich darüber im klaren sein, daß nicht jeder in der Einzelzelle nachgewiesene Stoffwechselprozeß mit einer Funktion der Gesamtzelle identisch sein muß.

Im *Erythrocyten* sind neben den Hämoglobin-Funktionen und den diese Funktionen sichernden Stoffwechselprozessen in erster Linie die Überführung des aus dem Gewebe einflutenden CO_2 in eine plasmatransportable Verbindung und die CO_2-Abgabe in der Lunge zu nennen (101). Beide Prozesse dürften beim Neugeborenen relativ träger ablaufen als beim Erwachsenen, weil der Katalysator der Umwandlung von CO_2 in H_2CO_3, die Carbo-Anhydrase, im Erythrocyten des Neonaten nur ein Drittel so aktiv ist wie im späteren Leben (8, 51, 110). Da der H_2CO_3-Bildungsprozeß mit einer Erhöhung des osmotischen Drucks verbunden ist und damit mit einer Wasseraufnahme in den Erythrocyten, wird verständlich, warum auch die Wasserdurchströmbarkeit dieser Zellen beim Neugeborenen geringer ist (108). Mit der sich an die H_2CO_3-Bildung anschließenden HCO_3-Ionen-Abgabe an das Plasma, im Tausch gegen einströmende Cl-Ionen, bildet sich intracellulär KCl und extracellulär das für die Pufferung des Blutes entscheidende Bicarbonat (101). Der umgekehrte Prozeß läuft während der Oxy-Hämoglobin-Bildung in der Lunge ab. Auch dieser für den Erythrocyten charakteristische selektive Anionen-Austausch (Cl—HCO_3) vollzieht sich beim Neugeborenen offenbar in einem relativ geringeren Umfang.

Das sind nicht die einzigen fermentativen „Minderleistungen" — minder immer in dem biologisch betrachtet sehr fragwürdigen, rein quantitativ und nicht wertend zu verstehenden Bezug auf den Erythrocyten des Erwachsenen. Die Aktivität der Katalase beträgt $^2/_3$, der Glyoxalase $^1/_2$ und der Cholinesterase $^2/_3$ der Erwachsenennorm (51, 63, 66). Vielleicht sind diese und andere noch unbekannte Faktoren die Ursache für die relative Anfälligkeit der Neugeborenen-Erythrocyten, ihre Hämolyse-Neigung, für ihre verminderte mechanische Resistenz (36), für ihre Tendenz zur Heinzkörperbildung (15, 63, 67), zur spontanen und zur medikamentös ausgelösten Innenkörperbildung (124). Ätiologisch noch völlig ungeklärt ist die Agglutinierbarkeit des Neugeborenen-Erythrocyten durch Meerschweinchen-Anti-Rh-Seren (24, 104). Man muß aber bei all diesen funktionellen Andersartigkeiten der Neugeborenen-Erythrocyten bedenken, daß sie erheblich hämoglobinreicher und damit voluminöser, dabei aber relativ dünner und damit in ihrer Oberflächen-Volumen-Relation zugunsten der aktiven Oberfläche verschoben sind, ein Phänomen, das sich während des ersten Lebenstages noch deutlicher ausprägt (41). Der chemische Aufbau der Erythrocyten-Stromata scheint keine Altersdifferenzen aufzuweisen (*64, 68*). Inwieweit Leber und Milz, Vitamin A- und Vitamin E-Stoffwechsel während der Neugeborenen-Periode auf Erythrocytenform und -funktion, insbesondere auf die Innenkörperbildung und die Hämolyse-Tendenz einen Einfluß haben, ist noch ungeklärt. — Interessant in bezug auf die Frage, ob Funktionen nur dann ausgebildet sind bzw. werden, wenn sie der Organismus benötigt, ist der Nachweis einer erhöhten Utilisation der Galaktose durch den Neugeborenen-Erythrocyten (*10*), in Übereinstimmung mit der gleichen Fähigkeit der Leberzelle (*103*).

Bei den *Granulocyten* sind nur die Funktionen der Phagocytosefähigkeit, der amöboiden Beweglichkeit und der Klebefähigkeit Gegenstand altersvergleichender Untersuchungen geworden (*7, 55, 114, 123*). Sowohl Tuschepartikel wie Kohleteilchen (*35*) werden von den Granulocyten Frühgeborener schlechter phagocytiert als von denen Ausgetragener oder Erwachsener. Beobachtungen zur Bakterien-Phagocytose, die klinisch zweifellos bedeutungsvoller wären, fehlen, wahrscheinlich weil diese Funktion durch die Antikörper-Bildung erheblich beeinflußt wird. Völlig ungeklärt ist die Tatsache, daß beim neugeborenen Mädchen der Prozentsatz geschlechtsspezifischer Granulocyten-Anhängsel (drumsticks) größer ist als während des gesamten späteren Lebens (*42*)[1].

Über die Funktionen aller anderen Leukocyten wissen wir wenig, so daß beispielsweise die beiden physiologischen Lymphocyten-Granulocyten-Überkreuzungen im Kindesalter (*4, 25, 57, 93, 95*) zunächst nur als Phänomen hingenommen werden müssen. Die Monocytose der Neugeborenen-Periode bleibt funktionell aufzuhellen. Die mäßige Verringerung der Eosinophilenzahl während der ersten Lebensstunden kann als Ausdruck eines durch den Geburtsvorgang ausgelösten Stress betrachtet werden (*98*), vielleicht auch die primäre Leukocytose selbst (*56*). Doch darf man nicht vergessen, daß sie bis zu einem gewissen Grad auch noch Symptom der extramedullären Blutbildung ist. Unsere Aussagefähig-

---

[1] 1949 entdeckten BARR und BERTRAM (Nature **163**, 676) in Ganglienzellkernen weiblicher Katzen ein stark basophiles Chromatinklümpchen, das sich in den analogen Kernen männlicher Tiere nicht finden ließ. Dieses später sog. „Geschlechtschromatin" wurde in den folgenden Jahren auch in anderen Geweben und bei den verschiedensten Tierarten gefunden, und zwar immer nur bei weiblichen Individuen. Als besonders geeignet für eine rasche Überprüfung des chromosomalen Geschlechtes erwiesen sich zunächst die Schleimhautzellen.
1954 fanden dann DAVIDSON und SMITH (Brit. med. J. II/6), daß bei Frauen in einem kleinen Prozentsatz der Granulocyten ein charakteristisches Kernanhängsel vorkommt, das wegen seiner Trommelschlägelform Drumstick genannt wurde. Obwohl bisher unklar blieb, warum bei den Granulocyten etwa im Gegensatz zu den Schleimhautzellen nur einige wenige Prozent diese Geschlechtsunterschiede zu den gleichartigen Zellen des Mannes aufweisen, und obwohl sich herausstellte, daß der Drumstick mit dem Geschlechtschromatin nicht identisch ist, bürgerte sich die Methode der Drumstick-Auszählung wegen ihrer leichten Durchführbarkeit überall dort rasch ein, wo man an einer exakten Geschlechtsbestimmung interessiert war, besonders in der Diagnostik bezüglich ihres Geschlechtes nicht eindeutig fixierter angeborener Fehlbildungen: Klinefelter-Syndrom — äußerlich männlich, chromosomal weiblich; Turner-Syndrom — äußerlich weiblich, chromosomal männlich.
Eine gewisse Aufklärung haben „Geschlechtschromatin" und „Drumstick" durch neueste Ergebnisse der Chromosomenforschung erfahren (JACOBS u. Mitarb., Nature **183**, 302 (1959); FORD u. Mitarb., Lancet **1959 I**, 711). Besitzt ein menschliches Individuum neben seinen 22 Paaren autosomaler Chromosomen ein Paar X-Chromosomen, so sind seine somatischen Zellen geschlechtschromatin-+, und zwar unabhängig von der sonstigen chromosomalen Struktur. Bei alleinigem Vorkommen von XX handelt es sich um Frauen, bei XXY um Träger des Klinefelter-Syndroms. Und ebenso sind Individuen mit nur einem X-Chromosom geschlechtschromatin-∅ und ihre Granulocyten drumstickfrei: im Falle von XY handelt es sich dementsprechend um Männer, im Falle von XO um Träger des Turner-Syndroms. Warum aber die Granulocyten neugeborener Mädchen so wesentlich häufiger Drumsticks besitzen als die älterer Kinder bzw. erwachsener Frauen, bleibt vorerst noch ungeklärt.

keit über die reinen Zellfunktionen und erst recht über ihren altersabhängigen Wandel ist somit recht bescheiden (*83*).

Nun ist es aber möglich, den Begriff der Funktion und des Funktionswandels im Zusammenhang mit den Blutzellen noch ganz anders zu verstehen: Die Blutzellen sind im Gegensatz zu nahezu allen anderen somatischen Zellen des Säugetier-Organismus, vielleicht mit Ausnahme der Haut- und der Schleimhautzellen, nicht nur bestimmte Funktionen erfüllende und Funktionsträger, d. h. Enzyme oder Metaboliten produzierende Elemente; sie sind gleichzeitig selbst Produkte, und zwar biologisch betrachtet Extinktionsprodukte hochdifferenzierter Zellsysteme. Diese Eigenart, Produkt zu sein, und zwar ständig neu gebildetes, den Konsum des Organismus ausgleichendes Produkt, ist aber undenkbar ohne die wesentlichste, ja eigentliche Funktion der genannten Organe — die *Zellbildung*.

Die Begriffe Zellbildung oder -produktion integrieren biologisch differente Formwechselprozesse, die Differenzierung, d. h. den irreversiblen Übergang einer Zellspezies in eine grundsätzlich andere, die Reifung, den ebenfalls gerichteten, und zwar im allgemeinen auf die Entwicklung einer spezifischen Funktion gerichteten Prozeß innerhalb einer erkennbar gleichbleibenden Zellspezies, und die Teilung, den Vorgang, der zunächst einmal rein numerisch dem extinktionsbedingten Produktionszwang gerecht wird. — Wenn ich mit den Begriffen Differenzierung, Reifung und Teilung morphologisches Gebiet betrete, so möge man bedenken, daß es sich um Begriffe der funktionellen und nicht um solche der deskriptiven Morphologie handelt, um Begriffe, die Prozesse umschreiben, deren Stoffwechselabhängigkeit längst erkannt ist, Begriffe eines Strukturwandels, der nichts anderes als der Ausdruck eines Funktionswandels ist. Das gilt mindestens für die Zelldifferenzierung und die Zellreifung.

Beim Erwachsenen stehen die verschiedenen Prozesse der Zellbildung in einem Fließ-Gleichgewicht mit denen des Zellabbaues, nicht so beim wachsenden Organismus, beim Kind, und schon gar nicht während der Neugeborenen-Periode. Wählen wir als Beispiel die bei weitem am übersichtlichsten Verhältnisse der Erythropoese. Für die Feststellung ihres Gleichgewichtes ist unter den klinisch faßbaren Faktoren der empfindlichste Indicator der Reticulocyten-Prozentsatz. Seine gesetzmäßigen alterstypischen Schwankungen gestatten relativ exakte Rückschlüsse auf die Produktibilität der Erythropoese.

So ist die Reticulocytose der ersten Lebenstage einmal, in Korrelation mit der ihr cytogenetisch vorgeordneten und sie deshalb initial über rund 48 Std. begleitenden Erythroblastämie (*14, 105, 120*) Ausdruck der zum Zeitpunkt der Geburt aktiven, wahrscheinlich *noch* aktiven extramedullären Blutbildung. Sie ist aber gleichzeitig, und das ist wichtiger, Beweis für eine 5—7 Tage zurückliegende Stimulation der Erythropoese, also für eine Stimulation im Augenblick der Geburt (*79*) und, da die Reticulocytose auch in diesem Moment bereits vorhanden ist, auch schon für die Woche vor der Geburt; denn wir müssen uns darüber im klaren sein, daß die über die Norm von 10—15$^0/_{00}$ erhöhte Reticulocytenzahl (*62, 105*) — bei nachweislich normaler, d. h. rund 100—125 tägiger Erythrocyten-Lebensdauer (*33, 43, 45*) — eine über den Normbedarf erhöhte erythropoetische Aktivität anzeigt, die mindestens 4—5 Tage vorher ausgelöst worden sein muß. Diese Zeitspanne ergibt sich, weil der Aufbau der Erythropoese nur einen einzigen Modus der Aktivitätssteigerung erlaubt, die Neubildung von Proerythroblasten, und weil diese und das Durchschreiten der 4 erythroblastischen Generationen einschl. ihrer 3 Halbierungsteilungen 4—5 Tage in Anspruch nehmen (*121*). Die Richtigkeit dieser Auffassung wurde kürzlich durch den erstmalig methodisch einwandfreien Nachweis von Erythropoetinen im Nabelschnurblut (*1*) wenigstens für den Augenblick der Geburt bewiesen. Ältere Untersuchungen über die Erythropoetine der

Neugeborenen-Periode (*106*) sind schon deshalb nicht stichhaltig, weil der durch sie ausgelöste Reiz nur zu einer nach wenigen Stunden aufgetretenen und nur wenige Stunden anhaltenden Reticulocyten-Ausschwemmung, aber eben niemals zu einer Neubildung geführt hatte.

Ebenso läßt die Reticulocytopenie der 2.—3. Lebenswoche (*18, 105*) Rückschlüsse auf die inzwischen erfolgte Drosselung der Erythropoese zu, die ebenfalls, von Beginn der Reticulocytopenie gerechnet, wenigstens 5 Tage zurückliegen und damit zu einem Zeitpunkt eingesetzt haben muß, zu dem sich im peripheren Blut noch reichlich Reticulocyten haben auszählen lassen. Auch dieser Rückschluß ist längst bewiesen und deckt sich mit der Tatsache, daß schon während der ersten Lebenswoche keine Erythropoetine mehr nachweisbar sind. Von den ersten exakten Markauswertungen der Neugeborenen-Periode (*20, 53*) bis zu den umfangreichen Studien der letzten Jahre (*14, 29, 111*) ist immer wieder demonstriert worden (*47, 71, 74, 92, 107, 116, 117*), daß die am ersten Lebenstag nachweisbare und unter physiologischen Bedingungen während des gesamten postnatalen Lebens nie wieder zu beobachtende erythropoetische Aktivität schon Ende der ersten Lebenswoche vollständig geschwunden ist und während der zweiten Woche einem Minimum zustrebt, das dann, wenigstens relativ, d. h. in bezug auf das Körpergewicht, bis in den 3. Lebensmonat anhält.

Die Folgen für die periphere Erythrocytenzahl sind bekannt (*3, 6, 16, 17, 22, 28, 32, 38, 76, 78, 87*): Das kontinuierliche Hochbleiben während der ersten Lebenswoche (*21, 37, 38, 59*) und die ebenso kontinuierliche Verminderung etwa vom 7.—10. Tag an bis in die Mitte des 3. Monats (*2, 12, 13, 23, 30, 75, 82, 86*) (vgl. S. 306 ff.). Daß diese offenbar allein von den Zellbildungsfunktionen der Erythropoese abhängigen quantitativen Veränderungen am ersten Lebenstag durch die der placentären Transfusion (*39, 80, 81, 84*) folgende Dehydration überlagert werden, wodurch eine erhebliche Konzentrationserhöhung der Erythrocytenzahl zustandekommt, ist abgeklärt (*85, 97, 119*). Wie aber sind die echten, physiologischen, von der Erythropoese abhängigen Veränderungen der Erythrocytenzahl zu deuten (*9, 60*)? Sicher nicht als Polycythämisierung der pränatalen bzw. als Anämisierung der postnatalen Lebensphase, sondern, da es sich eindeutig um Anpassungsvorgänge handelt, also um Reaktionen, um eine echte regulative Polyglobulisierung in der Zeit vor und unter der Geburt, um eine zusätzliche Pseudopolyglobulisierung während der nachweislichen Flüssigkeitsausschwemmung des ersten Lebenstages und um eine zweifellos ebenfalls regulative, durch die mit dem In-Funktion-Treten der Lunge mehr oder weniger sprunghaft stärker werdende O_2-Sättigung des Blutes ausgelöste „Oligoglobulisierung" des ersten Trimenon. Dieser Begriff soll nichts weiter aussagen als das, was wir tatsächlich feststellen können, die Verminderung der Erythrocytenzahl in den 3 ersten Lebensmonaten. Er soll jeden Vergleich mit der für diese Lebensphase unvergleichbaren Erwachsenen-Norm und ebenso jeden Vergleich mit der Pathologie im Keim ersticken (*49, 54*).

Dieser Wechsel von einer über die Norm, und das soll heißen, über die unmittelbar vorausgegangene Altersnorm, aktiven zu einer gedrosselten Erythropoese — extramedullär ausgelöst — bedeutet für dieses Zellsystem eine mehrwöchige Einschränkung seiner Fähigkeit zur Neubildung von Proerythroblasten, der Differenzierungsfunktion der Reticulumzelle. Es bedeutet weiterhin die Beschränkung der rein multiplikativen Teilungsprozesse auf ein relatives und vorübergehend sogar ein absolutes Minimum, und es bedeutet ebenfalls eine Drosselung der Reifung, wie der Rückgang des mittleren Erythrocyten-Volumens und des mittleren Hämoglobingehaltes der Erythrocyten zeigt (*112, 119, 122*). Es ist denkbar, daß diese physiologische Drosselung ganz besonders des Differenzierungs-

aktes, der während der übrigen Kindheit in quantitativer Korrelation zur Mark-
ausdehnung einem relativen Maximum zustrebt, in der konstitutionellen hypo-
plastischen Anämie von Diamond und Blackfan ihr pathologisches Korrelat besitzt. Es muß aber betont werden, daß es genügend Beispiele gerade aus der
Pathologie des I. Trimenon gibt, cyanotische Vitien, Mißbildungen der Lungen-
gefäße, schwere hämolytische und Blutungsanämien, die beweisen, daß die Einschränkung der Differenzierungsprozesse zu diesem Zeitpunkt auf keinen Fall auf
einer Differenzierungs-Insuffizienz der Erythropoese beruht.

Das gleiche gilt für die weitere Entwicklung. Dem absoluten Tiefpunkt der
Gesamt-Erythrocytenzahl in der 8. Woche und der stärksten relativen Oligoglobulie im 3. Monat folgt eine Periode, in der die Zelldifferenzierungs- und Zell-
teilungs-Aktivität des räumlich sich langsam ausdehnenden Marks die Aktivität
der Reifung, die ja in erster Linie eine Hämoglobinisierung ist, einwandfrei übertrifft. Diese Änderung im Gleichgewicht der erythropoetischen Zellbildungsfunktionen macht sich nicht nur durch einen Anstieg der Erythroblastenzahl im
Knochenmark (34, 88, 92, 111), die ja nur sehr schwer exakt absolut bestimmt
werden kann, bemerkbar, sondern auch in einer Verschiebung der inneren Relationen. Die Kernvolumen-Verteilungen der Erythroblasten lassen ein Ineinander-
übergehen der einzelnen Kernklassen erkennen, Anhaltspunkt dafür, daß es sich
bei den Differenzierungs- und Teilungsprozessen dieser Phase, besonders des
2. Lebenshalbjahres um eine werdende, d. h. sich einspielende Funktion handelt.
Die Kern-Plasma-Relation dagegen, durch das feste Bezugssystem der Kern-
volumina ein reproduzierbares Maß des Reifungsprozesses, verschiebt sich in der
gleichen Zeitspanne eindeutig zuungunsten des Plasmas, was nichts anderes
besagt, als daß der plasmatische Reifungs- (= Hämoglobinisierungs-) Prozeß
hinter den Teilungsprozeß zurücktritt. Gegen Ende des ersten Lebensjahres ist
diese funktionelle Diskrepanz am deutlichsten. Sowohl das mittlere Erythrocyten-
Volumen (13, 23, 37, 38) wie der mittlere Erythrocyten-Durchmesser wie auch der
mittlere Hämoglobingehalt des Einzelerythrocyten und damit natürlich auch
Färbe- und Volumenindex erreichen ihre Minima. Die physiologische Oligoglobulie
ist einer physiologischen Hämoglobinopenie gewichen. Es ist kein Wunder, daß
diese Altersstufe die Prädilektionsphase der hypochromen Anämie darstellt (44,
46), und daß diese Eisenmangelanämien im Gegensatz zu den auf das Gesamt-
Defizit bezogen gleichschweren Mangelzuständen des Erwachsenen ihre ausgesprochene Besonderheit haben: Die infolge der erhaltenen Zellteilungsfähigkeit
hohen Erythrocytenwerte und deshalb extrem niedrigen Färbe-Indices, Erythro-
cyten-Volumina und Einzelerythrocyten-Hämoglobin-Gehalte.

Auf die Verhältnisse des Frühgeborenen einzugehen, muß ich mir versagen.
Sie weichen nicht prinzipiell, sondern nur graduell von denen der Reifgeborenen
ab (26, 31, 40, 48, 52, 69, 70, 77, 89, 94, 96, 102, 110, 125). Der Funktionswandel
innerhalb der Erythropoese ist der gleiche; nur die Ausgangszell- und Hämoglobin-
Masse ist geringer. Ihre Relation zu der vergleichsweise rascher wachsenden Masse
des Gesamtorganismus verschiebt sich rascher und erreicht vorzeitig das Stadium
der Oligoglobulie. Erst in der dieser Phase folgenden der Hämoglobinopenie macht
sich die geringere Mitgift bemerkbar. Eine Regulation des Reifungsprozesses ist
von seiten des Organismus nicht möglich; so resultiert ein pathologischer Zustand.

Dagegen muß auf eine andere pathologische Besonderheit der Erythropoese hingewiesen
werden, zumal sie eine ausgesprochene Altersdisposition besitzt, auf die megaloblastischen
Anämien (10, 115). Obwohl es exogene B_{12}-Mangelzustände zweifellos während des ganzen
Lebens gibt, treten sowohl die sehr seltenen perniciösen wie die häufigeren perniciosiformen
Anämien während der Kindheit nahezu ausschließlich in zwei Phasen auf: Im 6.—18. Lebensmonat, mit einem Schwerpunkt gegen Ende des ersten Lebensjahres, unter Bevorzugung des
männlichen Geschlechts, und während der Pubertät fast ausschließlich bei Mädchen. Warum

das Perniciosa-Syndrom, das pathogenetisch auf einer Störung der Kernvolumenhalbierungs-Teilungen beruht — bezüglich der Anämie interessieren natürlich nur die der Erythroblasten; doch sind die der Granulocyten und der Schleimhaut ebenso blockiert — sein Häufungsmaximum gerade in dem Augenblick hat, zu dem unter physiologischen Bedingungen die Überlegenheit der Zellteilungs-Potenz der Erythropoese über die Fähigkeit zur Zellreifung evident ist, ist ungeklärt. Vielleicht spielen auch in dieser Phase hormonelle Faktoren eine Rolle, wie während der Pubertät und der Schwangerschaft. Aber es soll noch an eine andere Hypothese erinnert werden, über deren Gültigkeit für die Pathogenese der Perniciosa man seit Jahrzehnten gestritten hat. Man hat aus morphologischen Gründen, d. h. wegen der Ähnlichkeit der Perniciosa-Megaloblasten mit den kernhaltigen Elementen der ersten embryonalen Blutbildungsphase, eben der sog. megaloblastischen, auf eine Identität der Entstehung geschlossen und die Perniciosa als Rückfall in die embryonale Blutbildung deuten wollen (50, 58, 113, 118). Dieser für den Pädiater so wichtige Gesichtspunkt einer möglichen physiologischen Präformierung eines pathologischen Geschehens erhält durch die quantitative Analyse der Erythropoese eine neue Stütze. Ihr in 3 Funktionskreise gegliedertes hochdifferenziertes Zellbildungssystem kann unmöglich a priori auf den komplizierten und sich über lange Zeiträume erstreckenden Relationen des postnatalen Lebens aufgebaut sein. Die logische Voraussetzung eines Zellteilungssystems, das von einer Stammzelle aus rund 2000 Funktionselemente garantiert, ist ein System, das sich durch Reproduktionsteilungen, wie sie weitaus den meisten somatischen Zellen eigen sind, selbst erhält. Das ist das Charakteristikum der ersten embryonalen Blutbildungsphase; das ist aber auch das morphologisch faßbare Substrat des Perniciosa-Syndroms, wenn die Kernvolumenhalbierungs-Teilungen genügend lang ausgeblieben sind.

Anhang

Nach früheren Untersuchungen ist bekannt, daß die *Erythrocyten* der Neugeborenen meist geringere *Fermentaktivitäten* aufweisen als die der Erwachsenen. Solcher Mangel wurde für Carboanhydrase, Katalase, Glyoxylase, Cholinesterase und Hämoglobinreduktase nachgewiesen (vgl. [1] und S. 334). Neben diesen fermentchemischen Minderleistungen der Erythrocyten Neugeborener ist eine gesteigerte Aktivität für die Umwandlung der Galaktose in Glucose bekannt[1]. Der Erythrocyt als kernlose Zelle gewinnt seine Energie vorwiegend aus der Glykolyse, die Enzyme des Citronensäurecyclus sind nur zum Teil und die Atmungskettenfermente nicht nachweisbar (vgl. [2]). Da in anderen Geweben der Neugeborenen nur gering er-

Tabelle *Altersabhängige Veränderungen von Enzymaktivitäten in Erythrocyten* [nach (3)] (in μmol/h/5 × 10^9 Erythrocyten)

		Frühgeb.[1]	reife Neugeb.[1]	2.—3. Mon.	9.—15. Mon.	4—14 Jahre
Aldolase	n	17	14	6	4	15
		12,8	10,9	10,9	6,8	7,0
	s	± 3,4	± 2,6	± 3,4	± 1,5	± 1,3
Lactatdehydrogenase	n	14	11	6	4	13
		382	253	308	251	166
	s	±100	±136	± 70	± 71	± 89
Äpfelsäuredehydrogenase	n	9	9	6	4	12
		1030	640	825	760	441
	s	±464	±281	±298	±194	254 ±
Glutaminat-Oxalacetat-Transaminase	n	16	14	6	4	12
		21,8	11,2	11,7	9,5	8,1
	s	± 5,9	± 4,5	± 3,2	± 1,3	± 2,1
Zwischenferment	n	15	9	6	4	13
		84	70	62	46	43,5
	s	± 24	± 18,5	± 10,5	± 5,1	± 7,5

n = Anzahl der Bestimmungen; s = Standardabweichung; [1] 1.—6. Lebenstag.

[1] BETKE, K.: Ergebn. inn. Med. Kinderheilk., N. F. 9, 437 (1958).
[2] LÖHR, G. W., H. D. WALLER u. O. KARGER: Klin. Wschr. 1957, 871.

niedrigte Aktivitäten glykolytischer Fermente gefunden werden (vgl. S. 186), wurden in Erythrocyten von Frühgeborenen, reifen Neugeborenen, Säuglingen und älteren Kindern folgende Enzyme bestimmt[1]: Zwischenferment (Glucose-6-Phosphat, Dehydrogenase), Milchsäuredehydrogenase, Aldolase, Äpfelsäuredehydrogenase und Glutamat-Oxalacetat-Transaminase. Glutaminsäurehydrogenase war in meßbaren Aktivitäten nicht nachweisbar. In der Tabelle sind die Fermentaktivitäten in Bücher-Einheiten pro 5×10^9 Erythrocyten angegeben. Die Aktivität von MDH, Zf und Ald ist bei Neugeborenen gering höher als bei älteren Kindern. Die AeDH und GOT ist bei Frühgeborenen deutlich höher als bei reifen Neugeborenen, die Aktivitäten sinken dann mit zunehmendem Alter etwas ab.

Diese Befunde geben einen weiteren Hinweis auf die größere Aktivität des Kohlenhydratstoffwechsels Neugeborener gegenüber älteren Kindern und Erwachsenen. Dieser Funktionswandel steht in Übereinstimmung mit den Besonderheiten der Funktionsprüfungen des Kohlenhydratstoffwechsels bei Neugeborenen und Säuglingen.

Literatur

(1) Althoff, H., P. Dahm u. H. Werner: Arch. Kinderheilk. 157, 238 (1958). — (2) Andresen, M. J., u. E. R. Mugrage: Folia haemat. (Lpz.) 61, 201 (1939). — (3) Anselmino, K. J., u. F. Hoffmann: Arch. Gynäk. 142, 649 (1930); 143, 477 (1931). — (4) Arneth, J.: Mschr. Kinderheilk. 73, 115 (1938).

(5) Baar, H., u. Eu. Stransky: Die klinische Haematologie des Kindes. Leipzig, Wien 1928. — (6) Baar, H., and T. Loyd: Arch. Dis. Childh. 18, 124 (1943). — (7) Ballowitz, L., u. H. Schäfer: Z. Kinderheilk. 76, 551 (1955). — (8) Berfenstam, R.: Acta paediat. (Uppsala) 41, 32 (1952). — (9) Betke, K.: Z. Kinderheilk. 74, 85 (1953). — (10) Betke, K.: Ergebn. inn. Med. Kinderheilk., N. F. 9, 437 (1958). — (11) Blackfan, K. D., and L. K. Diamond: Atlas of the blood in children. New York: Commonwealth Fund. 1944. — (12) Borchers, J.: Folia haemat. (Lpz.) 54, 387 (1936). — (13) Börner, R.: Pflügers Arch. ges. Physiol. 220, 716 (1928). — (14) Boroviczeny, K. G., u. T. Ballo: Wien. Z. inn. Med. 5, 196 (1957). — (15) Brenner, S., and A. C. Allison: Experientia (Basel) 9, 381 (1953). — (16) Büngeler, W., u. P. Schwartz: Münch. med. Wschr. 1927, 1822. — (17) Büngeler, W., u. Ph. Schwartz: Frankfurt. Z. Path. 35, 165 (1927).

(18) Chastonay, E. de: Helv. paediat. Acta 6, 257 (1951). — (19) Chuinard, E. G., E. E. Osgood and E. N. Ellis: Amer. J. Dis. Child. 62, 1188 (1941). — (20) Custer, R. P., and F. E. Ahlfeldt: J. Lab. clin. Med. 17, 961 (1932). — (21) Cyran, W.: Z. Geburtsh. 136, 311 (1952).

(22) Drescher, H.: Geburtsh. u. Frauenheilk. 14, 1131 (1954).

(23) Faxen, N.: Acta paediat. (Uppsala), 19, Suppl. 1, (1937). — (24) Fehrmann, I.: Mschr. Kinderheilk. 101, 486 (1953). — (25) Forkner, C. E.: Bull. Johns Hopk. Hosp. 45, 75 (1929). — (26) Fowler, R. S.: Amer. J. Dis. Child. 91, 245 (1956). — (27) Franke, H.: In Heilmayer-Hittmair: Handbuch der gesamten Hämatologie Bd. 1, S. 134, 1957.

(28) Gaethgens, G.: Geburtsh. u. Frauenheilk. 9, 940 (1949). — (29) Gairdner, D., J. Marks and J. D. Roscoe: Arch. Dis. Childh. 27, 128 (1952). — (30) Gairdner, D., J. Marks and J. D. Roscoe: Arch. Dis. Childh. 27, 214 (1952). — (31) Gairdner, D., J. Marks and J. D. Roscoe: Arch. Dis. Childh. 30, 203 (1955). — (32) Gierthmühlen u. Jess: Klin. Wschr. 1927, 353. — (33) Gilardi, A., u. P. Miescher: Schweiz. med. Wschr. 1957, 1456. — (34) Glaser, K., L. R. Limarzi and H. G. Poncher: Pediatrics 6, 789 (1950). — (35) Gluck, L., and W. A. Silverman: Amer. J. Dis. Child. 94, 485 (1957). — (36) Goldbloom, R. B., E. Fischer, J. Reinhold and D. Y. Y. Hsia: Blood 8, 164 (1953). — (37) Guest, G. M., E. W. Brown and M. Wing: Amer. J. Dis. Child. 56, 529 (1938). — (38) Guest, G. M., and E. W. Brown: Amer. J. Dis. Child. 93, 486 (1957). — (39) Gunther, M.: Lancet 1957I, 1277.

(40) Hadley, G. G., and R. F. Chinnock: J. Pediat. 45, 413 (1954). — (41) Hanssler, H., u. K. Riegel: Z. Kinderheilk. 75, 140 (1954). — (42) Harnack, G.-A. v., u. H. N. Strietzel: Klin. Wschr. 1956, 401. — (43) Hedenstedt, S., and B. Vahlquist: Acta paediat. (Uppsala) 35, 355 (1948). — (44) Heimendinger, H., u. E. Undritz: Schweiz. med. Wschr. 1955, 919. — (45) Hollingsworth, J. W.: J. Lab. clin. Med. 45, 469 (1955). — (46) Horan, M.: Arch. Dis. Childh. 25, 110 (1950).

(47) Jacobsen, K. M.: Acta med. scand. 106, 417 (1941). — (48) Janele, J.: Ann. paediat. (Basel) 185, 257 (1955). — (49) Jasinski, B.: Ann. paediat. (Basel) 177, 129 (1951). — (50) Jones, O. P., and A. Smith: Blood 5, 499 (1950). — (51) Jones, P. E. H., and R. A. McCance:

---

[1] Stave, U., u. J. Pohl: Noch nicht veröffentlicht.

Biochem. J. **45**, 464 (1949). — *(52)* JOPPICH, G.: Mschr. Kinderheilk. **96**, 15 (1948). — *(53)* JOPPICH, G., u. P. LIESSENS: Mschr. Kinderheilk. **71**, 382 (1937). — *(54)* JOSEPHS, H., T. B. COOLEY and L. K. DIAMOND: J. Pediat. **13**, 143 (1938). — *(55)* JUNGHANS, E.: Mschr. Kinderheilk. **68**, 242 (1937).

(56) KATO, K.: J. Pediat. **7**, 7 (1935). — *(57)* KATO, K.: Amer. J. Dis. Child. **54**, 209 (1937). — *(58)* KNOLL, W., u. H. J. STARK: Folia haemat. (Lpz.) **69**, 48 (1949). — *(59)* KREBS, H., H. WEICKER u. H. FICHSEL: Schweiz. med. Wschr. **1956**, 1469. — *(60)* KÜNZER, W.: Über den Blutfarbstoffwechsel gesunder Säuglinge und Kinder. Basel, New York: S. Karger 1951. *(61)* KÜNZER, W.: Verh. dtsch. Ges. Kinderheilk. Bad Kissingen 1953. — *(62)* KÜNZER, W.: Z. Kinderheilk. **77**, 249 (1955). — *(63)* KÜNZER, W.: Folia haemat. (Lpz.) **73**, 405 (1956). — *(64)* KÜNZER, W.: Acta paediat. (Uppsala) **46**, 321 (1957). — *(65)* KÜNZER, W.: In HEILMEYER-HITTMAIR, Handbuch der gesamten Hämatologie I, S. 60 1957. — *(66)* KÜNZER, W., u. D. SCHNEIDER: Acta haemat. (Basel) **9**, 346 (1953). — *(67)* KÜNZER, W., u. E. SCHÜTZ: Z. Kinderheilk. **78**, 96 (1956). — *(68)* KÜNZER, W., u. E. SCHÜTZ: Acta paediat. (Uppsala) **46**, 257 (1957). — *(69)* KÜSTER, F.: Z. Kinderheilk. **65**, 591 (1948). — *(70)* KÜSTER, F.: Z. Kinderheilk. **65**, 194 (1947/48).

(71) LAMY, M., G. SEE, P. CHICHE et C. MONTEFIORE: Nourisson **27**, 79 (1939). — *(72)* LANG, K.: In HEILMEYER-HITTMAIR, Handbuch der gesamten Hämatologie I, S. 280 1957. — *(73)* LEICHSENRING, J. M., L. M. NORRIS and M. L. KALBERT: Amer. J. Dis. Child. **84**, 27 (1952). — *(74)* LICHTENSTEIN, A., u. N. G. NORDENSON: Folia haemat. (Lpz.) **63**, 155 (1939). — *(75)* LIEBERHERR, W.: Klin. Wschr. **1937**, 17. — *(76)* LIPPMAN, H. S.: Amer. J. Dis. Child. **27**, 473 (1924).

(77) MAGNUSSON, J. H.: Acta paediat. (Uppsala) **18**, I (1935). — *(78)* MANNHERZ, K. H.: Geburtsh. u. Frauenheilk. **9**, 265 (1949). — *(79)* MARKS, J., D. GAIRDNER and J. D. ROSCOE: Arch. Dis. Childh. **30**, 117 (1955). — *(80)* MARSH, R. B. DE, W. F. WINDLE and A. L. ALT: Amer. J. Dis. Child. **63**, 1123 (1942). — *(81)* MARSH, R. B. DE, W. F. WINDLE and A. L. ALT: Proc. Soc. exp. Biol. (N. Y.) **44**, 662 (1940). — *(82)* MERRIT, K., and E. L. DAVIDSON: Amer. J. Dis. Child. **46**, 990 (1933). — *(83)* MITCHELL, R. G.: Arch. Dis. Childh. **30**, 130 (1955). — *(84)* MITTELSTRASS, H., u. W. HORST: Klin. Wschr. **1951**, 412. — *(85)* MOLLISON, P. L., N. VEALL and M. CUTBUSH: Arch. Dis. Childh. **25**, 242 (1950). — *(86)* MUGRAGE, E. R., and M. J. ANDRESEN: Amer. J. Dis. Child. **51**, 775 (1936).

(87) NAPP, G.: Arch. Gynäk. **179**, 42 (1950). — *(88)* NICOLA, P.: Minerva pediat. (Torino) **8**, 1454 (1956). — *(89)* NICOLA, P., e. N. ANSALDI: Minerva pediat. (Torino) **8**, 1033 (1956).

(90) OPITZ, H., u. H. WEICKER: Das Blut. In BROCK, Biologische Daten für den Kinderarzt. Berlin-Göttingen-Heidelberg: Springer-Verlag 1954. — *(91)* OSGOOD, E. E.: Pediatrics **15**, 733 (1955).

(92) PACHIOLI, R.: Arch. ital. Pediat. **6**, 271 (1938).

(93) RASI, F., e. O. CELLEGHIN: Riv. clin. Pediatr. **37**, 711 (1939). — *(94)* REEDY, M. E., S. O. SCHWARTZ and E. B. PLATTNER: J. Pediat. **41**, 25 (1952). — *(95)* ROMINGER, E.: Jb. Kinderheilk. **103**, I (1924. — *(96)* ROSSIER, A., et L. POTIRON: Arch. frauç. Pédiat. 9, 113 (1952)

(97) SCHÄFER, K. H.: Mschr. Kinderheilk. **98**, 154 (1950). — *(98)* SCHÄFER, K. H.: Mschr. Kinderheilk. **101**, 158 (1953). — *(99)* SCHMID, A.: Inaug.-Diss. Zürich 1946. — *(100)* SCHMÖGER, R.: Arch. Kinderheilk. **146**, 238 (1953). — *(101)* SCHUBOTHE, H.: in HEILMEYER-HITTMAIR, Handbuch der gesamten Hämatologie, I 1957. — *(102)* SCHULMAN, L., and G. S. STERN: Amer. J. Dis. Child. **88**, 567 (1954). — *(103)* SCHWARZ, V., L. GOLDBERG, G. M. KOMROWER and A. HOLZEL: Biochem. J. **62**, 34 (1956). — *(104)* SEELEMANN, K.: Z. Kinderheilk. **75**, 189 (1954). — *(105)* SEIP, M.: Acta paediat. (Uppsala) **44**, 355 (1955). — *(106)* SEIP, M., and S. HALVORSEN: Acta paediat. (Uppsala) **45**, 600 (1956). — *(107)* SHAPIRO, L. M., and F. A. BASSEN: Amer. J. med. Sci. **202**, 341 (1942). — *(108)* SJÖLIN, S.: Acta paediat. (Uppsala) **43**, Suppl. 98 (1954). — *(109)* SMITH, C. A.: The physiology of the newborn infant. 2. Aufl. Springfield 1951. — *(110)* STEVENSON, S. S.: J. clin. Invest. **22**, 403 (1943). — *(111)* STURGEON, PH.: Pediatrics **7**, 577, 642, 774 (1951).

(112) THOENES, F.: Mschr. Kinderheilk. **96**, 97 (1948). — *(113)* THOENES, W.: Virchows Arch. path. Anal. **328**, 220 (1956). — *(114)* TOBLER, W.: Z. ges. exp. Med. **41**, 550 (1924).

(115) VEENEKLAAS, G. M. H.: Mschr. Kindergeneesk. **8**, 45, 118 (1938). — *(116)* VIDEBAEK, A.: Folia haemat. (Lpz.) **65**, 203 (1941). — *(117)* VOGEL, P., and F. H. BASSEN: Amer. J. Dis. Child. **57**, 245 (1939).

(118) WARNINGHOFF, G., u. K. HAUSMANN: Acta haemat. (Basel) **14**, 273 (1955). — *(119)* WAUGH, T. R., F. T. MERCHANT and G. B. MAUGHAN: Amer. J. med. Sci. **198**, 646 (1939). *(120)* WEGELIUS, R.: Acta paediat. (Uppsala) **35**, IV (1948). — *(121)* WEICKER, H.: In HEILMEYER-HITTMAIR, Handbuch der gesamten Hämatologie, I, S. 148 1957. — *(122)* WEICKER, H., I. WAGNER, A. B. GUTTMANN, F. KRIEGER, H. F. LOHREY u. H. V. ZIMMERMANN: Acta haemat. (Basel) **10**, 50 (1953). — *(123)* WENDT, F.-C.: In HEILMEYER-HITTMAIR, Handbuch der gesamten Hämatologie, I, S. 243 (1957. — *(124)* WILLI, H.: Schweiz. med. Wschr. **1947**, 243. — *(125)* WOLFF, J. A., and A. M. GOODFELLOW: Pediatrics **16**, 753 (1955).

41. Biologisch-physiologische Bemerkungen über Antikörper und Antikörperbildung

Von

M. KRÜPE

Bevor wir uns den pädiatrischen Problemen des Themas Antikörperbildung und Infektionsabwehr zuwenden, erscheint es nützlich, einige Bemerkungen über Natur und Bildungsmechanismen der Antikörper vorauszuschicken. Im Rahmen dieses Abschnittes müssen sich die entsprechenden Ausführungen auf die für das Verständnis der Immunoreaktionen wesentlichen Daten beschränken. Nicht behandelt werden die Verhältnisse bei der genetisch bedingten Immunität, welche dem Begriff der „Resistenz" zuzuordnen ist; ferner nicht die am Immunitätsgeschehen unspezifisch beteiligte Phagocytosetätigkeit von Zellen des reticuloendothelialen Systems (s. dazu S. 362 ff.).

I. Natur der Antikörper

Antikörper sensu strictu werden in der Phylogenese erst von den Wirbeltieren ab als besondere physiologische Leistung der Globulineiweißsynthese auf einen antigenen Reiz hin beobachtet (5). Bei Infektionskrankheiten wird das Auftreten von Antikörpern im Blut und Gewebe als ein Indiz für eine Immunoreaktion angesehen; in vielen Fällen werden die Antikörper schlechthin als die Immunstoffe bezeichnet. Daß Antikörper für den Organismus nicht immer förderlich sind, zeigen die Allergosen und Erythroblastosen. Die in Körperflüssigkeiten gewisser niederer Tiere und Pflanzen vorkommenden „Normalagglutinine" vom Globulintyp gegen Wirbeltierblutzellen (25, 30, 38, 45, 52, 58, 68) besitzen keine Bedeutung für die Immunreaktionen dieser Lebewesen (5, 17). Diese entstehen nicht durch antigene Reize sondern sind arteigentümliche Normalglobuline, im Falle der Phythämagglutinine mit Transportfunktionen für Kohlenhydrate (35). Immunoreaktionen bei Insekten beschränken sich auf eine gesteigerte Phagocytosetätigkeit unspezifischer Art (5); bei Virusinfektionen von Pflanzen ist das sog. „Interferenz"-Phänomen als eine Art erworbener Immunität weit verbreitet (5, 17).

Die Antikörperglobuline der Wirbeltiere gehören nach ihrem physikalischen und chemischen Verhalten zu den γ-Globulinen, welche von allen Plasmaproteinen am meisten variabel sind (22). Die Immunoelektrophorese, die quantitative Präcipitinreaktion und der Antiglobulinhemmungstest scheinen die Einheitlichkeit der antigenen Struktur aller γ-Globuline, also auch der Antikörper, unter Beweis stellen zu können, auch wenn diese auf Grund ihrer elektrischen Ladung gelegentlich mit den β-Globulinen wandern (70) (vgl. S. 350). Die Frage, ob alle γ-Globuline Antikörper sind, ist nach den Beobachtungen beim Antikörpermangelsyndrom zu verneinen, da ein Antikörperbildungsdefekt auch bei normalem oder sogar erhöhtem γ-Globulingehalt bestehen kann (23a). Damit wird das Problem der physiologischen Funktion der Nichtantikörper-γ-Globuline (11) aufgeworfen, auf das hier nicht näher eingegangen werden kann.

Der Anteil der Antikörper an den γ-Globulinen ist unterschiedlich groß. Nach Immunisierung steigen die γ-Globuline häufig beträchtlich an; aus ihnen lassen sich die Antikörper durch Absorption an das homologe Antigen isolieren. Auf diesem Wege sind 100—500 mg Präcipitinantikörper/100 ml Plasma beim Kaninchen bestimmt worden, bei Hyperimmunisierung sogar 5 g /100ml Plasma (5). Zwischen den Gewebsproteinen und den Plasmaproteinen findet ein ständiger Austausch statt, an dem auch die Antikörperglobuline teilnehmen (14). Die Lebensdauer der Antikörper wird in Abhängigkeit vom intermediären Stoffwechsel beim Menschen mit einer Halbwertszeit von durchschnittlich 20—43 Tagen angegeben (1). Für das Di-Antitoxin soll sie beim älteren Säugling etwa 28 Tage betragen (69). Bei Rindern beträgt sie 21, bei Hunden 8, bei Kaninchen 5, bei Meerschweinchen 4,5 [bzw. 5,9 für das Di-Antitoxin (44)] und bei Mäusen 2 Tage (1). Antikörper werden also ständig abgebaut und müssen ständig neu gebildet werden, wenn der Antikörperspiegel erhalten bleibt. Aus Fütterungsversuchen mit radioaktiv markierten Aminosäuren muß geschlossen werden, daß die Synthese sehr rasch vor sich geht (33). In die fertigen Antikörper werden nachträglich keine Aminosäuren mehr eingebaut. Über den physiologischen Abbau der Antikörper ist kaum mehr bekannt, als daß er im Rahmen des allgemeinen körpereigenen Proteinabbaues vollzogen wird.

An reinen Antikörperglobulinen, die man durch Elution von Antigen-Antikörperkomplexen erhalten hat, sind die verschiedensten physikalischen und chemischen Messungen vorgenommen worden (1). Der Form nach sind sie asymmetrische, längsovale Gebilde. Molekulargewicht und Größe können verschieden sein. In dieser Beziehung unterscheidet man hauptsächlich 2 Gruppen: 1. Antikörper mit einem durchschnittlichen Mol.-Gew. von 160000 bis 180000 und einer entsprechenden Sedimentationskonstante von 7—8 S, einer Größe von 250—350 Å $\times$ 35 Å (z. B. fast alle präzipitierenden Antikörper gegen Eiweiß). 2. die schweren Antikörper mit einem Mol.-Gew. von 500000—1000000 (15—19 S) und einer Größe von 950 $\times$ 50 Å [z. B. die sog. „T"-Globuline vom Pferd, Pneumokokkenantikörper von Pferd, Rind, Schwein, Schafbluthämolysine (nicht Menschenbluthämolysine) (41) vom Kaninchen, die Reagine bei Syphilis und Allergosen, Ty-O-Agglutinine u. dgl. (37)]. Die menschlichen Isoagglutinine weisen je nach Homo- oder Heterozygotie der Spender Mol.-Gew. von 500000, 300000 und 170000 auf, denen Sed.-konst. von 15, 11 und 7 S entsprachen. Chemisch bestehen bezüglich der Bausteinanalyse keine Unterschiede zwischen Antikörpern und γ-Globulinen. Prosthetische Gruppen sind bis auf das Vorkommen von etwa 2,3% Hexose (wahrscheinlich D-Galaktose) und 1,25% Hexosamin sowie von geringen Mengen Lipoiden nicht vorhanden.

Der spezifisch reagierende Ort an dem Antikörperglobulin ist ein relativ kleiner Bezirk von etwa 800—1000 Å^2, was etwa 1% der Gesamtoberfläche eines Antikörper-Moleküls (Ak.-Mol.) mit einem Mol.-Gew. von 160000 ausmacht (1, 5). Er stellt eine Art Tasche dar, deren räumliche Konfiguration komplementär zu der determinanten Gruppe des homologen Antigens ist. Diese Orte sind aber keine Determinanten für die Antigennatur des Antikörpers. Als Antigene sind sie γ-Globuline (46 u. a.). Die Anzahl solcher reagierender Bezirke an einem Ak-Molekül übersteigt wahrscheinlich nicht mehr als 2 oder 3. Bei präzipitierenden Ak. sind es höchstwahrscheinlich nur 2. Ob die spezifisch mit dem Antigen reagierenden Orte am Antikörper — wie nach den meisten bildlichen Darstellungen vermutet wird — symmetrisch an 2 in der Längsrichtung gegenüberliegenden Stellen angeordnet sind, scheint nicht sicher zu sein. Nach milder Pepsinhydrolyse hat man Teilstücke eines Di-Antitoxins vom Pferd erhalten, welche eine Verkleinerung auf etwa $^2/_3$ der Ausgangsmoleküle in der Längsrichtung (166/35 Å statt 286/39 Å) aufwiesen (5). Diese zeigten ihre ursprüngliche Antitoxinaktivität und waren z. B. nicht „univalent" geworden. Ak-Moleküle besitzen nie zwei oder mehrere Spezifitäten, sondern stets nur eine. Bezüglich ihrer serologischen Manifestationen sind die Antikörper unterschiedlich. Man kennt z. B. komplette und inkomplette Agglutinine, präzipitierende und nichtpräzipitierende Antikörper gegen Proteine, komplementbindende, neutralisierende und phagocytosefördernde Antikörper, Reagine, „Ablastine" u. a. Die unitarische Auffassung, wonach ein Ak.-Mol. je nach Reaktionsmilieu die verschiedenen Aktivitäten zeigen soll, entspricht nicht mehr unseren heutigen Kenntnissen.

Die „determinanten Molekülgruppen" an den Antigenmakromolekülen sind ebenfalls auf einen räumlich kleinen Bezirk beschränkt (16). Nach KABAT (42) sollen z. B. bei Polysaccharidantigenen höchstens 6 und mindestens 4 Zucker-moleküle die gesamte spezifische Antigenität bestimmen. Zellen, Bakterien und Viren sind also hinsichtlich ihrer antigenen Eigenschaften äußerst komplex und heterogen zusammengesetzte Gebilde, die man nicht einfach summarisch als „Antigen" bezeichnen sollte. Aber auch homogen erscheinende makromolekulare Substanzen von Antigencharakter können nach parenteraler Einverleibung durch Gewebsenzyme in verschiedene antigene Bruchstücke zerlegt werden und zur Bildung verschiedener Antikörper mit unterschiedlicher Spezifität Anlaß geben. Das menschliche Serumalbumin ist z. B. für das Kaninchen ein solches aufspaltbares Antigen (49, 50), ferner das Di-toxoid für Meerschweinchen (44) und Menschen (47, 48). Die Ausführungen über Antigene haben für unser Thema insofern Bedeutung, als nicht alle durch Immunisierung erzeugten Antikörper an dem Immunzustand gegenüber einem Krankheitserreger beteiligt sind (7). Welche von ihnen für die Infektionsimmunität eine Rolle spielen, ist nicht ohne weiteres vorauszusagen, sondern muß von Fall zu Fall ermittelt werden.

II. Mechanismus der Antikörperbildung

Wenn wir uns nunmehr dem Bildungsmechanismus der Antikörper im Organismus zuwenden, so ist zunächst zu sagen, daß unsere Kenntnisse darüber noch sehr lückenhaft sind.

Es ist hier nicht der Ort, auf die z. T. geistvollen Hypothesen der letzten Jahre einzugehen. Soviel sei nur bemerkt, daß die beiden sog. „Modell"-Hypothesen von HAUROWITZ u. a. (3, 12) sowie von PAULING (19) die Entstehung der Antikörper unter dem modellierenden Einfluß der bei der Globulinsynthese anwesenden Antigene, sei es vom Aufbau der Polypeptidketten an (12), sei es erst bei dem Faltungsvorgang der fertigen Peptidketten (19), postulieren, während die sog. „Induktive-Enzym-Theorie" von BURNET und FENNER (4) vorwiegend die Fortdauer der Antikörperproduktion durch die Wirkung eines auf das Antigensubstrat spezifisch adaptierten, endocellulären Enzyms zu erklären versucht. Die von JERNE (15) kürzlich inaugurierte „Natürliche Selektions"-Hypothese läßt die alten Vorstellungen von EHRLICH wieder aufleben.

a) **Fähigkeit zur Antikörperbildung.** Da Immunantikörper γ-Globuline sind, können sie nur in einem Organismus gebildet werden, der die Fähigkeit zur γ-Globulinsynthese besitzt; d. h. aber nicht, daß jeder γ-Globulin produzierende Organismus auch Antikörper bilden kann (s. o.). In der Phylogenese beginnt die Antikörperbildungsfähigkeit, wie erwähnt, erst bei den Wirbeltieren. Kaltblüter können anscheinend keine Präzipitine gegen Eiweiß, dagegen sehr wohl Agglutinine gegen Zellen bilden (27). In der Ontogenese der Säugetiere fällt die Fähigkeit der Antikörpersynthese mit dem Beginn der stärker werdenden γ-Globulinproduktion zusammen; d. h. der Organismus entwickelt diese Fähigkeit erst im Laufe seiner funktionellen Entwicklung (vgl. S. 369 ff.). Diese sog. „serologische Reifung", wie man diesen Vorgang in Analogie zur Morphogenese bezeichnet, vollzieht sich nach der Geburt über einen je nach Tierart längeren oder kürzeren Zeitraum (1). Der Reifungsvorgang wird durch exogene Reize mittels beliebiger Antigene stimuliert, muß also nach den Ausführungen über die Faktoren des Funktionswandels (s. S. 1 f.) teilweise der Adaptation zugeordnet werden. Beim menschlichen Säugling erscheinen um den 4.—6. Lebensmonat mit der in Gang gekommenen stärkeren γ-Globulinsynthese auch die obligaten Isoagglutinine des AB 0-Blutgruppensystems; ihr Titer ist zunächst sehr niedrig, steigt dann aber dauernd bis zum 10.—12. Lebensjahr auf einen von Individuum zu Individuum verschieden hohen Titer kontinuierlich an und geht in langsam abfallender Kurve bis zum Greisenalter gleichsam als Zeichen einer Involution wieder auf das Niveau der Säuglingswerte zurück (6. 21). Die Isoagglutinine können als Indikator für eine Antikörperbildungsfähigkeit beim Menschen diagnostisch verwertet werden. Beim Antikörpermangelsyndrom sind sie entweder gar nicht oder nur sehr schwach vorhanden (29).

b) Die Geschwindigkeit der Antikörperbildung auf einen antigenen Reiz hin ist eine bestimmte Größe: Nach Erstinjektion eines Fremdantigens erscheinen die humoralen Antikörper nach einer Latenzzeit von durchschnittlich 5—8 Tagen, nach einer Zweitinjektion desselben Antigens rascher, d. h. schon nach etwa 2—3 Tagen. Dieses Verhalten gilt hauptsächlich für Proteinantigene, aber nicht für Polysaccharidantigene; letztere können im Organismus unter Umständen bis zu 4 Jahren antigenwirksam liegen bleiben (39). Die sog. „anamnestische Reaktion" nach Zuführung eines Fremdantigens in einen mit einem anderen Antigen immunisierten Organismus ist nur dann auszulösen, wenn eine chemische Verwandschaft dieses Zweitantigens mit dem Erstantigen besteht (32). Bei Immunisierung mit Proteinen kann man die Antikörperproduktion erheblich steigern, wenn man 24 Std. vorher Endotoxin injiziert (5). Kürzlich wurde über eine sehr rasche Antikörperbildung im Euter von Kühen berichtet (28). Nach Saugenlassen von Kälbern, deren Mäuler mit Salm. pullorum infiziert worden waren, wurden bereits 4—6 bis 24 Std. später spezifische Antikörper in nennenswerter Menge in die Milch der benutzten Strietzen sezerniert.

c) Ort der Antikörperbildung. Die Antikörpersynthese findet in den Zellen statt, in denen auch die γ-Globuline gebildet werden. Eine der wichtigsten Voraussetzungen hierfür ist ein *funktionstüchtiges lymphatisches Gewebe* (29, 51). Dieses entwickelt sich erst allmählich in den ersten Wochen des postnatalen Lebens (s. S. 356f.). Röntgenstrahlen, Corticosteroide, ACTH u. a. üben einen hemmenden Einfluß auf dieses Gewebe aus und bringen die Antikörperbildungsfähigkeit vorübergehend zum Erlahmen (52). Eine bereits in Gang befindliche Antikörperbildung wird durch die genannten Einwirkungen nicht beeinflußt. Pyridoxin- sowie Pantothensäuremangel verursachen ebenfalls eine Unterentwicklung des lymphatischen Gewebes und damit auch der Ak-Bildung (64). Histologische Untersuchungen haben ergeben, daß auf einen antigenen Reiz Proliferationen der Follikel in Lymphknoten, Milz bzw. Knochenmark — je nach dem Ort der Einverleibung des Antigens — entstehen und vermehrt Plasmazellen auftreten. Diese Vorgänge werden in verstärktem Ausmaß nach einer Zweitinjektion des gleichen Antigens beobachtet (29). Nach subcutaner Injektion finden sie hauptsächlich in den regionalen Lymphknoten, nach i. v.-Applikation mehr in Milz und Knochenmark statt. Entmilzte Ratten produzieren z. B. nach i. v.-Injektion von Schafblutzellen keine Schafbluthämolysine, wohl aber nach intracutaner und subcutaner Einverleibung (59). Ähnliche Beobachtungen wurden auch an Menschen nach Milzexstirpation gemacht (59). Die beschriebenen histologischen Reaktionen der Keimzentren in dem lymphatischen Gewebe auf antigene Reize hin werden bei geschädigten Säuglingen, bei Patienten mit Antikörpermangelsyndrom, ferner bei Erwachsenen nach Röntgenbestrahlung und Cortisonverabreichung nicht oder nur abgeschwächt beobachtet (30). Die Antikörperbildungsfähigkeit dieses Gewebes bzw. dieser Plasmazellen läßt sich nach einem vorausgegangenen immunisierenden Reiz auf andere artgleiche Tiere und Zellkulturen nach einer bestimmten Latenzzeit übertragen (40). Bemerkenswert ist, daß die Übertragung eines nichtstimulierten Lymphknotens von einem Erwachsenen auf ein Kind mit kongenitaler Agammaglobulinämie keine Antikörperproduktion im Empfänger auf eine Antigenapplikation auszulösen vermochte (40). Auch in Kulturen von Plasmazellen ist es bisher nicht gelungen, durch Antigengaben eine Antikörperbildung hervorzurufen. Wahrscheinlich ist zwecks Aufnahme der Antigene in die Plasmazellen noch ein zusätzlicher in vivo-Faktor für die Antikörpersynthese erforderlich. Die phagocytierenden Zellen des RES haben anscheinend die Aufgabe, das Antigen in kleinere, lösliche Bestandteile unter Erhaltung der determinanten Gruppe so aufzubereiten, daß diese unter Mitwirkung eines Co-Faktors aus Lymphocyten durch Pinocytose von den Plasmazellen aufgenommen werden können (10).

Im Innern der Plasmazellen vollzieht sich dann der Prozeß der Antikörpersynthese, welcher nach dem Schema der Proteinsynthese abläuft (22a). Dabei spielen die im partikelfreien Plasma vorhandenen Ribonucleinsäuren sowie die im endoplasmatischen Reticulum gelagerten Mikrosomen und Mitochondrien unter Mitwirkung von Vitamin B_{12} als Co-Faktor eine Rolle (22a). Über diese Vorgänge ist man aber nur sehr unvollständig orientiert. Ein weiteres ungelöstes Problem ist der Ablauf der Peptidkettenbildung sowie deren Faltung zu den sphäroiden Gebilden in Anwesenheit des Antigens und deren Freigabe an die umgebende Gewebsflüssigkeit. Von gelungener Übertragung der Antikörperbildungsfähigkeit mit Nucleoproteinfraktionen von Zellen immunisierter Kaninchen auf junge Tiere liegen Berichte vor, die aber noch nicht bestätigt sind (11). Beim Frosch konnte beobachtet werden, daß er bei Temperaturen unter 8° C auf einen antigenen Reiz zwar Antikörper bildet, diese aber nicht abgibt. Brachte man ihn später auf höhere Temperatur über 10° C und mehr, dann erschienen die Antikörper im Blut. Durch Injektionen von Nebennierenrindenhormon konnte dieser Effekt aber auch in der Kälte erzielt werden (27).

Die Leber, welche einen großen Teil der Plasmaproteine liefert, bildet keine γ-Globuline und demnach auch keine Antikörper (22). Ebenso scheinen andere Organe wie Lunge, Niere, Gehirn nicht an der Bildung von humoralen Antikörpern beteiligt zu sein (63). In Cornea und Haut dagegen ist es gelungen, eine örtliche Antikörperbildung auszulösen, wenn kleine Mengen von an $Al(OH)_3$ adsorbierten Antigenen (Di- bzw. Tet.-toxoid) verwendet wurden, die am Injektionsort liegen blieben und nicht mit dem Lymphstrom abtransportiert wurden (66). Das spricht dafür, daß auch andere Körperzellen grundsätzlich Antikörper bilden können.

Auf den Mechanismus der „cellulären Immunität" soll hier nicht näher eingegangen werden, da bisher nur wenig experimentell klar fundierte Anschauungen entwickelt worden sind (vgl. S. 366). Soviel sei nur bemerkt, daß Patienten mit Antikörpermangelsyndrom, welche so anfällig gegenüber Infektionen mit pyogenen Eitererregern sind, nicht häufiger an Tuberkulose erkranken als immunologisch Gesunde und sich bei der Vaccination gegen Pocken sowohl bei der Erstals auch Zweitimpfung normalergisch verhalten (23a). Es darf die Vermutung ausgesprochen werden, daß bei der cellulären Immunität phylogenetisch frühe Immunmechanismen vorliegen.

Wenn wir die klinischen Beobachtungen bei Infektionskrankheiten nach Erregertypen und der Immunantwort des Organismus zu ordnen versuchen, wäre zu sagen, daß humorale Antikörper mehr bei der Immunität gegen pyogene Mikroorganismen, celluläre Antikörper mehr bei Tuberkulose, Lues sowie teilweise auch bei Viruserkrankungen im Spiel sind; für die gramnegativen Darmbakterien ist ein mehr komplexer Vorgang anzunehmen, wobei zusätzlich im serologischen Sinne unspezifische Stoffe, wie das Komplement-Properdinsystem, eine Rolle spielen könnten.

III. Komplement-Properdinsystem beim Säugling (43)

Während der ersten 3—4 Lebensmonate sind beim gesunden Säugling das Properdin und die Komplementfaktoren, hauptsächlich C'2, C'3 und C'4, vermindert. Dabei besteht keine Abhängigkeit des Gehaltes an diesen Faktoren untereinander und auch nicht vom γ-Globulingehalt des Serums. Das Properdin, ein hochmolekulares γ-Globulin (Sed.-konst. 27 S), stellt zusammen mit den 4 Komplementfaktoren und Mg''-ionen einen Faktor der „unspezifischen Resistenz" z. B. gegen gramnegative Bakterien dar, dessen Bedeutung aber noch nicht abgeklärt ist.

IV. Erworbene Immuntoleranz

Das seit einiger Zeit intensiv in Bearbeitung genommene Phänomen der „Immuntoleranz" scheint geeignet zu sein, neues Licht auf manche noch verborgenen Vorgänge beim Immunitätsgeschehen zu werfen. Als Immuntoleranz bezeichnet man ein spezifisch induziertes Unvermögen eines sonst normal Ak-bildungsfähigen Individuums, auf ein bestimmtes Antigen mit einer Immunantwort zu reagieren, welches dadurch zustandekommt, daß dieser Organismus zu einer bestimmten Zeit vor der serologischen Reife entweder im embryonalen oder frühen postnatalen Leben einem Reiz mit diesem Antigen ausgesetzt war; sein Verhalten ist in bezug auf dieses Antigen embryonal geblieben (26).

Die sog. „Immunparalyse" (36), welche im Stadium der serologischen Reife erzeugt werden kann, ist ein verwandtes Phänomen. Nach fortgesetzter Verabfolgung hoher Antigendosen findet man keine humoralen Antikörper mehr, wie es bei kleineren Dosen der Fall ist. Diese „Lähmung" ist ebenfalls streng spezifisch nur gegen das verwendete Antigen und nicht gegen andere, auch nahe verwandte Antigene gerichtet. Sie hält meist so lange an, wie Antigene im Körper verbleiben. Bei Proteinantigenen dauert dieser Zustand weniger lange als bei Polysaccharidantigenen (32).

Diese Lücke in der normalen Reaktionsfähigkeit nur einem Antigen gegenüber ist sehr eigenartig. Nun gibt es einige mikroskopische Beobachtungen an Mikrotropfen mit nur einer antikörperbildenden Zelle, welche darauf hindeuten, daß eine einzelne lymphatische Zelle nur einen Antikörpertyp erzeugt, auch wenn ihr zwei verschiedene Antigene angeboten werden (55). Vielleicht könnte man damit diesen selektiven Ak-Bildungsdefekt dem Verständnis näher bringen.

Die meisten Feststellungen von Immuntoleranz sind bei Transplantationsversuchen mit lebendem Gewebe gemacht worden, weniger bei Einverleibung von leblosen Antigenen. Über den Stand unserer heutigen Vorstellungen von der Immuntoleranz hat kürzlich OWEN (18) zusammenfassend referiert. Dabei kam er zu dem Schluß, daß Immuntoleranz hauptsächlich das Transplantations-Immunitätssystem betrifft, welches wahrscheinlich weniger auf humoralen, als vielmehr auf zellständigen bzw. zellvermittelnden Immunoreaktionen beruht. Eine echte Immuntoleranz mit unbegrenzter Dauer für die Lebenszeit liegt z. B. bei den Blutgruppenchimären, wie sie bei Kälberzwillingen (56) und einmal beim Menschen (34) beobachtet worden sind, vor. Diese hatten im frühembryonalen Leben von einem Zwilling auf natürliche Weise blutbildendes Gewebe, welches Blutzellen mit körperfremden Blutgruppenantigenen produzierte, implantiert erhalten. Dieses war bis ins Erwachsenenalter funktionstüchtig geblieben. In ihrem Kreislauf waren zwei blutgruppenverschiedene Blutzellenindividuen vorhanden; das gegen die Zellen des Implantates gerichtete Isoagglutinin fehlte. Ein weiteres Beispiel ist die Beobachtung eines spezifischen Antikörperbildungsdefekts bei weißen Mäusen, welche im fetalen Leben mit dem Virus der lymphocytären Choriomeningitis infiziert waren und dieses postnatal symptomlos beherbergten, ohne spezifische humorale Antikörper zu besitzen (65). Ließe sich vielleicht auch das eigenartige Verhalten der Herpes simplex-Infektionen beim Menschen, von denen diejenigen ohne nachweisbare Antikörper keine Krankheitserscheinungen aufweisen, dagegen diejenigen mit Antikörpern häufigere Erkrankungen erleiden (24), mit Immuntoleranz erklären?

Wichtig ist, daß häufiger eine Reaktionsschwäche als eine totale Reaktionslosigkeit gegenüber dem toleranzerzeugenden Antigen vorkommt. Bei Experimenten mit Implantationen von Gewebe verwandter Tierarten auf Embryonen wurde zwar später bei der Reifung der jungen Tiere das Implantat ausgestoßen, jedoch blieb längere Zeit eine verminderte Präcipitinbildung gegen das Eiweiß des Implantatspenders bestehen (18). Von den nichtlebenden Antigenmaterialien sind Polysaccharide weniger toleranzerzeugend als Proteine (*61, 62*); aber auch hier müssen große Dosen angewendet werden. Die relativ geringe Sensibilisierungshäufigkeit von Rh-negativen Müttern gegen ihre Rh-positiven Kinder hat man als Immuntoleranz zu erklären versucht. Danach sollten dd-Frauen von Dd-Müttern nicht sensibilisierungsfähig sein, weil sie in ihrem embryonalen Leben mit dem D ihrer Mutter in Berührung gekommen waren, während dd-Frauen von dd-Müttern normal sensibilisierungsfähig sein müßten. Die bisherigen Nachprüfungen an Erythroblastosefällen erbrachten zwar keine Stütze für diese Hypothese (*57*), jedoch glaubt OWEN (*18*), daß nach seinen Untersuchungen der Grad der Sensibilisierungsfähigkeit berücksichtigt werden muß. Für das ABO-System liegen bisher keine Prüfungen dieser Art bei „Titerschwachen" vor.

Eine Immuntoleranz gegen Allergene ist ebenfalls beschrieben worden (*23*). An tragende Meerschweinchen wurde während der ganzen Gestationsperiode Pikrylchlorid bzw. Dichlorbenzol verfüttert. Die Jungen zeigten nach der Geburt eine zwar ständig vorhandene, aber deutlich herabgeminderte Allergisierungsfähigkeit gegen diese Stoffe im Vergleich zu Normaltieren.

Abschließend seien zum Phänomen der Immuntoleranz die Ausführungen von SMITH und BRIDGES (*62*) wiedergegeben, die diese Autoren als Schlußfolgerungen aus ihren Kaninchenversuchen mit kristallisiertem Rinderalbumin machten: „Es scheint, daß beim Kaninchen ein Zeitraum von 3—15 Tagen nach der Geburt besteht, in welchem der Übergang von einem Zustand der immunisatorischen Fehlantwort in den Zustand der spezifisch positiven Immunantwort auf einen antigenen Reiz stattfindet."

Literatur

I. Zusammenfassende Darstellungen und Übersichten

(1) BOYD, W. C.: Fundamentals of immunology. 3. Aufl. New York: Intersci. Publ., Inc. 1956. — (2) BRAMBELL, W. F., W. A. HEMMINGS and M. HENDERSON: Antibodies and embryos Univ. of London. London: Athlone Press 1951. — (3) BREINL, F., u. F. HAUROWITZ: Z. Immun.-Forsch. 77, 176 (1932). — (4) BURNETT, F. M., and F. FENNER: The production of antibodies. Melbourne, Austr.: Macmillan & Co. 1949.

(5) CUSHING, J. E. and D. H. CAMPBELL: Principles of Immunology. New York, Toronto, London: McGraw-Hill Book Comp., Inc. 1957.

(6) DOERR, R.: Die Immunitätsforschung. Ergebnisse und Probleme in Einzeldarstellungen. Wien: Springer-Verl. 1947—1949. — (7) DUBOS, R. J.: The bacterial cell. Cambridge, Mass.: Harvard Univ. Press. 1949. — (8) DUBOS, R. J.: Biochemical determinants of microbial diseases. Cambridge, Mass.: Harvard Univ. Press. 1954.

(9) EDSALL, G.: Active and passive immunity of the infant. Ann. N. Y. Acad. Sci. 66, 32—43 (1956). — (10) ENGELHARDT, G.: Zur Lokalisation der Antikörperbildung. Dtsch. med. Wschr. 1958, 846—850 u. 877—884.

(11) GRABAR, P.: In Immunpathologie in Klinik und Forschung. Experimentelle Grundl. I. Grundbegriffe der Immunologie. S. 1—63. Stuttgart: Georg Thieme.

(12) HAUROWITZ, F.: Lancet 1947, 149. — (13) HEIDELBERGER, M.: Lectures in immunochemistry.New York: Acad. Press Publ. 1956.

(14) JANEWAY, CH., and D. GITLIN: The gamma globulins. Advanc. Pediat. 9, 65—136 (1957). — (15) JERNE, N.: The natural selection theory of antibody formation. Proc. nat. Acad. Sci. (Wash.) 41, 849 (1955).

(16) LANDSTEINER, K.: The specificity in serological reactions. Cambridge, Mass.: Harvard Univ. Press. 1940.

(17) MORITZ, O.: In Handbuch der Pflanzenphysiologie. — Die Serologie der pflanzlichen Eiweißkörper, 8, S. 356—414. Berlin-Göttingen-Heidelberg: Springer 1958.

(18) OWEN, R. D.: Immunological tolerance. Fed. Proc. 16, 581—591 (1957).

(19) PAULING, L.: A theory of the structure and process of formation of antibodies: J. Amer. chem. Soc. 62, 2640 (1940).

(20) SCHMIDT, H.: Fortschritte der Serologie. 2. erw. Aufl. Darmstadt: Dr. Dietrich Steinkopff 1955.

(21) WILSON, G. S., and A. A. MILES: Topley and Wilson's principles of bacteriology and immunity. 4. Aufl. London: Ewald Arnold Ltd. 1955. — (22) WUHRMANN, F., u. CH. WUNDER-

LY: Die Bluteiweißkörper des Menschen. Basel: Benno Schwabe & Co. 1952.
(22a) ZILLIG, W.: Die Synthese der Proteine in der Zelle. Dtsch. med. Mschr. 1958, 980.

II. Einzelarbeiten

(23) BAER, R. L., ST. A. ROSENTHAL u. B. HAGEL: J. Immunol. 80, 429 (1958). — (23a) BARANDUN, S, H. J. HUSER u. A. HÄSSIG: Schweiz. med. Wschr. 1958, 78. — (24) BECKER A.: Arch. Ohr.-, Nas.- u. Kehlkopf-Heilk. 167, 324 (1955). — (25) BERNHEIMER, W.: Science 115, 150 (1952). — (26) BILLINGHAM, R. E., L. BRENT, P. B. MEDAWAR and E. M. SPARROW: Proc. roy. Soc. 143, 43 (1954). — (27) BISSET, K. A.: J. Hyg. 45, 128 (1947); J. Endocr. 6, 99 (1949).

(28) CAMPBELL, B., M. SARWAR and W. E. PETERSEN: Science 125, 932 (1957). — (29) COONS, A. H.: Intern. Rev. Cytol. (USA) 5, 1—3 (1956). — (30) COTTIER, H.: Schweiz. med. Wschr. 1958, 82.

(31) DEUTSCH, H. F., and M. B. GOODLOE: J. biol. Chem. 161, 1 (1945). — (32) DIXON, F. J., P. H. MAURER and M. P. DEICHMÜLLER: J. Immunol. 74, 418 (1955). — (33) DIXON, F. J., D. W. TALMAGE, P. H. MAURER and M. P. DEICHMÜLLER: Biochem. J. 46, 473 (1950). — (34) DUNSFORD, J., C. C. BOWLEY, A. M. HUTCHINSON, J. S. THOMPSON, R. SANGER and R. R. RACE: Brit. med. J. 2, 81 (1953).

(35) ENSGRABER, A., u. M. KRÜPE: Unveröffentlicht.

(36) FELTON, L. D.: J. Immunol. 61, 107 (1949). — (37) FRANKLIN, E. C., and H. G. KUNKEL: J. Immunol. 78, 11 (1957).

(38) HARDIN, G. H.: Ecology 25, 192 (1944). — (39) HEIDELBERGER, M., M. M. diLAPI, M. SIEGEL and A. W. WALTER: J. Immunol. 65, 535 (1950).

40 JANEWAY, CH., and D. GITLIN: Zit. nach (14), S. 83. — (41) JOHNSON, A., D. WOERNLEY and D. PRESSMAN: J. Immunol. 79, 234 (1957).

(42) KABAT, E. A.: J. Amer. chem. Soc. 76, 37 (1954). — (43) KOCH, F., E. H. SCHULTZE u. G. SCHWICK: Klin. Wschr. 1958, 17. — (44) KOSHLAND, M. E.: J. Immunol. 79, 162 u. 462 (1957). — (45) KRÜPE, M.: Blutgruppenspezifische pflanzliche Eiweißkörper (Phytagglutinine) Stuttgart: Ferd. Enke 1956. — (46) KRÜPE, M., u. E. POWILLEIT: Z. Hyg. 134, 198 (1952). — (47) KUHNS, W. J.: J. Immunol. 75, 105 (1955). — (48) KUHNS, W. J., and W. DUKSTEIN: J. Immunol. 79, 154 (1957).

(49) LAPRESLE, C.: Ann. Inst. Pasteur 89, 654 (1955). — (50) LAPRESLE, C., and J. DURIEUX: Ann. Inst. Pasteur. 92, 63 (1957). — (51) LEDUC, E. H., A. H. COONS and J. M. CONNOLLY: J. exp. Med. 102, 49 (1955).

52 MAKINODAN, T., N. GENOZIAN and C. C. CONGDON: J. Immunol. 77, 250 (1956). — (53) McKENNA, J. M., and K. M. STEVENS: J. Immunol. 78, 311 (1957). — (54) MOORE, D. H.: J. biol. Chem. 161, 1 (1945).

(55) NOSSEL, G. J. V., and J. LEDERBERG: Nature (Lond.) 181, 1419 (1958).

(56) OWEN, R. D.: Science 102, 400 (1945).

(57) RACE, R. R., and R. SANGER: In Blood groups in man, S. 352, 2. Aufl. Oxford: Blackwell Scientific Publ. 1954. — (58) RAY, D. L.: J. exp. Zool. 118, 443 (1951). — (59) ROWLEY, D. A.: J. Immunol. 64, 289 (1950); 65, 515 (1950).

(60) SABIN, F. R.: J. exp. Med. 70, 67 (1939). — (61) SMITH, R. T., and R. A. BRIDGES: Transpl. Bull. 3, 145 (1956). — (62) SMITH, R. T., and R. A. BRIDGES: J. exp. Med. 108, 227: (1958). — (63) STAVITSKY, A. B.: J. Immunol. 79, 187 (1957). — (64) STOERK, H. C., and H. C. EISEN: Proc. Soc. exp. Biol. (N. Y.) 62, 88 (1946).

(65) TRAUB, E.: J. exp. Med. 68, 229 (1938); 69, 801 (1939). — (66) THOMPSON, R., V. H. OLSEN and L. R. SIBAL: J. Immunol. 79, 508 (1957). — (67) TYLER, A., and C. B. METZ: J. exp. Zool. 100, 387 (1945). — (68) TYLER, A.: Biol. Bull. 90, 213 (1946).

(69) VAHLQUIST, B.: 6. Intern. Ärztekongr. Zürich 1950.

(70) WILLIAMS, C., and P. GRABAR: J. Immunol. 74, 158, 397, 404 (1955).

42. Die Immunglobuline
beim Embryo, Neugeborenen und Säugling

Von

G. von Muralt, H. Cottier, E. Gugler und A. Hässig

Mit 6 Abbildungen

Als Immunglobuline bezeichnen wir Serumglobuline, die eine Antikörperspezifität aufweisen. Diese Globuline verhalten sich elektrophoretisch als γ- bzw. β_2-Globuline (42, 43). Die β_2-Globuline wurden auch als γ_1-Globuline bezeichnet, die eigentlichen γ-Globuline als γ_2-Globuline (8, 14). Wir schließen uns dieser Nomenklatur nicht an und halten mit der Mehrzahl der Autoren an der Bezeichnung „β_2-Globuline" fest.

Die β_2- und γ-Globuline lassen sich in der Immunoelektrophorese nach Grabar-Williams (31) in 3 antigenanalytisch differente Fraktionen auftrennen, die von Scheidegger (73) als β_{2A}, β_{2M} und γ bezeichnet wurden. Die enge Verwandtschaft der β_{2A}-, β_{2M}- und γ-Globuline ist daraus zu ersehen, daß bei der Agammaglobulinämie nebst den γ-Globulinen stets auch die β_{2A}- und β_{2M}-Globuline fehlen, was auf eine gemeinsame Bildungsstätte dieser Globuline hindeutet (3, 26, 32, 74). Die β_{2M}-Determinante entspricht den β_2-Makroglobulinen des Serums (37, 72). Von einer Reihe von Antikörpern weiß man, daß sie physiko-chemisch den Charakter von β_2-Makroglobulinen aufweisen (13, 30, 66, 84). Obschon es keineswegs feststeht, daß sämtliche β_{2A}-, β_{2M}- und γ-Globuline eine Antikörperspezifität aufweisen (3, 4, 42, 43), erscheint es uns gerechtfertigt, diese Globuline in einer Gruppe zusammenzufassen.

In der Immunoelektrophorese beobachtet man im β_2-Bereich häufig eine weitere Präcipitationslinie, die als β_{2B} bezeichnet wurde (76). Die Bedeutung dieser β_{2B}-Globuline, die auch im Serum von Agammaglobulinämie-Patienten vorkommen können (35), ist unklar.

1. Physiologie der Immunglobuline

Da von den Immunglobulinen die γ-Globulinkomponente mengenmäßig bei weitem im Vordergrund steht, beschränken wir uns hier auf einige Hinweise auf den Stoffwechsel und die biologische Funktion der γ-Globuline.

Die γ-Globulinsynthese erfolgt in erster Linie in den unreifen Vorstufen der Plasmazellen (9, 10, 19, 45). Wahrscheinlich sind auch die lymphoblastischen Zellen der reifen Lymphfollikel bis zu einem gewissen Grade zur γ-Globulinsynthese befähigt. Es handelt sich um Zellelemente, die aus den multipotenten Reticulumzellen hervorgehen und mit diesen als wesentlichste Bestandteile des immunologisch aktiven Systems gelten können (vgl. S. 345 f.).

Die γ-Globulinkonzentration im menschlichen Plasma beträgt nach Janeway und Gitlin rund 900 mg-% (43). Da das mittlere Plasmavolumen eines Kindes etwa 5% oder 50 cm³ pro kg Körpergewicht beträgt, enthält das Gefäßsystem pro kg Körpergewicht etwa 450 mg γ-Globulin. Rund 55% des γ-Globulins befindet sich im extravasalen Raum (24). Die Gesamtmenge γ-Globulin pro kg Körpergewicht beträgt somit 450 + 550 mg, d. h. rund 1 g (43). Mit einer „Halbwertzeit" von rund 20 Tagen kann man eine tägliche Umbaurate des γ-Globulins von etwa 35 mg pro kg Körpergewicht ausrechnen (24). Das macht z. B. für ein 20 kg schweres Kind 700 mg pro Tag. Ungefähr die Hälfte des γ-Globulins, das im Gefäßsystem enthalten ist, diffundiert jeden Tag in die interstitielle Flüssigkeit und gelangt durch die lymphatischen Gefäße wieder in die Blutbahn (43).

Die Frage, ob γ-Globulin außerhalb der Bildungsstätten (Plasmazellen) intracellulär vorkommt, ist noch unklar (43). Die Leukocyten enthalten offenbar kein γ-Globulin (77); in den Thrombocyten hingegen scheint es vorhanden zu sein (70). In anderen Körperzellen wurden kleine γ-Globulinmengen gefunden (23) (vgl. S. 346).

Die biologische Funktion des γ-Globulins und der $β_2$-Globuline beruht auf ihrer Antikörperfunktion (4). Die Antikörperglobuline binden sich spezifisch an die entsprechenden Oberflächenantigene der betreffenden Mikroorganismen (vgl. S. 342ff.). Sie bewirken eine Opsonisierung der Mikroben, worauf diese entweder primär oder unter Vermittlung von Mikrophagen im RES phagocytiert werden. Direkte bakteriolytische und bactericide Mechanismen, welche an die Gegenwart von Komplement gebunden sind, dürften demgegenüber in den Hintergrund treten. Für den Wirkungsmechanismus der Antikörper in vivo ist es unerläßlich, daß sich die zu eliminierenden Antigene frei im extracellulären Raum befinden. Sobald nämlich das invasive Agens die Körperzelle erreicht hat, entzieht es sich der Beeinflußbarkeit durch den humoralen Antikörper. Dazu kommt, daß an der Peripherie lokal entzündlicher Prozesse Gewebsreaktionen ablaufen, welche rein mechanisch den Zutritt des Antikörpers zum Antigen unmöglich machen. Innerhalb der spezifischen Immunität des Organismus haben demnach die Immunglobuline die Aufgabe, im extracellulären Bereich die humorale Ausbreitung von Antigenen und ihren Zutritt ins Zellinnere zu verhindern (2, 4). Das Fehlen von rezidivierenden Viruserkrankungen und von Tuberkulosen bei Agammaglobulinämie-Patienten zeigt, daß die celluläre Immunität bei solchen Patienten trotz des völligen Fehlens der Immunglobuline intakt ist (3). Da bei solchen Patienten auch im Zellinnern kein γ-Globulin nachgewiesen werden kann (11, 28), ist die Annahme naheliegend, daß die celluläre Immunität nicht an die Anwesenheit von Immunglobulinen gebunden ist.

2. Reifung der Immunglobuline

(vgl. S. 365ff.)

Da VAHLQUIST (82) und NORDBRING (62) in den letzten Jahren in Übersichtsreferaten die Reifung der spezifischen Infektabwehr (Passage von Antikörpern durch die Placenta, Antikörperausscheidung in das Colostrum und die reife Frauenmilch) eingehend behandelt haben, beschränken wir uns in der Folge vornehmlich auf die Besprechung von eiweißchemischen Untersuchungsergebnissen. Wir stützen uns dabei in erster Linie auf eine Reihe von Arbeiten (16, 17, 18, 33, 38, 40, 41, 47, 50, 52, 56, 59, 61, 63, 64, 67, 68, 69 75, 76, 79,), in welchen diese Fragen mit Hilfe der Tiselius-Elektrophorese (40, 41, 47, 49, 56, 59, 61), der Mikroelektrophorese nach ANTWEILER (16, 17, 18, 44), der Papierelektrophorese (15, 33, 46, 50, 52, 64, 67, 68, 69) und der Immunelektrophorese (38, 75, 76) studiert wurden. Die Ergebnisse dieser Autoren decken sich im allgemeinen und können wie folgt zusammengefaßt werden.

a) Das Serumeiweißbild bei der Mutter und beim Fetus während der Gravidität

(vgl. auch S. 315 ff.)

Bei der *graviden Frau* liegen die Gesamteiweißwerte mit 6,9—7,4 g-% an der unteren Grenze der Norm. Sie schwanken während der Schwangerschaft nicht nennenswert. Im Verlaufe der Schwangerschaft nimmt der Albumingehalt relativ und absolut ab; die α- und β-Globuline zeigen einen leichten Anstieg, während der

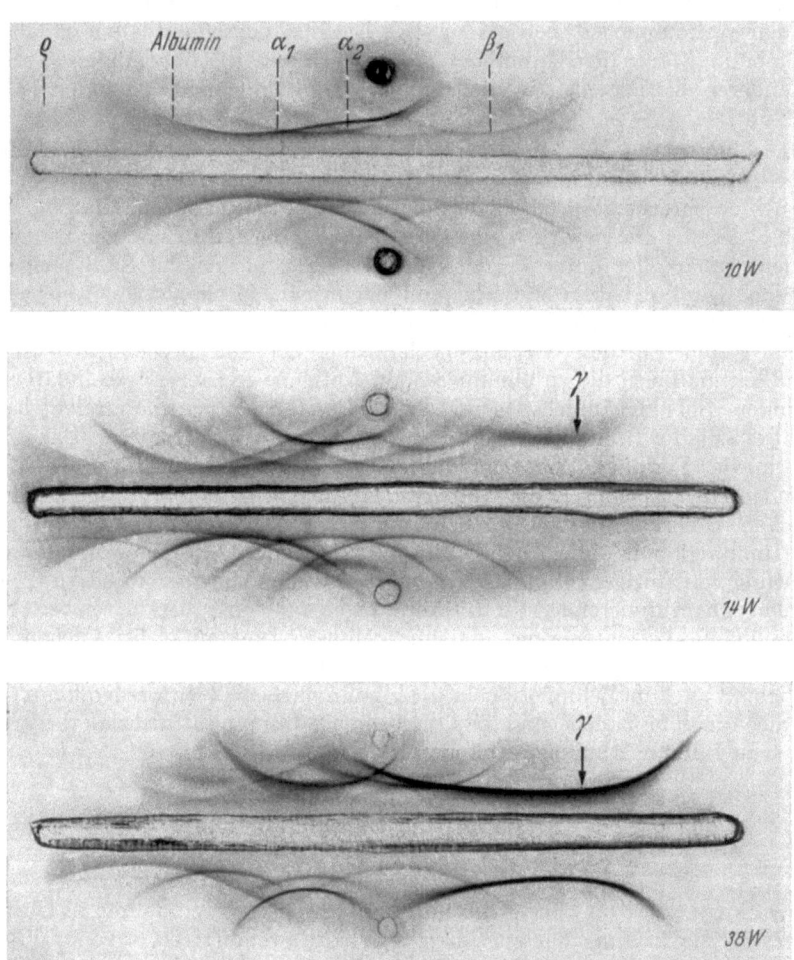

Abb. 1. Immunoelektrophorese des fetalen Serums in der 10., 14. und 38. Woche der Entwicklung
[nach Scheidegger u. Mitarb. (75)]. Mit 14 Wochen ist die Präcipitationslinie der γ-Globuline sichtbar

γ-Globulingehalt keine wesentlichen Schwankungen aufweist. Bei der Geburt beträgt der γ-Globulingehalt des mütterlichen Serums rund 1,2 g-%. Das Immunoelektrophoresebild des Schwangerenserums zeigt keine Besonderheiten (35).

Beim *Feten* nimmt der Gesamteiweißwert im Verlaufe der intrauterinen Entwicklung kontinuierlich zu. Er beträgt im Alter von 4 Monaten (Länge 20 cm) 2,5 g-%. Bei der Geburt beträgt er im Mittel 5,8 g-%. Der γ-Globulinwert nimmt vom 4. Monat an relativ und absolut rasch zu. Im 4. Monat beträgt der γ-Globulingehalt im Mittel 0,1 g-%. Bei der Geburt beträgt der γ-Globulingehalt des kindlichen Serums im Mittel 1,1 g-%. (*17, 33, 40, 46, 50, 56, 79*) (s. Abb. 2).

Die Immunoelektrophorese gestattet eine weitergehende Analyse der fetalen Serumproteine als die Tiselius-, Antweiler- oder Papier-Elektrophorese (*75*). Wie aus der Abb. 1 zu ersehen ist, findet man im fetalen Serum im Alter von 8 Wochen nur 5 Präcipitationslinien. Diese 5 Linien entsprechen folgenden Proteinen: Fraktion ϱ, Albumin, je ein α_1, α_2 und β_1-Globulin. Im Alter von 12 Wochen erscheinen die γ-Globuline sowie 6 weitere Proteine, nämlich 4 α- sowie 2 β-Globuline. Dieser Zustand bleibt bis zur Geburt bestehen. Das Kind wird mit einem unvollständigen Eiweißspektrum geboren. Bei der Geburt fehlen im kindlichen Serum ein α_2-Globulin (wahrscheinlich das Haptoglobin) sowie die beiden β_2-Globuline β_{2A} und β_{2M} (*35, 38, 75, 76*). Die beiden Globuline β_{2A} und β_{2M} sind im Colostrum enthalten. Die reife Frauenmilch enthält nur mehr β_{2A}-Globuline. γ-Globuline sind im Colostrum und in der Milch nur in Spuren (ca. $^1/_{50}$ des γ-Globulinspiegels des Serums) enthalten (*34*).

b) Das Serumeiweißbild beim Neugeborenen, Säugling und Kleinkind
(vgl. auch S. 316f.)

Bei der Geburt hat das Neugeborene einen Gesamtproteingehalt, der deutlich unter demjenigen der Mutter liegt (Abb. 2). Diese Hypoproteinämie beruht hauptsächlich auf einem Mangel an Albumin. Die Hypalbuminämie korrigiert sich im Laufe des ersten Lebensjahres aus. Die α- und β-Globulinwerte sind bei der Geburt tief. Sie steigen in den ersten Tagen nach der Geburt stark an. Dieser postpartale Anstieg der α- und β-Globuline soll bei kolostral ernährten Säuglingen besonders ausgeprägt sein (*53*). Der Einfluß des Colostrums auf das Serumeiweißbild des Säuglings ist aber noch umstritten. Die Art der Ernährung bewirkt bei ausgetragenen Säuglingen keine Änderung des Serumeiweißbildes (*71*). Der absolute γ-Globulingehalt des kindlichen Serums entspricht mit 1,1 g-% demjenigen der Mutter; manchmal

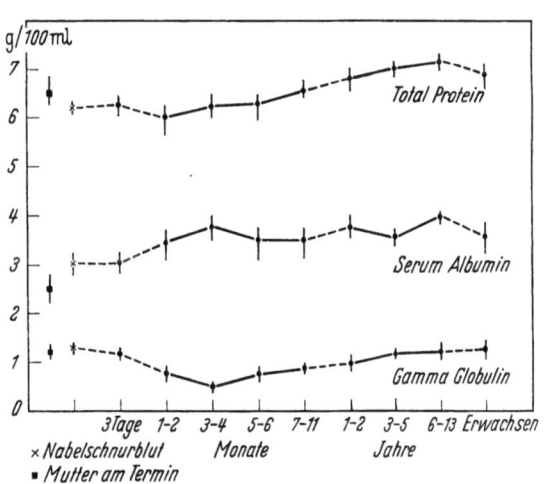

Abb. 2. Das Verhalten der Serumproteine bei Säuglingen und Kindern [nach OBERMAN u. Mitarb. (*64*)]

liegt er sogar darüber. Im ersten Trimenon fällt der γ-Globulingehalt ab und erreicht ein Minimum von 0,4 g-% in der 6.—10. Woche (*38, 65*). Anschließend steigt der γ-Globulingehalt allmählich an und erreicht nach 18—24 Monaten den Erwachsenenwert (Abb. 2).

Wie erwartet, beobachtet man bei Frühgeborenen eine Hypoproteinämie, deren Ausmaß dem Untergewicht des Kindes parallel geht. Im weiteren fehlt bei solchen Kindern die relative γ-Globulinvermehrung im Zeitpunkt der Geburt (*48, 52, 59, 69, 79*).

Das Serumeiweißbild von übertragenen Kindern zeigt gegenüber demjenigen von termingerecht geborenen Kindern nur unwesentliche Abweichungen (*33, 79*).

Die immunoelektrophoretische Analyse von Säuglingsseren (*35, 38, 75, 76*) ergab folgendes (Abb. 3 und 4): Wie bereits erwähnt, fehlen bei der Geburt eine α_2-Fraktion sowie die β_{2A}- und β_{2M}-Globuline. Die letzteren treten im zweiten Trimenon in Erscheinung. Die Frage, ob bei Säuglingen, die mit Colostrum und Muttermilch ernährt werden, die β_{2A}- und β_{2M}- Globuline früher auftreten als bei

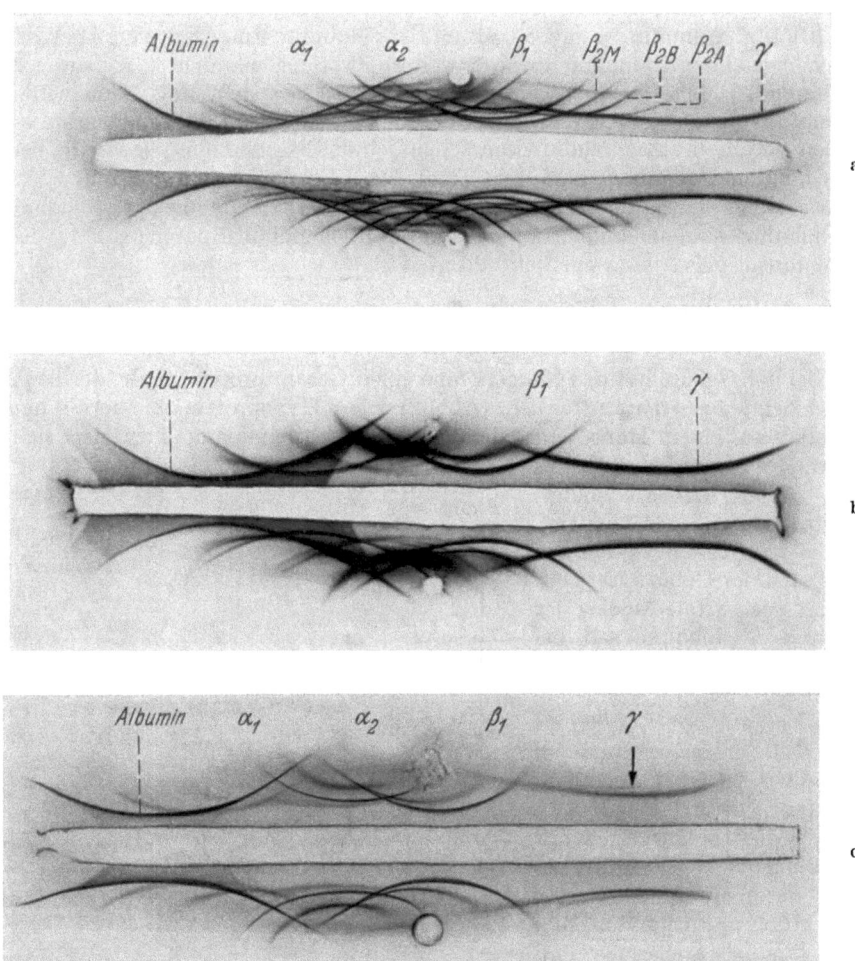

Abb. 3a—c. Immunoelektrophorese des Serums einer Mutter *a*, ihres Neugeborenen *b* und eines 5 Wochen alten Säuglings *c*. Bei der Geburt fehlen die Globuline β_{2A} und β_{2M}. Im Alter von 5 Wochen: Verdoppelung der Präcipitationslinie der γ-Globuline

künstlich ernährten Säuglingen, ist noch ungenügend abgeklärt. Auffällig ist im weiteren der folgende Befund: Bei der Geburt bildet das γ-Globulinpräcipitat in der Immunoelektrophorese eine einheitliche dichte Linie. Im Laufe der ersten Lebenswochen, zeitweilig bereits in den ersten Lebenstagen, bildet sich eine Verdoppelung der γ-Globulinlinie aus, zunächst in der Form einer feinen parallel verlaufenden Begleitlinie. Im zweiten Lebensjahr verschwindet die Verdoppelung der γ-Globulinpräcipitationslinie; beim älteren Kinde und beim Erwachsenen wurde dieses Phänomen bisher nie beobachtet. Die Bedeutung dieser Erscheinung ist unklar.

c) Die Durchlässigkeit der Placenta für Serumproteine, insbesondere Immunglobuline

(s. auch S. 315 und S. 364 f.)

Im Verlaufe der Schwangerschaft nimmt die Zahl der Placentarzotten und damit der fetalen Capillargefäße ständig zu; die Dicke des Trophoblasten nimmt hingegen ab. Als Folge davon nimmt die totale Placentadurchlässigkeit ständig zu. Die Permeabilität für Elektrolyte, z. B. Natrium, ist am Ende der Schwangerschaft 70 mal größer als in der 9. Schwangerschaftswoche (21).

Aus den zahlreichen vergleichenden Antikörperbestimmungen im Nabelschnurblut und im mütterlichen Blut weiß man, daß die meisten Antikörperglobuline transplacentar auf das Kind übertragen werden (62, 82). Andere Antikörperglobuline, z. B. natürliche Isoagglutinine (55), komplette Rhesusantikörper (55), Antikörper gegen die O-Antigene von Salmonellen und E. Coli (60, 82) sowie Reagine (78), treten hingegen nicht oder nur in geringen Mengen in den kindlichen Kreislauf über. Diese Befunde erscheinen heute erklärlich, nachdem man weiß, daß nur die γ-, nicht aber die β_{2A}- und β_{2M}-Globuline transplacentar auf das Kind übertragen werden (35, 38, 75, 76).

In jüngster Zeit haben sich zwei Arbeitsgruppen mit der Frage der Placentadurchlässigkeit für Serumproteine anhand von Studien mit markierten Serumproteinen befaßt. BANGHAM et al. (1) bewiesen mit J^{131}-markierten Serumprotei-

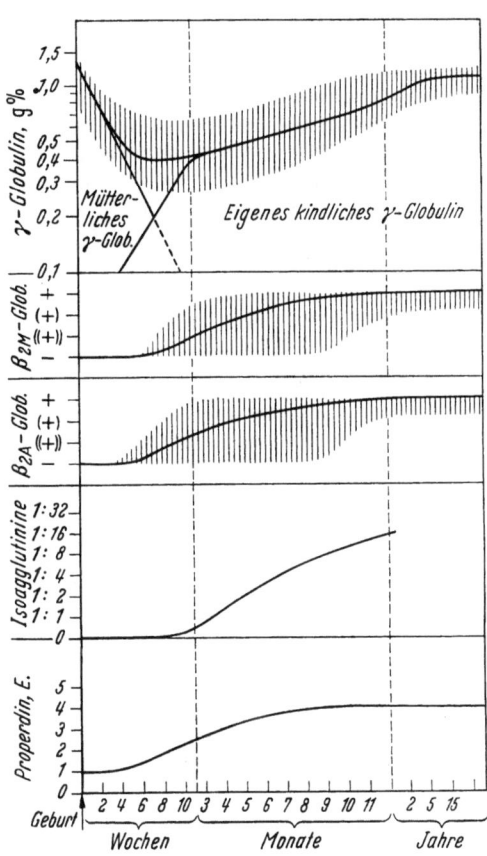

Abb. 4. Erscheinen der Globuline β_{2A} und β_{2M} mit Andeutung der normalen Schwankungsbreite [nach HITZIG (38) mod.]

nen beim Rhesusaffen, dessen Placentarstruktur am Ende der Schwangerschaft derjenigen des Menschen weitgehend entspricht, daß Albumin und γ-Globulin transplacentar auf den Feten übertreten. Dieser Übertritt ist selektiv und erfolgt für das γ-Globulin 15—20 mal leichter als für das Albumin. α-und β-Globuline scheinen nicht oder zumindest nicht in meßbaren Mengen in die fetale Blutbahn überzugehen. Der von BRAMBELL et al. (5) für zahlreiche Säugetiere postulierte Übertritt der Serumproteine über die Amnionflüssigkeit und den fetalen Darm spielt beim Rhesusaffen und offensichtlich auch beim Menschen keine oder zumindest nur eine sehr untergeordnete Rolle. Daß die Antikörperglobuline diaplacentar

23*

auf den Feten übertreten, ist auch aus den Befunden von Wasz-Höckert et al. (*83*) zu ersehen. Diese Autoren zeigten, daß der Diphtherieantitoxintiter bei Neugeborenen mit Oesophagusatresie demjenigen von gesunden Neugeborenen entspricht.

Martin-du Pan et al. (*54*) zeigten kürzlich, daß mit J^{131} markiertes γ-Globulin, welches bei Schwangeren ante partum i.v. injiziert wurde, schon nach 3 Std. im fetalen Kreislauf nachgewiesen werden kann. Die mütterlichen γ-Globuline passieren die Placentarschranke offenbar im nativen Zustande; sie werden in der Placenta nicht abgebaut und resynthetisiert [im Gegensatz zu (*7*)].

Den eindrücklichsten Beweis der passiven Übertragung der γ-Globuline von der Mutter auf den Fetus lieferte ein Kind einer Mutter mit Agammaglobulinämie (*29*). Dieses Kind zeigte bei der Geburt ein vollständiges Fehlen der γ-Globuline. Die γ-Globulinbildung setzte erst im Alter von 4—6 Wochen ein. Ungefähr gleichzeitig bildeten sich im Knochenmark und in den Lymphknoten Plasmazellen, die bis zu diesem Zeitpunkt gefehlt hatten. Gegen Ende des ersten Lebensjahres hatte sich der γ-Globulinspiegel bei diesem Kinde normalisiert.

Aus dem Gesagten muß angenommen werden, daß die Placenta ein seltenes Beispiel einer nicht entodermalen Membran mit einem selektiven Durchlässigkeitsvermögen für Proteine darstellt (*1*).

Gewisse Autoren (*18*) nehmen an, daß der Placenta eine aktive Rolle bei der Synthese der fetalen Serumproteine, insbesondere der Albumine zukommt. Sie begründen diese Auffassung durch die fehlende Korrelation des fetalen und des mütterlichen Serumeiweißbildes. Trotz erheblicher Dysproteinämie der Mutter im Verlauf von Toxikosen bleibt das fetale Serumeiweißbild unverändert (*33, 49, 79*). Außerdem ist das Nabelschnurvenenblut reicher an Albuminen, Aminosäuren und Fettsäuren als das Blut der Nabelschnurarterie (*18*). Diese Befunde können aber ebenso gut durch die Annahme einer selektiven Durchlässigkeit der Placenta für Serumproteine erklärt werden. Die Frage der Proteinsynthese in der Placenta hat kürzlich durch die Arbeiten von Dancis et al. (*12*) eine weitgehende Klärung erfahren. Diese Autoren zeigten in Versuchen mit C^{14}-markiertem Glycin, daß die Placenta in vitro gewisse α- und β-Globuline, nicht aber Albumin und γ-Globulin zu bilden vermag.

d) Zur Embryologie des immunologisch aktiven Gewebes

Die ersten Lymphocyten erscheinen beim menschlichen Embryo im 26 mm-Stadium als lockere Anhäufungen im embryonalen Bindegewebe. Der 48 mm lange Embryo besitzt bereits die ersten Anlagen von Lymphknoten als sog. reticuloendotheliale Primitivorgane mit eingelagerten und aus dem ortständigen Reticulum hervorgegangenen Lymphocyten. Im Thymus treten die ersten Lymphocyten beim 35 mm langen Embryo auf; das Knochenmark enthält sie im 48—65 mm-Stadium (*22*). Die Lymphknoten bilden sich ausnahmslos im Verlauf der Lymphgefäße, von welchen sie durchzogen werden. Aber auch das Blutgefäßsystem bildet innerhalb der Lymphknoten ein stark verzweigtes Netz, welches während längerer Zeit des Fetallebens im histologischen Bild sogar deutlicher hervortritt als die Lymphsinus (Abb. 5). Die Thymusstruktur ist früher ausgebildet als diejenige der Lymphknoten (Abb. 6). Auch die Milz weist bereits in der Mitte des Fetallebens eine strukturelle Differenzierung in weißes und rotes Mark auf. In der zweiten Hälfte des Fetallebens ordnen sich die zuerst locker verstreuten Lymphocyten der Lymphknoten immer mehr zu eigentlichen kleinen Follikeln zusammen, ein Vorgang, der von einer immer deutlicher werdenden Unterteilung in Mark und Sinus begleitet ist. Keimzentren fehlen jedoch bei der Geburt noch in den meisten Fällen; sie entstehen in der Regel erst im frühen postnatalen Leben (*36*) und mit

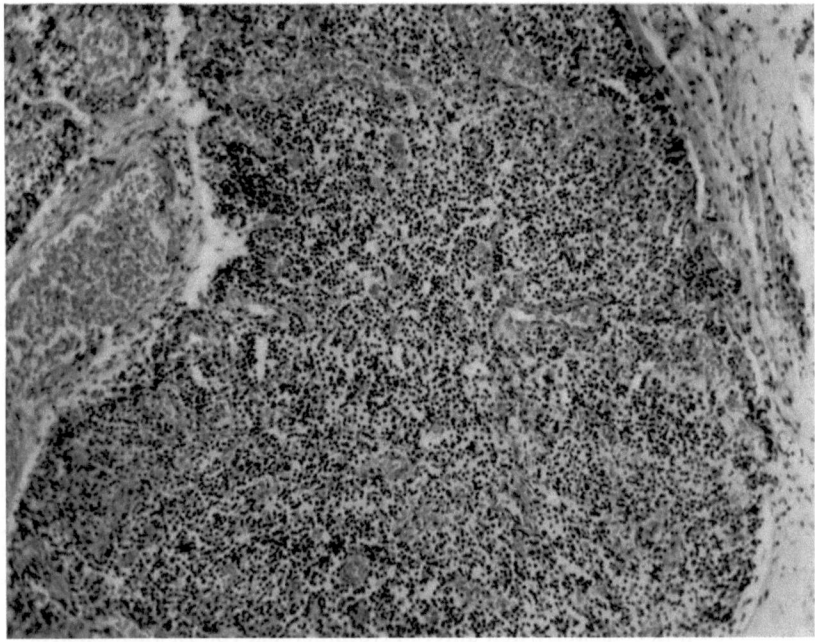

Abb. 5. Bronchialer Lymphknoten eines 5 Monate alten Feten: Eine Follikelbildung fehlt noch, der Lymphknoten ist diffus von kleinen Lymphocyten durchsetzt (Hämalaun-Eosin, 125:1)

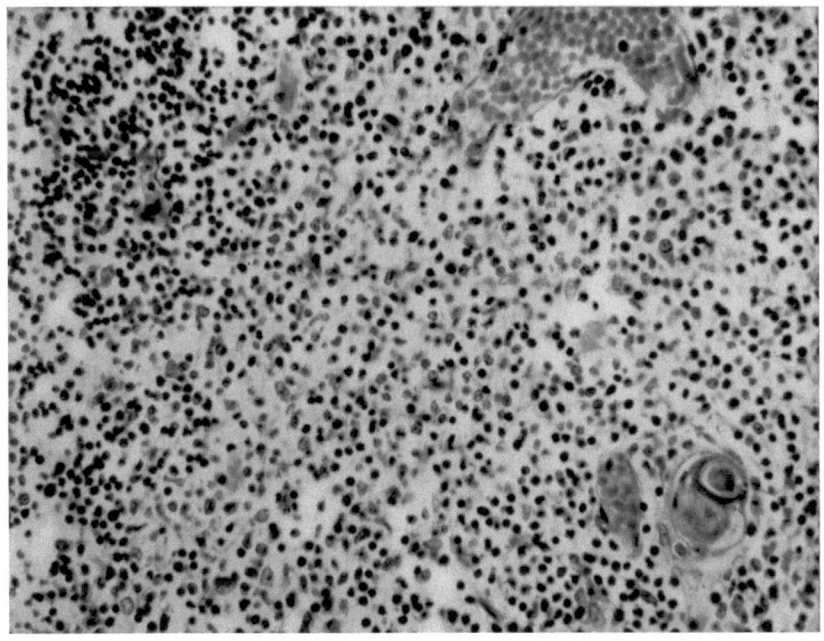

Abb. 6. Thymus eines 5 Monate alten Feten: Erkennbare Struktur mit Rinde (links im Bild) und Mark (rechts). Hassalsche Körperchen bereits ausgebildet (Hämalaun-Eosin, 300:1)

ihnen die — neben den Plasmazellen — für die Antikörperproduktion bedeutungs-
vollen "intrinsic cells" (lymphoide Reticulumzellen mit tiefblauem Protoplasma,
die gehäuft in den Keimzentren liegen). Nach unserer Erfahrung weisen erst etwa
6—8 Wochen alte Säuglinge regelmäßig deutliche Keimzentren auf. Bei den Neugeborenen fehlen meistens auch eigentliche Plasmazellen (51). Das Auftreten von
Plasmazellen geht zeitlich einigermaßen der Bildung von Keimzentren in den
Lymphfollikeln parallel.

3. Störungen in der Reifung von Immunglobulinen
(Die transitorische Hypogammaglobulinämie des Säuglings)

Wie aus den vorangegangenen Ausführungen hervorgeht, gleicht der gesunde
Neugeborene einem Agammaglobulinämie-Patienten, der in den ersten Lebenswochen von den transplacentar übertragenen mütterlichen γ-Globulinen zehrt (25).
Die von der Mutter stammenden γ-Globuline verschwinden in einer geradlinigen
Exponentialkurve mit einer Halbwertzeit von etwa 20 Tagen. Gegen Ende des
ersten Lebensmonates setzt beim Säugling die Eigenproduktion an γ-Globulin ein,
wobei diese zunächst noch nicht ausreicht, um den weiteren Konzentrationsabfall
auszugleichen. Mit steigender Eigenproduktion wird um die 6. Woche ein dyna-
misches Gleichgewicht erreicht, wobei sich der Auf- und Abbau bei einem γ-
Globulinwert von etwa 0,4 g-% eben die Waage halten. Die zunehmende γ-Globu-
lin-Synthese bewirkt einen allmählichen Anstieg des γ-Globulinwertes, der gegen
Ende des ersten Lebensjahres den unteren Normbereich von Erwachsenen erreicht.

Bei Frühgeborenen, die bereits bei der Geburt ein Defizit an mütterlichen
γ-Globulinen aufweisen, ist der physiologische Abfall der γ-Globuline in den ersten
Lebenswochen besonders ausgeprägt.

Als Folge des Schwundes der mütterlichen γ-Globuline und der noch ungenügenden Eigenproduktion entwickelt sich ein transitorisches hypogamma-
globulinämisches Antikörpermangelsyndrom und eine entsprechende Anfälligkeit
für schwere septische bakterielle Infektionen (3, 43). In seltenen Fällen ist der
Beginn der Eigenproduktion der Immunglobuline zeitlich stark verzögert. Solche
Kinder leiden im ersten, gelegentlich sogar noch im zweiten Lebensjahr, an einem
schweren Antikörpermangelsyndrom, welches durch γ-Globulin-Injektionen
(0,5—1 ml 16%ige γ-Globulinlösung pro kg Körpergewicht in 3—4 wöchigen
Abständen) günstig beeinflußt werden kann (57, 58, 81).

Von diesen Fällen von transitorischen Antikörpermangelzuständen scharf abzutrennen
sind die Fälle von frühkindlicher Agammaglobulinämie (6) sowie die kürzlich entdeckten Fälle
von familiärer Lymphopenie mit Agammaglobulinämie (80), welche mit der essentiellen
Lymphocytophthise (27) identisch sind. In diesen Fällen handelt es sich um einen "inborn
error of metabolism", welcher die Bildung von Immunglobulinen verhindert. Bei der frühkindlichen Agammaglobulinämie fehlt die Ausdifferenzierung von Plasmazellen. Die zweite Form
beruht auf einem noch tiefer liegenden Bildungs- und Leistungsdefekt des lymphoreticulären
Gewebes, indem nicht nur die für die Bildung der Immunglobuline verantwortliche Ent-
wicklungsreihe der Plasmazellen, sondern der gesamte lymphatische Apparat betroffen ist.

Abschließend möchten wir darauf hinweisen, daß bedingt durch die Tatsache,
daß die Eigenproduktion von β_2/γ-Globulinen erst gegen Ende des ersten Lebensmonates einsetzt, aktive Immunisierungen mit abgetöteten Vaccinen und mit
entgifteten Bakterientoxinen zweckmäßig erst dann vorgenommen werden sollten,
wenn der Säugling zur Bildung von spezifischen humoralen Antikörpern befähigt
ist. Nachdem einige Fälle von generalisierten toxischen Gefäßwandschädigungen
mit tödlichem Ausgang bei Impfung von Hypo- und Agammaglobulinämie-
Patienten mit Salmonellen-Endotoxinen (z. B. TAB-Vaccine) bekannt geworden
sind (39), erscheint es uns wichtig, in der Phase der transitorischen Hypogammaglobulinämie mit aktiven Immunisierungsversuchen Zurückhaltung zu üben und

diese Impfungen auf einen späteren Zeitpunkt zu verschieben. Dieser Standpunkt erscheint uns um so mehr gerechtfertigt, als es gelingt, bakterielle Infekte während der Phase der transitorischen Hypogammaglobulinämie erfolgreich durch passive Immunisierung mit menschlichen γ-Globulinen (*4, 20, 81*) (Standard-γ-Globuline und spezifische Hyperimmun-γ-Globuline) im Verein mit Antibiotica anzugehen. Dieses Vorgehen erscheint uns physiologischer als die Frühvaccination in den ersten 2 Monaten, bei der durch hohe Impfstoffgaben versucht wird, die humorale Infektabwehr vorzeitig zu stimulieren.

Die heute noch ungenügenden Kenntnisse über die Reifung der zellgebundenen Immunität gestatten uns kein Urteil über den günstigsten Zeitpunkt der Impfung mit Lebendvaccinen (BCG, Pocken usw.).

Literatur

(1) BANGHAM, D. R., K. R. HOBBS and R. J. TERRY: Selective placental transfer of serum protein in the rhesus. Lancet **1958II**, 351. — *(2)* BARANDUN, S., H. BÜCHLER u. A. HÄSSIG: Das Antikörpermangelsyndrom. Schweiz. med. Wschr. **86**, 33 (1956). — *(3)* BARANDUN, S., H. J. HUSER u. A. HÄSSIG: Klinische Erscheinungsformen des Antikörpermangelsyndroms. Schweiz. med. Wschr. **88**, 78 (1958). — *(4)* BARANDUN, S., R. KIPFER, G. RIVA u. A. NICOLET: Über die therapeutische Verwendung von Gammaglobulinen bei bakteriellen Infektionen. Schweiz. med. Wschr. **87**, 155 (1957). — *(5)* BRAMBELL, F. W. R., W. A. HEMMINGS and M. HENDERSON: Antibodies and embryos. London: Athlone Press 1951. — *(6)* BRUTON, O. C.: Agammaglobulinemia. Pediatrics **9**, 722 (1952).

(7) CALMAN, R. M., and J. MURRAY: Endeavour **1951**, 27; zit. nach *(51)*. — *(8)* COHN, M., H. F. DEUTSCH and L. R. WETTER: Analysis of immunological heterogeneity of human gamma-globulin fractions. J. Immunol. **64**, 381 (1950). — *(9)* COONS, A. H., E. H. LEDRIC and J. M. CONNOLLY: Immunohistochemical studies of antibody response in the rabbit. Fed. Proc. **12**, 439 (1953). — *(10)* COTTIER, H.: Zur Histopathologie des Antikörpermangelsyndroms. Schweiz. med. Wschr. **88**, 82 (1958). — *(11)* CRAIG, J. M., D. GITLIN and T. C. JEWITT: The response of lymphnodes of normal and congenitally agammaglobulinemic children to antigenetic stimulation. Amer. J. Dis. Child. **88**, 626 (1954).

(12) DANCIS, J., N. BRAVERMAN and J. LIND: Plasma protein synthesis in the human fetus and in placenta. J. clin. Invest. **36**, 398 (1957). — *(13)* DAVIS, B. D., D. H. MOORE, E. A. KABAT and A. HARRIS: Electrophoretic, ultracentrifugal and immunochemical studies on Wasserman antibody. J. Immunol. **50**, 1 (1945). — *(14)* DEUTSCH, H. F., R. A. ALBERTY and L. J. GOSTING: Separation and purification of a new globulin from normal human plasma. J. biol. Chem. **165**, 21 (1946). — *(15)* DREVON, B., M. PIGEAUD et R. DANIKIAN: Sur les protéines du sérum du nouveau-né (étude électrophorétique). Bull. Soc. Chim. biol. **37**, 613 (1955).

(16) EWERBECK, H., u. H. E. LEVENS: Die Bildung der Serumeiweißkörper des kindlichen Organismus und ihre Beziehung zum mütterlichen Serumeiweißspektrum während der Schwangerschaft. Mschr. Kinderheilk. **98**, 436 (1950). — *(17)* EWERBECK, H., u. H. E. LEVENS: Elektrophoretische Untersuchungen am Fetalserum. Klin. Wschr. **28**, 582 (1950). — *(18)* EWERBECK, H., u. H. E. LEVENS: Über die Bildung der Serumeiweißkörper in der Placenta sowie ihren Beitrag am Fettstoffwechsel des Feten. Mschr. Kinderheilk. **99**, 297 (1951).

(19) FAGRAEUS, A.: Antibody production in relation to the development of plasma cells. Acta med. scand. Suppl. 204 ad **130**, 3 (1948). — *(20)* FISCHER, M. W., and M. C. MANNING: Studies on the immunotherapy of bacterial infections. J. Immunol. **81**, 29 (1958). — *(21)* FLEXNER, L. B., D. B. COWIE, L. M. HELLMAN, W. S. WILDE and G. J. VOSBURGH: The permeability of the human placenta to sodium in normal and abnormal pregnancies and the supply of sodium to the human fetus as determined with radioactive sodium. Amer. J. Obstet. Gynec. **55**, 469 (1948).

(22) GILMOUR, R. J.: Normal haemopoesis in intrauterine and neonatal life. J. Path. Bact. **52**, 25 (1941). — *(23)* GITLIN, D., CH. A. JANEWAY and A. WHIPPLE: The localisation of homologous plasma proteins in the tissues of young human beings. J. Exp. Med. **97**, 163 (1953). — *(24)* GITLIN, D., CH. A. JANEWAY and L. E. FARR: Studies on the metabolism of plasma proteins in the nephrotic syndrome I. Albumin, gammaglobulin and iron-binding globulin. J. clin. Invest. **35**, 44 (1956). — *(25)* GITLIN, D., and C. A. JANEWAY: Agammaglobulinemia in Progress of hematology. New York: Grune and Stratton 1956. — *(26)* GITLIN, D., W. HITZIG and CH. A. JANEWAY: Multiple serum protein deficiencies in congenital and acquired agammaglobulinemia. J. clin. Invest. **35**, 1199 (1956). — *(27)* GLANZMANN, E., u. P. RINIKER: Essentielle Lymphocytophtise. Ann. paediat. (Basel) **175**, 1 (1950). — *(28)* GOOD, R. A.: Studies on

agammaglobulinemia. J. Lab. clin. Med. **46,** 167 (1955). — *(29)* Good, R. A., and S. J. Zak: Disturbances in gammaglobulin synthesis as an "experiment of nature". Pediatrics **18,** 109 (1956). — *(30)* Gordon, R. S. jr.: The preparation and properties of cold hemagglutinin. J. Immunol. **71,** 220 (1953). — *(31)* Grabar, P., et C. A. Williams: Méthode permettant l'étude conjugée des propriétés électrophorétiques et immunochimiques d'un mélange de protéines. Application au sérum sanguin. Biochim. biophys. Acta **10,** 193 (1953). — *(32)* Grabar, P., P. Burtin et M. Seligmann: Etudes immunoélectrophorétiques et immunochimiques des agammaglobulinémies. Rev. franç. Et. clin. biol. **3,** 41 (1958). — *(33)* Grell, A., u. K. Stürmer: Der Bluteiweißgehalt von Feten und Neugeborenen mit Berücksichtigung übertragener Kinder. Arch. Gynäk. **182,** 497 (1953). — *(34)* Gugler, E., G. Bokelmann, A. Dätwyler u. G. von Muralt: Immunelektrophoretische Untersuchungen an Frauenmilchproteinen. Schweiz. med. Wschr. **88,** 1265 (1958) — *(35)* Gugler, E.: Unveröffentlichte Untersuchungen. — *(36)* Gyllenstein, L.: The postnatal histogenesis of the lymphatic system in guinea pigs. Acta anat. (Basel) **10,** 130 (1950).

(37) Hartmann, L., P. Boivin et R. Faunert: Macroglobulines et Macroglobulinémies. Exposés annuels de Biochimie médicale, 19. Série, p. 13. Paris: Masson 1957. — *(38)* Hitzig, W. H.: Die physiologische Entwicklung der „Immunglobuline" (Gamma- und Beta₂-Globuline). Helv. paediat. Acta **12,** 596 (1957). — *(39)* Hitzig, W. H., u. E. Gautier: Generalisiertes Sanarelli-Shwartzman-Phänomen bei Agammaglobulinämie. Internat. Kongreß für Hämatologie. Rom 1958.

(40) Imperato, C.: Ricerche elettroforetiche sulle proteine seriche nel lattante sano e immaturo. Lattante **22,** 449 (1951). — *(41)* Imperato, C.: Ricerche sulle proteine seriche del lattante in condizioni normali e patologiche mediante l'elettroforesi. Lattante **23,** 321 (1952). — *(42)* Isliker, H. C.: The chemical nature of antibodies. Advanc. Protein Chem. **12,** 387 (1957).

(43) Janeway, Ch. A., and D. Gitlin: The gammaglobulins. Advanc. Pediat. **9,** 65 (1957). — *(44)* Karte, H.: Elektrophorese der Blutserumproteine im Säuglingsalter. Z. Kinderheilk. **73,** 467 (1953). — *(45)* Keuning, F. J., and L. B. van der Slikke: The role of immature plasma cells, lymphoblasts and lymphocytes in the formation of antibodies as established in tissue culture experiments. J. Lab. clin. Med. **36,** 167 (1950). — *(46)* Koch, F., H. F. Schultze u. G. Schwick: Komplementfaktoren und Properdin beim gesunden Säugling im ersten Lebensjahr. Klin. Wschr. **36,** 17 (1958). — *(47)* Kropp, E.: Elektrophoretische Serumeiweißuntersuchungen im Kindesalter. Mschr. Kinderheilk. **98,** 159 (1950). — *(48)* Künzer, W., J. Zauner u. H. Zeisel: Der Serumeiweißgehalt von Unreifgeborenen. Klin. Wschr. **29,** 327 (1951).

(49) Lagercrantz, C.: Elektrophoretische Analyse des Serums in der Schwangerschaftstoxikose. Upsala Läkfören. Förh. **51,** 117 (1945).

(50) Mancia, M.: Contributo allo studio delle plasma proteine del sangue materno e fetale con l'elettroforesi su carta. Policlinico **61,** 1197 (1954). — *(51)* Martin, N. H.: Primary protein deficiency with special reference to the specific plasma aproteinaemias. Lectures on the scientific Basis of Medicine. Bd. **5,** S. 165. London: Athlone Press 1955/56. — *(52)* Martin-du Pan, R., J. J. Scheidegger et H. Roulet: Etude électrophorétique des protéines sériques chez le prématuré pendant les 4 premières années de sa vie. Arch. franç. Pédiat. **10,** 1013 (1953). — *(53)* Martin-du Pan, R., J. J. Scheidegger, E. Pongratz et H. Roulet: Le rôle du colostrum dans l'alimentation du prématuré. Arch. franç. Pédiat. **12,** 243 (1955). — *(54)* Martin-du Pan, R., J. J. Scheidegger, P. Wenger, B. Koechli, J. Roux et J. Rabinowitz: Le passage transplacentaire de la gammaglobuline chez la femme. Et. néonat. **7,** 71 (1958). — *(55)* Mollison, P. L.: Blood transfusion in clinical medicine. 2. Aufl. Oxford: Blackwell 1956. — *(56)* Moore, D. H., R. Martin-du Pan and C. L. Buxton: An electrophoretic study of maternal, fetal and infant sera. Amer. J. Obstet. Gynec. **57,** 312 (1949). — *(57)* Muralt, G. de, S. Barandun u. A. Hässig: La gammaglobuline en thérapeutique anti-infectieuse. Jahresvers. schweiz. Ges. für Pädiat. Lausanne 1957. Ann. paediat. **190,** 169 (1958). — *(58)* Muralt, G. de: Unveröffentlichte Beobachtungen. — *(59)* McMurray, L. G., J. H. Roe and L. K. Sweet: Plasma protein studies on normal newborns and premature infants. Amer. J. Dis. Child. **75,** 265 (1948).

(60) Neter, E., O. Westphal, O. Lüderitz, R. H. Gino and A. Gorzynski: Demonstrations of antibodies against enteropathogenetic escherichia coli in sera of children of various ages. Pediatrics **16,** 801 (1955). — *(61)* Neuweiler, W.: Serumproteine in der Schwangerschaft. Gynaecologia (Basel) **4,** 235 (1948). — *(62)* Nordbring, F.: Studies on antibodies and immune globulins in colostrum from different species and their transference to the newborn infant and animal. Uppsala: Almquist & Wiksells Boktryckeri AB 1958. — *(63)* Norton, P. M., H. Kunz and E. L. Pratt: Electrophoretic analysis of serum proteins in premature infants. Pediatrics **10,** 527 (1952).

(64) Oberman, J. W., K. O. Gregory, F. G. Burke, S. Ross and E. C. Rice: Electrophoretic analysis of serum proteins in infants and children. New Engl. J. Med. **255,** 743

(1956). — (65) ORLANDINI, T. O., A. SASS-KORTSACK and J. E. EBBS: Serum gammaglobulin levels in normal infants. Pediatrics 16, 575 (1955).

(66) PEDERSEN, K. O.: Ultracentrifuge studies on serum and serum fractions. Uppsala: Almquist & Wiksells Boktryckerie AB 1945. — (67) PFAU, P.: Die Serumverhältnisse während der normalen und gestörten Schwangerschaft. Arch. Gynäk. 185, 188 (1954). — (68) PFAU, P.: Die Serumproteine von Feten, Neugeborenen und übertragenen Säuglingen. Arch. Gynäk. 185, 208 (1954).

(69) RÖPKE, G.: Über die Serumeiweißverhältnisse bei frühgeborenen Kindern unter besonderer Berücksichtigung der plasmazellulären Pneumonie. Z. Kinderheilk. 73, 601 (1953).

(70) SALMON, J.: Jahresvers. schweiz. Hämatol. Ges. Lausanne 1958. — (71) SCHÄFER, K. H.: Elektrophoretische Untersuchungen zum Milcheiweißproblem. Mschr. Kinderheilk. 99, 69 (1951). — (72) SCHEIDEGGER, J. J. et H. ROULET: Applications pratiques de la méthode immuno-électrophorétique. Premiers résultats. Praxis (Bern) 44, 73 (1955). — (73) SCHEIDEGGER, J. J.: Une micro-méthode de l'immunoélectrophorèse. Int. Arch. Allergy 7, 103 (1955). — (74) SCHEIDEGGER, J. J.: L'immuno-électrophorèse. Sem. Hôp. (Paris) 32, 2119 (1956). — (75) SCHEIDEGGER, J. J., E. MARTIN et G. RIOTTON: L'apparition des divers composantes antigéniques du sérum au cours du développement foetal. Schweiz. med. Wschr. 86, 224 (1956) — (76) SCHEIDEGGER, J. J., et R. MARTIN-DU PAN: Etude immuno-électrophorétique des protéines sériques du nouveau-né et du nourisson. Et. néonat. 6, 135 (1957). — (77) SELIGMANN, M., B. GOUDEMAND, A. JANIN, J. BERNARD et P. GRABAR: Etudes immunochimiques sur la présence de fibrinogène dans extraits des leucocytaires. Rev. Hémat. 12, 302 (1957). — (78) SHERMAN, W. B., S. F. HAMPTON and R. A. COOKE: The placental transmission of antibodies in the skin-sensitive type of human allergy. J. exp. Med. 72, 611 (1940). — (79) STÜRMER, K.: Die Elektrophorese in der Geburtshilfe und der Gynäkologie in H. J. ANTWEILER: Die quantitative Elektrophorese in der Medizin. Berlin-Göttingen-Heidelberg: Springer 1957.

(80) TOBLER, R., u. H. COTTIER: Familiäre Lymphopenie mit Agammaglobulinämie und schwere Moniliasis. Helv. paediat. Acta 13, 313 (1958). — (81) TOBLER, R.: Frühkindliche transitorische Agammaglobulinämie. Helv. paediat. Acta 13, 339 (1958).

(82) VAHLQUIST, B.: Placental transfer of antibodies in human beings. Et. néonat. 1, 31 (1952). Advances Pediat. 10, 305 (1958).

(83) WASZ-HÖCKERT, O., O. WAGER, T. HAUTALA u. O. WIDHOLM: Ann. Med. exp. Fenn. 34, 444 (1956). — (84) WEBER, R.: Molecular weight of cold hemagglutinins. Vox sang. 1, 37 (1956).

43. Development of antibody formation and resistance to infection

By

B. Vahlquist

With 5 Figures

There is still considerable confusion in the literature with respect to the morphology and the function of the reticuloendothelial system. In addition to what has been said on pp. 345 f. I shall, therefore, cite some data mainly collected from the recent monograph by Marshall, "An outline of the cytology and pathology of the reticular tissue" (8).

Marshall defines "reticular tissue" as: "A tissue composed of fixed cells (primitive reticular cells) supported on a framework of fibrils and including all cells in the body derived from this tissue". He adds: "This definition includes the lymph nodes and thymus, bone marrow and spleen, as the organs which are solely or mainly composed of reticular tissue. — In addition to these complete organs, elements of this tissue exist scattered throughout the body, both as tissue histiocytes and fibroblasts, the cells of the peripheral blood, and as primitive elements which under stimulation, e. g. in extra-medullary myelopoesis, can proliferate to produce any of the cells found in the lymphatic or myeloid tissue. There exist, therefore, both permanent centres of reticular tissue and a great potential reserve spread throughout the body."

With respect to function the same author gives 5 different types, of which the most obvious and accepted are the following 4, all dealing directly or indirectly with resistance to infection.

1. Blood cell formation (including all cells of the peripheral blood).
2. Functions of the macrophage system (primarily phagocytosis in all forms; phagocytosis of micro-organisms, foreign material and dead tissue, including effete red cells and possibly also regulation of leucocytes and platelets).
3. Antibody formation.
4. Formation of reticular fibrils and fibrous tissue, which are important, among other things, in the process of repair following injury and inflammation.

The importance of the RES in antibody formation has been elucidated in recent years by investigators from various countries, notably from Scandinavia. More than 20 years ago the histologist Glimstedt demonstrated that animals reared under aseptic conditions will never develop germinal centres in their lymph nodes. During the years which followed some American authors (3, 4) presented results of experiments in animals which seemed to indicate the role of the lymphocytes in antibody formation. To-day the widely accepted opinion based on experiments by Björneboe and Gormsen (1) and by Fagraeus (5) is that the plasma cell and its precursors play an important, perhaps decisive, role in the formation of antibodies. The mechanism possibly involves up-take of the antigen by one type of cells followed by a transfer of the modified antigen to early plasma cell precursors. This interpretation — like other earlier ones — involves the assumption that antibody formation is accompanied by cellular proliferation, and is not merely a result of the functional activity of the cells.

Of the total amount of circulating antibodies a large proportion belongs to the γ-globulin fraction of the plasma. The following discussion will deal with sero-logically defined antibodies and also the electrophoretically or chemically deter-mined γ-globulin fraction (see also p. 315ff. and p. 350ff.).

Passive antibody supply

Specific antibodies and γ-globulin can both be demonstrated in the blood of the human foetus during the second part of pregnancy. Under physiological conditions these fractions are entirely derived from the mother and carried to the foetus by

way of the placenta. Accor-dingly they do not reflect any active function of foetal RES. Nevertheless I have deemed it of interest to give an outline of our knowledge in regard to this passive supply of antibodies[1].

Some animal experiments are of interest in that they clearly demonstrate the ex-tent to which fundamentally important biological func-tions may differ between animals and man. In many species, among them our common domestic animals like the cow, horse, goat and pig, the supply of antibodies to the offspring follows mainly the colostral route. Not only

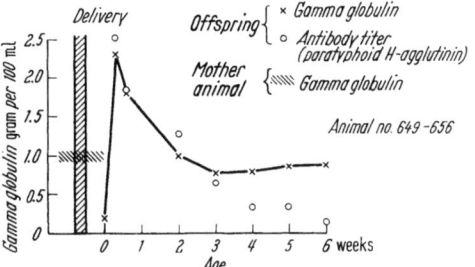

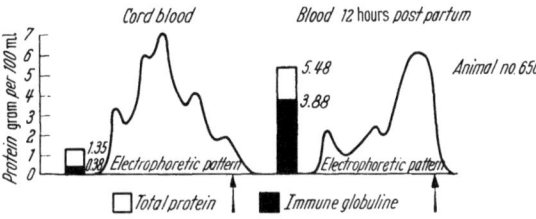

Fig. 1. Rise in antibody titer and in immune globulin levels in piglet after oral ingestion of colostrum rich in paratyphoid H agglutinin. After NORDBRING and OLSSON (9)

antibodies and electrophoretically related immune globulins, but also other types of proteins are transferred in large amounts and seemingly intact from the colo-strum through the mucosal membranes with the result that the protein level in the plasma of the newborn animal is increased many times in the lapse of less than 24 hr. This is one of the most striking examples of how nature creates ingenious mechanisms in order to guarantee the continuance of new generations. These problems, which in the rearing of domestic animals are of great practical import-ance, are illustrated in Fig. 1 (from a thesis by NORDBRING).

In man the most important means of antibody and γ-globulin transfer to the offspring is via the placenta. The antibody pattern of the newborn child is govern-ed by several factors: the actual antibody pattern of the mother, the permeability of the placenta to different types of antibodies and the gestational age of the foetus. Each one of these factors deserves some comment.

The antibody pattern of the mother varies from time to time, from region to region and also from one subject to the other, depending of differences in antigenic experience. For this reason the antibody pattern of the newborn will vary from child to child. A classical example is the situation with respect to diphtheria. In the twenties widespread maternal immunity to this disease was prevalent in the Western hemisphere, as demonstrated by a large survey in the New York area (15) with 80—90% of the adults Schick negative. To-day, thirty years later, the situa-tion has changed completely. In many countries the incidence of Schick negative

---

[1] For a fuller review see (12).

reactors due to infection is only 20%, often considerably less than that. Over and above this figure is a varying percentage of induced immunity, though usually weak with low titres following vaccination in childhood. As a direct consequence of this trend, newborns in many countries, including Scandinavia, nowadays rarely have diphtheria antitoxin in their blood in measurable quantities. The time-honoured statement, still to be found in some textbooks, that newborns are immune to diphtheria thus to-day gives a completely false picture.

The situation for diphtheria is not unique. As long as improved hygiene, combined with other preventive health measures, reduce the frequency of con-

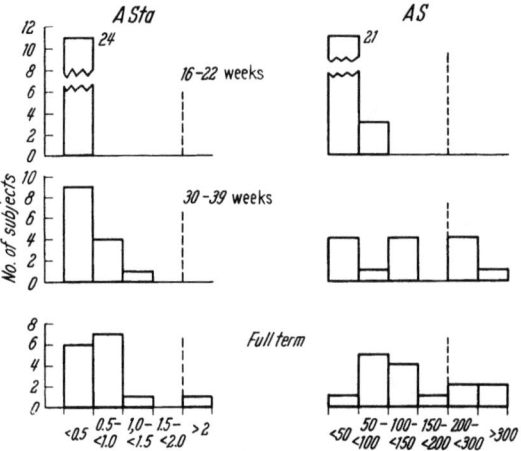

Fig. 2. Antibody titers in human fetuses by gestational age (cf. 12) *AST*, antistreptolysin; *ASTA*, antistaphylolysin

tagious diseases, the antibody titres of the mothers and their offspring will successively decrease. But certain diseases still appear with the same prevalence as ever. A typical example is measles. Antibodies against this disease are still found in the same high — almost 100% — frequency in adults and thus also in newborns, since these antibodies easily pass through the placenta.

Placental permeability. It is, indeed, remarkable that a large number of antibodies do pass through the placenta. As we know, antibodies are all high molecular compounds, usually with a molecular weight around 150,000 or higher. In the human foetus the only possible route is through the membranes of the placenta, which separate the circulatory systems of the mother and the foetus. The situation with respect to the γ-globulins is unique, since other types of globulins as well as albumin are manufactured in the foetus, or to some extent probably within the placenta (see also p. 356 and p. 315).

The dividing line between physiology and pathology of the placenta is not always very distinct, especially during the last part of gestation. Fibrin deposits, infarction and other degenerative changes diminish the permeability, whereas ruptures, large or small, may create artificial shunts between the maternal and foetal circulation. There is, however, no doubt whatever that the regular transfer of γ-globulin and antibodies is a truly physiological phenomenon. On the other hand, abnormal communication may explain the sporadic appearance in the blood of the foetus of antibodies which normally are not permeable.

Our knowledge concerning the mechanism of antibody transfer in utero is still scanty. It is reasonable to believe that active membrane processes are involved. It would otherwise be hard to explain observations sometimes made of antibody concentration higher in the cord blood than in the mother's blood. More commonly, however, the titres are equal or there is a definite decrease from mother to foetus.

Among the antibodies which obviously pass with relative ease through the placenta, since the concentration at term is about equal on both sides, are antitoxins (diphtheria, tetanus), antihemolysins (antistreptolysin, antistaphylolysin), anti-viral antibodies (measles, polio) some complement-fixing antibodies (influenza, parotitis, toxoplasmosis) and anti-Rh-con-glutinins.

In a second group, comprising those antibodies which pass through with some difficulty, since at term the titres are regularly lower in the child than in the mother, among others the following should be mentioned: antibacterial antibodies (H. influenzae and dysentery), some complement-fixing antibodies (syphilis) and iso-agglutinins (anti-A, anti-B).

In a third group, finally, are the antibodies not available to the foetus, the analysis demonstrating zero level in cord blood even if the antibody is present in high titre in the mother's blood. To this group belong, among others, certain antibacterial antibodies (typhoid "H", B.coli "H" and "O"), allergens (skin-sensitizing) and anti-Rh-agglutinins.

Time of gestation. γ-globulins and antibodies do not make their appearance in foetal blood in measurable quantities until mid-pregnancy. Their concentrations then successively increase to reach their final level in the 8th to 9th months of gestation. In premature newborns with very low birthweight the antibody concentrations are on an average somewhat lower than in full term infants (Fig. 2).

It is thus obvious that a considerable number of antibodies pass through the human placenta. Some of these antibodies are of direct importance from the immunity point of view and endow the child with more or less complete protection during the first months of life. The most important ones, from this point of view, are those commonly found in commercial γ-globulin products, i. e. antibodies against measles, hepatitis, also to a certain extent polio, german measles and probably other viral diseases. Empirical observation has led to the conclusion that protection against measles is usually complete for about 4 months and partial for another 2 months. The duration of protection in this case as well as in other similar ones obviously depends on the initial concentration of antibodies. If this is markedly variable, as in the case of diphtheria, the duration of protection will also be markedly variable. In some cases, e. g. diptheria antitoxin and Rh-antibodies, it has been possible to show that the decline of antibody titres follows an exponential curve with a "half-life" of about 4 weeks. Provided the initial concentration is known it is then possible to calculate the titre at any given time later.

By no means all of the antibodies transfered from mother to child are of protective value. A considerable number are inert, and finally there is a very important group belonging to the auto- and iso-immune type of antibodies which are potentially harmful to the foetus, sometimes seriously. But this aspect is beyond the scope of this contribution.

Active antibody formation

As far as we know, under physiological conditions neither in animals nor in man does any active formation of antibodies occur before birth. Only after birth, as a reaction to the various antigenic stimuli, microbial or others, to which the subject is then exposed, does antibody formation start.

Animals, like foals, which are reared without access to colostrum and hence start from scratch, demonstrate the onset of active antibody formation during the first weeks of life by gradually increasing titres of antibodies as well as of γ-globulin. In animals, like mice, reared under aseptic conditions, i. e. free from bacteria but not definitely free from virus, the formation of antibodies and γ-globulins is greatly weakened and delayed (7).

In man under ordinary circumstances it is not possible to observe the first period of active γ-globulin formation, since this is concealed by the passively transferred γ-globulin. An exception is found in that "experiment of nature" which is now well known as a-γ-globulinaemia. A case was reported (6) where a mother of 30 with an acquired form of the disease had only $0,01-0,015$ g-% of γ-globulin in her blood. The child at birth had no γ-globulin and was immunologically unresponsive. The authors write: "This condition of immunologic

unresponsiveness persisted for approximately 50 days. During the second neonatal
month, however, the baby began to form both γ-globulin and antibody."

These observations concerning the onset of active γ-globulin formation are
parallelled in the results obtained in studies on antibody formation following
immunization in early life. Even in the very first week of life a strong antigen like
diphtheria toxoid will elicit a definite antibody response. In two essential respects,
however, this response differs from that found later in life: the reaction is delayed
and the final titre is suboptimal. In 1948 I made
a study of this problem (13), and a few years
later a more detailed investigation was reported
by other workers (10). Fig. 3 gives some of their
results.

In premature infants the response to immunization in the neonatal period is probably some-

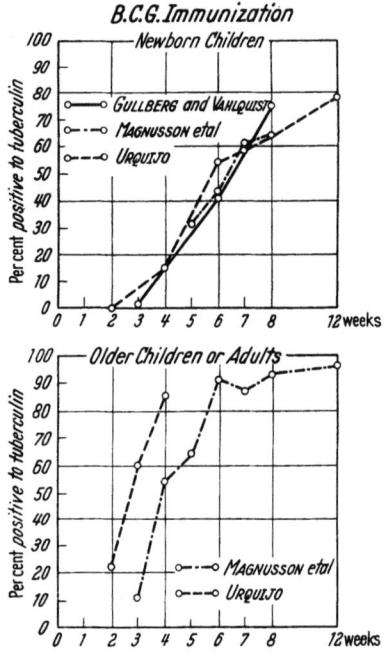

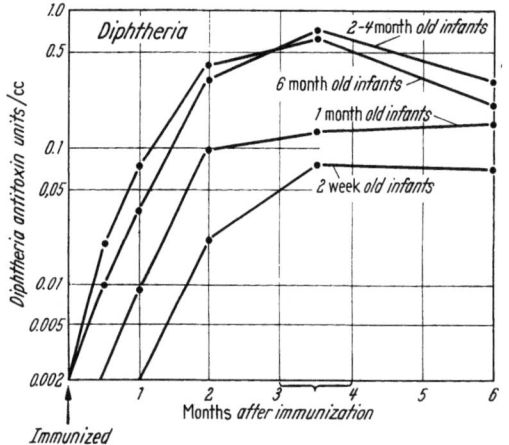

Fig. 3. Diphtheria immunization. Mean response of infants of
different age groups. After Osborn, Dancis, and Julia (10)

Fig. 4. BCG immunization. Time table for
tuberculin response in different age groups

what more "immature" than in full term children (14). If the immunization
is performed when the premature child has reached a weight corresponding to
average normal birth weight, its reaction is definitely superior to that of a full-
term child immunized immediately at birth (2). This observation clearly demonstrates that the development of immunological responsiveness is by no means
just a process of maturation but is also influenced in an important way by antigenic stimuli from the environment acting in a non-specific way.

For a different type of immunization, BCG, a vast amount of material concerning the responsiveness in early life is available. Originally it was assumed that
newborns responded poorly to this type of immunization. This assumption has,
however, proved to be false and was obviously caused by the interaction of dia-
placentally transmitted antibodies at a time when BCG was restricted to the
offspring of mothers with active TB. In newborns of healthy mothers or mothers
with inactive TB, the "take" of BCG is around 95% or higher, i. e. well comparable
to that of adults. Still there is again an important difference in the type of response,
this being definitely delayed in the newborn. This is seen in Fig. 4.

It would be interesting to have dates of antibody response to one and the same
type of natural infection occurring in varying age periods. It goes without saying
that such material could be obtained but, to the best of my knowledge, no good

statistics are available. We do know, however, that not only children born at term but also prematurely born children may develop antibodies following extra-uterine — sometimes even intrauterine — infection, e. g. syphilis, toxoplasmosis, staphylococcal and various viral infections.

The transition from the first period of life with passively acquired antibodies and γ-globulin to the following period characterised by the successive appearance of actively formed antibodies and of γ-globulin under the influence of spontaneous infection is well illustrated by figure 5 [taken from a thesis by TUNEWALL (11)].

The successive development of antibodies under the influence of spontaneous natural infection fol-lows patterns which vary from time to time and in different regions. Complete cross-sectional studies of different age groups using the whole battery of modern serological me-thods might produce important new data for a more complete study of the natural history of successive clinical and subclinical infections in early life.

Circulating antibodies only form one part of the resistance to infection, although admittedly an important one. Many other factors contribute to it, to mention just a few: the phagocytic function of leucocytes and sessile macrophages, the surface microbial growth conditions and permeability of the body mem-branes. Many of these mechanisms have only been very inadequately studied and the influence of age is often ignored. Added together — humoral as well as cellular mecha-nisms — they produce a whole which

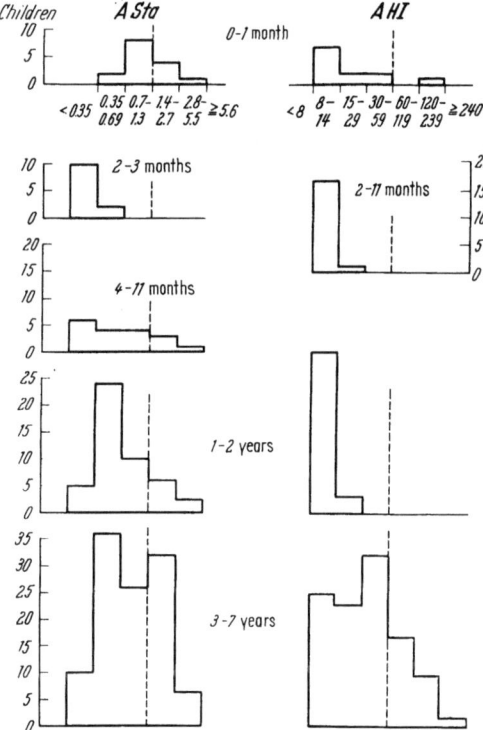

Fig. 5. Distribution of antibody titers by age in healthy children. *AHI*, antibody to Hemophilus influenzae. After TUNEVALL (11)

can sometimes cause striking differences in susceptibility to infection in various age groups. This fact is well illustrated by table 1, which presents the situation in one specific clinical disease.

Table 1. *Purulent meningitis.* Pediatric Clinic, Uppsala, 1938—1953

Age group	Coli	H.infl.	Pn.cocc.	Men.cocc.	Str.cocc.	Non classified	Total
0—2 we	5	0	0	1	1	3	10
2 we —3 mos	0	3	1	3	0	1	8
3 mos—1 y	0	3	4	5	0	5	17
1 y —4 y	0	4	3	14[1]	1	4	26
5 y— 9 y	0	0	1	5[1]	0	3	9
10 y — 14 y	0	0	0	0[1]	0	3	3

[1] These figures are too low, since some cases were treated from the beginning in a hospital for contagious diseases.

To sum up, passively transferred antibodies form an important source of immunity to a group of diseases, primarily viral in origin, during the first few months of life.

Active antibody formation can be elicited at birth, but the response is at first delayed and incomplete. After the first 3 months the results of artificial immunization often compare favourably with those obtained later in life.

References

(1) BJØRNEBOE, M., and H. GORMSEN: Acta path. microbiol. scand. **20,** 649 (1943).

(2) DANCIS, J., J. J. OSBORN and H. W. KUNZ: Pediatrics **12,** 151 (1953). — (3) DOUGHERTY T. F., and A. WHITE: Amer. J. Anat. **77,** 81 (1945).

(4) EHRICH, W. E., and T. N. HARRIS: J. exp. Med. **76,** 235 (1942).

(5) FAGRAEUS, A.: Antibody production in relation to the production of plasma cells. Stockholm 1948.

(6) GOOD, R. A., and S. J. ZAK: Pediatrics **18,** 144 (1956). — (7) GUSTAFSSON, B.: Lecture at the VII international congress for microbiology. Stockholm 1958.

(8) MARSHALL, A. H. E.: An outline of the cytology and pathology of the reticular tissue. London 1956.

(9) NORDBRING, F., and B. OLSSON: Acta Soc. Med. Upsalien **62,** 193 (1957).

(10) OSBORN, J. J., J. DANCIS and J. F. JULIA: Pediatrics **9,** 736 (1952).

(11) TUNEVALL, GÖSTA: Thesis. Acta paediat. (Uppsala) Suppl. **92** (1952).

(12) VAHLQUIST, B.: The transfer of antibodies from mother to offspring. Advanc. Pediat. 10 (1958). — (13) VAHLQUIST, B., U. MURRAY and B. PERSSON: Acta paediat. (Uppsala) **35,** 130 (1948). — (14) VAHLQUIST, B., and F. NORDBRING: Acta paediat. (Uppsala) **41,** 53 (1952).

(15) ZINGHER, A.: Amer. J. Dis. Child. **25,** 392 (1923).

44. Allergie im Kindesalter

Von

G. Erdmann

Mit 4 Abbildungen

A. Das Wesen der Allergie

Der menschliche Organismus verfügt über eine von Natur aus vorhandene Widerstandskraft gegen unbelebte und belebte Schädlichkeiten. Diese sog. *Resistenz* ist genetisch fixiert und individuell verschieden stark ausgeprägt. Durch Entwicklung der *Immunität*, den nach Erstinfekt gegen einen weiteren Infekt erworbenen Schutz (15), begegnet der Körper der Vielfalt von möglichen infektiösen Noxen, die nach der Geburt auf ihn einwirken. Für die erste Lebensepoche gewähren diaplacentar übernommene Immunkörper den dringend erforderlichen Schutz (s. S. 362ff.). Im Gegensatz dazu beruht die *Allergie auf einem pathogenen Prinzip.* Wir verstehen darunter die durch vorausgegangenen Kontakt mit Allergenen — häufig auf konstitutionell-hereditärer Basis — entstandene erhöhte Empfindlichkeit gegen erneuten Kontakt mit der gleichen Antigensubstanz. Eigenartigerweise überkreuzen sich bei einer Reihe von Krankheiten erwerbbarer Schutz und Allergie.

Beim Studium grundlegender Probleme der Allergielehre sind klare Definitionen der Allergie unabdingbare Voraussetzungen. Hansen (20) bezeichnet die Allergie als spezifisch veränderte Reaktionsbereitschaft infolge Antikörperdiathese. Nach Doerr (10) verstehen wir, abweichend von Pirquets (32) ursprünglicher Konzeption, unter dem Allergiebegriff von heute die pathogenen Antigen-Antikörperreaktionen (2).

B. Pathophysiologische Grundlagen der allergischen Krankheiten

Als *allergische Krankheiten* (oder Allergosen) gelten solche, deren Symptome sich auf die Folgen in vivo ablaufender Antigen-Antikörperreaktionen zurückführen lassen. Bei der Pathogenese der Allergosen sind verschiedene Etappen zu erkennen. Zunächst gelangt als Voraussetzung der Sensibilisierung ein *Allergen* durch Kontakt, Trauma, ärztlichen Eingriff, Nahrung oder Inhalation in den Organismus. Nach einer Latenzzeit rufen die Allergene vermittels ihrer antigenen Eigenschaften die Bildung von spezifischen Antikörpern hervor. Bei erneutem oder oft wiederholtem Kontakt mit dem sensibilisierenden Agens kommt es in vivo zur Auseinandersetzung der inzwischen gebildeten Antikörper mit dem zugehörigen Antigen. Diese Reaktion wirkt pathogen. Pharmakologische Substanzen, die man — nichts präjudizierend — mit H-Substanzen (Lewis) bezeichnet hat, werden freigesetzt. Sie veranlassen eine Kette biochemischer Reaktionen mit dem Effekt einer Zellalteration. Je nach der betroffenen Zellart entstehen unterschiedliche Symptome oder die verschiedenen isolierten allergischen Organerkrankungen des Menschen [evtl. gemäß der Hansenschen Kontaktregel (20)].

C. Überblick über die allergischen Erkrankungen im Kindesalter

Wenn wir die funktionelle Entwicklung des Kindes im Hinblick auf die Allergie untersuchen, so ist es zunächst erforderlich, einen *Überblick* über die im Kindesalter vorkommenden *allergischen Krankheiten* zu geben; denn die Auslegung des Allergiebegriffes im Schrifttum variiert stark. Die Ansichten darüber, welche Krankheitsbilder zum Formenkreis der Allergie gerechnet werden, differieren sehr. Man darf nicht annehmen, daß die klinische Allergie etwas Einheitliches darstellt. Nur das Grundprinzip, die Auseinandersetzung zwischen Antigen und Antikörper, ist allen allergischen Krankheiten gemeinsam. Wir haben zur Erläuterung dieser Auffassung ein einfaches Schema entworfen, das in den verschiedenen Spektralfarben jeweils als Halbkreis links die experimentellen Phänomene der Allergie und rechts in den entsprechenden Sektoren die klinischen Krankheitsbilder darstellt. In der inneren Peripherie sind rechts die allergischen Krankheiten locker in bezug zu auslösenden Ursachen *(Allergenen)* gebracht, während in der äußeren Peripherie eine gewisse Zusammenfassung einzelner allergischer Krankheiten zu pathogenetisch zusammengehörigen Gruppen wie: Atopie (Allergie im engeren Sinne), Anaphylaxie (iatrogen), den verwandten Begriffen Immuno-Hämatologie und Immuno-Pathologie erfolgt ist (vgl. Abb. 1).

Weiterhin haben wir nach Maßgabe der beteiligten *Antikörper* eine Unterteilung in zwei große Reaktionstypen (56) vorgenommen, aus der wiederum mit aller Deutlichkeit hervorgeht, wie inhomogen der Begriff der allergischen Krankheiten ist (vgl. Tab. 1).

Tabelle 1. *Allergie im Kindesalter* (Gruppierung nach Reaktionstyp und nach Maßgabe der Antikörper)

I. *Sofort-Reaktion* in Verbindung mit zirkulierenden Antikörpern.

    A. *Anaphylaxie* in Verbindung mit präzipitierenden, anaphylaktischen und komplementbindenden Antikörpern (eigentliche experimentelle Allergie, auch „iatrogene Allergie").
        1. Anaphylaktischer Schock
        2. Serumkrankheit
        3. Arthus-Phänomen (sog. lokale Anaphylaxie)

    B. *Allergie im engeren Sinne (= Atopie)* in Verbindung mit Reaginen (hautsensibilisierenden Antikörpern), ohne bezug zu präzipitierenden und passiv Anaphylaxie bewirkenden Antikörpern. Erblichkeit von Bedeutung.
        1. Ekzema infantum (atopische Dermatitis)
        2. Urticaria, Quincke-Oedem
        3. Gastrointestinale Allergie
        4. Asthma bronchiale allergicum
        5. Heufieber
        6. Allergie des ZNS

II. *Spät-Reaktion* in Verbindung mit cellulären Antikörpern.

    A. *Kontakt-Dermatitis*
    Auslösung auf verschiedene Weise (Chemikalien, Medikamente, pflanzliche Allergene, physikalische Momente).

    B. *Tuberkulin-Typ* mit Beziehung zu Infektionen.
        1. Tuberkulose
        2. Pilzinfektionen (bspw. Trichophytie, Histoplasmose u. a.)
        3. Streptokokkeninfektionen (und Nachkrankheiten)
        4. Virusinfektionen (bspw. Kuhpocken)
        5. Bang, Rotz.

D. Funktionelle Entwicklung der Allergie

Unsere beiden Schemata (Abb. 1 und Tab. 1) lassen schon vermuten, daß es schwer hält, einzelne Beobachtungen über den Funktionswandel bei den verschiedenen Allergosen im Kindesalter auf einen Nenner zu bringen. Die im Sinne der

Allergie veränderte Reaktionsweise des Organismus hängt nicht allein von der Natur der Allergene ab, sondern auch von ihrem Invasionsmodus sowie Erb-, Konstitutions- und Zeitfaktoren. Die Produktion der Antikörper variiert u. a. nach der Applikationsweise der Allergene. So ist es durchaus nicht gleichgültig,

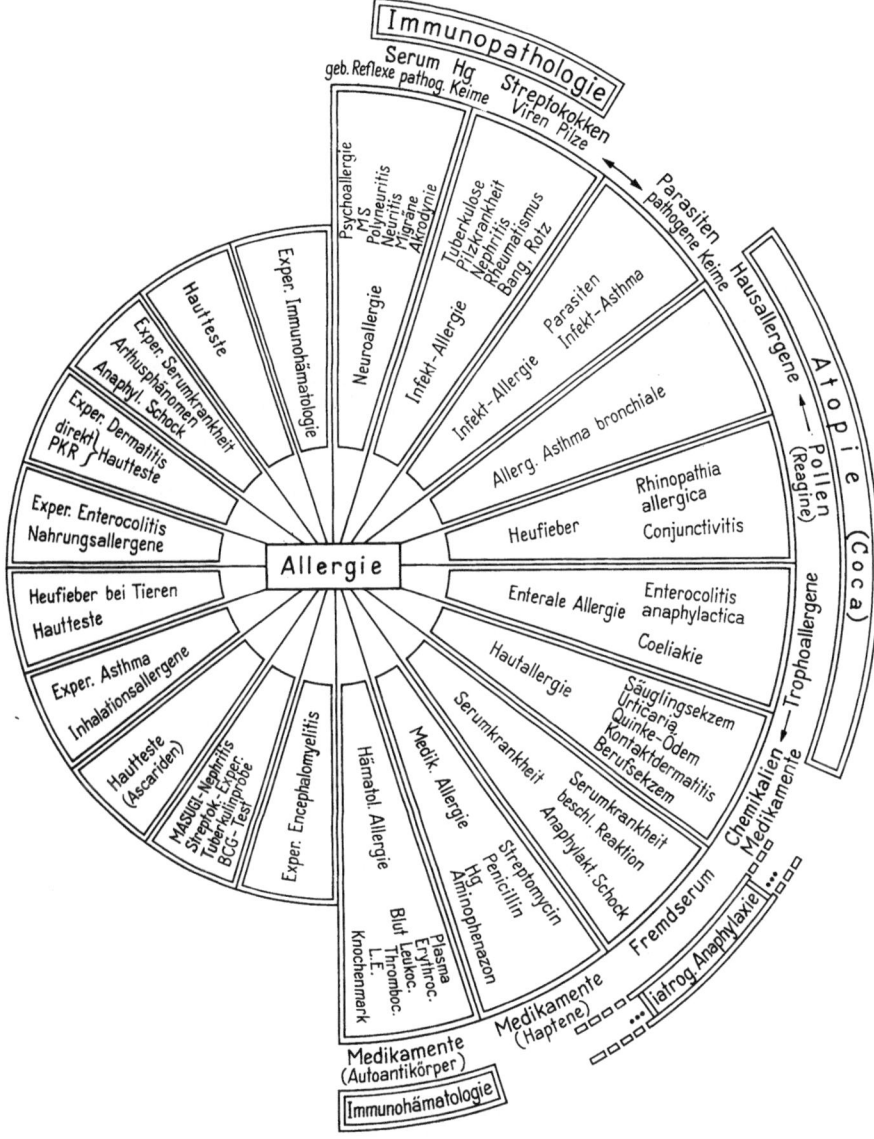

Abb. 1. *Allergieschema (als Spektrum).* Linker Halbkreis: *Experimenteller Sektor* a Tierversuche b Teste für die Klinik. Rechter Halbkreis: *Klinischer Sektor* mit verschiedenen Teilgebieten der klinischen Allergie. (Angaben über auslösende Ursachen: in der inneren Peripherie.)

ob das Allergen in der Form von Nahrungseiweiß, Pollenstaub und Krankheitskeimen (Viren, Kokken, Tuberkelbacillen, Pilzen) oder durch ärztlichen Eingriff in der Form von artfremdem Serum, Allergenextrakten oder den verschiedenen Medikamenten in den Körper gelangt. Einmal beantwortet der Organismus den

Allergeneintritt mit zirkulierenden Antikörpern, das andere Mal mit cellulären. Außerdem entstehen als Folge der verschiedenen Allergene serologisch verschiedene Antikörper, beispielsweise präzipitierende, anaphylaktische und komplementbindende sowie hautsensibilisierende Antikörper.

Als Erfahrungstatsache in der Pädiatrie gilt, daß sich im allgemeinen Symptome allergischer Krankheiten nicht in den ersten Lebenstagen und -wochen einstellen, sondern erst nach Ablauf des 1. Trimenons. Das hängt wohl damit zusammen, daß das junge Kind Allergenen weniger ausgesetzt ist und bei Allergenkontakt bedeutend weniger zu Erscheinungen der Allergie neigt als das ältere Kind und der Erwachsene unter sonst gleichen Voraussetzungen.

E. Allergie beim Fetus?

Bekanntlich stellen sich entzündliche Reaktionen des Organismus erst nach Wochen des intrauterinen Fetallebens mit der Entwicklung des Kreislaufs ein (34), so daß vor dieser Lebensperiode entzündliche Organläsionen nicht zu beobachten sind. Mit morphologischen Hinweisen auf allergische Krankheiten ist in dieser Entwicklungsstufe nicht zu rechnen. Als früheste funktionelle Äußerung des Fetus auf Allergene wurde der Singultus fetalis (1) beschrieben (28). Es gelang, durch Zufuhr bestimmter Nahrungsmittel bei meist allergischen Müttern in etwa einem Viertel von 21 Fällen während des Fetallebens als Curiosum einen intrauterinen Singultus zu provozieren.

Diese Beobachtungen sind unseres Wissens nicht reproduziert worden. Sie haben jedoch Bedeutung für das Problem der *diaplacentaren Passage* von Antigenen oder Antikörpern (vgl. S. 315, S. 353 und S. 363).

Der Fetus ist weitgehend vor Allergeneinfluß geschützt, da zwischen ihm und dem mütterlichen Blut die Placenta als kritische Scheidewand funktioniert. Mit dem Übergang von nativem Fremdeiweiß ist nicht zu rechnen, doch passieren erwiesenermaßen Medikamente, wie das Penicillin. Diese können als Haptene wirken. Mit dem Übertritt bestimmter Antikörper durch die Placenta ist zu rechnen (41, 47). Das bekannteste Beispiel bietet die Erythroblastose, bei der pathogene Antikörper von der Mutter auf das Kind übergehen.

Die intrauterine Allergisierung ist in Verbindung mit der Antikörperpassage zu betrachten (38b). Man vermutet sogar, daß der übermäßige einseitige Genuß bestimmter Speisen seitens der Graviden zur Sensibilisierung des Kindes Anlaß geben kann (38a). Gewichtige Stimmen sprechen jedoch gegen die Bedeutung dieses Sensibilisierungsmechanismus (54, 57).

Eine passive Sensibilisierung des menschlichen Feten ist theoretisch möglich, eine aktive nicht erwiesen.

F. Allergie beim Neugeborenen

Mit der Geburt gelangt das Neugeborene in eine Umwelt, die offenbar zunächst als allergenarm zu bezeichnen ist. Die angewandten Pflegemittel sind seit langem erprobt, spezielle reizlose Puder und milde Seifen fehlen nur in Notzeiten. Trotzdem ist beispielsweise an die ursächliche Bedeutung der Pflegemittel für das flüchtige Exanthema toxicum neonatorum gedacht worden (17), während diese Krankheit von anderer Seite (26) als allergische Reaktion beschrieben worden ist. Sie soll auf dem diaplacentaren Übergang „individual- und funktionsfremder Stoffe" beruhen und nach dieser vorangegangenen Sensibilisierung im Verlaufe der Geburt ausgelöst werden. Die beobachtete ausgesprochene Eosinophilie wird als Hinweis auf die allergische Pathogenese gedeutet.

Allen allergischen Erkrankungen in der Fetalzeit und im Neugeborenenalter eigentümlich ist die Tatsache, daß sie nicht oder nur im Ausnahmefall zustande kommen auf Antigenangebot und nachfolgende aktive Antikörperbildung, sondern durch passive Antikörperübertragung. Autochthone Antikörperbildung ist in diesem Lebensabschnitt wohl ausgeschlossen. Beim Tier können die Verhältnisse anders liegen. Da die passive Sensibilisierung beim Menschen im Gegensatz zur aktiven erfahrungsgemäß nur kurze Zeit anhält, können Beobachtungen beim Tier (7, 38b) nicht auf den Menschen übertragen werden.

G. Erblichkeit und Konstitution

Für die menschliche Allergie sind zweifellos erbliche Momente von Belang. So hat das Gebiet der Atopie (Säuglings-Ekzem, Heufieber, Asthma usw.) in der Konzeption von Coca ausgesprochene Beziehungen zur Vererbung. Mit dem Ein-

fluß der Erbmasse auf die Neigung zur allergischen Reaktionsweise haben sich besonders amerikanische Autoren (8, 51, 38c, 55) befaßt. Sie stellten u. a. fest, was für unsere funktionelle Betrachtungsweise recht wichtig ist, daß der Zeitpunkt der Manifestierung allergischer Symptome von erblicher Belastung abhängt (8, 55).

Wenn die Probanden von seiten beider Eltern mit atopischen Krankheiten belastet waren, so entwickelte ein Großteil der Kinder Krankheitsbilder des gleichen Formenkreises bereits im Säuglingsalter oder in der frühen Kindheit. Bei einseitiger Vererbung dagegen manifestierten sich allergische Symptome erst um die Pubertät herum, während in Familien mit negativer Vorgeschichte Aller-

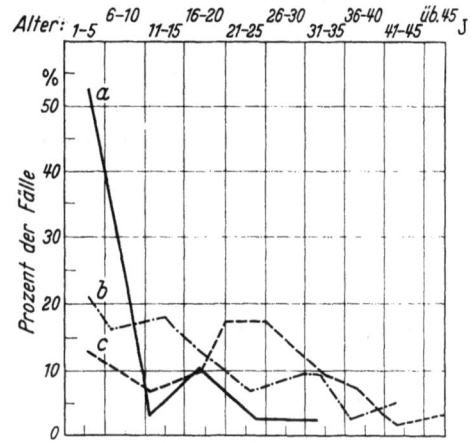

Abb. 2. Manifestation allergischer Krankheiten nach dem Grad der erblichen Belastung [entnommen aus: Ann. Eugen. (Lond.) 7, 142 (1936) nach Wiener et al.]

gosen im Erwachsenenalter einsetzten (vgl. Abb. 2). Hanhart (19) verdanken wir eine große Reihe interessanter Beobachtungen über die Vererbung allergischer Krankheiten. Er zeigte an Stammbäumen von Allergikerfamilien, daß mit Sicherheit die allergische Diathese, die den Boden für phänotypische Allergie-Manifestationen bereitet, vererbt werden kann. Es folgt keine direkte Vererbung einer bestimmten allergischen Erkrankung, sondern die Erscheinungen wechseln in den betroffenen Familien regellos in bunter Folge. Der Vorgang der Sensibilisierung durch Allergene löst den Funktionswandel des Organismus aus.

Schmidt (47) vermutet, daß zwischen Allergikern und Normalpersonen konstitutionelle Unterschiede bestehen. Der Allergiker bildet intensiver, ja gelegentlich ausschließlich Reagine (das gilt besonders für das Gebiet der Atopie), während der normal Reagierende solche Antikörper zwar ebenfalls, jedoch in geringerem Maße produziert. Beide unterscheiden sich interessanterweise in der Entwicklung blockierender Antikörper, die der Allergiker erst nach parenteraler Desensibilisierung ausreichend entwickelt, während sie bei normergischen Menschen überwiegen.

H. Klinische Beispiele für die funktionelle Entwicklung der Allergie

Wir haben die passive Übertragung von Antikörpern, die bei Manifestationen der Allergie im Fetalleben und der Neugeborenenzeit stattfinden kann, vorweggenommen. Wir haben erkannt, daß konstitutionelle und hereditäre Momente für das Gebiet der Allergie grundlegende

Bedeutung haben. Um einen Eindruck davon zu erhalten, wie sich die funktionelle Entwicklung in den einzelnen Teilgebieten der Allergie abspielt, ist es erforderlich, daß wir anhand einiger markanter Beispiele typischer allergischer Krankheiten des Kindesalters dem Problem des Funktionswandels der Allergie nachgehen. Hierbei interessiert, ob die spezifische Reaktionsfähigkeit (die ja gegenüber der Norm definitionsgemäß bei der Allergie verändert ist) in den verschiedenen Altersstufen Unterschiede aufweist und wodurch diese Unterschiede ggf. bedingt sind. Daraus ergeben sich Hinweise auf die für den Funktionswandel wesentlichen Bedingungen.

1. Nehmen wir als klassisches Beispiel, das gewissermaßen jederzeit experimentell reproduziert werden kann und dessen Verständnis durch die Anaphylaxie im Tierversuch erleichtert ist, die *Allergie gegen heterologes Serum*. Es handelt sich dabei um die Reaktion des kindlichen Organismus auf einmalige oder wiederholte parenterale Einverleibung artfremden Eiweißes (durch Verwendung von Diphtherie- oder Tetanus-Heilserum verschiedener Tierarten). Die einschlägigen Krankheitsbilder gehören in den Sektor der iatrogenen Allergie oder Anaphylaxie[1].

Betrachten wir zunächst die relativ einfachen Verhältnisse bei der *Serumkrankheit (4, 33)*. Das Allergen besteht aus parenteral einverleibtem Fremdserum. Man bietet damit kein reines Allergen, sondern ein aus den verschiedenen Fraktionen des Serumeiweißes bestehendes Allergengemisch dem Organismus parenteral an. Nach einer Latenzzeit von etwa 8 Tagen, während der der Organismus typische präzipitierende Antikörper bildet, kommt es zu einer je nach Serumdosis und Lebensalter des Kindes unterschiedlichen Auseinandersetzung zwischen den neugebildeten Antikörpern und den verbliebenen Resten des anfangs zugeführten Allergens. Als Ausdruck dieser Reaktion entsteht die Serumkrankheit, gleichzeitig ist der Organismus gegen das entsprechende Fremdserum allergisch geworden.

Der Funktionswandel, der als Folge des Allergenangebotes eintritt, wird offenkundig, wenn man fälschlicherweise erneut das Serum der gleichen Tierart einverleibt. Je nach dem Stand der Antikörperbildung resultiert entweder Sofortreaktion, ja gelegentlich anaphylaktischer Schock oder beschleunigte Reaktion. Der sensibilisierte Organismus funktioniert oder reagiert auf wiederholtes Angebot von Fremdserum völlig verschieden im Vergleich zum normalen.

Nun ist aber außerdem ein spezieller altersabhängiger Funktionswandel beim Kind zu beobachten, wenn wir das Alter des Patienten zum Zeitpunkt der Seruminjektion in Betracht ziehen. Bereits Schlossmann *(46)* und Moll *(31)* war es aufgefallen, daß eine aus prophylaktischen und therapeutischen Gründen erfolgte Injektion des üblichen Diphtherie-Heilserums vom Pferd bei jungen Säuglingen nur ganz selten eine Serumkrankheit nach sich zog. Parallelen zu diesem Befund kennen wir aus Tierversuchen. Neugeborene und junge Kaninchen bilden präzipitierende Antikörper gegen intravenös zugeführtes Fremdserum überhaupt nicht oder nur mangelhaft *(31, 45, 12, 30)*. Offenbar ist eine gewisse Reife des jugendlichen Organismus Voraussetzung für eine wirkungsvolle aktive Antikörperbildung. Man könnte außerdem im Falle der Serumkrankheit beim Säugling mit einer mangelhaften Reaktionsbereitschaft des jugendlichen Gewebes rechnen, insbesondere der Haut. Dafür spricht auch die klinische Beobachtung, daß die Prausnitz-Küstner-Reaktion (PKR) auf normaler Säuglingshaut nach Zufuhr des gleichen Allergikerserums schwächer ausfällt als beim Erwachsenen *(5)*.

2. Obwohl die Serumkrankheit gelegentlich auch ohne Urticaria, nur mit Lymphknotenschwellung und leichter Temperaturerhöhung verläuft *(23)*, gilt der urticarielle Hautausschlag als spezifisches Exanthem der Serumkrankheit. Eine Fülle anderer Allergene führt jedoch ebenfalls zu *allergischen Dermatosen*. Überblicken wir nun die Manifestationen der Allergie auf der Haut, so gewährt uns dieser Sektor der für den Pädiater wichtigen Allergosen einen aufschlußreichen Einblick in die Zusammenhänge zwischen *altersbedingter Morphologie* und funktioneller Entwicklung der Allergie.

Während allgemein die Dermatitis seborrhoides und ihre Sonderform, die Leinersche Krankheit, nicht als allergische Dermatosen gelten und sich auf das 1. Trimenon beschränken, sehen wir ab 4. Lebensmonat einen bevorzugten Befall der kindlichen Haut mit *Säuglings-Ekzem*. Die Morphe des Ekzems wandelt sich bereits in den ersten beiden Lebensjahren. Das nässende und krustöse Gesichtsekzem wird früher beobachtet als das trockene disseminierte Ekzem *(43)*. Beziehungen zur morphologischen Reife der Haut sind anzunehmen; denn pathogenetisch bestehen keine Unterschiede [$^2/_3$ der Patienten erweisen sich überempfindlich gegen Eiklar und haben spezifische Reagine *(18)*]. Als Besonderheiten der Säuglingshaut gelten die Neigung zu starker Exsudation ins Gewebe und nach außen, die wesentlich geringere Dicke der Hornschicht der Epidermis [bei Neugeborenen 0,01—0,1 mm an der Beugeseite des Armes *(3)*, bei Kindern im 1. Monat bis zum Ende des 2. Lebensjahres zwischen 0,005—0,015 mm *(29, 44)*] und die Ausbildung der Hautcapillaren [frühestens in der 3. Woche, gewöhnlich aber erst am Ende des 3. Monats zeigen sie gleiche Anordnung wie beim Erwachsenen *(3)*]. Außerdem enthält die

---

[1] Hansen *(20)* hält strenge Trennung der Anaphylaxie und Atopie nicht für nötig und begründet diese Auffassung.

Säuglingshaut reichlicher Wasser und Kochsalz, im Fettgewebe weniger ungesättigte Fettsäuren (50). Bei Ekzematikern ist die Zahl der Doppelbindungen in der Kohlenstoffkette der Fettsäuren des Körperfettes erheblich vermindert, was pathogenetische Beziehungen zwischen Fettstoffwechselstörungen und Säuglingsekzem wahrscheinlich macht (9). Beziehungen zum Vitamin F-Haushalt werden ebenfalls diskutiert (16).

Gegen Ende des 1. Lebensjahres stellt sich in zunehmendem Maße Strophulus (Urticaria papulosa) als allergische Dermatose ein. Offenbar neigt das Kleinkind (erst nach dem 1. Halbjahr) mehr zu dieser papulösen Form der Urticaria, deren Ätiologie vorwiegend in Nahrungsallergenen zu suchen ist. 90% der betroffenen Kinder erkranken bis zum 3. Lebensjahr (39). Von Ausnahmen abgesehen, wird die typische Urticaria mit juckenden blassen Quaddeln erst jenseits des Spielalters beobachtet. Zu den auslösenden Ursachen gehören neben Nahrungsallergenen und vielen anderen Medikamenten Streptomycin und insbesondere Penicillin. Der Wandel in der Morphe ist auf die verschiedene anatomische und biochemische Beschaffenheit der kindlichen Haut in den einzelnen Altersstufen zurückzuführen, einen eigentlichen Funktionswandel vermissen wir hierbei.

3. Nehmen wir als weiteres Beispiel aus dem Sektor der Atopie oder der allergischen Erkrankungen im engeren Sinne die eingehend beforschte Ragweed-Pollinose. Spezifisches Antigen sind die Pollen der Compositenart Ambrosia elatior. Sie wirken nicht primär pathogen, sondern erst durch ihre Fähigkeit, bei den betroffenen Patienten Antikörperbildung hervorzurufen. Sensibilisierte Allergiker reagieren mit typischer Wall- und Erythemreaktion auf direkte Hauttestung. Außerdem entwickelt sich im Serum von Pollenallergikern ein Reagin, das mit PKR nachzuweisen ist.

Untersuchen wir die verschiedenen Altersstufen auf ihre Empfindlichkeit gegen die Pollen, so ist zunächst festzustellen, daß offenbar Reagine der Pollinose diaplacentar nicht übertragen werden können (48, 47a). Wohl aber sind seltene Fälle von Heufieber bei Neugeborenen und im frühen Säuglingsalter beschrieben, und zwar bei extrem hohem Pollengehalt der Luft [beispielsweise in Texas (22, 42, 49)]. Im allgemeinen tritt das Heufieber erst in späteren Lebensjahren auf (20), wenn das Kind bei ausgiebiger Bewegung im Freien durch Exposition der Sensibilisierung Vorschub leisten kann. Denn in jedem Fall wird diese Allergose durch Pollenkontakt erzeugt. Die spezifische Reaktionsbereitschaft zeigt beim Heufieber Zunahme mit dem Lebensalter, jedoch in bemerkenswerter Abhängigkeit vom Antigenangebot.

4. Wählen wir nun ferner ein Beispiel aus der Infektionsallergie! Die allergische Reaktionsfähigkeit, die zu Allergosen auf diesem Sektor führt, entsteht bei entsprechend disponierten Menschen nach Eindringen infektiöser Krankheitserreger in den Organismus (40) Die Antikörperbildung erfolgt hier nach einmaligen oder rezidivierenden Infekten. Das Antigen ist komplexer Natur und wird durch Phagocyten „degradiert" (11). Abgespaltene Antigenteile regen dann Plasmazellen zur Antikörperproduktion an.

Diese pathogenetischen Grundlagen spielen sich offenbar im Kindesalter, das durch hochgradige Infektanfälligkeit ausgezeichnet ist, besonders häufig ab. Eine funktionelle Entwicklung führt vom einfachen Infekt über die spezielle antiinfektiöse Abwehr bei konstitutionellhereditärer Belastung zur Infektionsallergie. Mit diesem Entwicklungsweg müssen wir beim Kind rechnen. Der Pädiater hat die Möglichkeit, die einzelnen Stationen bis zur Infektionsallergie in seinem Fachgebiet zu verfolgen.

So führen Mechanismen der Infektionsallergie über initialen oropharyngealen Infekt mit Streptokokken der Gruppe A, die als bakterielle Allergene wirken, nach einem Intervall zur rheumatischen Infektion (6, 27, 52). Dem Streptokokkeninfekt folgt die immunologische Auseinandersetzung unter Entwicklung verschiedener Antikörper, insbesondere von Anti-O-Streptolysin, Antistreptokinase, Antihyaluronidase und Anti-M-Antikörpern [vgl. (53)]. Nun hat bereits PIRQUET (32d) anhand einer englischen Todesfallstatistik das Augenmerk auf eine frühkindliche Latenzperiode bis zur Manifestation des akuten Gelenkrheumatismus und seiner Folgekrankheiten (Endocarditis rheumatica, Chorea minor) gelenkt. Instruktive Zusammenstellungen zum gleichen Problem verdanken wir FANCONI und WISSLER sowie LEIBER (14, 25). Aus ihren statistischen Aufzeichnungen geht hervor, daß die ersten Lebensjahre kaum vom akuten Gelenkrheumatismus befallen werden. Insbesondere darf man einer tabellarischen Aufstellung der Symptome der rheumatischen Infektion in bezug zum Lebensalter (25) entnehmen, daß ein ganz ausgesprochener Funktionswandel des Organismus in seiner Antwort auf einen auslösenden (Streptokokken-) Infekt nachzuweisen ist; denn die klassischen Krankheitszeichen des akuten Rheumatismus und seiner Folgekrankheiten treten vor dem 3. Lebensjahr selten auf. Der Schluß liegt nahe, daß erst ein Funktionswandel des kindlichen Organismus alle pathogenetischen Vorbedingungen zur Entstehung des rheumatischen Formenkreises schafft. Im frühen Kindesalter liegt offenbar die Bildung von Antikörpern gegen bakterielle Erreger oder ihre Teilantigene, die ätiologisch für die Manifestierung der rheumatischen Reaktion in Betracht kommen, noch darnieder.

5. Ähnliches gilt auch für ein weiteres Einzelbeispiel der Infektionsallergie, die akute Nephritis. Einmalige oder rezidivierende Infektionen mit hämolysierenden Streptokokken der Gruppe A,

insbesondere der sog. bevorzugt nephritogenen Typen 12, 4 (*36*), evtl. 23 (*12d*), bilden die Voraussetzung für das Auftreten der Nephritis. Erst ab 3. oder 4. Lebensjahr tritt dieses Krankheitsbild häufiger in Erscheinung (*12a*). Wir dürfen vermuten, daß schon zu diesem Zeitpunkt beim jungen Organismus die für die Pathogenese der allergischen Nephritis notwendigen Grundlagen gegeben sind.

In eigenen experimentellen Untersuchungen auf dem Gebiet der allergischen Nephritis haben wir sowohl zu der Frage der Antikörperbildung als auch zum Problem der Gewebsreife Befunde erarbeitet, die bei der Klärung der Ursachen des Funktionswandels im Kindesalter Erwähnung verdienen.

Was die Abhängigkeit der *Antikörperbildung* vom Lebensalter betrifft, so verweisen wir auf den Abschnitt „Serumkrankheit". Das junge Kaninchen ist in der 3. Lebenswoche nicht oder kaum zur Antikörperbildung gegen natives oder nephrotoxisches Entenserum befähigt.

Tabelle 2. *Präzipitintiter gegen normales Entenserum bei erwachsenen und Jungkaninchen*

Kan. Nr.	Entenserum cm³/kg	Gewicht g	Alter bei Injektion (Tag)	Präzipitintiter — Injekt. Tag	Versuchstage 1.	4.	6.	8.	11.	13.	Beurteilung
M A	1,0	4000	erw.	∅		∅	1:64 +	1:128 +	1:1024 +	1:256 +	+
M B	1,0	3200	erw.	∅			1:32 +		1:256 +	1:64 +	+
M C	2,0	1750	erw.	∅		∅	1:8 +	1:128 +	1:512 +	1:512 +	+
M N (Kontr.)	0,0	3600	erw.	∅				∅		∅	∅
M 1	1,0	200	21		∅			∅ $\underset{\smile}{+}$			∅
M 2	1,0	215	21			∅		∅ $\underset{\smile}{+}$			∅
M 3	1,0	185	21		∅				∅		∅
M 4	1,0	190	21					spontan †			
M 5	1,0	175	21				1:0 ?	∅			?
M 6 (Kontr.)	0,0	175	21	∅				∅			∅
M 11	5,0	205	20		∅				1:16 ?	1:1 ?	∅
M 12	5,0	165	20			∅		1:8 ?	∅	1:8 ?	∅
M 13	5,0	170	20					1:4 ?	1:0 +	∅	(+)
M 14	5,0	180	20		∅			1:0 +	1:1 +		(+)
M 15	5,0	200	20				1:0 ?		∅	1:64 ?	?
M 16	0,0	200	20	∅				∅		∅	∅

$\underset{\smile}{+}$ = getötet

Auch bei Verabreichung erhöhter Serumdosen bleibt die Präzipitinbildung mangelhaft (vgl. Tab. 2). Die gleichen Verhältnisse haben Moench und Rother (*30*) auch bei 6—7 Wochen alten Kaninchen vorgefunden. Wenn auch durchaus noch zweifelhaft ist (*12a, 12e, 30, 37*), welche Bedeutung der Präzipitinbildung für die Pathogenese der experimentellen allergischen Nephritis zukommt, so hat unsere Beobachtung zumindest heuristischen Wert für das Verständnis der unterschiedlichen Manifestierung der Nephritis in den verschiedenen Lebensstufen.

Weiterhin übt die *Gewebsreife* auf die Ausprägung der experimentellen Nephritis Einfluß aus (*12a, c*). Wir haben einen entsprechend dem Reifegrad unterschiedlichen Befall der peripheren und juxtamedullären Glomerula des Kaninchens beschrieben, der einen morphologischen Hinweis auf die Bedeutung der Gewebsdifferenzierung für das Angehen allergischer Gewebsveränderungen in verschiedenen Altersstufen bietet (Abb. 3 u. 4). Die Eigenschaften des sehr jungen Glomerulums (Unreife, mangelhafte Durchblutung) führen dazu, daß entweder die Antikörperbindung im Glomerulum ausbleibt, oder daß nach evtl. erfolgter Bindung eine Gewebsreaktion auf die Antigen-Antikörperreaktion nicht oder nur angedeutet stattfindet.

Mit diesem Befund haben wir interessanterweise an der jungen Niere ein ähnliches Phänomen festgestellt, wie es bei Anlegen direkter Hautteste und der PKR auf der Haut junger Säuglinge beobachtet worden ist (*48*). Deshalb gehen wir wohl nicht fehl in der Annahme, daß die fortschreitende Gewebsdifferenzierung für den Funktionswandel der Allergie bei zunehmendem Lebensalter mitverantwortlich ist.

Fassen wir abschließend zusammen, welche altersabhängigen Besonderheiten für die funktionelle Entwicklung der Allergie im Kindesalter wesentlich sind! Daß das Kind mit dem *Allergen in wirksamer Konzentration* in Berührung kommt,

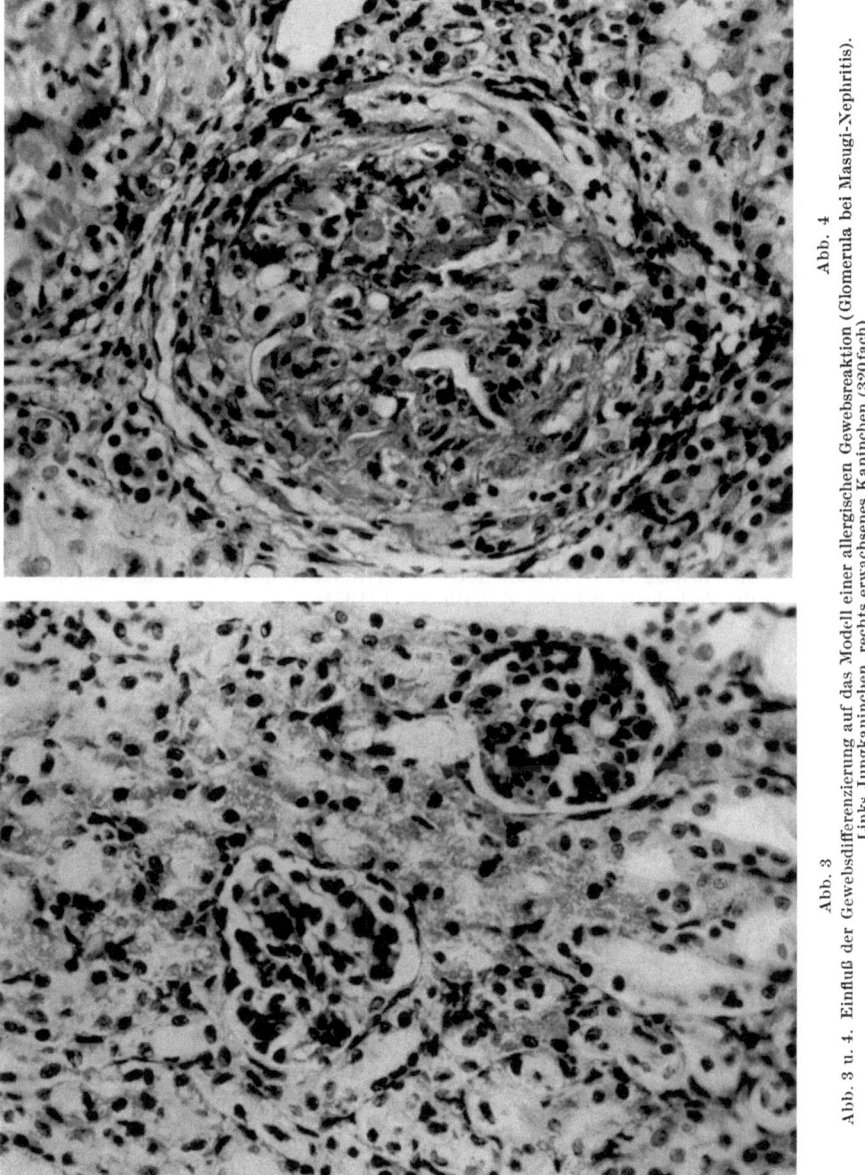

Abb. 4

Abb. 3

Abb. 3 u. 4. Einfluß der Gewebsdifferenzierung auf das Modell einer allergischen Gewebsreaktion (Glomerula bei Masugi-Nephritis). Links Jungkaninchen, rechts erwachsenes Kaninchen (320fach)

ist im allgemeinen für das Auftreten allergischer Krankheiten Voraussetzung. Hinsichtlich des Allergenangebots bestehen deutliche Unterschiede für die einzelnen Lebensabschnitte. Diese Tatsache hat jedoch nur relative Bedeutung für den altersbedingten Funktionswandel, da die Allergenexposition milieubedingt ist.

Letzten Endes ist bei forcierter Sensibilisierung erfahrungsgemäß eine Allergie häufiger zu beobachten. Das trifft — wohl mit gewisser Einschränkung — auch für den jungen Organismus zu.

Konstitution und Erbmasse sind streng genommen zeitlebens bestehende Voraussetzungen für den Funktionswandel. Beide sind genmäßig fixiert. Der Grad der erblichen Belastung kann auf das Manifestationsalter allergischer Krankheiten Einfluß nehmen.

Erst wenn der jugendliche Organismus in der Lage ist, auf Allergeneinfluß *spezifische Antikörper* zu bilden, kann eine pathogene Antigen-Antikörperreaktion stattfinden. Der Bildung der Antikörper (s. S. 344ff.) kommt deshalb größte praktische Bedeutung für das Gebiet der Allergie im Kindesalter zu. Die Fähigkeit zur Antikörperbildung ist eine postnatal sich vollendende Funktion des menschlichen Organismus.

Werden bei vorhandenem Antigen aber Antikörper durch passive Übertragung zugeführt, so erfolgt auch beim jungen Säugling die Antigen-Antikörperreaktion. In welchem Ausmaß sie pathogen wirkt, hängt u. a. von der *Gewebsdifferenzierung* am Ort der Antigen-Antikörperreaktion ab. Die Permeabilitätsverhältnisse und histochemischen Besonderheiten jugendlicher Gewebe beeinflussen ggf. das allergische Geschehen.

Der spezielle Funktionswandel auf dem Allergiegebiet ist also von dem Ausmaß der Antikörperbildung und dem Grad der Gewebsreife am Ort der Antigen-Antikörperreaktion abhängig.

Literatur

(1) AHLFELD, F.: Lehrbuch der Geburtshilfe zur wissenschaftlichen und praktischen Ausbildung. 3. Aufl. Leipzig: F. W. Grunow 1903. — *(2)* ALBERTINI, A. VON: Bedeutung der Allergielehre für die Pathologie. Schweiz. Z. Path. **17**, 1 (1954).

(3) BECKER, J.: Die Haut. In J. BROCK, Biologische Daten für den Kinderarzt. 2. Bd. Berlin-Göttingen-Heidelberg: Springer 1954. — *(4)* BESSAU, G.: Die Serumkrankheit. In v. PFAUNDLER u. SCHLOSSMANN, Handbuch der Kinderheilkunde. 4. Aufl., Bd. 2. Berlin: F. C. W. Vogel 1931.

(5) CAREY, P. N., and L. N. GAY: Skin reactions in infants. J. Allergy (St. Louis) **5**, 488 (1934). — *(6)* CATANZARO, F. J., C. A. STETSON, A. J. MORRIS, R. CHAMOVITZ, C. H. RAMMELKAMP, B. L. STOLZER and W. D. PERRY: The role of the streptococcus in the pathogenesis of rheumatic fever. Amer. J. Med. **17**, 749 (1954). — *(7)* COHEN, M.: Zit. nach KÄMMERER und MICHEL *(21)*. — *(8)* COOKE, R. A., and A. VAN DER VEER: Human sensitization. J. Immunol. **1**, 201 (1916). — *(9)* CREVELD, S., VAN: Pathologie des Fett- und Lipoidstoffwechsels. In FANCONI-WALLGREN: Lehrbuch der Pädiatrie. 4. Aufl. Basel/Stuttgart: Benno Schwabe & Co. 1956.

(10) DOERR, R.: Die lokale Anaphylaxie als hyperergische Abwehrreaktion. Z. Hyg. **118**, 623 (1936).

(11) EHRICH, W. E.: Die Entzündung. In Handbuch der allgemeinen Pathologie VII, Bd. 1. Berlin-Göttingen-Heidelberg: Springer 1956. — *(12)* ERDMANN, G.: a) Tierexperimentelle Untersuchungen zur Frage der Altersdisposition der kindlichen Glomerulonephritis. Wiss. Z. Univ. Rostock **1955/56**, 159. — b) Die Altersdisposition bei allergischen Krankheiten im Kindesalter. Dtsch. med. Wschr. **1956**, 587. — (c) Die Bedeutung der Gewebsdifferenzierung für die allergische Nephritis. Allergie u. Asthma **1955**, 169. — (d) Experimentelle Nephritis des Jungtieres. Mschr. Kinderheilk. **106**, 151 (1958).— (e) Altersunterschiede der immunopathologischen Befunde bei experimenteller Nephritis. In GRABAR-MIESCHER, Immunopathology-Immunopathologie. Benno Schwabe & Co., Basel/Stuttgart 1959.

(13) FANCONI-WALLGREN: Lehrbuch der Pädiatrie. 4. Aufl. Basel/Stuttgart: Benno Schwabe & Co. 1956. — *(14)* FANCONI-WISSLER: Der Rheumatismus im Kindesalter. Teil I: Der Rheumatismus verus und seine Differentialdiagnose. Dresden/Leipzig: Th. Steinkopf 1943. — *(15)* FREERKSEN, E., u. M. ROSENFELD: Die Beziehungen zwischen Resistenz. Allergie und Immunität bei der Tuberkulose. Jber. Tbc-Forschungsinst. Borstel **1956/57**, 207.

(16) GLANZMANN, E.: Vitamine, Avitaminosen u. Hypervitaminosen. In FANCONI-WALLGREN *(13)*. *(17)* GLASER, J.: Allergy in childhood. Springfield, Ill., USA: C. C. Thomas 1956. — *(18)* GYÖRGY, P., E. MORO u. E. WITEBSKY: a) Eiklarempfindlichkeit bei Eczema infantum. Klin. Wschr. **9**, 1012 (1930). — b) Weitere Beobachtungen über trophallergische Hautempfind-

lichkeit im frühen Kindesalter. Klin. Wschr. **9**, 1435 (1930). — c) Milchantikörper im Serum bei Säuglingen. Klin. Wschr. **10**, 821 (1931). — d) Weitere Erfahrungen über Trophallergie beim Eczema infantum. Klin. Wschr. **11**, 1172 (1932).

(19) HANHART, E.: Vererbung und Konstitution bei Allergie. In K. HANSEN (20). — (20) HANSEN, K.: Allergie. 3. Aufl. Stuttgart: Georg Thieme 1957.

(21) KÄMMERER, H., u. H. MICHEL: Allergische Diathese und allergische Erkrankungen. München: J. F. Bergmann 1956. — (22) KAHN, I. S., and E. M. GROTHAUS: Studies in pollen sensitiveness. Med. J. Rec. **121**, 664 (1925). — (23) KOJIS. F. G.: Serum sickness and anaphylaxis. Analysis of 6211 patients treated with horse-serum for various infections. Amer. J. Dis.-Child. **64**, 91 (1942). — (24) KUNDRATITZ, K.: Bedeutung der Allergie für die Erkrankungen des Kindesalters. In K. HANSEN (20).

(25) LEIBER, B.: Altersbiologie des akuten Rheumatismus. Dresden/Leipzig: Th. Steinkopf 1952.

(26) MAYERHOFER, E.: PIRQUETs Allergiebegriff und seine Entwicklung bis 1929. Ergebn. inn. Med. Kinderheilk. **36**, 241 (1929). — (27) McCARTY, M.: Present state of knowledge concerning pathogenesis and treatment of rheumatic fever. Bull. N. Y. Acad. Med. **28**, 307 (1952)— (28) McGEE, W. A.: The significance of fetal hiccoughs. Sth. med. J. **36**, 508 (1943). — (29) MIESCHER, G.: Zit. nach BECKER (3). — (30) MOENCH, A., u. K. ROTHER: Monophasische Immunpathogenese der experimentellen Nephritis-Nephrose bei Jungtieren. Naunyn-Schmiedebergs Arch. exp. Path. Pharmak. **229**, 469 (1956). — (31) MOLL, L.: Über das Verhalten des jugendlichen Organismus gegen artfremdes Eiweiß und über seine Fähigkeit, Antikörper zu bilden. Jb. Kinderheilk. **68**, 1 (1908).

(32) PIRQUET, C. v.: a) Allergie. Münch. med. Wschr. **1906**, 1457. — b) Allergie. Ergebn. inn. Med. Kinderheilk. **1**, 420 (1908). — (c) Allergie. Ergebn. inn. Med. Kinderheilk. **5**, 459 (1910). — d) Allergie des Lebensalters. Wien. klin. Wschr. **1929**, 65. — (33) PIRQUET, C. v., u. B. SCHICK: Die Serumkrankheit. Leipzig/Wien: Deuticke 1905. — (34) POTTER, E. L.: Pathology of the fetus and the newborn. Chicago: Year Book Publ. 1953. — (35) PRAUSNITZ, C., u. J. KÜSTNER: Studien über die Überempfindlichkeit. Zbl. Bakt., I. Abt. Orig. **86**, 160 (1921).

(36) RAMMELKAMP, C. H., and R. S. WEAVER: Acute glomerulonephritis. The significance of the variations in the incidence of the disease. J. clin. Invest. **32**, 345 (1953). — (37) RATHE, I.: Die Masugi-Nephritis unter Röntgen-Bestrahlung. Helv. med. Acta **22**, 133 (1955). — (38) a) RATNER, B.: A possible causal factor of food allergy in certain infants. Amer. J. Dis. Child. **36**, 277 (1928). — b) RATNER, B., C. H. JACKSON and H. L. GRUEHL: Passive Sensitization in Utero. J. Immunol. **14**, 291 u. 303 (1927). c) RATNER, B., and D. E. SILBERMANN: Critical analysis of the hereditary concept of allergy. J. Allergy (St. Louis) **24**, 371 (1953). — (39) ROOK, A., and W. FRAIN-BELL: Papular urticaria. Arch. Dis. Childh. **28**, 304 (1953). — (40) ROST, G. A.: Pathomechanismus der allergischen Reaktion. In ROST-FINDEISEN-NIEMAND-ANDERSSEN: Praktikum der allergischen Krankheiten. Leipzig: J. A. Barth 1958. — (41) RUDDER, B. DE: Infektionsabwehr im Kindesalter. In J. BROCK, Biologische Daten für den Kinderarzt. 2. Bd. Berlin-Göttingen-Heidelberg: Springer 1954.

(42) SAMTER, M., and O. C. DURHAM: Regional Allergy. Springfield, Ill.: C. G. Thomas 1955. — (43) SCHÄFER, K. H.: Die Krankheiten der Haut. In FEER-KLEINSCHMIDT: Lehrbuch der Kinderheilkunde. 18. Aufl. Stuttgart: G. Fischer 1955. — (44) SCHALL, L.: Zit. nach BEKKER (3). — (45) SCHKARIN, A.: Über Präcipitation bei neugeborenen Kaninchen (Beitrag zum Studium der künstlichen Ernährung des Neugeborenen). Arch. Kinderheilk. **46**, 357 (1907). — (46) SCHLOSSMANN, A.: Vergiftung und Entgiftung. Mschr. Kinderheilk. **4**, 207 (1905). — (47) SCHMIDT, H.: a) Der Antikörper in der Allergie. Allergie u. Asthma **1955**, 151. — b) Experimentelle Serologie. In K. HANSEN (20). — (48) SHERMAN, W. B., and W. R. KESSLER: Allergy in pediatric practice. St. Louis: Mosby & Co. 1957. — (49) SHULLER, T.: Hay fever in infants. J. Oklahoma med. Ass. **43**, 9 (1950). — (50) SIWE, S.: Die Hautkrankheiten im Kindesalter. In FANCONI-WALLGREN (13). — (51) SPAIN, W. C., and R. A. COOKE: Studies on specific hypersensitiveness. IX. The familial occurrence of hay fever and bronchial asthma. J. Immunol. **9**, 521 (1924). — (52) SWIFT, H. F.: The etiology of rheumatic fever. Ann. intern. Med. **31**, 715 (1949).

(53) VORLAENDER, K. O.: Immunologische Vorgänge bei rheumatischen Erkrankungen. In MIESCHER-VORLAENDER: Immunopathologie in Klinik und Forschung. Stuttgart: G. Thieme 1957.

(54) WALZER, M.: Critical review of recent literature on physic allergy intrauterine sensitization, the mechanism of specific treatment in hay fever, and hypersensitiveness in monkeys. J. Allergy (St. Louis) **9**, 64 (1937). — (55) WIENER, A. S., I. ZIEVE and J. H. FRIES: The inheritence of allergic disease. Ann. Eugen. (Lond.) **7**, 141 (1936).

(56) ZINSSER, H.: Studies on the tuberculin reaction and on specific hypersensitiveness in bacterial infection. J. exp. Med. **34**, 495 (1921). — (57) ZOHN, B.: The relationship of maternal diet to intrauterine sensitization. J. Allergy (St. Louis) **13**, 153 (1942).

45. Die Adenohypophyse

Von

A. Prader

Mit 4 Abbildungen

Allgemeines

Obschon die ausgereifte Hypophyse nur 0,6 g wiegt, ist sie in funktioneller Beziehung ein außerordentlich kompliziertes und wichtiges Organ. Der drüsige Vorderlappen, die Adenohypophyse, produziert mehrere Hormone, die z. T. direkt und z. T. indirekt über die untergeordneten endokrinen Drüsen auf die peripheren

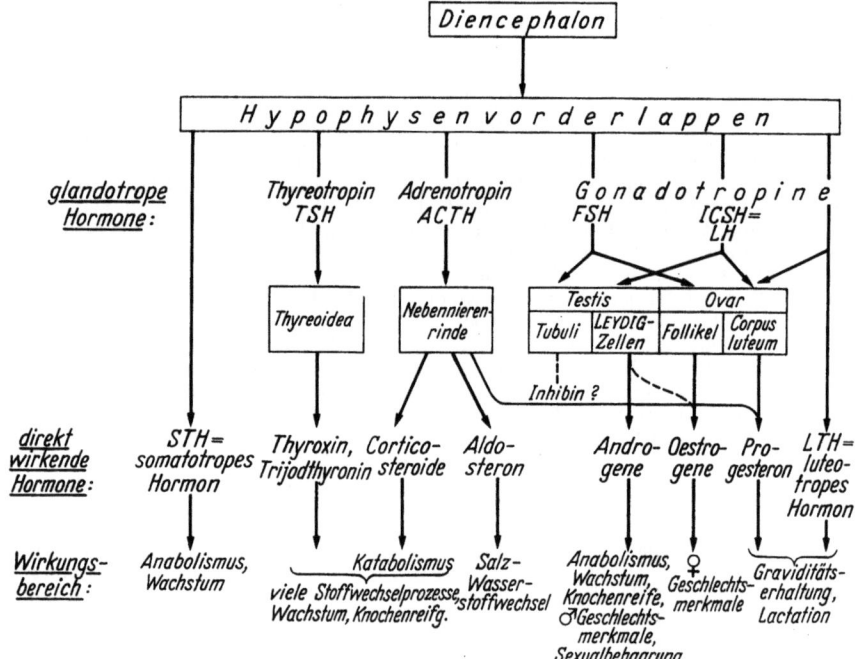

Abb. 1. Schematische Darstellung der glandotropen und der direkt wirkenden Hormone des Hypophysenvorderlappens (8)

Zellen wirken (Abb. 1). Direkt wirksam ist vor allem das Wachstumshormon (growth hormone = GH) oder somatotropes Hormon (STH). Indirekt wirksam sind die glandotropen Hormone, nämlich das thyreoidea-stimulierende Hormon (TSH), das adrenocorticotrope Hormon (ACTH) und die gonadotropen Hormone. Die letzteren lassen sich wirkungsmäßig in drei verschiedene Hormone aufteilen, nämlich in das follikelstimulierende Hormon (FSH), in das luteinisierende Hormon (LH), das beim Mann auch interstitiumzellen-stimulierendes Hormon (ICSH) genannt wird, und in das luteotrope Hormon (LTH), das mit dem Prolactin identisch ist.

Alle diese Hormone sind Eiweißkörper oder Polypeptide, deren chemische Konstitution nicht genau bekannt ist. Vermutlich entspricht jedem Hormon eine besondere Art von Hypophysenzellen (9, 16). Die Konzentration in Blut und Urin kann bisher nur biologisch bestimmt werden. Die Methoden sind aber noch recht unbefriedigend und mit Ausnahme der ungenauen Gonadotropinbestimmung für die Klinik zu kompliziert. Abgesehen vom STH sind die aus tierischen Hypophysen extrahierten Hormone im allgemeinen auch beim Menschen wirksam. STH wirkt nur, wenn es von Menschen- oder Affen-Hypophysen stammt (3, 18, 27).

Wie zahlreiche klinische Erfahrungen und Tierexperimente belegen, sind die Funktionen der Adenohypophyse ganz oder weitgehend vom *Hypothalamus* abhängig (14, 25). Die Steuerung erfolgt vermutlich für jede Funktion einzeln durch hypothalamische Stoffe, die über den speziellen Pfortaderkreislauf zwischen Hypothalamus und Hypophyse zur Hypophyse gelangen. Im einzelnen weiß man aber über die genauen Übermittlungsvorgänge zwischen Hypothalamus und Hypophyse noch sehr wenig.

Das gesamte hypothalamo-hypophysäre System paßt seine Funktion dem jeweiligen Bedarf des Organismus dadurch an, daß es auf die Hormone der untergeordneten endokrinen Drüsen und auf andere noch wenig verstandene Signale aus der Peripherie zweckmäßig reagieren kann. Das bekannteste Beispiel ist die Regulation der Hypophysen-Nebennierenrinden-Achse: ACTH stimuliert die Cortisolproduktion der Nebennierenrinde, und Cortisol hemmt seinerseits die ACTH-Produktion der Hypophyse. Das hypothalamo-hypophysäre System ist offenbar durch verschiedene solche Regulations-Mechanismen gesteuert, wobei aber auch hier unsere Kenntnisse noch lückenhaft sind.

Die Vielfalt der hypothalamo-hypophysären Funktionen und die notwendige Platzbeschränkung erlauben keine erschöpfende Darstellung unserer Kenntnisse und Vorstellungen über die Entwicklung dieser Funktionen. Es sollen hauptsächlich grundsätzliche Gesichtspunkte sowie die Wachstumsregulation durch STH, die Hypophysen-Gonaden-Regulation und — soweit die vergleichende Betrachtung dies erfordert — auch die Hypophysen-Nebennieren-Regulation erörtert werden. Im übrigen sei auf die Abschnitte Schilddrüse, Nebenniere, und Gonaden, verwiesen. Vor allem aber kann nicht genug betont werden, wie sehr unser Wissen über die Hypophysenfunktionen und über deren Entwicklung noch Stückwerk ist, und daß wohl manche unserer heutigen Vorstellungen später revidiert werden müssen.

Die funktionelle Entwicklung des hypothalamo-hypophysären Systems verläuft in gewisser Beziehung, z. B. in seiner thyreotropen Funktion, mehr oder weniger geradlinig, in anderer Beziehung, wie z. B. in seiner gonadotropen Funktion, stufenweise. Funktionelle Stufen sind die fetale, die postnatale und die puberale Entwicklungsphase.

Die Hypophysenfunktion beim Fetus

Daß die fetale Hypophyse mindestens in der zweiten Schwangerschaftshälfte bereits glandotrope Hormone produziert, kann nicht bezweifelt werden. Hinweise darauf sind a) das in der 2. Schwangerschaftshälfte voll ausgebildete histologische Bild der Hypophyse und die gleichzeitige Entwicklung des funktionell wohl wichtigen Pfortaderkreislaufes der Hypophyse (46), b) die eine Hormonproduktion vermuten lassende histologische Ausreifung der untergeordneten endokrinen Drüsen (46) und c) die Extraktion verschiedener Hormone aus der fetalen Hypophyse (22, 44).

Eine große Schwierigkeit für die Analyse der Hypophysenfunktionen beim Fetus ist die Tatsache, daß die *Placenta* neben Oestrogenen und Gestagenen auch glandotrope Hormone, vor allem das in seiner Wirkung dem LH vergleichbare Chorion-Gonadotropin (HCG = Human-Choriongonadotropin) produziert. Als Ursache für eine beim Fetus feststellbare Hormonwirkung müssen deshalb sowohl die fetalen Hypophysenhormone wie auch die Placentahormone, ja sogar die mütterlichen Hypophysenhormone in Betracht gezogen werden.

Die wichtigsten tierexperimentellen Befunde für die Bedeutung der fetalen Hypophyse sind die *Kaninchenversuche von* JOST (19—22). Wie wir bei der Besprechung der Gonaden noch sehen werden, hat dieser schon früher nachgewiesen, daß die Anwesenheit normaler fetaler Hoden für die äußere männliche Genitalentwicklung eine unbedingte Voraussetzung darstellt. Beim Fehlen von Hoden ist die äußere Genitalentwicklung unabhängig vom genetischen Geschlecht immer weiblich. In Ergänzung dieses Gesetzes konnte er durch Dekapitierung, d. h. durch Entfernung von Hypothalamus und Hypophyse beim Kaninchenembryo zeigen, daß für die männliche Genitalentwicklung nicht nur die fetalen Hoden, sondern auch die fetale Hypophyse notwendig sind. Bei sehr frühzeitig dekapitierten männlichen Feten ist die Entwicklung der Leydigzellen beeinträchtigt und diejenige des äußeren Genitale weiblich. Injiziert man jedoch dem Fetus im Anschluß an die Dekapitierung Gonadotropin, so ist die ganze Entwicklung normal männlich. Offensichtlich produziert die fetale Hypophyse Gonadotropine, die für die normale Hodenentwicklung und damit indirekt für die normale männliche Genitalentwicklung verantwortlich sind. Die dekapitierten Tiere zeigen jedoch nicht nur eine mangelhafte Hodenentwicklung, sondern auch eine mangelhafte Schilddrüsen- und Nebennierenentwicklung. Auch diese Entwicklungshemmung kann durch Behandlung mit dem entsprechenden glandotropen Hormon verhindert werden. Interessanterweise ist das Wachstum der dekapitierten Tiere normal. Das pränatale Wachstum des Organismus hängt also offenbar nicht vom fetalen Hypothalamus-Hypophysen-System ab.

Zusammenfassend zeigen diese und andere Versuche [Lit. bei (19—22, 45)] eindeutig, daß die fetale Hypophyse TSH, ACTH und Gonadotropine produziert, die für die normale Entwicklung der fetalen Schilddrüse, der fetalen Nebennierenrinde und der fetalen Hoden wenigstens bei gewissen Tieren verantwortlich sind. Ob die fetale Hypophyse auch STH produziert und von welchen Faktoren das pränatale Körperwachstum abhängt, läßt sich daraus aber nicht beantworten.

Leider dürfen wir diese schönen und einleuchtenden Ergebnisse nicht unbesehen auf den *Menschen* übertragen. Sowohl die enorme Produktion von Placentahormonen wie auch der auffallende Entwicklungs- und Involutionsverlauf der fetalen Nebennierenrinde zeigen, daß beim Menschen die endokrine Regulation beim Fetus derjenigen des Kaninchens nicht ganz gleichgestellt werden kann.

Beim Menschen gibt es eine Mißbildung, die der tierexperimentellen Dekapitierung des Fetus gleicht, nämlich die *Anencephalie.* Bei dieser schon im zweiten Fetalmonat ausgeprägten Mißbildung fehlt in den meisten Fällen der Hypothalamus; die Hypophyse ist meist unter- oder fehlentwickelt, und die Nebennieren sind wie beim dekapitierten Kaninchen regelmäßig hypoplastisch (2, 4, 29, 32). In weiterer Analogie zum dekapitierten Kaninchenfetus ist das Wachstum normal. Obschon die Anencephalie aus ungeklärten Gründen beim weiblichen Geschlecht etwa dreimal häufiger ist als beim männlichen, konnte bisher noch nie eine Diskrepanz zwischen Kerngeschlecht und Genitalgeschlecht festgestellt werden

(*33, 34*). Im Gegensatz zum dekapitierten Kaninchenfetus ist die im 3. und 4. Fetalmonat sich vollziehende männliche Genitalentwicklung also vollkommen normal. BENIRSCHKE, der die Nebennierenentwicklung beim Anencephalus besonders gründlich untersucht hat, konnte zeigen, daß nicht nur die Hoden- und Genitalentwicklung, sondern auch die Nebennierenrindenentwicklung bis zum 5. Monat ungestört verläuft, und daß erst nachher eine vorzeitige Nebenniereninvolution eintritt (*4*). Im Gegensatz zum Kaninchen steht also beim Menschen die Entwicklung von Hoden und männlichem Genitale und die Nebennierenrindenentwicklung bis zum 5. Monat offenbar nicht unter Kontrolle der fetalen Hypophyse. Nach diesem Zeitpunkt ist aber sowohl aus der Nebennierenatrophie beim Anencephalus wie auch aus zahlreichen anderen Befunden nicht daran zu zweifeln, daß die weitere Nebennierenrinden-Entwicklung von der fetalen Hypophyse abhängt.

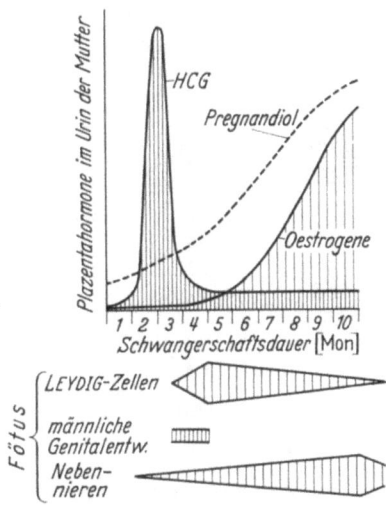

Die aus diesen Beobachtungen hervorgehende verschiedene Abhängigkeit der Entwicklung des Kaninchens und des Menschen von der fetalen Hypophyse läßt sich am einfachsten durch die Annahme eines entscheidenden Einflusses der *Placentahormone beim Menschen* erklären. In der Tat muß schon auffallen, daß bei der schwangeren Frau die höchste Ausscheidung von HCG, das beim Erwachsenen die Leydigzellen zu stimulieren vermag, mit der Entwicklung der Leydigzellen beim Fetus und mit der Differenzierung des männlichen Genitale zusammenfällt (Abbildung 2). Es sieht also aus, als ob HCG die Entwicklung der fetalen Leydigzellen stimuliert und diese ihrerseits die Genitalentwicklung induzieren. Mit dem Ab

Abb. 2. Placentahormone im mütterlichen Urin und Gonaden - Genital - Nebennierenentwicklung beim männlichen Fetus [auf Grund von Angaben aus (*46* u. *48*)]

fall der HCG-Produktion der Placenta beginnen sich die fetalen Leydigzellen zurückzubilden, und mit dem Wegfall der Placenta bei der Geburt verschwinden sie ganz (Abb. 2). Die Annahme eines Kausalzusammenhanges ist bei derartigen zeitlichen Zusammenhängen recht naheliegend.

Die Entwicklung der Nebennieren steht in den ersten 5 Monaten vermutlich ebenfalls unter Kontrolle des HCG. Die weitere Entwicklung ist wohl, wie wir gesehen haben, von der fetalen Hypophyse abhängig, doch weist die sofort nach der Geburt einsetzende Involution der Nebenniere dennoch auch auf einen Zusammenhang mit der Placenta. Vermutlich spielt in dieser Phase die stark ansteigende Oestrogenproduktion (Abb. 2) eine maßgebende Rolle (*5, 11, 12*).

Abb. 3 zeigt die vermuteten Zusammenhänge. In der ersten Schwangerschaftshälfte stimuliert das LH-ähnliche HCG die Leydigzellen und die Nebennierenrinde. In der zweiten Hälfte untersteht die Nebennierenrinde (vielleicht auch noch die Leydigzellen) wahrscheinlich dem LH der fetalen Hypophyse (*4, 5, 11, 12, 39*). Diese LH-Produktion wird sehr wahrscheinlich via fetalen Hypothalamus durch die placentaren Oestrogene ausgelöst (*5*).

Es würde zu weit führen, die Gründe darzulegen, warum die fetale Nebenniere im Gegensatz zur bleibenden Nebenniere vermutlich nicht durch ACTH, sondern durch ein anderes fetales Hypophysenhormon stimuliert wird (s. auch Abschn.

Nebenniere). Wie manche Befunde zeigen, wird die ACTH-Produktion der fetalen Hypophyse durch die z. T. die Placenta passierenden mütterlichen Corticoide sogar wahrscheinlich eher gehemmt (*11, 12, 30*). Das Problem ist aber noch nicht eindeutig gelöst, da in der fetalen Hypophyse wohl ACTH (*44*), soweit bekannt aber nicht LH nachgewiesen wurde.

In bezug auf Thyreotropin (TSH) lassen alle verfügbaren Daten annehmen, daß die fetale Thyreoidea mindestens vom 5. Monat an unter Kontrolle der fetalen Hypophyse steht. Aber auch hier sind die Verhältnisse nicht sicher geklärt, da merkwürdigerweise beim Anencephalen die Entwicklung der fetalen Thyreoidea nicht annähernd so stark gestört ist wie diejenige der Nebenniere (*32, 38*).

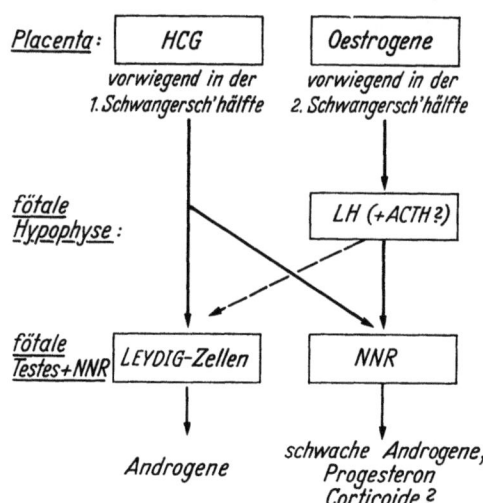

Abb. 3. Hypothesen zur Stimulation der Leydigzellen und der Nebennierenrinde durch Hormone der Placenta und der fetalen Hypophyse

Die Hypophysenfunktion beim Kind

Abgesehen von der fehlenden Gonadotropinproduktion und einer möglicherweise noch nicht ganz entwickelten adrenocorticotropen Funktion zeigt die Adenohypophyse beim Kind, soweit wir dies heute beurteilen können, die gleiche Aktivität wie beim Erwachsenen. Die klinischen Funktionstests zur Prüfung der Hypophysen-Nebennieren-Achse (Insulinbelastung, Wasserbelastung und Steroidausscheidung vor und nach ACTH) und der Hypophysen-Thyreoidea-Achse (PBI und Radiojodaufnahme vor und nach TSH) lassen sich mit Ausnahme der 17-Ketosteroid-Ausscheidung praktisch gleich durchführen und bewerten wie beim Erwachsenen, sofern man die Belastungen und die Steroidausscheidung auf die Körperoberfläche bezieht.

Hypophysäre Funktionsstörungen beim Kind

Bei den hypophysären Funktionsstörungen des Kindes steht der organische *Hypothalamohypophysäre Zwergwuchs* im Vordergrund (*6, 28, 36, 47*). Klassischerweise handelt es sich um normal intelligente, zwergwüchsige Individuen mit mangelhafter Knochenreifung und ausbleibender Pubertät. Meist läßt sich durch Funktionstests eine klinisch kaum bemerkbare, auf glandotrope Hormone ansprechende Nebennieren- und Thyreoidea-Insuffizienz nachweisen. Mit anderen Worten besteht eine mehr oder weniger ausgesprochene Insuffizienz von STH, TSH, ACTH und Gonadotropinen, d. h. ein Panhypopituitarismus. Ausnahmen, bei denen einzelne oder gar alle bis auf eine dieser Funktionen normal sind, kommen vor, können hier aber nicht besprochen werden.

Als Ursache des hypothalamo-hypophysären Zwergwuchses findet man oft ein Craniopharyngeom, das durch seine raumverdrängende Wirkung den Hypothalamus schädigt, gelegentlich auch Anhaltspunkte für genetische Faktoren, sehr häufig aber gar nichts. Im Laufe der letzten Jahre sind wir immer mehr zur Überzeugung gelangt, daß in vielen „idiopathischen" Fällen ein cerebrales Geburtstrauma als Ursache anzuschuldigen ist (*10*).

Wahrscheinlich ist der hypophysäre Zwergwuchs überhaupt nie eine primäre Hypophysenstörung, sondern immer eine primäre Hirn-, d. h. Hypothalamusstörung. Dies steht im Gegensatz zur Hypophyseninsuffizienz des Erwachsenen, die sehr häufig die Folge einer Infarcierung der Hypophyse *(Sheehan-Syndrom)* darstellt. Abgesehen vom extrem seltenen eosinophilen Granulom mit Gigantismus gibt es *im Kindesalter praktisch keine primäre Hypophysenstörungen, sondern nur primäre Hypothalamusstörungen.*

Auch die verlockende, aber nicht belegbare Deutung des Minderwuchses bei Unterernährung als funktionelle Hypophysenunterfunktion und des Großwuchses bei Adipositas infolge Überernährung (Adiposogigantismus) als funktionelle Hypophysenüberfunktion (43) setzt wohl stillschweigend den Hypothalamus als Verbindungsglied voraus. Eine weitere funktionelle und deshalb auch reversible hypothalamo-hypophysäre Störung ist die *Anorexia nervosa*, die vorwiegend beim weiblichen Geschlecht in der Pubertät auftritt und psychisch bedingt ist. Die Amenorrhoe bei normalen Schilddrüsen- und Nebennieren-Funktionsproben zeigt, daß dabei nur die Gonadotropine ausfallen, während die übrigen Hypophysenfunktionen intakt bleiben. Bei früh auftretender und lang dauernder Anorexia nervosa sieht man allerdings wie bei jeder Unterernährung auch eine Wachstumshemmung, über deren Zusammenhang mit einem STH-Mangel nur spekuliert werden kann.

Hypophyse und Körperwachstum

Von allen Hypophysenfunktionen ist die Produktion des Wachstumshormons am wenigsten erforscht. Dies erklärt sich damit, daß die heutigen Methoden zum STH-Nachweis in Flüssigkeiten nur erhöhte STH-Konzentrationen erfassen lassen. Bisher wurde STH deshalb nur im Blute von Akromegalen (23) und im Retroplacentar- und Nabelschnurblut (13), aber weder im Blut von gesunden Kindern noch im Blut von gesunden Erwachsenen nachgewiesen. Der strikte Beweis, daß ein Minderwuchs auf einen STH-Mangel beruht, ist deshalb vorläufig nicht möglich.

Wir müssen annehmen, daß die Hypophyse während des ganzen Lebens STH produziert. Wir wissen jedoch nicht, ob sie beim wachsenden Kind mehr produziert als beim Erwachsenen. Ja, wir wissen nicht einmal sicher, ob das pränatale Wachstum und dasjenige der ersten zwei Jahre überhaupt STH-abhängig sind. Folgende Befunde sprechen gegen eine STH-Abhängigkeit in dieser Wachstumsphase: a) sowohl der dekapitierte Kaninchenfetus, wie auch der anencephale menschliche Fetus wachsen trotz Hypophysenausfallserscheinungen normal, b) beim hypophysären Zwergwuchs macht sich der Wachstumsrückstand meist erst nach dem zweiten Jahr bemerkbar, c) auch bei der Ratte führt die Hypophysektomie nur jenseits des 30. Lebenstages zur sofortigen Wachstumshemmung, während bei früherer Hypophysektomie das Wachstum bis zum 30. Tag normal bleibt [Lit. bei (7)]. Punkt a) und b) sind vielleicht nicht stichhaltig, da wahrscheinlich auch die Placenta STH produziert (13), womit das Wachstum von hypothalamo-hypophysär geschädigten Feten erklärbar wäre, und da wir selbst schon hypophysäre Zwerge gesehen haben, bei denen die Wachstumshemmung nicht erst im zweiten Jahr, sondern schon 2—3 Monate nach der Geburt begonnen hat.

In Abb. 4 ist unser Wissen über die Abhängigkeit des normalen Wachstums von den anabolen Hormonen, zu denen STH und die Sexualsteroide gehören, zusammengefaßt. Pränatal ist vielleicht das placentare STH entscheidend, in der

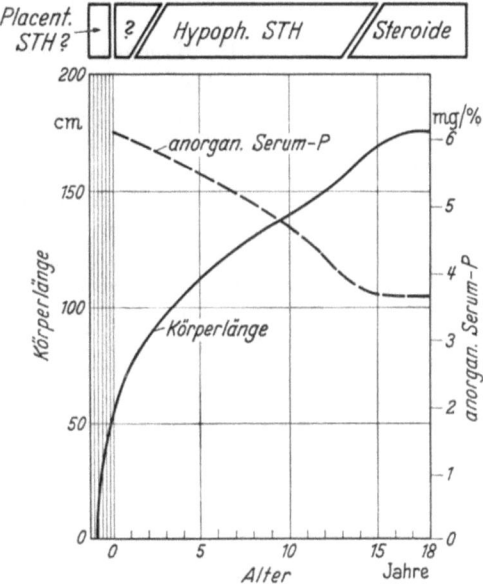

Abb. 4. Abhängigkeit des normalen Wachstums von anabolen Hormonen und Verlauf des anorganischen Serum-Phosphors [in Anlehnung an (23)]

postnatalen Phase wissen wir überhaupt nichts Sicheres darüber, später ist es zweifellos das körpereigene hypophysäre STH und noch später, während des Wachstumsschubes der Pubertät, sind es die Sexualsteroide.

Gleichzeitig erinnert dieses Schema, daß der Gehalt des Serums an anorganischem Phosphor physiologischerweise um so höher ist, je schneller das Individuum wächst. Dies wurde so gedeutet, daß der Serum-P einen Maßstab der STH-Produktion oder -Wirkung darstellt (23, 37) und daß die Sexualsteroide STH-hemmend wirken. Tatsächlich kann man bei der Ratte durch STH-Verabreichung das Serum-P erhöhen und durch Hypophysektomie senken (26). Genaugleich findet man in der Klinik beim akromegalen erhöhte und beim hypophysären Zwergen erniedrigte Serumwerte. Es ist sogar gelungen, mit Sexualsteroiden bei der Akromegalie sowohl den anorganischen P, wie auch STH im Serum zu senken (23). Dennoch läßt sich wohl noch nicht mit Sicherheit sagen, ob das anorganische Serum-P wirklich als Maßstab der STH-Produktion oder nur als Maßstab der körperlichen Wachstumsintensität zu werten ist.

Die Hypophysenfunktion in der Pubertät

Die Merkmale der Pubertät werden durch die in einem bestimmten Moment sprunghaft ansteigende Androgen- und Oestrogenproduktion der Gonaden und der Nebennieren ausgelöst und werden bei der Besprechung dieser Organe genauer erörtert. Man hat diese funktionelle Entwicklungsstufe der Gonaden und der Nebennierenrinde auch als *Gonadarche* und *Adrenarche* bezeichnet [Lit. bei (35)]. Soweit wir heute sehen, wird diese Entwicklung durch das im Bereich des Tuber cinereum liegende Sexualzentrum des Hypothalamus (42) ausgelöst und durch die hypophysären Gonadotropine vermittelt.

Vor der Pubertät produziert die Hypophyse keine oder fast keine Gonadotropine. Verpflanzt man aber im Tierexperiment die Hypophyse einer noch nicht in der Pubertät stehenden Ratte in den Bereich des Tuber cinereum einer erwachsenen hypophysektomierten Ratte, so beginnt sie sofort Gonadotropine zu bilden (15). Schaltet man dagegen den Tuber cinereum bei erhaltener Hypophyse aus, so bleibt auch die Pubertät aus (42). Beim Menschen können Hirnstörungen sowohl zu einer vorzeitigen Pubertät wie auch zum Ausbleiben der Pubertät führen. Alle diese Befunde zeigen deutlich, daß die gesamte Pubertätsentwicklung letzten Endes vom Hypothalamus abhängt.

Was gibt aber nun dem Hypothalamus in einem bestimmten Moment den Anstoß zu dieser Initiative? Offenbar ist nicht einfach das bestimmte chronologische Alter des Individuums — der Pubertätseintritt variiert zeitlich von Kind zu Kind ja sehr stark —, sondern eine bestimmte biologische Reifestufe des Körpers maßgebend. Für diese hat sich bisher sowohl unter normalen wie unter pathologischen Verhältnissen das Knochenalter als bester Maßstab erwiesen. Auf eine noch unbekannte Weise verspürt der Hypothalamus dieses Reifesignal aus der Peripherie, so daß bei normalen hypothalamischen Verhältnissen die Pubertät mit ziemlicher Regelmäßigkeit beim Mädchen mit einem Knochenalter von 11 und beim Knaben von 13 Jahren beginnt. Wird dieses Knochenalter vom Organismus aus irgendeinem Grund nie erreicht, wie z. B. beim hypophysären Zwergwuchs, so bleibt die Pubertät zwangsläufig aus. Wir wissen aber nicht, ob in einzelnen Fällen die Gonadotropinproduktion via Hypothalamus nicht doch noch ausgelöst werden könnte, sofern es gelingt, die Knochenreifung, z. B. mit Testosteron, vorerst genügend zu fördern (40).

Während die Gonadotropine mit Sicherheit die Ursache der Gonadarche darstellen, ist die Ursache der Adrenarche unbekannt. Eine einfache ACTH-Mehrproduktion kommt nicht in Frage, da die Sexualhormone sprunghaft, die Corticoide aber allmählich ansteigen. ALBRIGHTs Schule sieht die Ursache in der kombinierten Wirkung von ACTH und LH (1). Ob LH wirklich imstande ist die Androgenproduktion der Nebenniere zu fördern, ist umstritten. Möglicherweise handelt es sich gar nicht um LH, sondern um einen besonderen, noch unbekannten hypophysären Faktor, vielleicht um ein zweites ACTH, das mehr die Androgenproduktion fördern würde (43). Dem widerspricht die Tatsache, daß ACTH aus Hypophysen von menschlichen Säuglingen beim Erwachsenen die 17-Ketosteroid-Ausscheidung ebenso erhöht wie gewöhnliches ACTH (41). Nicht ganz ausgeschlossen ist auch die Möglichkeit einer Sensibilisierung der Nebenniere durch die gonadalen Sexualhormone, so daß der gleiche ACTH-Stimulus eine stärkere Androgenmehrproduktion bewirkt.

Die folgenden Beobachtungen weisen darauf hin, daß die Adrenarche mindestens teilweise von der Gonadarche abhängt, und daß dabei das Hypothalamus-Hypophysen-System beteiligt ist. Wie die Geringfügigkeit der Pubesbehaarung und der 17-Ketosteroid-Ausscheidung beim Turner-Syndrom zeigt, ist bei fehlender Gonadarche nur eine unvollkommene Adrenarche möglich. Während beim hypophysären Zwergwuchs und beim Morbus Addison die Pubesbehaarung nur durch Androgene und nicht durch Oestrogene in Gang gebracht werden kann, gelingt dies beim gesunden Kleinkind und beim Turner-Syndrom auch durch Oestrogene [(1, 17), weitere Lit. bei (35)]. Die Adrenarche läßt sich also offenbar durch Oestrogene, vielleicht auch durch Androgene, auslösen, allerdings nur unter der Voraussetzung einer intakten Hypothalamus-Hypophysen-Nebennieren-Achse.

Schlußfolgerungen

Abschließend muß vor allem nochmals der rudimentäre Zustand unserer Kenntnisse über die Hypophysenfunktionen und deren Entwicklung beim Kind festfestgehalten werden. Immerhin ist deutlich zu erkennen, daß die Hypophyse funktionell nur in ihrer vielfältigen Wechselwirkung mit dem Hypothalamus, den endokrinen Drüsen, der Placenta und der Gesamtheit der peripheren Zellen verstanden werden kann. Im Rahmen dieser Zusammenhänge müssen mehrere besonders charakterisierte Funktionsperioden, diejenige des Fetus, diejenige des Kindes, diejenige des jugendlichen Erwachsenen und endlich die hier nicht berücksichtigte Periode des Greisenalters unterschieden werden. Die erwähnten vielfältigen Wechselwirkungen können in mannigfaltiger Weise gestört sein, doch sind solche Störungen im Kindesalter, auch wenn sie klinisch als hypophysäre Störungen imponieren, in der Regel primäre Hypothalamusstörungen und in den seltensten Fällen wirklich primäre Hypophysenstörungen.

Literatur

(1) ALBRIGHT, F., P. H. SMITH and R. FRASER: A syndrome characterized by primary ovarian insufficiency and decreased stature. Report of 11 cases with a digression on hormonal control of axillary and pubic hair. Amer J. med. Sci. 204, 625 (1942). — (2) ANGEVINE, D. M.: Pathologic anatomy of hypophysis and adrenals in anencephaly. Arch. Path. (Chicago) 26, 507 (1938).

(3) BECK, J. C., E. E. McGARRY, I. DYRENFURTH and E. H. VENNING: Metabolic effects of human and monkey growth hormone in men. Science 125, 884 (1957). — (4) BENIRSCHKE, K.: Adrenals in anencephaly and hydrocephaly. Obstet. Gynec. 8, 412 (1956). — (5) BIERICH, J. R.: Die Funktion der Nebennierenrinde im Kindesalter unter besonderer Berücksichtigung der ersten Lebenszeit und der Pubertät. Habil. Schrift, Hamburg 1956. — (6) BIERICH, J. R.: Über den hypophysären Zwergwuchs im Kindesalter. Medizinische 1957, 1375.

(7) CROOKE, A. C.: Endocrine glands and growth. Schweiz. med. Wschr. 83, 194 (1953).

(8) FANCONI, G., u. A. WALLGREN: Lehrbuch der Pädiatrie. 5. Aufl. Basel: Benno Schwabe 1958. — (9) FARQUHAR, M. G., and J. F. RINEHART: Cytologic alterations in the anterior pituitary gland following thyroidectomy: an electron microscope study. Endocrinology 55, 857 (1954). — (10) FRANCES, J. M., u. A. PRADER: Zur Ätiologie und Geschlechtsverteilung des hypothalamo-hypophysären Zwergwuchses. (In Vorbereitung.)

(11) Gardner, L. I., and R. L. Walton: Plasma 17-ketosteroids of the human fetus: demonstration of concentration gradient between cord and maternal circulation. Helv. paediat. Acta 9, 311 (1954). — (12) Gardner, L. I.: Adrenocortical metabolism of the fetus, infant and child. Pediatrics 17, 897 (1956). — (13) Gemzell, C. A.: Das Wachstumshormon im retroplacentären Blut und im Nabelschnurblut. In (31).

(14) Harris, G. W.: Hypothalamic regulation of anterior pituitary secretion. Schweiz. med. Wschr. 86, 1252 (1956). — (15) Harris, G. W., and D. Jacobsohn: Functional grafts of the anterior pituitary gland. Proc. roy. Soc. B. 139, 263 (1952). — (16) Hedinger, C. E., u. M. G. Farquhar: Elektronenmikroskopische Untersuchungen von zwei Typen acidophiler Hypophysenvorderlappenzellen bei der Ratte. Schweiz. Path. Bakt. 20, 766 (1957). — (17) Hertz, R.: Accidental ingestion of estrogens by children. Pediatrics 21, 203 (1958).

(18) Ikkos, D., R. Luft and C. A. Gemzell: The effect of human growth in man. Lancet 1958 I, 720.

(19) Jost, A.: Recherches sur la différenciation sexuelle de l'embryon de lapin. IV. Organogenèse sexuelle masculine après décapitation du foetus. Arch. Anat. micr. Morph. exp. 40, 247 (1951). — (20) Jost, A.: Problems of fetal endocrinology: the gonadal and hypophyseal hormones. Rec. Progr. Hormone Res. 8, 379 (1953). — (21) Jost, A.: Hormonal factors in the development of the fetus. Cold. Spr. Harb. Symp. quant. Biol. 19, 167 (1954). — (22) Jost, A.: L'analyse expérimentale de l'endocrinologie foetale. In (31).

(23) Kinsell, L. W., G. D. Michaelis, C. H. Li and W. E. Larsen: Studies in growth: interrelationship between pituitary growth factor and growth-promoting androgens in acromegaly and gigantism. J. clin. Endocrin. 8, 1013 (1948).

(24) Labhart, A.: Klinik der inneren Sekretion. Berlin-Göttingen-Heidelberg: Springer 1957. — (25) Labhart, A., C. Hedinger u. G. Töndury: Das Hypothalamus-Adenohypophysensystem. In (24). — (26) Li, C. H., I. Geschwind and H. M. Evans: Effect of growth hormone on inorganic phosphorus levels in plasma. Endocrinology 44, 67 (1949). — (27) Li, C. H., and H. Paphoff: Preparation and properties of growth hormone from human and monkey pituitary glands. Science 124, 1293 (1956).

(28) Martin, M. M., and L. Wilkins: Pituitary dwarfism: diagnosis and treatment. J. clin. Endocr. 18, 679 (1958). — (29) Moeri, E.: Les surrénales chez le foetus, le nouveau-né, le nourrisson et l'enfant: Rapport avec l'hypophyse, signification et involution de la corticale foetale. Surrénales de l'anencéphale. Acta endocr. (Kbh.) 8, 259 (1951).

(30) Nichols, J., O. L. Lescure and C. J. Migeon: Levels of 17-hydroxycorticosteroids and 17-ketosteroids in maternal and cord plasma in term anencephaly. J. clin. Endocr. 18, 444 (1958). — (31) Nowakowski, H.: Probleme der fetalen Endocrinologie. 3. Symp. Dtsch. Ges. Endocrin. herausgegeben von H. Nowakowski. Berlin-Göttingen-Heidelberg: Springer 1956.

(32) Ostertag, B.: Anencephalie. Im Handbuch der speziellen Pathologie, Anatomie und Histologie, Bd. XIII/4. Berlin-Göttingen-Heidelberg: Springer 1956.

(33) Perrin, E. V., and K. Benirschke: Somatic sex in anencephalic infants. J. clin. Endocr. 18, 327 (1958). — (34) Polani, P. E., and A. E. Claireaux: Sex in anencephalus. Lancet 1957 II, 599. — (35) Prader, A.: Der Einfluß der Nebennierenrinde auf Wachstum und Geschlechtsentwicklung. Mschr. Kinderheilk. 104, 157 (1956). — (36) Prader, A.: Hypophysärer Zwergwuchs. In (24).

(37) Reifenstein, E. C., L. W. Kinsell and F. Albright: Observations on the use of serum phosphorus level as an index of pituitary growth hormone activity. The effect of estrogen therapy in acromegaly. J. clin. Endocr. 6, 470 (1946). — (38) Roches, Ph.: Zur Frage der Anencephalie. Inaug.-Diss. Basel 1951. — (39) Rotter, W.: Die Strukturen der fötalen und kindlichen Nebennierenrinde. Verh. dtsch. Ges. Path. 1950.

40) Schmidt, G. W., u. E. Tonutti: Pseudopubertas praecox und unvollständige Pubertas praecox bei einem Leydig-Zell-Tumor des Hodens. Helv. paediat. Acta 11, 436 (1956). — (41) Solem, J. H., H. Holtermann and A. Skogrand: Response of the adrenal cortex to corticotrophin from human infantile pituitary glands. Lancet 1958 I, 414. — (42) Spatz, H.: Das Hypophysen-Hypothalamus-System in Hinsicht auf die zentrale Steuerung der Sexualfunktion. In Zentrale Steuerung der Sexualfunktionen (1. Symp. Dtsch. Ges. Endocrin.) Berlin-Göttingen-Heidelberg: Springer 1954.

43) Talbot, N. B., E. H. Sobel, J. W. MacArthur and J. D. Crawford: Functional Endocrinology. Cambridge, Mass.: Harvard University Press 1952. — (44) Taylor, N. R. W., J. A. Loraine and H. A. Robertson: The estimation of ACTH in human pituitary tissue. J. Endocr. 9, 23 (1953). — (45) Töndury, G.: S. 151 usw. und 267 usw. in (24). — (46) Tonutti, E., u. S. Fetzger: Über Entwicklung und Differenzierung der glandotrop gesteuerten inkretorischen Gewebe beim Menschen. In (31).

(47) Wilkins, L.: The diagnosis and treatment of endocrine disorders in childhood and adolescence. Springfield, Ill.: Charles C. Thomas 1957.

(48) Zahnder, J.: Die Schwangerschaft. In (24).

46. Neurohypophyse — Hypothalamus

Von

Heinrich Rodeck

Mit 12 Abbildungen

Die Forschungsarbeit der letzten Jahre hat unsere Kenntnisse gerade auf dem Gebiet Hypothalamus-Neurohypophyse wesentlich erweitert, so daß es wohl gerechtfertigt erscheint, dieses System von der Erörterung des Systems Hypothalamus-Adenohypophyse abzutrennen. Dieses Vorgehen ist um so mehr berechtigt, als ja auch entwicklungsgeschichtlich Adenohypophyse und Neurohypophyse sehr verschiedener Herkunft sind.

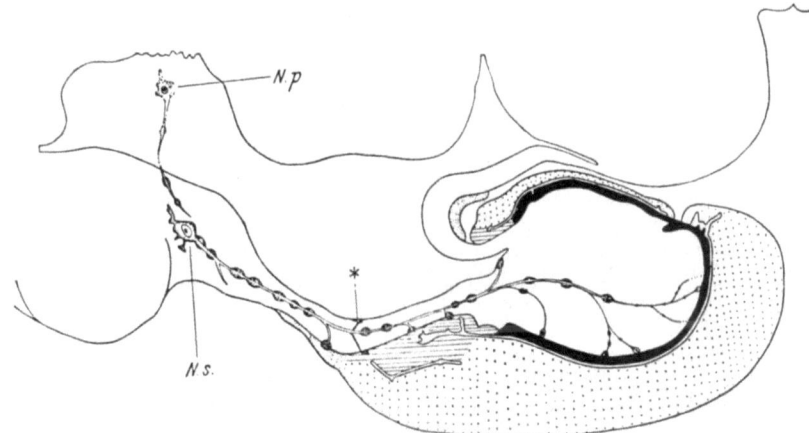

Abb. 1. Schematische Darstellung des neurosekretorischen hypothalamo-neurohypophysären Systems beim Hund (paramedianer Sagittalschnitt, in Anlehnung an eine Abbildung von Romeis); aus Bargmann, Z. Zellforsch. **34**, 610 (1949). *N. p.* Nucleus paraventricularis; *N. s.* Nucleus supraopticus mit dem Tractus supraoptico-hypophyseus, der sich in der Neurohypophyse aufzweigt; * Sekret unmittelbar unter dem Ependym; punktiert = Vorderlappen; schwarz = Pars intermedia

Das hypothalamo-neurohypophysäre System, „die zentrale Nahtstelle zwischen Nerven- und Hormonsystem" (*44*) gelangte durch die Aufdeckung des biologisch außerordentlich bedeutsamen Phänomens der *Neurosekretion* in den Mittelpunkt weitgespannter Forschungen. Durch die wechselseitige Befruchtung der morphologischen und funktionellen Forschung konnten Einblicke gewonnen werden, die eine ganz neue Art der Betrachtungsweise ermöglichten. So wissen wir heute, daß bei niederen Tieren der Ablauf der Metamorphose, der Häutung und des Farbwechsels, bei Säugetieren und beim Menschen der Regulation des Wasserhaushaltes, der Lactation und vieler anderer Lebensprozesse durch die sekretorische Leistung bestimmter Neurone wesentlich bestimmt wird.

Noch bis vor wenigen Jahren war man allgemein der Ansicht, daß dieHypophysenhinterlappenhormone (HHLH) von den Pituicyten der Neurohypophyse unter der Kontrolle bestimmter hypothalamischer Kernareale gebildet würden. Heute weiß man jedoch auf Grund von Untersuchungen an Gewebekulturen, daß diese umgewandelten Gliazellen nicht als primärer Sekretionsort angesehen werden dürfen (*37*). TRENDELENBURG und SATO (*51, 58, 59*) gelang bereits 1927/28 der Nachweis von HHLH im Hypothalamus. Dieser Befund wurde inzwischen vielfach bestätigt. Die Hypothese von der sekretorischen Aktivität einiger Hypothalamusareale ist inzwischen etwa 30 Jahre alt. E. SCHARRER (*30*) wies als erster darauf hin, daß die hypothalamischen Kerngebiete Nucleus supraopticus und Nucleus paraventricularis die eigentliche Produktionsstätte der HHLH darstellen. Er entwickelte in der Folge den Begriff der Neurosekretion und vermutete bereits damals enge Zusammenhänge zwischen Neurosekret und HHL. SCHARRERs Arbeiten fanden zunächst wegen ihrer unzureichenden Methodik nicht den verdienten Widerhall, bis es 1949 BARGMANN mit Hilfe der von GOMORI (1941) angegebenen oxydativen Chromalaunhämatoxylin-Phloxinfärbung gelang, das gesamte neurosekretorische System elektiv zu erfassen. Es handelt sich um die beiden bereits erwähnten Kerngebiete, um

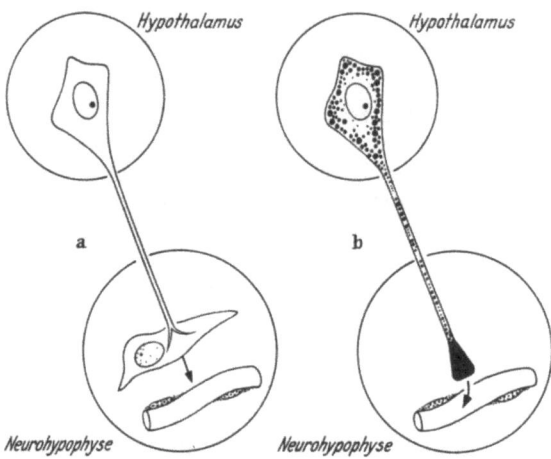

Abb. 2 a u. b. Gegenüberstellung der früheren und der heutigen Auffassung über Produktion und Abgabe der sog. Hypophysenhinterlappenhormone. Nach LEVEQUE und SCHARRER: Endocrinology 52, 436 (1953); aus RODECK, Ärztl. Wschr. 1957, 882. a) Nach der früheren Auffassung wird der Sekretionsreiz aus den hypothalamischen Kerngebieten über den Tractus supraoptico-hypophyseus auf die Pituicyten im Hypophysenhinterlappen übertragen, die ihrerseits die Hormone produzieren und ins Blut abgeben. b) Heutige Auffassung: 1. Neurosekret und Hormone werden in den Kerngebieten Nucleus supraopticus und Nucleus paraventricularis gebildet („Hypothalamushormone") und über die Axone des Tractus supraoptico-hypophyseus („neurosekretorische Bahn") zur Neurohypophyse („Depot- und Abgabeorgan") geleitet und dort perivasculär gelagert. Bei Bedarf erfolgt die Abgabe in die Blutbahn (BARGMANN u. Mitarb., SCHARRER u. Mitarb.). 2. Das gesamte Neuron wird als aktive Drüse für die Produktion von Neurosekret und sog. Hypophysenhinterlappenhormonen aufgefaßt („merokrine Drüse"). Als Hauptproduktionsstätte werden die perivasculären Nervenfaseraufsplitterungen in der Neurohypophyse angesehen (SPATZ u. Mitarb.). 3. Die Hormon- und Neurosekretproduktion verläuft nach dem holokrinen Sekretionsmodus. Perlschnurartig aufgetriebene, neurosekrethaltige Faserverdickungen und Herringkörper sind als Ausdruck einer „physiologischen Degeneration" aufzufassen (E. HAGEN)

den von ihnen ausgehenden Tractus paraventriculo-supraoptico-hypophyseus und die Neurohypophyse (Abb. 1). Das mit Hilfe der Gomori-Methode angefärbte Neurosekret stellt sich in charakteristischer Weise als ein tiefblau-schwarzes granuliertes Substrat dar, das in den Ganglienzellen je nach deren Aktivität mehr oder weniger dicht anzutreffen ist. Im Verlauf des Tractus läßt es sich in kleineren und größeren Auftreibungen der Axone erfassen, die oft perlschnurartig an den Achsencylindern aufgereiht sind und deren dickste mit den früher so problematischen Herring-Körpern identisch sind. In der Neurohypophyse findet sich das Sekret bei einigen Species diffus verteilt, bei anderen — so auch beim Menschen — lagert es sich perivasculär ab. Auffällig ist die enge Parallelität zwischen Neurosekretmenge und Gehalt an HHLH.

SCHARRER (*53*) und BARGMANN (*5*) sehen im Neurosekret die „Trägersubstanz" der HHLH und in den hypothalamischen Kerngebieten die eigentlichen Produktionsstätten von Neurosekret und HHLH (Abb. 2). Sie sprechen daher von „Hypothalamushormonen". Der Tractus ist nach ihrer Ansicht die „neurosekretorische Bahn", auf der das Sekret und damit die HHLH zum „Abgabe- und Depotorgan", d. h. zur Neurohypophyse transportiert wird. Dort wird es bei Bedarf in die Blutbahn abgegeben. Im Gegensatz zu dieser Auffassung steht die Ansicht von SPATZ und seiner Schule (*15, 18, 19, 45, 46*). Danach soll das gesamte Neuron-Neurosekret und HHLH nach dem Prinzip einer merokrinen Drüse produzieren. Der Hauptproduktionsort wird in den perivasculären Nervenfaseraufsplitterungen der Neurohypophyse gesehen. Die

Transporthypothese wird abgelehnt. Wenngleich nach dieser Auffassung durchaus eine Hormonproduktion auch in den hypothalamischen Kernarealen denkbar ist, wird wegen der in erster Linie in der Neurohypophyse stattfindenden Sekretion an der Bezeichnung „Hypophysenhinterlappenhormone" festgehalten. Neben diese beiden Meinungen tritt als dritte Hypothese die Vorstellung von E. HAGEN (26—29). Danach verläuft die Hormon- und Neurosekretproduktion nach dem holokrinen Sekretionsschema. Das Neurosekret wird als Produkt einer „physiologischen Degeneration" aufgefaßt.

Der noch nicht entschiedene Meinungsstreit über die Art des Sekretionsprozesses und über den primären Produktionsort von Neurosekret und Hormonen ist in erster Linie von morphologischem Interesse. Er berührt keineswegs die heute allgemein anerkannte und festbegründete Vorstellung von der Lehre von der Neurosekretion an sich, deren wichtigste Thesen besagen:

1. Neurosekret und HHLH entstehen in dem System Nucleus paraventricularis — Nucleus supraopticus — Tractus supraoptico-hypophyseus — Neurohypophyse. Eine Produktion im Gesamtbereich der Nervenzellen (also auch in den Axonen und Faseraufsplitterungen) erscheint durchaus möglich.

2. Die Pituicyten sind zur Sekret- und Hormonproduktion nicht in der Lage. Sie sind vielleicht als Zellen mit besonderen Ernährungs- und Speicherungsaufgaben bedeutsam.

Für den Kliniker sind die Fragen — ob mehr Neurosekret bzw. HHLH im Perikaryon der Ganglienzellen von Nucleus paraventricularis und Nucleus supraopticus oder an den peripheren Nervenfaseraufsplitterungen des Tractus im Bereich der Neurohypophyse gebildet werden, ob die Sekretion auf Kosten der Nissl-Substanz vor sich geht, ob der Sekretionsmodus ein merokriner oder ein holokriner ist — nur von zweitrangiger Bedeutung. Ihn interessiert vielmehr: Was haben Neurosekret und HHLH miteinander zu tun? In welchem Zusammenhang stehen sie mit der Regulation des Wasserhaushaltes? Welche endokrinologischen Erkenntnisse lassen sich möglicherweise aus den engen Beziehungen zwischen Neurosekret und HHLH herleiten? Nach allen bisherigen Beobachtungen sind an einer recht engen Relation keine Zweifel mehr möglich. Neurosekret und Hormongehalt gehen — das gilt sowohl für die hypothalamischen Kerngebiete als auch für den gesamten Verlauf des Tractus und die Neurohypophyse — in quantitativer Beziehung direkt parallel. So kann man aus dem histologischen Bild ohne weiteres auf den Hormongehalt schließen.

Während BARGMANN und SCHARRER im Neurosekret lediglich die „Trägersubstanz" der Hormone sehen, mehren sich in letzter Zeit die Stimmen, die eine mehr oder minder weitgehende Identität von Neurosekret und Hormonen postulieren (2, 3, 7, 8, 55, 56, 57). Auch eigene Untersuchungen sprechen für diese Auffassung. Die Aufdeckung des chemischen Aufbaues der beiden HHLH Oxytocin und Vasopressin (letzteres bekanntlich mit dem antidiuretischen Hormon identisch) durch DU VIGNEAUD u. Mitarb. ergab, daß es sich um chemisch nahe verwandte Oktapeptide mit einem durch Cystin vollzogenen intramolekularen (Pentapeptid-) Ringschluß handelt. Die Methoden, mit denen es gelingt, Neurosekret einwandfrei anzufärben, enthalten alle in irgendeiner Weise das Oxydations-Reduktionsprinzip. Nun stellt der Cystein-Cystin-Komplex ein starkes und leicht ansprechendes Redox-Potential dar. So liegt es nahe, die gute Anfärbbarkeit des Neurosekrets bzw. der Hormone bei Anwendung der Oxydationsmethoden (2, 3, 23, 24, 25, 55, 56) auf den hohen Gehalt an Cystein bzw. Cystin zurückzuführen. Diese Auffassung wird durch die Tatsache gestützt, daß das ebenfalls sehr cystinreiche Insulin sich in färberischer Hinsicht ähnlich verhält wie Neurosekret. Es gelang uns vor kurzem, Extrakte und Pulver von Hypophysenhinterlappengewebe sowie synthetisch dargestellte HHLH in gleicher Weise anzufärben wie Neurosekret. Wir konnten nachweisen, daß das an sich neutrale Neurosekret (bzw. HHLH) erst nach der Oxydation für die basischen Farbstoffe einen guten Ansatzpunkt bietet. Das Cystein bzw. Cystin wird dabei bis zur Cysteinsäure oxydiert. Die Sulfogruppe dieser Säure gestattet die Anfärbung. Danach ist also anzunehmen, daß entweder Neurosekret und HHLH miteinander identisch sind, oder daß die Anfärbbarkeit des Neurosekrets auf den Gehalt an HHLH (bzw. Cystin) zurückzuführen ist.

Allgemein bekannt ist die weitgehende Unreife der Nierenfunktion zur Zeit
der Geburt. Der Säugling ist nicht in der Lage, seinen Harn über ein bestimmtes
Maß hinaus zu konzentrieren. Er benötigt daher im Verhältnis zum Erwachsenen
eine sehr große Flüssigkeitsmenge. Bei gleicher Relation der Wasseraufnahme zum
Körpergewicht, aber auch zur Körperoberfläche hätte der Erwachsene einen voll-
ausgebildeten Diabetes insipidus (vgl. S. 204 ff. und S. 212).

Man weiß, daß beim Diabetes insipidus-Kranken im allgemeinen die Polyurie
die Ursache für die Polydipsie ist. Auch der Neugeborene braucht den dauernden
Wassernachschub, weil er wegen der mangelhaften fakultativen Rückresorption
sonst zu viel Wasser verlieren würde. Er würde — wie der Diabetes insipidus-
Patient — gewissermaßen auslaufen wie ein schadhaftes Gefäß, in welches man
kein Wasser nachgießt. Wie der Diabetes insipidus-Kranke ist auch der junge
Säugling selbst bei extremem Durst nicht in der Lage, den Harn zu konzentrieren.
Wie beim Diabetes insipidus-Kranken kommt es nach kurzer Zeit zum Durstfieber.
Der Hautturgor läßt innerhalb weniger Stunden erheblich nach — das Bild der
Durstexsiccose mit allen verhängnisvollen Begleiterscheinungen bildet sich aus.
Die auffälligen Parallelen zwischen der ungenügenden Regulation des Wasser-
haushaltes bei Diabetes insipidus-Kranken und Neugeborenen führten dazu, daß
man vom „physiologischen Diabetes insipidus" bzw. von der „physiologischen
Isosthenurie" des Neugeborenen sprach.

Zweifellos ist der Neugeborene allein schon auf Grund ganz anders gelagerter
Stoffwechselvoraussetzungen, auf Grund seines mit Wassereinbau verbundenen
Gewichtsansatzes sowie auf Grund der Unreife der Nieren nicht mit einem Diabetes
insipidus-Kranken als vergleichbar anzusehen. Immerhin ist zu fragen, ob man
nur die besonderen Gegebenheiten des Stoffwechsels, auf die ich in diesem Rahmen
nicht näher eingehen kann, sowie die Unreife der Niere für die Ausscheidung der
unverhältnismäßig großen Harnmenge mit dem niedrigen spezifischen Gewicht
verantwortlich machen kann.

Auf Grund der engen Verwandtschaft, wenn nicht sogar der Identität von
Neurosekret und HHLH sind wir heute in die glückliche Lage versetzt, von der
Morphologie aus weitgehende Schlüsse auf den Funktionszustand des neurosekretorischen Systems zu ziehen. Entsprechende Untersuchungen an mehreren
Species — so auch am Menschen — erlauben die Aussage, daß zur Zeit der Geburt
das neurosekretorische System noch recht unreif ist. Bei den einzelnen Säuger-
species mögen geringe Unterschiede bestehen — beispielsweise zeigen Hund und
Ratte erst nach der Geburt die ersten Anzeichen neurosekretorischer Aktivität,
beim Menschen sieht man erste derartige Anzeichen bereits in den letzten Fetalmonaten — die allgemeine Tatsache der weitgehenden Unreife wird dadurch nicht
berührt. Wegen der nur geringen Unterschiede hinsichtlich der Zeit des ersten
Auftretens von Neurosekret halten wir uns für berechtigt, den Reifeprozeß des
neurosekretorischen Systems nicht am Menschen, sondern an der Ratte zu demonstrieren. Zudem sind von Geweben aus Leichenmaterial angesichts der Empfindlichkeit des Neurosekrets gegenüber autolytischen Prozessen keine physiologischen Befunde zu erwarten.

Die Ganglienzellen der hypothalamischen Kerngebiete Nucleus paraventricularis und Nucleus supraopticus lassen bei allen von uns untersuchten Species
(Ratte, Meerschweinchen, Hund, Mensch) zum Zeitpunkt der Geburt weitgehend
die Voraussetzung für die Produktion von Neurosekret und HHLH vermissen
(Abb. 3a). Sie zeigen einen nahezu „nackten" Zellkern ohne wesentliche Ausbildung
eines Plasmaleibes. Lediglich bei menschlichen Feten (7. Schwangerschaftsmonat),
deren Hypothalamus relativ kurze Zeit nach dem Tode untersucht werden konnte,
fanden wir vereinzelt Ganglienzellen mit deutlicher Ausbildung des Perikaryon.

In derartigen Zellen wurden vereinzelt Neurosekretgranula beobachtet. Die weitere Entwicklung vollzieht sich bei Menschen und Tieren kontinuierlich. Mit der Differenzierung des Zelleibes erscheint zunächst die Nissl-Substanz und wenig später das Neurosekret (Abb. 3b und c).

Die Gliazellen sind gegenüber den Ganglienzellen bereits gut ausgereift. Die oft nur mit einem kaum wahrnehmbaren Plasmasaum umgebenen Ganglienzellen lassen sich in den ersten Lebenstagen oft nur schwierig von den Gliazellen unterscheiden. Nach wenigen Tagen ist auf Grund der raschen Plasmazunahme der Ganglienzellen eine Verwechslung jedoch nicht mehr möglich. Die Morphologie der Gliazellen ändert sich während des Wachstums ebenso wenig wie ihre zahlenmäßige Relation bzw. ihre Nachbarschaftsbeziehungen zu den Ganglienzellen.

Während die Neurohypophyse bei Ratten, Meerschweinchen und Hunden zum Zeitpunkt der Geburt noch keine Anzeichen von Neurosekret aufweist (Abb. 4a), finden sich im HHL menschlicher Feten (7. Schwangerschaftsmonat) feinstaubige, bereits in charakteristischer Weise, d. h. vorwiegend perivasculär angereicherte Neurosekretgranula. Auch bei den Tieren lassen sich schon in der zweiten Lebenswoche zunächst noch recht schüttere und diffus verteilte Neurosekretgranula nachweisen. Ganz einwandfrei erscheint das Neurosekret etwas eher in der Neurohypophyse als in den hypothalamischen Kerngebieten. Die Auffüllung des HHL mit Neurosekret erfolgt noch während der Säuglings- und Kleinkindzeit rasch und kontinuierlich (Abbildung 4b und c). Die Pituicyten sind ebenso wenig an dieser fortlaufenden Entwicklung beteiligt wie die Gliazellen der Kerngebiete. Sie

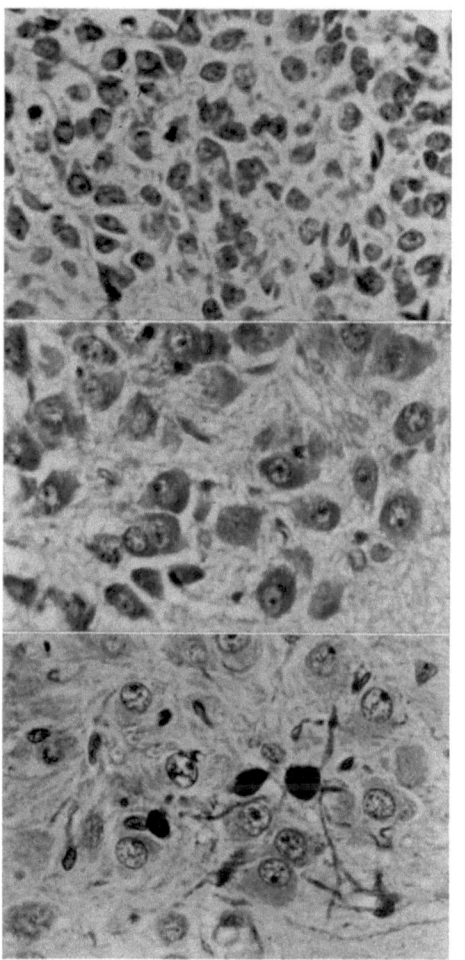

Abb. 3a—c. Entwicklung der Neurosekretion im Hypothalamus, dargestellt am Beispiel der Ratte. Frontalschnitte, 6 μ, Chromalaunhämatoxylin - Phloxinfärbung nach GOMORI, Vergr. 450fach. a) Ganglienzellen aus dem Nucleus supraopticus eines 4 Tage alten Tieres. Die gut ausgebildeten Zellkerne haben einen nur schmalen, z. T. kaum angedeuteten Plasmasaum. b) 30 Tage altes Tier. Die Zellen haben sich mit einem wohlausgebildeten Perikaryon umgeben. Normaler Gehalt an Nissl-Substanz. Vereinzelt Neurosekretbeladung. c) Ganglienzellen aus dem Nucleus paraventricularis einer ausgewachsenen Ratte. Neurosekretkugeln („Herring-Körper") zwischen den Ganglienzellen. Vereinzelt neurosekretführende Neuriten

sind bereits zum Zeitpunkt der Geburt als durchaus reif zu bezeichnen. Unsere Befunde finden ihre Bestätigung durch Untersuchungen am Hund (5), an der Ratte (16), am Hühnchen (63, 64), am Hund und an der Katze (19), an der Kuh (41) und an menschlichen Feten und Neugeborenen (10, 47).

So ist schon allein auf Grund der morphologischen Unreife das neurosekretorische System von Neugeborenen und Säuglingen noch gar nicht zu einer nennenswerten Produktion von Neurosekret und damit von HHLH in der Lage.

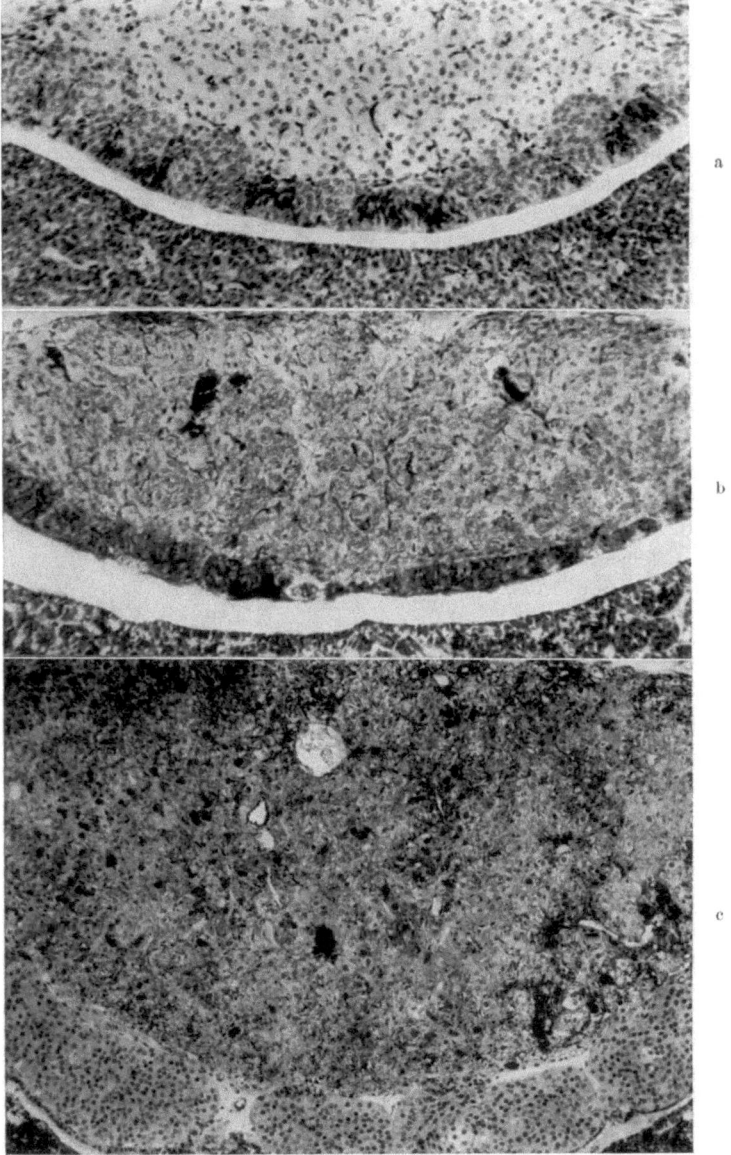

Abb. 4a—c. Entwicklung der Neurohypophyse, dargestellt am Beispiel der Ratte. Vergr. 125fach, weitere Angaben s. Abb. 3. a) Neurohypophyse eines neugeborenen Tieres. Deutliche Differenzierung der Hypophyse in Neurohypophyse, Zwischenlappen und Adenohypophyse. Gut ausgebildete, vollausgereifte Pituicyten. b) 30 Tage altes Tier. Diffuse, z. T. jedoch auch nach Gefäßprovinzen abgeteilte Neurosekretbeladung des HHL.
c) Neurosekretreiche Neurohypophyse eines ausgewachsenen Tieres

Unsere Ergebnisse stehen in guter Übereinstimmung mit den Hormonanalysen des HHL, die wir in erster Linie HELLER u. Mitarb. zu verdanken haben (30—36). So wurde nachgewiesen, daß Hinterlappengewebe von Neugeborenen nur etwa

20% der antidiuretischen und oxytocischen Wirksamkeit aufweist wie das von
Erwachsenen — beides auf gleiche Gewichtsmenge Trockensubstanz bezogen (36).

Ähnliche Befunde wurden hinsichtlich des Vasopressingehaltes der Hypophyse von neugeborenen Hunden,
Katzen, Ratten und Meerschweinchen erhoben (17). Die neugeborenen
Tiere hatten nur etwa die Hälfte
der vasopressorischen Aktivität —
bezogen auf die Körperoberfläche —
wie die erwachsenen Tiere. Die oxytocische Aktivität war 7—30mal
geringer als bei erwachsenen Tieren.
HELLER konnte allerdings einen bemerkenswerten Unterschied zwischen menschlichen Neugeborenen
und neugeborenen Ratten aufdecken.
Während bei den anscheinend recht
unreifen Rattenneugeborenen die
Hypophyse sowohl pro Gewichtseinheit Drüsengewebe als auch pro
Einheit Körpergewicht wesentlich
weniger antidiuretische Aktivität
aufweist als bei ausgewachsenen Tieren, ist zwar auch bei menschlichen
Neugeborenen der Hormongehalt
der Neurohypophyse pro mg bedeutend geringer als bei Erwachsenen, die ADH-Menge pro kg Körpergewicht zeigt dagegen keinen großen
Unterschied gegenüber dem Hormongehalt des Hinterlappens Erwachsener. Damit steht in Einklang,
daß menschliche Feten in den letzten Schwangerschaftsmonaten bereits deutliche Anzeichen von Neurosekretion aufweisen. Ganz zweifellos ist also das menschliche Neugeborene in bezug auf seine ADH-
Produktion reifer als das Ratten-
neugeborene. Kürzlich wurde die
Zunahme des Vasopressins in den
Neurohypophysen von Ratten vom
1.—28. Lebenstag verfolgt (Abb. 5)
(1, 35). Bei Vergleich des Hormongehaltes der Neurohypophyse junger
Ratten mit dem Hormongehalt ausgewachsener Tiere — bezogen auf
100 cm² Körperoberfläche, 1 g Niere
und 100 g Körpergewicht — zeigt

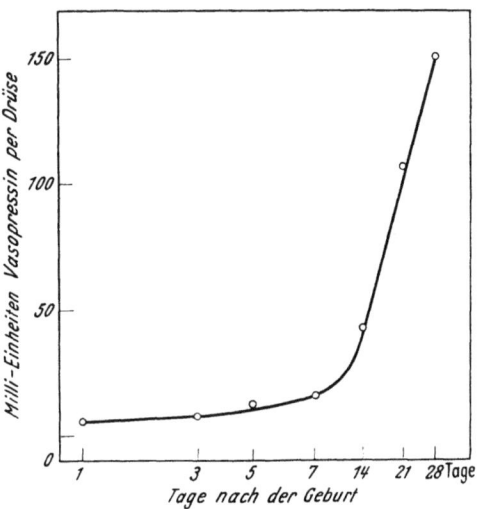

Abb. 5. Hormongehalt der Rattenneurohypophyse mit
zunehmendem Alter. Die Drüsen ausgewachsener männlicher Kontrolltiere enthielten im Mittel 800 Milli-Einheiten. Auswertung am Rattenblutdruck. Die Abszisse ist
logarithmisch [HELLER u. LEDERIS (1957); aus HELLER,
Mschr. Kinderheilk. 106, 81 (1958)]

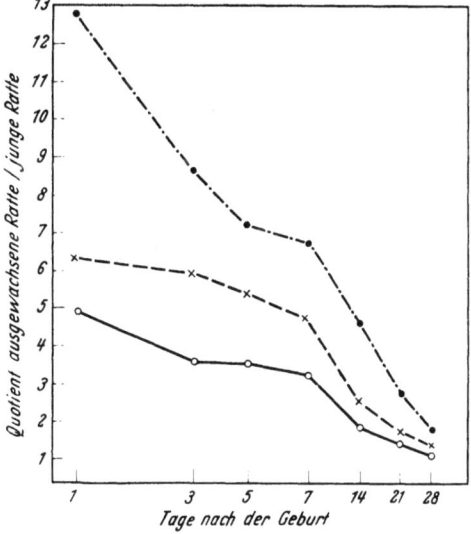

Abb. 6. Vergleich des Hormongehaltes der Neurohypophyse
junger Ratten mit dem Hormongehalt ausgewachsener
Tiere: ●—·—● per 100 cm Körperoberfläche; ×——×
per g Niere; ○—○ per 100 g Körpergewicht. Die Abszisse
ist logarithmisch [HELLER u. LEDERIS (1957); aus HELLER,
Mschr. Kinderheilk. 106, 81 (1958)]

sich, daß in allen Relationen der Hormongehalt bei Neugeborenen wesentlich niedriger liegt als bei ausgewachsenen Tieren (Abb. 6.) (vgl. S. 208).

Nun ist zweifellos von Hormonanalysen des HHL allein ein Schluß auf den funktionellen Reifezustand des neurosekretorischen Systems nicht zulässig. Daher sind Hormonbestimmungen von Hypothalami 10 Wochen alter Hunde recht aufschlußreich (62). Bei diesen Tieren fand sich pro Gewichtseinheit etwa 8 mal weniger Vasopressin als im entsprechenden Hirngebiet ausgewachsener Tiere. Somit ist der Beweis erbracht, daß das gesamte neurosekretorische System sowohl morphologisch als auch funktionell zum Zeitpunkt der Geburt noch nicht voll ausgereift ist.

Es war von vornherein anzunehmen, daß bei Feten eine noch weitergehende Unreife zu beobachten ist. Nach Beobachtungen von McCance und Widdowson (14) steht die Niere vor der Geburt nahezu außerhalb der Kontrolle des ADH und des Hormons der Epithelkörperchen sowie wahrscheinlich auch der Nebennierenrinde. In der Hypophyse von Feten, die jünger als 70 Tage waren, konnten weder Vasopressin noch Oxytocin nachgewiesen werden (17). Feten von 70—110 Tagen wiesen nur Spuren von HHLH auf. Meßbare, aber auch noch sehr geringe Mengen fanden sich erst bei älteren Feten. Die oxytocische Aktivität lag dabei immer recht beträchtlich hinter der vasopressorischen. Erst bei reifen Neugeborenen erreicht sie diese (36).

Die Beobachtungen über die morphologische und funktionelle Unreife des neurosekretorischen Systems werfen die Frage nach dem Reifezustand der von Verney (60, 61) im Verbreitungsgebiet der A. carotis interna lokalisierten Osmoreceptoren auf. Diese Nervenzellen sollen den aktuellen, im wesentlichen durch die Kochsalzkonzentration bedingten osmotischen Druck des Blutplasmas aufnehmen und mit effektorischen, dem HHL zufließenden Erregungen beantworten. Verney hält zartwandige blasige Gebilde ("vesicles") im Nucleus supraopticus für die osmoregulatorisch wirksamen Zellen. Die Oberfläche dieser „Osmometer" (Durchmesser etwa 50—60µ) soll mit den Dendriten der Supraopticusneurone als "stretch receptors" verbunden sein. So könnten Spannungsänderungen eine Erregung der receptorischen Dendriten auslösen. Damit wäre eine Signalgebung zu den Endigungen des Tractus supraoptico-hypophyseus verbunden. Neuere Untersuchungen (39) lassen die Osmoreceptoren im vorderen Hypothalamus lokalisieren, andere Autoren (38) glauben auf Grund ihrer Durstversuche an Hunden die neurosekretorisch tätigen Ganglienzellen von Nucleus supraopticus und Nucleus paraventricularis als Osmoreceptoren ansehen zu dürfen. Unseres Erachtens darf man bei Neugeborenen und jungen Säuglingen von den noch nahezu „nackten" Ganglienzellen keine differenzierte Osmoperception erwarten, zumal man inzwischen weiß, daß die Schwankungen des osmotischen Druckes weniger den Zellkern als vielmehr den Plasmaleib einer Zelle treffen. Mit zunehmender Ausbildung des Perikaryon wird die als Osmometer arbeitende Ganglienzelle auch mehr und mehr in die Lage versetzt, osmotische Schwankungen aufzunehmen und entsprechend zu reagieren.

Der morphologischen Unreife entspricht eine ebensolche funktionelle. So wurde bei unter 3 Tage alten Säuglingen nach 6—8 stündigem Dursten eine nur geringe ADH-Ausscheidung mit dem Harn gefunden (4). Der an sich geringe ADH-Gehalt der Neurohypophyse von 4—8 Tage alten Ratten nimmt nach Flüssigkeitsentzug noch weiter ab (35). Durstende Ratten dieser Altersgruppe können ihren Harn bereits in geringem Umfang konzentrieren, erreichen aber keineswegs die Werte erwachsener Tiere unter vergleichbaren Versuchsbedingungen (Abb. 7) (30, 35). Eine weitere Möglichkeit, ADH zur Ausschwemmung zu bringen, ist die Injektion von Nicotin, das bei Erwachsenen als Folge der ADH-Abgabe in die Blutbahn zu einer Einschränkung der Diurese mit Produktion eines konzentrierten Harns führt. Bei neugeborenen Ratten wurde vor dem 3. Lebenstag kein Effekt des

Nicotins gesehen (*21*). Nach diesem Zeitpunkt fand sich allerdings eine geringe Wirkung, die mit zunehmendem Alter immer deutlicher wurde. Erst bei 17—22 Tage alten Tieren wird sie jedoch quantitativ mit der ausgewachsener Ratten vergleichbar.

Der neurohormonale Reflexbogen scheint demnach zur Zeit der Geburt bereits zu funktionieren. Die morphologische und funktionelle Unreife der osmoreceptorisch tätigen Ganglienzellen läßt jedoch eine entsprechende Reaktion nicht zu.

In der aufsteigenden Reihe der Wirbeltierklassen wurde eine ADH-Wirkung auf den Tubulus erst bei den Tieren gefunden, bei denen sich der enge Teil der Henleschen Schleife ausgebildet hat (*13*) (Abb. 8). Bei Fischen und Fröschen führt ADH lediglich zu einer Einschränkung der glomerulären Filtration. Bei Vögeln, Säugetieren und Menschen leitet dagegen der gut ausgebildete Tubulusapparat nach ADH-Applikation sofort eine entsprechende Rückresorption ein. Bei Vögeln ist daneben eine geringe Beeinflussung der glomerulären Filtration zu beobachten.

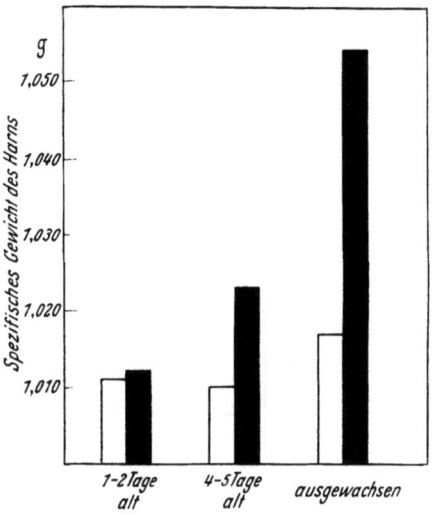

Abb. 7. Wirkung von Flüssigkeitsentziehung auf das spezifische Gewicht des Harns von Ratten verschiedener Lebensalter [HELLER (1949); HELLER u. LEDERIS (1957)]. Offene Säulen: normale Tiere, schwarze Säulen: nach 24stündigem Dursten; aus HELLER, Mschr. Kinderheilk. **106**, 81 (1958)

Bei Säugetieren und Menschen unterliegt die „fakultative Rückresorption" im distalen Tubulusschenkel der Kontrolle des ADH. Auf Grund dieser Befunde scheint die Vermutung gerechtfertigt, daß neben der Unreife des zentralen Regulationssystems auch eine solche des peripheren Erfolgsorgans vorliegt.

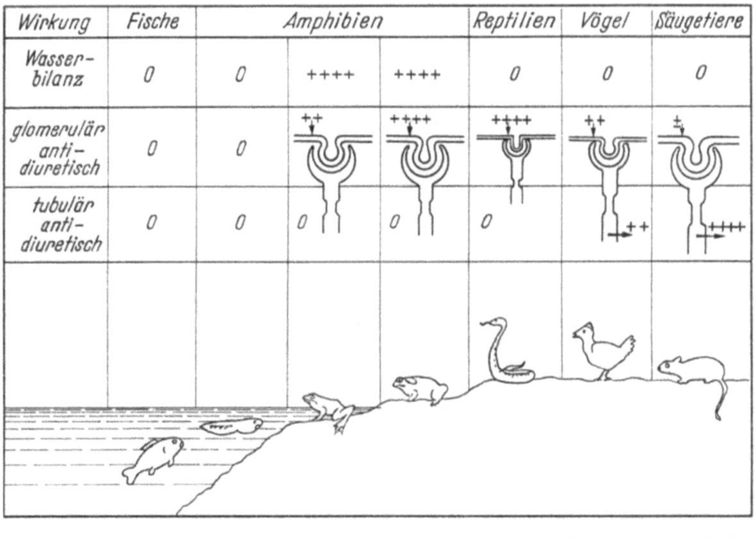

Wirkung	Fische	Amphibien		Reptilien	Vögel	Säugetiere
Wasser-bilanz	0	0 ++++	++++	0	0	0
glomerulär anti-diuretisch	0	0 ++	++++	++++	++	±
tubulär anti-diuretisch	0	0 0	0	0	++	++++

Abb. 8. Die Vasopressinwirkung auf den Wasserhaushalt in der aufsteigenden Tierreihe [nach W. H. u. M. K. SAWYER: Physiol. Zool. **25**, 84 (1952); aus RODECK, Ärztl. Wschr. **1958**, 52]

Das ist auch der Fall. So konnte HELLER (*30*) bei etwa 4—8 Tage alten Säuglingen nach Pitressininjektion nur eine ganz geringe Einschränkung der Diurese mit geringfügiger Steigerung der Harnkonzentration beobachten (Abb. 9); ähnliche Befunde vgl. (*6*). Auch bei neugeborenen Ratten ist ADH noch nicht in

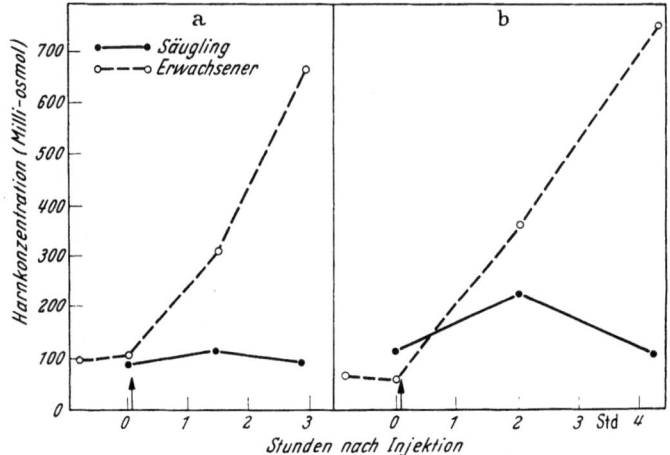

Abb. 9. Vergleich der Wirkung gleicher Dosen von Hypophysenhinterlappenextrakt auf die Harnkonzentration von Säuglingen und Erwachsenen. Die Säuglinge erhielten verdünnte Milch, die Erwachsenen tranken Wasser. Die Pfeile zeigen den Zeitpunkt der intramuskulären Injektion. a Wirkung von 125 Milli-Einheiten per m² Körperoberfläche. b Wirkung von 250 Milli-Einheiten per m². Beide Säuglinge waren 4 Tage alt [HELLER (1944); aus HELLER, Mschr. Kinderheilk. **106**, 81 (1958)]

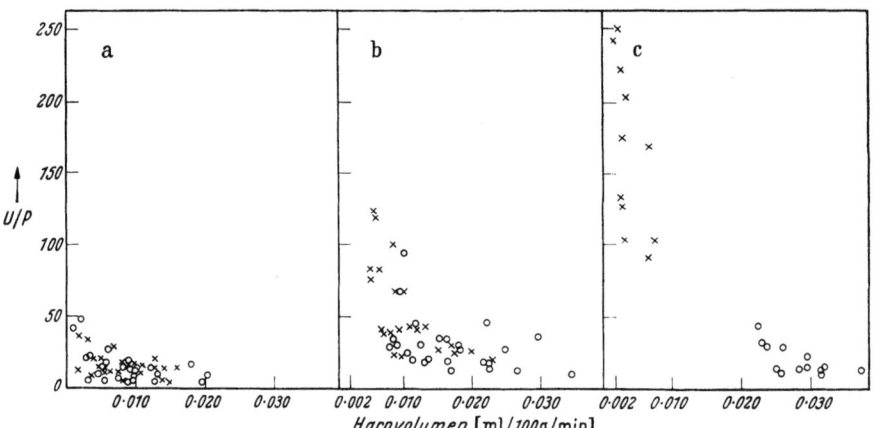

Abb. 10. Wirkung von Vasopressin auf die Harnkonzentration von 1—31 Tage alten Ratten. Der Quotient Inulin-Konzentration im Urin/Inulin-Konzentration im Plasma (*U/P*) diente als Maß der renalen Wasserresorption. Alle Tiere erhielten 4,5 ml Wasser peroral und 10 Milli-Einheiten Pitressin subcutan pro 100 g Körpergewicht a) 1—8 Tage alte Ratten, b) 20—31 Tage alte Ratten; c) ausgewachsene Tiere. × mit Pitressin injizierte Tiere; ○ Kontrollen. Während sich in der ersten Gruppe die Quotienten der Pitressin-Tiere von den Werten der Kontrollen nicht unterscheiden, fallen manche der Quotienten der älteren Ratten bereits in den Bereich der ausgewachsenen Tiere. Die Versuchsanordnung war ungeeignet, den Beginn der Ansprechbarkeit auf ADH zu ermitteln. Die Ergebnisse dieser Versuche zeigen aber, daß der quantitative renale Effekt des Hormons erst ungefähr drei Wochen nach der Geburt mit der Wirkung auf ausgewachsene Tiere vergleichbar wird [HELLER (1952); aus HELLER, Mschr. Kinderheilk. **106**, 81 (1958)]

der Lage, die Niere zu verstärkter Rückresorption zu zwingen (*32*). Erst 3 Wochen alte Tiere zeigen eine ADH-Wirkung, die der ausgewachsener Ratten entspricht (Abb. 10); weitere Beobachtungen vgl. (*20, 21*).

Die vorliegenden Befunde lassen deutlich erkennen, daß das neurosekretorische Regulationssystem sowie das tubuläre Erfolgsorgan auf jeder Entwicklungsstufe einander im Reifegrad entsprechen. Darüber hinaus stehen zentrales Regulationssystem und peripheres Erfolgsorgan stets in einer wohlausgewogenen Harmonie mit den Erfordernissen des allgemeinen Stoffwechsels, auf die in diesem Rahmen leider nicht eingegangen werden kann.

Zum Abschluß möchte ich noch kurz über noch nicht publizierte Versuche berichten, die für die Erkenntnis von Zusammenhängen zwischen Sinnesorgan und vegetativen Regulationssystemen von Bedeutung sind. Wir untersuchten die Bedeutung des Auges für die postnatale Entwicklung der Regulationszentren des Wasserhaushaltes. Derartige Versuche sind schon auf Grund entwicklungsgeschichtlicher Zusammenhänge von großem Interesse, „ist doch das menschliche Auge in seiner Ontogenese ein dem Licht ausgesetzter Teil des Diencephalons!" (54). Bekanntlich zeigen Blinde in der Regel deutliche vegetative Störungen. So lassen sie einen deutlichen Tag-Nacht-Rhythmus ihrer Diurese vermissen. Totalerblindete sind in der Regel Nykturiker. Darüber hinaus zeigen sie deutliche Abweichungen der Blutzuckertageskurve, der Blutdrucktageskurve sowie anderer Tag-Nacht-Schwankungen des vegetativen Systems.

Schon seit längerer Zeit vermutete man eine vegetative Faserverbindung zwischen Retina und Hypothalamus. In den letzten Jahren konnte die Existenz derartiger Fasersysteme untersucht und dabei eine retino-hypothalamische Bahn nachgewiesen werden (9, 12, 42, 43) (vgl. S. 56). Die Faserzüge gelangen bei ihrem Weg von der Retina zur Neurohypophyse auch an die Kerngebiete von Nucleus supraopictus und Nucleus paraventricularis. Damit stellt sich die Frage, ob möglicher-

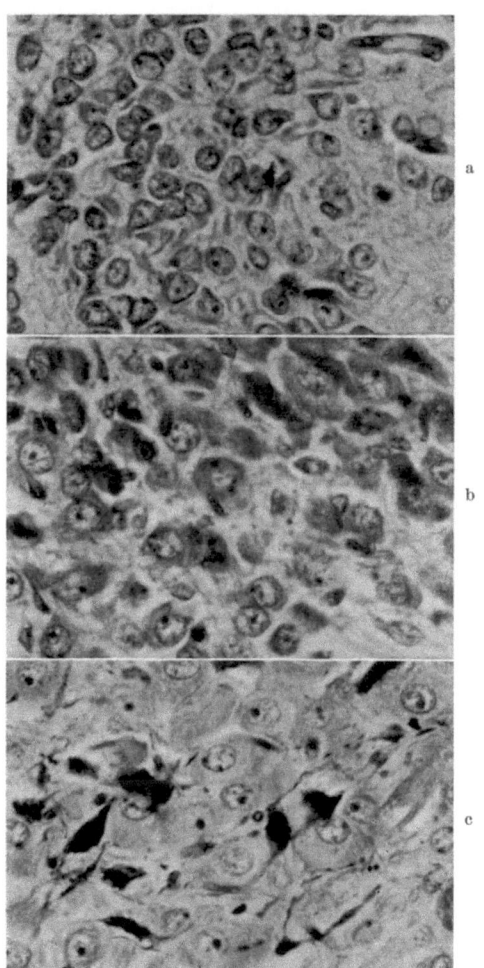

Abb. 11 a—c. Postnatale Entwicklung der Neurosekretion im Hypothalamus bei Blinden, dargestellt am Beispiel der Ratte. Die Tiere wurden am 3. Lebenstag durch Enucleation beider zu diesem Zeitpunkt noch verschlossenen Augen geblendet. Methodische Angaben s. Abb. 3. a) Nucleus supraopticus eines geblendeten, 5 Tage alten Tieres. Unterschiedliche Ausbildung des Plasmasaumes, teilweise erscheinen die Zellkerne noch fast „nackt". b) Nucleus supraopticus einer blinden, 36 Tage alten Ratte. Differenzierung des Perikaryon mit Ausbildung von Nissl-Substanz und teilweiser Neurosekretbeladung. c) Neurosekretreicher Nucleus paraventricularis einer blinden, 2 Monate alten Ratte. Herring-Körper, neurosekretführende Neuriten

weise die Reifungsvorgänge des retino-hypothalamischen und des neurosekretorischen Systems miteinander koordiniert sind. In dieser Meinung wird man bestärkt, da ja auch Neugeborene auf Grund ihres — wie einige Autoren glauben —

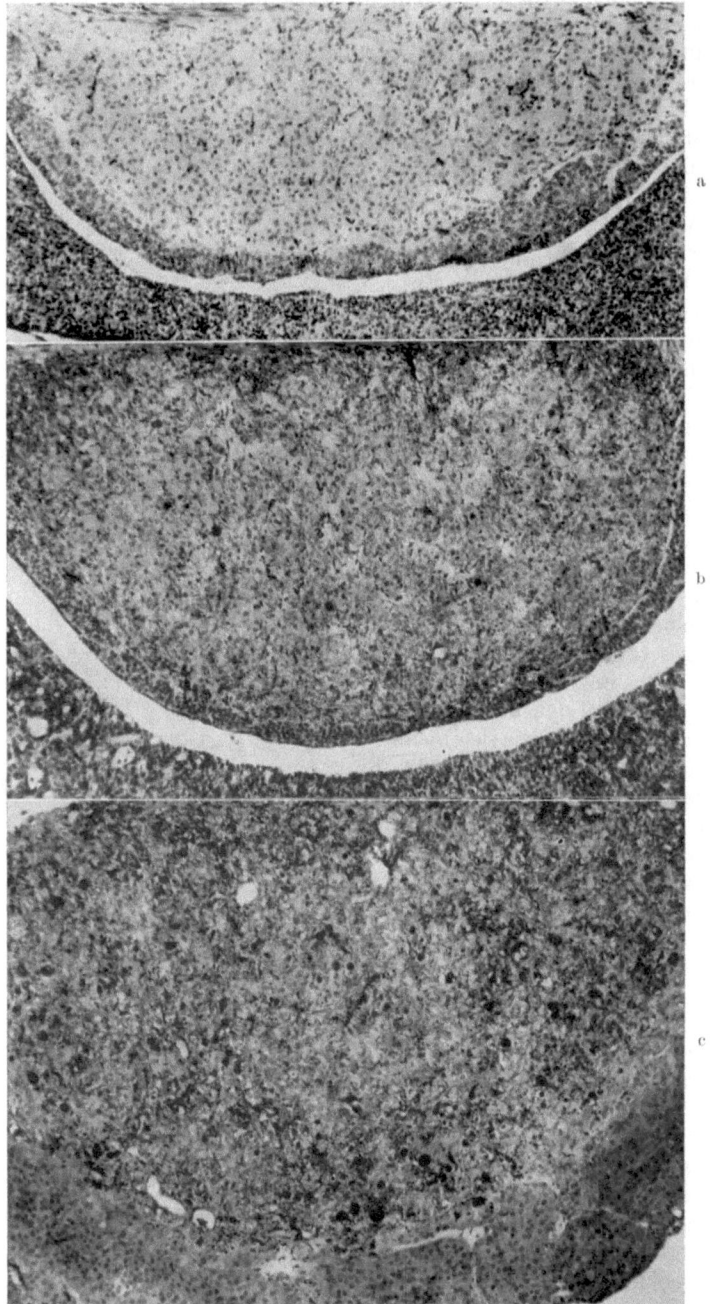

Abb. 12a—c. Postnatale Entwicklung der Neurohypophyse bei Blinden, dargestellt am Beispiel der Ratte. Methodische Angaben s. Abb. 11 und Abb. 3. a) Neurosekretleere Neurohypophyse eines 7 Tage alten, geblendeten Tieres. Gut differenzierte Pituicyten. b) Diffuse Neurosekretverteilung in der Neurohypophyse einer 36 Tage alten, blinden Ratte. c) Neurosekretreicher Hinterlappen eines ausgewachsenen, blinden Tieres. Kondensation des Neurosekrets zu groben Tropfen

ungenügenden Sehaktes noch keinen Tag-Nacht-Rhythmus ihrer vegetativen Funktionen zeigen.

Als Versuchstiere wählten wir neugeborene Ratten, denen am 3. Lebenstag — also zu einem Zeitpunkt, an dem die Tiere ihre Augen noch nicht geöffnet hatten — in Äthernarkose beide Augäpfel enucleiert wurden. In regelmäßigen Abständen wurden Tiere getötet und ihr neurosekretorisches System untersucht. Entgegen allen Erwartungen zeigten die geblendeten Tiere in der Entwicklung dieses Systems keine Unterschiede gegenüber den gleichaltrigen sehenden Kontrolltieren (Abb. 11 und 12, vgl. dazu Abb. 3 und 4). Auch in ihrer körperlichen Entwicklung und in ihrem Instinktverhalten verhielten sich beide Gruppen gleich. Beide Gruppen waren zur gleichen Zeit geschlechtsreif.

Zweifellos ist also die Differenzierung des retino-hypothalamischen Systems für die Entwicklung der Regulationszentren des Wasserhaushaltes, wahrscheinlich aber auch der Regulationszentren anderer vegetativer Systeme, nur von untergeordneter Bedeutung. Das Ausreifen vegetativer Zentren scheint weitgehend unabhängig zu sein. Diese Zentren haben anscheinend von vornherein eine Grobeinstellung ihrer Tonuslage. Die klinischen Beobachtungen an Blinden lassen jedoch darauf schließen, daß eine Feineinstellung vegetativer Funktionen auf einen 24 Std.-Rhythmus u. a. auch durch das Auge erfolgt. Ohne Frage haben der Gehör-, der Geruch-, der Geschmacksinn, das Gefühl, die psychischen Einflüsse ähnliche Wirkungen. Die Feineinstellung der Regulation des Wasserhaushaltes im 24 Std.-Rhythmus ist demnach als eine Resultante aus vielen Faktoren bewußter und unbewußter Natur anzusehen, die sowohl von corticalen als auch von subcorticalen Zentren mehr oder weniger dauernd auf den Tonusstand des neurosekretorischen Systems einwirken.

Es sei nun noch kurz auf die klinischen Ausfallserscheinungen des neurosekretorischen Systems hingewiesen. Es handelt sich dabei in erster Linie um den *Diabetes insipidus*, der *symptomatisch* und auch *idiopathisch* auftreten kann (Tab. 1). Die erste Form wird nach Läsionen der Kerngebiete, des Tractus bzw. der Neurohypophyse beobachtet. Sie kann als Folge von Traumen (insbesondere Schädelfrakturen), Tumoren, Entzündungen (Encephalitis

Tabelle 1. *Ätiologie des Diabetes insipidus* (aus RODECK, Wien. klin. Wschr. 1957, 471)

a) Nach der Zusammenstellung von FINK (1928)	Zahl der Fälle	b) Nach der Zusammenstellung von JONES (1944)	Zahl der Fälle	c) Nach der Zusammenstellung von BLOTNER (1951)	Zahl der Fälle
Hirntumoren . . .	68	Hirntumoren . . .	13	Idiopathisch (davon 3	
Lues	14	davon mit Beteili-		evtl. psychogene	
Trauma	11	gung der Hypo-		Polydipsie, mögli-	
Tuberculom bzw.		physe	11	cherweise 6 nach	
Meningitis tbc. . .	5	mit Einschluß des		Traumen)	50
Andere entzündliche		Hypothalamus .	2	Hirntumoren	36
Prozesse	9	Encephalitis . . .	7	Lues	7
		Xanthomatose . .	4	Hereditär	3
	107	Trauma	3	Postencephalitisch . .	3
		Lues	3	Xanthomatose	2
		Hirnblutung . . .	2	Myeloische Leukämie	2
		Infarkt der Neuro-		Chorea	2
		hypophyse . . .	1	Lymphom	1
		Nach Delirium un-		Schädelbruch . . .	1
		bekannter Genese	1	Cerebrale Arterio-	
		Ungeklärte Ursache	8	sklerose	1
			55	Geburtsschädigung .	1
				Verkalkung der A.	
				carotis interna . .	1
				Nach Pockenschutz-	
				impfung	1
				Basilararachnoiditis .	1
					112

jeder Genese, Lues, Tuberkulose, Toxoplasmose usw.), Hirnblutungen, Embolie, Arterio-
sklerose, leukämischer Infiltrate u. a. auftreten. Der Diabetes insipidus gehört zudem zur
klassischen Symptomtrias der Hand-Schüller-Christianschen Krankheit (Exophthalmus,
„Landkartenschädel", Diabetes insipidus). Die idiopathische Form ist demgegenüber in ihrer
Ätiologie noch nicht befriedigend geklärt. Mitunter ist eine Degeneration der hypothalamischen
Nervenzellen festgestellt worden. Häufig ist jedoch kein pathologisch-anatomischer Befund zu
erheben. So erscheint die Vermutung berechtigt, daß es sich um einen Fermentmangel handelt.
Dabei ist der Organismus entweder außerstande, das Hormon zu synthetisieren, oder er ist
nicht in der Lage, das Oktapeptid Vasopressin aus dem „Makromolekül" (VAN DYKE) frei-
zusetzen bzw. aus einer „Trägersubstanz" herauszulösen. In vielen Fällen hat sich ein domi-
nanter, in einigen jedoch ein geschlechtsgebundener recessiver Erbgang herausgestellt.
Dabei sind die Männer manifest erkrankt; die Frauen sind die Konduktoren.

Neben dem Ausfall des zentralen Regulationssystems kann aber auch eine Läsion des
peripheren Erfolgsorgans, des distalen Tubulusabschnittes, vorliegen. Man spricht daher vom
nephrogenen Diabetes insipidus. Das Tubulusepithel spricht auf das in normaler Weise vom
neurosekretorischen System zur Verfügung gestellte ADH nicht an — daher auch die Bezeichnung *pitressin-resistenter Diabetes insipidus.* Die Folge ist, daß die vom ADH kontrollierte
„fakultative Rückresorption" entfällt. Patienten mit dieser Störung scheiden bei völligem
Versagen des distalen Tubulusschenkels die diesem Teil des Nephrons zufließende isotonische
Flüssigkeit fortwährend aus. Bei einer ausreichenden Rückresorption von Elektrolyten betrifft
die Störung lediglich die Wasserrückresorption. Dabei wird ein Harn mit sehr niedrigem
spezifischen Gewicht ausgeschieden. Charakteristisch für das Leiden sind folgende Symptome:
Beginn kurz nach der Geburt, plötzlich auftretendes „unerklärliches" Fieber, chronische
Obstipation, häufiges Erbrechen (insbesondere während der ersten 3 Lebensmonate), durch
zugeführtes ADH nicht zu beeinflussende Polyurie und Polydipsie, hoher Serumkochsalz-
spiegel, schnell eintretende Dehydratation bei ungenügender Flüssigkeitszufuhr, fehlendes
Konzentrationsvermögen der Niere, familiäres Auftreten, Beschränkung auf das männliche
Geschlecht. Es handelt sich dabei um einen geschlechtsgebundenen recessiven Erbgang. Es
sei besonders darauf hingewiesen, daß auf die Dauer jede nicht ausgeheilte Nierenerkrankung
(also auch die chronische Glomerulonephritis) durch primäre oder sekundäre Tubulusschädi-
gungen zu einer Tubulusinsuffizienz führt. Patienten mit derartigen Leiden zeigen in der
Regel gleichfalls die „Pitressinresistenz", d. h. auf exogen zugeführtes ADH lassen sie sowohl
eine Einschränkung der Harnflut als auch eine Konzentrierung des Harns vermissen. Die
Therapie des nephrogenen Diabetes insipidus ist eine Nierentherapie. Um eine Dehydratation
zu verhindern, ist den Patienten (auch bereits den Säuglingen!) der Wasserkonsum freizugeben,
im Falle eines nicht gesteigerten Durstgefühls eine längerdauernde Infusionstherapie hypo-
tonischer Lösungen durchzuführen.

Das Gegenstück des Diabetes insipidus ist die recht seltene *primäre Oligurie (Antidiabetes
insipidus).* Sie ist auf ein Überwiegen des diuresehemmenden Prinzips des hypothalamo-
neurohypophysären Systems gegenüber den diuresefördernden Faktoren der Adenohypophyse zurückzuführen. Infolge der nicht kompensierten ADH-Wirkung wird im distalen
Tubulusabschnitt relativ mehr Wasser rückresorbiert. Die Folge davon ist die Ausscheidung
einer nur geringen Menge von hochgestelltem Harn. Das Flüssigkeitsbedürfnis der Kranken
ist gering. Ätiologisch kommen insbesondere Tumoren, Traumen oder Entzündungen in
Betracht, die zu einer totalen oder partiellen Zerstörung der Adenohypophyse geführt haben.
Auch als idiopathisches Leiden ist die primäre Oligurie beobachtet worden.

Die großen Fortschritte, die gerade im Laufe der letzten Jahre in der Erfor-
schung der Regulation des Wasserhaushaltes sowie in der Erkenntnis von Zusammenhängen bei der Reifung dieser Regulationszentren gemacht worden sind,
dürfen nicht darüber hinwegtäuschen, daß noch viele Fragen ungeklärt sind. Ganz
zweifellos kann jedoch bereits in naher Zukunft mit wertvollen neuen Erkenntnissen gerechnet werden, da die noch offenen Probleme weitgehend erkannt sind
und in vielen Instituten und Kliniken mit den modernen Methoden der Morphologie, der Physiologie, der Biochemie, der Pharmakologie und Klinik angegangen
werden.

Literatur

(1) ACHER, R. J., J. CHAUVET et G. OLIVRY: Biochem. biophys. Acta **22**, 428 (1956). —
(2) ADAMS, C. W. M., and J. C. SLOPER: Lancet **1955**, 651. — *(3)* ADAMS, C. W. M., and J. C.
SLOPER: **13**, 221 (1956). — *(4)* AMES, R. G.: Pediatrics **12**, 272 (1953).
(5) BARGMANN, W.: Zusammenfassende Darstellung und Literatur s. Das Zwischenhirn-
Hypophysensystem. Berlin-Göttingen-Heidelberg: Springer 1954. — *(6)* BARNETT, H. L., and

J. VESTERDAL: J. Pediat. **42**, 99 (1953). — (7) BARRNETT, R. J.: Endocrinology **55**, 484 (1954). — *(8)* BARRNETT, R. J., and A. M. SELIGMAN: Science **116**, 323 (1952). — *(9)* BECHER, H.: Acta neuroveg. (Wien) **8**, 421 (1954). — *(10)* BENIRSCHKE, K., and D. G. McKAY: Obstet. and Gynec. **1**, 638 (1953). — *(11)* BLOTNER, H.: Diabetes insipidus. New York: Oxford University Press 1951. — *(12)* BLÜMCKE, S.: Z. Zellforsch. **48**, 261 (1958). — *(13)* BURGESS, W. W., A. M. HARVEY and E. K. MARSHALL: J. Pharmacol. **49**, 237 (1933).

(14) McCANCE, R. A., and E. M. WIDDOWSON: Proc. roy. Soc. B **141**, 488 (1953). — *(15)* CHRIST, J.: Dtsch. Z. Nervenheilk. **165**, 340 (1951).

(16) DAWSON, A. B.: Anat. Rec. **117**, 620 (1953). — *(17)* DICKER, S. E., and C. TYLER: J. Physiol. **120**, 141 (1953); **121**, 206 (1953). — *(18)* DIEPEN, R.: Verh. anat. Ges., 50. Vers. Marburg 6.—8. 4. 1952, Erg.-H. Anat. Anz. **99**, 79 (1952). — *(19)* DIEPEN, R., F. ENGELHARDT u. V. SMITH-AGREDA: Verh. anat. Ges., 52. Vers. Münster (Westf.) 6.—9. 4. 1954, Erg.-H. Anat. Anz. **101**, 276 (1954/55).

(20) EHRENSTEIN, G. V., u. J. FREY: Naunyn-Schmiedebergs Arch. exp. Path. Pharmak. **224**, 588 (1956).

(21) FALK, G.: Amer. J. Physiol. **181**, 157 (1955). — *(22)* FINK, E. B.: Arch. Path. (Chicago) **6**, 102 (1928).

(23) GABE, M.: Bull. microsc. Appl. **2**, 153 (1953). — *(24)* GOMORI, G.: Amer. J. Path. **17**, 315 (1941). — *(25)* GOMORI, G.: Amer. J. clin. Path. **20**, 665 (1950).

(26) HAGEN, E.: Verh. anat. Ges., 48. Vers. Kiel 22.—25. 8. 1950, Erg.-H. Anat. Anz. **97**, 200 (1951). — *(27)* HAGEN. E.: Verh. anat. Ges., 49. Vers. Heidelberg 16.—19. 4. 1951, Erg.-H. Anat. Anz. **98**, 93 (1951). — *(28)* HAGEN, E.: Acta neuroveg. (Wien) **3**, 67 (1951). — *(29)* HAGEN, E.: Acta anat. (Basel) **16**, 367 (1952); **25**, 1 (1955). — *(30)* HELLER, H.: J. Physiol. **102**, 429 (1944); **106**, 28 (1947); **108**, 303 (1949); **115**, 43 (1951). — *(31)* HELLER, H.: Arch. Dis. Childh. **26**, 195 (1951). — *(32)* HELLER, H.: J. Endocr. **8**, 214 (1952). — *(33)* HELLER, H.: Neonat. Stud. **3**, 31 (1954). — *(34)* HELLER, H.: Mschr. Kinderheilk. **106**, 81 (1958). — *(35)* HELLER, H., u. K. LEDERIS: Zit. nach H. HELLER, Mschr. Kinderheilk. **106**, 81 (1958). — *(36)* HELLER, H., and E. J. ZAIMIS: J. Physiol. **109**, 162 (1949). — *(37)* HILD, W.: Z. Zellforsch. **40**, 257 (1954). — *(38)* HILD, W., u. G. ZETLER: Pflügers Arch. ges. Physiol. **257**, 169 (1953).

(39) JEWELL, P. A., and E. B. VERNEY: Philos. Trans. B **240**, 197 (1957). — *(40)* JONES, G. M.: Arch. intern. Med. **74**, 81 (1944).

(41) KIVALO, E., and S. TALANTI: Acta endocr. (Kbh.) **26**, 471 (1957). — *(42)* KNOCHE, H.: Z. Zellforsch. **45**, 201 (1956). — *(43)* KNOCHE, H.: Verh. anat. Ges., 53. Vers. Stockholm 22. — 25.8.1956, Erg.-H. Anat. Anz. **103**, 140 (1956). — *(44)* KOELLA, W.: Schweiz. med. Wschr. **1951**, 785, 819.

(45) NOWAKOWSKI, H.: Dtsch. Z. Nervenheilk. **165**, 201 (1951). — *(46)* NOWAKOWSKI, H.: Gomori-positive und gomori-negative nerve fibres in the neurohypophysis and their physiological significance. In Ciba Foundation Colloquia on Endocrinology. Bd. IV, London 1952. —

(47) RÄIHÄ, N., and L. HJELT: Acta paediat. (Uppsala) **46**, 610 (1957). — *(48)* RODECK, H.: Diabetes insipidus und primäre Oligurie (Antidiabetes insipidus). Ergebn. inn. Med. Kinderheilk. N. F. **6**, 185 (1955). — *(49)* RODECK, H.: Wien. klin. Wschr. **1957**, 471. — *(50)* RODECK, H.: Neurosekretion und Wasserhaushalt bei Neugeborenen und Säuglingen. Stuttgart: Enke 1958.

(51) SATO, G.: Naunyn-Schmiedebergs Arch. exp. Path. Pharmak. **131**, 45 (1928). — *(52)* SAWYER, W. H., and M. K. SAWYER: Physiol. Zool. **25**, 84 (1952). — *(53)* SCHARRER, E., u. B. SCHARRER: Zusammenfassende Darstellung und Literatur s. „Neurosekretion". In Handbuch der mikroskopischen Anatomie des Menschen. Bd. VI/5. Berlin-Göttingen-Heidelberg: Springer 1954. — *(54)* SCHUMANN, H. J. v.: Z. Psychother. med. Psychol. **6**, 75 (1956). — *(55)* SLOPER, J. C.: J. Anat. (Lond.) **89**, 301 (1955). — *(56)* SLOPER, J. C.: Nature (Lond.) **179**, 148 (1957). — *(57)* SPATZ, H.: Acta neuroveg. (Wien) **3**, 1 (1951).

(58) TRENDELENBURG, P.: Klin. Wschr. **1928**, 1679. — *(59)* TRENDELENBURG, P., u. G. SATO: Klin. Wschr. **1927**, 1827.

(60) VERNEY, E. B.: Proc. roy. Soc. B **135**, 25 (1947). — *(61)* VERNEY, E. B.: Naunyn-Schmiedebergs Arch. exp. Path. Pharmak. **205**, 387 (1948). — *(62)* VOGT, M.: Brit. J. Pharmacol. **8**, 193 (1953).

(63) WINGSTRAND, K. G.: Ark. Zool. (Stockholm) **6**, 41 (1953). — *(64)* WINGSTRAND, K. G.: Publ. Staz. Zool. Napoli Suppl. **24**, 25 (1954).

47. The thyroid gland

By

Kurt Kaijser

With 4 Figures

Introduction

Our knowledge of the functional development of the thyroid gland in childhood has been considerably enlarged during the last few years. One reason for this is the addition of several new tests of function, of which isotope investigations are the most important.

This paper will be mainly concerned with the information furnished by a limited number of tests and with facts which give essential outlines of the functional development of the thyroid gland. The reports mostly refer to conditions in normal children.

Anatomy

The anatomical development of the thyroid gland during childhood normally shows a certain variation and constitutes a natural background for the analysis of its function.

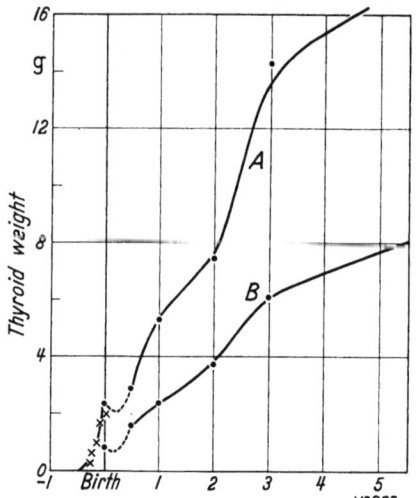

Fig. 1. Thyroid weights at different ages and in various areas (8). A Highland areas, B Lowland areas

During foetal life there is apparently a rapid and continuous increase in the size of the thyroid. Its weight at birth varies — according to European investigations (8) — between 0,8—2,2 g in goitre-free areas. Thereafter decrease in weight takes place during the first months of life.

From about the age of 6 months the thyroid begins to increase again and during the first 4 years of life this increase is rather rapid. From this age there is a more gradual increase of the thyroid weight up to puberty, when a new period of enlargement begins, more obviously in girls.

American references (7) state the weight of the thyroid to be 1.5—2.5 g at birth, 10 g at 10 years and 15 g at puberty. Thyroid weights at different ages and in children living in various areas (8) are given in Fig. 1.

Studies of the normal microscopic development of the thyroid gland at different ages generally refer to the presence of the epithelium, colloid and stroma, which in adults constitute respectively 25%, 60% and 15% of the whole gland (61).

The thyroid gland in childhood and adolescence has a high proportion of epithelium and a low amount of colloid. This can be related to the large requirement of hormone during this period of life. In this connection it should be observed that epithelium is in excess in most of the thyrotoxic glands in adults.

The age at which one can first demonstrate thyroidal colloid in the foetus has been considered as important in the estimation of the functional development of the gland. By investigation with general histological techniques the earliest colloid formation in a human foetus has been shown at the length of 60 mm, that is at about the 3rd foetal month.

By using an isotope technique with I^{131} an iodine uptake in the foetal thyroid gland has been shown at about the same age as the colloid is formed, i. e. from about the 12—14th foetal week (10, 23).

In a more systematic way the initial thyroid-cell-activity has been studied in 1958 (3). Women who had to be legally aborted were given a dose of 30 μC of I^{131} at different times before the operation. The amount of iodine uptake in the foetal thyroid was 0—2% of the dose given. A balance in the foetal thyroid between the quantity of iodine taken up and released occurred after about 6 hr and was thus considerably more rapid than in the case of children and adults, where the time is about 24 hr. The age at which thyroidal activity could first be established by demonstrable uptake of I^{131} was in the 12—14th week of foetal life, corresponding to a foetal length of 10 cm. In about 30 cases at different foetal ages up to 25 weeks it could be established that the iodine uptake activity continuously increases with age. This was also verified by photography of the I^{131}-activity in the cells in histological sections of the foetal thyroid gland.

Basal metabolic rate

The BMR-test has certain limitations to its usefulness owing to the very wide range of normal values, the difficulty of carrying out the simpler tests in young children and the possibility that factors other than thyroid function alone may exert an influence on the results. The commoner methods used mainly for adults (Krogh-spirometer or similar techniques) cannot easily be used in children under 3—4 years of age. Improved methods, particularly suitable for investigation of newborns and young children, have been elaborated for respiratory determination (27) or for the direct measurement of heat production (9, 58).

The data bearing on the functional development of the thyroid which can be obtained from BMR-tests are the following:

The energy production expressed as calories per kg body weight or per square meter body surface is variable during the whole of the growing period of the child (8). This value increases rather rapidly from birth up to $1^{1}/_{2}$ years. Then comes a continuous and sharp diminution until about 4—5 years of age. From this age there is a slower decrease of the value to a level similar to that of the adult. At puberty there is again a relative increase of energy production in connection with an accelerated increase of the body length.

Skeletal age and maturation

An increase in skeletal growth and maturation is probably an indication of increased thyroidal function. If, on the other hand, one finds a delay in the appearance of ossification centers one can strongly suspect an hypothyroidism. An increase or decrease of skeletal growth can, however, also be due to other causes and hence alterations in skeletal growth can only be accepted with some caution as an expression of increased or decreased function in the thyroid gland.

Functional tests with isotopes
Dose

The isotope test dose has ordinarily been given by mouth but sometimes as an intramuscular (*38*) or intravenous injection. With improvement of the techique for measuring radioactivity the dose of I^{131} has gradually been diminished. Typical doses given in childhood are seen in table 1.

Table 1. *Radioiodine test doses used by some authors*

Author	Ref.	Country	Year	Age, years	Dose μC
MIDDLESWORTH . . .	(*38*)	USA	1954	newborn	1.0
BRANTE et al.	(*5,6*)	Sweden	1955	newborn-17	0.5— 10
HORST et al.	(*24*)	Germany	1953	1—18	5 — 40
PICKERING et al.	(*41*)	USA	1953	1—10	15 — 40
LELONG et al.	(*32*)	France	1956	1—10	27 —100
OLINER et al.	(*40*)	USA	1957	1—10 10—	22 — 25 50
FRIEDMAN.	(*17*)	USA	1955	1—14	10 — 20
McGIRR.	(*18*)	England	1953	2—20	30 —200
REILLY et al.	(*45*)	USA	1952	1—15	5 — 10
TERPSTRA	(*59*)	Holland	1956	13—	10 —100
WERNER et al. . . .	(*65*)	USA	1955	1— 5 5—15	1 — 3 3 — 8

Thyroidal uptake of I^{131}. The measurement of radioactivity over the thyroid gland has been regarded as a good means of assessing its functional condition. The absence of standardized conditions for these measurements has made it difficult to compare the results of different authors. The normal values for radio-iodine-uptake in the thyroid during the first 24 hr after a test dose, expressed as % of the dose given, consequently vary a good deal in different investigations, as is seen in table 2, which has been limited to reports from one country.

The fact that values can vary so considerably even in the same country has led to a discussion of the comparability of I^{131}-tests made in different geographic areas. The values eported in table 2 concern investigations from the western coast, eastern coast and inland

Table 2. *Normal values for thyroidal uptake of I^{131}, 24 hr after the test dose, according to different investigators*

Author	Ref.	Country	Year	Age, Years	I^{131} — uptake % Generally after 24 hr	
					Average	Range
REILLY et al.	(*45*)	USA (Western) San Francisco	1952	$^9/_{12}$—15	16.9	8.7—29.8
PICKERING et al. . .	(*41*)	USA (Western) San Francisco	1953	1—10	16	12—20
SHELINE et al. . .	(*47*)	USA (Western) San Francisco	1957	$^1/_{12}$—17	22.1	12 —45
QUIMBY et al. . .	(*43*)	USA (Eastern) New York	1947	$^1/_{12}$—14	12	7 —20
TALBOT	(*65*)	USA (Eastern) Boston	1955	$^1/_{12}$— 2 2—	12	10 —40
MARTMER et al. . . .	(*37*)	USA (Middle) Detroit	1956	Premature		10 —60
MIDDLESWORTH et al.	(*38*)	USA (Middle) Memphis	1954	Newborn	69	46 —97
OLINER et al.	(*40*)	USA (Middle) Chicago	1957	$^2/_{12}$—18	31.1	17 —50
FRIEDMAN et al. .	(*17*)	USA (Middle) Chicago	1955	$1^1/_2$—16	21.3	9 —38

parts of the USA. The relatively low values for isotope uptake in districts near the sea in comparison with values from other places will be noted. Similar findings have resulted from investigations in Europe (64). Such results emphasize the importance of making allowances for iodine deficiency in the district where the investigation has been done. Possibly the occurrence even of a moderate iodine deficiency in the food can lead to an increased isotope iodine uptake.

Urinary excretion of I131. A determination of that part of the isotope-dose which is excreted in the urine during 24 or 48 hr is a simple and valuable expression of thyroid function. Normal values for this excretion have been reported by several investigators. Some of them are presented in table 3.

Table 3. *Normal values for urinary excretion of I131 during 24 hr according to different investigators*

Author	Ref.	Country	Year	Age, Years	% I131-excretion during 24 hr	
					Average	Range
REILLY et al. . . .	(45)	USA (Arkansas)	1952	$9/12$—15	54.7	25—65
BRANTE et al.. . . .	(5, 6)	Sweden (Eskilstuna)	1955	$1/12$—17		30—60
SKANSE	(50)	USA (Boston)	1949	Adults	65.9	
LINDERHOLM et al.	(33)	Sweden (Uppsala)	1957	Adults	48.5	24—74
WAHLBERG et al. .	(64)	Finland (Helsingfors)	1957	Adults	40.2	

The values in table 3 also show considerable variation. The explanation for such a difference may be that the investigations have been made in different places, where the amount of iodine in the food, water, etc. may have varied. The normal values for urinary excretion of I131 vary considerably, however, even from the same investigator and in the same place.

Blood-iodine determination. A measure of the rapidity with which the isotope-iodine is taken up by a more or less "iodine-hungry" thyroid is the determination of I131 in plasma during the hours immediately following the test dose. A better expression of thyroid function is to determine the amount of hormone produced by the gland. This is equivalent to the protein-bound iodine (PBI), which, however, also contains some other iodine compounds, which are not equivalent to the hormone. A value for the thyroxine-like fractions in serum is obtained after butanol-extraction and this butanol-extractable iodine (BEI) is considered to have the characteristics of the thyroid hormone (15). Moreover the isotope-carrying part of the PBI or BEI can be determined after the administration of iodine isotope.

Table 4 gives some normal values for PBI and BEI. It appears that the values are variable during childhood and show considerably higher figures during the first year of life. Furthermore the figures for the normal values of PBI and BEI are not quite comparable in different investigations but vary with the methods used.

Errors in the isotope-iodine test. The errors from technical mistakes need not be mentioned here. It should, however, be stressed that the ingestion of extra iodine can change the test result. Iodine can be supplied to the individual in the form of salt in food and drugs or as X-ray contrast medium. As far as children are concerned it should be noted that cod liver oil contains iodine.

Excretion of stable I127 in urine. One of the conditions for normal functioning of the thyroid gland is normal supply of iodine with the food. In judging a function test which just consists of an iodine loading of the body it must be assumed that the individual is in normal iodine balance. This condition is complied with if the excretion of stable iodine per 24 hr does not fall below 60—100 γ (66).

Modern investigations with isotope-iodine combined with the determination of stable iodine in the food and urine show that in some parts of the world more people than has been supposed apparently live under conditions of slight iodine deficiency (26, 59, 64). The daily release of stable I127 is considerably lower in areas with endemic goitre. The quantity of iodine in the food is also considerably lower in such areas (63). An investigation of human breastmilk (29) shows that in women living in a district with low frequency of endemic goitre the milk contains an average of 53.3 microgram iodine per liter but in a district with a high frequency of goitre this figure is 25.1. A twentyfour hour and annual variation in the quantity of breastmilk iodine could also be shown, similar to that earlier established for cow's milk.

Blood Cholesterol and Phosphatase. Certain other chemical alterations in the blood have been used as signs of disturbance in the function of the thyroid gland. Such are an increase of

Table 4. *Some values of protein bound iodine (PBI) and butanol-extractable iodine (BEI) in blood at different ages*

Author	Ref.	Country	Year	Age	PBI γ-% Average	PBI γ-% Range	BEI γ-% Average	BEI γ-% Range
KESSEL et al.	(28)	England	1957	Newborn (cord)		2.0—11.6		
DANOWSKI et al.	(14)	USA	1951	Newborn / 1—3 days / $^3/_{12}$—1 year	8.3 / 12.0 / 6.3			
PICKERING et al.	(42)	USA	1958	Newborn (cord) / 5 days / $^1/_{12}$ year			5.5 / 9.9 / 6.5	
MAN et al.	(36)	USA	1952	2—6 days / $^4/_{12}$—16 year		4.5— 7.5		7.1—11.7 / 4.6— 8.0
TALBOT et al.	(57)	USA	1944	3—13 years	5.5			
LELONG et al.	(32)	France	1956	Children		3.5— 6.0		
MAN et al.	(35)	USA	1951	Adults			4.9	3.3— 7.3
BROCK	(8)	Germany	1954	Adults		3.5— 8.0		
WERNER et al.	(65)	USA	1955	Adults		4.0— 8.0		
WRIGHT	(68)	England	1952	Adults		3.5— 8.0		
LAMBERG et al.	(30)	Finland	1956	Adults		3.0— 7.5		

cholesterol and decrease of the serum alkaline phosphatase activity in hypothyroid children. Neither of these substances show any absolute regularity in their blood levels. Thus their determination is not of any particular value in assessing the function of the thyroid in childhood.

Thyrotropic Hormone. Investigations of the influence of the thyrotropic hormone (TSH) on the thyroid in childhood are few (see p. 384). In early foetal life the thyroid can already respond to a thyrotropic excitation. An investigation on chick embryo thyroid shows (60) that thyrotropic hormone does not reduce the age at which isotope iodine is first taken up by the embryo, but increases the amount of iodine uptake.

By supplying TSH in conjunction with isotope testing a "diurnal rhythm" has been shown (16) in thyroidal activity in adults. An increased accumulation rate of I^{131} uptake was found at 10 a. m. and 4. p. m.

The functional development of the normal thyroid at different ages

A collation of the results from the investigations referred to above gives the following conception of the functional development of the thyroid at different ages. A number of investigators have, however, failed to arrive at the same conclusions and hence important questions about thyroid function remain unsolved.

From the 10th—12th week of *foetal life* the human foetal thyroid is the site of lively anatomical and histological proliferation. Owing to the fact that uptake of isotope iodine has been demonstrated from this point of time it can be supposed that the foetus has thyroid activity of its own at least from the 10th—12th week of foetal life. It is, however, probable that a certain amount of activity in the thyroidal tissue exists earlier than this, although investigations to prove this hypothesis have still to be carried out. The percentage of the isotope iodine uptake in the thyroid increases with advancing foetal age in a somewhat linear fashion up to the time of birth.

The functional condition of the thyroid in *prematures* has only been studied by a few authors. In an investigation on 65 prematures with birth weights between 991 and 2481 g the thyroidal uptake of isotope iodine 24 hr after the test dose was 10—60% (37). This is considered to be within the limits generally accepted as

normal in adults and children. In this investigation, however, no determinations
of PBI or BEI were made. Further study of the functional activity of the thyroid
gland in prematures is necessary.

Anatomically the thyroid gland in the *full term infant* has a relatively high
weight and histologically it shows great activity. An explanation has been put
forward that the thyroid of the child during the period before birth is increasingly
under the influence of thyrotropic hormone. Thus the finding of high functional
activity on investigation with isotope iodine can be inferred. Investigations on
newborns utilising isotope iodine establish that uptake 24 hr after the test dose,
given intramuscularly, is 46—97% (*38*) or 60—70% (*42*). These values are thought
to indicate hyperactivity of
the thyroid at this age. That
there is hyperactivity of the
thyroid at birth is supported
by the investigation of PBI
(*14*). During the first day of
life the PBI figures in mother
and child are of about the
same value, circa 8 γ-%. During the rest of the first week
of life the infant shows a
striking increase of these values up to 12 γ-%. The BEI
values in newborns between 2
and 6 days are found to be
between 7,0 and 11,7 γ-%
(*36*), values which in adults

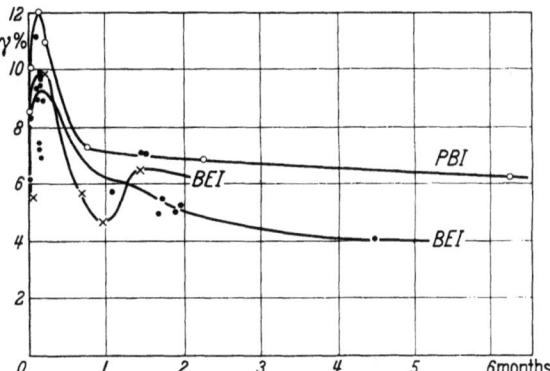

Fig. 2. Values of PBI (*14*) o, BEI (*36*) ● and BEI (*42*) × from the
investigations mentioned, reproduced on the same scale

are accepted as those of hyperthyroidism. Yet another investigation of BEI
(*42*) states that the mother and the newborn infant (cord) have about the
same value of BEI during the hours immediately after delivery. This indicates free
passage of thyroxine through the placenta. Possibly the foetus during its intrauterine life is not so dependent on its own thyroid hormone as after birth. The
values of BEI in children increase after birth to a peak of 9.9 γ-% on the 5th day
(*42*). 18—20 days after birth the values are normal again (circa 5.7 γ-%). The
values from the three investigations (*14, 36* and *42*) are compared in the same
figure (Fig. 2) and correspond very closely.

In puppies it has been observed that the thyroid during the first week of life
shows a rapid increase of weight and a very active hormonal synthesis. Relatively
little of this hormone is released from the thyroid into the blood (*42*). Thus several
investigations point to the presence of an increased function of the thyroid in
newborns during the first days of life. Most of the investigators explain this fact
as the result of the increased stimulation of the thyroid by the thyrotropic hormone
of the mother and probably also of the child itself.

In infants after the newborn period at about the age of 6 weeks the values for
PBI are lower than at birth, but during the first year of life they are higher than
is the case in older children and adults (*14*). According to some investigators (*42*)
the BEI values also decrease to normal at about 3—4 weeks of age or, according
to others (*36*), reach a comparatively stable level of 5—8 γ-% at about 8 weeks.
These results suggest that the thyroid retains a lively degree of activity during the
first months of life, when the child is passing through an intense period of growth.

In children aged 1 to about 9 years the investigation of thyroidal uptake has
generally been said to give normal values. But a carefully conducted investigation

(*40*) in which normal values of 17—50% uptake were obtained indicates that there is a tendency to higher values for the children under 4 and over 12 years (see fig. 3). Estimations of PBI[131] in the same patients (*40*) in the age group of 1—4 years give a high value after 24 hr and still higher ones after 48 hr, 0,125 and 0.272% of a given dose. The age groups 5—9 years show a slight increase of both these values but in the 10—18 years group there is no increase. Such values indicate the presence of a thyroidal hyperactivity in children up to the age of 4 years and possibly longer. Investigations of PBI and BEI in children from 1—16 years have also shown a tendency to higher values during the first 6 years of life (*36*). The results from two investigations (*36* and *40*) are compared in the same figure (see fig. 3) and correspond very closely. Thus the thyroid during at least the first 4—5 years of life seems to show a somewhat higher activity, which then slowly decreases to values of the same order as in the adult.

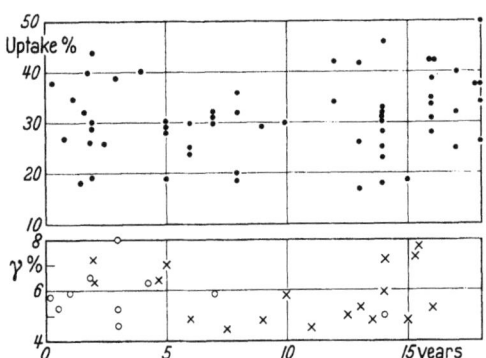

Fig. 3. Values of iodine uptake (*40*) ●, PBI (*36*) × and BEI (*36*) ○ from the investigations referred to

A certain discrepancy exists between the results of different authors as to thyroid function *in adolescense*. An anatomically and histologically increased activity is obvious and is sometimes visible in the form of a.pubertal goitre. The BMR is relatively increased. All this points to increased thyroidal activity, while the child between 5—9 years of age apparently is in a quieter period of thyroid function.

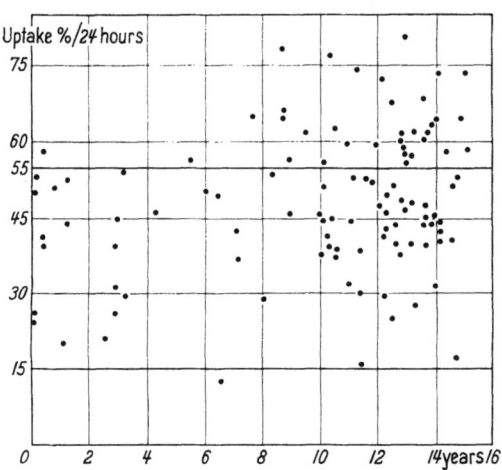

Fig. 4. Thyroidal I[131] uptake during 24 hr in 108 girls and boys. ——— = normal limits, 15—55% (*5*)

In certain investigations of isotope uptake in children of 1—17 years of age no apparent connection between the ages of the children and the values of the uptake could be established (*17, 45, 47*). In our opinion, however, the graph of the I[131] uptake (fig. 3) shows values which for puberty have a tendency to be higher than at the ages of 5—10 years. Furthermore other investigations (*5, 22, 62*) on children between the ages of 1 and 17 show that in adolescence (from about 9 years of age) there is a clear tendency to higher I[131] uptake and lower I[131] excretion values than at an earlier age (fig. 4). An investigation of the PBI[131] in children between 4 and 14 years also shows that the hormone (PBI[131]) after a test dose of I[131] is released from the thyroid more quickly and in larger amounts than in the adult (*44*). Another study (*36*) has shown a similar tendency to higher values for PBI and BEI during adolescence (Fig. 3). Thus, despite conflicting reports on thyroid function in adolescence, many anatomical, histological and physiological investigations nevertheless indicate the possibility of increased thyroidal activity at this age.

To summarize, the functional development of the normal thyroid gland has not yet been definitely analysed. The investigations reported in this survey and based on anatomical, histological and physiological data do, however, suggest the following functional changes. Thyroidal activity can with certainty be shown from about the 10th—12th week of foetal life. From then on there is a fairly rapid increase in the thyroidal function. During the first week of life there is marked thyroidal hyperactivity. At the 2nd to 3rd week of life this becomes less obvious. The activity remains moderately high during the entire first year. Even during the first 4 years of life the thyroid activity seems to be fairly high. At the ages of 5—9 years the function of the thyroid seems to be somewhat reduced. With the onset of adolescence the activity of the thyroid gland appears to increase again.

Clinical aspects

Our knowledge of clinically significant changes in the thyroidal function is based on the findings already described. Only a few of the most important clinical problems in childhood will be mentioned here.

Transfer of thyroid hormone from mother to child during pregnancy. Investigations with I^{131} labelled thyroxine and triiodothyronine show that both these substances cross the placental barrier (21). Thus it seems that the foetus can exploit the mother's thyroidal hormone. The rate of transfer of hormone between mother and child is, however, low and the quantity of hormone transferred is not sufficient to prevent underdevelopment of the foetus in case of thyroidal deficiency. The child can become a cretin. The common term, cretinism, can signify anatomic dysgenesis of the thyroid, nutritional hypothyroidism, i. e. iodine deficiency, or an inborn error of metabolism (56).

Congenital hypothyreosis. This form of hypothyreosis is due to the more or less marked underdevelopment of the thyroid gland, often combined with developmental defects in other organs. With the help of I^{131} scintillography ectopic thyroidal tissue can sometimes be shown, even in individuals with congenital myxoedema (19). In most cases the first signs of cretinism become apparent by the third month of life. The most valuable laboratory test to establish the diagnosis is the estimation of PBI and BEI (34). Strangely enough, abnormally low values of BEI are also found at 5 days of age in infants born of women with diabetes mellitus (48). Congenital myxoedema is often combined with prolonged icterus (1,12). Defective thyrotropic stimulation can also cause a secondary hypothyreosis (2). Myxoedema following a probably congenital encephalopathia has been described (4, 11).

Sporadic hypothyreosis with goitre. Such cases are frequently familial (25, 46, 55). They have attracted great interest, as they may be due to a metabolic block in the normal synthesis of the hormone (67). The supply of normal thyroidal hormone can improve the condition.

Thyroidal function in areas with endemic goitre. The excretion of stable I^{127} in urine is lower and the uptake of I^{131} in the thyroid is higher in individuals living in areas with endemic goitre than in those living in other places. The values of PBI^{131} after an isotope test show hardly any difference between individuals with endemic goitre and normal persons in a goitrous area. Thus in endemic goitre there are no signs of increased release of hormone. Endemic goitre is probably an expression of iodine-hunger in the thyroid (31, 59). There is considerable evidence to suggest a slight iodine-hunger even in normal goitre-free persons living in an area with endemic goitre.

Increased demands upon the thyroid in adolescence. The nature of the increased activity of the thyroid in adolescence (5, 22, 62), which sometimes becomes visible in an enlargement of the thyroid gland, is not yet clear. There is probably increased thyrotropic stimulation leading to the formation of hyperplastic epithelium with a slightly raised iodine supply. Even if we assume an increased production of hormone by the thyroid, the value of the thyroidal hormone in blood is not raised.

References

(1) AKERRÉN, YNGVE: Prolonged jaundice in the newborn associated with congenital myxoedema. A syndrome of practical importance. Acta paediat. (Uppsala) 43, 411 (1954). — (2) ANDERSEN, HENNING: Hypothyreoser hos barn. (Hypothyroidism in childhood). Nord. Med. 58, 1282 (1957). — (3) ANDERSEN, HENNING, H. LEVI and J. LIND: Thyreoideas function hos foster. (The function of the thyroid in foetus). Scand. Pediat. Congress. Helsingfors

1958. — (4) D'Avignon, Marcel: Pseudohypothyreosis. Acta paediat. (Uppsala) **44**, 502 (1955).

(5) Brante, G., K. Kaijser and E. Ottosson: Examination of the thyroid gland function by means of isotopic iodine in children. Acta paediat. (Uppsala) **44**, 501 (1955), and further investigations to be published. — (6) Brante, G., S.-G. Sjöberg, O. Groth, M. Svanström-Krogvig and H. Derblom: Radioiodine diagnostics in a thyroid case material. Acta med. scand. **152**, 24 (1955). — (7) Brennemann's Practice of pediatrics. Hagerstown, Maryland 1957. — (8) Brock, Joachim (editor): Biologische Daten für den Kinderarzt. Berlin-Göttingen-Heidelberg: Springer 1954. — (9) Brück, K., M. Brück u. H. Lemtis: Thermoregulatorische Veränderungen des Energiestoffwechsels bei reifen Neugeborenen. Pflügers Arch. ges. Physiol. **267**, 382 (1958).

(10) Chapman, Earle, M., G. W. Corner, David Robinson and R. D. Evans: The collection of radioactive iodine by the human foetal thyroid. J. clin. Endocr. **8**, 717 (1948). — (11) Chaptal, J., R. Jean, Cl. Campo et N. Carli avec l'aide de P. Passaunt et J. Cadilhac: Etude sur le myxoedème de l'enfant. Le myxoedème congénital par hypo- ou agénésie thyroidienne et le myxoedème d'origine cérébrale chez les encéphalopathes. Arch. franç. Pédiat. **13**, 509 (1956). — (12) Christensen, J. Flamand: Prolonged Icterus Neonatorum and Myxoedeme. Acta paediat. (Uppsala) **45**, 367 (1956).

(13) Danowski, T. S., S. J. Huff, P. M. Wirth, G. C. Hill, M. H. Green and G. H. Fetterman: Protein-bound iodine in serum of rats receiving iodine or iodine with or without goitrogen. J. clin. Endocr. **11**, 1254 (1951). — (14) Dannowski, T. S., S. Y. Johnston, M. S. Price, M. McKelvy, S. S. Stevenson and E. R. McCluskey: Protein-bound iodine in infants from birth to one year of age. Pediatrics **7**, 240 (1951). — (15) Dingledine, William, Rosalind Pittrivers and John B. Stanbury: Nature and transport of the iodinated substances of the blood of normal subjects and of patients with thyroid disease. J. clin. Endocr. **15**, 724 (1955).

(16) Einhorn, Jerzy: Studies on the effect of thyrotropic hormone on the thyroid function in man. Acta radiol. (Stockh.) Suppl. 160 (1958).

(17) Friedman, Abraham: Radioiodine uptake in children with mongolism. Pediatrics **16**, 55 (1955).

(18) McGirr, E. M., and James H. Hutchison: Radioactive-iodine studies in non-endocrine goitrous cretinism. Lancet **1**, 1117 (1953). — (19) McGirr, E. M., and James H. Hutchison: The value of radioiodine (I¹³¹) in juvenile myxoedema due to ectopic thyroid tissue. Arch. Dis. Childh. **29**, 561 (1954). — (20) Greer, Monte A.: The role of the hypothalamus in the control of thyroid function. J. clin. Endocr. **12**, 1259 (1952). — (21) Grumbach, M. M., and S. C. Werner: Transfer of thyroid hormone across the human placenta at term. J. clin. Endocr. **16**, 1392 (1956). — (22) Guinet, P.: Etude physio-pathologique de la goitrigenèse. Rev. Prat. (Paris) **6**, 5 (1956).

(23) Hodges, Robert E., Titus C. Evans, James T. Bradbury and W. C. Keettel: The accumulation of radioactive iodine by human fetal thyroids. J. clin. Endocr. **15**, 661 (1955). — (24) Horst, W., u. G. A. von Harnack: Hypothyreosen im Kindesalter. Dtsch. med. Wschr. **78**, 1259 (1953). — (25) Hutchison, James H., and E. M. McGirr: Hypothyroidism as an inborn error of metabolism. J. clin. Endocr. **14**, 869 (1954).

(26) Jussila, Raine: Strumans allmänna endemiologi i Finland. Nord. Med. **57**, 807 (1957)

(27) Karlberg, Petter: Determinations of standard energy metabolism (basal metabolism) in normal infants. Acta paediat. (Uppsala) **41**, Suppl. 89 (1952). — (28) Kessel, I., and W. M. Politzer: Protein-bound iodine levels in mothers and infants at birth. Arch. Dis. Childh. **32**, 311 (1957).

(29) Lahesmaa, Pirkko and Panu Vilkki: Om modersmjölkens jodhalt i Finland. (On the level of the iodine in human breastmilk in Finland.) Scand. Pediat. congress. Helsingfors 1958. Transactions. — (30) Lamberg, B.-A., P. Wahlberg and P. I. Forsius: The serum protein-bound iodine as a diagnostic aid. Acta med. scand. **154**, 201 (1956). — (31) Lamberg, B.-A., P. Wahlberg, B. Kuhlbäck, C. A. Hernberg and K. Stenius: An appraisal of the diagnostic significance of the radioactive iodine excretion test and the protein-bound iodine in the serum in an endemic goitre area. Acta med. scand. **158**, 63 (1957). — (32) Lelong, Marcel, R. Joseph, P. Canlorbe, J.-C. Job et B. Plainfossé: L'hypothyroidie par anomalie congénitale de l'hormonogénèse. Arch. franç. Pédiat. **13**, 341 (1956). — (33) Linderholm, H., and I. Werner: Thyreoideadiagnostik med J 131-belastning. Diagnostic I¹³¹ tests. Nord. Med. **57**, 465 (1957). — (34) Lowrey, G. H., R. H. Aster, E. A. Carr, G. Ramon, W. H. Beierwaltes, and N. R. Spafford: Early diagnostic criteria of congenital hypothyroidism. Amer. J. Dis. Child. **96**, 131 (1958).

(35) Man, E. B., D. M. Kydd and J. P. Peters: Butanol-extractable iodine of serum. J. clin. Invest. **30**, 531 (1951). — (36) Man, Evelyn B., Donald E. Pickering, James Walker and Robert E. Cooke: Butanol-extractable iodine in the serum of infants. Pediatrics **9**, 32 (1952). — (37) Martmer, Edgar E., Kenneth, E. Corrigan, Harold P. Charbeneau

and ALLEN SOSIN: A study of the uptake of iodine (I 131) by the thyroid of premature infants. Pediatrics **17,** 503 (1956). — (*38*) MIDDLESWORTH, L. VAN: Radioactive iodine uptake of normal newborn infants. Amer. J. Dis. Child. **88,** 439 (1954).

(*39*) OHELA, KALERVO: Thyreoideas ålderscykel. The life cycle of the thyroid gland. Nord. Med. **57,** 815 (1957). — (*40*) OLINER, LEO, ROBERT M. KOHLENBRENER, THEODORE FIELDS and RALF H KUNSTADTER: Thyroid function studies in children: Normal values for thyroidal I[131] uptake and PBI[131] levels up to the age of 18. J. clin. Endocr. **17,** 61 (1957).

(*41*) PICKERING, DONALD E., and EARL R. MILLER: Thyrotropic hormone in infants and children. Amer. J. Dis. Child. **85,** 135 (1953). — (*42*) PICKERING, DONALD E., NICHOLAS E. KONTAXIS, RALPH C. BENSON and ROBERT J. MEECHAN: Thyroid function in the perinatal period. Amer. J. Dis. Child. **95,** 616 (1958).

(*43*) QUIMBY, E. H., and D. J. McCUNE: Uptake of radioactive iodine by the normal and disordered thyroid gland in children; preliminary report. Radiology **49,** 201 (1947).

(*44*) REILLY, W. A., K. G. SCOTT, ROBERT W. WINTERS and HAROLD L. HELWIG: Anionic resin measurement of protein-bound I[131] in euthyroid children. Amer. J. Dis. Child. **89,** 573 (1955). — (*45*) REILLY, WILLIAM A., and DINA I. BAYER: The value of the measurements of thyroid uptake and urinary excretion of I[131] in assessing thyroid function of normal and cong. hypothyroid children. J. Pediat. **40,** 714 (1952).

(*46*) SEXTON, DANIEL L., and ROBERT MACK: Cretinism with or without goiter in 5 of 10 siblings. J. clin. Endocr. **14,** 747 (1954). — (*47*) SHELINE, GLENN E., NINA KOULISCHER and DONALD PICKERING: Thyroidal accumulation of radioiodine in children. Amer. J. Dis. Child. **93,** 391 (1957). — (*48*) SILVER, H. K.: Butanol-extractable iodine values in the offspring of diabetic women. Amer. J. Dis. Child. **96,** 144 (1958). — (*49*) SILVERMAN, SAMUEL H., and LAWSON WILKINS: Radioiodine uptake in the study of different types of hypothyroidism in childhood. Pediatrics **12,** 288 (1953). — (*50*) SKANSE, B.: Radioactive iodine in the diagnosis of thyroid disease. Acta med. scand. Suppl. **235** (1949). — (*51*) SKANSE, BENGT: The application of radioactive iodine in the diagnosis of thyroid disease. Rec. Trav. chim. Pays-Bas. **74,** 294 (1955). — (*52*) STANBURY, JOHN B.: Cretinism with goiter: A case report. J. clin. Endocr. **11,** 740 (1951). — (*53*) STANBURY, JOHN B., GORDON L. BROWNELL, DOUGLAS S. RIGGS, HECTOR PERINETTI, ENRIQUE DEL CASTILLO and JUAN ITOIZ: The iodine-deficient human thyroid gland. J. clin. Endocr. **12,** 191 (1952). — (*54*) STANBURY, J. B., G. L. BROWNELL, D. S. RIGGS, H. PERINETTI, J. ITOIZ and E. B. DEL CASTILLO: Endemic goiter. Harvard Univ. Monogr. Med. **1954,** Nr. 12. — (*55*) STANBURY, JOHN B., and ALICE N. HEDGE: A study of a family of goitrous cretins. J. clin. Endocr. **10,** 1471 (1950). — (*56*) STANBURY, JOHN B., and ANDRIES QUERIDO: Genetic and environmental factors in cretinism. J. clin. Endocr. **16,** 1522 (1956).

(*57*) TALBOT, N. B., A. M. BUTLER, A. H. SALZMAN and P. M. RODRIGUEZ: Colorimetric estimation of protein-bound serum iodine. J. biol. Chem. **153,** 479 (1944). — (*58*) TALLQVIST, JOHAN and C.-E. RÄIHÄ: Mätning av ämnesomsättningen hos nyfödda. (Determination of the, metabolism in newborn). Scand. Pediat. Congress, Helsingfors 1958. — (*59*) TERPSTRA, J.: De schildklierfunctie bij endemische krop. 1956 Acad. Proefschr. Leiden. — (*60*) TRUNNELL, J. B., and F. T. BRAYER: Factors governing the development of the chick embryo thyroid. Determination of the time at which I 131 collection begins. J. clin. Endocr. **13,** 88 (1953).

(*61*) UOTILA, UNTO: Thyreoideas Histofysiologi. Histophysiology of the thyroid. Nord. Med. **57,** 809 (1957).

(*62*) VIGNALOU, J., A. LEMARCHAL, P. BERTHAUX et J.-P. COLAS-BELCOUR: Les thyréoses. Sem. des Hôp. (Paris) **33,** 2237 (1957). — (*63*) VILKKI, PANU: Iodine in the finnish diet and its relation to goitre incidence. Ann. Acad. Scient. Fenn. **1956,** Nr. 71.

(*64*) WAHLBERG, P., B.-A. LAMBERG, B. KUHLBÄCK, C. A. HERNBERG and K. STENIUS: The excretion of radioactive iodine in an endemic goitre area. Acta med. scand. **158,** 55 (1957)— (*65*) WERNER, SIDNEY C. (editor): The thyroid. New York City: Hoeber-Harper 1955. — (*66*) WHO: Study-group on endemic goitre, final report. Bull. World. Hlth Org. **9,** 293 (1953). — (*67*) WILKINS, L., GEORGE W. CLAYTON and M. BERTHRONG: Development of goiters in cretins without iodine deficiency: hypothyroidism due to apparent inability of the thyroid gland to synthesize hormone. Pediatrics **13,** 235 (1954). — (*68*) WRIGHT, SAMSON: Applied Physiology. London 1952.

48. Die Nebenschilddrüsen

Von

W. Swoboda

Mit 1 Abbildung

Die funktionelle Bedeutung der Nebenschilddrüsen (NSchDr.) ist so eng mit den Regulationen des Calcium-Phosphor-Stoffwechsels verbunden, daß es in der vorliegenden Übersicht notwendig sein wird, mehrfach auch auf die anderen Faktoren, die dabei von Wichtigkeit sind, wie etwa die Nieren- und Skeletphysiologie sowie möglicherweise zentralnervöse Einflüsse, einzugehen.

Der *Funktionswandel der NSchDr.* ergibt sich in erster Linie aus dieser ihrer Stellung im Rahmen der ungemein komplexen „Hierarchie des Mineralstoffwechsels" (*22*). Denn es stellt

a) die *Wachstumsfunktion des kindlichen Skelets* andere Anforderungen an die NSchDr. als das metabolisch relativ stabile erwachsene Skelet. Ferner hat

b) die *eingeschränkte Nierenfunktion in der ersten Lebenszeit* (vgl. S. 204ff.) Rückwirkungen auf die an die NSchDr. gestellten regulativen Anforderungen, und schließlich wirkt sich in gleicher Weise

c) das durch die *Änderungen in der Nahrungszusammensetzung* wechselnde Ca-P-Angebot aus (vgl. S. 227ff. und S. 280ff.).

Im Vergleich zu den eben skizzierten indirekten Wechselwirkungen spielen die sonst im innersekretorischen System so bedeutsamen *direkten Zusammenhänge anderer endokriner Drüsen mit den NSchDr.* offensichtlich nur eine untergeordnete Rolle. Die Frage nach der Existenz eines parathyreotropen Hypophysenvorderlappenhormons kann heute verneint werden (*18*). Einflüsse von ACTH und Nebennierenrindensteroiden auf den Kalk-Phosphor-Haushalt sind sichergestellt. Die NSchDr. sind dabei aber nicht primär beteiligt, sondern reagieren erst sekundär, so daß diese Wechselwirkungen offenbar immer über die Zwischenstufe einer Änderung im Serum-Ca- bzw. -P-Spiegel gehen (*45*). Wenig Kenntnisse besitzen wir hingegen über die immer wieder postulierte *übergeordnete zentralnervöse Regelung des Ca-P-Stoffwechsels* und somit auch über hier ablaufende Reifungsvorgänge. Für diese Hypothese wurden vor allem einzelne klinische Beobachtungen herangezogen (*34*). Tierexperimentell gelang es einmal, durch Thalamusschädigung Hypocalcämie und Hyperphosphatämie zu erzeugen (*13*). Vermutlich existieren auch Chemoreceptoren zur humoral-neuralen Übertragung, möglicherweise im Sinus caroticus (*12*).

Die *pränatale Entwicklung der menschlichen NSchDr.* konnte in der 5.—7. Embryonalwoche, beginnende Differenzierung der Zellen zwischen 6. und 21. Embryonalwoche nachgewiesen werden (*44*). Echte histologische bzw. histochemische Reifungszeichen, wie sie bei den durch den Hypophysenvorderlappen durch dessen glandotrope Hormone stimulierten endokrinen Drüsen zu finden sind, sieht man bei den NSchDr. nicht, was ihre bereits erwähnte autonome Stellung unterstreicht.

Ähnlich wie bei der Schilddrüse lassen sich auch bei den NSchDr. gewisse vorsichtige *Rückschlüsse auf den funktionellen Aktivitätszustand* der Drüsenzellen ziehen. Dies kann auf Grund der Plasma-Zellkernrelation versucht werden (*19*), aber auch die verschiedenen Zellarten lassen bereits einen Rückschluß zu. Die dunklen Hauptzellen stellen vermutlich den ruhenden Zelltypus dar, während sich die Zunahme der hormonalen Aktivität in einer Aufhellung des Protoplasmas manifestiert, was bis zu einem möglicherweise irreversiblen Zustand der Erschöpfung in Form der „großen wasserhellen Zellen" führt. Ein eindrucksvoller histochemischer Hinweis für die viel stärkere funktionelle Aktivität der NSchDr. beim Kind ist ferner die sehr geringe Anzahl der im späteren Lebensalter reichlich auftretenden oxyphilen Zellen (Tab. 1).

Tabelle 1. *Zellarten und Zellentwicklungsmöglichkeiten in den Nebenschilddrüsen* [nach EGER (*19*)]

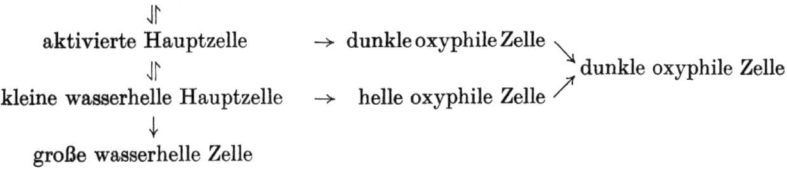

Die *Wechselwirkungen zwischen mütterlichen und fetalen NSchDr.* ist schwierig zu beurteilen, da die Wirkungen des Hormons lediglich auf Grund des Verhaltens von Ca- und P-Spiegel im Serum und nicht durch einen exakten Hormonnachweis erkannt bzw. abgeschätzt werden können. Das hohe Molekulargewicht des Hormons von 500000 (*39*) spricht gegen eine Übertrittsmöglichkeit durch die Placentarbarriere. Wohl aber ist durch die Anpassung der Zusammensetzung des fetalen Blutes an die mütterlichen Verhältnisse oder umgekehrt eine indirekte Wechselwirkung durchaus möglich (*8*). Die wenigen Beobachtungen von eindeutigen Erkrankungen der NSchDr. gravider Frauen ergaben hinsichtlich der Auswirkung auf den Feten bzw. das Neugeborene sehr unterschiedliche und widersprechende Resultate (*5, 8, 23, 25, 32, 43, 46, 47*). Daher sind auch einzelne Deutungsversuche, wie etwa Übertreten von mütterlichem Parathormon durch die Brustmilch (*23*), wohl unhaltbar. Normalerweise wird die durch den gemeinsamen Blutkreislauf übereinstimmende Kalk-Phosphor-Stoffwechsellage von Mutter und Fetus offenbar hauptsächlich durch die Tätigkeit der mütterlichen NSchDr. reguliert. Demgemäß werden die NSchDr. des Neugeborenen als relativ „atrophisch" beschrieben (*31*).

Eine umfangreiche Studie über die Situation der *NSchDr. beim menschlichen Neugeborenen* stammt aus der letzten Zeit (*33*). Dabei wurde beim termingerecht geborenen Kind regelmäßig eine in „Ruhe" befindliche Zellstruktur gefunden. Im Laufe der ersten Lebenswochen war in zahlreichen der über hundert untersuchten Fälle eine „Aufhellung" des Zellbildes zu beobachten, was als Aktivitätssteigerung aufzufassen ist. Solche Veränderungen waren hauptsächlich bei jenen Neugeborenen zu finden, wo aus verschiedenen Ursachen (Nierenkrankheit, Icterus gravis, aber auch sofortige Kuhmilchernährung) eine erhebliche Beeinflussung des Ca-Stoffwechsels eingetreten sein dürfte (serumchemische Angaben liegen leider nicht vor). Jedoch waren gleichartige Befunde auch ohne faßbare auslösende Ursache zu beobachten. Bei Frühgeborenen waren solche morphologischen „Aktivitätssteigerungen" nur selten zu beobachten, was für eine Unreife der NSchDr. bei diesen Kindern spräche. Dies steht in Einklang mit der klinischen Beobachtung von häufigerer und höhergradiger neonataler Hypocalcämie bei

Frühgeborenen (9). Die Untersuchungsergebnisse lassen sich als zumindest *morphologischer neonataler Hyperparathyreoidismus* und somit als Adaptations-erscheinung bei einigen pathologischen, aber offenbar auch unter physiologischen Bedingungen deuten. Dadurch würde die klinische Annahme eines vorangehenden *funktionellen, mehr oder weniger physiologischen Hypoparathyreoidismus* gestützt (*3*), die im Rahmen der Problematik der Neugeborenentetanie viel Verbreitung gefunden hat.

Die *Neugeborenentetanie* hat hinsichtlich ihrer Pathogenese innerhalb der nahezu 50 Jahre die sie nun bekannt ist, zu den verschiedensten Theorien Anlaß gegeben (Hypoparathyreoidis-mus, zentralnervöse Schädigung, renale Insuffizienz, Nebennierenrindenüberfunktion, Ausfall von der Mutter stammender Sexualhormone usw.). Heute weiß man, daß die „Tetanie" ganz allgemein ein durch mehrere Ursachen bedingtes Syndrom darstellt und daß es somit auch mehrere Arten von Tetanie beim jungen Säugling gibt (*29*). Hier soll diese komplexe Frage jedoch nur insoweit abgehandelt werden, als faßbare Zusammenhänge zwischen Neugeborenen-tetanie und Ca-P-Stoffwechsel und damit direkt oder indirekt mit den NSchDr. vorliegen.

Es hat überdies den Anschein, als könnten gewisse fließende Übergänge zu dem eben zur Diskussion gestellten „physiologischen Hyperparathyreoidismus der Neugeborenen" bestehen, so daß das Bild der *Neugeborenentetanie* ein interessantes Licht auf die komplizierten Adaptationen wirft, die beim Neugeborenen erfolgen müssen, wenn er vom mütterlichen Blutkreislauf gelöst wird.

In den ersten Lebenstagen sinkt der Serum-Ca-Spiegel ziemlich regelmäßig um 1—2 mg-%, aber nur sehr selten unter 9 mg-% ab (*3, 16, 17*). Dies spricht für eine transitorische Insuffizienz der die Ca-P-Homoiostase regulierenden Mechanismen beim Neugeborenen, wobei die NSchDr. durchaus eine wichtige Rolle spielen könnten. Die Annahme würde unterstützt durch Beobachtung eines unmittelbar nach der Entbindung erfolgenden Ca-Anstiegs im Nabelschnurblut um 1—2 mg-%. Dies wird als "rebound"-Phänomen nach einer infolge der Trennung Mutter-Fet nicht mehr erforderlichen NSchDr.-Überfunktion der Mutter erklärt (*3*). Um-gekehrt zeigte sich experimentell gerade bei den Neugeborenen von Muttertieren, die vorher mittels Parathormon hypercalcämisch gemacht worden waren, ein besonders starker Ca-Abfall in den ersten Lebenstagen (*41*).

Entsprechend dem in vielen Situationen antagonistischen Verhalten von Serum-Ca und Serum-P findet man beim Neugeborenen häufig auch eine mäßige Hyperphosphatämie. Diese Erscheinung ließe sich gleichfalls als Hypoparathyreo-idismus auffassen, weiß man doch, daß durch das Parathormon die Phosphat-ausscheidung im Urin — infolge verminderter tubulärer Rückresorption — ge-steigert und dadurch ein weiterer Anstieg des Serum-P im allgemeinen hintan-gehalten wird. Allerdings kann bekanntlich auch eine mangelhafte Ausscheidungs-funktion der Niere zu Hyperphosphatämie führen. Je nachdem, welcher Auffas-sung hinsichtlich der primären Parathormonwirkung (Selye oder Albright) man mehr Gewicht zumißt, wird man auch die auslösenden Ursachen für eine para-thyreogen bedingte serumchemische Situation dieser Art mehr in die Kalkdepots (Skelet) oder in die Nieren verlegen. Unabhängig von dieser auch heute noch nicht entschiedenen Streitfrage ist aber festzuhalten, daß bei der großen Mehrzahl reifer Neugeborener eine symptomlose spontane Anpassung der Mineralstoff-wechselregulation innerhalb von 1—2 Wochen eintritt (*9*). Die gewöhnliche hypo-calcämische Neugeborenentetanie wäre nach dieser Auffassung somit als *Versagen der Adaptation* anzusehen, wobei die Regulationsfähigkeit durch verschiedene und nur z. T. bekannte Momente überfordert wird.

Eine nicht zu übersehende Rolle dürfte bei der Belastung der Regulation die *Phosphatzufuhr* in der Nahrung spielen. Es fiel auf (*3, 24*), daß die Neugeborenen-tetanie fast ausschließlich bei kuhmilchernährten Säuglingen auftrat. Nun liegt aber der P-Gehalt der Kuhmilch mit 50—60 mg-% rund 5 mal höher als der der

Frauenmilch. Tatsächlich ist sowohl im Tierexperiment wie auch beim Menschen durch Verabreichung einer besonders P-reichen Nahrung ein Anstieg des Serum-P zu erzielen (*14*). Normalerweise stimuliert dieser die NSchDr. zu gesteigerter Tätigkeit, was zur Abnahme der tubulären P-Rückresorption aus dem Glomerulumfiltrat, Anstieg des Harn-P, Absinken des Serum-P und damit zur Erhaltung der P- und indirekt auch der Ca-Homoiostase führt. Die Möglichkeit der diätetischen „P-Überflutung" scheidet allerdings bei den manifesten Tetaniefällen der ersten zwei Lebenstage als auslösender Faktor aus (*17, 48*).

Sieht man von den Einflüssen der bis jetzt noch nicht gesicherten zentralnervösen Mechanismen zur Ca-P-Regulation ab, so bleiben als *Angelpunkte für die Erklärung eines Versagens der geschilderten Zusammenhänge* zwei Störungsmöglichkeiten, nämlich solche

a) in der Nierenfunktion und

b) in der NSchDr.-Funktion.

ad a) Auf Grund zahlreicher Untersuchungen besteht wohl kein Zweifel darüber, daß *in der ersten Lebenszeit eine partielle Unreife der Niere* besteht, die normalerweise innerhalb weniger Monate behoben ist. Dies gilt sowohl für die glomeruläre Filtrationsleistung, die anfangs etwa auf die Hälfte reduziert ist (*4*), wie für verschiedene tubuläre Funktionen. So ist auch die endogene Phosphatclearance im frühesten Lebensalter deutlich erniedrigt (*24, 35*), wodurch — wenigstens teilweise — der mangelhafte Anstieg der P-Ausscheidung im Harn nach diätetisch erzeugter Hyperphosphatämie zu erklären ist (*15*). Diese ihrerseits kann das auslösende Moment für die manifesten Erscheinungen der „benignen" Neugeborenentetanie sein.

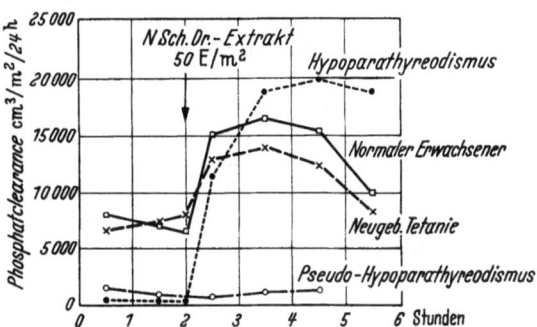

Abb. 1. Wirkung von Parathormon auf die endogene Phosphatclearance bei Neugeborenentetanie, idiopathischem Hypoparathyreoidismus und „Pseudo-Hypoparathyreoidismus" [nach TALBOT u. M. (*43*)]

ad b) Die Erklärung bleibt aber unbefriedigend, wenn man hört, daß in einer Serie von 33 Fällen von hypocalcämischer Neugeborenentetanie nur bei einem Drittel der Kinder ein Serum-P-Wert von mehr als 8 mg-% festgestellt wurde (*17*). Dies würde zur *Frage der NSchDr.-Insuffizienz* zurückführen. Im Zusammenhang beider Faktoren wurde vorzugsweise das Ansprechen der Niere nach Parathormongaben („Phosphaturie-Test" nach ELLSWORTH-HOWARD) studiert. Die Resultate waren widersprechend. Einerseits wurde eine normale Reaktion und damit ein Kurvenverlauf wie beim Gesunden angegeben (*24, 43*) (vgl. Abb. 1), andererseits wurde keine Reaktion der Nierentubuli registriert (*42*) bzw. sogar ein negativer Phosphaturie-Test bis zum 5. Lebensjahr festgestellt (*11*).

Der Wert dieses Phosphaturie-Testes leidet sehr unter dem Umstand, daß der tatsächliche Gehalt an NSchDr.-Wirkstoff nur ungenau zu bestimmen ist und somit die verwendeten Präparate eine sehr verschiedene Wertigkeit besitzen dürften. Heute wird der Test bereits von einigen Autoren als unbrauchbar abgelehnt oder nur in Form einer stark intensivierten Stimulation angewendet (*27*).

Je nach dem Ergebnis dieses Versuches schien die Annahme eines Hypoparathyreoidismus gestützt (*3, 24*) oder zweifelhaft, so daß in Anlehnung an das im späteren Lebensalter auftretende Krankheitsbild des sog. „Pseudo-Hypoparathyreoidismus" auch bei der Neugeborenentetanie der Mechanismus eines transitorischen Nichtansprechens der peripheren Erfolgsorgane, nämlich der Nierentubuli, auf das normal gebildete und zugeführte Hormon als Erklärung herangezogen wurde *(42)*.

Mögen somit in der Pathogenese der hypocalcämischen Neugeborenentetanie verschiedenartige und verschieden lokalisierte funktionelle Adaptations- und Reifungsstörungen eine Rolle spielen, so scheinen doch auch *die auslösenden Momente für das Manifestwerden der Tetanie* komplex zu sein. Von den zahlreichen Möglichkeiten, die Schwangerschafts- und Neugeborenenpathologie bieten, soll nur auf die besonders interessierende Frage *faßbarer NSch.Dr.-Schädigungen (Blutungen!)* eingegangen werden. Hier herrscht seit altersher (vgl. *3*) eine Übereinstimmung in den Befunden und ihrer Beurteilung insofern, als Blutungen auch in der NSchDr. völlig symptomfreier Neugeborener sehr häufig festgestellt wurden. In der jüngsten Studie dieser Art (*33*) ließ sich zeigen, daß Blutungen offenbar nicht in erster Linie während des Geburtsaktes, sondern häufiger später, und zwar speziell in jenen NSchDr., auftraten, deren Zellaufhellung für eine starke Aktivitätssteigerung sprach. Die Bewertung der klinischen Bedeutung dieser Befunde steht noch aus.

Zur Frage des Funktionswandels der NSchDr. in der Neugeburtsperiode ist auf Grund unserer derzeitigen Kenntnisse über die hypocalcämische Neugeborenentetanie und morphologischer Befunde an den NSchDr. jüngster Säuglinge etwa folgende *zusammenfassende Stellungnahme* zulässig:

Die Regulation des Ca-P-Stoffwechsels ist in den ersten Lebenstagen häufig in mäßigem Grade gestört, wobei es zu einer serumchemischen Situation (Ca-Abfall und P-Anstieg) wie bei NSchDr.-Unterfunktion oder Nierenfunktionsschädigung kommt. Im allgemeinen besteht eine rasche spontane Normalisierungstendenz dieses klinisch meist symptomlosen Zustandes. Vereinzelt können tetanische Krämpfe auftreten, die gleichfalls eine gute — spontane! — Heilungsaussicht haben. Die Pathogenese dieser humoralen und klinischen Symptomatik ist im einzelnen bisher nicht abgeklärt. Neben den immer wieder postulierten, aber noch nicht einwandfrei sichergestellten zentralnervösen Regulationsmechanismen für den Ca-P-Stoffwechsel dürften Nieren und Nebenschilddrüsen die Hauptrolle spielen, wobei eine transitorische Funktionsschwäche, offenbar hauptsächlich bezüglich der Elimination eines zu hohen Phosphorangebotes in der Nahrung, vorzuliegen scheint. Morphologische Veränderungen in den NSchDr.-Zellen von Säuglingen im frühesten Lebensalter deuten auf eine Funktionssteigerung der Drüse hin, die als „reaktiver physiologischer neonataler Hyperparathyreoidismus" und damit als Beantwortung der in ihrer letzten Ursache noch nicht geklärten neonatalen Ca-P-Regulationsstörung interpretiert werden kann. Da experimentelle Untersuchungen für eine volle Funktionsfähigkeit der fetalen NSchDr. sprechen, so wären *diese Erscheinungen eher als Adaptationsvorgänge und nicht als Reifung der NSchDr.* anzusehen.

Im Vergleich zu dem wichtigen Problem der neonatalen Adaptation der Ca-P-Regulationsmechanismen spielen *Reifungs- und Anpassungserscheinungen der NSchDr. im späteren Kindesalter* in physiologischer Hinsicht offenbar gar keine, in pathologischer Hinsicht lediglich eine untergeordnete Rolle. Auch diese Tatsache stützt die Auffassung, daß die NSchDr. ein autonomes, bei der Geburt ausgereiftes und bald nach der Geburt adaptiertes Organ sind, das normalerweise allen Anforderungen in der Änderung der Ca-P-Homoiostase gewachsen ist. Zwei kurze Betrachtungen seien aber noch den *Eigentümlichkeiten der hypo- und der hyperparathyreotischen Zustände der späteren* Kindheit gewidmet.

Hypoparathyreoidismus, d. h. ein Zustand anhaltender Hypocalcämie-Hyperphosphatämie mit tetanischen Anfällen ohne Niereninsuffizienz, wurde vereinzelt im Anschluß an eine Säuglingstetanie als „Frühspasmophilie" ohne Besserungstendenz beobachtet (*10, 20, 27*). Obgleich hervorgehoben wird, daß anatomische Veränderungen in den NSchDr. von Patienten mit diesem sog. „idiopathischen" Hypoparathyreoidismus oft nur sehr geringfügig seien (*21*) und somit die Frage berechtigt erscheint, ob es sich nicht um eine übergeordnete (diencephale) Störung der Ca-P-Regulation handle, muß andererseits doch an der Zuverlässigkeit mancher Befunde gezweifelt werden, da bei dem am längsten bekannten Fall dieser Art (*20*), einem Patienten, der sein Leben lang an Tetanie litt, post mortem eine Agenesie der NSchDr. nachgewiesen werden konnte (*29*). Wir verfügen also vorläufig über *keinen schlüssigen Beweis* für die theoretisch gegebene Möglichkeit, daß die normale Adaptation der Ca-P-Regulation pathologischerweise durch eine *echte Reifungshemmung richtig angelegter NSchDr.* verzögert werden oder gar dauernd ausbleiben kann. Hingegen ist es sehr wahrscheinlich, daß in der Minderzahl angelegte NSchDr., also etwa nur eine einzige, in pathologischen Situationen ihrer funktionellen Belastung nicht gewachsen sind, so daß eine NSchDr.-Insuffizienz manifest werden kann (*7*).

Ähnliches gilt auch für die Frage des Nichtansprechens am Erfolgsorgan des Parathormons, den Nierentubuli. Ein *persistierender Pseudo-Hypoparathyreoidismus* könnte sich prinzipiell ebenfalls aus dem physiologischen neonatalen Pseudohypoparathyreoidismus entwickeln, wenn man diesen Mechanismus als pathogenetischen Faktor anerkennen will (*42*). Wenngleich auch das Gesamtbild des Pseudohypoparathyreoidismus als recht charakteristisch zu bezeichnen ist, so werden andererseits hinsichtlich der Verläßlichkeit des für die Diagnose entscheidenden Funktionsversuches (Phosphaturie-Test), wie früher bereits erwähnt, ernste Bedenken geäußert und die Berechtigung der Abgrenzung des Pseudohypoparathyreoidismus vom „idiopathischen" echten Hypoparathyreoidismus ernstlich bezweifelt (*10, 29, 30, 36*).

Die Tatsache schließlich, daß ein ganz analoges äußeres Erscheinungsbild jedoch *ohne* Mineralstoffwechselstörung beobachtet und mit dem verwirrenden Ausdruck „Pseudohypoparathyreoidismus" (*1*) belegt wurde, deutet auch darauf hin, daß etwa die allgemeine wie die an einigen Fingern lokalisierte Wachstumsstörung nicht mineralstoffwechselbedingt sondern auf einen polyphän-genetischen Faktor zurückzuführen sein dürfte.

Lediglich anmerkungsweise sei erwähnt, daß die *rachitogene Tetanie* heute als einwandfrei nicht parathyreogen entstanden abgeklärt ist, sondern eine im Zuge der Rachitisheilung krisenartig auftretende Mineralstoffwechselverschiebung zur Grundlage hat (*37*). NSchDr.-Veränderungen, die bei allen Arten von Rachitis und auch bei rachitogener Tetanie immer wieder beschrieben wurden, müssen als sekundäre reaktive Erscheinungen der Drüsen angesehen werden.

Von einwandfrei *hyperparathyreotischen Zuständen* interessiert in diesem Zusammenhang der sog. *sekundäre Hyperparathyreoidismus*, der heute allgemein als reaktive adaptive Maßnahme bei zunehmender Behinderung der renalen Phosphateliminierung durch schwere progrediente Nephropathien angesehen wird (*2*). Wenngleich auch die Zunahme der Phosphatausscheidung durch verstärkte Ausschüttung des Parathormons bei älteren Kindern und Erwachsenen prinzipiell in gleicher Weise erfolgt, so bestehen doch hinsichtlich der Auswirkungen dieses sekundären Hyperparathyreoidismus am Skelet, die allerdings überwiegend dem Funktionswandel des Skeletes, vielleicht auch der Niere und weniger oder gar nicht dem der NSchDr. zuzuschreiben sind, gewisse Unterschiede. Während es beim Erwachsenen im allgemeinen zu mehr oder weniger starker Fibroosteoklasie und seltener und in geringerem Grade zur Osteomalacie zu kommen pflegt, bildet sich die hyperphosphatämische renale Osteopathie beim Kind meistens mit deutlichen rachitischen Merkmalen aus. Hierfür werden in erster Linie die entscheidenden Unterschiede zwischen erwachsenem und wachsendem Knochen an sich heranzuziehen sein, aber wahrscheinlich auch solche im Kalk- und Vitamin D-Bedarf. Bezüglich der beim älteren Kind wie beim Erwachsenen gleich leistungsfähigen Nieren ist aber ein Unterschied in der Lokalisation des initialen Nierenschadens (vorwiegend tubulärer oder vorwiegend glomerulärer Defekt) durchaus denkbar. Bei der hyperphosphatämischen Rachitis des jungen Kindes handelt es sich fast immer um den besonderen Typus einer interstitiellen Nephritis mit charakteristischen Auswirkungen auf den Mineralhaushalt (*38*). Ob aber altersgebundene Unterschiede in der Funktion der NSchDr. bestehen, ist sehr fraglich.

Viele der bestehenden Schwierigkeiten und Widersprüche in der NSchDr.-Physiologie und -Pathologie wären einer Klärung entscheidend näherzubringen, wenn die *Existenz zweier NSchDr.-Hormone* sichergestellt werden könnte, von denen das eine mehr auf den P-Stoffwechsel und die Niere, das andere mehr auf den Ca-Stoffwechsel und das Skelet Einfluß nimmt. Nicht nur klinisch-theoretische Erwägungen unterstützen eine solche Hypothese, sondern doch auch einige besser fundierte Beobachtungen, wie etwa der Nachweis von zwei verschieden schweren Wirkstoffen im NSchDr.-Extrakt mittels Ultrazentrifuge (*39*) oder ein ganz unterschiedliches Verhalten des Zellbildes in den NSchDr. je nach Vorliegen einer hyper- oder hypophosphatämischen Rachitis (*43*). Während im Parathormon-Fabrikpräparat ein fixes Verhältnis zwischen den beiden Wirkstoffen bestünde, könnte in vivo dem Bedarf entsprechend die Relation jeweils wechseln.

Der *Mangel an gesicherten Kenntnissen* über Einzelheiten der NSchDr.-Funktion und der Ca-P-Gesamtregulation beruht also vor allem auf den *Schwierigkeiten eines exakten Hormonnachweises* und den Unsicherheiten bezüglich *Existenz und Funktion der den NSch.Dr. übergeordneten zentralnervösen Einflüsse.*

Literatur

(*1*) Albright, F., A. P. Forbes and H. A. Brenneman: Pseudo-Pseudohypoparathyroidism. Trans. Ass. Amer. Phycns **65**, 337 (1952). — (*2*) Albright, F., and E. C. Reifenstein: Parathyroid gland and metabolic bone disease. Baltimore 1948.

(*3*) Bakwin, H.: Tetany in newborn infants. J. Pediat. **14**, 1 (1939). — (*4*) Barnett, H. L.: Kidney function in young infants. Pediatrics **5**, 171 (1950). — (*5*) Blohm, R. W. jr., O. A. Wurl, J. O. Gillespie and R. F. Escamilla: Refractoriness to antitetanic therapy in a case of surgical hypoparathyroidism. J. clin. Endocr. **13**, 519 (1953). — (*6*) Bodansky, M.: Changes in serum calcium, inorganic phosphate and phosphatase activity in pregnant women. Amer. J. clin. Path. **9**, 36 (1939); zit. nach (*43*). — (*7*) Böttiger, E., u. W. Wernstedt: Tödlich verlaufender Fall von Spasmophilie bei einem Brustkind mit Anomalien der Thymus und der Parathyreoidea. Acta paediat. (Uppsala) **6**, 373 (1927). — (*8*) Bruce, J., and J. A. Strong: Maternal hyperparathyroidism and parathyroid deficiency in the child. Quart. J. Med. N. S. **24**, 307 (1955). — (*9*) Bruck, E., and D. H. Weintraub: Serum calcium and phosphorus in premature and full term infants. Amer. J. Dis. Child. **90**, 653 (1955). — (*10*) Buchs, S.: Familiärer Hypoparathyreoidismus. Ann. paediat. (Basel) **184**, 363 (1955). — (*11*) Buchs, S., u. Th. Goppelsreuter: Über die Phosphatausscheidung nach Parathormon in den verschiedenen Lebensaltern. Mod. Probl. Pädiat. **1**, 812 (1954).

(*12*) Casarini, A., e N. del Bello: Primi sperimenti sui rapporti tra de nervazione seno-carotidea ed apparato paratireoideo. Boll. Soc. ital Biol. sper. **25**, 1078 (1950); ref. Excerpta. med. Sect. III, **5**, 12 (1951). — (*13*) Condorelli, L.: Das elektrolytische Gleichgewicht des Blutes. Einfluß des zentralen Nervensystems. Z. klin. Med. **107**, 1 (1928). — (*14*) Crawford, J. D., M. M. Osborne, N. B. Talbot and M. L. Terry: The parathyroid glands and phosphorus homeostasis. J. clin. Invest. **29**, 1448 (1950).

(*45*) Deane, R. F., and R. A. McCance: Phosphate clearances in infants and adults. J. Physiol. **107**, 182 (1948); zit. nach (*43*). — (*16*) Denzer, B. S., M. Reiner and S. B. Weiner: Serumcalcium in the newborn. Amer. J. Dis. Child. **57**, 809 (1939). — (*17*) Dodd, K., and S. Rapoport: Hypocalcemia in the neonatal period. A clinical study. Amer. J. Dis. Child. **78**, 537 (1949).

(*18*) Eger, W.: Die Stellung der Epithelkörperchen im innersekretorischen System. Dtsch. med. Wschr. **1954**, 1425. — (*19*) Eger, W.: Zur Histologie, Physiologie und Pathologie der Epithelkörperchen. Mat. Med. Nordmark **7** (1955). — (*20*) Escherich, Th.: Die Tetanie des Kindes. Wien 1909.

(*21*) Fanconi, G.: Zur Lokalisation der Störungen chemischer Regulationen. Helv. paediat. Acta **7**, 309 (1952). — (*22*) Fanconi, G.: Zur Pathologie der Parathyreoidea und des Calcium- und Phosphatstoffwechsels. Dtsch. med. Wschr. **78**, 85 (1953). — (*23*) Friderichsen, C.: Hypocalcaemie bei einem Brustkind und Hypercalcaemie bei der Mutter. Mschr. Kinderheilk. **75**, 146 (1938).

(*24*) Gardner, L. I., E. A. McLachlan, W. Pick, M. L. Terry and A. M. Butler: Etiologic factors in tetany of newly born infants. Pediatrics **5**, 228 (1950). — (*25*) Gerloczy F., et K. Farkas: Hyperparathyroidisme d'un nouveau-né-mère atteinte d'hypoparathyroidisme chronique. Acta med. Acad. scient. Hungar. **4**, 73 (1953).

(26) HANSSLER, H.: Untersuchungen an den Nebenschilddrüsen. Über die Beziehungen zwischen Funktion und Zellstruktur. 52. Tagg. dtsch. Ges. Kinderheilk. Bayreuth 1952. — (27) HARRISON, H. E.: Idiopathic hypoparathyroidism. Pediatrics 17, 442 (1956). — (28) HOSKINS, F. M., and F. F. SNYDER: Calcium content of maternal and fetal blood serum following injection of parathyroid extract in fetuses in utero. Proc. Soc. exp. Biol. (N. Y.) 25, 264 (1928); zit. nach (43).

(29) JESSERER, H.: Tetanie. Stuttgart: G. Thieme 1958. — (30) JESSERER, H.: Gibt es einen Pseudohypoparathyreoidismus? Eine klinische Analyse der bisherigen Erfahrungen. Dtsch. Arch. klin. Med. (im Druck).

(31) KAPLAN, E.: Parathyroid gland in infancy. Arch. Path. (Chicago) 34, 1042 (1942); zit. nach (43).

(32) MITCHELL, R. G.: Chronic hypoparathyroidism associated with multicystic kidney disease. Arch. Dis. Childh. 29, 349 (1954). — (33) MOSCA, L.: Le paratiroidi del neonato umano. Biol. Latina 8, 1331 (1955).

(34) NEUHAUS, TH., H. ZELLWEGER u. G. FANCONI: Cerebral bedingte chronische Hypocalcämie und Tetanie. Helv. paediat. Acta 8, 237 (1953).

(35) RICHMOND, J. B., H. KRAVITZ, W. SEGAR and H. A. WAISMAN: Renal clearance of endogenous phosphate in infants and children. Proc. Soc. exp. Biol. (N. Y.) 77, 83 (1951). — (36) ROBINSON, P. K., E. A. CARMICHAEL and J. N. CUMINGS: Idiopathic hypoparathyroidism. A study of 3 cases. Quart. J. Med. N. S. 23, 309 (1954). — (37) ROMINGER, E., H. MEYER and C. BOMSKOV: Über die Entstehung der Tetanie im Kindesalter. Klin. Wschr. 10, 1342 (1931).— (38) ROSENKRANZ, A.: Die Problematik der chronisch interstitiellen Nephritis im Kindesalter. Neue öst. Z. Kinderheilk. 3, 29 (1958). — (39) ROSS, W. F., and T. R. WOOD: Partial purification and some obeservations on nature of parathyroid hormone. J. biol. Chem. 146, 49 (1942); zit. nach (43). — (40) RUPP, W., u. W. SWOBODA: Untersuchungen des PO_4-Stoffwechsels bei vitamin-D-resistenter Rachitis („Phosphatdiabetes") III. Mitteilung. Ergebnisse bei Über- und Unterfunktion der Nebenschilddrüsen. Helv. paediat. Acta 11, 256 (1956).

(41) SCHWARTZER, K.: Über die Blutkalkregulation beim Neugeborenen. Klin. Wschr. 19, 107 (1940). — (42) SCHWARZ-TIENE, E.: Fattore ezio-patogenetici della tetania del neonato. Minerva pediat. 4, 1 (1952).

(43) TALBOT, N. B., E. H. SOBEL, J. W. MCARTHUR and J. D. CRAWFORD: Functional Endocrinology from birth through adolescence. Cambridge, Mass., USA 1954. — (44) TONUTTI, E., u. S. FETZER: In Probleme der fetalen Endokrinologie. III. Symposium d. Dtsch. Ges. f. Endokrinologie 1955. Berlin: Springer 1956. — (45) TÖRNBLOM, N.: On the functional relationship between pituitary gland and the parathyroid in Ca and P metabolism. In: Infants metabolism. New York 1956.

(46) VAN ARSDEL jr., P.: Maternal hypoparathyroidism as a cause of neonatal tetany: Case report. J. clin. Endocr. 15, 680 (1955).

(47) WALTON, R. L.: Neonatal tetany in two siblings: Effect of maternal hyperparathyroidism. Pediatrics 13, 227 (1954). — (48) WILLI, H.: Die Neugeborenenspasmophilie. Mschr. Kinderheilk. 80, 309 (1939).

49. Das A-B-Zellsystem des Pankreas

Von

G. Seifert

Mit 3 Abbildungen

Die Besonderheiten des endokrinen Inselsystems im Pankreas liegen darin, daß es keine geschlossene Organstruktur wie die übrigen endokrinen Organe besitzt, sondern verstreut in die exokrine Bauchspeicheldrüse eingelagert ist und daß das mit den Inselhormonen angereicherte Blut über die Pfortader direkt zur Leber gelangt. Daraus resultieren enge Wechselwirkungen zwischen Inselapparat und exokrinem Pankreas einerseits sowie der Leber andererseits. Ein Charakteristikum für den Funktionswandel muß darin gesehen werden, daß sich in der frühkindlichen Entwicklung starke Verschiebungen in der Relation zwischen exo- und endokrinem Pankreasgewebe vollziehen. Aus diesem Grunde erscheint es sinnvoll, bei dem Funktionswandel des Inselsystems drei Perioden zu unterscheiden und aus dem morphologischen sowie physiologischen Substrat die Erkrankungsmöglichkeiten abzuleiten (7, 24).

1. Fetales und pränatales Inselsystem

Die erste Anlage des Pankreas findet sich bereits bei 3 mm langen Embryonen, die erste Inselbildung im 2. Embryonalmonat bei 18 mm langen Keimlingen. Zunächst sind indifferente Inselzellen vorhanden, die noch keiner bestimmten Zellart zugeordnet werden können und als sog. singuläre Inselzellen verstreut im exokrinen Gangsystem liegen. Daraus entwickeln sich durch die Ausbildung spezifischer Granula relativ frühzeitig zwei selbständige Zellarten, die sog. A- und B-Zellen. Die ersten A-Zellen kommen wahrscheinlich vor den B-Zellen zur Ausdifferenzierung. Das früheste Auftreten der B-Zellen konnte bisher bei einem 130 mm langen Keimling beobachtet werden. Durch weitere Sproß- und Knospenbildung vornehmlich aus dem Gangsystem entstehen sog. Inselsprossen, aus denen durch Verschmelzung Inselfelder und vom Gangsystem isolierte Mantelinseln hervorgehen. Das fetale Pankreas ist morphologisch und funktionell vorwiegend eine endokrine Drüse, da das stark entfaltete Inselsystem über das noch unreife exokrine Gewebe überwiegt. Dies läßt sich aus folgenden Tatbeständen belegen:

a) Im 5. Fetalmonat macht das Inselsystem etwa $^2/_3$ des gesamten Pankreas aus, vor der Geburt noch $^1/_3$, beim Erwachsenen dagegen nur noch $^1/_{30}$.

b) Der extrahierbare Insulingehalt beträgt im fetalen Pankreas fast 10 E/kg Pankreas, beim Erwachsenen dagegen nur etwa 2 E/g Pankreas.

c) Die Inselzahl — berechnet auf 50 mm² Flächeninhalt Pankreasgewebe — erreicht in der Fetalperiode im Maximum die Größenordnung von 500—700, bei Erwachsenen dagegen nur 100—150.

Eine weitere Besonderheit liegt in der Höhe der A-B-Relation. Darunter wird das Zahlenverhältnis zwischen der Menge der A- und B-Zellen verstanden, welches aus der Auszählung von mindestens 2000 Inselzellen resultiert. Es findet sich dabei ein hoher Anteil von A-Zellen, so daß Durchschnittswerte von 1 :0,9 für den 6. bis 8. Fetalmonat als physiologisch gelten. Die A-Zellen werden als Produzenten des Glucagon, die B-Zellen als die des Insulin angesprochen.

2. Inselsystem des Neugeborenen und Säuglings

Die Inselmasse des Neugeborenen erreicht Werte von 0,8 g bei einem Gesamtgewicht des Pankreas dieser Altersklasse von etwa 3 g. Vergleicht man damit die Gewichtsproportionen des Erwachsenen — 2 g Inselgewebe auf 90 g Pankreas — so ergibt sich daraus, daß zwar auch nach der Geburt noch eine Zunahme des Inselvolumens eintritt, daß jedoch das Pankreaswachstum im Säuglings- und Kindesalter vorwiegend das exokrine Drüsengewebe betrifft. Trotzdem liegt der Insulingehalt beim Säugling mit 7—9 E/g Pankreas bis zum 6. Lebensmonat (28) um das 3—4fache höher als beim Erwachsenen. Das Inselgewebe erfährt im 1. Lebensjahr eine weitere Ausdifferenzierung, indem die sog. Mantelinseln allmählich von allen Seiten von Drüsenendstücken umgeben werden. Es findet sich nach wie vor ein relativ stark entwickeltes A-Zellen-System mit einem Mittelwert der A-B-Relation von etwa 1:1—1,5 (7, 22, 24, 27). Der Reichtum an A-Zellen kommt auch darin zum Ausdruck, daß bei histochemischen Untersuchungen im Inselsystem des Säuglings reichlich Esterasen und Tryptophan als Bestandteil der A-Zellen nachweisbar sind. In den B-Zellen finden sich dagegen saure Phosphatasen, Disulfid- und Sulfhydrylgruppen sowie Zink (11, 25). Typische Inseln mit der für den Erwachsenen bezeichnenden Anordnung der A- und B-Zellen treten erst am Ende des 1. Lebensjahres in Erscheinung.

3. Inselsystem des Klein- und Schulkindes

Die Inselentwicklung ist etwa mit dem 4. Lebensjahr abgeschlossen. Anstelle der Mantelinseln sind jetzt fast überall die typischen Langerhansschen Inseln des Erwachsenen getreten, soweit es den Aufbau der Inseln selbst anbetrifft. Allerdings

Tabelle 1. *Übersicht über die A-B-Relation im Kindesalter* (Aus SEIFERT, 1956)

Lebensalter	A-B-Relation	
	Schwankungsbreite	Mittelwert
Frühgeburten mens VI—VIII	1:0,7—1,3	1:0,9
Frühgeburten mens IX (Lebensdauer unter 1 Monat) . .	1:0,9—1,3	1:1,2
Frühgeburten mens VIII—IX (Lebensdauer 2—4 Monate)	1:1,0—1,7	1:1,3
Säuglinge im 1.—2. Lebensmonat	1:1,0—1,3	1:1,2
Säuglinge im 3.—4. Lebensmonat	1:1,4—2,6	1:2,1
Säuglinge im 5.—6. Lebensmonat	1:1,6—2,8	1:2,1
Säuglinge im 7.—12. Lebensmonat	1:1,4—2,0	1:1,8
Kinder im 2. Lebensjahr	1:1,6—2,4	1:1,9
Kinder im 3.—5. Lebensjahr	1:1,5—2,5	1:2,0
Kinder im 6.—10. Lebensjahr	1:2,0—2,6	1:2,2
Kinder im 11.—15. Lebensjahr	1:0,9—2,8	1:2,0

Tabelle 2. *Durchschnittswerte der A-B-Relation bei Frühgeburten, Säuglingen und Kindern* (Aus SEIFERT, 1956)

Autor	Färbemethode	Frühgeburten	Säuglinge	Kinder
SCHULTZE-JENA	Gomori	1:1,1	1:1,4	—
TERBRÜGGEN	Versilberung, Bensley	—	1:1,5	1:2,5
FERNER	Versilberung	—	1:1	—
SEIFERT	Bensley	1:1,2	1:1,5	1:2

gilt dies nicht für die A-B-Relation, die bis zur Pubertät noch durch eine geringere Zahl von B-Zellen gegenüber der Erwachsenenperiode charakterisiert ist. Erst in der Pubertät findet sich ein Anstieg der A-B-Relation auf die Werte des Erwachsenen mit 1 : 3,5—4. Besonders interessant ist die Tatsache, daß sich zwischen der Höhe des Blutzuckers im Kindesalter und der A-B-Relation keine festen Beziehungen herstellen lassen (Abb. 1). Denn es liegt das Blutzuckerniveau trotz der relativ großen Zahl von A-Zellen eher niedriger. Dies weist auf die große Bedeutung extrapankreatischer Faktoren für die Blutzuckerregulation hin (vergleiche S. 140ff.).

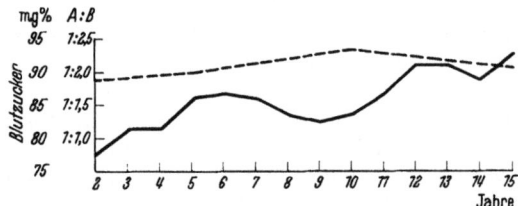

Abb. 1. Vergleich zwischen Blutzuckerniveau (——) und Durchschnittswert der A-B-Relation (- - - - - -) im Kindesalter. [Aus: Seifert 1954, Virchows Arch. path. Anat. 325, 379 (1954)]

Die Wandlungen der A-B-Relation im Kindesalter sollen in den folgenden Abbildungen und Tabellen kurz zusammenfassend dargestellt werden, nämlich einmal die mittleren Normwerte und die Streubreite der A-B-Relation (Abb. 2 und Tabelle 1), zum anderen ein Vergleich der eigenen Befunde mit den Ergebnissen anderer Autoren (Tab. 2).

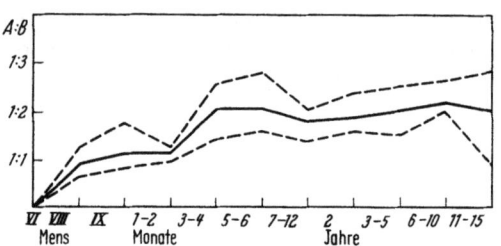

Abb. 2. Normalwerte (——) und Streubreite (- - - - - -) der A-B-Relation im Kindesalter (Aus: Seifert 1956)

4. Störungen des Funktionswandels

Die möglichen Störungen des Funktionswandels zeigen in den einzelnen Altersperioden ein unterschiedliches Gepräge, welches durch morphologische und funktionelle Gegebenheiten bestimmt wird. In der Fetal- und Neugeborenenperiode ist das Inselgewebe durch eine hohe Regenerationskraft und physiologische Anpassungsbreite ausgezeichnet. Mit zunehmendem Lebensalter — besonders nach dem 4. Lebensjahr — geht diese Potenz allmählich verloren. Dies gilt vor allem für die B-Zellen, die eine langsamere Regeneration besitzen. Außerdem geht im Laufe des Lebens die Fähigkeit, aus dem Gangsystem B-Zellen zu bilden, verloren bzw. zurück. Die A-Zellen behalten dagegen eine raschere Regeneration bei, so daß Inselneubildungen — besonders die des sog. insulären Gangorganes von Feyrter — fast vorwiegend aus A-Zellen bestehen. Daraus resultiert, daß — abgesehen von den eigentlichen Inseltumoren — im Säuglingsalter eher pathologische B-Zellvermehrungen anzutreffen sind, während ältere Kinder und Erwachsene öfters eine Insuffizienz ihres B-Zellsystems zeigen.

Zu diesen morphologischen Gegebenheiten treten funktionelle Belastungen, die die Ausdifferenzierung des Inselsystems stören können. Erwähnt sei beispielhaft die Adaptation an pluriglanduläre Störungen mit Beteiligung der Nebennieren und Hypophyse, die teils zu einer Ausreifungsbeschleunigung und Anpassungshyperplasie des Inselapparates führen kann, teils auch zu einer Überforderung mit Umschlag in eine Insuffizienz besonders des B-Zellsystems und der Insulinproduktion. Hinzu treten angeborene funktionelle Defekte, so beim infantilen Diabetes mellitus Defekte des B-Zellsystems mit Inselhypoplasie. Die folgende Abb. 3 bringt eine kurze Zusammenfassung pathologischer Relationswerte im Kindesalter, an die sich einige Erörterungen anschließen sollen, die in Beziehung zur Thematik „Funktionswandel und seine Störungen" stehen.

a) Embryopathia diabetica. Am bekanntesten ist die Funktionswandlung des B-Zellsystems bei der diabetischen Embryopathia. Sie findet funktionell ihren Ausdruck in der erhöhten Insulinproduktion des kindlichen Inselsystems, morphologisch in der Hyperplasie der Inseln mit Volumenzunahme der Einzelzelle, Rieseninseln, Polynesie, acino-insulärer Transformation und Verschiebung der A-B-Relation auf Werte bis 1:5 (*1, 13, 14, 25*). Die veränderte Funktion der B-Zellen ist auch aus zahlreichen anderen Merkmalen zu ersehen (Riesen-B-Zellen, Riesenkerne, Degranulierung, Kernpyknosen, Zellnekrosen, Mitosehäufung). Es handelt sich dabei nicht um eine einfache Folge der mütterlichen Hyperglykämie oder der Schwere des mütterlichen Diabetes mellitus, sondern um eine sehr differenzierte Anpassungsleistung an eine pluriglanduläre Störung, bei der Placenta, Hypophyse und Nebenniere die Hauptrolle spielen. Begleitet wird diese Inselveränderung von einer Ausreifungshemmung des exokrinen Pankreas und einer Hypoplasie des Thymus. Neuerdings wird der Nebennierenrindenüberfunktion besondere Bedeutung beigemessen (*6*) und die Reaktion des Inselsystems in Parallele zum Steroid-Diabetes

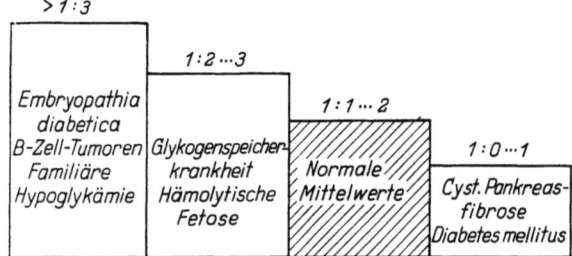

Abb. 3. Pathologische Verschiebungen der A-B-Relation bei Krankheiten des Kindesalters. (Aus: SEIFERT 1958, Ärztl. Wschr. 1958, 829)

gesetzt. Bemerkenswert ist auch der Umstand, daß die Inselveränderungen durch den Wegfall der funktionellen Belastung nach der Geburt rückbildungsfähig sind, wie eigene Untersuchungen an solchen Kindern diabetischer Mütter ergeben haben, die aus anderen Ursachen erst Wochen oder Monate nach der Geburt gestorben waren.

b) B-Zelladenome. Interessante Phänomene des Funktionswandels ergeben sich auch bei Fällen von B-Zelltumoren im Kindesalter. Im Tumorgewebe kann der Insulingehalt bis auf 85 E/g ansteigen, während in den Restinseln des Pankreas eine kompensatorische Hyperplasie der A-Zellen als Versuch zur Gegenregulation auftritt.

c) Familiäre Hypoglykämie. Umstritten ist noch die Pathogenese der sog. familiären Hypoglykämie (*2, 4, 9, 18*). Möglicherweise besteht dabei eine fehlende Gegenregulation der A-Zellen, so daß ein einseitiges Übergewicht der B-Zellen mit Hyperinsulinismus vorliegt. Andere Autoren (*8, 20, 21*) sehen darin einen ätiologischen Sammeltopf verschiedener Krankheiten, so eine Nebenniereninsuffizienz mit niedrigen Blutcorticoiden und gestörter Gluconeogenese oder eine Stimulierung der Insulinsekretion bzw. eine Hemmung der Seruminsulininhibitoren nach Genuß bestimmter Aminosäuren wie Leucin. Dafür sprechen die Testproben (Hyperglykämie durch Gaben von Adrenalin oder Glucagon; Hypoglykämie nach Insulin) und die therapeutischen Effekte (ACTH, Prednison u.a.).

d) Glykogenosen. Bei dem Teil der Glykogenosen, die glucagonempfindlich (*10*) sind und keinen Fermentmangel zeigen, ist möglicherweise die Hyperplasie des Inselsystems mit relativer Vermehrung der B-Zellen ein Faktor im Krankheitsgeschehen (*3, 17, 23*). Dieser These eines A-Zellmangels stehen andere Beobachtungen gegenüber, bei denen bei Glykogenose im Pankreas ein besonders niedriger Insulingehalt gefunden wurde (*28*) oder auch eine normale A-B-Relation (*26*).

e) Morbus haemolyticus neonatorum. Die Hyperplasie des Inselsystems mit Erhöhung der B-Zellrelation auf 1:3 beruht vielleicht auch auf einer Anpassungshyperplasie an Überfunktionszustände der Nebennierenrinde.

f) Diabetes mellitus. Als kongenitale Defekte des B-Zellsystems sind jene Fälle von infantilem Diabetes zu werten, die durch eine Hypoplasie des Inselsystems (*15, 16, 19*) mit extrem niedrigen B-Zellwerten und Insulingehalt (*12, 29*) charakterisiert sind. Es gibt jedoch in der Säuglingszeit eine Diabetesform, die mit einem passägeren Steroid-Diabetes vergleichbar ist, nämlich den sog. temporary or transient diabetes (*5*). Dabei liegt als Grundlage eine hormonale Dysfunktion der Placenta, eine Nebennierenüberfunktion und ein A-Zellüberschuß vor. Dieser Diabetes heilt 2—3 Jahre nach der Geburt spontan aus. Trotz der starken Hyperglykämie besteht keine Acidose und eine gute Ansprechbarkeit auf Insulin.

Aus diesen wenigen Beispielen wird die Abhängigkeit funktioneller Störungen vom physiologischen Funktionswandel und seine Beziehung zum morphologischen Substrat ersichtlich.

Literatur

(1) BEEK, C. v.: 3. Symp. dtsch. Ges. Endokrinologie **1956**, 123. — (2) BIERICH, J. R., u. J. KORNATZ-STEGMANN: Mschr. Kinderheilk. **102**, 49 (1954). — (3) BRUNCK, J.: Beitr. path. Anat. **111**, 445 (1951).

(4) ENGELHARDT, J., e P. J. KOOREMAN: Arch. Chir. ital. **13**, 85 (1957). — (5) ENGLESON, G., and P. ZETTERQUIST: Arch. Dis. Childh. **32**, 193 (1957).

(6) FARQUHAR, I. W.: Arch. Dis. Childh. **31**, 483 (1956). — (7) FERNER, H.: Das Inselsystem des Pankreas. Stuttgart: Georg Thieme 1952. — (8) FRANCOIS, R., M. JEUNE, J. BERTRAUD u. R. UGLIENGO: Geigy Colloquium über Kohlehydratstoffwechsel im Kindesalter. Bern 1958. — (9) FROEHLICH, A. L., G. TVERDY et G. VANDENBERGHE: Acta gastroenterol. belg. **14**, 179 (1951).

(10) GITZELMANN, R.: Helv. paediat. Acta **12**, 425 (1957). — (11) GÖSSNER, W.: 42. Verh. dtsch. Ges. Path. **1959**, 125.

(12) HARTROFT, W. ST.: Diabetes **5**, 98 (1956). — (13) HULTQUIST, G. T., J. LINDGREN u. J. B. DALGAARD: Nord. med. **31**, 1841 (1946).

(14) KLOOS, K.: Virchows Arch. path. Anat. **321**, 177 (1952). — (15) KRAUS, E. J.: Handbuch der pathologischen Anatomie v. HENKE-LUBARSCH. Bd. V/2. Berlin: Springer 1929. — (16) KRISS, B.: Virchows Arch. path. Anat. **263**, 591 (1927).

(17) MASON, H. H., and D. H. ANDERSEN: Pediatrics **16**, 785 (1955). — (18) McQUARRIE, J.: Amer. J. Dis. Child. **87**, 399 (1954). — (19) MOORE, R. A.: Amer. J. Dis. Child. **52**, 627 (1936).

(20) PAYNE, W. W., u. L. J. WOLF: s. (8).

(21) ROYER, P.: s. (8).

(22) SCHULTZE-JENA, B. S.: Virchows Arch. path. Anat. **323**, 653 (1953). — (23) SCRIBA, K.: Zbl. Path. **87**, 90 (1951). — (24) SEIFERT, G.: Die Pathologie des kindlichen Pankreas. Leipzig: Georg Thieme 1956. — (25) SEIFERT, G.: 42. Verh. dtsch. Ges. Path. **1959**, 50. — (26) SELBERG, W.: Dtsch. med. Wschr. **1952**, 1020.

(27) TERBRÜGGEN, A.: Virchows Arch. path. Anat. **315**, 407 (1947).

(28) WRENSHALL, G. A., A. BOGOSCH and R. C. RITCHIE: Diabetes **1**, 84 (1952). — (29) WRENSHALL, G. A., W. ST. HARTROFT and CH. H. BEST: Diabetes **3**, 444 (1954).

50. Die Nebennierenrinde

Von

J. R. BIERICH

Mit 7 Abbildungen

Anders als die meisten übrigen Organe entwickelt sich die Nebennierenrinde (NNR) nicht in einem kontinuierlichen evolutionären Prozeß, sondern macht im Laufe des Lebens mehrmals einen Funktionswandel durch. Bei der Darstellung der verschiedenen biologischen Phasen soll uns als Leitfaden der morphologische Befund dienen, dessen Veränderungen den Wechsel in der Funktion deutlich anzeigen.

Die fetale NNR

Gegenüber der NNR des Erwachsenen unterscheidet sich diejenige des Feten durch ihre Größe und ihre Struktur. Sie entwickelt sich in den ersten Monaten zu einem mächtigen Organ, das zunächst größer ist als die Niere. Stellt man die Gewichte der NN und der Nieren einander gegenüber, so ergeben sich folgende Relationen:

Histologisch gliedert sich die NNR des Feten in zwei Schichten, die breite Innenzone (oder transitorische oder fetale Rinde i. e. S.) und die schmale Außenzone (oder permanente Rinde), aus der der bleibende Cortex hervorgeht. Die Innenzone wird schon in der 5. Woche erkennbar, die Außenzone entsteht wesentlich später. Auch bei voller Ausbildung nimmt die Außenzone nur ein Fünftel des Gesamtvolumens des Organs ein; stets bleibt die transitorische Rinde somit das vorherrschende Element. Histologische Kennzeichen einer intensiven funktionellen Aktivität werden hier vom 3. Lunarmonat an beobachtet. Dem gegenüber erfährt die Außenzone ihre vorläufige Reifung erst im 8. Lunarmonat.

	NN N
12. Woche	3:1
6. Monat	1:1
Geburt	1:3
Erwachsenenalter .	1:28

Die *Involution der NNR* führt zum völligen Untergang der transitorischen Rinde. Auf Grund neuerer Untersuchungen (*32, 41, 59—61*) wissen wir, daß der Prozeß nicht erst mit der Geburt, sondern schon etwa im 8. Fetalmonat beginnt. Die Involution zeichnet sich zuerst in den zentralen Partien der Innenzone ab. deren Zellen abflachen und unter Einlagerung von Bindegewebe degenerieren, Das Gewicht der NN sinkt dabei von 7—9 g bei der Geburt in zwei Wochen auf 4—5 g, in den ersten drei Monaten auf 3—4 g ab. Hand in Hand mit der Involution des fetalen Cortex geht die Hypertrophie des permanenten Cortex, dessen Breite sich schon in den ersten zwei Wochen verdoppelt. Im Alter von 3—4 Monaten wird die Zona glomerulosa deutlich. Die Zona reticularis tritt mit der Pubertät in Erscheinung.

Die *hormonale Funktion der fetalen NNR*, die lange Zeit Gegenstand mannigfacher Hypothesen und Spekulationen gewesen ist, ist in ihren Grundzügen heute geklärt. Es steht heute fest, daß der fetale Cortex, von dem zunächst gesprochen

werden soll, androgene Steroide produziert. Als erster hat GROLLMAN 1936 eine
androgene Funktion dieser Schicht vermutet (28). Nachdem Androgene in Ex-
trakten fetaler NN nicht hatten nachgewiesen werden können (18, 26), wurde diese
Theorie zunächst verlassen. 1950/51 konnte jedoch gezeigt werden, daß Neugeborene in den ersten Lebenstagen, zu einer Zeit also, in der der fetale Cortex zum
großen Teil noch existiert, beträchtliche Mengen 17-Ketosteroide (17-KS), höchstwahrscheinlich Androgenmetaboliten, im Harn ausscheiden, welche schon in den
folgenden Tagen auf niedrige Werte absinken (5, 45, 47, 67). Daß die vermehrten
17-KS dem kindlichen und nicht dem mütterlichen Organismus entstammen, geht
aus vergleichenden Untersuchungen hervor, die am mütterlichen und kindlichen
Plasma durchgeführt wurden (23). Die Steroidwerte im Nabelschnurblut erwiesen
sich als 2—3mal höher als die mütterlichen Werte. Wie dieselben Autoren fest-
stellten, liegen die 17-KS bei Frühgeborenen um ein Mehrfaches höher als bei
ausgetragenen Kindern. Wie schon die genannten histologischen Befunde spricht
diese Beobachtung dafür, daß die Involution des fetalen Cortex bereits längere
Zeit vor der Geburt beginnt (24).

In den letzten Jahren sind zahlreiche Versuche zur Identifizierung der 17-KS
in Harn und Blut unternommen worden (5, 20, 38, 39, 58, 63, 68). Die Untersuchungen im Harn haben bisher nur zu einer partiellen Charakterisierung der
entsprechenden Steroide geführt. Im Blut wurde wie beim Erwachsenen Dehydroepiandrosteron und Androsteron gefunden (38, 39). Aufschlußreicher bezüglich
der ursprünglich synthetisierten Hormone waren Extraktionen und Analysen, die
an NN junger Feten durchgeführt wurden (12, 13). Es wurden Dehydroepiandrosteron, Androstendion, 11-Hydroxy-Androstendion, in kleinen Mengen außerdem Androstentrion und Androstandion isoliert. Auf Grund der bisher genannten
Ergebnisse ist der fetale Cortex i. e. S. als Produktionsstätte androgener Hormone
gut gekennzeichnet. Corticosteroide scheinen in dieser Schicht nicht gebildet zu
werden.

Wenn nach der Geburt der permanente Cortex hypertrophiert, um sich allmählich zu dem typischen Rindenorgan des Kindesalters zu entwickeln, so liegt
es nahe, die Produktion der lebenserhaltenden Glucocorticoide in diese Schicht zu
lokalisieren. Entsprechend der geringen Breite der Schicht bei der Geburt ist zu
erwarten, daß zunächst nur geringe Steroidmengen gebildet werden. Dies ist auch
tatsächlich der Fall. Die niedrige Ausscheidung von Corticoiden im Harn (62) ist
in der Zwischenzeit von zahlreichen Autoren bestätigt worden (4, 10, 47, 53, 54,
65). Im Verlauf der 2. Woche erreichen die Corticoide die normalen Ausscheidungswerte des ersten Trimenons. Auch die Plasma-Corticoide liegen zwischen dem 2.
und dem 6. Tag abnorm niedrig, so daß für diese Periode eine Unterfunktion der
NNR angenommen werden muß (35). Abb. 1 zeigt die hormonale Situation des
Neugeborenen, wie sie sich nach unseren eigenen Untersuchungen darstellt (10).
Außer den bereits geschilderten Verhältnissen ergibt sich eine weitere wichtige
Feststellung: Die Corticoidwerte im Nabelschnurblut sind über die Norm des
Erwachsenen erhöht, und zwar bei schweren, langdauernden Geburten in der
Regel stärker als bei leichten bzw. kurzdauernden (25, 40). Weiter wurde fest-
gestellt, daß zwischen den Corticoidwerten des Nabelschnurblutes und den ins-
gesamt höher liegenden Werten des mütterlichen Blutes eine positive Korrelation
besteht. So sind die Steroidwerte bei Erstentbindungen zum Beispiel bei Mutter
und Kind höher als bei zweiten oder dritten Entbindungen. Noch deutlicher zeigte
sich die Abhängigkeit der kindlichen von den mütterlichen Steroidwerten an den
Befunden, die nach Injektion von Hydrocortison bei den Müttern erhalten wurden
(40). Wiederum ergaben sich parallele Steroidspiegelbewegungen und konstante
Korrelationen. Demnach müssen die Corticoide des Neugeborenen vorwiegend von

der Mutter stammen. Nach den Untersuchungen an Nebennieren Neugeborener werden jedoch auch die in der kindlichen NN gespeicherten Corticoide im Zusammenhang mit der Geburt ausgeschüttet (53, 54); auch das Kind ist in das hormonale Geschehen der Geburt einbezogen.

Im unteren Teil der Abb. 1 sind die Ergebnisse von Eosinophilenzählungen zusammengestellt, die von verschiedenen Untersuchern veröffentlicht wurden (34, 37, 50). Auf den initialen Eosinophilensturz wurde bereits (S. 15f.) eingegangen. Zwischen 3. und 6. Tag besteht eine physiologische Eosinophilie, die mit den niedrigen Corticoidwerten im Blut zu erklären ist. Ein Tagesrhythmus der Eosinophilen wird zu dieser Zeit vermißt. Die Applikation von ACTH führt zu einem relativ geringen Abfall der Eosinophilen (34). In Übereinstimmung mit den meist normalen Corticoidwerten finden sich am Anfang der 2. Woche normale Eosinophilenzahlen.

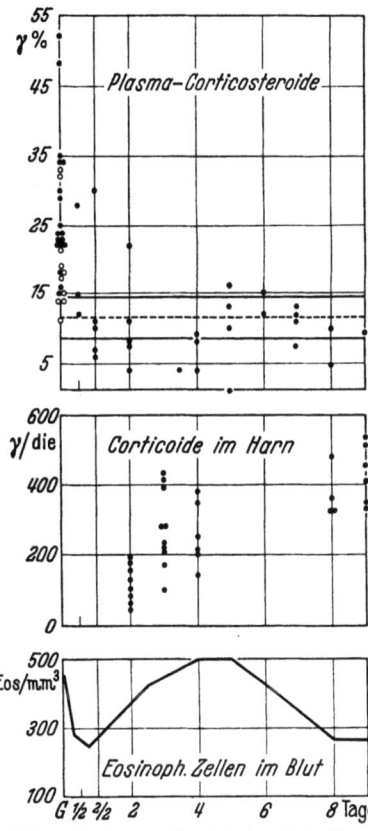

Gegenüber der physiologischen Eosinophilie stellt die physiologische Hypoglykämie des Neugeborenen (vgl. S. 140 ff.), die gleichfalls bis zum 6. Tage dauert, wahrscheinlich einen komplexeren Vorgang dar, bei dem der Hypadrenie höchstens eine verstärkende Wirkung zukommt. Hierfür spricht das Vorhandensein beträchtlicher Glykogenvorräte in der Leber, die verzögerte Dissimilation dieses Glykogens unter Adrenalin sowie die Tatsache, daß die Hypoglykämie bereits 4 Std. nach der Geburt auftritt, zu einer Zeit also, zu der der Plasmacorticoidspiegel noch hoch ist (19, 44).

Schließlich hat man vielfach versucht, die Mineralo- und Hydrolabilität des jungen Säuglings in Zusammenhang mit einer NNR-Insuffizienz zu bringen. Die einzigen gesicherten abnormen Befunde, die in dieser Richtung sprechen könnten, die vermehrte Natriumausscheidung im Speichel (31, 46) und, unter ACTH, auch im Urin (8, 33, 36, 68), sind nach heutiger Kenntnis nicht Ausdruck einer verminderten NNR-Funktion, sondern Symptome einer vermehrten bzw. nicht äquilibrierten Produktion eines bestimmten

Abb. 1. Corticosteroidverhältnisse beim Neugeborenen. Oberes Feld: Erhöhte Plasma-Corticosteroide bei der Geburt (Nabelschnurblut); ● erstgeborene Kinder und Zangengeburten; ○ Kinder Mehrgebärender und Kaiserschnitt-Kinder. — Zwischen 2. und 5. Tag niedrige Werte, danach allmähliche Normalisierung. Mittleres Feld: Vom 2. bis 9. Tag ansteigende Harn-Corticoidwerte. Unteres Feld: Die Bluteosinophilen als Spiegel der Plasma-Corticosteroide. — Aus BIERICH u. Mitarb. (10)

NNR-Hormons, des sog. natrium-diuretischen Faktors. Die chemische Struktur des Hormons ist noch ungeklärt. Klinisch wichtig erscheint, daß beim Früh- und Neugeborenen unter ACTH eine vermehrte Aktivität dieses Hormons nachweisbar ist (Abb. 2), daß auf diesem Wege daher unter Stressbedingungen eine vermehrte Natriumdiurese auftreten kann. Daß andererseits beim Neugeborenen der Mechanismus einer gesteuerten Aldosteronsekretion schon vorhanden ist, geht aus neueren Untersuchungen hervor (42) (vgl. auch S. 434).

Am Ende dieses ersten und kompliziertesten Kapitels der NNR-Physiologie möchte ich kurz auf die übergeordneten Steuerungseinrichtungen der fetalen NN eingehen. Das folgende Diagramm [(23), modifiziert] soll Ihnen die Verhältnisse demonstrieren (Abb. 3.) (vgl. auch S. 11ff.). Die Bedeutung der fetalen ACTH-Sekretion für die Entwicklung der NNR ist aus Tierexperimenten bekannt; dieses

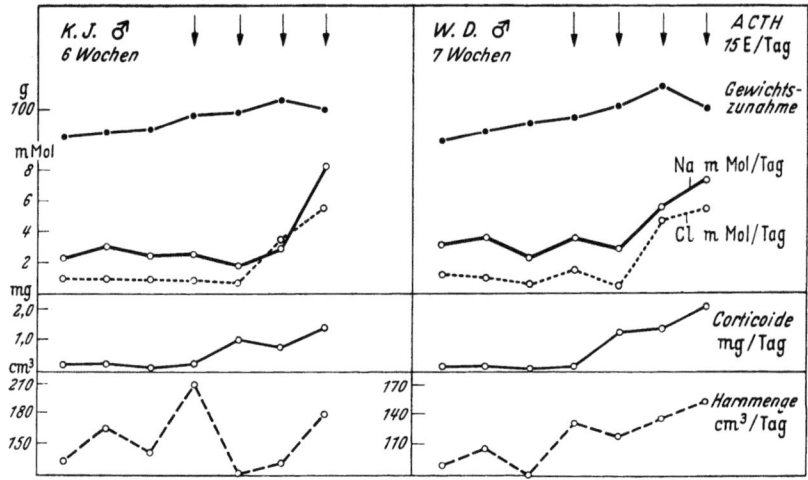

Abb. 2. Vermehrte Ausscheidung von Natrium, Chlor, Wasser und Corticoiden bei Neugeborenen unter hohen ACTH-Dosen. Aus Bierich und Grüttner (8)

Hormon wirkt beim Menschen auf die Außenzone der Rinde ein. Die geringe Entwicklung dieser Schicht bei der Geburt hat ihre Ursache in der weitgehenden Unterdrückung des fetalen Hypophysenvorderlappens durch die mütterlichen

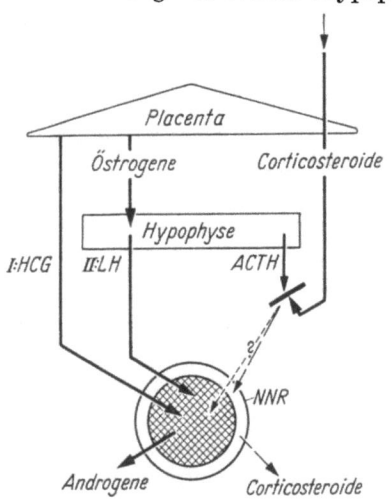

Abb. 3. Schema der Steuerung der fetalen NNR, modifiziert nach Gardner u. Walton

Corticosteroide (34). Die androgenproduzierende Innenzone entwickelt sich im ersten Teil der Gravidität wahrscheinlich ohne hypophysäre Stimulation unter Einfluß des Choriongonadotropins, das zu dieser Zeit in großen Mengen gebildet wird (43, 48, 49). Später sinkt die Produktion dieses Hormons ab, und die Placenta beginnt Oestrogene zu bilden. Unter ihrem Einfluß produziert die fetale Hypophyse jetzt Luteinisierungshormon, das anstelle des Choriongonadotropins die Stimulation der Innenzone übernimmt (23). Möglicherweise sind zusätzliche geringe Mengen ACTH erforderlich. Daß diese bisher hypothetischen Verhältnisse tatsächlich vorliegen, konnte vor kurzem in eigenen Untersuchungen bewiesen werden (10). Durch laufende Applikation von Oestrogenen an Neugeborene gelang es uns, das charakteristische chromatographische Steroidmuster des Neugeborenen über mehrere Wochen nach der Geburt zu erhalten.

Während die *kausalen* Zusammenhänge, die zum Auftreten des fetalen Cortex führen, heute einigermaßen geklärt erscheinen, wissen wir über den *biologischen Sinn* dieser Zone nichts Sicheres. Ob ihr überhaupt physiologische Aufgaben zukommen, ist von verschiedenen Seiten bezweifelt worden; sie wurde den bekannten Schwangerschaftsreaktionen des Neugeborenen an die Seite gestellt, die gleichfalls zwecklos sind (*45*). Mir selbst erscheint schon angesichts des erhöhten Spiegels katabolisch wirkender Corticoide, der im letzten Drittel der Fetalzeit höchstwahrscheinlich besteht, die Produktion der anabolischen Androgene durchaus sinnvoll.

Die NNR zwischen Geburt und Pubertät

Nach der Geburt verbreitert sich die Zona fasciculata zunächst rasch, vom 3. Monat an entsprechend dem Tempo der Gesamtentwicklung. Ab 2./3. Monat wird eine Zona glomerulosa nachweisbar, die, wie nach neueren Experimenten anzunehmen ist, die Produktionsstätte des Aldosterons darstellt (*2, 27*).

Die Zona reticularis ist nur gering ausgebildet; erst um die Zeit der Pubertät tritt sie deutlich in Erscheinung. Im Alter wird sie bemerkenswerterweise wieder schmal — zeitlich in Parallele zur Altersinvolution der Sexualorgane. Solange die Zona reticularis in der Kindheit schmal ist, bildet die NNR keine sexuell prägenden Stoffe. *Die Fasciculata-NN des Kindes produziert ausschließlich Glucocorticoide.* Dies geht aus folgenden Befunden hervor: der Plasmaspiegel der 17-KS ist außerordentlich niedrig (*38*). Die Harnausscheidung der 17-KS ist bis zum 9./10. Jahr minimal (*4, 14, 51, 55, 56, 67*). Die 17-KS bestehen großenteils aus Derivaten der Corticosteroide, nicht der Androgene. Die Androgenwirkung der 17-KS ist gering. Demgegenüber ist die Ausscheidung der Corticoide, bezogen auf die Körperoberfläche, während des ganzen Lebens — von der Säuglingszeit an — konstant (*7, 51, 55*). Der Corticoidspiegel im Plasma zeigt zwischen dem 10. Lebenstag und dem Greisenalter keine Veränderungen (*3, 6, 21*); er erreicht unter ACTH beim Kind genauso hohe Werte wie beim Erwachsenen (*9*). Entsprechend diesen biochemischen Daten zeigt die Funktion der NNR des Kindes, soweit sie die Gluco- und wahrscheinlich auch die Mineralocorticoide betrifft, keine Unterschiede gegenüber der des Erwachsenen. Dies trifft — trotz zahlreicher anderslautender Behauptungen, vor allem aus den Dreißiger- und Vierzigerjahren — auch auf die Säuglingszeit zu. Auf Grund hämatologischer Befunde wird in letzter Zeit erneut eine relative NNR-Unterfunktion im frühen Kindesalter angenommen (*30*), aber die Lymphocytose und der große Thymus des Kindes sind eher mit der vermehrten Sekretion von Wachstumshormonen als mit einer verminderten Nebennierenfunktion zu erklären.

Die NNR in der Pubertät

Im zeitlichen Zusammenhang mit dem Beginn der Pubertät ändert sich das histologische Bild der NNR erneut. Die Z. reticularis verbreitert sich erheblich, z. T. auf Kosten der Fasciculata. Gleichzeitig beginnt das Organ bei beiden Geschlechtern Androgene zu bilden, und zwar ebenso wie der fetale Cortex Dehydroepiandrosteron, Androstendion und 11β-Hydroxyandrostendion. Abb. 4 demonstriert den steilen Anstieg der Harn-17-KS in der Pubertät, der von zahlreichen Autoren beschrieben worden ist. Abb. 5 zeigt die Ergebnisse eigener chromatographischer Analysen der 17-KS in den verschiedenen Altersstufen. Mit der Geschlechtsreifung nehmen die Hauptfraktionen III und IV, die die Metaboliten des Androstendions, z. T. auch des 11β-Hydroxyandrostendions, sowie beim männlichen Geschlecht auch des Testosterons enthalten, auf das Zwei- und Dreifache zu. Im Plasma finden sich jetzt gleichfalls Androgenmetaboliten.

Höchstwahrscheinlich werden aber auch Oestrogene in größeren Mengen synthetisiert.

Die *physiologische Bedeutung* dieser Androgene liegt zweifellos nicht in ihren
bekannten sexuell prägenden Eigenschaften (Wachstumsförderung von Penis,
Prostata und Scrotum beim Knaben, von Clitoris und großen Labien beim Mädchen; Entwicklung der Geschlechtsbehaarung und der Talgdrüsen bei beiden

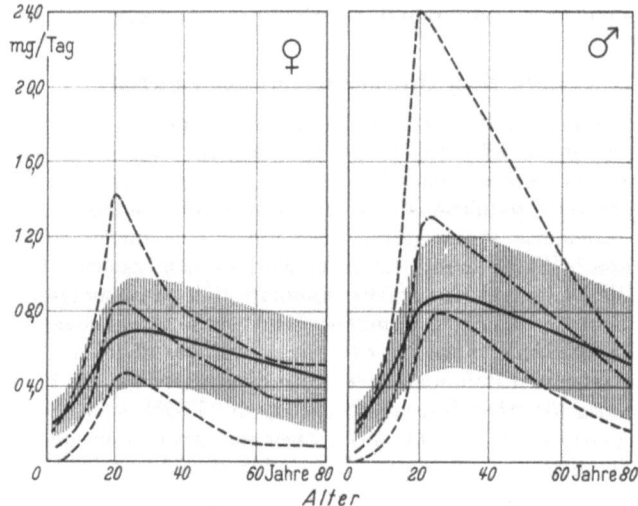

Abb. 4. Die Ausscheidung der 17-Ketosteroide im Verlauf des Lebens. Aus SPRECHLER (*51*)

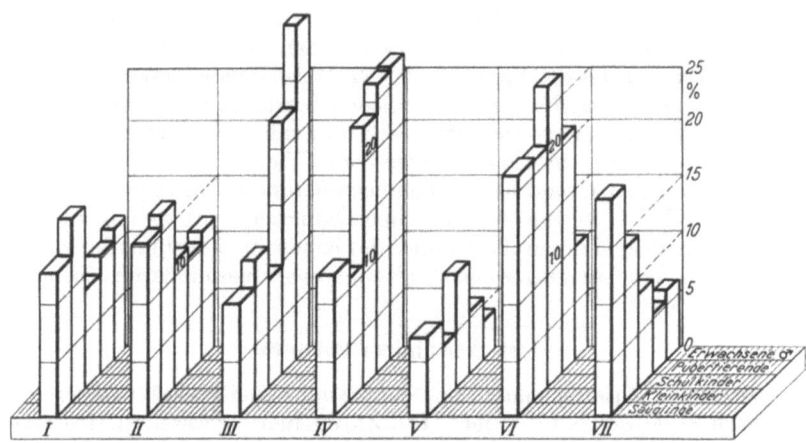

Abb. 5. Die chromatographische Verteilung der Harn-17-Ketosteroide im Laufe des Lebens. Methode: ZYGMUNTO-
WICZ u. Mitarb., 1951. Untersuchungen an 30 Probanden. Hauptfraktion III und IV enthalten die Metaboliten der
NNR- und Gonaden-Androgene

Geschlechtern), sondern vielmehr in ihren anabolischen Eigenschaften, die sie zu
wichtigen Faktoren im Stoffwechsel machen. Sie fördern den Eiweißaufbau in
der Knochenmatrix, stimulieren das Längenwachstum (Pubertätswachstumsschub) und die Reifung der Knochen und fördern die Synthese von Eiweiß und
Kreatin für den Einbau in die Muskulatur. Das klinische Beispiel einer pathologisch vermehrten adrenalen Androgenproduktion sehen wir im sog. kindlichen

Herkules beim adrenogenitalen Syndrom, Beispiele einer verminderten Androgen-
bildung — sowohl in den Gonaden als in der NNR— bei Kindern mit hypogonado-
tropem Hypogonadismus z. B. bei hypophysärem Zwergwuchs und beim Turner-
Syndrom. Bei beiden finden wir Osteoporose und unterentwickelte Muskulatur.

Welche Vorgänge führen nun zu diesem neuerlichen Funktionswandel der NNR,
zur *Adrenarche*, wie sie WILKINS genannt hat (*64*)? Die Voraussetzung der Androgenproduktion ist die Bildung neuer

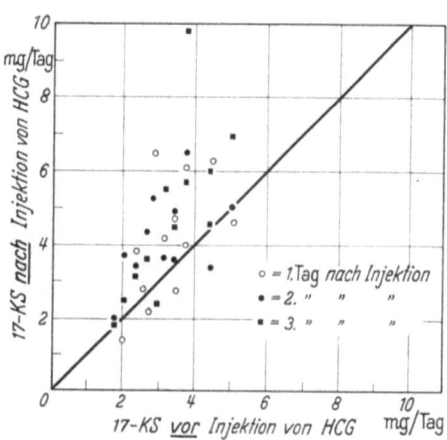

Enzyme in der NN. Diese leiten wahrscheinlich den Weg der Steroidsyn-
these, der vom Progesteron bisher allein
zum Cortisol führte, z. T. zu den Androgenen (zum Androstendion) um. Es
ist in diesem Zusammenhang interessant, daß die Verabreichung von ACTH,
die beim Kind vorwiegend eine vermehrte Corticoidausscheidung bewirkt,
von der Pubertät an auch zu einer kräftigen Mehrexkretion von 17-KS führt
(*52*). Das ist nur möglich, wenn das
Muster der NNR-Enzyme, die auf das
ACTH ansprechen, gegenüber dem der
Kindheit verändert ist. Als Stimulus
der Androgenproduktion bzw. der veränderten Enzymaktivitäten sind verschiedene hypophysäre Hormone vermutet worden, so ein zweites ACTH (*57*),
das Prolactin (*64*), vor allem aber das

Abb. 6. Die Harn-17-Ketosteroide bei präpuberalen
Mädchen vor und nach Applikation von Gonadotropin
(10000 E Choriongonadotropin i.m.). Aus BIERICH u.
KLEIMINGER (*11*)

luteinisierende Hormon der Hypophyse (*1, 15, 16, 17* u. a.). Die Anhaltspunkte
für die Rolle des Prolactins oder eines zweiten ACTH sind ungenügend. Die bisher
veröffentlichten Untersuchungen machen — trotz verschiedener Gegenargumente —

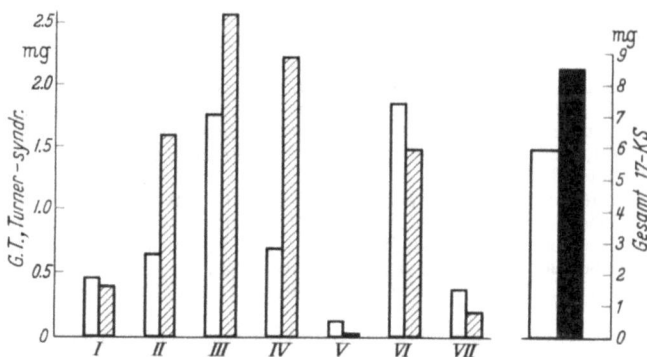

Abb. 7. Quantitative und qualitative Bestimmung der 17-Ketosteroide bei einer 15jähr. Pat. mit Gonadendysgenesie vor (□) und nach (▨) Applikation von 3000 E Choriongonadotropin i. m. Aus BIERICH u.
KLEIMINGER (*11*)

als das übergeordnete Hormon m. E. das LH am wahrscheinlichsten. Auch unsere
eigenen Experimente (*11*) weisen in diese Richtung (Abb. 6). Mädchen in der
Präpubertät wurde humanes Choriongonadotropin (HCG), das vor allem LH-
wirksames Hormon enthält, in großen Dosen injiziert. Vorher und nachher wurde
die 17-KS-Ausscheidung geprüft. Gegenüber den Ketosteroidwerten *vor* der

Hormongabe liegen die Werte *danach* deutlich höher. Unter den Probanden befanden sich auch drei Kinder mit Turner-Syndrom; bei ihnen können die 17-KS nur der NNR, nicht den Gonaden entstammen. Die qualitative Untersuchung zeigte bei einem solchen Kind ein deutliches Ansteigen der Derivate der Androgene, nicht aber der Corticosteroide (Abb. 7).

Ebenso wie für die fetale ist es also auch für die Erwachsenen-NNR wahrscheinlich, daß sie in ihrer metabolischen Funktion vom ACTH, in ihrer sexuellen Funktion dagegen vom Gonadotropin (LH) gesteuert wird.

Hinsichtlich der Steuerung der *Aldosteron*produktion ist die Situation heute noch unklar. Nach Hypophysektomie werden im Mineralhaushalt keine schwereren Störungen beobachtet. Die Regulation verläuft im wesentlichen nicht über die hypophysären Hormone, obschon sich mit ACTH, vielleicht auch mit Wachstumshormon, gewisse Wirkungen erzielen lassen.

Literatur

(1) ALBRIGHT, F.: Hormones and osteogenesis in man. Recent. progr. Hormone Res. **1**, 293 (1947). — *(2)* AYRES, P. J., R. P. GOULD, J. D. SIMPSON and J. F. TAIT: The in vitro demonstration of differential corticosteroid production within the ox adrenal gland. Biochem. J. **63**, 19 (1956).

(3) BERGSTRAND, C. G., and C. A. GEMZELL: Plasma levels of 17-hydroxycorticosteroids and urinary excretion of 17-ketosteroids in normal children. Acta paediat. (Uppsala) **44**, 318 (1955). — *(4)* BIERICH, J. R.: Die Funktion der Nebennierenrinde im Kindesalter unter besonderer Berücksichtigung der ersten Lebenszeit und der Pubertät. Habil.-Schrift, Hamburg 1956. — *(5)* BIERICH, J. R.: Quantitative and qualitative determination of the androgenic steroids in newborn infants. Acta endocr. (Kbh.) Suppl. **31**, 232 (1957). — *(6)* BIERICH, J. R.: Methoden zur Bestimmung der freien Corticosteroide im Plasma. Endokrinologie **37**, 25 (1959). — *(7)* BIERICH, J. R., E. BOHE u. B. ZIMMERMANN: Die Gesamtcorticoide im Harn nach STAUDINGER-BAUER während des Kindesalters. Klin. Wschr. **34**, 469 (1956). — *(8)* BIERICH, J. R. u. R. GRÜTTNER: Beiträge zur hormonalen Regulation des Wasserhaushaltes. Mschr. Kinderheilk. **106**, 101 (1958). — *(9)* BIERICH, J. R., I. KERSTEN and S. MARUKTAD: The plasmacorticosteroids and their responsiveness to ACTH after longterm therapy with corticosteroids and ACTH. Vortrag a. d. 3. Acta endocr. Congress in Leiden, 1958. Acta endocr. (Kbh.) **30**, 40 (1959). — *(10)* BIERICH, J. R., G. VOSS u. E. OTTO: Untersuchungen zur postnatalen Involution der Nebennierenrinde und ihrer klinischen Bedeutung. Vortrag a. d. 57. Tagung dtsch. Ges. Kinderheilk. Graz 1958. — *(11)* BIERICH, J. R., u. D. KLEIMINGER: Die Stimulation der adrenalen Androgenproduktion beim Mädchen durch Choriongonadotropin. (In Vorbereitung.) — *(12)* BLOCH, E., K. BENIRSCHKE and R. I. DORFMAN: The presence of Δ-4-androstene-3, 17-dione in prenatal and postnatal human adrenal glands. J. clin. Endocr. **15**, 379 (1955). — *(13)* BLOCH, E., K. BENIRSCHKE and E. ROSEMBERG: C₁₉-steroids, 17α-hydroxycorticosterone and a sodium retaining factor in human fetal adrenal glands. Endocrinology **58**, 626 (1956). — *(14)* BONGIOVANNI, A.: A method adapted for the detection of urinary 17-ketosteroids in children. J. Pediat. **39**, 5 (1951). — *(15)* BORRELL, K.: The effect of large doses of human, chorionic gonadotrophin on the excretion of neutral 17-ketosteroids in women. Acta endocr. (Kbh.) **17**, 13 (1954). — *(16)* BOTELLA-LLUSIA, J.: Neue Untersuchungen über die sexuelle Nebenniere. Gynaecologia (Basel) **133**, 79 (1952). — *(17)* BOTELLA-LLUSIA, J.: Die Nebenniere als akzessorische Sexualdrüse. Dtsch. med. J. **4**, 10 (1953).

(18) CARNES, W. H.: Androgenic assay of human fetal adrenal. Proc. Soc. exp. Biol. (N. Y.) **45**, 502 (1940).

(19) DESMOND, M. M.: Observations related to neonatal hypoglycemia. J. Pediat. **43**, 253 (1953).

(20) EAGLE, J. F.: Dehydroepiandrosterone and similar substances in urine of premature infants. Proc. Soc. exp. Biol. (N. Y.) **81**, 571 (1952). — *(21)* ELY, R. S., V. C. KELLEY and R. B. RAILE: Studies of 17-hydroxycorticosteroids in children. I. Peripheral blood levels in health and disease. J. Pediat. **42**, 38 (1953).

(22) FARQUHAR, J. W.: The evaluation of the eosinopenic response to corticotrophin and cortisone in the newborn infant. Arch. Dis. Childh. **30**, 133 (1955).

(23) GARDNER, L. I., and R. L. WALTON: Plasma-17-ketosteroids of the human fetus: Demonstration of concentration gradient between cord and maternal circulation. Helv. paediat. Acta **9**, 311 (1954). — *(24)* GARDNER, L. I., and R. L. WALTON: Plasma 17-ketosteroids of full-term and premature infants. J. clin. Invest. **33**, 1642 (1954). — *(25)* GEMZELL, C. A.:

Variations in plasma levels of 17-hydroxycorticosteroids in mother and infant following parturition. Acta endocr. (Kbh.) **17**, 100 (1954). — *(26)* GERSH, I., and A. GROLLMAN: Relation of adrenal cortex to male reproductive system. Amer. J. Physiol. **126**, 368 (1939). — *(27)* Giroud, C. J. P., J. STACHENKO and E. H. VENNING: Secretion of aldosterone by the zona glomerulosa of rat adrenal glands incubated in vitro. Proc. Soc. exp. Biol. (N. Y.) **92**, 154 (1956). — *(28)* GROLLMAN, A.: The adrenals. Baltimore: Williams u. Wilkins 1936.

(29) HAIN, A. M.: The excretion of 17-ketosteroids and gonadotrophin in children: normal and abnormal cases. Arch. Dis. Childh. **22**, 152 (1947). — *(30)* HANSEN, H. G.: Die Physiologie des Lymphozytenwechsels und seine Beeinflußbarkeit durch Hormone des Hypophysen-Adrenalsystems. Stuttgart: Georg Thieme 1958. — *(31)* HUNGERLAND, H.: Diskussionsbemerkung zu A. PRADER, E. GAUTIER, R. GAUTIER u. D. NAEF. Helv. paediat. Acta **10**, 29 (1955).

(32) KEENE, M. F. L., and E. E. HEWER: Development of human suprarenal gland. J. Anat. **61**, 302 (1927). — *(33)* KLEIN, R.: Adrenocortical control of sodium and potassium excretion in newborn period. J. clin. Invest. **30**, 318 (1951). — *(34)* KLEIN, R., and J. HANSON: Adreno-cortical function in the newborn infant as measured by ACTH-eosinophile response. Pediatrics **6**, 192 (1950). — *(35)* KLEIN, R., J. FORTUNATO and C. PAPADATOS: Free blood corticoids in the newborn infant. J. clin. Invest. **33**, 35 (1954).

(36) LANMAN, J.: Adrenal function in premature infants. Pediatrics **11**, 120 (1953); **12**, 62 (1953). — *(37)* LIPPMANN, H. S.: Morphologic and quantitative study of blood corpuscles in newborn period. Amer. J. Dis. Childh. **27**, 473 (1924).

(38) MIGEON, CL.: Adrenocortical function and plasma 17-ketosteroids in man. Ciba Found. Coll. Endocr. **8**, 141 (1955). — *(39)* MIGEON, CL.: Dehydroepiandrosterone and androsterone levels in maternal and cord plasma. In: Adrenal function in infants and children. A symposium. New York a. London: Grune & Stratton 1956. — *(40)* MIGEON, CL., J. BERTRAND, P. E. WALL, R. S. STEMPFEL and H. PRYSTOWSKY: Metabolism and placental transmission of cortisol during pregnancy, near term. Ciba Found. Coll. Endocr. **11**, 338 (1957). — *(41)* MOERI, E.: Les surrénales chez le foetus, le nouveau-né, le nourisson et l'enfant. Acta endocr. (Kbh.) **8**, 259 (1951). — *(42)* MULLER, A., et A. GAUTIER: Etude de l'élimination de l'aldostérone et du sodium chez le nouveau-né. Helv. paediat. Acta **13**, 1 (1958).

(43) NEUMANN, H. O.: Klinische und pathologisch-anatomische Studien zum Nebennierenrindenproblem. Arch. Gynäk. **162**, 289 (1936). — *(44)* NORVAL, M. A., R. L. J. KENNEDY and J. BERKSON: Blood sugar values in newborn infants. J. Pediat. **34**, 342 (1949).

(45) PHILIPP, E., u. M. SOETBEER: Die Ausscheidung der 17-Ketosteroide im Harn des Neugeborenen (Ein Beitrag zur Funktion der fetalen Nebenniere). Dtsch. med. Welt **20**, 301 (1951). — *(46)* PRADER, A., E. GAUTIER, R. GAUTIER u. D. NAEF: Die Na- und K-Konzentration im gemischten Speichel. Helv. paediat. Acta **10**, 29 (1955).

(47) READ, CH. H., E. H. VENNING and P. RIPSTEIN: Adrenal cortical function in newly-born infants. J. clin. Endocr. **10**, 845 (1950). — *(48)* ROTTER, W.: Die Entwicklung der fetalen und kindlichen Nebennierenrinde. Virchows Arch. path. Anat. **316**, 590 (1949). — *(49)* ROTTER, W.: Die Strukturen der fötalen und kindlichen Nebennierenrinde. Verh. dtsch. ges. Path. **170**, 276 (1950).

(50) SCHÄFER, K. H.: Die Geburt als Eingriff auf den kindlichen Organismus. Mschr. Kinderheilk. **101**, 158 (1952). — *(51)* SPRECHLER, M.: Investigations on the normal excretion of corticoids in the urine of man and the relation of the corticoids to the 17-ketosteroids. Acta endocr. (Kbh.) **7**, 330 (1951). — *(52)* SPRECHLER, M., and J. VESTERDAL: The adrenocortical response to ACTH, cortisone and ascorbic acid in children. A comparison with the results obtained in adults, Acta endocr. (Kbh.) **12**, 207 (1953). — *(53)* STAEMMLER, H.-J.: Beiträge zur Physiologie der Nebennierenrinde von Feten und Neugeborenen. Verh. dtsch. Ges. Path. **1952**, 169. — *(54)* STAEMMLER, H.-J.: Untersuchungen über die Funktion der fetalen und Neu-geborenen-Nebennierenrinde. Arch. Gynäk. **182**, 521 (1953).

(55) TALBOT, N. B.: In Panel discussion: The adrenal gland in health and disease. Pediatrics **3**, 515 (1949). — *(56)* TALBOT, N. B., A. M. BUTLER, R. A. BERMAN, A. RODRIGUEZ and E. A. MCLACHLAN: Excretion of 17-ketosteroids by normal and abnormal children. Amer. J. Dis. Child. **65**, 364 (1943). — *(57)* TALBOT, N. B., W. WOOD, A. M. CAMPBELL, E. CHRISTO and A. S. ZYGMUNTOWICZ: Concerning the probability that there are at least two adrenocorticotropic hormones in the human. In Proc. of the 2nd Clin. ACTH Conf. Philadelphia: Blakiston 1951.

(58) ULSTROM, R. A., and D. DOEDEN: Chromatographic studies of urinary steroids in term and premature infants. In: Adrenal function in infants and children. A symposium. New York and London: Grune & Stratton 1956.

(59) VELICAN, C.: La région colloidogène de la surrénale de l'homme. Ann. d'Endocr. **9**, 1 (1948). — *(60)* VELICAN, C.: Le dispositif sphinctéro-propulseur de la surrénale. Arch.

Anat. micr. Morph. exp. **37,** 28 (1948). — *(61)* Velican, C.: La zone transitoire de la cortico-surrénale humaine. Arch. Anat. micr. Morph. exp. **37,** 73 (1948). — *(62)* Venning, E., J. Randall and P. György: Excretion of glucocorticoids in the newborn. Endocrinology. **45,** 430 (1949). — *(63)* Voss, G.: Über die qualitativen Veränderungen der Harn-17-Ketosteroide im Verlauf des Kindesalters. Inaug.-Diss. Hamburg 1956.

(64) Wilkins, L.: The diagnosis and treatment of endocrine disorders in childhood and adolescence. 1st Ed. Springfield, Ill.: Thomas 1950.

(65) Zander, J., u. K. Solth: Die Ausscheidung der C_{21}-steroide bei Neugeborenen. Klin. Wschr. **31,** 317 (1953). — *(66)* Zeisel, H., u. M. Pressler: Die Corticoide und neutralen C_{17}-Ketosteroide im Harn des Kindes. I. Mitt. Die Steroidausscheidung im Säuglingsalter. Z. Kinderheilk. **72,** 675 (1953). — *(67)* Zeisel, H., W. Engel u. M. Pressler: Die Corticoide und neutralen C_{17}-Ketosteroide im Harn des Kindes. II. Mitt. Die Steroidausscheidung im Kindesalter. Z. Kinderheilk. **72,** 682 (1953). — *(68)* Zeisel, H.: Die Funktion der Nebennierenrinde bei Frühgeburten. 3. Symposion dtsch. Ges. Endokrinologie. Bonn 1955. Berlin-Göttingen-Heidelberg: Springer 1957.

51. Das Nebennierenmark

Von

H. Zeisel

Mit 3 Abbildungen

Die Nebenniere (NN) des Menschen ist ein endokrines Doppelorgan, die Rinde (Cortex) umschließt das Mark (Medulla).

Anatomie, Histologie und Histochemie: Das NN-Mark ist mit seinen chromaffinen, sehr reichlich mit Nervenfasern durchsetzten Zellnestern ein großes, chromierbares Paraganglion (Pggl.), aus dem die Catecholamine Adrenalin und Noradrenalin ins Blut abgegeben werden.

Das Pggl. ist ein Nebenorgan des peripheren vegetativen Nervensystems vom Typus einer endokrinen Drüse. Außer den chromierbaren, dem Sympathicus zuzuordnenden, liegen auch nichtchromierbare, dem Parasympathicus angehörende Pggln. vor (Pggl. intercarotideum, Pggl. supracardiale) (*119*).

Der enorme Reichtum des Adrenalorgans an Nerven war schon den alten Autoren aufgefallen, und das NN-Mark wurde als prävertebrales Ganglion aufgefaßt (*22*). — Eine Vielzahl von Nerven des Ggl. coeliacum zieht zur Nebenniere, in welcher die Rinde selbst ohne Innervation sein soll (*4*). Die cholinergen, präganglionären Fasern für das Adrenalorgan verlassen das Rückenmark hauptsächlich zwischen Th 7 und 8 und verlaufen über den N. splanchnicus major, einige im N. spl. minor (*11, 48*).

Außer dem adrenalen Pggl.-NN-Mark sind beim Säugling und Kleinkind noch zusätzliche chromierbare Pggln. vorhanden.

Das Pggl. aorticum abdominale (Zuckerkandl), an der Teilungsstelle der Bauchaorta, und etwa 40 kleinere chromierbare Pggl. im retroperitonealen Raume sind vorzufinden (*119*).— Diese verschwinden allmählich ab 2. Lebensjahr.

Aber auch sonst sind in der Körperperipherie kleinste Pggl. nachweisbar, und in der Subcutis ist ein System von chromaffinen Zellen anzutreffen, dem bei der Regulation der Hautdurchblutung eine Rolle zukommen soll (*3, 14*).

Die Morphologie und verschiedene Färbbarkeit der adrenomedullären Zellelemente mittels geeigneter Verfahren erlauben die Unterscheidung von 2 Zelltypen (*5, 23, 49, 71*). Der eine (N-Zellen) bildet Noradrenalin (NA), und vom anderen (A-Zellen) wird Adrenalin (A) abgegeben (*71*). Die Ergebnisse der Histochemie werden durch Extraktion und anschließenden chemischen wie auch biologischen Nachweis der verschiedenen Wirkstoffe bestätigt (*27, 56, 57*). — Der relative Anteil an A- und N-Zellen im Mark ist nach Tierspezies und Alter verschieden, im fetalen Mark ist der A-Anteil im Gesamtcatecholamingehalt überall geringer (*24, 51, 71, 101, 102, 103*). Auch für die übrigen chromierbaren Pggl. gilt diese Feststellung. Bei der Geburt ist in ihnen fast ausschließlich NA nachzuweisen, erst allmählich wird A aufgefunden (*27*). Ob der Anstieg dann weiterhin in demselben Tempo erfolgt wie im Mark, ist nicht ermittelt.

Die in der 5. Fetalwoche aus dem Bauchsympathicus in die Rindenanlage einwandernden Zellelemente formieren sich allmählich zu Haufen und Strängen (*107, 108*), das Mark nimmt dann im fetalen und postfetalen Leben an Ausdehnung zu (*106*). Die Produktion von Wirkstoffen beginnt allmählich, beim Menschen gelingt ihr Nachweis in der 12. Fetalwoche (*77*). —

Beim Neugeborenen ist der Anteil des A am totalen Catecholamingehalt 30%, im Alter von 2 Jahren werden 59% A aufgefunden (*51, 89, 101, 102, 121*). Beim Erwachsenen beträgt in deu durch Operation entfernten NN der A-Anteil 80% am gesamten Catecholamingehalt (*28, 29, 58*).

Auf Umwelteinflüsse reagiert das NN-Mark durch charakteristische Substrate (*81*) (Vacuolisierung, Zellnekrosen, Kernpyknosen, Änderung der Phäochromie) und diese Veränderungen treten auch auf, wenn die Hypophyse entfernt ist (*100*). Je nach einwirkender Noxe tritt ein funktionell unterschiedliches Verhalten der beiden NN-Markanteile auf; die Dauer der Einwirkung ist auch von Bedeutung. Wirkt die Noxe kurz, so entgranulieren die A-Zellen, bei längerer Dauer ($^1/_2$—6 Std. und mehr) vacuolisieren auch die N-Zellen und bei langanhaltender Stimulierung sind beide Zelltypen kräftig chromiert und vacuolisiert. In der Alarmreaktion wird also vor allem A abgegeben, auf der Höhe der Adaptation (Resistenzphase) A und NA sezerniert (*71*).

Nach Reizung verschiedener Zentren des Hypothalamus wird entweder A oder NA selektiv ausgeschüttet (*13, 120*).

Chemie und Biochemie der Markhormone. — Die im Mark aufgefundenen Catecholamine Adrenalin, Noradrenalin und Hydroxytyramin [= Dopamin (*40*)] gehören in die Gruppe der „biogenen Amine" (*42*), wohin auch das Histamin und 5-Hydroxytryptamin (= Serotonin, Enteramin) einzureihen sind. Alle diese Wirkstoffe stammen aus Aminosäuren. Die biologische Aktivität taucht auf, wenn die Decarboxylierung durch die Aminosäuren-Decarboxylase vorgenommen ist. Diese Fermente enthalten alle Pyridoxal-5-Phosphat als Coenzym (*9*). Im Cytoplasma der entsprechenden Zellelemente sind mit einer Membran versehene Granula vorhanden, diese enthalten Histamin und Heparin in den Mastzellen, Catecholamine und ATP in den chromaffinen und adrenergischen Nervenzellen (*99*) und Serotonin wird in den enterochromaffinen Zellen des Gastro-Intestinaltraktes aufgefunden (*26, 37, 94*). Die das Serotonin bindenden Thrombocyten des strömenden Blutes enthalten auch reichlich ATP.

Bei den Catecholaminen handelt es sich um Brenzkatechinderivate, der direkte Vorläufer ist die Aminosäure 3,4-Dioxyphenylalanin (DOPA). Aus dem entstehenden Oxytyramin (Dopamin) wird Noradrenalin und durch dessen Methylierung Adrenalin gebildet. Warum gerade dieser letzte Vorgang dem Feten und Säugling (bei Tier und Mensch) Schwierigkeiten macht, ist vorerst nicht zu beantworten (*9*). Ein weiterer Aufbauweg könnte vom Serin ausgehen, nach Zufuhr von 3,4-Dioxyphenylserin wurde im Harn (Kaninchen) Noradrenalin aufgefunden (*98*).

Die biologische Inaktivierung der biogenen Amine kann durch oxydative Desaminierung erfolgen, ein Abbau der Catecholamine kann auch durch Phenyloxydasen (Cu-Proteine) vorgenommen werden.

Als Inhibitor der Aminoxydase ist Iproniacid (Isoniacid = 1-isonicotynil-2-isopropyl-hydracid) ein hochaktives Prinzip. Im Experiment wurden widersprechende Ergebnisse erzielt (*15, 18, 91*), der Abbau über Aminoxydase dürfte nicht den einzigen Abbauweg der Catecholamine darstellen — Beim Abbau durch Phenyloxydasen entsteht Noradrenochrom und Adrenochrom. Diese Substanzen und die durch intramolekulare Conversion entstehenden fluoreszierenden Verbindungen Noradrenolutin und Adrenolutin gehören in die Gruppe der psychotropen Verbindungen vom Typ der somatogenen Halluzinogene. — Das Coeruloplasmin, eine Serum-Phenyloxydase, wurde bei Schizophrenen und verschiedenen akuten wie chronischen Krankheiten vermehrt aufgefunden. Die höchsten Werte wurden bei Gravidität und neoplastischen Erkrankungen festgestellt (*1, 2*).

Das Indol Serotonin ist in vivo ein wichtiges Substrat für die Aminoxydase. Bei den Catecholaminen geht dieser Abbau in vivo sehr langsam vor sich. Ein Teil der Hormone wird wahrscheinlich über andere Enzymsysteme als Aminoxydasen zerstört. Der Abbau der Catecholamine im tierischen Organismus ist wenig bekannt (*9*), und so kann auch über die, gegebenenfalls abweichende, Situation beim Kinde nichts ausgesagt werden.

Physiologie und Pharmakologie der Catecholamine. — Das sympathicoadrenale System (*7, 52, 53, 104*) bedient sich zur Entfaltung seiner Funktionen zweier Wirkstoffe. Der chemische Vermittler im Bereich der sympathischen Terminalinnervation ist das NA (*27, 55*). Der eigentliche „adrenale" Wirkstoff ist das A; es wird auf dem Blutweg an den Ort der Wirkung herangebracht. Das im Mark

Aufbau

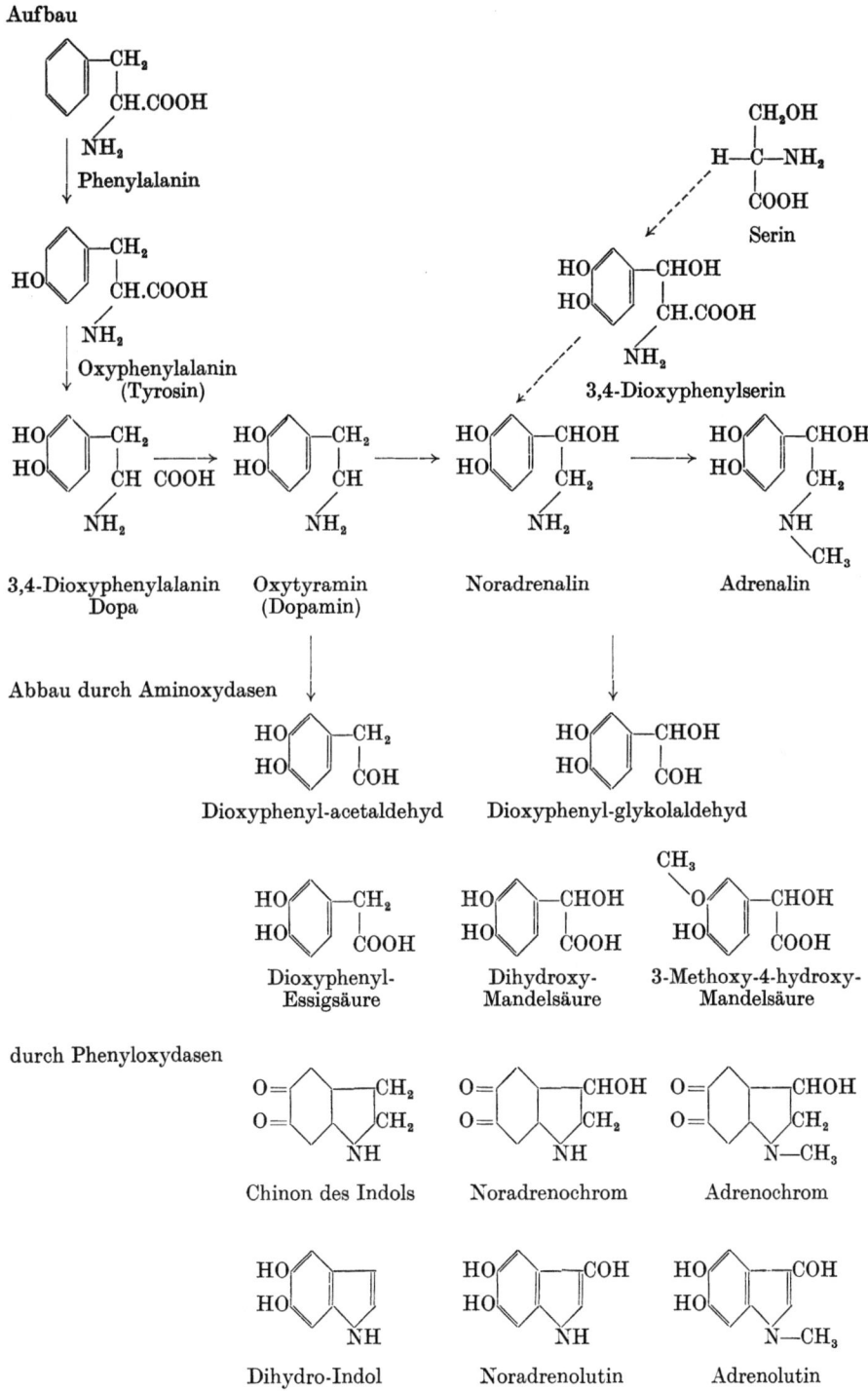

Abb. 1. Auf- und Abbau der Katecholamine

auch vorliegende Na kann, bei Bedarf freigesetzt, die Funktionen der sympathischen Nerven unterstützen.

Bemerkenswert ist, daß Catecholamine (vorwiegend NA) und Serotonin im Bereich des Hypothalamus aufgefunden werden (116). Man vertritt die Auffassung, daß in diesen Arealen Serotonin der Mediator für das trophotrop-endophylaktische und NA in der dynamogenen Zone (47) die Überträgersubstanz ist (12).

Beide Catecholamine entfalten typische Wirkungen des sympathischen Nervensystems, A ist vor allem ein Aktivator von Stoffwechselvorgängen. Der Grundumsatz steigt an, Blutzuckeranstieg erfolgt durch Glykogenolyse in der Leber und im Muskel, in diesem steigt die Milchsäure an (auch im venösen Blut), und diese scheint direkt den peripheren Gefäßwiderstand herabzusetzen (6, 55). Im Blut kommt es zum Abfall der Eosinophilen, die Granulocyten steigen an. NA ist in dieser Hinsicht nicht unwirksam, aber A zehnmal wirksamer. Beide Catecholamine haben einen diuretischen Effekt.

Die sog. „Ruhesekretion" des NN-Markes besteht hauptsächlich aus NA, und seine Abgabe aus dem Mark ist als geringer Zusatz zu dem vom gesamten sympathischen Nervensystem abgegebenen NA zu betrachten (55). In einer „Notfallsituation", auf die CANNON hingewiesen hatte und für die wohl als erster ELLIOT (22) den Ausdruck „Alarmreaktion" benutzte, steht ein adrenergischer Mechanismus im Vordergrund. Im A dürfte ein „Auto-Pharmacon" dem Organismus zur Verfügung gestellt werden. Nach Reizung von hypothalamischen Zentren gehen Impulse über die Nn. splanchnici zum Mark, welches in dieser Situation vor allem A abgibt. Das Absinken des Blutzuckers dürfte die entscheidende Rolle bei diesem Vorgang spielen.

Im Experiment können die adrenomedullären Zellelemente auf verschiedenem Wege entleert werden (12, 115), die Neubildung von Catecholaminen steigt an, der Anteil an A nimmt zu (54) und nach Weglassen des Reizes taucht erst das NA und später das A auf (112, 113). Auch die denervierte Adrenomedulla kann (durch intraarterielle Infusion von Kaliumchlorid 115) und Histamin (27) zur ausgiebigen Ausschüttung von Catecholaminen angeregt werden.

Der Nachweis der Catecholamine imBlut ist schwierig (geringe Empfindlichkeit der Methoden), gut gelingt er noch bei Vorliegen eines Phäochromocytoms und Paraganglioms sowie bei Insulinhypoglykämie (59). Sonst bedient man sich des Nachweises der Catecholamine im Harn, wo sie in freier und gebundener Form aufgefunden werden können (30, 56, 69, 86, 92).

Die durch biologischen Nachweis ermittelten Werte liegen etwa um die Hälfte niedriger als die beim chemischen Verfahren aufgefundenen (92). Der Anteil des A an der Gesamtcatecholaminausscheidung im 24 Std.-Harn des Erwachsenen beträgt rund 20%. Nach Entfernung des Adrenalorgans ist das A fast ganz geschwunden (30).

Beim Wechsel aus der Ruhesituation in einen Stress ändert sich die Ausscheidung der Catecholamine im Harn in verschiedener Intensität und Qualität.

Schon der Wechsel von Nachtruhe zum Tagesablauf steigert die Catecholaminausscheidung (auch bei Kindern von 3—10 Jahren festgestellt (69)]. Das NA steigt dabei auf das Doppelte, das A bis auf das 10 fache im Vergleich zu den Werten nachts an (21). Kreislaufbelastung durch Lageänderung steigert prompt die NA-Ausscheidung (32, 105), Muskelarbeit führt zum Anstieg der NA-Ausscheidung (56, 118), bei extremen Anforderungen (Ski-Langlauf, Marathonlauf) steigt auch die A-Ausscheidung stark an (69). Der stärkste Anstieg der A-Eliminierung wird nach Insulinzufuhr und bei emotionalem Stress (bei Fliegern) vorgefunden (31, 83, 93). Nach großen Operationen ist die Ausscheidung der Catecholamine für 2—3 Tage erhöht (43, 114). Hypoxie führt zur A-Abgabe und Ausscheidung (44, 60, 93). — ACTH und Cortison senkt den NA-Gehalt im Harn, die relative Menge an A steigt (27).

Da die A-Zellen im Mark des Neugeborenen und jungen Säuglings gering vertreten sind, dürfte die Möglichkeit zur Abgabe des eigentlichen Markhormons A gering sein (128). Das gut ausgeprägte extraadrenale chromaffine Gewebe gewährleistet eine ausgiebige NA-Abgabe beim Neugeborenen, Säugling und Kleinkind (50, 95). Während des Säuglingsalters nimmt der A-Zellenanteil im chromierbaren adrenalen und extraadrenalen Gewebe zu und so resultiert insgesamt eine ausgedehnte Produktionsstätte an A., die relativ größer ist als das fast nur aus

A-Zellelementen bestehende, aber nurmehr allein vorliegende NN-Mark beim Adoleszenten und Erwachsenen. — Bemerkenswert ist, daß dem Kleinkind auch nach Rückbildung der extraadrenalen Pggln. (ab 1¹/₂ Lebensjahren) im NN-Mark allein (nach besonders intensiver Volumzunahme) eine relativ größere A-Zellmasse (*106*) zur Verfügung steht als dem älteren Kinde, dem Adoleszenten und Erwachsenen.

Abb. 2 zeigt bei Lämmern erhobene Befunde (*16*), wo eine Asphyxie (Erstickung) gesetzt wurde. In Abhängigkeit vom fetalen Alter und der Art des Stimulans wird unterschiedliches Verhalten im Catecholamingehalt des NN-Venenblutes festgestellt. — Die chemische, am denervierten Organ direkt angreifende Noxe regt vor allem die NA-Abgabe aus dem NN-Mark an. Unter Nervenreiz (N. splanchn.) wird — soweit im entsprechenden Fetalalter möglich — mehr A abgegeben. Einem sehr unreifen Lamm steht in beiden Situationen nur NA zur Verfügung, denn die A-Zellen fehlen weitgehend. Ein weniger unreifes oder rechtzeitig geborenes Lamm, welches bereits über eine gewisse Anzahl von A-Zellen verfügt, muß auf diesen Wirkstoff in der Peripherie verzichten, wenn in einer Notfallsituation ein nervaler Impuls für das NN-Mark aus irgendeinem Grunde ausbleibt.

Mark und Rinde — Wechselbeziehungen, anatomisch und funktionell. — Beim Erwachsenen wurde wiederholt die Frage aufgeworfen, warum die beiden Anteile des Adrenalorgans, die unterhalb der Wirbeltierreihe getrennt vorliegen, vereint sind. Noch viel reizvoller ist diese Fragestellung für das während des Kindesalters morphologisch so verschieden gestaltete Organ.

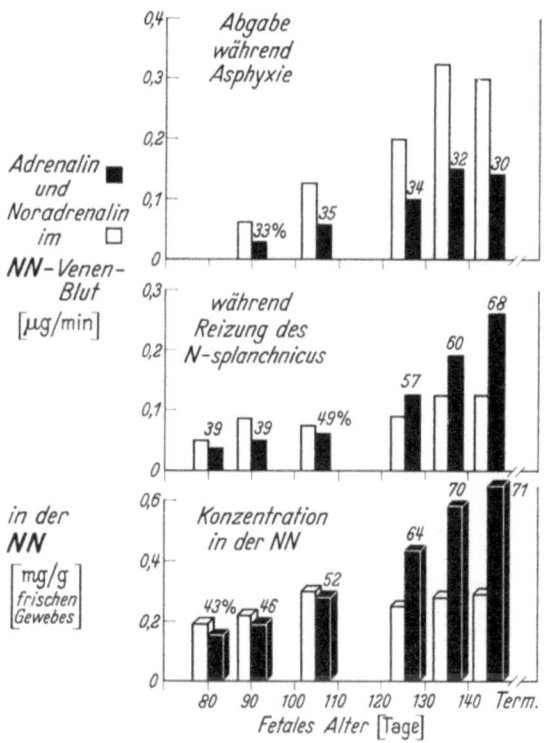

Abb. 2. Adrenalin- und Noradrenalin-Abgabe und -Gehalt der fetalen NN beim Schaf. Der A-Anteil in % ist bei jeder Säule vermerkt. [Nach C. u. S. (*16*)]

Der Einfluß der Rindenhormone auf die Sekretionsleistungen der medullären Zellelemente wurde postuliert (*17, 56, 102, 125*), aber auch abgelehnt (*25*).

Die Architektonik der Gefäße bedingt, daß das Blut aus der Rinde über das Mark gelangt und so zu den Wirkstoffen der Rinde diejenigen des Markes hinzukommen und beide gemeinsam in der NN-Vene das Organ verlassen.

Funktionell gehören beide Anteile des Adrenalorgans zusammen. In der Ruhe gibt die Cortex erhebliche Mengen an Hormonen ab, die Medulla sezerniert gering. In Belastungssituationen, die CANNON "stress or strain" nannte, wird die Medulla zur A-Abgabe angeregt, die des NA, folgt und die Rinde schließt sich mit erhöhter Tätigkeit an (*100*). — Die Annahme, daß das A der Auslöser des ACTH ist (*61, 82*), blieb nicht unwidersprochen (*41, 62, 87, 88, 109, 111, 123*).

Es erscheint sehr zweckmäßig, daß in einer Notfallsituation von beiden Teilen der NN-Wirkstoffe abgegeben werden: Es kann ein Synergismus von corticalen und medullären Hormonen verzeichnet werden, ein Vorgang, der im Rahmen der "permissive action" der corticalen Wirkstoffe (*63*) zustande kommt. Der vasoconstrictorische Effekt des NA ist nur in

Anwesenheit von Cortisol und ähnlichen Verbindungen zu verzeichnen (*45, 73, 78*). Der glykogenolytische und fettmobilisierende Effekt des A hängt von Corticoiden ab (*79, 124*) und die Adrenalin-Eosinopenie bedarf der Anwesenheit der Rindenwirkstoffe (*46*). Bei epinephrektomierten Ratten (nicht beim Normaltier) heben Rindenhormone den abgefallenen Catecholamin-Blutspiegel zur Norm und ermöglichen auch Notfallssekretion (wohl aus extraadr. chromierb. Gewebe), was ohne Steroidhormone unterbleibt (*76*).

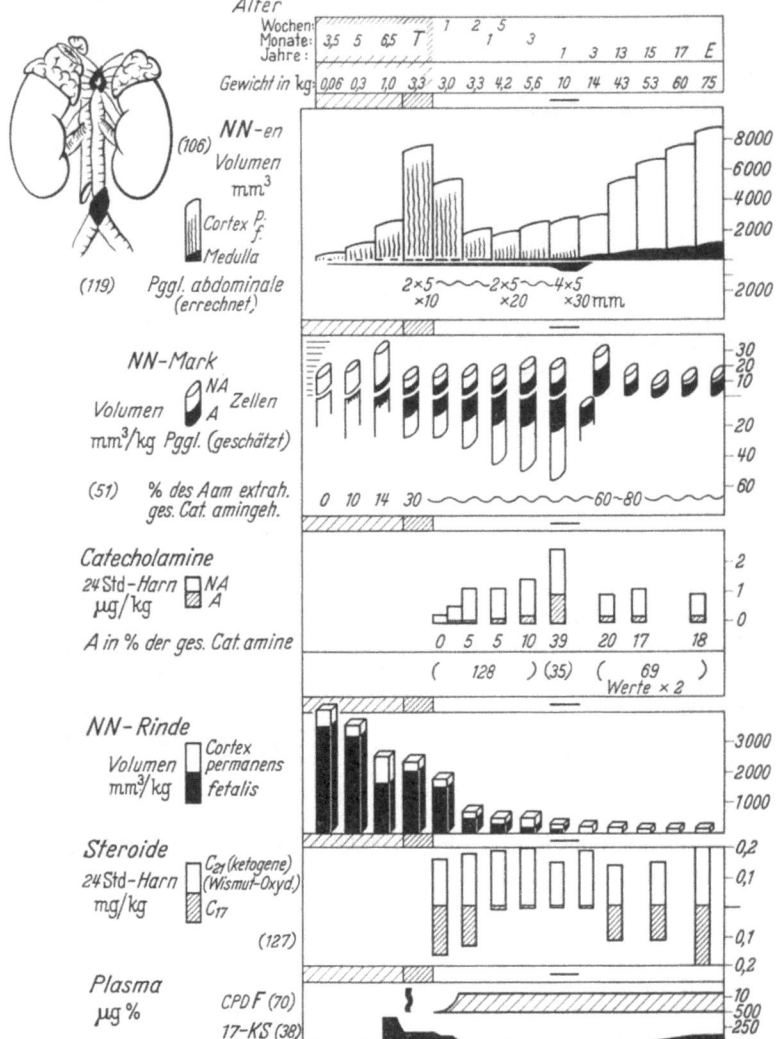

Abb. 3. Synopsis der Nebenniere und des extraadrenalen chromierbaren Gewebes im fetalen und postfetalen Lebensabschnitt. — (Die Zahl in der Klammer bezieht sich auf den entsprechenden Autor im Literaturverzeichnis des Beitrages)

Abb. 3 bietet eine Synopsis der Befunde nach eigenen Versuchen und dem Schrifttum über die NN (u. Pggl. abdominale) des Kindes. Es ist zu ersehen, daß ein fortlaufender Wandel in Größe und Struktur sowie in den inkretorischen Leistungen der beiden Anteile dieses Organs vorliegt.

Klinik des NN-Markes und des sympathico-adrenalen Systems. — Bei Besprechung der Klinik der NN sollen die Leistungen des Markes und soweit notwendig der Rinde und die Zusammenarbeit dieser beiden Teile während des gesamten Kindesalters aufgezeigt werden.

Überfunktionszustände des sympathico-adrenalen Systems liegen bei neoplastischen Veränderungen des chromaffinen Gewebes — Phäochromocytom, Paragangliom — vor (96). Beide Catecholamine werden vermehrt abgegeben, die Symptomatologie ist durch den jeweils überwiegenden Wirkstoff geprägt. Beim Neugeborenen soll in solcher Situation ausschließlich Noradrenalin gebildet werden (81).

Bei der Feerschen vegetativen Neurose liegt klinisch erhöhte Aktivität des ergotropen Systems vor (36), im Harn wird eine Vermehrung der Catecholaminausscheidung registriert (35). Der Anteil des Adrenalins an der Gesamtcatecholaminausscheidung ist nicht erhöht, eine Überaktivität der dynamogenen hypothalamischen Areale durch verschiedene Noxen (toxisch, infektiös, neoplastisch, emotional) wird angenommen (35).

Es bleibt zu erörtern und prüfen, wieweit es sich bei den schweren hyperpyretischen Zustandsbildern der älteren pastösen Säuglinge und Kleinkinder (Blässe und Kälte der Extremitäten, Zentralisation des Kreislaufs, Schweiße, Krämpfe) und dem Syndrom «pâleur-hyperthermie» (Blässe-Hyperthermie), welches im Anschluß an operative Eingriffe auftritt, um Krisen im sympathico-adrenalen (oder nur adrenalen) System (übermäßige bzw. Fehl-Adaptation, Anpassungskrankheit) handeln könnte.

Unterfunktionszustände dieses Systems sind auch bekannt. Bei einigen Probanden mit „hypodynamer Kreislaufregulationsstörung" (97) [= posturale Hypotension (10)] wurde eine unzureichende Produktion von Catecholaminen aufgefunden. Sie wurde auch nach Zufuhr von Insulin vermißt, es stellte sich dabei ein „schlafendes hypoglykämisches Koma" ein (84, 85). Im „künstlichen Winterschlaf" werden durch Phenothiazine die zentralen sympathischen Areale blockiert (72) und Reserpin führt zu einer lange anhaltenden Ausschaltung des ergotropen Systems (12, 74, 117).

Einer besonders eingehenden Betrachtung bedarf die Situation des Adrenalorgans beim Neugeborenen, welches sich an eine ganz neue Umgebung anpassen muß. — Bei den bereits geschilderten Verhältnissen in der NN liegt eine besondere Situation in diesem Lebensabschnitt vor. Das typisch stoffwechselaktive A ist nur gering vertreten, und es fehlt ihm zur vollen Wirkungsentfaltung die ausreichende Menge an freien Rinderhormonen vom Typ des Cortisols.

Für die Hypoglykämie des Neugeborenen (vgl. S. 140ff.), die gegen Ende der ersten Lebenswochen schwindet, wird u. a. eine unzureichende Funktion der Rinde verantwortlich gemacht. Das injizierte Adrenalin beseitigt die Hypoglykämie (44). Dies würde unterbleiben, wenn die Glykogenvorräte in der Leber gering wären, was bei einem Mangel an adrenocorticalen Wirkstoffen (sie können beim Feten und Neugeborenen aus der fetalen Cortex stammen und müssen keine typischen C_{21}-Steroide vom Typ Cortisol sein) zu fordern ist. Die NN des Feten ist für die Glykogenvorräte in der Leber von Bedeutung, wenn auch die Rindenhormone der Mutter, über die Placenta der Leber des Feten zugeführt, ebenfalls in dieser Richtung wirken (68).

Nur die Hälfte der untersuchten Neugeborenen zeigt nach Adrenalinstoß eine ausreichende Eosinopenie (s. S. 15f.). Frühgeborene zeigen sie erst nach dem 9. Tag, und sie brauchen dann im allgemeinen länger, um sie zu erreichen, je niedriger das Geburtsgewicht war (65, 67, 90, 122). Wahrscheinlich macht sich hier ein Mangel an "permissive action" der typischen Rindenwirkstoffe bemerkbar. Neugeborene zeigen Ende der ersten Lebenswoche normal hohe Blutcorticosteroide (20, 70), Frühgeborene haben längere Zeit hohe 17-KS-Werte im Plasma (38, 39) und scheiden über längere Zeit viel Ketosteroide und wenig Corticoide im Harn aus (126) (s. S. 429). Die zur Beseitigung der Neugeborenenhypoglykämie erforderlichen A-Mengen sind relativ hoch [0,05—0,065 mg/kg (44)]. So könnte auch der fettmobilisierende Effekt des Adrenalins fehlen und das Ausbleiben der Ketose beim hypoglykämischen Neugeborenen erklärt werden. — Die induzierte Insulinhypoglykämie ist in den ersten Tagen viel ausgesprochener, und sie hält länger an, als es bei normalen älteren Kindern gesehen wird. In der 2. Lebenswoche ist der Ablauf weitgehend normal. Unreif Geborene brauchen länger, bis sie eine normale Insulinresistenz erreicht haben.

Für den Vorgang der Anpassung ist eine sehr fein arbeitende Reflexkette erforderlich.

Sie besteht aus dem zentripetalen Anteil, der nerval und humoral den Eindruck aus der Peripherie vermittelt, dem Analysator in den vegetativen Zentren des Hypothalamus und dem nervalen wie humoralen zentrifugalen Schenkel der vom Hypothalamus-Hypophyse abgeht und in der Peripherie durch entsprechenden response der Organe den typischen Effekt erzielt und zur Wahrung (Homeostasis) des «milieu interieur» beiträgt. Andersartiges Verhalten kann durch eine veränderte Situation in einem oder mehreren Teilen der Reaktionskette bedingt sein.

Neugeborene Ratten zeigen unter einem Kälte-Stress keine Vitamin C-Verarmung der NN, wenn sie nicht 16 Tage alt geworden sind (66). Der dann auftretende Abfall erreicht nicht die beim erwachsenen Tier auftretende Tiefe; der Grad der Adaptation ist also geringer. Werden neugeborene Ratten fortlaufend angefaßt („gestresst"), dann ist der Vitamin C-Verlust aus dem Adrenalorgan am 16. Tag deutlicher und man kann ihn auch schon bei jüngeren Tieren vorfinden (80). Vitamin C liegt nun sowohl in der Rinde als auch im Mark vor, hier sogar in besonderen Zellelementen (110), und die oben erhobenen Befunde erlauben somit Rückschlüsse auf beide Teile der NN.

Die Hypoglykämie des Neugeborenen ist ein stiller Zustand, typische Reaktionen als Zeichen einer erhöhten sympathico-adrenalen Tätigkeit treten erst auf, wenn der Blutzucker praktisch auf Null abgefallen ist und längere Zeit so vorliegt (19, 44). Wird eine Hypoxie beim Neugeborenen deutlicher, so reagiert die Medulla mit Abgabe von NA (Bradykardie), ebenso wird beim Volummangelkollaps durch Blutverlust Pulsverlangsamung vorgefunden (127). In der Rinde werden bei Hypoxie des Neugeborenen histochemische Veränderungen der Alarmreaktion vermißt (75).

Beim Neugeborenen ist die Adaptation des Adrenalorgans vorerst unzureichend. Entweder die Reaktionskette ist noch nicht eingeübt, oder sie ist irgendwo in ihrem Verlauf durch Stoffe, die von der Mutter oder Placenta stammen, blockiert.

Es ist bemerkenswert, daß Neugeborene diabetischer Mütter bereits in 2—3 Tagen den oft sehr niedrigen Blutzucker auf ein höheres Niveau gesetzt haben (44). Sicher ist dabei von Bedeutung, daß Nahrungszufuhr (Kohlenhydrate) bei diesen Probanden relativ zeitig und in größerer Menge einsetzt, andererseits bleibt aber festzustellen, daß der Abfall der zirkulierenden Eosinophilen bei ihnen in den ersten 6 Std. sowie am 2. und 3. Lebenstag sehr deutlich ausgeprägt ist (33), im Vergleich zu dem geringen Abfall beim normalen Neugeborenen (34). Dieses Verhalten kann auf eine zeitigere und lebhafte Adaptation des Adrenalorgans bei diesen Neugeborenen hinweisen, und diese Kinder weisen auch sonst eine Symptomatologie auf, die gut mit dem bei ihnen aufgefundenen Hypercorticoidismus in Einklang zu bringen ist (33, 64, 129). Vermehrung der Steroidausscheidung im Harn wurde bei diesen Probanden wiederholt berichtet (8, 33, 127).

Neugeborene bleiben am Leben, wenn auch eine heftige „Notfallsreaktion" ihres Adrenalorgans unterbleibt, ja sie fühlen sich anscheinend ohne den Verschleißeffekt der sonst auf den Plan tretenden Wirkstoffe (gerade deshalb?) ganz wohl.

Zusammenfassend sei folgendes noch einmal betont:

Die Nebenniere wechselt in Größe und Struktur wie auch in ihrer Funktion im Verlauf der Kindheit.

Die Rinde dieses endokrinen Doppelorgans zeigt nach der Geburt einen raschen Untergang der fetalen Cortex, die bleibende Rinde nimmt an Ausdehnung zu, das Mark, ein chromierbares Paraganglion darstellend, weist eine fortlaufende, in einzelnen Lebensabschnitten sehr ausgiebige Volumzunahme auf.

Bei den inkretorischen Leistungen beider Anteile des Organs ist ein Wechsel im Muster der Wirkstoffe zu verzeichnen (vgl. S. 427ff.).

Das Mark des Neugeborenen ist an Volumen gering (extraadrenales, chromierbares Gewebe liegt ausreichend vor), von den Zellelementen wird fast nur Noradrenalin abgegeben, allmählich nimmt der Anteil des Adrenalins an der Gesamtcatecholaminabgabe (auch in den Pggln.) zu.

In einer „Notfallssituation" wird beim Neugeborenen eine ausreichende Reaktion (Alarmreaktion, Adaptation) in beiden Anteilen des Organs vorerst vermißt. Ein kräftiger Abfall der Eosinophilen im strömenden Blute tritt nicht ein, der Blutzucker fällt und bleibt niedrig, die Körpertemperatur sinkt, der Stoffumsatz ist gering (s. auch S. 12).

Es reagiert noch eher das Mark, welches direkt — ohne Nervenreiz — zur Abgabe seiner Wirkstoffe veranlaßt werden kann. Im vermehrt abgegebenen Noradrenalin steht aber ein weniger stoffwechselaktives Catecholamin als im (wenn auch unökonomischen) Adrenalin zur Verfügung. Außerdem fehlt den Markhormonen zur vollen Entfaltung ihrer Wirkung in der Peripherie die "permissive action" des Cortisols. Das relativ ausgedehnte adrenale und extraadrenale chromierbare Gewebe dürfte beim älteren Säugling und Kleinkind eine überschießende Notfallssekretion (jetzt auch an Adrenalin) prinzipiell ermöglichen und Zustandsbilder mit Blässe-Hyperthermie formen.

Literatur

(1) ABOOD, L. G., F. A. GIBBS and E. GIBBS: Arch. Neurol. Psychiat. (Chicago) 77, 643 (1957). — (2) ACKERFELD, A.: Science 125, 117 (1957). — (3) ADAMS-RAY, J., et H. NORDENSTAM: Lyon chir. 52, 125 (1956).

(4) BACHMANN, R.: Handbuch der mikroskopischen Anatomie des Menschen. Bd. VI, 5. Berlin-Göttingen-Heidelberg: Springer 1954. — (5) BÄNDER, A.: Naunyn-Schmiedebergs Arch. exp. Path. Pharmak. 223, 140 (1954). — (6) BEARN, A. G., B. BILLING and S. SHERLOCK: J. Physiol. 115, 130 (1951). — (7) BIRKMAYER, W., u. W. WINKLER: Klinik und Therapie der vegetativen Funktionsstörungen. Wien 1951. — (8) BJÖRKLUND, J., and C. C. JENSEN: Acta endocr. (Kbh.) 18, 133 (1955). — (9) BLASCHKO, H.: Experientia (Basel) 13, 9 (1957). — (10) BRADBURY, S., and C. EGGLESTON: Amer. Heart J. 1, 73 (1952). — (11) BRAENCKER, W.: Anat. Nachr. 1, 217 (1951). — (12) BRODIE, B. B.: 25. Ross Pediatric Research Conference 1958. — (13) BRÜCKE, F., F. KAINDL et H. MAYER: Arch. int. Pharmacodyn. 88, 407 (1952). — (14) BURN, J. H., and M. J. RAND: Brit. med. J. 1958, 903.

(15) CARLSSON, A., M. LINDQUIST, T. MAGNUSSON and B. WALDECK: Science 127, 471 (1958). — (16) COMLINE, R. S., and M. SILVER: Nature (Lond.) 181, 283 (1958). — (17) COUPLAND, R. E.: J. Endocr. 9, 194 (1953). — (18) CRAWFORD, T. B. B., and W. LAW: Brit. J. Pharmacol. 13, 35 (1958).

(19) DESMOND, M. M.: J. Pediat. 43, 253 (1953). — (20) DORFMANN, R. I.: Symposion-Bericht dtsch. Ges. Endokrinologie, Freiburg 1957. Berlin-Göttingen-Heidelberg: Springer 1958.

(21) EHNADJIAN, F., J. M. HOPE and E. T. LAWSON: J. clin. Endocr. 17, 608 (1957). — (22) ELLIOT, T. R.: J. Physiol. 44, 374 (1912). — (23) ERÄNKÖ, O.: Nature (Lond.) 168, 250 (1951). — (24) ERÄNKÖ, O.: Ann. Med. exp. Fenn. 33, 378 (1955). — (25) ERÄNKÖ, O.: Nature (Lond.) 178, 603 (1956). — (26) ERSPAMER, V.: Z. Anat. 107, 574 (1957); R. C. Scient. Farmit. 1 (1954). — (27) EULER, U. S. v.: Noradrenaline. Springfield, Ill. 1956. — (28) EULER, U. S. v., C. FRANKSON u. J. HELLSTRÖM: Acta physiol. scand. 31, 6 (1954). — (29) EULER, U. S. v. and U. HAMBERG: Nature (Lond.) 163, 642 (1949). — (30) EULER, U. S. v., u. S. HELLNER: Acta physiol. scand. 22, 161 (1951). — (31) EULER, U. S. v., u. R. LUFT: Acta endocr. (Uppsala) 3, 323 (1949). — (32) EULER, U. S. v., R. LUFT u. T. SUNDIN: Acta physiol. scand. 34, 169 (1955).

(33) FARQUHAR, J. W.: Arch. Dis. Childh. 31, 483 (1956). — (34) FARQUHAR, J. W.: Arch. Dis. Childh. 30, 133 (1955). — (35) FARQUHAR, J. W., T. B. B. CRAWFORTD and W. LAW: Brit. med. J. 1956, 276. — (36) FEER, E.: Ergebn. inn. Med. Kinderheilk. 24, 100 (1923). — (37) FEYRTER, F.: Über die peripheren endokrinen (parakrinen) Drüsen des Menschen. Wien-Düsseldorf: W. Maudrich 1953.

(38) GARDNER, L. I.: Pediatrics 17, 897 (1956). — (39) GARDNER, L. I., and R. E. WALTON: J. clin. Invest. 33, 1642 (1954). — (40) GOODALL, M.: Acta chem. scand. 4, 550 (1950). — (41) GORDON, M. L.: Endocrinology 47, 13 (1950). — (42) GUGGENHEIM, M.: Die biogenen Amine. 4. Aufl. Basel: Karger 1951.

(43) HALME, A., A. PEKKARINEN and M. TURUNEN: Abstr. of the XXth Internat. Physiol. Congress 1956. — (44) HARTMANN, A. F.: J. Pediat. 47, 537 (1955). — (45) HEIM, F., u. A. BÄNDER: Naunyn-Schmiedebergs Arch. exp. Path. Pharmak. 216, 486 (1952). —

(46) Henry, W. L., L. Oliner and E. R. Ramey: Amer. J. Physiol. 174, 455 (1953). — (47) Hess, W. R.: Das Zwischenhirn. Basel: B. Schwabe 1954. — (48) Hillarp, N. A.: Acta anat. (Basel) 3, 153 (1957); Suppl. IV—II 2, 1946. — (49) Hillarp, N. A., and B. Höckfelt: Acta physiol. scand. 30, 55 (1953). — (50) Hockerts, Th., u. J. Böcking: Arch. Kinderheilk. 139, 195 (1950). — (51) Höckfelt, B.: Acta physiol. scand. 25, Suppl. 92 (1951). — (52) Hoff, F.: Klinische Physiologie und Pathologie. Stuttgart: Georg Thieme 1954. — (53) Hoff, F.: Fieber, Unspezifische Abwehrvorgänge, Unspezifische Therapie. Stuttgart: Georg Thieme 1957. — (54) Holland, W. C., and H. J. Schühmann: Brit. J. Pharmacol. 11, 449 (1956). — (55) Holtz, P.: Dtsch. med. Wschr. 80, 2 (1955). — (56) Holtz, P., K. Credner u. G. Kronberg: Naunyn-Schmiedebergs Arch. exp. Path. Pharmak. 204, 228 (1947). — (57) Holtz, P., u. H. J. Schühmann: Naunyn-Schmiedebergs Arch. exp. Path. Pharmak. 206, 484 (1949).— (58) Holtz, P., u. H. J. Schühmann: Nature (Lond.) 165, 683 (1950). — (59) Holzbauer, M., and M. Vogt: Brit. J. Pharmacol. 9, 249 (1954). — (60) Houssay, B. A., u. C. E. Rapela: Naunyn-Schmiedebergs Arch. exp. Path. Pharmak. 219, 156 (1953). — (61) Hume, D. M., and G. J. Wittenstein: 1. Clin. ACTH-Conference, p. 134. Philadelphia 1950. — (62) Hunter, J. D., R. I. S. Bayliss and A. W. Steinbeck: Lancet 1955I, 884.

(63) Ingle, D. J.: J. clin. Endocr. 8, 23 (1952).

(64) Jackson, W. P. U.: Lancet 1955, 625. — (65) Jailer, J. W.: Proc. Soc. exp. Biol. 72, 638 (1949). — (66) Jailer, J. W.: Endocrinology 46, 420 (1950). — (67) Jailer, J. W., A. S. H. Ong and F. Engler: J. clin. Endocr. 11, 186 (1951). — (68) Jost, A.: Bull. Soc. belge Gynec. Obstet. 27, 1 (1957).

(69) Kärki, N. T.: Acta physiol. scand. 39, Suppl. 132 (1956). — (70) Klein, R., J. Fortunato and C. Papadatos: J. clin. Invest. 33, 35 (1954). — (71) Klein, U. und J. Kracht; Endokrinologie (Leipzig) 35, 259, (1958). — (72) Künzer, W., J. Ströder u. E. Geisler: Münch. med. Wschr. 100, 1329 (1958). — (73) Kurland, G. S., and A. S. Fredberg: Proc. Soc. exp. Biol. (N. Y.) 78, 28 (1951). — (74) Kuschke, H. J., u. E. v. Ditfurth: Klin. Wschr. 36, 773 (1958).

(75) Langley, F. A., and J. C. Burne: Arch. Dis. Childh. 30, 141 (1955). — (76) Lehmann, G., u. J. Kinzius: Pflügers Arch. ges. Physiol. 251, 404 (1949). — (77) Lelkes, J.: Zit. bei B. Höckfelt 1951; s. (51). — (78) Levine, R.: Bull. schweiz. Akad. Wiss. 8, 13 (1952). — (79) Levine, S.: Zit. bei M. Vogt: The human adrenal cortex. London: Churchill Ltd. 1955. — (80) Levine, S., M. Alpert and G. W. Lewis: Science 126, 1347 (1957). — (81) Liebegott, G.: Verh. dtsch. Ges. Pathologie 1953, 21. — (82) Long, C. N. H.: Science 111, 458 (1950). — (83) Luft, R., and U. S. v. Euler: Metabolism 1, 179 (1952). — (84) Luft, R., and U. S. v. Euler: J. clin. Invest. 32, 1065 (1953). — (85) Luft, R., and U. S. v. Euler: Acta endocr. (Kbh.) 1957, 96. — (86) Lund, A.: Scand. J. clin. Lab. Invest. 4, 263 (1952).

(87) Meyer, R. J.: J. clin. Endocr. 13, 123 (1953).

(88) Nasmith, P. A.: J. Physiol. 112, 215 (1951). — (89) Niemineva, K., u. A. Pekkarinen Ann. Med. exp. Fenn 30, 274 (1952). — (90) Noack, M.: Kinderärztl. Prax. 1953, 106,: Sonderheft.

(91) Parkhurst, A. S., J. A. R. Mead, R. G. Kuntzmann, S. Spector and Bb. Brodie: Science 126, 1063 (1957). — (92) Pekkarinen, A., and E. Pitkänen: Scand. J. clin. Lab. Invest. 7, 8 (1955).

(93) Raab, W.: J. Aviat. Med. 14, 84 (1943). — (94) Ratzenhofer, M.: Krebsarzt 1956, 17. — (95) Rominger, E.: Arch. Kinderheilk. 89, 241 (1930).

(96) Sack, H.: Das Phäochromocytom. Stuttgart: Georg Thieme 1951. — (97) Schellong, F.: Die Regulationsprüfungen des Kreislaufs. Dresden und Leipzig 1938. — (98) Schnitterlöw, C. G.: Brit. J. Pharmacol. 6, 127 (1951). — (99) Schühmann, J. J.: Arch. Naunyn-Schmiedebergs Arch. exp. Path. Pharmak. 233, 237 (1958). — (100) Selye, H.: Einführung in die Lehre vom Adaptionssyndrom. Stuttgart 1953. — (101) Shepherd, D. M., and G. B. West: J. Physiol. 114, 25 (1951). — (102) Shepherd, D. M., and G. B. West: Brit. J. Pharmacol. 6, 655 (1951). — (103) Shepherd, D. M., and G. B. West: Nature (Lond.) 168, 250 (1951). — (104) Siedeck, H.: Acta neuroveg. (Wien) 11, 94 (1955). — (105) Sundin, T.: Acta med. scand. 154, Suppl. 313 (1956). — (106) Swinyard, C. A.: Anat. Rec. 76, 141 (1940); 87, 141 (1943).

(107) Thomas, E.: Beitr. path. Anat. 50, 283 (1911). — (108) Thomas, E.: In J. Brock, Biologische Daten für den Kinderarzt. Berlin-Göttingen-Heidelberg: Springer 1954. — (109) Tonutti, E.: Verh. dtsch. Ges. Path. 1953, 150. — (110) Turchini, J.: Acta anat. (Basel) 30, 906 (1957). — (111) Tyler, F. H., C. Migeon and H. Castle: The human adrenal cortex. London: Churchill Ltd. 1955.

(*112*) UDENFRIEND, S., J. R. COOPER, C. T. CLARK and J. E. BAER: Science **117**, 663 (1953).
(*113*) UDENFRIEND, S., and J. B. WYNGARDEN: Biochim. biophys. Acta **20**, 48 (1956). —
(*114*) UOTILA, N., and A. PEKKARINEN: Acta endocr. (Kbh.) **6**, 23 (1951).

(*115*) VOGT, M.: Brit. J. Pharmacol. **7**, 325 (1952). — (*116*) VOGT, M.: J. Physiol. **123**, 451
(1954). — (*117*) VOGT, M.: Brit. med. Bull. **13**, 166 (1957).

(*118*) WADA, M., M. SEO and K. ABE, THOKU: J. exp. Med. **27**, 65 (1935). — (*119*) WATZKA,
M.: Die Paraganglien. Handbuch der mikroskopischen Anatomie des Menschen. Bd. VI, S. 262,
1943. — (*120*) WEST, G. B.: J. Pharmacy Pharmacol. **7**, 81 (1955). — (*121*) WEST, G. B.,
D. M. SHEPHERD and R. B. HUNTER: Lancet **1951**, 966. — (*122*) WHITE, F. P., and L. E.
SUTTON: Pediatrics **5**, 876 (1950). — (*123*) WOLFSON, W. Q.: J. clin. Endocr. **13**, 125 (1953). —
(*124*) WOOL, J. G., and M. S. GOLDSTEIN: Amer. J. Physiol. **175**, 303 (1953). — (*125*) WRIGHT,
A., and I. CHESTER JONES: Nature (Lond.) **175**, 1001 (1955).

(*126*) ZEISEL, H.: Untersuchungen zur Nebennierenrindenfunktion im Säuglingsalter.
(Bibl. paediat. Fasc. 63) Basel: Karger 1956. — (*127*) ZEISEL, H.: Unpubliziert. — (*128*)
ZEISEL, H., u. J. J. KUSCHKE: Unpubliziert. — (*129*) ZETTERSTRÖM, K., u. B. ABERG: Acta
paediat. (Uppsala) **44**, 1 (1955).

52. Die Gonaden

Von

A. PRADER

Mit 4 Abbildungen

Allgemeines

Die Gonaden des Kindes haben zwischen der Fetal- und der Pubertätszeit praktisch keine funktionelle Bedeutung. Diejenigen des Erwachsenen bilden dagegen sowohl Ei- oder Samenzellen als auch Sexualhormone, haben also gleichzeitig eine *generative* und eine *hormonale* Funktion. Beide Funktionen unterstehen der Kontrolle durch die gonadotropen Hormone der Hypophyse (Abb. 1 im Kapitel Adenohypophyse), während die Sexualhormone selbst wiederum die Gonadotropinproduktion hemmen.

Im Hinblick auf die physiologische Funktionslosigkeit der Gonaden vor der Pubertät kann naturgemäß eine *Insuffizienz*, d. h. ein *Hypogonadismus* im pathologischen Sinn vor der Pubertät gar nicht vorkommen. Nach diesem Zeitpunkt unterscheidet man eine primäre Insuffizienz mit erhöhter Gonadotropinbildung und eine hypophysär bedingte oder sekundäre Insuffizienz mit einer erniedrigten Gonadotropinproduktion.

Die *reifen Hoden* bestehen aus den samenbildenden Tubuli seminiferi, die dem FSH[1] unterstehen, und den hormonbildenden Leydigzellen, die dem ICSH[1] unterstehen. Die Leydigzellen bilden Androgene, vor allem das sehr stark wirksame Testosteron, daneben aber auch Oestrogene. Stimuliert man sie mit dem ICSH- oder LH[1]-artigen Choriongonadotropin (HCG), so steigt die Oestrogenproduktion stärker an als die Androgenproduktion. Ob auch die Sertolizellen der Tubuli hormonbildend sind, ist umstritten.

Das *Ovar* enthält schon bei der Geburt die Gesamtzahl von etwa 400000 der für das ganze Leben zur Verfügung stehenden Eizellen. Von diesen reifen zwischen Menarche und Menopause etwa 400 bis zur Ovulation, während die anderen der Atresie verfallen. Die die Eizellen umgebenden Zellen bilden zusammen mit der Eizelle die Follikel und produzieren in cyclischem Wechsel unter dem Einfluß von FSH oestrogene und unter dem Einfluß von LH gestagene Hormone. Wahrscheinlich entstehen im Ovar, sei es in den Follikelzellen oder in den den Leydigzellen gleichenden Hiluszellen, auch Androgene.

Die für unsere Betrachtung wichtigsten Gonaden- oder Sexualhormone sind die *androgenen* und *oestrogenen Steroide* (Tab. 1). Beide Gruppen umfassen Einzelhormone von verschiedener Wirkungsstärke, auf die hier nicht eingegangen werden kann. Beide werden sowohl vom Hoden als auch vom Ovar, als auch von der Nebennierenrinde, also bei beiden Geschlechtern gebildet. Die hormonproduzierenden Zellen aller 3 Organe sind entwicklungsgeschichtlich und cytologisch nahe miteinander verwandt. Die Androgene haben eine starke anabole, d. h. das

---

[1] s. S. 381.

Tabelle 1. *Einige wichtige Angaben über Androgene und Oestrogene* [aus (*19*)]

	Androgene	Oestrogene
Chemischer Typus	C 19-Steroide	C 18-Steroide
Aktivster Vertreter	Testosteron	Oestradiol
Ursprungsort	Hoden, NNR, Ovarien und Placenta	Ovarien, Placenta, Hoden und NNR
Wirkung auf:		
Anabolismus (Wachstum)	$++$	$0/+$
Knochenreifung	$+++$	$++$
Sekundäre Geschlechts- merkmale ♀ ♂	0 $+++$	$+++$ 0 (indirekt $+$)
Gonadotropin (FSH)-Hemmung	$+$	$+++$
Biologischer Nachweis	Kammwachstum beim Kapaun	Vaginaveränderung bei kastrierter Maus
Chemischer Gruppennachweis	17-Ketosteroide	phenolische Steroide

Wachstum fördernde, wie auch eine die Knochenreifung fördernde Wirkung. Die Oestrogene fördern das Wachstum kaum, die Knochenreifung aber deutlich. Androgene und Oestrogene sind zusammen für die sekundären Geschlechtsmerkmale verantwortlich, die Androgene für alle männlichen Merkmale wie auch für die Pubes- und Axillarbehaarung und die Clitorisentwicklung bei der Frau und die Oestrogene für alle weiblichen Merkmale.

Die Androgene haben eine geringe und die Oestrogene eine starke FSH-hemmende Wirkung. In bezug auf die LH-hemmende Wirkung verhalten sie sich wahrscheinlich umgekehrt. Die Regulation des Gleichgewichts zwischen Androgenen und Oestrogenen im Körper ist aber noch recht unklar.

Über die Biosynthese der Gonadenhormone wissen wir nicht genügend Bescheid. Die wichtigsten Etappen ihrer Entstehung aus Cholesterin oder Acetat sind wahrscheinlich ähnlich wie bei den Nebennierensteroiden. Die Oestrogene entstehen dabei möglicherweise aus dem androgenen Δ-4-Androstendion, das direkt auf Acetat oder vielleicht auch auf Progesteron zurückgeführt werden kann (*26*).

Nach diesem Überblick soll der Reihe nach die Gonadenfunktion beim Fetus, beim Neugeborenen, beim Kind und in der Pubertät besprochen werden. Vorweg sei festgehalten, daß die Gonaden beim Fetus und in der Pubertät für die normale körperliche Entwicklung von größter Bedeutung sind, während sie in der Zwischenzeit keine Rolle spielen.

Die Gonadenfunktion beim Fetus

[Zur Embryologie s. *12, 31, 32*]

Die Gonadenfunktion des Fetus verdient eine besondere Betrachtung, da aus ihr zahlreiche kongenitale Gonaden- und Genitalstörungen zu verstehen sind.

In den ersten Embryonalwochen sind die Gonaden noch indifferent und bestehen aus dem äußeren Cortex, der inneren Medulla und den aus dem Darmepithel einwandernden Urkeimzellen (Abb. 1). Im 3. und 4. Embryonalmonat entwickelt sich aus dem Cortex unter Unterdrückung der Medulla das Ovar und aus der Medulla unter Unterdrückung des Cortex der Testis (Abb. 1). Die Urkeimzellen sind die späteren Oogonien und Spermatogonien.

Die für die *Gonadendifferenzierung* verantwortlichen genetischen und humoralen Kräfte sind nicht genau bekannt. Folgende Formen von *abnormer Gonadenentwicklung* müssen auf eine Störung dieser Kräfte und damit auf den 2.—3. Embryonalmonat oder auf einen noch früheren Zeitpunkt zurückgeführt werden.

1. Das *Turner-Syndrom* (Gonadendysgenesie)[1], bei dem die Gonaden keine Keimzellen enthalten und undifferenziert und funktionslos bleiben.

2. Das echte *Klinefelter-Syndrom*[1], bei dem sich die Gonaden von genetisch weiblichen Individuen nicht in Ovarien, sondern in Testes differenzieren.

Hier muß allerdings angefügt werden, daß noch nicht mit Sicherheit entschieden ist, ob diese Patienten genetisch wirklich weiblich sind. Für weiblichen Genotypus sprechen das weibliche Kerngeschlecht und das Fehlen von Farbblinden unter 55 Fällen (*17*) (bei männlichen Individuen sind durchschnittlich 8%, bei weiblichen 0,4% rotgrünblind). Dagegen spricht der kürzlich erhobene Befund von 3 Farbblinden unter 34 Fällen (*13*). Möglicherweise ist das genetische Geschlecht weder weiblich noch männlich, indem statt der normalen Geschlechtschromosomen-Kombination XX (weiblich) oder XY (männlich) die Kombination XXY (*3*) oder $1\frac{1}{2}$ mal X (*13*) vorliegt[1].

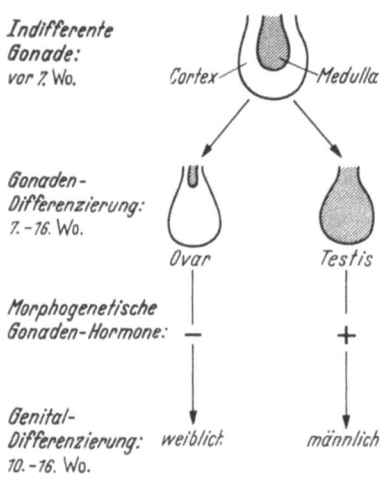

Indifferente Gonade: vor 7. Wo.

Cortex — Medulla

Gonaden-Differenzierung: 7.—16. Wo.

Ovar   Testis

Morphogenetische Gonaden-Hormone: —   +

Genital-Differenzierung: 10.—16. Wo.   weiblich   männlich

Abb. 1. Fetale Gonaden- und Genitalentwicklung
[modifiziert nach (*4*)]

3. Der *echte Hermaphroditismus*, bei dem Cortex und Medulla, d. h. Ovar- und Testisgewebe nebeneinander erhalten bleiben.

Ätiologie und Pathogenese dieser Störungen sind nicht bekannt. Vielleicht sind sie mit einem Defekt der Urkeimzellen zu erklären (*34, 35*), wobei das Turner-Syndrom den schwersten Grad und der echte Hermaphroditismus den leichtesten Grad darstellen würde. Verschiedene Beobachtungen lassen an genetische Einflüsse denken.

Funktionell gesehen verhalten sich das fetale Ovar und der fetale Testis sehr verschieden. *Beim Menschen dominiert der fetale Testis* in mehrfacher Beziehung. Er ist etwas früher histologisch differenziert als das Ovar, ist viel früher hormonal aktiv als das Ovar und induziert die männliche Genitalentwicklung, während das Ovar auf die weibliche Genitalentwicklung keinen Einfluß hat (Abb. 1).

In seinen berühmten Versuchen mit frühembryonal kastrierten Kaninchen hat JOST gezeigt, daß beim Fehlen der Gonaden die Genitalentwicklung unabhängig vom genetischen Geschlecht immer weiblich verläuft und daß eine männliche Genitalentwicklung nur bei normalen Testes möglich ist (*10*). Beim Menschen scheinen die Verhältnisse gleich zu liegen, da beim Turner-Syndrom, das funktionell einem gonadenlosen Zustand entspricht, die Genitalentwicklung sowohl bei

---

[1] s. Nachtrag S. 457.

Patienten mit weiblichem Kerngeschlecht als auch bei Patienten mit männlichem Kerngeschlecht immer weiblich ist. Im Tierversuch kann der Einfluß des fetalen Testis auf die Genitalentwicklung weitgehend durch einen Testosteronkristall ersetzt werden (*10*). Offenbar induziert der fetale Testis die Genitalentwicklung hauptsächlich durch Androgene der Leydigzellen. In diesem Zusammenhang sei nochmals auf Abb. 2 im Kapitel der Adenohypophyse verwiesen. Aus Gründen, die dort besprochen sind, treten die ersten Leydigzellen im fetalen Hoden mit etwa 10 Wochen auf, erreichen eine größte Entfaltung mit etwa 16 Wochen und bilden sich dann teilweise wieder zurück. Unter ihrem Einfluß differenziert sich das männliche Genitale im 3.—4. Monat.

Die Induktion der männlichen Genitalentwicklung durch Androgene der fetalen Tests kann in verschiedener Weise gestört sein. Es resultiert eine *weibliche Genitalentwicklung bei männlichem Genotypus*[1]. Solche Störungen sind:

1. Das *Turner-Syndrom* (Gonadendysgenesie) bei genetisch männlichen Individuen mit fehlender Gonadendifferenzierung[1].
2. Die *kongenitale Lipoidhyperplasie der Nebennieren* bei genetisch männlichen Individuen, wobei wahrscheinlich die Androgensynthese in den Leydigzellen gestört ist (*21*).
3. Die hereditäre *testiculäre Feminisierung*, bei der vermutlich das Endorgan, d. h. die Genitalgegend auf die Androgene nicht anspricht [Diskussion dieser umstrittenen Hypothese in (*5*) und (*20*)].

Andererseits können natürlich auch abnorme Androgeneinflüsse zu einer *Vermännlichung der Genitalentwicklung bei weiblichem Genotypus* führen, wobei diese um so stärker ist, je früher und je stärker die Androgeneinwirkung ist. Dazu gehören:

1. Das *kongenitale adrenogenitale Syndrom* bei Mädchen, bei denen die fetale Nebenniere zu viel Androgene bildet.
2. Der *nicht adrenale Pseudohermaphroditismus femininus*, bei dem abnorme Androgeneinflüsse durch die Mutter vermittelt werden. Dies ist der Fall bei androgenen Tumoren der Mutter oder bei Behandlung der Mutter mit Androgenen oder Gestagenen in den ersten Schwangerschaftsmonaten (*16, 33*).

Gegen Ende der Gravidität oder kurz nach der Geburt erfolgt der *Descensus testiculorum* ins Scrotum. Ob dabei hauptsächlich die Androgene des fetalen Hodens oder eine direkte Wirkung des placentaren Choriongonadotropins maßgebend sind, kann nicht genau gesagt werden. Bleibt der Descensus in diesem Zeitpunkt aus, so wird er bei normalen Hoden und beim Fehlen eines mechanischen Hindernisses in der Regel unter der Gonadotropineinwirkung der Pubertät nachgeholt. In der Zwischenzeit kann man versuchen mit Choriongonadotropin oder operativ den Vorgang zu beschleunigen. Eine ausführliche Besprechung der Problematik des *Kryptorchismus* ist hier nicht möglich [vgl. (*22*)].

Das *fetale Ovar* ist in seiner Differenzierung und Hormonproduktion wesentlich langsamer als der fetale Testis. Veränderungen, die auf eine Stimulierung durch Gonadotropine, vermutlich durch placentare Gonadotropine hinweisen und eine Oestrogenproduktion im Ovar möglich scheinen lassen, sieht man erst nach dem 6. Monat. Es sind dies die Umwandlung der kleinen Primärfollikel in größere Follikel und deren Übergang in atretische Follikel sowie das Auftreten von einzelnen größeren Cysten, die man oft auch noch beim Neugeborenen und Kleinkind sehen kann (*18*).

Besonders intensive derartige Veränderungen mit zusätzlicher Luteinisierung, die in der Regel beim normalen Neugeborenen fehlen, wurden bei neugeborenen Mädchen von Müttern mit Schwangerschaftstoxikosen beobachtet. Diese Befunde werden mit einer erhöhten placentaren Choriongonadotropinproduktion in Zusammenhang gebracht; von einzelnen Autoren wird hierin die Ursache für das spätere Auftreten des *Stein-Leventhal-Syndroms* vermutet (*28*). Dieses kommt

---

[1] s. Nachtrag S. 457.

hauptsächlich bei jüngeren Frauen vor und ist durch vergrößerte polycystische Ovarien, Amenorrhoe, Hirsutismus und fakultative Adipositas gekennzeichnet (*14*).

Sexualhormon-Manifestationen beim Neugeborenen
[Lit. bei (*27*)]

Wie wir gesehen haben, lassen die fetalen Gonaden Zeichen einer Stimulation durch Gonadotropine und z. T. auch Zeichen einer Hormonproduktion erkennen. Mit dem Wegfall der Placenta nach der Geburt verschwinden alle diese Zeichen; d. h. die Leydigzellen im Testis und die Sekundärfollikel im Ovar bilden sich gänzlich zurück.

Gleichzeitig mit diesen Regressionsvorgängen in den Gonaden bietet das Neugeborene eine Reihe von Manifestationen von Sexualhormonen, die sich z. T. schon in den zwei letzten Schwangerschaftsmonaten entwickelt haben. Da diese Manifestationen nicht durch die Sexualhormone der kindlichen Gonaden erklärbar sind, bezeichnet man sie auch als *Pseudopubertät des Neugeborenen* oder einfach als *hormonale Schwangerschaftsreaktion*. Sie sind am stärksten einige Tage nach der Geburt und verschwinden einige Wochen nach der Geburt.

Ein typisches Beispiel ist die Größenzunahme des Uterus in den letzten Schwangerschaftsmonaten und die rasche Abnahme nach der Geburt (Abb. 2). Diese *oestrogene Manifestation* erklärt sich mit der parallel ansteigenden und plötzlich wegfallenden Oestrogenproduktion der Placenta (Abb. 2 im Abschnitt Adenohypophyse). Weitere oestrogene Manifestationen sind die vergrößerten Labia minora (Abb. 3), der Fluor, die der Follikelphase entsprechenden Veränderungen

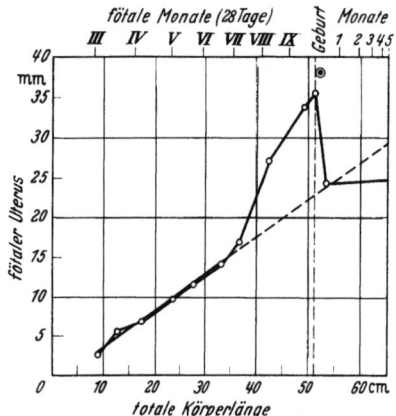

Abb. 2. Längenwachstum des menschlichen Uterus während der Fetalperiode und nach der Geburt im Vergleich zum Längenwachstum des Körpers [aus (*39*) nach Scammon]

der Vaginalschleimhaut und die charakteristischerweise bei beiden Geschlechtern auftretende Schwellung und Sekretion der Brustdrüsen. Inwieweit beim letzteren Symptom noch fetales oder placentares Prolactin eine Rolle spielt, ist zu wenig abgeklärt. Symptome des Oestrogenentzuges sind die gelegentlich vorkommende Genitalblutung und vielleicht auch der Gewichtsabfall in den ersten Lebenstagen. Parallel diesem Gewichtsabfall sieht man auch einen Abfall der anfänglich hohen Oestrogenkonzentration in Blut und Urin.

Androgene Manifestationen sind die Schwellung der Labia maiora und der Clitoris (Abb. 3), die gelegentlich so stark ist, daß fälschlicherweise ein Pseudohermaphroditismus vermutet wird, die Vergrößerung der Prostata und die auf Hyperkeratose und Talgstauung beruhenden Milien, die in eine Acne übergehen können. Wie die Oestrogen-Konzentration ist auch die 17-Ketosteroid-Konzentration in Blut und Urin unmittelbar nach der Geburt stark erhöht und sinkt dann rasch ab. Da auch hier die Veränderungen beide Geschlechter treffen, kommen als Ursache nicht die Androgene der fetalen Hoden, sondern nur die Androgene der fetalen Nebenniere oder der Mutter in Frage.

Ein dritter hormonaler Manifestationstypus ist die als *Progesteronwirkung* aufzufassende, gelegentlich sichtbare Deziduatransformation des Endometriums

(*15*). Auch hier findet man dazu in Blut und Urin anfänglich einen sehr hohen und dann rasch absinkenden Progesteronspiegel. Aus Gründen, die hier nicht aufgeführt werden können, ist anzunehmen, daß das Progesteron aus den fetalen Nebennieren stammt (*2, 8*).

Trotz zahlreicher Untersuchungen weiß man auch heute noch nicht, ob alle diese Schwangerschaftsreaktionen beim Fetus und beim Neugeborenen *nutzlose*

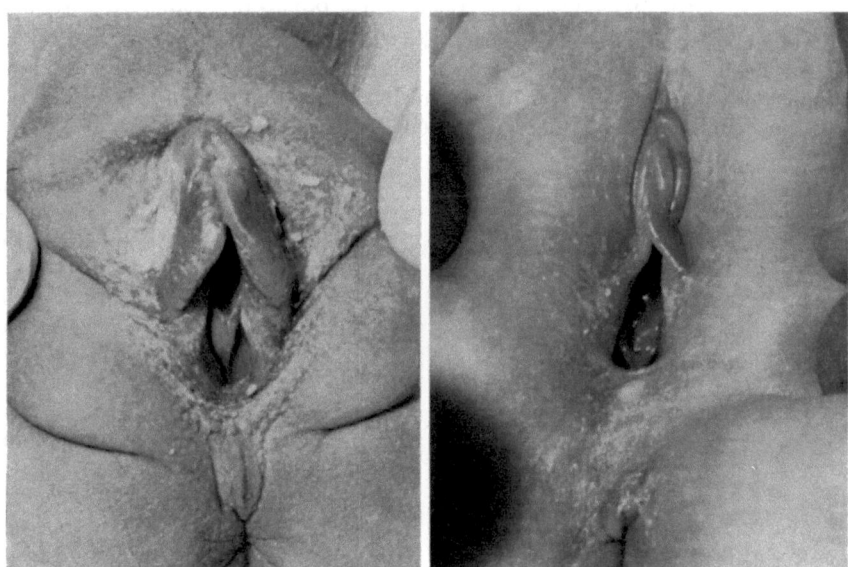

Abb. 3. Die Genitalveränderung bei einem wenige Tage alten Mädchen im Vergleich zu den Verhältnissen einige Monate später

oder zweckmäßige Vorgänge darstellen und ob es unter Umständen sinnvoll sein kann, diese Vorgänge therapeutisch zu intensivieren oder nachzuahmen.

Die Gonadenfunktion beim Kind vor der Pubertät
(*1, 32*)

Nach der postnatalen Rückbildung der Leydigzellen im Hoden und der Sekundärfollikel im Ovar ruht jede weitere endokrine Funktion der Gonaden bis zur Pubertät. Klinisch bedeutet dies, daß auch die Größe der Hoden und der äußeren Genitalorgane am allgemeinen Wachstumsprozeß dieser Jahre sozusagen keinen Anteil haben. Diese Tatsache ist sowohl den Eltern wie auch manchen Ärzten nicht klar bewußt und bildet eine beständige Quelle für die häufige Fehldiagnose eines Hypogenitalismus oder einer Dystrophia adiposogenitalis im Präpubertätsalter.

Bis kurz vor der Pubertät ist die Androgen- und Oestrogenausscheidung sehr niedrig, steigt aber allmählich etwas an, und zwar bei beiden Geschlechtern im gleichen Maße. Auch dies weist darauf hin, daß diese Steroide nicht aus den Gonaden, sondern aus der Nebenniere stammen.

Was die Entwicklung der Follikel und der Tubuli seminiferi in dieser Phase betrifft, so ruhen die Primärfollikel vollkommen und verfallen z. T. sogar der Atresie, während die Tubuli um das 6. Jahr aus bisher unbekannten Gründen eine Dickenzunahme und eine Differenzierung des Epithels in zwei Schichten erkennen lassen.

Die Gonadenfunktion in der Pubertät
(*14, 23*)

Nach der langen Ruhepause in der präpuberalen Kindheit entwickeln sich die Gonaden innerhalb von wenigen Jahren morphologisch und funktionell zur vollen Reife. Diese *Gonadarche* ist zusammen mit der *Adrenarche* (s. Kapitel Adenohypophyse und Nebenniere) für die Pubertätsentwicklung verantwortlich. Es ist hier nicht möglich, die zahlreichen Aspekte der Pubertät genauer zu betrachten. Die Abhängigkeit von der biologischen Entwicklung des Körpers und die Probleme der Auslösung und der Steuerung der Pubertät auf der Achse Hypothalamus-Hypophyse-Gonaden und -Nebenniere wurden bereits besprochen (s. Kapitel Adenohypophyse und Nebenniere). Wir wollen uns deshalb hier vorwiegend auf die Auswirkungen der aus Nebenniere und Gonaden stammenden Sexualhormone und vor allem auf die augenfälligen sekundären Geschlechtsmerkmale beschränken.

Abb. 4 faßt die durchschnittliche *Pubertätsentwicklung* schematisch zusammen. Beim *Mädchen* beginnt bei einem Knochenalter von 11 Jahren die Brustentwicklung (Thelarche) und die Pubesbehaarung (Pubarche). Um die gleiche Zeit wird die Entwicklung der Vaginalschleimhaut an einer stärkeren Sekretion und am Auftreten von intermediären und oberflächlichen Zellen im Vaginalabstrich bemerkbar. Zwei Jahre später beginnt die Axillarbehaarung, und etwa gleichzeitig tritt die Menarche auf. Die Blutungen sind zuerst unregelmäßig und meist schmerzlos. Da der Anstieg der Aufwachtemperatur und der Pregnandiolausscheidung zwischen den Blutungen, beides Zeichen einer normalen Progesteronproduktion, zunächst meist vermißt werden und da in den ersten 1—2 Jahren erfahrungsgemäß eine weitgehende Sterilität besteht, nimmt man an, daß die ersten Menses ohne Ovulation erfolgen. Man spricht von anovulatorischen Blutungen.

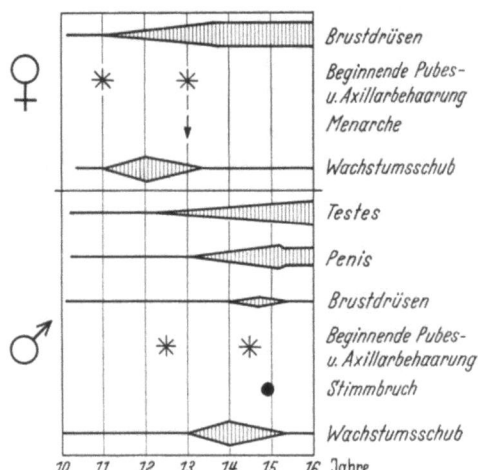

Abb. 4. Durchschnittlicher Pubertätsverlauf [nach Angaben von (*29*) und (*24*)]

Beim *Knaben* ist die Pubertätsentwicklung gegenüber dem Mädchen verspätet. Als erstes Merkmal erkennt man die während mehreren Jahren allmählich zunehmende Vergrößerung der Hoden, die auf der Weiterdifferenzierung der Tubuli seminiferi und ihres Epithels, d. h. auf der Entwicklung der Spermiogenese beruht. Die klassischen androgenen Merkmale, die Pubesbehaarung und das Peniswachstum, treten meist etwas später in Erscheinung und hängen von der Entwicklung der Leydigzellen ab.

Für die klinische Praxis muß an dieser Stelle betont werden, daß die *Hodengröße* fast nur von der Tubulusentwicklung und nicht von der Leydigzell-Entwicklung abhängt. Zu kleine Hoden deuten immer auf eine Tubulusinsuffizienz, während die an den androgenen Merkmalen erkennbare Leydigzell-Funktion auch bei atrophischen Hoden recht gut entwickelt sein kann. Beispiele sind der kryptorche Hoden und der Hoden beim echten Klinefelter-Syndrom. Bei beiden ist vor allem die Tubulusentwicklung gestört, im ersten Fall infolge der um etwa 2 Grad zu hohen Umgebungstemperatur des Hodens, im zweiten Fall infolge einer noch unbekannten frühembryonalen Schädigung.

Wie beim Mädchen erscheint auch beim Knaben die Axillarbehaarung etwa zwei Jahre nach der Pubesbehaarung. Gleichzeitig beginnt die Gesichts- und Körperbehaarung, der Stimmbruch und die vorübergehende Schwellung der Brustdrüsen bemerkbar zu werden. Weiterhin treten etwa um diesen Zeitpunkt herum die ersten reifen Spermien (Spermarche) und die ersten Ejaculationen auf.

Bei beiden Geschlechtern ist das *Wachstum* während der Pubertät stark beschleunigt. Am intensivsten ist es in den zwei Jahren zwischen dem Auftreten der Pubes- und der Axillarbehaarung. Da parallel diesem Wachstumsschub aber auch die Knochenreifung und der Epiphysenschluß gefördert werden, kommt das Wachstum etwa 5 Jahre nach dem Beginn der Pubertät definitiv zum Abschluß.

Die Frau ist deshalb etwas früher erwachsen, aber auch etwas kleiner als der Mann. Unmittelbar vor der Pubertät und im Beginn des Pubertäts-Wachstumsschubes wachsen vor allem die Extremitäten, nachher vor allem der Rumpf. Die Beine sind deshalb gegenüber dem Rumpf im Beginn der Pubertät am längsten. Sie sind außerdem um so länger, d. h. die *Proportionen* sind um so eunuchoider, je später die Pubertät auftritt. Deshalb ist die relative Beinlänge bei der Frau kürzer als beim Mann.

Betrachten wir nun kurz die dynamischen *Hormonverhältnisse*, die hinter dieser Pubertätsentwicklung stehen. Im Beginn der Pubertät steigt die vorher nicht meßbare Gonadotropinausscheidung rasch an. Da beim Knaben die Tubulus-reifung vor der Pubesbehaarung beginnt und beim Mädchen Zeichen einer Progesteronproduktion erst spät auftreten, scheint die Produktion oder wenigstens die Wirkung des FSH derjenigen des LH oder ICSH vorauszugehen. Die vor der Pubertät sehr niedrige Androgen- und Oestrogenausscheidung steigt in der Pubertät bei beiden Geschlechtern rasch stark an. Wie erwähnt tragen zu diesem Anstieg nicht nur die Gonaden, sondern auch die Nebennieren bei. Dabei steht allerdings beim Mann infolge der sehr starken testiculären Androgene vor allem der Anstieg der Androgenausscheidung und bei der Frau derjenige der Oestrogenausscheidung im Vordergrund. Im Gegensatz zur kontinuierlichen Hormonproduktion beim Knaben, hat die Oestrogen- und wahrscheinlich auch die Gonadotropinproduktion beim Mädchen schon frühzeitig, vielleicht schon vor der Menarche, nicht einen kontinuierlichen, sondern einen intermittierenden, cyclischen Charakter (25).

Klinisch zeigt sich beim *Mann* der stärkere Androgeneinfluß am größeren Quotienten Schulterbreite/Beckenbreite, am starken Peniswachstum, an der ausgedehnteren Pubesbehaarung, an der stärkeren Gesichts- und Körperbehaarung und am Stimmbruch. Aber auch bei der Frau sind die Pubes- und Axillarbehaarung, die Acne und nicht zuletzt der Pubertätswachstumsschub Zeichen einer erhöhten Androgenproduktion.

Bei der *Frau* ist die stärkere Oestrogenproduktion an der stärkeren Brustentwicklung zu erkennen, doch sieht man wie erwähnt auch beim Jüngling eine vorübergehende Brustdrüsenschwellung.

Es wäre auf Grund dieser Beobachtungen folgerichtig und verlockend, aus dem *Verhältnis der Androgen- zur Oestrogenausscheidung* die normale Männlichkeit und Weiblichkeit und deren Abweichungen biochemisch zu definieren. Die Verhältnisse sind aber für unser heutiges Verständnis zu kompliziert und unsere Methoden zu unvollkommen, als daß dies zulässig wäre.

Besondere Erwähnung verdienen die bei beiden Geschlechtern auftretende *Acne* und die *Pubertätsgynäkomastie* des Knaben. Wie läßt sich die Flüchtigkeit dieser Pubertätserscheinungen erklären? Handelt es sich um eine vorübergehende

Gleichgewichtsstörung zwischen verschiedenen Sexualhormonen, um einen flüchtigen Gipfelpunkt der Gonadotropin- und Sexualhormonproduktion oder um eine besondere Reaktion der Endorgane? Leider haben wir vorläufig keine Ahnung, welche dieser Erklärungen richtig ist.

Wir haben bisher der Einfachheit halber die Pubertät als eine in ihrem Beginn und in ihrem Ablauf starre Entwicklungsphase angesehen. In Wirklichkeit zeigt aber kaum ein Ereignis so deutlich, wie sehr die funktionelle Entwicklung der endokrinen Drüsen individuell verschieden ist. Die Pubertät kann 2—3 Jahre früher oder bis zu 3—4 Jahre später auftreten, als in Abb. 4 angegeben ist, und kann dennoch ganz normal sein. Auch die Reihenfolge im Auftreten der Merkmale kann stark von dem besprochenen Schema abweichen, ohne daß unbedingt pathologische Verhältnisse vorliegen.

Für die Reihenfolge im Auftreten der verschiedenen Merkmale spielen wahrscheinlich nicht die Sexualhormone, sondern die *Ansprechbarkeit der Endorgane auf die hormonalen Impulse* die ausschlaggebende Rolle. Hochempfindliche Endorgane bedingen frühes Auftreten der Merkmale. Dazu gehören die Pubesbehaarung und die Brustentwicklung. Wenig empfindliche Endorgane bedingen spätes Auftreten der Merkmale. Dazu gehören z. B. die Axillarbehaarung und die Bartbehaarung. Als auffallende Variation der normalen Pubertätsentwicklung sieht man nicht selten eine Steigerung der Endorganeigenschaften, indem hoch empfindliche Endorgane noch empfindlicher werden und wenig empfindliche auf den hormonalen Impuls überhaupt nicht mehr ansprechen. Die erste Möglichkeit ist durch die isolierte *prämature Pubarche* und die isolierte *prämature Thelarche*, die zweite durch das *hereditäre Fehlen der Axillarbehaarung* oder des Bartwuchses repräsentiert.

Funktionsprüfung und Pathologie der Gonaden während und nach der Pubertät (7)

Zum Abschluß dieses Kapitels soll noch kurz auf die klinische und biochemische Funktionsprüfung der Gonaden in und nach der Pubertät hingewiesen werden. Sie ergibt sich eigentlich aus dem Gesagten von selbst.

Beim Knaben lassen die sekundären Geschlechtsmerkmale und die 17-Ketosteroid- oder Androgenausscheidung die Leydigzellfunktion, die Hodengröße und die Spermauntersuchung die Tubulusfunktion beurteilen. Beim Mädchen kann man die Ovarfunktion ebenfalls auf Grund der sekundären Geschlechtsmerkmale und der Menstruationsanamnese, außerdem auf Grund der Resultate des Vaginalabstriches, der Aufwachtemperaturkurve und der 17-Ketosteroid-, Oestrogen- und Pregnandiolausscheidung prüfen. Bei beiden Geschlechtern erlaubt außerdem die Gonadotropinausscheidung die Unterscheidung zwischen primärer Gonadeninsuffizienz mit erhöhter und primärer Hypophyseninsuffizienz mit erniedrigter Gonadotropinproduktion.

Eine weitere Verfeinerung der Funktionsprüfung ist zu erwarten durch die noch nicht sicher mögliche getrennte Bestimmung von FSH und LH sowie durch die Bestimmung der Androgene, Oestrogene und Gestagene im Urin vor und nach Stimulation mit FSH und mit LH. Ansätze zu dieser methodischen Entwicklung sind vorhanden, vorläufig aber noch nicht reif für die Klinik (7, 9).

Nachtrag bei der Korrektur: Unterdessen wurden die Geschlechtschromosomen-Verhältnisse beim Turner-Syndrom und beim Klinefelter-Syndrom abgeklärt. Beim chromatin-negativen Turner-Syndrom, dessen Genotypus bisher als männlich angesehen wurde, findet sich XO, d. h. ein Geschlechtschromosom. Das chromatin-positive Klinefelter-Syndrom ist dagegen durch XXY, d. h. durch 3 Geschlechtschromosomen gekennzeichnet. (3).

Literatur

(1) ALBERT, A., L. O. UNDERDAHL, L. F. GREENE and N. LORENZ: Male hypogonadism: I. The normal testis. Proc. Staff Meet. Mayo Clin. **28**, 409 (1953).

(2) FORBES, T. R.: Apparent secretion of progesterone by human and goat fetuses. Endocrinology **56**, 699 (1955). — *(3)* FORD, C. E., K. W. JONES, O. J. MILLER, U. MITTWOCH, L. S. PENROSE, M. RIDLER, A. SHAPIRO: Lancet **1959 I**, 709.

(4) GRUMBACH, M. M., W. A. BLANC and E. T. ENGLE: Sex chromatin pattern in seminiferous tubule dysgenesis and other testicular disorders: Relationship to true hermaphrodism and to Klinefelter's syndrome. J. clin. Endocr. **17**, 703 (1957).

(5) HAUSER, G. A., M. KELLER, TH. KOLLER, R. WENNER u. F. GLOOR: Testikuläre Feminisierung bei Erwachsenen. Schweiz. med. Wschr. **87**, 1573 (1957). — *(6)* HEDINGER, CHR., u. A. LABHART: Testis. In *(11)*. — *(7)* HEDINGER, CHR., A. LABHART, K. G. OBER, A. PRADER, M. WERNLY u. J. ZANDER: Endokrinologische Untersuchungsmethoden. In *(11)*. — *(8)* HOFFMANN, F., u. G. UHDE: Über die Progesteronbildung in der Nebennierenrinde von Feten und von Neugeborenen. In *(12)*.

(9) JAYLE, M. F., R. SCHOLLER, G. GARRONE et F. MOREL: Action des gonadotrophines chorioniques sur l'excrétion des 17-cétostéroides, des phénolstéroides, des corticoides et du prégnandiol chez l'homme. Colloque sur la fonction endocrine du testicule. Paris: Masson 1957. — *(10)* JOST, A.: Recherches sur la différenciation sexuelle de l'embryon de lapin. Troisième partie: rôle des gonades foetales dans la différenciation sexuelle somatique. Arch. Anat. micr. Morph. exp. **36**, 271 (1947).

(11) LABHART, A.: Klinik der inneren Sekretion. Berlin-Göttingen-Heidelberg: Springer 1957.

(12) NOWAKOWSKI, H.: Probleme der fötalen Endokrinologie. 3. Symp. Dtsch. Ges. Endocrin. herausgegeben von H. NOWAKOWSKI. Berlin-Göttingen-Heidelberg: Springer 1956. — *(13)* NOWAKOWSKI, H., W. LENZ u. J. PARADA: Diskrepanz zwischen Chromatinbefund und chromosomalem Geschlecht beim Klinefeltersyndrom. Klin. Wschr. **36**, 683 (1958). Acta Endocrinol. **30**, 296, (1959).

(14) OBER, K. G.: Ovar. In *(11)*. — *(15)* OBER, W. B., and J. BERNSTEIN: Observations on the endometrium and ovary in the newborn. Pediatrics **16**, 445 (1955). — *(16)* OVERZIER, C.: Klinik der Störungen der embryonalen Geschlechtsdifferenzierung. Verh. dtsch. Ges. inn. Med. 1958.

(17) POLANI, P. E., BISHOP, P. M. F., B. LENNOX, M. A. FERGUSON-SMITH, J. S. S. STEWART and A. PRADER: Colour Vision studies and the X-chromosome constitution of patients with Klinefelter's syndrome. Nature **182**, 1092 (1958). — *(18)* POLHEMUS, D. W.: Ovarian maturation and cyst formation in children. Pediatrics **11**, 588 (1953). — *(19)* PRADER, A.: Der Einfluß der Nebennierenrinde auf Wachstum und Geschlechtsentwicklung. Mschr. Kinderheilk. **104**, 157 (1956). — *(20)* PRADER, A.: Gonadendysgenesie und testikuläre Feminisierung Schweiz. med. Wschr. **87**, 278 (1957). — *(21)* PRADER, A., u. R. E. SIEBENMANN: Nebenniereninsuffizienz bei kongenitaler Lipoidhyperplasie der Nebennieren. Helv. paediat. Acta **12**, 569 (1957). — *(22)* PRADER, A.: Kryptorchismus. In *(11)*. — *(23)* PRADER, A.: Wachstum und Entwicklung. In *(11)*.

(24) REYNOLDS, E. L., and J. V. WINES: Physical changes associated with adolescence in boys. Amer. J. Dis. Child. **82**, 529 (1951).

(25) SCHWENK, A., u. H. OHNDORF: Untersuchungen zur Endokrinologie der Pubertät. 1. Mitteilung: Die Urinausscheidung der hypophysären Gonadotropine in der männlichen und weiblichen Pubertät. Z. Kinderheilk. **29**, 645 (1957). — *(26)* SIMMER, H.: Androgene als Prooestrogene im weiblichen Organismus. Dtsch. med. Wschr. **83**, 349 (1958). — *(27)* SMITH, C. A.: The physiology of the newborn infant. 2nd ed. Springfield, Ill. Ch.: I. Thomas 1953. — *(28)* STANGE, H. H.: Die Morphologie der Neugeborenenovarien toxicotischer Mütter und ihre Beziehungen zum polycystischen Ovar. In *(12)*.

(29) TANNER, J. M.: Growth at adolescence. Oxford: Blackwell Publ. 1955. — *(30)* THOMAS, E.: Die Beziehungen mütterlicher und fetaler innersekretorischer Drüsen während der Schwangerschaft. Synhämogenese. Mschr. Kinderheilk. **106**, 291 (1958). — *(31)* TÖNDURY, G.: Testis. Anatomie und Embryologie. In *(11)*. — *(32)* TONUTTI, E., u. S. FETZER: Über Entwicklung und Differenzierung der glandotrop gesteuerten inkretorischen Gewebe beim Menschen. In *(12)*.

(33) WILKINS, L., H. W. JONES, G. H. HOLMAN and R. S. STEMPFEL: Masculinization of the female fetus associated with administration of oral and intramuscular progestins during gestation: Nonadrenal female pseudohermaphrodism. J. clin. Endocr. **18**, 559 (1958).— *(34)* WITSCHI, E.: Embryogenesis of the adrenal and the reproductive glands. Recent Progr. Hormone Res. **6**, 1 (1951); Etiology of gonadal agenesis and sex reversal. In C. A. VILLEE: Gestation, 3rd Conf. 1956. New York: Jos. Macy jr. Found. — *(35)* WITSCHI, E., W. O. NELSON and S. J. SEGAL: Genetic, developmental and hormonal aspects of gonadal dysgenesis and sex inversion in man. J. clin. Endocr. **17**, 737 (1957).

53. Arzneimittelwirkung und Wachstum

Von

K. SOEHRING

Mit 1 Abbildung

Wenn man die Arzneimittelwirkung bei Kindern kurz und treffend darzustellen versucht, indem nur die wichtigsten Gesichtspunkte genannt werden, ist man gezwungen, aus den verstreut vorliegenden Befunden mehr ein Programm als eine Ergebnisübersicht aufzubauen. Nachstehend sollen daher die vor uns liegenden Aufgaben aus den spärlichen Befunden und neueren Erkenntnissen der Physiologie und Pathologie besonders herausgestellt werden. Die Unterschiede des wachsenden Organismus gegenüber dem Erwachsenen sind bei täglichem Kontakt mit Kindern in Klinik und Praxis so deutlich, daß eine genauere Bestimmung der Indikationen und Dosen von Arzneimitteln zur Notwendigkeit wird.

Die praktische Bedeutung dieses Problems wird am einfachsten durch einige *Beispiele* aus der Arzneitherapie des Säuglings erläutert, indem die bei Erwachsenen üblichen Dosierungen zum Vergleich herangezogen werden (Tab. 1).

Tabelle 1

Medikament	Erwachsene (70 kg)		Säuglinge (5 kg)		Verhältnis
	Einzeldosis	mg/kg	Einzeldosis	mg/kg	
Atropin sulf..	1 mg	0,014	0,5 mg	0,1	1:7
Choralhydrat	3,0 g	43	1,0 g	200	1:5
Sulfonamide.		100		300	1:3
Luminal	0,4 g	5,7	0,08 g	16	1:3
Morphin	0,01—0,02		$^1/_{15}$—$^1/_{30}$ der Erw.-Dos. kann bereits tödlich wirken!		

Die Unkenntnis der absoluten Kontraindikation für Morphin und die hohe Empfindlichkeit gegenüber Codein bei jungen Säuglingen hat leider schon oft zu tragischen Zwischenfällen geführt. Auch ist vielerorts noch zu wenig bekannt, daß für Erwachsene harmlose Abführmittel bei Säuglingen lebensbedrohliche Dyspepsien auslösen können. Andererseits werden Sulfonamide und Antibiotica bei Säuglingen unterdosiert, so daß ihre erfahrungsgemäß zuverlässige Wirkung bei bakteriellen Infektionen ausbleiben kann. Wie die Tab. 1 zeigt, besteht ebenso Gefahr, Atropin und Chloralhydrat beim Säugling unterzudosieren, wenn man den Fehler macht, vom Erwachsenen auf das Kind zu schließen.

Als SCHLOSSMANN (*30*) in einem Kurzvortrag vor den deutschen Pharmakologen das Thema der Arzneimittelwirkung bei Kindern erörterte, beschränkte er sich im wesentlichen auf die Einteilung einiger bekannter Arzneimittel in vier verschiedene Gruppen: A. Stoffe, bei denen die veränderte Toleranz im Vergleich mit Erwachsenen auf die relativ geringe Entwicklung des ZNS zurückzuführen ist (z. B. Strychnin, Antipyretica, Narkotica und Morphin), B. Substanzen, bei denen die Wirkungsdifferenz durch Besonderheiten des Stoffwechsels erklärt werden kann (z. B. Arsen, Thyroxin), C. Pharmaka, bei denen der Unterschied in der wirksamen Dosis mit der erhöhten Permeabilität jugendlicher Gewebe zusammenhängt. In die letzte, ziemlich große Gruppe D ordnete er weitere Medikamente ein, bei denen bis dato ein Weg zum Verständnis der Wirkungsunterschiede nicht gefunden wurde.

Im folgenden soll zunächst auf die *Beziehung zwischen den Arzneimittelwirkungen und der Physiologie des Kindes* eingegangen werden. Als Folge der vertieften physiologischen Kenntnisse über das Kindesalter, die in wesentlichen Teilen den Pädiatern zu verdanken sind, lassen sich heute die Wirkungsbedingungen der Arzneimittel beim wachsenden Organismus besser definieren, als es bei der früheren Empirie möglich war. Es seien hier nur drei Funktionskreise herausgegriffen, um die allgemeine Problematik verständlich zu machen: einmal die Besonderheiten des Stoffwechsels, zum andern die Kreislaufregulation und schließlich die zentrale Steuerung der Bewegungsvorgänge, die sich besonders bei der Behandlung von Krampfleiden bemerkbar macht. Diese Einteilung hat selbstverständlich etwas Willkürliches: Sie setzt nämlich eine unabhängige Entwicklung der zu besprechenden Funktionen voneinander voraus. Ohne eine gewisse Vereinfachung der komplizierten Zusammenhänge kann jedoch der Pharmakologe nicht auskommen: Die Integration der gefundenen analytischen Größen ist die letzte, noch in weiter Ferne liegende Aufgabe.

Aus dem großen Gebiet der Stoffwechselvorgänge, die die Wirkungsbedingungen von Arzneimitteln vor allem bei jungen Kindern im Vergleich mit Erwachsenen variieren können, möchten wir hier den Sauerstoffumsatz und damit im Zusammenhang den Energiebedarf, den vom Erwachsenen deutlich abweichenden Wasser- und Mineralhaushalt (vgl. S. 196ff. und S. 204ff.) sowie einige Besonderheiten der vegetativen Organisation, die den Stoffwechsel und damit auch das Schicksal von Arzneimitteln im wachsenden Organismus beeinflussen können, in den Vordergrund stellen. Seit RUBNER (29) ist es üblich, Sauerstoffverbrauch und Wärmeproduktion der homiothermen Organismen als unmittelbare Funktion der Körperoberfläche, die zum Körpergewicht in exponentieller Beziehung steht, darzustellen. Die Kritik HENSELs (19) an dieser Handhabung richtet sich vor allem gegen die Voraussetzung einer einheitlichen Beschaffenheit des Gewebes, die bei absoluter Gültigkeit des Rubnerschen Prinzips mehr oder weniger stillschweigend gemacht wird. Wie ASCHOFF (1) zeigte, wird die Umsatzgröße neben der Oberfläche durch zahlreiche andere Faktoren bestimmt: So dürfte die spezifische Stoffwechselintensität spezieller Organe sowie die differente Empfindlichkeit auf stoffwechselsteuernde Impulse eine einschränkende Rolle spielen. Für die Praxis hat jedoch die alte Oberflächenregel nicht an Bedeutung verloren. Berücksichtigt man, daß Spitzmäuse (Körpergewicht rd. 3,5 g) oder Kolibris bei Umgebungstemperaturen von 24—28° C etwa das 50—70fache an Energie — und damit an Sauerstoff — umsetzen müssen wie der erwachsene Mensch, um die Körpertemperatur aufrechtzuerhalten, so zeigt sich bereits deutlich die Prävalenz der relativen Körperoberfläche. Diese Regel gilt auch, wenn die jeweilige Körperoberfläche nicht aus dem Gewicht, sondern — etwa mit Hilfe elektrischer, kapazitiver Verfahren — direkt ermittelt wird. Wenn auch die Bestimmung des Grundumsatzes bei jungen Säuglingen noch immer als schwierig gilt, kann man wohl sicher annehmen, daß die Größe des O_2-Umsatzes auch hier durch die relative Körperoberfläche wesentlich bedingt ist und damit deutlich höher liegt als beim Erwachsenen (vgl. S. 42ff.). In diesem Rahmen, in dem es uns nur auf prinzipielle Fragen ankommt, soll auf quantitative

Angaben verzichtet werden; man findet entsprechende Daten bei Brock (7). Da schon Rubner (29) die Oberflächenregel mit den von der Haut ausgehenden Reizimpulsen begründete, setzt deren strenge Gültigkeit eine voll ausgebildete Regelung des Wärme- und O_2-Haushaltes voraus, die jedoch für Frühgeborene und vielleicht auch für sehr junge Säuglinge nicht gefordert werden darf. Mit allen angedeuteten Einschränkungen darf man jedoch den Schluß ziehen, daß Dosis und oxydativer Abbau der im Kindesalter gebräuchlichen Arzneimittel u. a. von der Körperoberfläche bestimmt werden.

Die möglichen Konsequenzen in qualitativer Hinsicht sollen an einem Beispiel beleuchtet werden, das die Bedeutung der Oxydationsgeschwindigkeit für die Arzneimittelwirkung aufzeigt. — Thioverbindungen werden in vitro und in vivo z. T. in das entsprechende Sulfoxyd umgewandelt, wobei sich ein Gleichgewicht ausbildet (13, 14). In den von uns und anderen (15) näher untersuchten Fällen [Chlorpromazin, Methitural (Thiogenal, Wz.) sowie ein entsprechendes Präparat aus der Tetracain- (Pantocain, Wz.) Reihe] ist die Sulfoxydstufe erheblich weniger wirksam und giftig als die Stammverbindungen. Oxydationsgrad und Oxydationsgeschwindigkeit sind deutlich von der untersuchten Tierart abhängig: Man kann also aus der Tatsache, daß Mäuse bereits während der Resorption aus dem Subcutangewebe z. B. Methyl-thio-äthyl-tetracain (14) in das zugehörige Sulfoxyd weitgehend umwandeln und damit entgiften, nicht ohne weiteres schließen, daß diese Zeit auch beim erwachsenen Menschen genügt. Man kann aber annehmen, daß die Umwandlungsgeschwindigkeit beim Säugling kürzer sein wird als bei älteren Kindern und beim Erwachsenen. Hierin liegt eine Ursache für die Tatsache, daß junge Säuglinge von den meisten Arzneimitteln mehr benötigen, als unter Zugrundelegung des Körpergewichts erwartet werden sollte. Über eine weitere, die mit dem höheren Wasserumsatz zusammenhängt, werden wir weiter unten zu sprechen haben.

Die *Berechnung der Arzneimitteldosen* auf die Oberfläche statt auf das Körpergewicht beginnt sich in der pädiatrischen Klinik und Praxis durchzusetzen. Anhand des Vergleichs von nach verschiedenen üblichen Formeln, die nach Biedert (5) z. T. bereits auf das 8. Jahrhundert und die arabische Medizin zurückgehen, berechneten und den von Kleinschmidt angegebenen empirischen Dosen hat Soehring (31) die von Clark (8) angegebene Formel: *Dosis/kg $^{2}/_{3}$ · Körpergewicht = konstant* als geeigneteste ausgewählt. Da nicht damit zu rechnen ist, daß der Kinderarzt in der Praxis Wurzeln zieht, hat Augsberger (1952) aus der graphischen Darstellung der Clarkschen Funktion eine Näherungsgerade abgeleitet. Die zugrundeliegende Gleichung ist linear und entsprechend einfach zu handhaben:

$$Kinderdosis = (4 \times Alter\ in\ Jahren + 20\%)\ der\ Erw.\text{-}Dosis$$

Rossi (28) und Fanconi (12) haben unter Verwendung des von Crawford u. Mitarb. (9) angegebenen Oberflächennomogramms die erforderlichen Kinderdosen ebenfalls auf den jeweiligen Prozentanteil der Erwachsenenoberfläche bezogen. Um auch unter- und überentwickelte Kinder berücksichtigen zu können, wurde von v. Harnack (17a) ein einfaches Diagramm entwickelt, das trotz der erörterten theoretischen Bedenken heute wohl die beste Lösung des Problems darstellt, wenn die Erwachsenendosis eines Medikamentes bekannt ist (Abb. 1).

Wenn Umsatzgröße und O_2-Verbrauch die Oxydationsgeschwindigkeit und andere Abbauvorgänge von Arzneimitteln in vivo bestimmen, so wird der *Wasser*- und davon untrennbar, der *Mineralhaushalt* ebenfalls von Einfluß sein. Hensel (19) gibt an, daß die bereits erwähnte Spitzmaus pro die etwa ihr Körpergewicht an Nahrung umsetzt. Ein nicht unerheblicher Teil davon dürfte aus Wasser bestehen. Auch der Wasserumsatz des jungen Säuglings ist erheblich größer als der des Erwachsenen (21), der Faktor beträgt beim Neugeborenen etwa 3—4. Legt man das Diagramm von McCance (26) zugrunde, so braucht der Neugeborene unter gleichen Bedingungen etwa die 3fache Wassermenge, um eine bestimmte Menge löslicher Substanzen ausscheiden zu können (s. S. 212ff.). Wie aus dem neueren Schrifttum hervorgeht (18, 27), sind die Regulationseinflüsse von seiten der Hypophyse und die Reaktionsfähigkeit der Niere zum Zeitpunkt der Geburt nicht voll ausgebildet (vgl. S. 204ff.). Man wird also nicht fehlgehen, wenn man für viele Arzneimittel beim Neugeborenen und jungen Säugling Abweichungen in der Ausscheidung im Vergleich mit Erwachsenen annimmt. Dies muß sich besonders bemerkbar machen, wenn der Tubulusapparat an der Elimination beteiligt ist. Am Beispiel der p-Aminohippursäure-Clearance wurde das auf S. 252f. erläutert; die Oberflächenregel soll bei jungen Säuglingen für die Ausscheidung nicht wesentlich maßgebend sein. Statt der Clearance wird daher die Ermittlung der „Halbwertzeit" (vgl. 10) empfohlen. Es ergibt sich also die Aufgabe für Klinik und Experiment, für die wichtigsten im Säuglings- und Kleinkindesalter verwendeten Arzneimittel die Ausscheidungsverhältnisse genauer zu klären. Dies wird um so

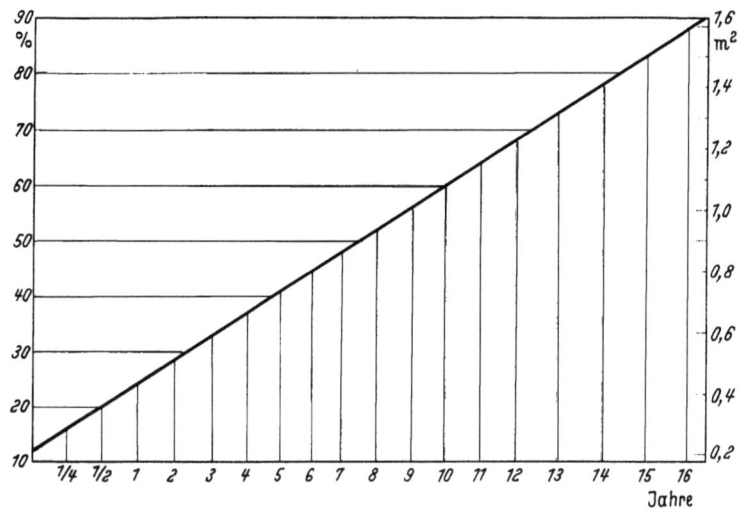

Abb. 1. Diagramm zur Ermittlung von Kinderdosen aus bekannten Erwachsenen-Dosen unter Berücksichtigung von Körperoberfläche und Lebensalter nach G. A. v. HARNACK (17a)

wichtiger, als die „Verweildauer" in aktiver Form, die in erster Linie von Umbau- und Eliminationsgeschwindigkeit abhängt, die Intensität der Arzneimittelwirkung festlegt. Hier sind z. B. für Sulfonamide gewisse Unterlagen geliefert worden (24). Der Fortschritt in den Bestimmungsmethoden gestattet heute auch Untersuchungen für zahlreiche andere Medikamente, wie z. B. die Barbiturate (15) und Phenothiazine (13).

Daß neben den Eliminations- und Umbaubedingungen im ersten Lebenshalbjahr auch die Resorption nicht selten Besonderheiten aufweist, ist allgemein bekannt (z. B. Penicilline und Fe II) und braucht nicht weiter belegt zu werden.

Die *Bedeutung des Kreislaufs für die Arzneimittelwirkung* ergibt sich von selbst, wenn man bedenkt, daß ein „normaler" Transport Voraussetzung für eine „normale" Wirkung ist. Die Abweichungen im Kindesalter haben vorwiegend zwei Gründe: Einmal erfordert das Wachstum besondere Versorgung von Organen, die sonst nur geringe Bedürfnisse haben (z. B. Epiphysen), zum andern ist die vegetative Organisation (33) beim Säugling und Kleinkind noch nicht an alle Bedingungen des späteren Lebens angepaßt. Dies gilt cum grano salis auch für die mit dem Kreislauf eng funktionell verbundene Atmung.

Für beide Bedingungen soll je ein Beispiel aufgeführt werden: Es wurde der Bleigehalt nach wiederholten Gaben von Bleiacetat in Epi- und Diaphyse des

Oberschenkelknochens bei jungen und ausgewachsenen Kaninchen bestimmt und gefunden, daß bei den jungen Tieren, besonders in den Epiphysen, wesentlich mehr Blei gefunden wurde als bei den ausgewachsenen (23). Die Unterschiede erreichten eine ganze Größenordnung.

Ein anderes Beispiel ist die Phenothiazinwirkung bei Kindern (22). Diese Medikamentgruppe ist für allgemeine Zwecke besonders geeignet, da sie nach unseren Ergebnissen (33) auf allen Stufen der vegetativen Organisation angreift. Die alten Beobachtungen, wonach der Säugling einmal eine relativ hohe Herzfrequenz hat, zum andern auf Vestibularisreize nur schwer anspricht (3), machen es wahrscheinlich, daß das Gleichgewicht zwischen cholinergischer und adrenergischer Koordination in dieser Altersstufe anders eingestellt ist als später, man kann vielleicht sagen, labiler eingestellt, wenn man das so allgemeine Wort „Unreife" vermeiden will. Aus den zitierten Befunden (22) kann man u. a. entnehmen, daß zwei bei älteren Kindern häufige Reaktionen — Tachykardie und Blutdrucksenkung nach Chlorpromazingaben — bei sehr jungen Säuglingen völlig ausbleiben können. Dem Kindesalter bis zur Pubertät ist jedoch gemeinsam, daß die Kollapsneigung nach diesen Medikamenten — besonders bei Lagewechsel (Aufstehen usw.) — ebenso häufig ist wie der orthostatische Kollaps allgemein. Wir haben in unserer Arbeit über die vegetative Organisation (33) die Ausschaltung der Kreislaufreceptoren infolge der „endoanaesthetischen" Wirkung von Phenothiazinen als eine wesentliche Ursache angesehen. Der kindliche Kreislauf beantwortet den Ausfall dieser physiologischen Reize anscheinend besonders leicht mit Versagen des efferenten Teils der Regelung. Eine Parallele findet sich bei den gebräuchlichen Versuchstieren speziell beim Kaninchen, das nicht selten die Zwangsaufrichtung mit einem Kollaps beantwortet. Über Wirkungsbedingungen herzaktiver Glykoside bei jugendlichen Tieren vgl. (6). Bei der heute bekannten Bedeutung der Steuerung (20) für die Kreislauffunktion sollte man in Zukunft das Schwergewicht der Arbeit mehr hierauf als auf das „Erfolgsorgan" Herz legen.

Vom Wasserhaushalt, der O_2-Versorgung und der Kreislaufleistung sind schließlich Störungen der cerebralen Funktion mit abhängig, die sich im Kindesalter besonders eindrucksvoll als „Krämpfe" manifestieren. Sie sollen hier als Modell für andere Alterationen des ZNS stehen, die experimentell schwerer faßbar und klinisch seltener sind. Insbesondere wollen wir uns mit den dem Kindesalter — speziell dem Spielalter — eigenen Infektkrämpfen etwas befassen, da bei ihnen primär nicht mit einer anatomisch bedingten Läsion des ZNS gerechnet werden muß. Zusammenhänge mit dem Stoffwechsel (Auslösbarkeit durch große ACTH-Dosen), Kreislauf (Permeabilitätsänderungen) und der fehlenden zentralen Regelung wurden aufgedeckt (4, 17). Die experimentelle Medizin (32) benutzt diese Antwort des ZNS auf Reize (z. B. Cardiazol, Pyramidon, Elektroschock, audiogene Auslösung) gern zur Analyse der Wirkung krampfhemmender Medikamente, wie sie in den letzten Jahren aus den verschiedensten chemischen Gruppen entwickelt wurden. Man zieht dann leicht den Schluß auf die Wirkung bei echten epileptischen oder Defektkrämpfen, der leider den Charakter eines Analogieschlusses hat. Dennoch bewährt sich dieses „Screening-Verfahren" nicht selten, was darauf hindeutet, daß das Phänomen Krampf bei noch so differenten Primärkausalitäten gewisse einheitliche pathogenetische Züge hat. Man müßte auch hier systematisch die Beobachtungen der Kinderärzte in den verschiedenen Lebensaltern zur Grundlage gezielter Experimente in den verschiedenen Lebensaltern machen.

Es ist nicht möglich, hier im einzelnen auf die zahllosen klinischen Beobachtungen abwegiger Reaktion auf verschiedene Arzneimittel im Kindesalter einzugehen, wie sie mehrfach im Schrifttum niedergelegt sind, vgl. (25). Sie werden von Jahr zu Jahr vermehrt und machen eine Zusammenarbeit zwischen Pharmakologie und Pädiatrie notwendig, um neben der Physiologie eine Pharmakologie des Wachstumsalters aufzubauen.

Literatur

(1) Aschoff, J.: Naturwissenschaften **35**, 235 (1948). — *(2)* Augsberger, A.: Med. Klin. **47**, 14 (1952).

(3) Benthe, K. F.: Persönl. Mitt. (1958). — *(4)* Betke, F.: Regensburger Jb. **5**, 177 (1956). — *(5)* Biedert, A.: Lehrbuch der Kinderkrankheiten. Berlin 1902. — *(6)* Blaszo, S.: Z. Altersforsch. **4**, 45 (1944). — *(7)* Brock, J.: Biologische Daten für den Kinderarzt, 2. Aufl.

(8) Clark, A. J.: General Pharmacol., Handbuch der Pharmakologie, Erg.-Werk Bd. 4, 1937. — *(9)* Crawford, J. D., et al.: Pediatrics **5**, 783 (1950).

(10) Dost, F. H.: Der Blutspiegel. Leipzig 1953. — *(11)* Dost, F. H., u. T. Goetze: Mschr. Kinderheilk. **102**, 219 (1954).

(12) Fanconi, G.: In Lehrbuch der Pädiatrie. 3. Aufl. Basel 1954. — *(13)* Frahm, M., E. Fretwurst u. K. Soehring: Klin. Wschr. **34**, 1259 (1956). — *(14)* Frahm, M., u. K. Soehring.: 24. Tagg. dtsch. pharmakol. Ges., Berlin 1958. — *(15)* Frey, H.-H.: Habilitationsschrift. Hannover, Tierärztl. Hochschule 1958. — *(16)* Frey, H.-H., u. Mitarb.: Arzneimittel-Forsch. (im Druck) (1958).

(17) Gädecke, R.: Mschr. Kinderheilk. **102**, 65 (1954).

(17 a) Harnack, G. A. von: Mschr. Kinderheilk. **104**, 55 (1956).

(18) Heller, H.: Mschr. Kinderheilk. **106**, 89 (1958). — *(19)* Hensel, H.: In H. Precht et al., Temperatur und Leben. Berlin-Göttingen-Heidelberg 1955. — *(20)* Hess, W. R.: Die funktionelle Organisation des vegetativen Nervensystems. Basel 1948. — *(21)* Hungerland, H.: Mschr. Kinderheilk. **106**, 90 (1958).

(22) Janssen, G., u. H.-G. Staemmler: Mschr. Kinderheilk. **105**, 1 (1957).

(23) Kasahara, M., u. Sch. J. Nosu: Naunyn-Schmiedebergs Arch. exp. Path. Pharmak. **177**, 227 (1934). — *(24)* Kayser, E.: Mschr. Kinderheilk. **96**, 299 (1948); **96**, 337 (1948). — *(25)* Krüger, G.: Arch. Kinderheilk. **98**, 55 (1937).

(26) McCance, R. A.: Zit. nach Hungerland.

(27) Rodeck, H.: Mschr. Kinderheilk. **106**, 87 (1958). — *(28)* Rossi, E.: Antibiotica et Chemotherapia, Fortschr. **1**, 328 (1954). — *(29)* Rubner, M.: Z. Biol. **19**, 535 (1883).

(30) Schlossmann, H. H.: Naunyn-Schmiedebergs Arch. exp. Path. Pharmak. **208**, 219 (1948/49). — *(31)* Soehring, K.: Mschr. Kinderheilk. **97**, 8 (1949). — *(32)* Soehring, K., H.-H. Frey u. G. Endres: Arzneimittel-Forsch. **5**, 161 (1955). — *(33)* Soehring, K.: Med. Klin. **57**, 1129 (1957).

Sachverzeichnis

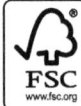
If you have any concerns about our products,
you can contact us on
ProductSafety@springernature.com

In case Publisher is established outside the EU,
the EU authorized representative is:
Springer Nature Customer Service Center GmbH
Europaplatz 3, 69115 Heidelberg, Germany

Printed by Libri Plureos GmbH
in Hamburg, Germany